中文版

# 12导联心电图精解

## 12-Lead ECG The Art of Interpretation

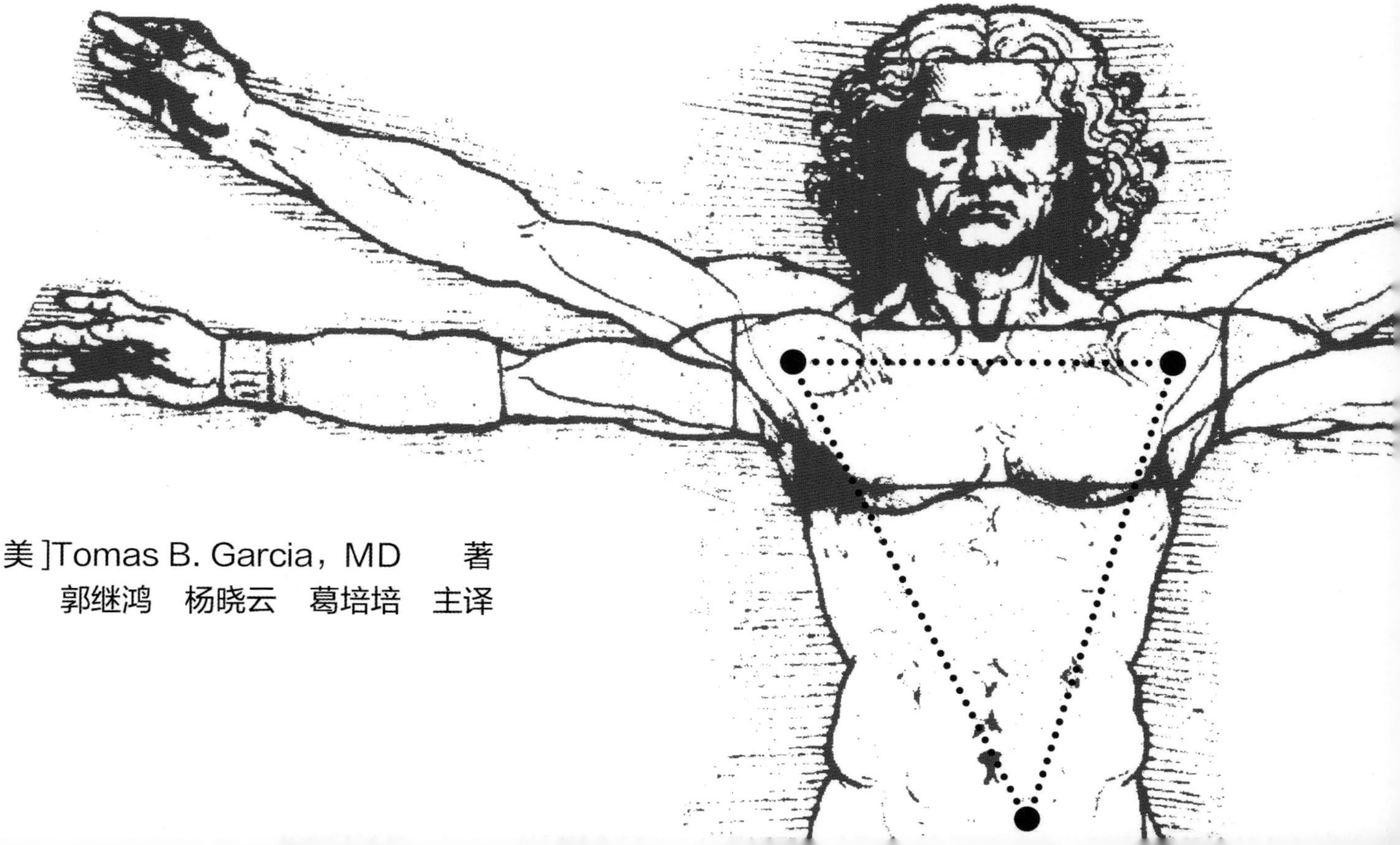

[美]Tomas B. Garcia，MD　著

郭继鸿　杨晓云　葛培培　主译

时代出版传媒股份有限公司

安徽科学技术出版社

[皖]版贸登记号:12181801

**图书在版编目(CIP)数据**

12 导联心电图精解 / (美)托马斯·B. 加西亚(Tomas B. Garcia，MD)著;郭继鸿，杨晓云，葛培培主译. --合肥：安徽科学技术出版社，2023. 12
ISBN 978-7-5337-5710-6

Ⅰ. ①1… Ⅱ. ①托…②郭…③杨…④葛… Ⅲ. ①心电图 Ⅳ. ①R540. 4

中国版本图书馆 CIP 数据核字(2022)第 214619 号

ORIGINAL ENGLISH LANGUAGE EDITION PUBLISHED BY
Jones & Bartlett Learning，LLC
5 Wall Street
Burlington，MA 01803 USA



**12 导联心电图精解**
12 DAOLIAN XINDIANTU JINGJIE

[美] Tomas B. Garcia，MD 著
郭继鸿 杨晓云 葛培培 主译

出 版 人：王筱文　　选题策划：汪海燕　　责任编辑：汪海燕
责任校对：沙 莹　　责任印制：梁东兵　　装帧设计：武 迪
出版发行：安徽科学技术出版社　　http://www.ahstp.net
(合肥市政务文化新区翡翠路 1118 号出版传媒广场，邮编:230071)
电话：(0551)63533330
印　　制：安徽新华印刷股份有限公司　　电话:(0551)65859178
(如发现印装质量问题，影响阅读，请与印刷厂商联系调换)

开本：889×1194 1/16　　印张：44.5　　字数：1160 千
版次：2023 年 12 月第 1 版　　2023 年 12 月第 1 次印刷

ISBN 978-7-5337-5710-6　　定价：368.00 元

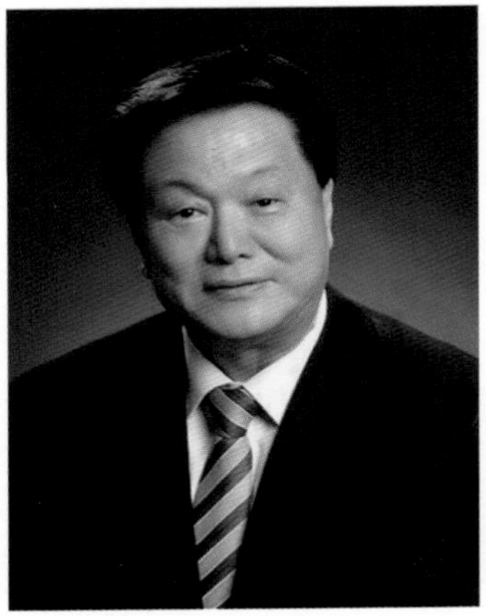

郭继鸿

北京大学人民医院

郭继鸿，主任医师、教授、博士生导师。北京大学医学部学术委员会委员，中国心律学会三届主任委员，现任中国心电学会主任委员，中国心脏健康教育联盟主席，科技部心律失常专业首席专家。曾任《中华医学杂志》副总编辑，现任《中华心脏与心律杂志》《临床心电学杂志》《心电图杂志》主编，高教部高等医学院校统编教材《诊断学》副主编，*Heart Rhythm* 杂志编委等职。享受国务院特殊政府津贴，荣获多项北京市自然科学技术进步奖、中华医学会奖、中国华夏基金会等奖项。主编、主译 70 多部专著及学术论文近 300 篇。共主编 10 卷本影响全国的《中国心律学》和《心律学国际指南》2008—2018 大型系列丛书。

# 译者简介

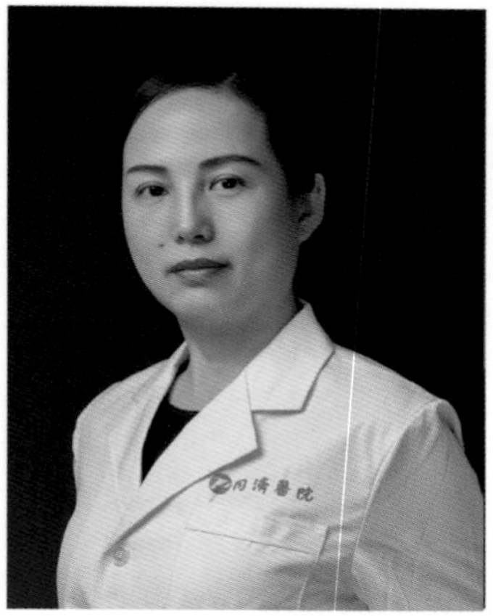


杨晓云

**华中科技大学同济医学院附属同济医院**


杨晓云，女，主任医师，医学博士，硕士研究生导师，华中科技大学同济医学院附属同济医院心血管内科副主任。2009—2010 年作为访问学者在德国慕尼黑工业大学附属心脏病中心进修学习。主要从事各种心律失常、起搏器程控、不明原因晕厥及心血管内科常见疾病的诊断和治疗。主持和完成了多项湖北省自然科学基金和武汉市科技攻关项目的研究；主要研究方向为人工智能诊断心电图，重要成果刊登在 ***Lancet Digital Health*** 及 ***European Heart Journal-Digital Health*** 等国际顶级期刊上。2009—2023 年作为副主编参与“全国卫生专业技术资格考试习题集丛书”《心电学技术同步习题集》（人民卫生出版社）的编写工作，2024 年主编“全国卫生专业技术资格考试习题集丛书”《心电学技术同步习题集》(人民卫生出版社)。并主编《无创心脏电生理诊疗技术：基础与临床》（北京大学医学出版社）一书。现担任武汉医学会心电生理和起搏学分会主任委员、中国心电学会湖北省培训中心主任、中国心电学会无创心脏电生理专委会候任主委。

# 译者简介

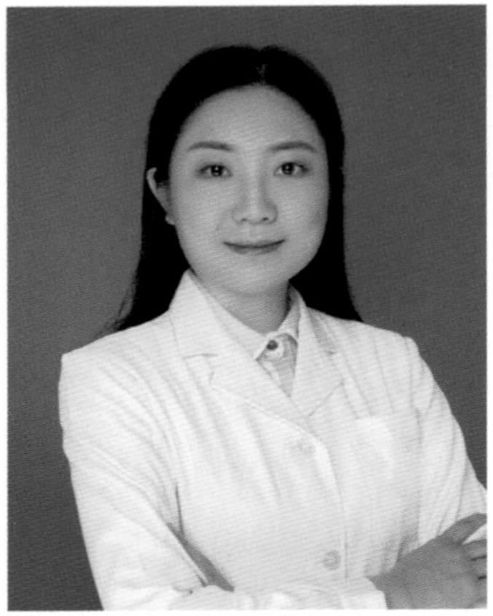

葛培培

烟台毓璜顶医院

葛培培，女，主治医师，医学硕士，毕业于青岛大学医学院。就职于烟台毓璜顶医院心血管内科，2017—2018 年于北京大学人民医院进修无创电生理学，回院后开展起搏器随访工作。有扎实的心内科基础理论知识和丰富的临床经验，从事冠心病、高血压、心律失常、心力衰竭诊治及起搏器程控随访工作。共发表 SCI 论文 3 篇、核心期刊 1 篇，主编和参编著作 2 部、翻译著作 1 部。现任山东省研究型医院协会高血压分会委员，山东省医师协会心电生理和起搏委员会青年委员，中国医药生物技术协会心电学分会起搏心电图工作委员会委员。

# 译者名单

**主　　译**：郭继鸿　杨晓云　葛培培

**副主译**：芦　幸　樊静静

**翻译人员**（按姓氏拼音排序）：

陈　静　陈旭凤　樊静静　冯　慧　甘小勤　葛培培

郭继鸿　胡寿星　黎泳娥　李贵平　林　凡　刘　波

芦　幸　阮　晨　苏玉莹　孙伊楠　谭　论　陶婧雯

王婧祎　王　倩　王毅娜　夏诚蕴　杨晓云　杨雅婷

张润花　周海荔　左　萍

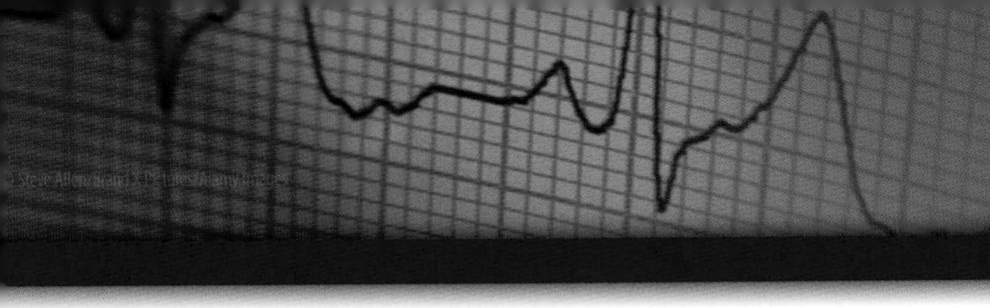

# 致　谢

## 作者致谢

首先，我们要向那些辛勤工作、锲而不舍地教授我们医学专业知识的教授和医生们致以崇高的敬意。正是你们的不懈努力，让我们学会了如何挽救患者的生命。是你们的悉心教导，让我们成了医生，而你们传授的知识则如同池塘中荡漾的涟漪，一圈接一圈地扩散至远方，为未来的医生指明前进的方向。我们衷心希望自己没有让你们失望，并且达到了你们的期望。

除此之外，我们还要感谢所有学生、居民、医师、护士、急救员、助理医师和技术人员，正是你们向我们提出无数问题，不断向权威提出建议，才让我们有机会拓展知识面，提升教学能力。我们引以为豪的是能够传递所学知识，不断地质疑和挑战当代的“标准”思维，因为驻足不前是医学最大的阻碍。我们相信，在你们的支持下，我们将继续前进，创造更加美好的未来。

此外，我们还要特别感谢Jones & Bartlett Learning出版社，因为他们具有远见卓识，出版了一本与众不同的图书。在此，我们要向本书第1版的编辑Tracy Foss、Loren Marshall、Cynthia Maciel Knowles，以及第2版的编辑Christine Emerton、Carol Guerrero，表达由衷的赞赏和诚挚的感谢。Tracy，感谢您对我们提议的信任和对第1版出版工作的大力支持；Carol，感谢您日复一日的电话沟通和偶尔的小脾气，是您的积极投入让这本书成为现实；Loren，您的见解和建议非常宝贵和重要；Cynthia，您的辛勤付出和悉心指导，让手稿最终变成了一本精美的书籍。我们也要感谢Jones & Bartlett Learning出版社的所有工作人员，感谢你们的辛勤付出。这本书的第1版及再版，经历了欢笑与泪水。

最后，我要感谢我的家人和朋友们。为了支持我完成这本书，他们付出了大量的时间和努力，让我深刻理解到时间不会重来，有些代价太过沉重。我希望，通过本书所传递的知识，能够挽救更多患者的生命，这样我也能得到一丝安慰。我爱你们，感激之情永存于我心。

Tomas B. Garcia, MD

# 出版致谢

Jones & Bartlett Learning 出版社及作者对所有帮助审校此书的工作人员表示感谢。

**John Amtmann, EdD**
Professor
Applied Health Science
Montana Tech
Butte, Montana

**Renee Andreeff, MS, MPAS, PA-C**
Academic Coordinator,
Clinical Assistant Professor
Physician Assistant Department
D'Youville College
Buffalo, New York

**Steve M. Banky, AAS, AAS, EMSI, NREMT-P**
Start State College
North Canton, Ohio

**Edward L. Bays, BS, NREMT-P**
EMS Education Director
Mountwest Community & Technical College
Huntington, West Virginia

**Michael A. Belcher, AAS, BS, MHS, NRP**
Southwestern Community College
Sylva, North Carolina

**Vanessa Smith Bester, PA-C, MPAS**
MEDEX Physician Assistant Program
University of Washington
Tacoma, Washington

**Jody Bullock, BHS, NREMT-P**
Coastal Carolina Community College
Jacksonville, North Carolina

**Denise Buonocore, MSN, ACNPC, CCRN**
Yale University
New Haven, Connecticut

**Andrew J. Burke, EMT-P, EMSI, CICP, CCEMTP**
Cleveland Clinic EMS Academy
Cleveland, Ohio

**Rich Burns, NREMT-P, Training Officer**
Brunswick Community College
Bolivia, North Carolina

**Candra Carr, MHS, PA-C**
Medex Northwest Physician
Assistant Program
Seattle, Washington

**Edward Page Chandler, RN, Paramedic, BS**
Forsyth Technical Community College
Winston-Salem, North Carolina

**Ted Chialtas, BA, EMT-P**
Fire Captain/Paramedic
San Diego Fire Rescue Department
Clinical Coordinator
EMSTA College
Santee, California

**Terri Allison Donaldson, DNP, ACNP-BC**
Associate Professor of Nursing
Director, Doctor of Nursing Practice Program
Vanderbilt University School of Nursing
Nashville, Tennessee

**William Faust, MPA, NRP**

Gaston College
Dallas, North Carolina

**Carl Garrubba**
Chatham University Physician Assistant Program
Pittsburgh, Pennsylvania

**Steven D. Glow, MSN, FNP, RN, EMT-P**
Montana State University, College of Nursing
Missoula, Montana

**Annette Griffin, MSN, RN, MBA**
Rhode Island College School of Nursing
Providence, Rhode Island

**Christopher J. Hafley, Paramedic, EMSI**
EMS Coordinator
EHOVE Career Center
Milan, Ohio

**Tonja Hartjes, DNP, ACNP/FNP-BC**
Clinical Associate Professor
Adult Gerontology Acute Care ARNP Program
College of Nursing
University of Florida
Gainesville, Florida

**Leslie Hernandez, MAEd, LP**
University of Texas Health Science Center
San Antonio, Texas

**Mickey Houston, APRN, MS, ANP-BC, CCRN**
Northern Arizona Healthcare
Flagstaff, Arizona

**Charlene S. Jansen, BS, MA, EMT-P**
Mineral Area College
Park Hills, Missouri

**Virginia H. Joslin, PA-C, MPH**
Department of Family and Preventive Medicine
Emory University
Atlanta, Georgia

**Melissa Lefave, DNP(c), MSN, APRN, CRNA**
Union University
Jackson, Tennessee

**Mark Marchetta, BSN, RN, CEN, NRP**
Aultman Hospital
Canton, Ohio

**Antoinette A. Melton-Tharrett, RN, EMT-P**
Russell County Ambulance Service
Jamestown, Kentucky

**J. Cory Miner, EMTP**
University of Oregon
Eugene, Oregon

**Daria Napierkowski, DNP, RN, APN, CNE**
William Paterson University
Stanhope, New Jersey

**Matthew Ozanich, BSAS, NREMT-P**
Faculty, EMS Program
Youngstown State University
Youngstown, Ohio

**Brian M. Patten, EMT-P I/C**
North Central Michigan College
Petoskey, Michigan

**JoAnne M. Pearce, PhDc, MS, RN**
Director of Nursing Services
Idaho State University, College of Technology
Pocatello, Idaho

**Kimberly Buff Prado, DNP, APN**
University of Medicine and Dentistry
Chester, New Jersey

**Tony L. Ramsey**
Director of Health and Public Safety
Davidson County Community College
Thomasville, North Carolina

**Deanna L. Reising, PhD, RN, ACNS-BC, ANEF**
Indiana University
Bloomington, Illinois

Kerry S. Risco, PhD, CRNP, NP-C, WCC
Department of Nursing
Slippery Rock University
Slippery Rock, Pennsylvania

# 赠言和作者简介

谨以此书献给世界上最伟大的两个人——我的父母。感谢你们多年来无私的爱、理解、支持和包容。你们是我的灵感之源和生命之根，一直引导我走向正确的方向。还要感谢我的儿子Daniel，你是我生命中的光芒，让我的人生踏上更高更远的道路。我爱你，我的儿子，成为你的父亲是我无比自豪的事情。最后，感谢我的姐姐Sonia，她一直支持我，守护着我。

**Tomas B. Garcia, MD**

Tomas B.Garcia博士在美国佛罗里达国际大学获得本科学位。在医学院学习期间，Garcia博士在佛罗里达州取得执照并作为紧急医疗救护技术员（EMT）执业，之后Garcia博士在迈阿密大学获得医学学位。他居住在佛罗里达州迈阿密，在杰克逊纪念医院完成了实习，随后又获得了内科和急诊医学执照。Garcia博士执业与任教于马萨诸塞州波士顿的布里格姆妇女医院、哈佛医学院，以及佐治亚州亚特兰大的格雷迪纪念医院和埃默里医学院的急救部门。他的研究领域主要是心脏急救，并在全美范围内进行学术演讲。

# 前　言

在医学界，一直存在着“医学是艺术还是科学”的问题，但至今仍没有得出明确的答案。我个人认为，这个问题的答案不是绝对的。医学既是一门艺术，又是一门科学。科学为我们提供了客观的答案、药物和工具，用来证实事实。只要努力和坚持，任何人都可以学习医学。但是，要成为一名优秀的临床医生，则需要感受医学、热爱医学、精心栽培自己，并且接受医学是一门艺术的观点。

我最初在教物理诊断的时候，学生们一开始只是观察患者，不询问病史，也不进行体格检查，他们只需要回答一个问题：患者到底是有病还是没病？他们只需思考10~15 s便可凭自己的直觉来做出判断。他们通过有意或无意的观察来获得信息，再凭直觉做出判断，虽然有些诊断并不合理。“凭直觉”听上去很不可思议，但他们学会这项技能的速度之快及有效地应用所学知识的能力让我感到惊讶。凭直觉做决策是人的天性，值得信赖。而我们要做的就是充分去发挥它的作用。

以上所述与心电图的关系是什么呢？对于学习心电图，我们应该凭借自己的直觉来学习。***学好心电图并没有捷径，只能通过“图海战术”一步步地学习***。然而，许多心电图相关的图书试图通过举例的方式区分每一份心电图，却忽视了最简单的方法。心电图的结论并不像指纹那样是独一无二的，但它们确实因人而异。在实际工作中遇到的心电图不会像教科书那样标准，因此不能单纯地将疾病和心电图改变对应起来。

心电图书籍中的一些复杂词汇常常让人难以理解。大多数人购买了有一定难度的心电图教科书后，急于翻阅，却又很快放弃。这样的学习方式是不是听起来似曾相识？对于那些书，必须在掌握了一定的心电图相关知识后，才能理解这些文字描述代表了什么样的心电图改变。然而，学习心电图的方法却很简单，就是大量读图。这种方法往往被大家忽略。其实应该建立一种“我看到了什么”的直觉，经过一段时间的读图练习，你的直觉会告诉你一份心电图是否正常。这种学习解读心电图的过程与学习投篮无异。你可能阅读了许多关于如何投球、如何旋转和如何提高命中率的文章，但除非你看到过几次投篮并自己投出过数百甚至数千个球，否则你永远不会真正学会投篮。同样地，在理解心电图书籍之前，你需要浏览数百份心电图。只有经过大量的读图训练后，再重新阅读本书，才能透彻理解本书的内容。在这个过程中，直觉会慢慢地被训练，从而让你更好地理解心电图，更好地进行临床实践。

不同的疾病可能表现出相同的心电图改变，因此诊断心电图时需要考虑鉴别要点。本书可以教你如何诊断双心房扩大、右心室肥厚及继发性改变，也会教你如何判断严重的二尖瓣狭窄，但最终诊断仍需要结合患者的病史和体征来判定——你需要不断结合临床情况修正你的诊断。例如，当出现高血压患者$V_1$、$V_2$导联ST段轻度抬高时，是左心室肥厚的继发性改变还是同时伴有心肌缺血？虽然左心室肥厚伴ST-T继发性改变有相应的诊断标准，但并不是所有患者都呈现典型的改变。因此，结合临床表现来获取答案是更为简单有效的方法。如果患者因为脚扭伤来就诊，那么导致ST段轻度抬高的可能是左心室肥厚的继发性改变。相反，如果患者出现呼吸困难并捂紧胸口，则最可能的诊断是心肌缺血和损伤。此外，心电图也可以指导临床检查和诊断。我曾多次建议临床医生进行进一步检查，以佐证我对室壁瘤心电图的判断。心电图的改变提醒了我们可能存在的问题，并通过进一步的检查证实了室壁瘤的存在。

分析心电图时，应该向患者反馈你从心电图中获取的信息。本书中所有心电图均为真实病例，诊断结果是我们结合患者的临床情况最终得出的。即使你对本书中提供的一些诊断有不同的见解，也是很正常的。心电图有严格的规则，但如何诊断心电图取决于不同人的学识和思维方式。拿一份心电图咨询20位心脏病专家，可能会得到很多不同的答案。如果第二天向他们提供同一份心电图，可能会得到更多不同的解释。虽然只是将图像描述成文字，但总会有不一致的观点。关键是要深入理解书本中的概念，掌握这些概念后，你就可以在临床实践中灵活运用。心电图隐藏了大量信息，它可以告诉你患者的过去和未来（预后）。通过一份心电图，可以分析患者的电解质是否正常，是否患病，以及解剖结构是否异常等。从中获取的信息与在床边体检获得的信息不相上下。

我曾多次被学生问到，他们应该掌握哪些知识才能成为一名优秀的心电图分析者？我的简单回答是：掌握患者心电图的变化。无论你是急救员、普通人、护士、医师还是心脏病专家，分析心电图的基本要求都是一样的。另外，要提醒大家：学无止境。护士需要了解高钾血症心电图表现可能导致致命性心律失常吗？普通人需要知道电轴偏离是心脏病发作的重要信号吗？对于心肌缺血过程中急性双分支阻滞会导致完全性房室传导阻滞及停搏，这对谁更重要？答案是：对自己更重要。任何一个失误都可能导致患者付出生命的代价，也可能带来终生的遗憾。

本书旨在帮助你理解心电图的基础知识，并将这些知识系统化、程序化，从而更容易调整自己的阅图速度。然而，请不要指望一口气掌握所有的知识点。当你刚开始学习心电图时，请熟读第1阶段（蓝色）内容，这部分内容是专为初学者编写的基本知识要点（详见“欢迎辞”第2页“如何使用本书”）。当你的心电图水平提高到一定程度后，请按照自己的进度去学习更多的中级和高级知识点。这是一本可以反复学习使用的书，直到你掌握三个阶段的知识点。相信每次阅读都会有不同的收获。

最后我想强调的是，在分析心电图时，你需要运用所学的专业知识，并相信自己的判断。不要让别人的观点左右你的内心判断。***只要你所做的是为患者好的事情，就不必理会别人的意见***。你应该相信自己的能力和判断。请记住，专家只是比你更加了解一些事实的人，但这些事实可能与你手中的心电图无关，因此，你也可以成为真正的专家！

**Tomas B. Garcia, MD**

# 欢迎辞

欢迎来到12导联心电图的世界！这本包罗万象的教科书式的心电图书籍，旨在让读者从入门学习到精通掌握心电图知识。无论你是急救人员、护士、主管护师、助理医师、医学生，还是希望通过学习提高心电图技能的专科医师，都可以从本书中获益良多。

本书提供了250余例真实的心电图病例。每一章都涵盖背景知识、心电图病例及其解读。最后一章提供了50例心电图练习题，帮助读者对前面所学的知识进行融会贯通。

本书按难易程度分为初、中、高三级，为不同水平的读者学习心电图提供参考：

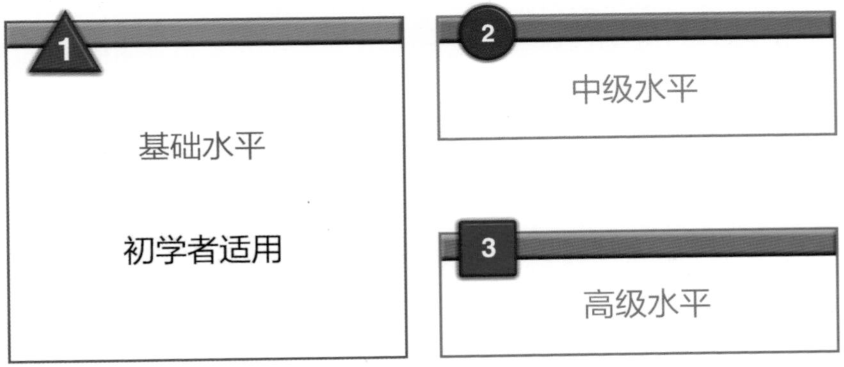


- **第1阶段** 用蓝色表示，适用于无心电图分析经验的初学者，主要介绍基础理论知识。这部分内容对于理解心电图必不可少，是学习心电图的基石。
- **第2阶段** 用绿色表示，适用于对心电图原理有基本了解，并需要巩固和提高心电图知识的读者。如果你已完成了本书第1阶段或者其他有关节律或12导联心电图基础知识的学习，那么你可能处于第2阶段水平。如果你已经处于第2阶段水平，则可以跳过第一部分直接从第二部分开始学习。
- **第3阶段** 用红色表示，提供进阶知识，适用于已经掌握了一定心电图分析技能的读者，例如高年资医师。这个级别要求读者对心电图及对可能导致心电图发生变化的疾病有一定的认识。

本书会伴随读者对心电图认识的不断提高而与读者共同成长。一旦确定了你的心电图读图水平处于哪一个级别，就可以正式开启学习之路（请参阅“欢迎辞”第3页“如何选择入门级别”）。心电图水平处于第1阶段或第2阶段的读者，请选择与你的水平相当的内容。一旦掌握了相应级别的心电图知识，就请回到本书开始处，再进入下一个级别继续学习。在后续高级阶段的学习过程中，只需向前翻几页书就可以参考初级阶段的知识点。整本书中，无论级别如何，每一级别的文字表达都通俗易懂，内容简洁明了，易于学习。

坚持读完本书，学习如何选择你的起步水平、如何解读心电图，在不久的将来，你就会成为一名高水平的心电图医生，并能运用所学知识挽救患者的生命。

## 如何使用本书

### 概　述

绝大多数心电图教科书都只适用于初学者或高级水平的读者，鲜有心电图书籍适合中级水平或对12导联心电图及心律失常知识略知一二却尚未精通的医技人员。而本书对初级、中级及高级水平者均适用。

本书的排版格式可以让你根据自己的进度将内容分类并划成小块来学习，这样便于你调节自己的阅读速度。本书文字表达通俗易懂，语言风趣幽默，能让你在阅读中获得更多的乐趣。风趣幽默贯穿于整本书——生命短暂，需快乐学习。我们希望能通过这种形式的学习来提高读者的阅图技能，促进学习。

本书分为三部分：

- **第一部分**　介绍波形、间期、图纸和测量相关的知识。主要了解基本节律及心电图波群，并回顾心脏的基本解剖结构与电传导系统，还能学习如何使用测量工具帮助读者分析心电图。
- **第二部分**　重点介绍每个波形、间期、电轴和一些心律失常的心电图表现。本书并未涵盖所有类型的心律失常，这些可参考其他相关书籍。第二部分内容还包括各种类型的急性心肌梗死心电图表现，并提供病例分析。第二部分中有一章还总结了已解读过的心电图知识。认真阅读这一章内容，有助于理解相关概念，便于之后的学习。
- **第三部分**　本书再版后新增了第三部分内容，加入了50例心电图病例，有助于学习心电图分析技巧。每一个病例后面都附加了讨论与分析。

无论你是一名初学者，还是一名对心电图已有一定认知能力的医务人员，本书均可以帮助你轻松学习并提高自己的心电图诊断技能。当你的心电图诊断水平达到一定级别时再回顾本书，你将从书中收获更多的知识，并能将这些知识点转变为技能而终身受益。

## 如何选择入门级别

翻开本书，需做的第一件事也是最重要的事就是确认自己的心电图水平目前处于哪一层次。第1、第2、第3阶段分别代表了三个层次。

**第1阶段：**初学者，请从第一章开始学习。当阅读到第二部分时，也请从第1阶段开始，结合心电图病例，检查自己是否掌握了此阶段内容。现阶段学习第1阶段内容足矣，不必在意心电图分析，那是之后的事情。可以解读心电图波形及相关知识点，但重点仍是学习这部分内容中的基本理论。之后请转到下一部分。当完成了本书第1阶段知识点的学习并完成了相关心电图分析后，再从第2阶段水平开始第二部分内容的学习。

**第2阶段：**掌握一定基础知识后，可以先对第1阶段内容温故而知新，然后再开始学习第2阶段内容，也可以直接从第2阶段开始学习。采用"快速查找"问题的方法来测试自己对基本概念的了解程度。如果回答错误，请返回第1阶段的相关内容再次学习。解读一份心电图时，先看图分析，再看文字部分，对比自己理解的概念是否正确。为了保证所学知识体系的完整性，请在完成第2阶段内容学习后，再开始第3阶段内容的学习。

**第3阶段：**第3阶段内容有一定难度，但如果你已经完成了第1、第2阶段的学习，那么就不必担心。遇到不理解之处可以复习之前所学的相关内容，同时阅读其他参考书籍来补充相应知识点。读完本书后，如果没有掌握所有知识点也不必焦虑，你还需要时间且通过成千上万份心电图的练习和经验积累才能提升你的心电图阅图技能。

准备好了吗？如果你是初学者，请从第一章开始阅读。如果你不能确定自己的心电图水平，请先跳到第九章或第十章，检测自己能否理解第2阶段的内容。如果你感觉简单，那么可以进入下一阶段的学习；如果感觉太难，请回到第1阶段重新开始。不要自欺欺人，超出自身水平的内容会很难，学习起来容易灰心丧气。请记住：反复阅读本书，直到精通为止。

# 目 录

# 第一部分

# 基础知识

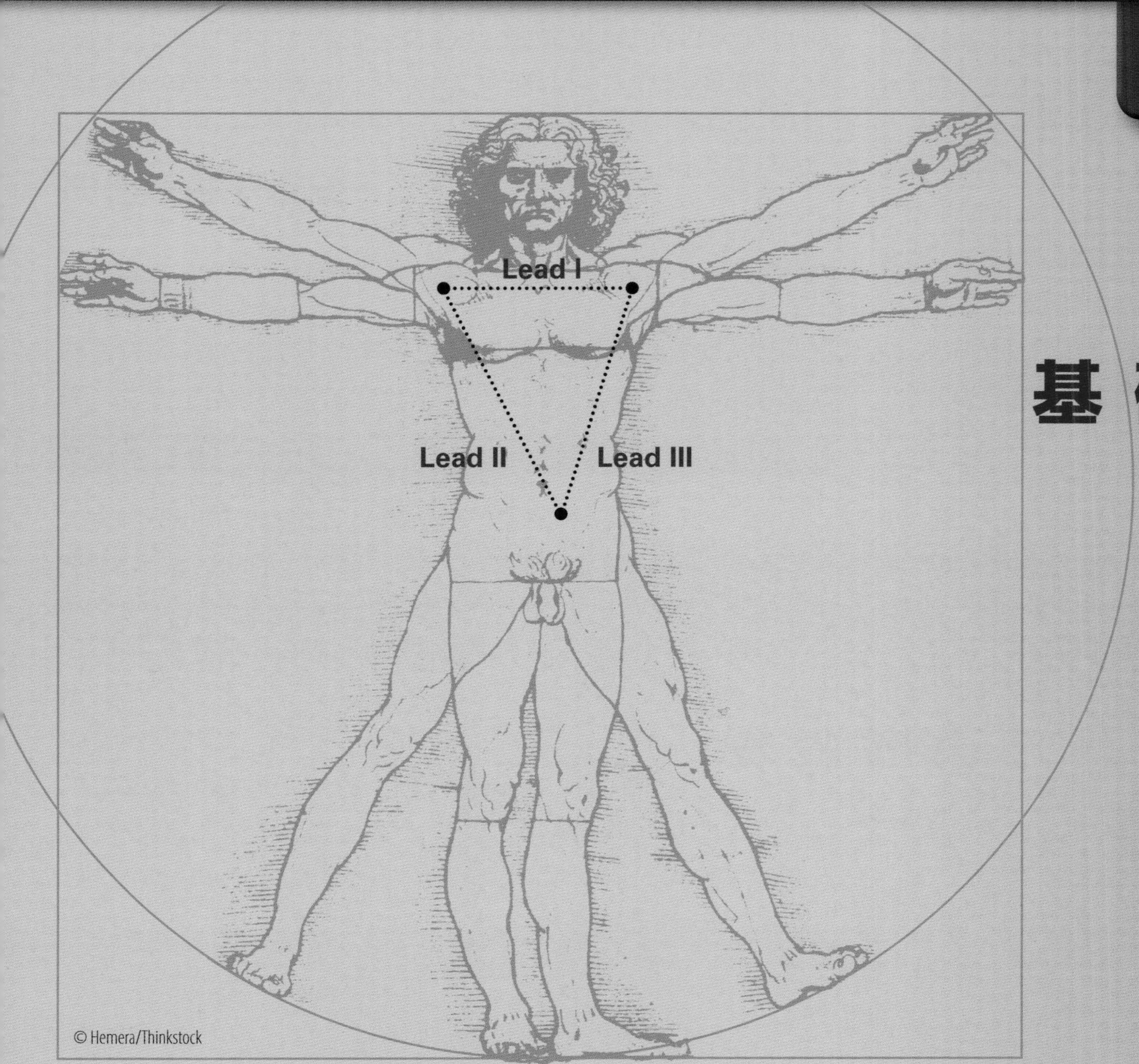

# 第一部分

# 基础知识

第一部分主要讲述心电图基础知识，大部分内容属于第1阶段。心电图相关专业从业人员应熟练掌握基础知识。如果你是一位经验丰富的临床医生，可以快速浏览这一部分，但建议不要直接略过。在学习第二部分之前，请务必确认已完全理解第一部分。

**注 释**

由于儿童心电图具有其自身特点，需大量篇幅专门讲解，故本书内容不包含儿童心电图。若需了解相关内容，请读者参考儿童心电图教科书。

## 如何分析心电图

本书重点解析异常心电图，这些章节包括心电图各波的含义，以及正常与异常心电图的区别。每个部分通过提问的方式将心电图病理性波形、间期的改变与其病因联系起来。不同的病因就是我们判读心电图时需要考虑的***鉴别诊断***。

分析一份心电图时，首先应观察各个波和间期，找出异常，最后进行综合，推断引起异常改变的疾病或综合征，最终得到正确的诊断。

在开始学习本书之前，建议你采用以下十个步骤来分析和判断心电图。经过反复理解及实践后再进入下一步，如此养成判读心电图的习惯。如果不太熟悉某些术语，不必担心，当你阅读到相关章节时还会有机会再次学习。“十步分析法”主要是建立分析心电图的逻辑思维方法，当然也可以根据自己的需要来进行调整。

### 1. 形成整体印象，并牢记于心

第一步，浏览全图。花几秒钟浏览心电图的每个导联，发现了哪些异常？缺血、心律失常、电解质异常、起搏器相关问题还是其他问题？首先形成整体印象并牢记在心，再去分析细节，这样才能有条不紊地做出判断，而不是一开始就纠结于细节。

### 2. 依次审阅心电图细节

第二步，确定心律，各个击破。刚开始接触心电图时，图纸的网格能帮助你快速了解节律。如果发现心律有差异，请分别找出正常和异常的心律。首先分析正常心律，确定其间期、心电轴、有无阻滞等；然后再分析异常心律，是房性期前收缩、室性期前收缩、异常传导、起搏心律还是其他。

### 3. 心率是多少？

- 心动过速或过缓？
- 如果心率快慢不等，心率波动范围是多少？
- PR间期、QRS波群时限、QTc间期、PP间期、RR间期分别是多少？
- 上述各个间期是否属于正常范围？如PR间期是否缩短？

### 4. 节律是什么？

- 增快还是减慢？
- 心律整齐还是不齐？
- 是否呈联律？
- 有无P波？形态一致吗？
- P波与QRS波群有传导关系吗？
- 各波形增宽还是变窄？

### 5. 心电轴如何变化

- 心电轴位于哪个象限？
- 等电位肢体导联在哪个导联？
- 胸导联的移行区在哪个导联？
- 计算电轴（心电图高年资读图医生应计算P波、T波与ST段电轴）。
- 具体的电轴能提供什么信息？

### 6. 有无房室肥大？

- 左心房（left atrial，LA）？
- 右心房（right atrial，RA）？
- 双心房？
- 左心室（left ventricle，LV）？
- 右心室（right ventricle，RV）？
- 双心室？
- 左心或右心负荷过重？

### 7. 有无心肌缺血或梗死？

- 相关导联T波异常？
- 相关导联ST段异常？
- 相关导联出现异常Q波？

### 8. 能否用一元论解释？

综合所有信息，提取共性进行鉴别诊断。心率、节律、心电轴、房室肥大、时限异常、阻滞，以及 ST 段和 T 波异常，每一项都要考虑。

### 9. 得出的诊断与患者的症状和体征是否相符？

心电图的诊断与患者的症状和体征是否一致？心电图表现是疾病的因还是果？扪心自问，如何才能利用好这些信息为患者提供治疗？

### 10. 最终诊断是什么？

列出最终诊断或鉴别诊断要点。

最后，在此提醒大家，掌握心电图需要长年累月地积累经验。以上提到的一些概念可能超出了你现阶段的心电图水平，但不必担心，多读书，就能多掌握知识。借用一句古话："书中自有黄金屋！"最后，希望大家掌握方法，快乐学习！

1

# 系统解剖

初始学习心电图时，一定要了解基本的解剖学知识，所谓"温故而知新"。在此，我们从心脏的基本解剖结构入手，并着重介绍传导系统。

心脏位于胸腔中部，向左前下方轻度偏转。参考图1-1。

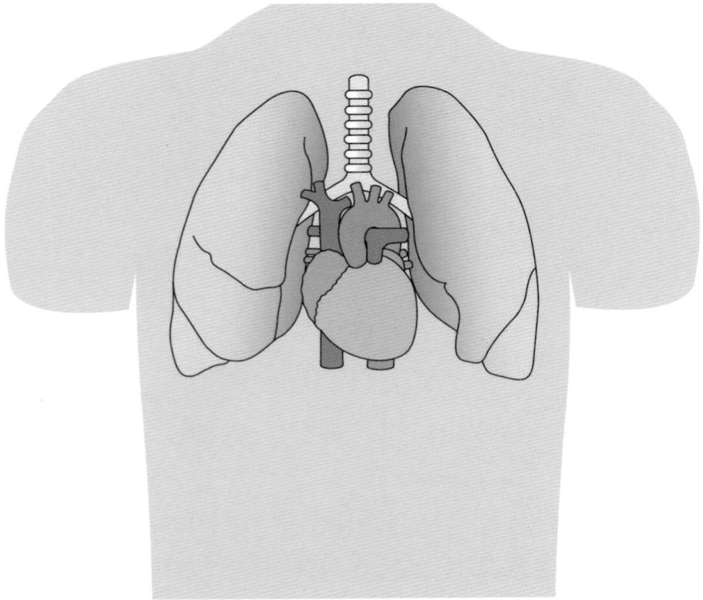

图 1-1　心脏在胸腔的位置

来看看心脏，先看前面，再看切面。

## 心脏前面观

心脏前面观（图1-2），以右心室（RV）为主。需要注意的是，前面观大部分为右心室，但是电传导却以左心室（LV）为主。详细内容将在"单个向量"一章中具体讲述。

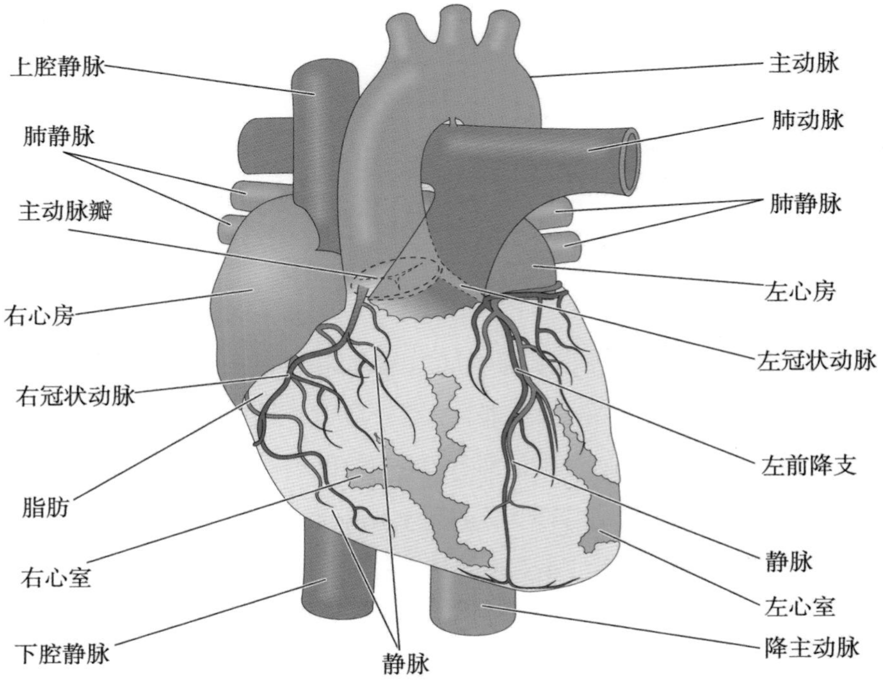


图 1-2　心脏前面观

## 心脏切面观

这是心脏的切面观示意图(图1–3)。 接下来我们将介绍心脏的泵血功能,并复习电传导系统的相关内容。

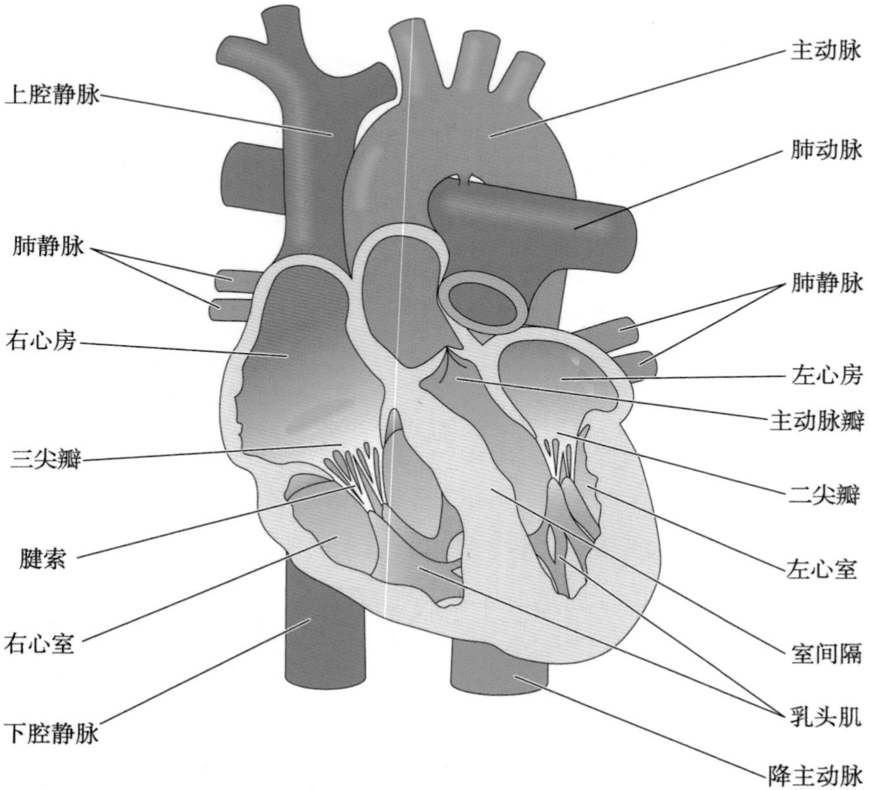


图1–3 心脏切面观

# 心脏泵

心脏主要由4个心腔构成:2个心房和2个心室。 每个心房与其相应的心室相通。 左心室连接外周体循环,右心室连接肺循环。 静脉血液回流至心脏,再通过动脉将其输送到身体各个器官。如图1–4所示,这个系统是一个闭合的环路,血液在这个封闭的系统内不断循环,在肺部进行气体交换,将静脉血转化为携氧的动脉血并输送到全身各个组织器官。在此仅做简单的了解。

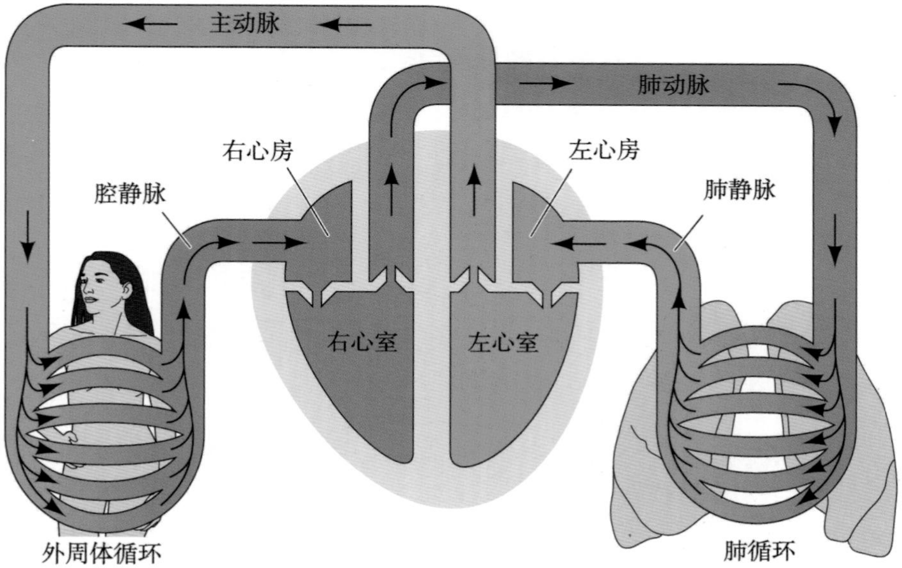


图1–4 心脏的泵功能

## 泵血功能简介

将循环系统想象成一组相互连接的泵和管道系统。参考图1-5。

图中依次可见4个泵。2个小型泵是左、右心房，将血液泵入其对应的大泵——左、右心室中。左、右心室的大小和产生的压力不尽相同。由于静脉系统中有静脉瓣，起到单向活瓣作用，血液只能向前流动。

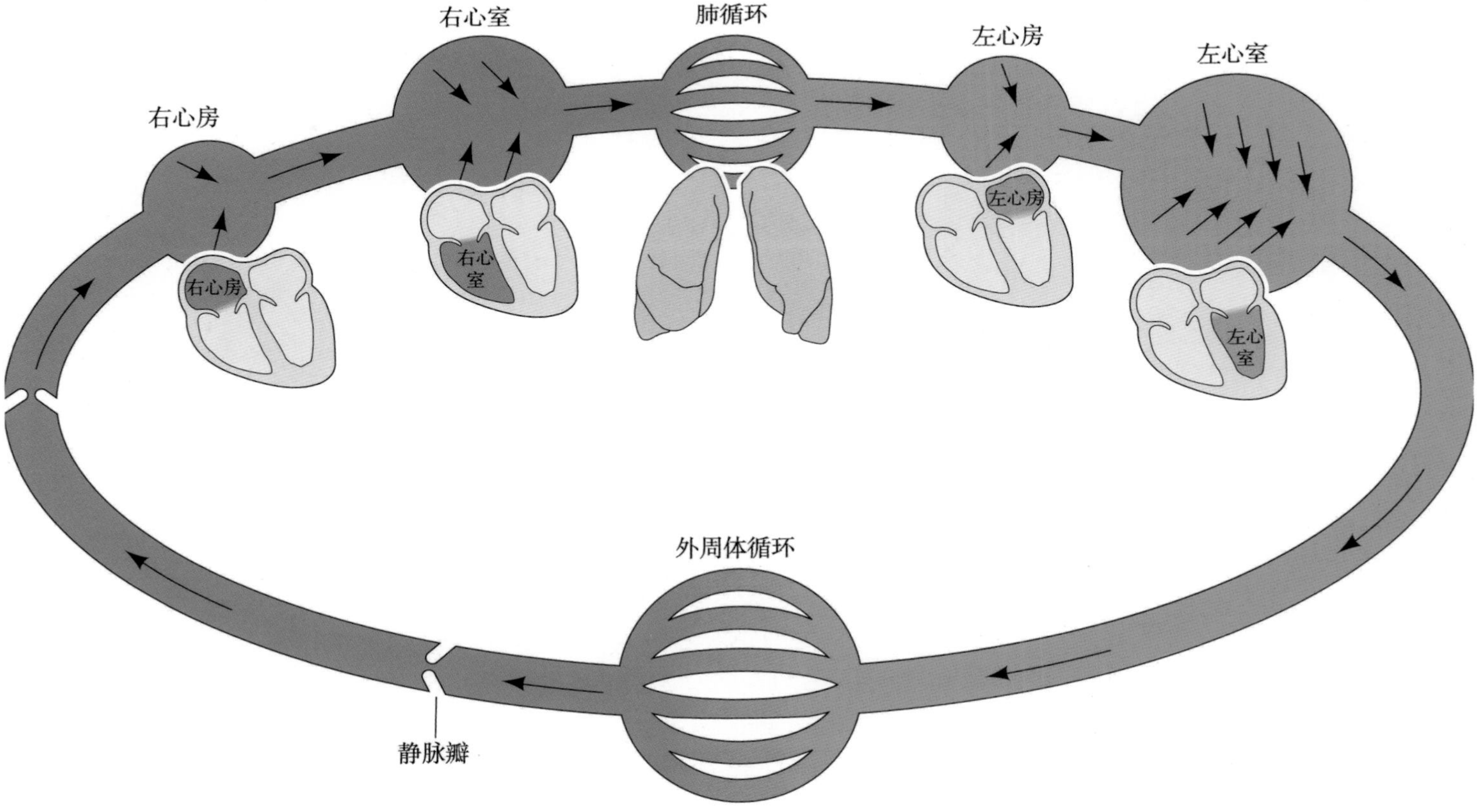


图 1-5　简化的循环系统泵功能（蓝色代表静脉血，红色代表动脉血）

# 电传导系统

心脏的电传导系统(图1-6)由负责起搏与传导的特殊细胞组成。我们将传导系统细分,并详细介绍其功能。

电传导系统的主要功能是产生电脉冲并有序激动心脏的各部分。这是一种电化学过程,先产生电能,再通过电极采集、描记成心电图(electrocardiogram, ECG)图形。(更多内容见“单个向量”一章。)

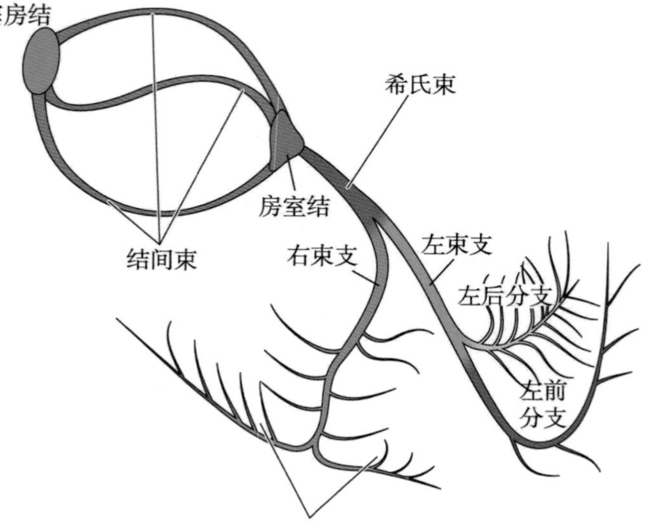


图1-6 心脏电传导系统

心脏特殊传导系统与心肌组织交织融合,需在显微镜下用特殊染色才能区分。因此,看图1-7时需注意,整个心脏电传导系统实际上位于心脏壁内。心房肌细胞受到神经支配,通过细胞彼此之间直接接触传递电信号,激动心房;第一个细胞支配第二个细胞,第二个再支配第三个,如此传递下去。窦房结(sinoatrial node,SA结)的激动通过结间束传导至房室结(atrioventricular node,AV结)。浦肯野纤维是传导系统的终末组成部分,位于心内膜下,渗透到心室中支配心室肌细胞,如此完成一次完整的心动周期。

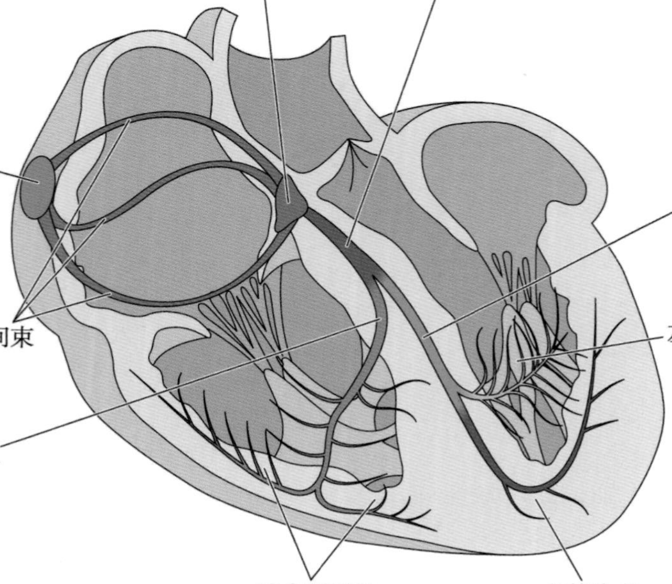


图1-7 心脏电传导系统

## 起搏功能

心脏的起搏功能有什么意义呢，为何如此重要？心脏起搏点的起搏频率决定了心脏循环泵血的速度。起搏点按照特定的顺序依次激动具有起搏功能的细胞，从而引起心脏搏动，起到泵的作用。在此过程中，所有细胞必须按照既定的节律来工作。

打个比方，把心脏的每个细胞都想象成一位音乐家，那么，数十位音乐家就可以组成一个乐队，即心脏。如果每位音乐家随心所欲地演奏，只会形成杂乱无章的声音。如果这时候，有一个节拍或信号提示音乐家们该如何演奏，何时开始、何时停止，协调顺序，他们就能演奏出美妙的旋律。乐队中鼓手或指挥家给予的节拍，就是心脏的起搏点。乐曲中激进的篇章节拍增快，舒缓柔和的篇章节拍减慢，如同运动时心率增快，休息时心率减慢。

正如我们前面所提到的，特殊细胞产生的电脉冲，形成心脏的起搏点。位于右心房与上腔静脉交界处的窦房结为心脏起搏点。其受到神经、循环及内分泌系统的调节，调整频率，适应机体需求。窦房结的起搏频率为60~100次/min，平均为70次/min。

## 起搏设定

传导系统中的每一级细胞都有潜在的起搏功能（图1-8）。然而，每一级细胞的起搏频率都较上一级慢。窦房结的起搏频率最快，下一级起搏点是房室结，以此类推。频率最快的起搏点控制了心搏的节奏，它在每次激动后重整其他潜在起搏点的节律。这样，就能抑制低位的起搏点发放冲动。如果频率最快的起搏点由于某种原因无法工作，则下一级起搏点将成为备用起搏点，以尽可能确保心脏的搏动。

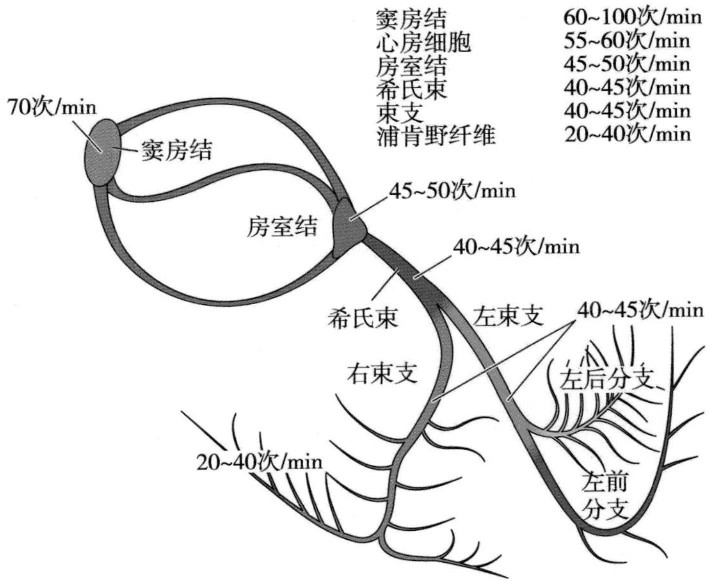


图 1-8　心脏不同细胞的起搏频率

## 窦房结

窦房结（SA结）是心脏的主要起搏点，位于右心房与上腔静脉连接处（图1-9）。窦房结血供59%来自右冠状动脉，38%来自左冠状动脉，3%由两者共同供血。

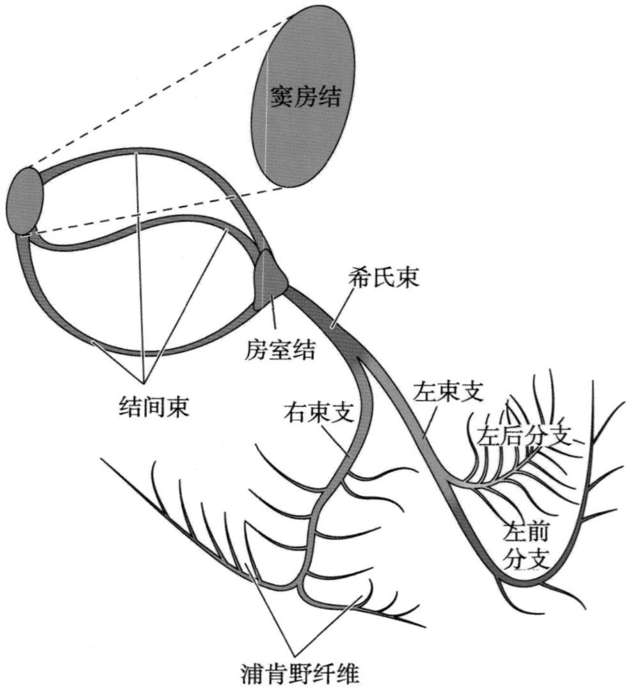


图 1-9 窦房结

## 结间束

三条结间束，分别是前束、中束和后束（图1-10）。它们将窦房结产生的电冲动传至房室结。还有一小部分细胞组成Bachmann束，可通过房间隔传递心电信号。这些传导束均位于右心房壁和房间隔中。

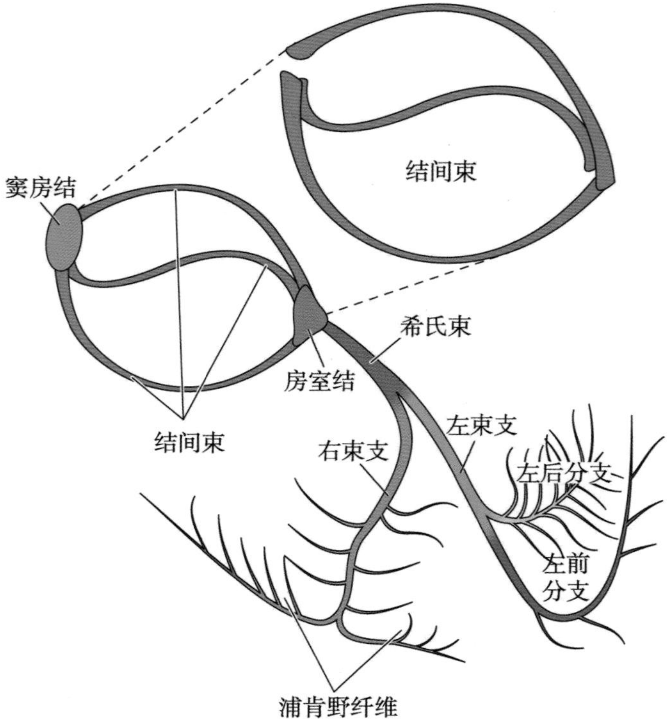


图 1-10 结间束

## 房室结

房室结(AV 结)位于右心房壁内,紧邻三尖瓣的隔叶及心脏的最大静脉——冠状窦的开口(图 1-11)。其作用为延缓心房到心室的传导,使得心房有足够的时间收缩。确保心房“足够充盈”心室,以维持高水平心脏输出。房室结绝大部分由右冠状动脉供血。

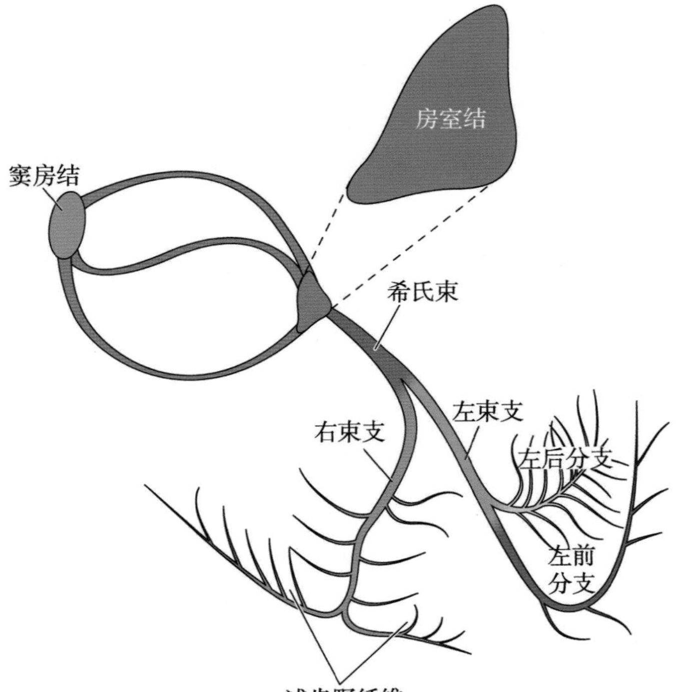


图 1-11 房室结

## 希氏束

希氏束从房室结开始,之后分为左、右束支,它们分别位于室间隔和右心房壁中(图 1-12)。希氏束是心房和心室之间唯一的传导途径。

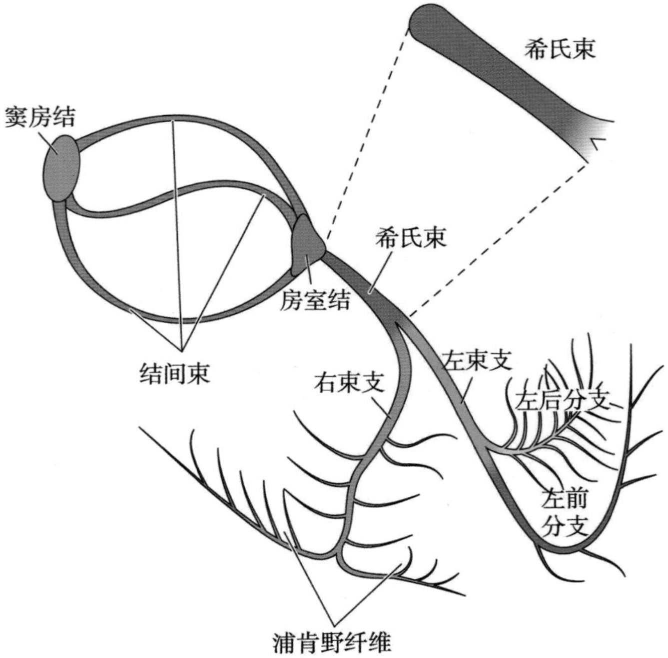


图 1-12 希氏束

## 左束支

左束支(left bundle branch，LBB)始于希氏束的末端，穿过室间隔，主要支配左心室和室间隔左侧面(图1–13)。左束支中连接支配室间隔上段的一小部分纤维，是最早去极化的部位。左束支又分为左前分支(left anterior fascicle，LAF)及左后分支(left posterior fascicle，LPF)。

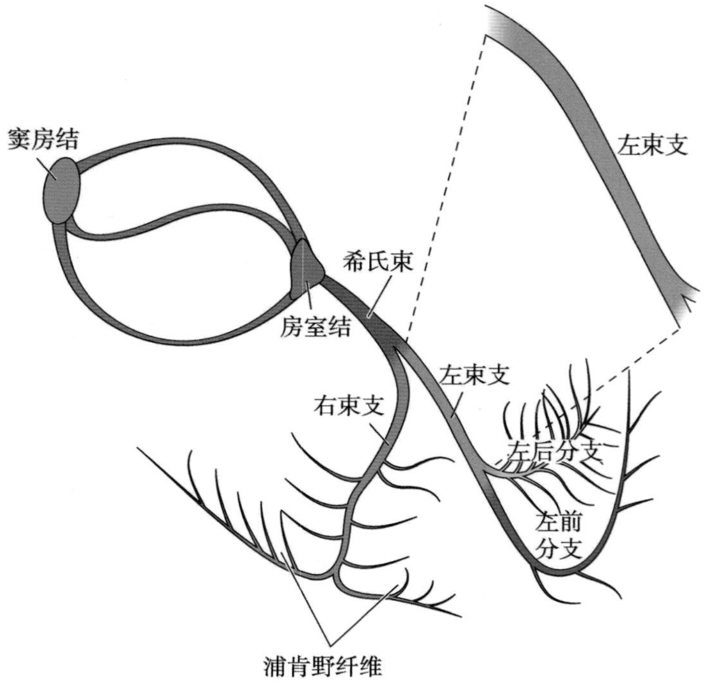


图1–13 左束支

## 右束支

右束支(right bundle branch，RBB)同样起源于希氏束，延续为支配右心室和室间隔的右侧面纤维(图1–14)，终止于浦肯野纤维。

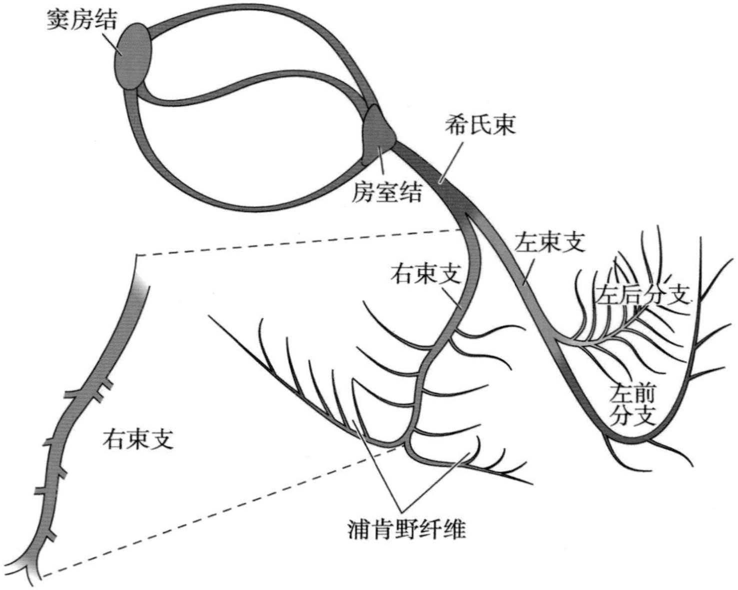


图1–14 右束支

## 左前分支

左前分支(LAF)也称为左前上分支,穿过左心室并延续为分布于左心室前部及上部的浦肯野纤维(图1–15)。与左后分支相比,它只有一个单束支。

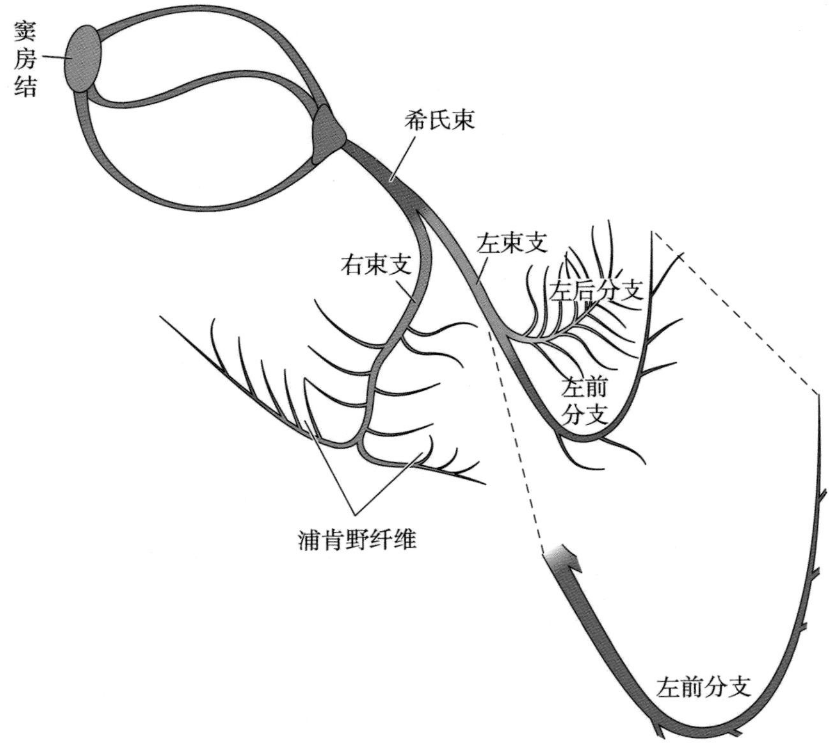


图 1–15　左前分支

## 左后分支

左后分支(LPF)为扇形结构,最终形成浦肯野纤维,支配左心室的后部及下部(图1–16)。由于分布广泛,左后分支一般不易发生阻滞。

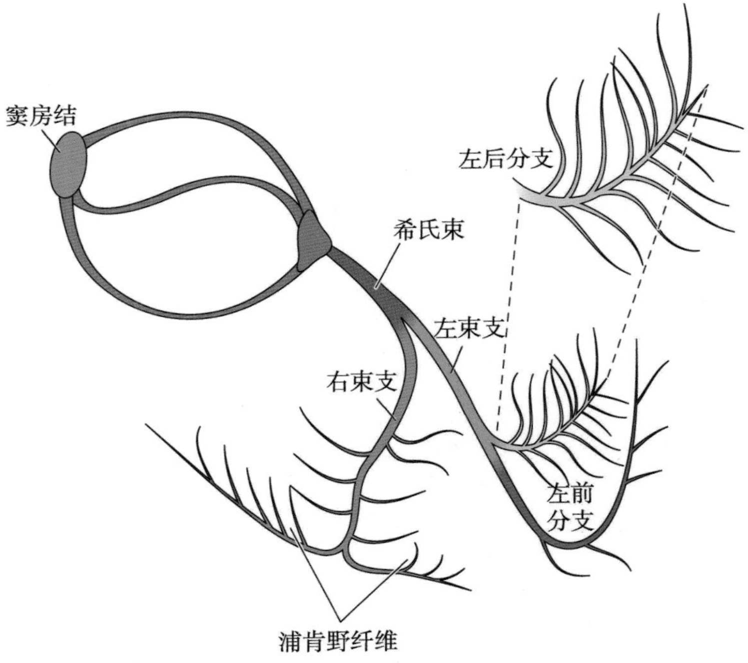


图 1–16　左后分支

## 浦肯野系统

浦肯野系统由心内膜下的浦肯野纤维细胞组成。它们直接支配心室肌细胞(图1-17),是心室去极化的开始。

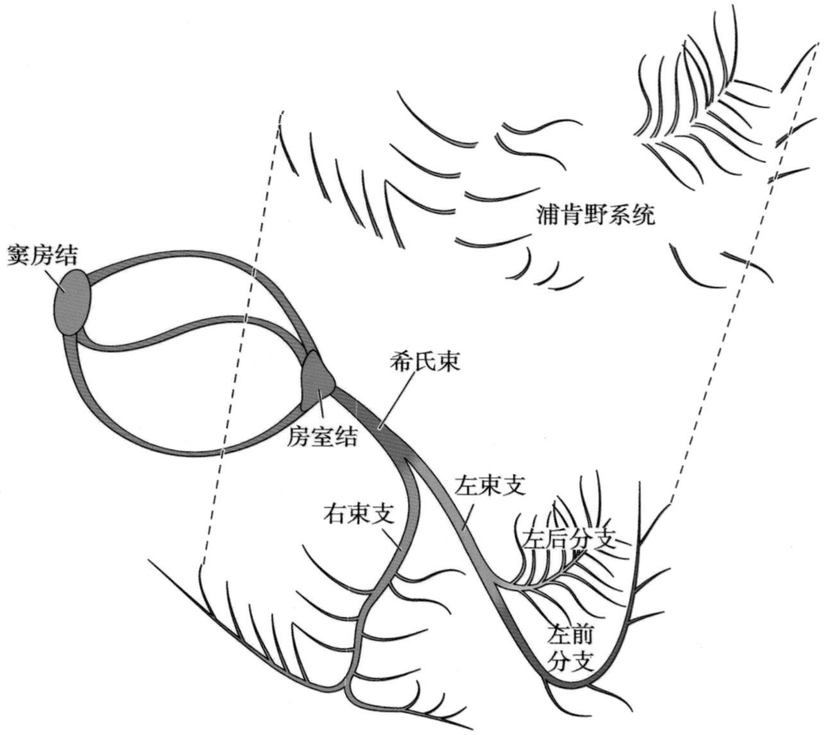


图 1-17 浦肯野系统

**提 示**

理解心脏的电传导系统至关重要,可以帮助我们理解本书中提到的各种病变,如异常节律、束支阻滞(bundle branch blocks,BBB)、分支阻滞(hemiblock)、房室传导阻滞和异位节律等。在此系统地回顾一下前面所学的知识,需掌握心脏的结构组成及电脉冲在心脏中的传导方式。

本章初步讲解了心脏和传导系统的解剖结构。在之后的章节中学习不同病变时,再进一步详细讲解传导系统的各个部分。想要了解更多有关内容,请参考附加部分的高级"参考书籍"。

## 1 章节复习

1. 心脏前面观时，右心室占心脏的主要部分。 正确或错误

2. 右心室将血液泵至外周体循环。 正确或错误

3. 以下哪项陈述是不正确的：

A. 心脏的电传导系统由特殊心肌细胞组成。

B. 传导系统交织在心肌组织当中。

C. 传导系统在显微镜下，无须特殊染色即可见。

D. 窦房结的电信号通过结间束传至房室结。

匹配下列选项：

4. 窦房结　5. 心房细胞　6. 房室结　7. 希氏束　8. 浦肯野细胞　9. 心室细胞

A. 40~45 次/min　B. 30~35 次/min　C. 60~100 次/min　D. 20~40 次/min　E. 55~60 次/min　F. 45~50 次/min

10. 房室结由以下哪支冠状动脉血管供血：

A. 左前降支　B. 后降支　C. 右冠状动脉　D. 左回旋支

1. 正确　2. 错误　3. C　4. C　5. E　6. F　7. A　8. D　9. B　10. C

# 第二章

1

为什么需要了解细胞内如何产生电活动、电解质如何影响心电图呢？因为在解读心电图之前，需要先明白它是如何产生的。首先要知道电解质是细胞产生“电流”的介质，电解质紊乱会危及生命。例如，如果您知道高尖的T波是高钾血症（血钾升高）的表现，或者QT间期延长可能是低钙血症或低镁血症的心电图表现，就可以避免患者发生严重的心律失常。某些情况下，心电图从T波高尖到发生心搏骤停只需短短几分钟（高钾血症可导致心搏骤停）。因此，了解电解质及其对心电图的影响可挽救患者的生命。

为了解电解质紊乱导致心电图改变的原因，在此我们温习一下心肌细胞极化和去极化，以及细胞收缩的生理机制。本章仅涉及基础电生理知识，详细内容请大家查阅生理学教材。

## 收缩机制

心肌属于横纹肌，心肌细胞中包含大量肌原纤维和肌管系统（图2-1）。肌原纤维由粗肌丝和细肌丝构成，两者相互滑行，通过肌球蛋白的横桥和肌动蛋白结合、扭转、复位关联在一起。肌动蛋白走行于肌丝结构外侧，肌球蛋白穿插在肌动蛋白之间。

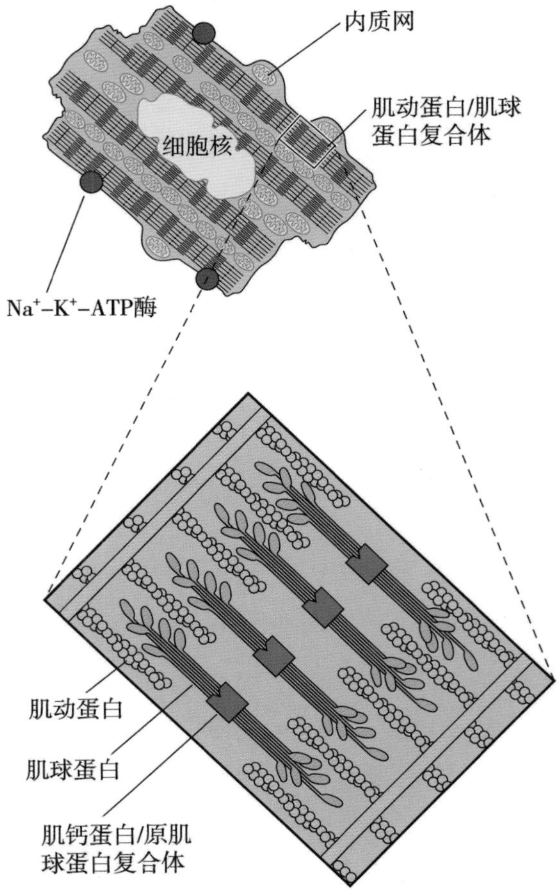


图2-1　心肌细胞

粗细肌丝形成肌原纤维(图2-2)。肌原纤维通过结缔组织固定在一起,形成覆盖有细胞外液的肌纤维膜。肌原纤维的主要功能是收缩和舒张。当其中一个肌节单元收缩时,整个肌纤维膜会缩短。随着所有肌节单元舒张展开,肌纤维膜逐渐恢复到初始大小。这些心肌组织构成了心脏的四个腔:上方两个心房腔小而薄,下方两个心室腔大而厚。

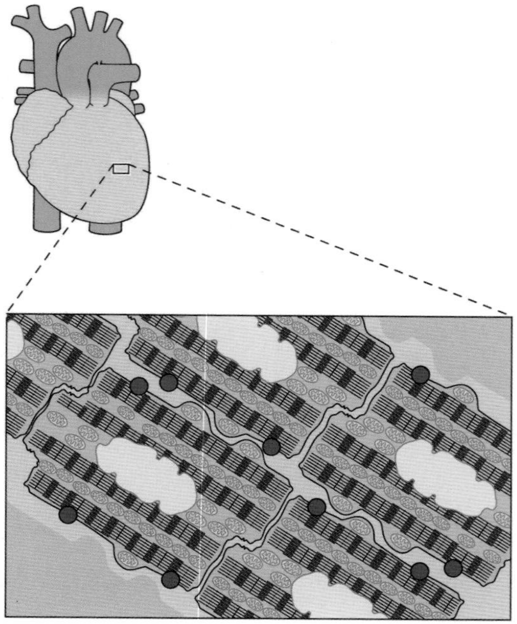

图2-2 肌节单元首尾相连,形成肌原纤维和肌纤维膜

## 离子运动和极性

细胞内液和外液虽然都含有水、无机盐和蛋白质,但无机盐离子和蛋白质的浓度却不相同。液体中的无机盐被解离成带正电荷和负电荷的粒子时则称为离子(图2-3)。也就是说,离子是溶液中带正电荷或带负电荷的粒子。人体内,带正电荷的离子主要包括钠离子($Na^+$)、钾离子($K^+$)和钙离子($Ca^{2+}$),带负电荷的离子主要是氯离子($Cl^-$)。

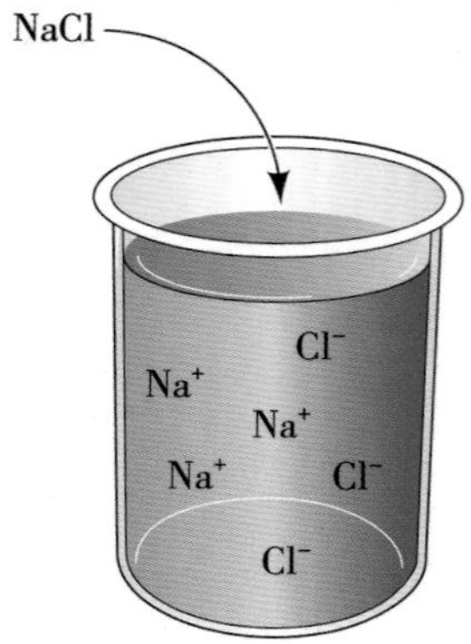


图2-3 液体中的无机盐转变为带正电荷与负电荷的离子

如果细胞处于失活状态，则细胞膜内外侧的所有离子浓度和电荷数量都相等。然而，活性细胞能维持细胞膜内外侧的离子浓度差（图2-4）。细胞内$K^+$浓度较高，而细胞外$Na^+$浓度较高。细胞外较高的正电荷浓度与细胞内形成相对的电位差。此外，细胞膜外含有较多的$Ca^{2+}$，也增加了细胞外的正电荷浓度。细胞内外电荷的这种差异被称为电位。

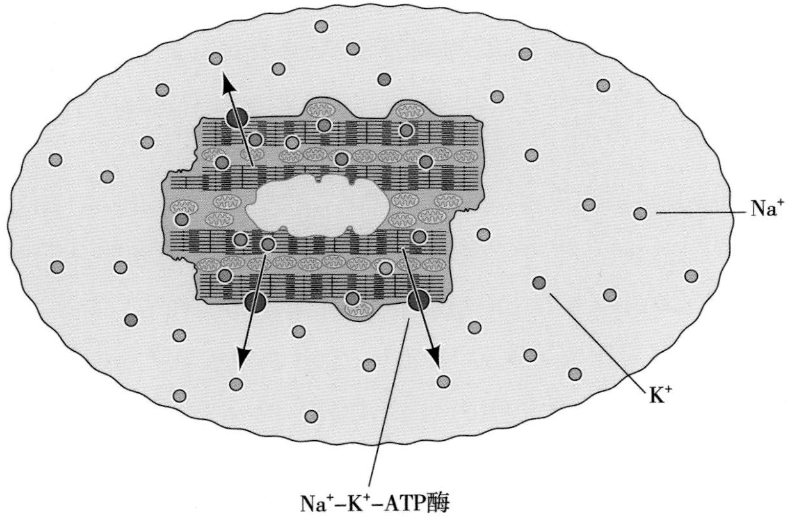


图2-4 细胞内液与外液的离子浓度不同，$Na^+$-$K^+$-ATP酶（蓝点）可维持细胞内外离子保持适当的数量

电荷和离子的天性是维持稳态。细胞膜为半透膜，有些离子通道允许部分离子进出细胞。$Na^+$向细胞内流动，$K^+$向细胞外流动，是自然趋势。为了维持稳态，细胞必须通过某些方式，如$Na^+$-$K^+$-ATP酶（图2-4中的蓝点），让离子逆势移动。$Na^+$-$K^+$-ATP酶通过主动转运离子来维持细胞的静息电位。那么它是如何做到这一点的呢？$Na^+$-$K^+$-ATP酶消耗ATP（人体内的能量），将3个$Na^+$（3个正电荷）泵至细胞外，将2个$K^+$（2个正电荷）泵入细胞内，使得细胞外的正电荷数量高于细胞内。换句话说，细胞外液中正电荷多，而细胞内液中负电荷多。由于$Na^+$-$K^+$-ATP酶的作用，心肌细胞的静息电位为-70~-90 mV。

随着时间推移，进入细胞内的离子数量开始抵消$Na^+$-$K^+$-ATP酶的影响，细胞内负电位逐渐减小（流入了越来越多带正电荷的$Na^+$）。这种缓慢增大细胞内电位的过程被称为动作电位4期（图2-5）。

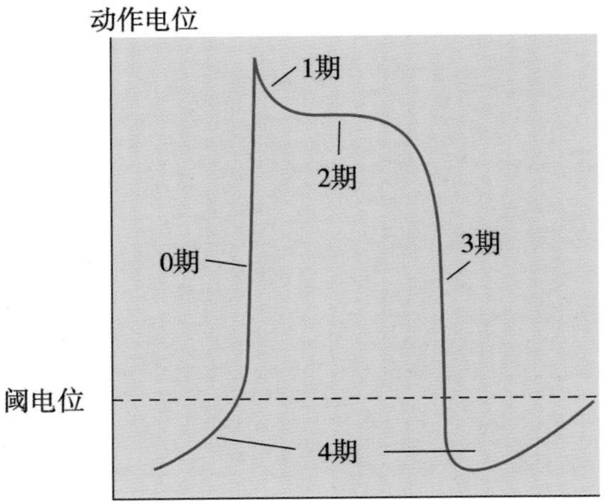


图2-5 心肌细胞除极分期

# 膜通道和动作电位

细胞主动做功，激活新的离子通道。引起离子通道激活的最低电位称为阈电位。最先激活的通道是快$Na^+$通道。我们可以把它想象成一个单向阀。当细胞内的正电荷达到某一水平时，阀门打开。单向阀只允许离子朝一个方向流动，就是从细胞外进入细胞内。细胞外最常见的离子是什么？$Na^+$！$Na^+$快速内流使细胞迅速去极化，正反馈作用引起更多的快$Na^+$通道相继开放，引起$Na^+$迅速大量内流而使细胞去极化达到“顶峰”，从而产生动作电位，此期被称为动作电位0期（图2-5）。电脉冲沿着细胞传导，影响周围的细胞，最终引起全部心肌细胞被激活。此时，细胞不再被极化或者是带负电荷；极化后细胞内外液极性一致。

细胞处于峰值正电荷状态时为动作电位1期。此时，一些带负电荷的$Cl^-$进入细胞并导致$Na^+$内流速度减慢，最终快$Na^+$通道的单向阀关闭，另外两种类型的离子通道（慢$Na^+$通道和$Ca^{2+}$通道）打开，此时动作电位2期——缓慢复极的“平台”期开始。$Na^+$通过慢$Na^+$通道缓慢内流，远不及快$Na^+$通道的速度。同时，$Ca^{2+}$通道开放，$Ca^{2+}$内流。$Ca^{2+}$是带两个正电荷的二价阳离子。$Ca^{2+}$和$Na^+$的内流使细胞维持去极化状态。

$Ca^{2+}$是细胞收缩的必要条件。它就像一把钥匙，能够开启由肌钙蛋白和原肌球蛋白组成的钳夹。这个钳夹把肌动蛋白和肌球蛋白结合在一起，靠它们之间的相互滑动来完成细胞收缩（图2-6）。缺少$Ca^{2+}$，钳夹就不能暴露肌动蛋白的结合位点，肌动蛋白和肌球蛋白就不能结合，也就不能啮合它们的“牙齿”来相互移动。$Ca^{2+}$越多，钳夹运动越快，维持收缩的时间就越长。

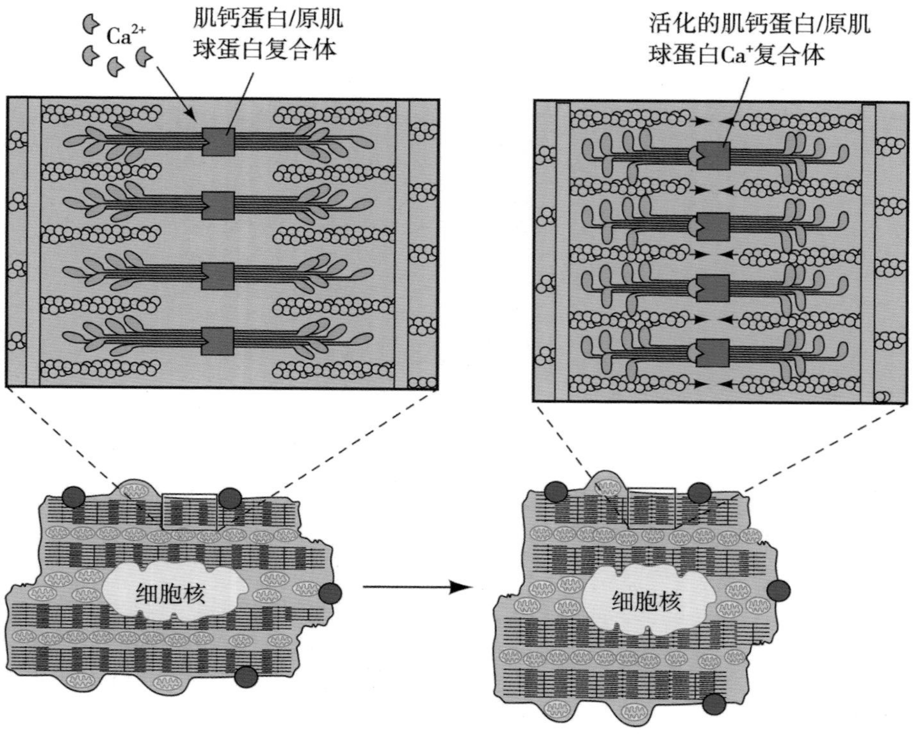


图2-6　$Ca^{2+}$在肌球蛋白复合体上的作用

紧接着是动作电位3期。$K^+$通道开放，$K^+$从细胞内流向细胞外。在快速复极这个阶段，阳离子的流出使细胞内部电位负值增加（复极）。

细胞达到静息电位后，整个过程循环往复。$Na^+$-$K^+$-ATP酶开始将钠排到细胞外，重新摄入$K^+$，细胞激活电位，缓慢回升，直至达到阈电位水平并引发新的动作电位。在动作电位4期，需注意的关键点是：不同的细胞达到阈电位的速率不同。那么哪些细胞先达到阈电位水平呢？当然是保证心脏起搏的窦房结细胞，其次是心房肌细胞、房室结细胞、束支细胞、浦肯野细胞，最后是心室肌细胞。注意到了吗？每一级细胞达到阈电位的速率都较上一级细胞慢。这就是人体的保护机制——不止一种细胞负责起搏功能。如果窦房结的所有细胞都死亡了，则除极最快的心房肌细胞会最先引发下一个动作电位4期，并且控制起搏频率。这种起搏需求会根据需求依次接力传递下去。

**注 释**

**温故而知新**

心脏会产生数量巨大的动作电位。每个细胞每分钟极化和去极化70~100次，而心脏中有近百万个细胞。这意味着每分钟会产生数以百万计的动作电位。神奇的是，它们全部步调一致，这得益于本章中所讨论的电传导系统。这些动作电位的总和将产生一个大的电流——心电轴。在接下来的章节中，我们将看到心电图机如何描记这些电流并将它们转化为心电图中可以看到的图形；还将学习正常的心脏如何产生特征性波形，在疾病中会出现什么变化。

心电图基础知识可能有些乏味。如果想要正确理解和解释心电图，必须脚踏实地打好基础。只会看图和描述图形改变是远远不够的，必须理解图形变化背后的原因及其所代表的病理意义，才能根据心电图信息做出正确的诊断，继而将诊断用于指导临床，挽救患者的生命。

## 1 章节复习

1. 下列哪一项不正确？

A. $Na^+$

B. $K^-$

C. $Ca^{2+}$

D. $Cl^-$

E. $K^+$

2. 细胞内$Na^+$浓度高。 正确或错误

3. 细胞外$K^+$浓度高。 正确或错误

4. 细胞的静息电位是：

A. +70~+90 mV

B. +100~+120 mV

C. 大约为0

D. −70~−90 mV

E. −100~−120 mV

5. $Na^+$−$K^+$−ATP酶泵会消耗ATP，将2个$Na^+$泵出细胞，1个$K^+$泵入细胞。这样导致细胞内产生负电位。 正确或错误

6. 肌动蛋白和肌球蛋白是心肌细胞收缩的蛋白质链。哪种离子是肌钙蛋白/原肌球蛋白形成复合体并相互作用的关键？

A. 钠

B. 钾

C. 钙

D. 镁

E. 氯化物

7. 细胞在静息电位，即产生动作电位前，此时处于极化状态。 正确或错误

8. 细胞在动作电位形成过程中发生极化。 正确或错误

9. 以下哪个选项起搏频率最快？

A. 窦房结

B. 心房肌

C. 房室结

D. 束支

E. 心室肌

10. 极化−去极化的电化学活动可由心电图机描记。 正确或错误

1. B　2. 错误　3. 错误　4. D　5. 正确

6. C　7. 正确　8. 错误　9. A　10. 正确

# 第三章

1

每个心肌细胞都能产生电活动，电活动的强度大小、方向都不相同。我们将这种既有大小又有方向的电活动称为“向量”。向量可以通过图形的方式来显示大小和方向：通常用线段长度表示向量的大小，用箭头表示方向。例如，一个细胞产生的电活动大小为一个单位，朝向正上方，称为向量A（图3-1）；另一个细胞的电活动大小为两个单位，朝向右上方，称为向量B。向量B是向量A的两倍。那么，你可以想象一下，心脏电活动过程中可产生数百万个这样的独立向量（图3-2）。

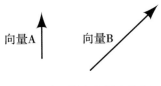


图3-1　单个向量A和B

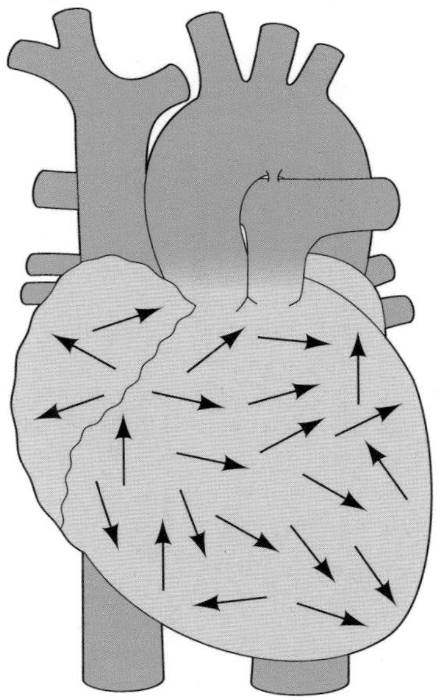

图3-2　心脏里有数百万个向量

## 向量的加减

向量代表着心脏电活动的大小和方向。两个向量方向相同时，其电位相加；方向相反时则电位相互抵消。如果它们相互呈一定角度，则电位会进行相应的加减，方向也发生改变（图3-3）。本章简单介绍了向量的计算方法。要了解更多的信息，请查阅相关书籍。

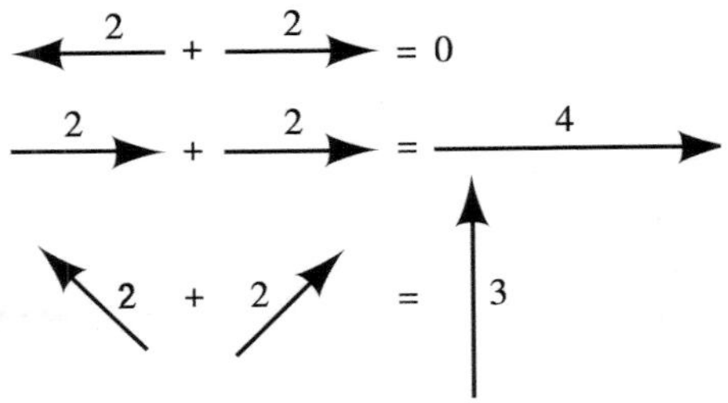


图3-3　向量加减实例

# 心电轴

现在让我们来计算心室中数百万个向量的总和。

这些向量的电位相互加减、方向综合后所形成的心电综合向量就是心电轴，也称平均QRS心电轴(图3-4)。同理，每一个波和段都有各自的向量，如P向量、T向量、ST向量和QRS向量。向量电活动被电极或导联记录下来，描记形成心电图。本章我们只讨论QRS向量或QRS心电轴。

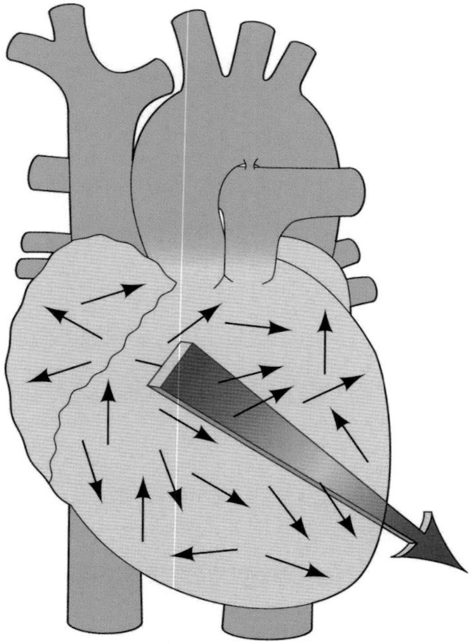

图3-4　QRS心电轴 = 所有心室向量的总和

# 电极和波形

电极通过感应装置获取心脏电活动，描记出心电图。当一个正电荷远离电极时，心电图机可记录到一个负向(向下)波(图3-5A)。当一个正电荷朝向电极方向时，心电图机则记录到一个正向(向上)波(图3-5C)。当电极位于中间某处时，可记录到双向波(图3-5B)，心电图表现为正向波朝向电极、负向波远离电极。这类似于多普勒效应。当一辆救护车边鸣笛边驶向我们时，车辆越近，声音越响；车辆远去，声音降低。

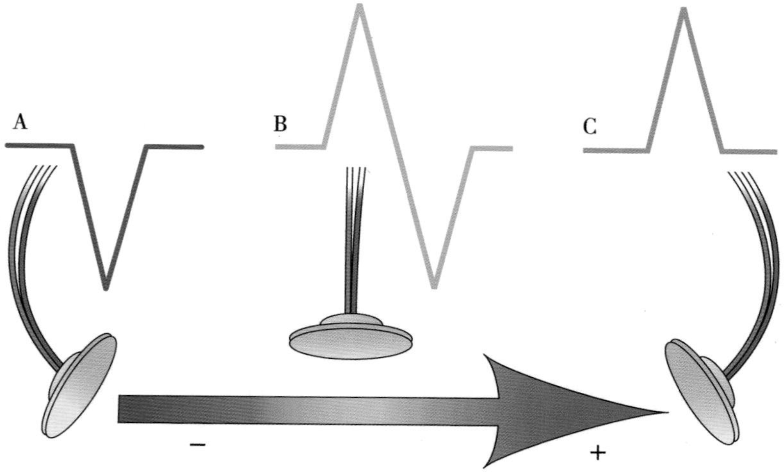


图3-5　由于电极位置不同，同一向量得到三种不同的心电图

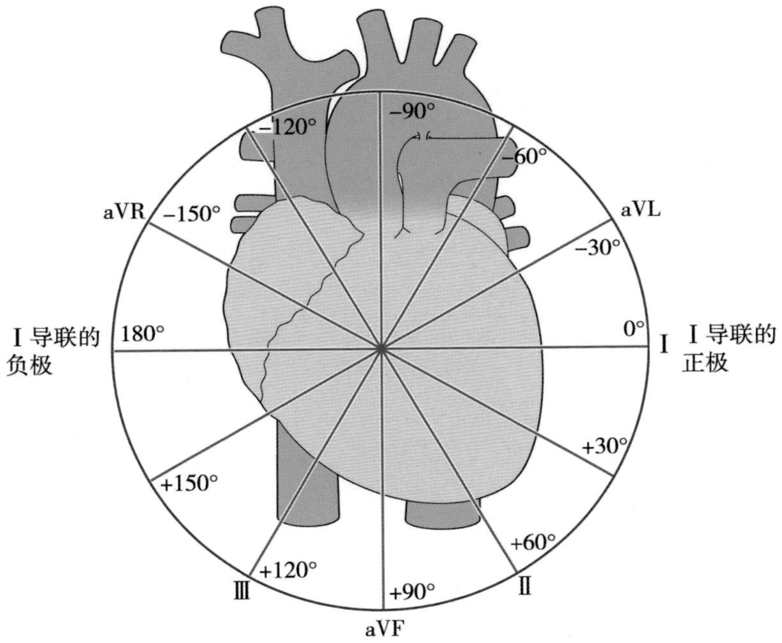


图 3-10　六轴系统

朝右方，aVF 导联的正极朝下方，诸如此类。注意，各相邻导联之间互相成 30°夹角。我们讨论电轴时，这个六轴系统十分重要。

## 胸前区系统

还记得胸前导联的位置吗？它们在垂直于肢体导联的另一个平面上。犹如一块玻璃板以心脏中心为切面，横向将身体分成上、下两部分，称为横截面。即 6 个胸前电极组成了 6 个导联，构成了这个横截面（图 3-11）。

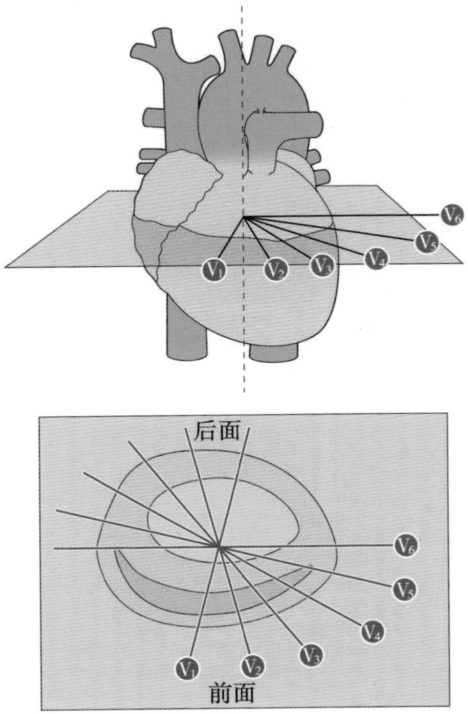


图 3-11　6个胸前导联

# 三维空间中的心脏

如果你一直跟着我们的思路思考，那么下一步应该做什么呢？对，把两个系统结合起来！将心脏分解成冠状面和横截面，这样心脏的三维图像就构成了。这个小知识有什么用呢？接下来，我们将这两个系统结合起来应用于临床。

假设患者发生下壁心肌梗死(inferior wall myocardial infarction, IWMI)(心脏病发作),能在心电图上看到什么变化呢? 请看图3-12,哪些导联位于心脏底部? 是Ⅱ、Ⅲ、aVF导联。因此,如果Ⅱ、Ⅲ、aVF导联出现急性心肌梗死(acute myocardial infarction, AMI)图形改变,就能判断患者有无下壁心肌梗死。那么我们接着来看,假设心电图上$V_1$和$V_2$导联呈急性心肌梗死图形改变,而这两个导联沿着室间隔,那么这是一个间隔部心肌梗死;$V_3$和$V_4$导联最靠近前壁,两者若出现急性心肌梗死图形改变,则提示前壁心肌梗死;Ⅰ、aVL、$V_5$和$V_6$导联是侧壁导联。通过图3-12让我们来分辨这些区域。

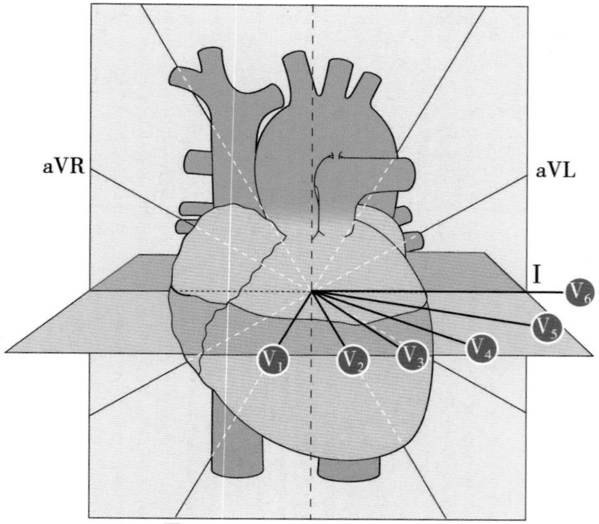

图3-12 三维层面上的导联

## 区域定位:下壁

分析一份心电图时,若发现Ⅱ、Ⅲ、aVF导联有变化。除非你已经记住了这些导联的定位,否则仍然无法定位心脏的哪个部位发生了改变。死记硬背并不是最好的方法(以这种方式,会使我们忘掉90%的所学内容),因此需要理解记忆。如果你理解了六轴系统和胸前区导联系统,就能辨识出有变化的导联反映的是心脏下壁(图3-13)的病变,提示下壁缺血或心肌梗死(简称"心梗")。理解记忆了这两个系统,心电图的问题就是"小菜一碟"。

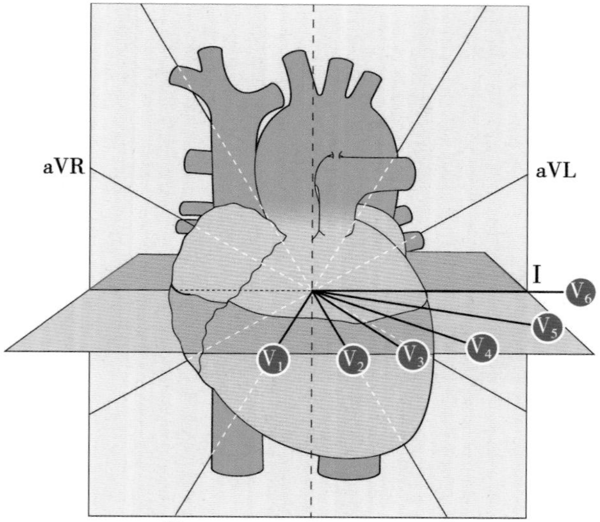

图3-13 下壁的定位

## 其他区域的定位

运用同样的方法可以定位前壁、间隔和侧壁(图 3-14)及超出 1 个区域的定位,如下侧壁,下侧壁包括下壁和侧壁。那么,试试看能指出哪些导联代表下侧壁吗?(图 3-15 已经给出了答案。)

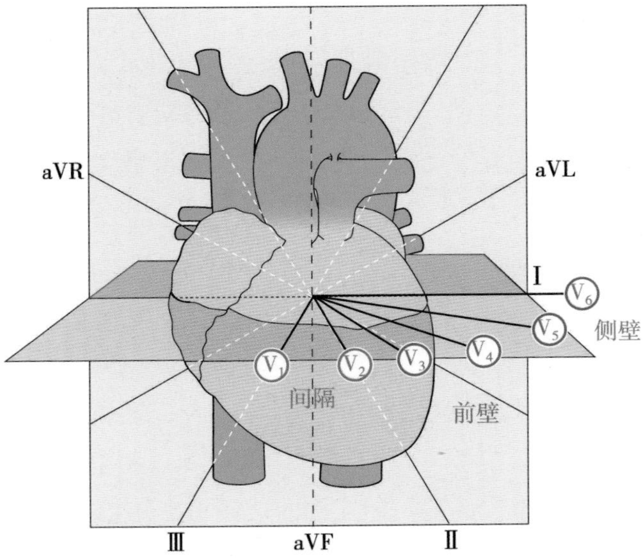


图 3-14　其他区域的定位

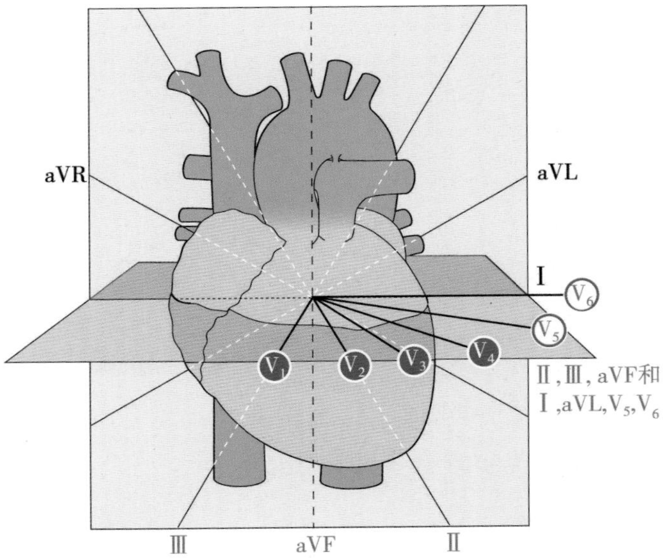


图 3-15　超出一个区域的定位

## 1 章节复习

1. 下列说法中正确的是：

A. 向量通过图形表示电活动的大小

B. 向量通过图形表示电活动的方向

C. A和B都正确

D. A和B都错误

2. 心电轴是心室除极的单个向量所形成的综合向量。 正确或错误

3. 下列陈述中错误的是：

A. 电极是采集电活动的感应工具

B. 心电图上，正向波代表正电荷朝向电极运动

C. 心电图上，负向波代表正电荷背离电极运动

D. 心电图上，等电位波代表正电荷朝向电极运动

4. 心电导联就像是在特定的位点拍摄心电轴的照相机。心电图就像是心电轴的照片集，包含了12导联在系统格式下独立拍摄的“特写”。 正确或错误

5. $V_3$和$V_4$导联位于胸骨的两侧。 正确或错误

6. Louis角是Einthoven三角最下面的一个边。 正确或错误

7. 肢体导联包括Ⅰ、Ⅱ、Ⅲ、aVR、aVL和aVF。 正确或错误

8. 六轴系统中肢体导联构成了划分心脏的冠状面。 正确或错误

9. 胸前导联横截面将心脏划分成上、下两部分。正确或错误

10. 肢体导联和胸前导联无法将心电轴构建成一个三维图像。正确或错误

1. C 2. 正确 3. D 4. 正确 5. 错误

6. 错误 7. 正确 8. 正确 9. 正确

10. 错误

# 第四章

1

# 格子和大小

心电图的波和段可描记在特殊的记录纸上（"电生理学"一章中讨论）。为了方便分析，图 4-1 心电图记录纸将横线作为横坐标，竖线作为纵坐标，来描记波的时限和振幅。

心电图走纸速度为 25 mm/s 时，横坐标上每一个小方格是 1 s 的 1/25，即 0.04 s。5 个小方格组成 1 个大方格，因此 1 个大方格代表 0.2 s（5×0.04 s），5 个大方格则代表 1 s。每个导联记录时间为 2.5 s，一份心电图记录总时间为 10 s。

为了方便识别，描记心电图采用分行设置，一般分为 3 行或 4 行。在设置为 4 行的心电图纸上，上面 3 行分为 4 列，每列 3 个导联，共记录 12 个导联心电图，即 Ⅰ、Ⅱ、Ⅲ；aVR、aVL、aVF；$V_1$、$V_2$、$V_3$；$V_4$、$V_5$、$V_6$。每个导联都有对应的标识。最下面第 4 行是节律条图。多数心电图机将节律条图设置为与其上方导联同步记录心电图。

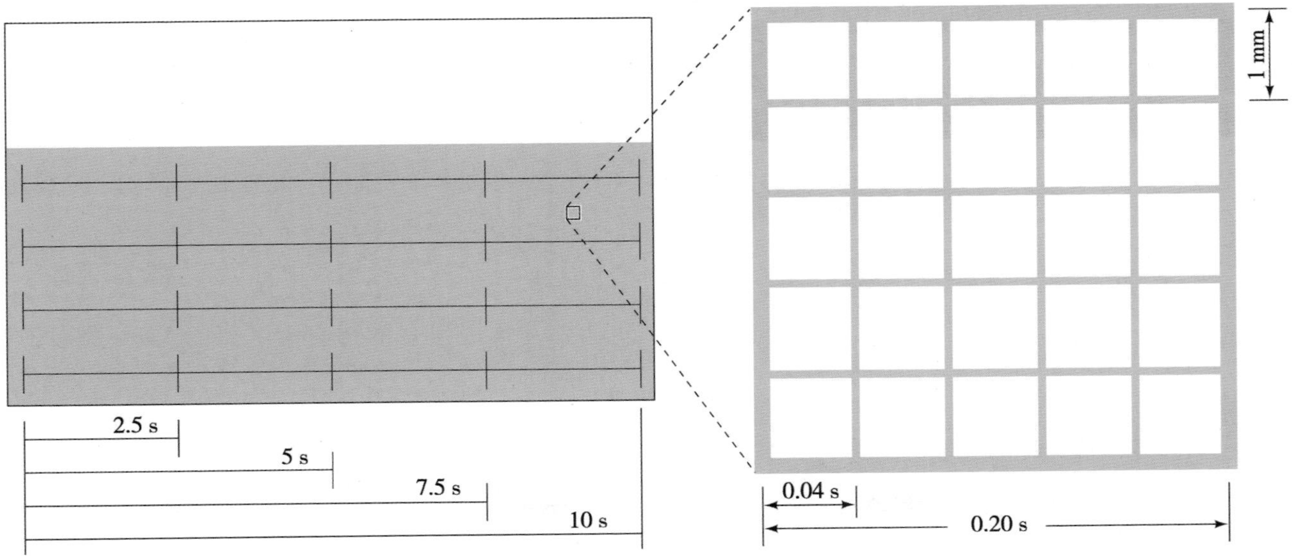


图 4-1　心电图纸，横坐标用秒（s）表示，纵坐标用毫米（mm）表示

其他节律条图与其上方导联不同步记录的心电图机，我们将会在本章中进一步讨论。

纵坐标上波或段的垂直高度以毫米(mm)为单位。例如，一个波的振幅是5个小方格，即5 mm。颜色稍深的一个大方格即为5个小方格，为5 mm。

当我们讨论波和段的振幅与时限时，其测量值就显得尤为重要了。心电图的每一个波和段都需用mm或s测量，并用测量值去描述心电图。

例如，这样描述一个波：高15 mm，宽0.06 s。即这个波的振幅为15个小方格或3个大方格，时限为1.5个小方格。通过一系列的训练，你将精通此道。

## 定　　标

每行心电图纸的末尾均可见一个类似阶梯的结构，称为定标信号。标准电压10 mm定标为1 mV，即纵坐标中1 mm代表0.1 mV，横坐标中5 mm代表0.2 s(图4-2A)。若有定标信号，则说明该心电图是标准格式作图。

偶尔会看到一张心电图中有半电压定标的标识，即5 mm定标为1 mV，纵坐标上1 mm代表0.2 mV。当波形高大、相互重叠时，心电图常选用半电压定标。如图4-2 B所示，就是半电压定标信号。

还有一种标识，其表示走纸速度为50 mm/s，不是经典的25 mm/s。其定标信号宽度为标准定标信号的两倍，此时，一个小方格代表0.02 s。(图4-2C)

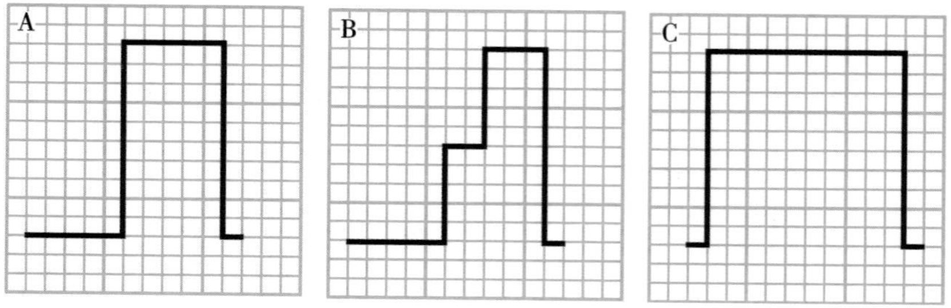


图4-2　三种类型的心电图定标

## 导联的排列格式

图4-3向大家展示了记录标准心电图时导联的排列格式，大多数心电图记录格式如此。不同的心电图设备，其系统设置有很大区别。你需要习惯自己工作场所中使用的心电图记录格式。

有些记录格式并不包括最下面的节律条图，这给心电图的分析与解读带来不便；有些记录格式虽然提供了节律条图，但是并未显示与其他

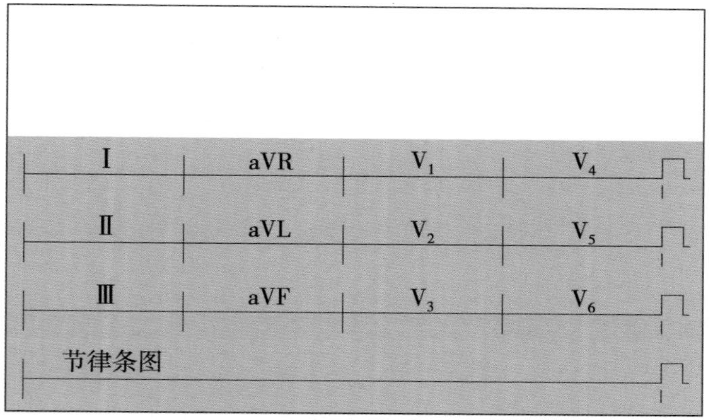


图4-3　心电图纸上各导联排列

导联各波群的对应时间关系。(我们接下来将解释时间关系。)异常的波形会出现在不同导联的不同位置上，这样，在心电图上很难将其从正常心搏中区分出来。之后的章节中，我们将解读大量病例，你会发现与节律条图对应分析心电图有多么重要。

## 心电图与时间的对应关系

设想一下，我们将一把带红线的透明尺子放在心电图纸上(图4-4)。尺子在心电图记录纸上移动代表了时间的先后，尺子先接触到的事件发生早，后接触到的事件发生晚；而落在垂直红线上的一列事件是同步发生的。心电图机一次可记录3个或更多的导联，只有同时接触到红线的波形才是同步的。分析波群时，应确认其尖端都在同一垂直线上，这样才能保证分析准确无误。

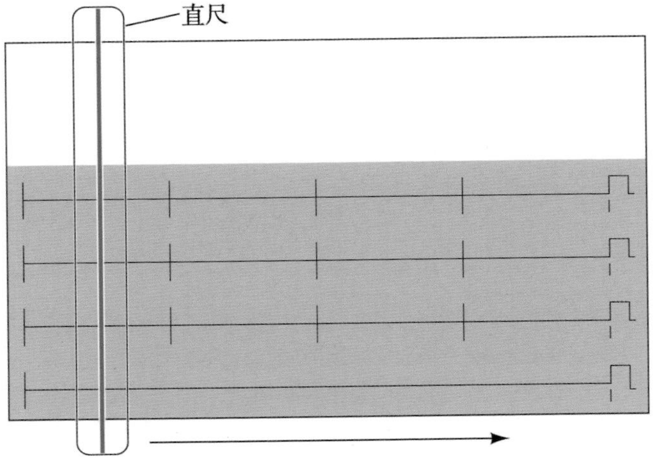


图4-4　红线代表时间，落在垂直红线上的事件是同步发生的

### 为什么时间间期很重要?

为何我们如此关注时间间期？请看图4-5。为简洁起见，我们用五角星或六角星代表波群。每个导联用不同颜色标注。解读心电图时，应注意到在节律条图上的第5和第6个波群不同——是六角星，而不是五角星。这个信息提醒你调整结论。如果没有节律条图提示有两个不同的波群，就容易误判。多亏了节律条图，当你分析 $V_1$~$V_3$ 导联波群时，看见其中形态不同的QRS波群，才能做出正确解析和判断。

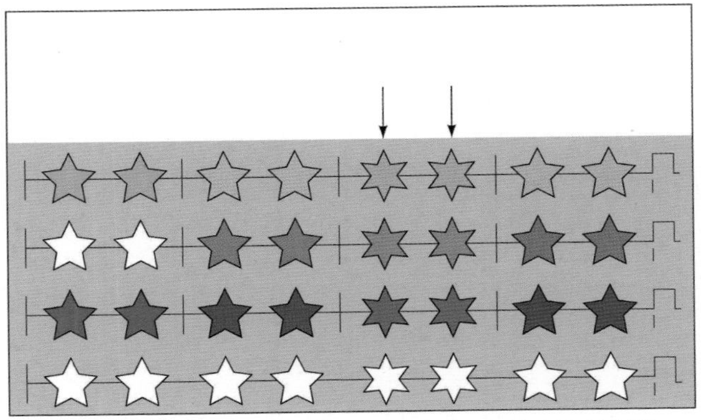

图4-5　不同种类的星号代表不同形态的QRS波群

说得更直白一点，明白时间间期能戏剧性地改变最终诊断，毫不夸张地说，可以挽救患者的生命。例如，“PR间期”一章中的心电图10-12。另外，时间间期在确定节律、间期、ST段改变、期前收缩和异常传导等方面十分重要。

**提　示**

解读心电图时，要注意检查心电图的排列格式！

## 1 章节复习

1. 心电图纸正常走纸速度：

A. 50 mm/s　　B. 75 mm/s

C. 25 cm/s　　D. 25 mm/s

E. 以上皆不是

2. 每一小格宽度代表：

A. 0.04 s　　B. 0.02 s

C. 0.40 s　　D. 0.20 s

E. 以上皆不是

3. 常规12导联心电图上每个导联时间窗为：

A. 0.3 s　　B. 2.5 s

C. 13 s　　D. 30 s

E. 以上皆不是

4. 整个心电图记录时间为：

A. 3 s　　B. 6 s

C. 9 s　　D. 10 s

E. 以上皆不是

5. 心电图纸一个小格为：

A. 1 cm　0.2 s　　B. 1 mm　0.2 s

C. 1 cm　0.04 s　　D. 1 mm　0.04 s

E. 以上皆不是

6. 心电图纸一个大格为：

A. 5 mm　0.2 s　　B. 1 mm　0.2 s

C. 5 mm　0.04 s　　D. 1 mm　0.04 s

E. 以上皆不是

7. 高度为10个小格和宽度为3个小格的波形代表：

A. 1 mm　0.3 s

B. 10 mm　0.12 s

C. 12 mm　0.3 s

D. 12 mm　0.1 s

E. 以上皆不是

8. 宽度为2个大格加2个小格代表：

A. 宽 22 mm

B. 宽 0.22 s

C. 宽 0.48 s

D. 宽 4.8 s

E. 以上皆不是

9. 如果一张心电图为半电压定标，一个高度为20 mm的波形代表：

A. 高 10 mm

B. 高 20 mm

C. 高 30 mm

D. 高 40 mm

E. 以上皆不是

10. 所有心电图在纸上均表现为一种格式。正确或错误

1. D　2. A　3. B　4. D　5. D　6. A

7. B　8. C　9. D　10. 错误

第五章

# 心电图测量工具

各式各样的测量工具可以让我们阅读和解读心电图变得更容易（图 5-1）。心电图测量工具包括：

1. 分规

2. 轴轮尺

3. 心电图尺

4. 直尺

本章会对此一一介绍。使用心电图测量工具是为了方便，但也不能完全依赖它们。如果对其过于依赖，当你没有工具时，将束手无策。

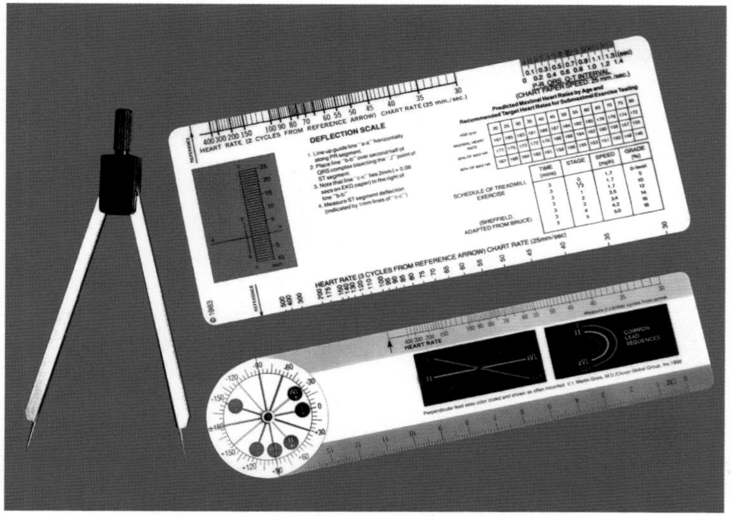

图 5-1　分规、带有轴轮的心电图尺和直尺

## 分规：分析心电图的好帮手

普遍观点认为，心电图的正确分析一定离不开分规（图 5-2）。这话很犀利，但也很真实。测量间期和波形可以不用卡尺。评估节律是否匀齐也可以不用分规。我们见过阅图者在纸上做各式各样的自创标志，用移动波群来测量其高度和宽度。但测量的准确性和可靠性绝不会超过分规。如果你还没有分规，可以去附近的医学书店或制图商店里购买。临床工作中要随身携带分规，这会让你在分析心电图时得心应手、省时省力。

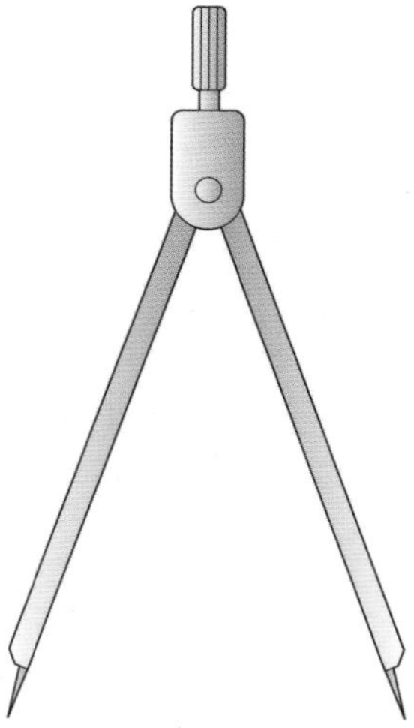

图 5-2　利用分规测量心电图间距

### 如何使用分规?

将一侧尖端置于所测波段的起点，移动另一侧尖端至波段的末端。然后保持两个尖端的间距不变并移至心电图中基线平稳的地方，再测量波段的振幅和时限。下面简单介绍分规的使用方法。

使用分规测量间期时，选择心电图上干扰小的区域，可精确计算时限（图5-3）。

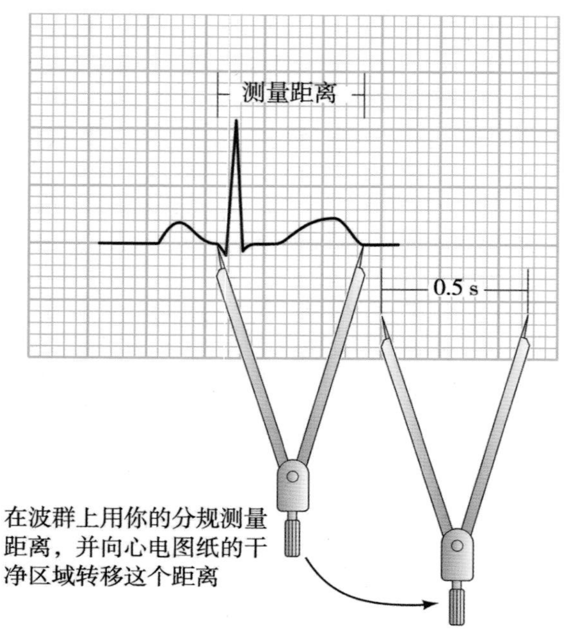


图5-3　波群的时限为0.5 s

注意，每一个大格是0.2 s，图5-3中有2个大格，即0.4 s；每一个小格是0.04 s，2.5个小格，即0.1 s。

如果想知道3个波群之间的间距是否一致。首先将分规左肢尖端置于波群A的R波顶峰，右肢尖端置于波群B的顶峰测量，然后右肢尖端保持不动，旋转左肢，看看左肢尖端落在何处，这样就可以判断波群B和C之间的间距是否与波群A和B之间的间距一致（图5-4）。右肢尖端固定不动，就能确定三者之间的间距是否一致。旋转一侧针尖到另一个位置，如同分规在"行走"。

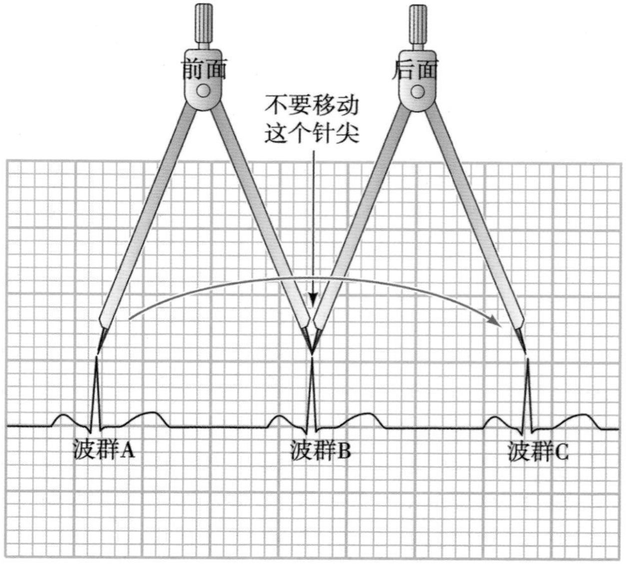


图5-4　分规"行走"，测量间距是相等的

在心电图上左右移动分规来检测波群是否规律。也可将一段固定的间距移到纸上的任何一个位置进行对比。这个技巧在诊断三度房室传导阻滞和其他异常心电图时很有用。带上分规，在第二部分的心电图病例上多做一些测量练习。

## 比较波形的高度

用分规测量波形的高度，确定波形是正向还是负向。

在图5-5中，可见负向波（第1个）深度为7.0 mm，正向波（第2个）高度为10.8 mm。当波形高度接近时，使用分规来测量至关重要。通过分规上下移动进行对比，能迅速知道哪个波形更大。这对确定心脏轴线有重要意义。

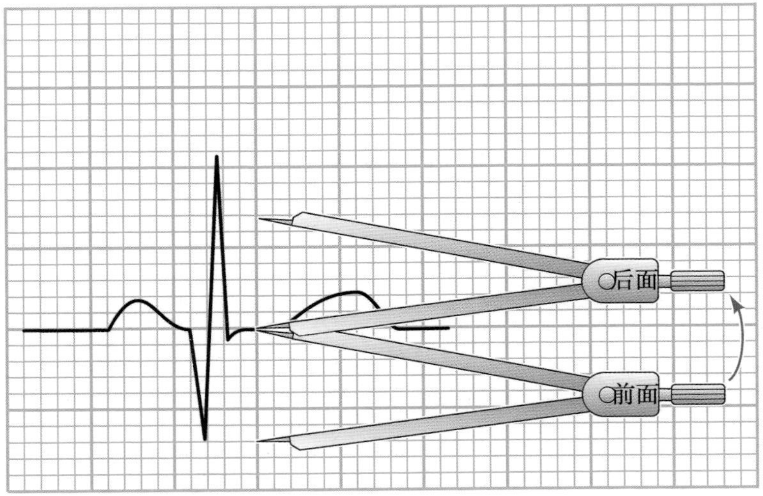


图5-5　正向波比负向波高3.8 mm

## 叠加波形的高度

如果将一个负向波的深度与另一导联正向波的高度相叠加。首先测量第一个导联的负向波。将分规摆放成如图5-6所示，测量其深度。

现在，移动分规（保持分规A测量的间距不变）至第2个导联正向波的顶峰（图5-7B）。此时，不要移动其顶端，将与正向波接触的尖端向下移至波形基线处（图5-7C），测量的这个高度，即为叠加的总高度。

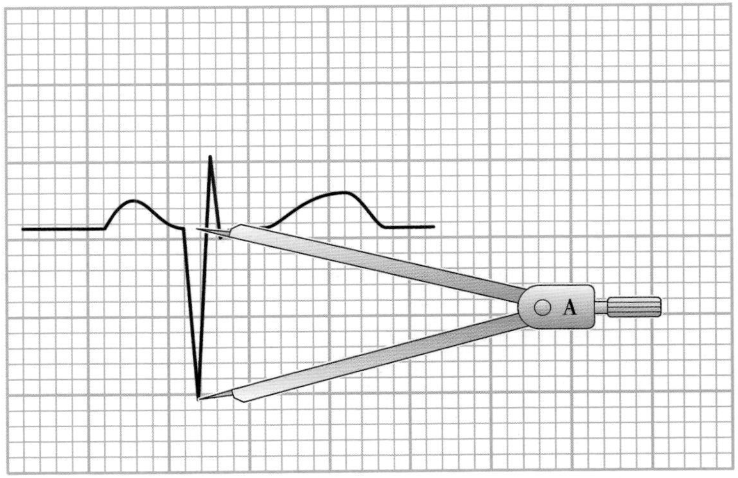


图5-6　叠加法测量两个波的高度

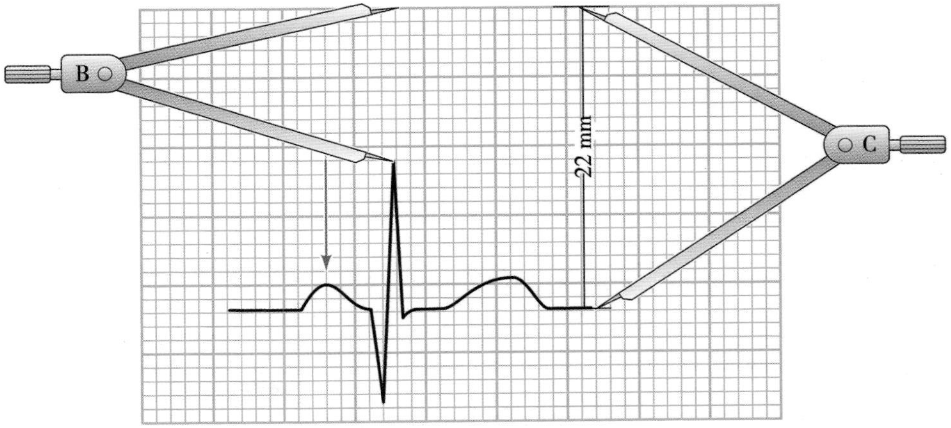


图5-7　总高度为22 mm

## 比较宽度

这个内容有点难理解，但我们真心希望你能掌握分规的用途。如果想比较间距A与间距B（图5-8），那么先用分规去测量间距A，然后移动→保持间距不变并准确转动→比较与间距B是否一致。

在判断房室传导阻滞、异常心搏、房性期前收缩、室性期前收缩时，需要运用工具进行比较。如果你不知道这些专有名词是什么意思，不必担心，可以在第一次阅读这本书时去了解。

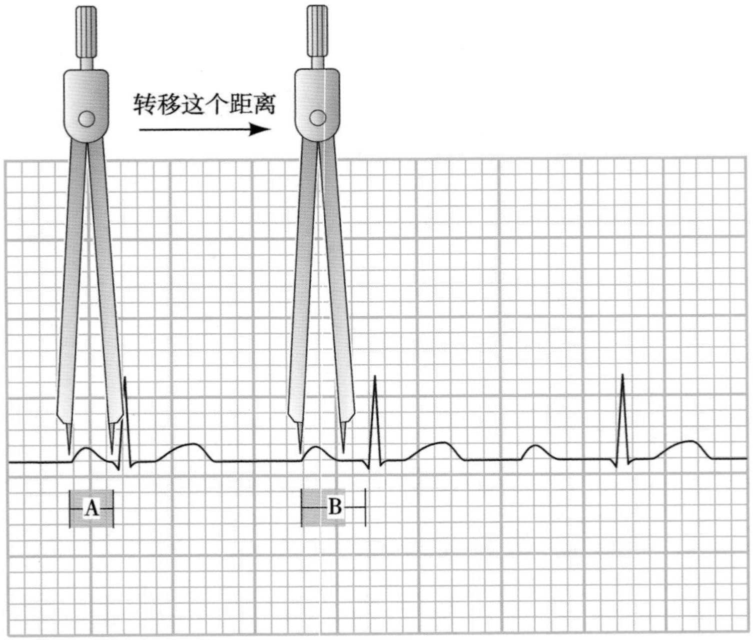


图5-8　间距A与B不等

**提　示**

请随身携带分规！

## 轴轮尺

轴轮尺是评价波形和波段真实轴线非常有效的工具(图5-9)，不过，一般只有药店出售。其背面有六轴系统的说明。正面有一条红线和一条带有箭头的垂直线。请不要担心使用问题。我们会在“心电轴”一章再详细讲解心电轴及其图形。

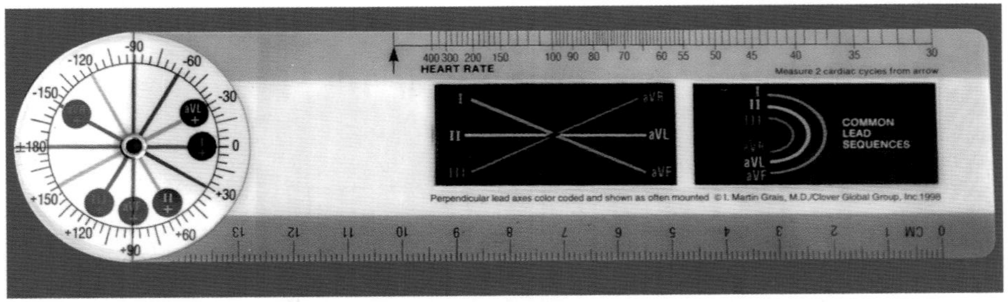


图5-9　轴轮尺

## 心电图尺

心电图尺(图5-10)与轴轮尺一样，也可以说是个辅助工具。只要有分规，就不需要心电图尺。许多尺子一端可测量心率，另一端是度量尺。

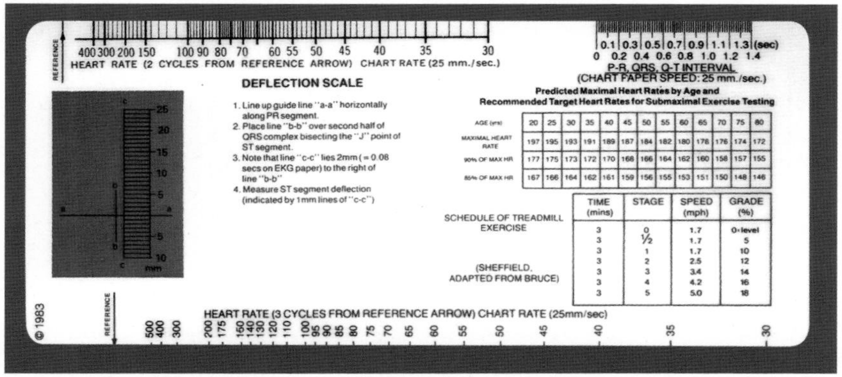


图 5-10　心电图尺

如果你有分规和心电图纸，就相当于有了这两样东西。心电图尺上印有一些心电图基础知识。但是，如果有多余的位置，请你不要介意再多一个工具……

## 直　　尺

直尺用来评价基线是否抬高或压低。你可以用一张纸，甚至可以直接把心电图纸对折（不要把心电图纸弄得太皱，这会增加心电图解读难度）。好的直尺中间会有一条清晰的横线，这样就可以在不遮挡任何波群的情况下看到整个基线的波动，并进行判断。如果没有这样的直尺，可以将图 5-11 放在透明胶片上，然后在附近的打印店进行彩印，自己动手制作。

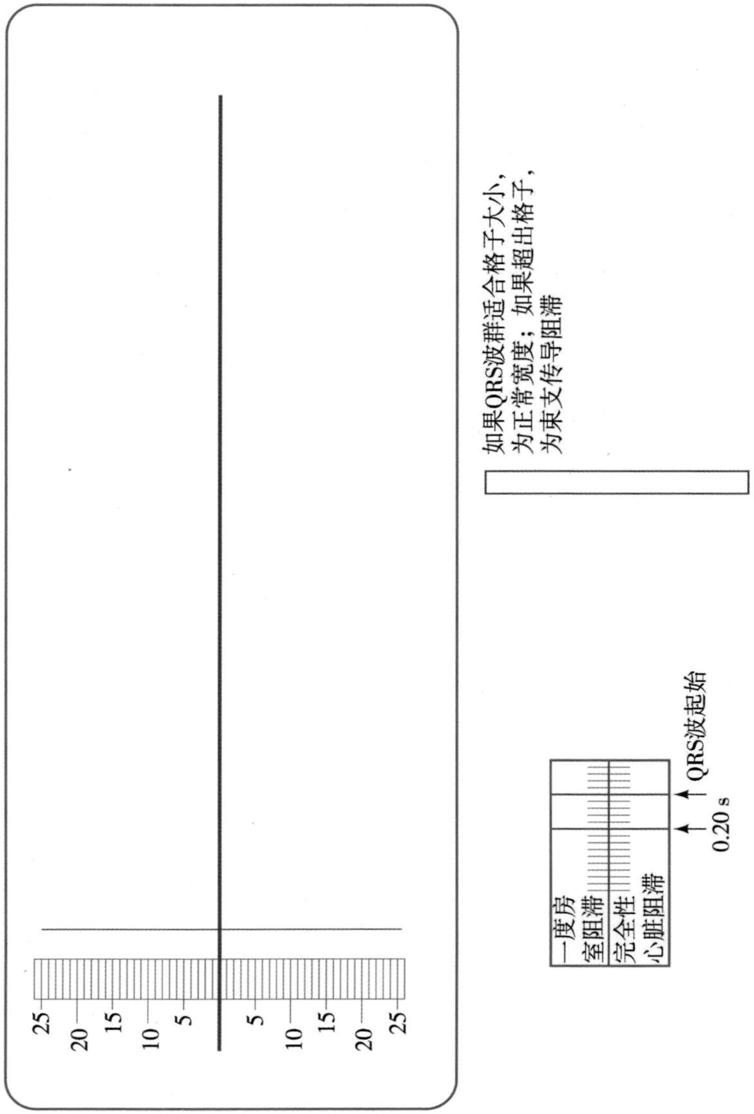


图 5-11　直尺

# 第六章

1

如果您已经掌握了前几章的内容，那么，现在就可以真正地开始解读心电图了！从基础搏动或者波群开始，了解各个波和段的意义。一次心动周期可以通过心电图波段反映出来。我们将心电图波群分解为各个波和段，并一一进行解读。本章将介绍心电图各个组成部分的概念。本书第二部分将提供一些临床病例。让我们开始吧！

## 心电图基本组成介绍

图6-1是心电图各波段的基本组成。波是指偏离基线水平的图形，代表心脏事件。例如，P波代表心房除极。段是指心电图波群中的特定组成部分。例如，P波终点至Q波起点之间的线段称为PR段。间期即距离，用来衡量两次心脏事件之间的时间间隔。P波起点至QRS波群起点之间的距离称为PR间期。需注意的是，既有PR间期，也有PR段，不要混淆。除图6-1所示的波形外，还有以上未提到的波形，如P′波和U波，将在后面单独进行讨论。此外，还有RR间期和PP间期。为了防止混淆概念，需理解并掌握这些基本术语的定义。在图6-1中，用彩色字母标记了波和段，黑色字母标记了间期。

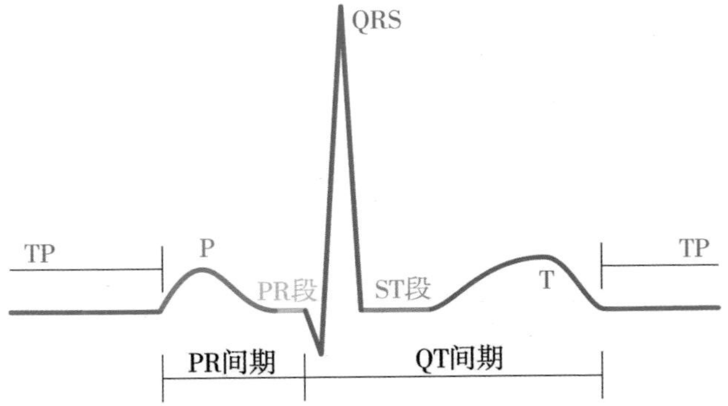

图6-1　心电图各波和段的组成

### 波的命名

一个波代表心脏的一次电活动，如心房除极、心房复极、心室除极、心室复极及通过希氏束传导等。波可以是单一的、孤立的、正向的、负向的，或者正负双向及多个正负向偏移的组合。波是指相对于基线水平偏移的图形。那基线又是什么呢？是从一个TP段到下一个TP段之间的线段。

让我们来看看图6-2，QRS波群由两个或两个以上的波组成。为便于理解，每个波根据偏离基线水平的大小、位置、方向来命名。QRS波群中高（直立）或深（倒置）的波用大写字母Q、R、S、R′表示。小的波用小写字母q、r、s、r′表示。如图6-2中的波可描述为qRs形。目前这个标准并

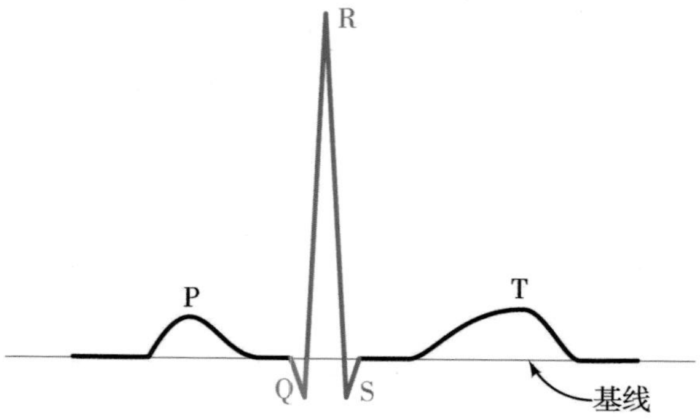


图 6-2　QRS波群

没有统一。有些人只使用大写字母表示。本书中，我们使用大小写字母的标准命名法。

### R'波和S'波

为了增加趣味性，让我们来看看QRS波群中一些有趣的问题。当QRS波群变得畸形，且其方向也发生改变并偏离基线时，这些波的命名也会不同，称为X′波，其中X不是具体的某一个波，可以代表R波或S波。R′波和S′波是指QRS波群内除Q、R、S波以外的波。根据定义，将P波之后的第一个负向波称为Q波，第一个正向波称为R波。R波之后的第一个负向波称为S波。上述波形之外再现的正向波，命名为R′波，另外的负向波命名为S′ 波，在S′波后的正向波命名为R″波，依此类推。图6-3中提供了一些示例。

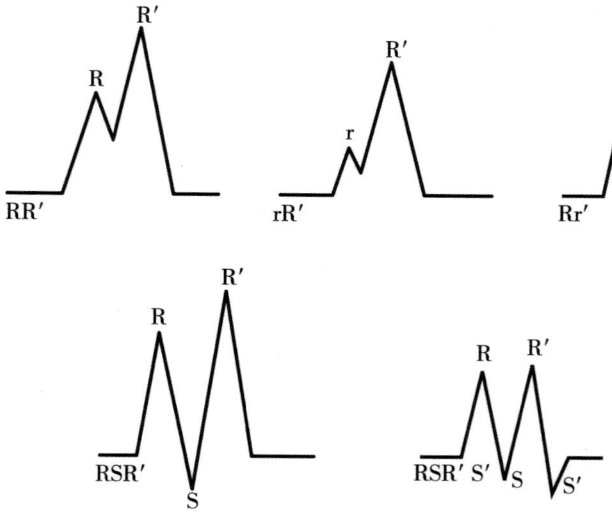


图 6-3　R′波和S′波

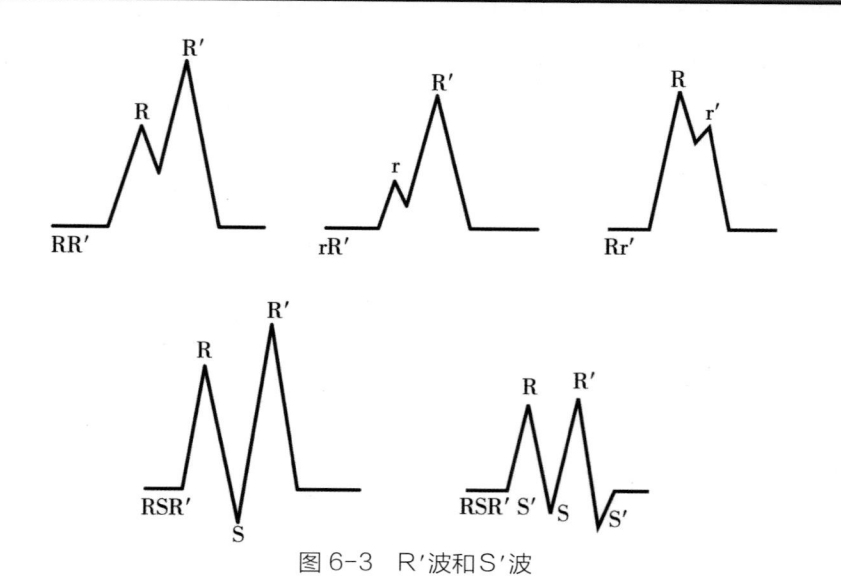

注：第一行图中没有S波。因为S波仅指负向波形或基线以下的组分。有人将R波向下的切迹都称为S波，无论该波是否在基线以下。第二个波峰称为R′波。此命名法虽然不够规范，但已被广泛接受。

## 心电图各波和段

### P波

P波是沿着TP段看到的第一个波(图6-4)。代表左、右心房除极的

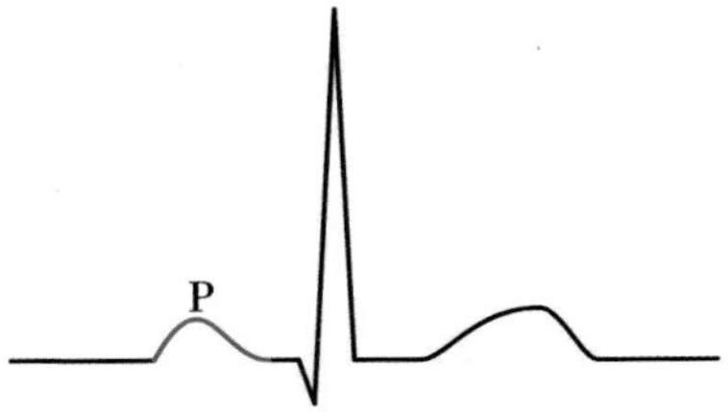

图 6-4　P波

**提　示**

P波代表的心脏事件：心房除极

正常时限：0.08~0.11 s

电轴：0°~+75°，向下、向左

**提　示**

Tp波代表的心脏事件：心房复极

正常时限：通常无Tp波

波的方向：与P波相反

电活动。窦房结发放冲动开始即形成P波，同时P波还包括通过三条结间束、Bachmann束和心房肌细胞冲动的传导。

正常成年人P波时限为0.08~0.11 s。P环电轴通常向下、向左，即电脉冲向房室结和心耳方向传导。

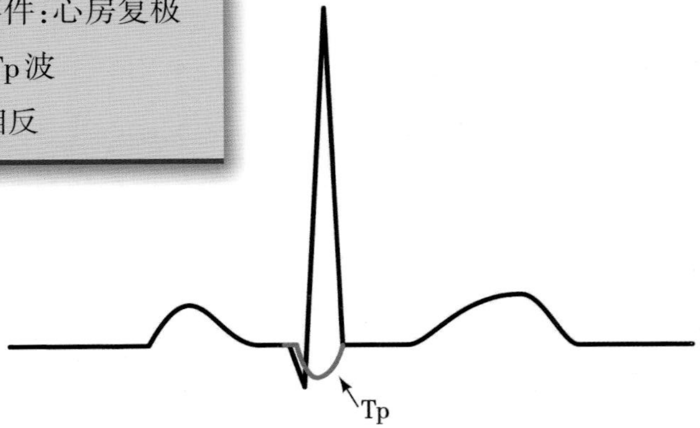

图 6-5　Tp波

## Tp波

Tp波为心房复极波，与P波方向相反（图6-5）。与QRS波群同时发生，容易被覆盖，故一般无Tp波。当出现房室分离或激动未下传时，即P波后无QRS波群时，可能有Tp波。当PR段下移，或极快频率的窦性心动过速出现ST段下移时，可能有Tp波。由于QRS波群频率过快，Tp波是负向波将ST段往下拉，表现为ST段压低。

## PR段

PR段是指P波终点到QRS波群起点之间的距离（图6-6），通常位于基线水平。PR段压低0.8 mm以内属于正常范围，超过0.8 mm则为病理性。心包炎患者出现心房梗死时（罕见），可出现PR段病理性压低。

**提　示**

PR段代表的心脏事件：除极波电活动通过房室结、希氏束、束支及浦肯野系统传导

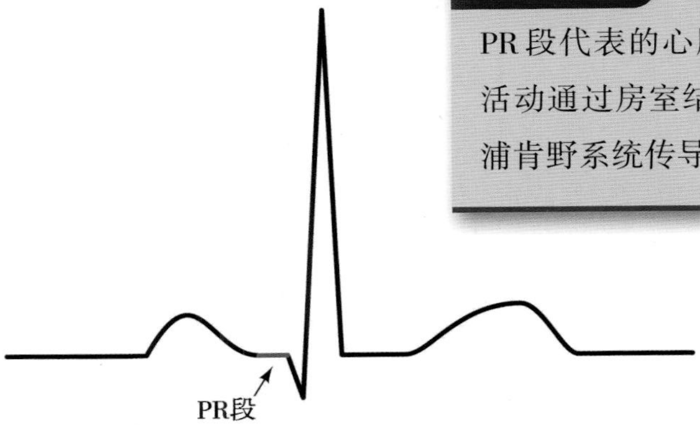

图 6-6　PR段

## PR间期

PR间期代表从P波起始到QRS波群起始之间的时间(图6-7)。包括前面所讲的P波和PR段。PR间期涵盖了从窦房结发放冲动到心室开始除极的所有心脏事件。PR间期正常时限为0.12~0.20 s。PR间期小于0.11 s,称为PR间期缩短;大于0.20 s称为一度房室传导阻滞,这部分内容将在后面的章节中讨论。PR间期可以很长,可达0.40 s,甚至更长。如果QRS波群起始有Q波,可以用PQ间期代指PR间期。

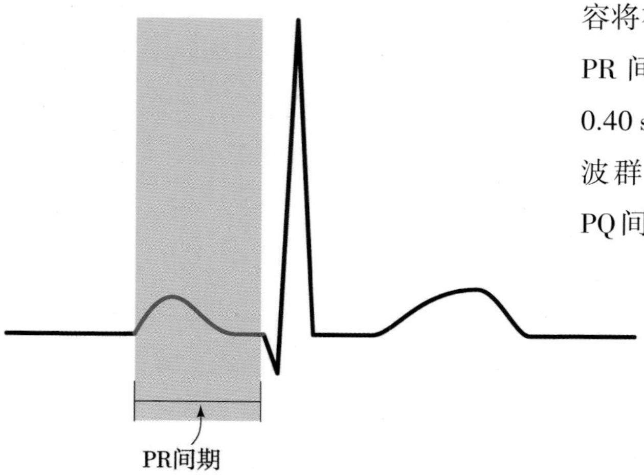

图6-7 PR间期

**提 示**

PR间期代表的心脏事件:窦房结发放冲动、心房除极、心房复极、房室结电活动、希氏束电活动、束支及浦肯野系统电活动

正常时限:0.11~0.20 s

## QRS波群

QRS波群代表心室除极。它由两个或更多的波形组合而成(图6-8)。每个波形都有各自的名称。主要有Q波、R波和S波。按照惯例,Q波是P波之后第一个负向波,QRS波群中可有Q波,也可无Q波。R波是P波之后第一个正向波,若无Q波,则R波是QRS波群的初始波。R波之后的第一个负向波是S波。如果QRS波群除Q、R、S波之外还有其他波,均命名为X′波(图6-3)。

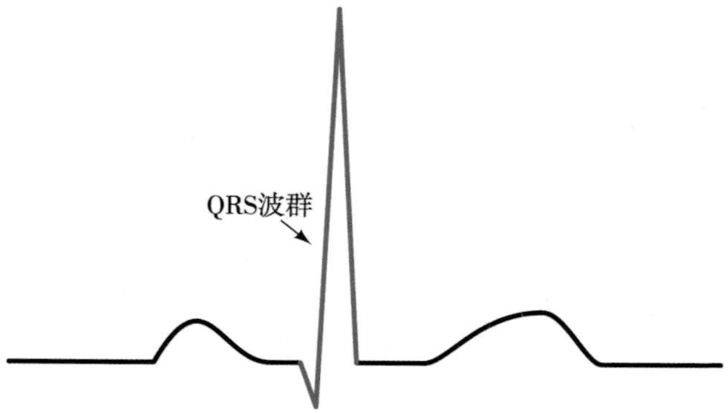

图6-8 QRS波群

**提 示**

QRS波群代表的心脏事件:心室除极

正常时限:0.06~0.11 s

电轴:−30°~+105°,向下、向左

## Q波的意义

Q波可能是生理性的，也可能是心肌组织坏死的标志。如果Q波≥0.03 s，或者其深度达到甚至超过同导联R波的1/3，则有重要意义。Q波只要符合上述标准中的一条，提示对应导联区域心肌梗死。若不符合上述条件，则为非病理性Q波（图6-9）。Ⅰ、aVL和$V_6$导联可见无意义的Q波，它们由间隔部位的神经支配，因此也被称为间隔QS波。

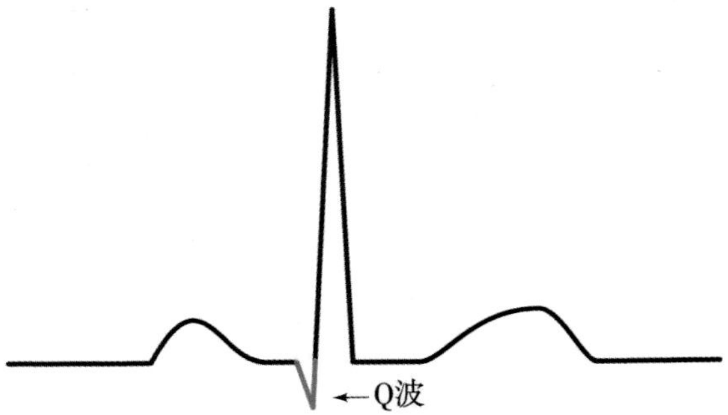


图6-9　非病理性Q波

**提　示**

符合以下条件（图6-10）的Q波有临床意义：

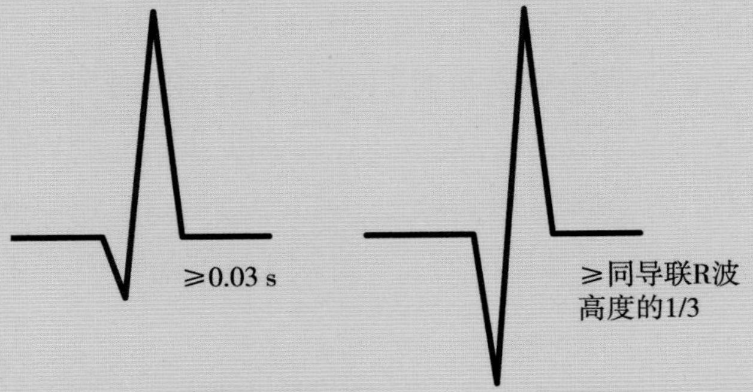


图6-10　使用分规测量Q波深度，然后通过移动分规比较其深度是否超过R波振幅的1/3

## 类本位曲折

类本位曲折是指从QRS波群起始到R波顶峰向下转折的时间间期，在以R波为起始、不包含Q波的导联上测量（图6-11）。它代表电激动从心内膜浦肯野系统传至心外膜表面的时间。由于右侧心室比左侧薄，因此右心前区$V_1$、$V_2$导联的类本位曲折较短（最多0.035 s）。左心室有一定厚度，故左心前区$V_5$、$V_6$导联的类本位曲折较长（最长0.045 s）。那么什么情况会导致类本位曲折延长呢？增厚的心肌，如心室肥厚；或者心室内传导延迟（intraventricular conduction delay，IVCD），如左束支阻滞（left bundle brunch block，LBBB）。这是由于电激动时间延长，就会看到较长的类本位曲折。

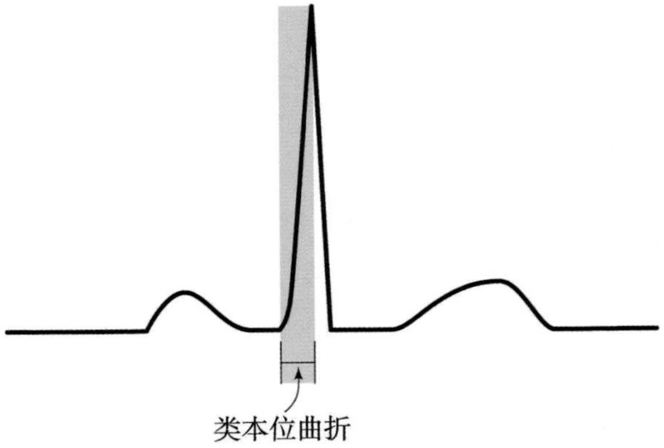


图6-11　类本位曲折

**提　示**

类本位曲折正常上限：

右胸=0.035 s

左胸=0.045 s



图6-10

## ST段

ST段是QRS波群终点到T波起点之间的距离。QRS波群终点与ST段起点的连接点称为J点(图6-12)。多数情况下,由于ST段抬高而无法识别J点。ST段通常位于基线上。正常情况下,肢体导联ST段可抬高1 mm,某些正常人右胸间隔部导联ST段可抬高3 mm。与左心室肥厚(left ventricular hypertrophy,LVH)或早期复极有关。在此仅做简单介绍,之后将在"ST段与T波"一章中具体讲解并区分病理性抬高与正常变异。

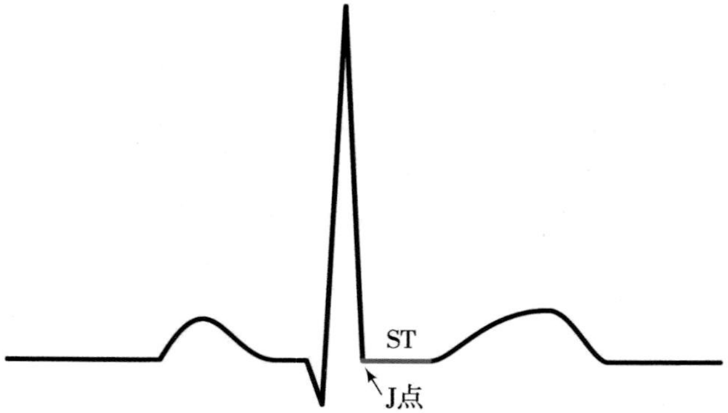

图6-12 J点

**提 示**

ST段代表的心脏事件:心室除极和复极之间的等电位时间

正常位置:位于基线水平

电轴:向下、向左

在鉴别ST段抬高和正常变异时需要明确的是:除非有其他证据,否则凡是有临床症状的ST段抬高都有重要的意义,提示心肌损伤或梗死。应避免将急性心肌梗死误诊为正常变异而酿成致命性错误! ST段抬高程度未达到溶栓标准(两个相邻导联ST段抬高1 mm),并不意味着其就是生理性的。此时必须高度警惕,通过与既往心电图对比来鉴别。

ST段代表心脏的等电位时间,心室处于除极(QRS波群)与复极(T波)之间。从机械活动来讲,代表心肌持续收缩,是心室中的血液泵出到全身循环的时间。设想一下,如果心室仅收缩0.12 s,那么泵出的血液量有多少呢?

## T波

T波代表心室复极(图6-13)。在ST段之后,一般与QRS波群方向一致。

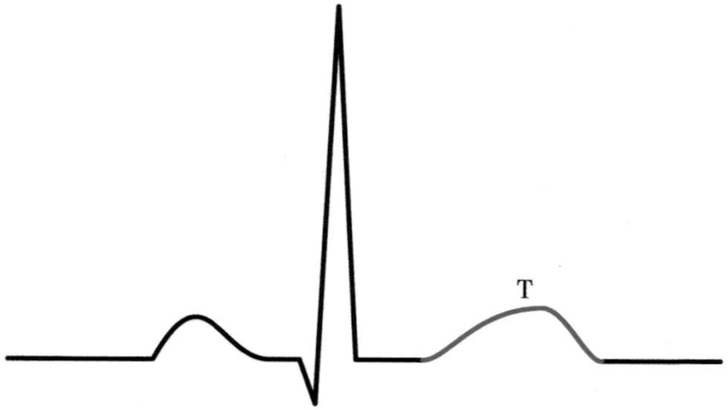

图6-13 T波

为什么T波与QRS波群方向一致？如果T波代表复极，应该与QRS波群方向相反。对于这个答案，我们应从心室激动的概念上一步步来分析。浦肯野纤维靠近心内膜，因此，除极应从心内膜开始，向心外膜扩布（图6-14，顶部箭头）。

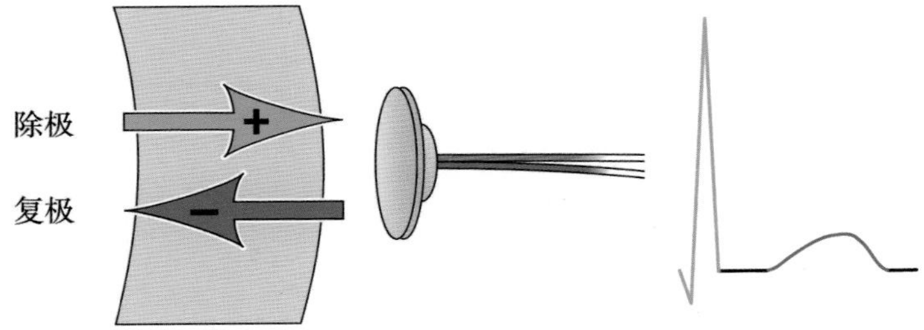


图6-14 除极和复极

除极和复极是否沿同一方向？最先发生除极的细胞是否最先复极？答案是否定的。由于收缩过程中心内膜压力增加，复极波反向扩布，从心外膜指向心内膜（图6-14，底部箭头）。由于远离电极的负向波和靠近电极的正向波同样可以被感知，因此，对于心外膜的电极来说可记录到一个直立的波。正常的T波与QRS波群方向相同。某些病理状态下除外。

T波通常是不对称的，前支缓慢上升或下降，后支快速下降或上升（图6-15）。如果ST段抬高，检查T波是否对称可从T波波峰到基线画一条垂线，忽略ST段来比较两侧T波是否对称（图6-16）。对称性T波可能是生理性的，但多数情况下是病理性的。

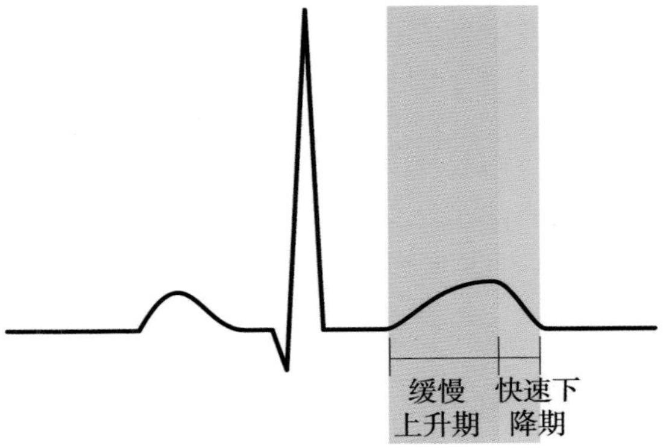


图6-15 T波缓慢上升和快速下降

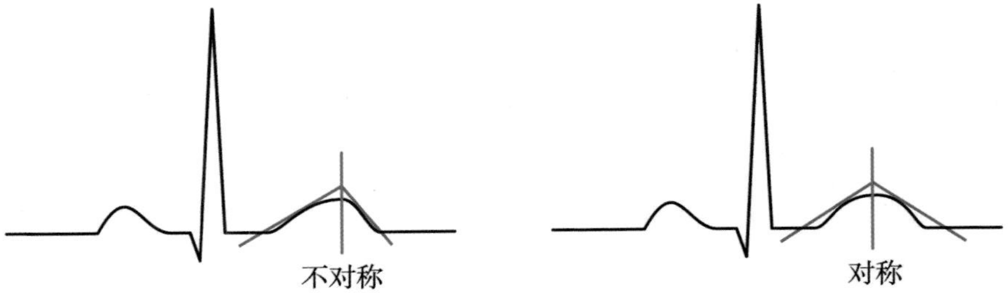


图6-16 评估T波的对称性

**提 示**

T波代表的心脏事件：心室复极

电轴：向下、向左，与QRS波群方向一致

## QT间期

QT间期是指从Q波起点到T波终点之间的间期(图6–17),包括QRS波群、ST段和T波,代表从心室除极开始到复极周期结束的所有心室收缩期事件。QT间期因心率、电解质异常、年龄和性别而变化。QT间期延长可导致心律失常,尤其是尖端扭转型室性心动过速(ventricular tachycardia, VT,简称"室速"),虽然少见,但一旦发生常可危及生命。QT间期应小于前一个RR间期(前两个R波波峰之间的间距)的一半。临床上有多种公式用于评估QT间期的临床意义,但最有意义的是QTc间期(下面讨论)。

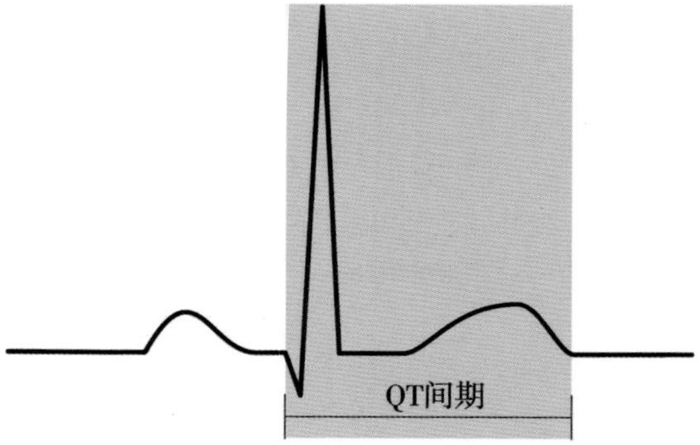


图6–17 QT间期

**提 示**

QT间期代表的心脏事件:心室收缩期的所有事件

正常时限:随心率变化而变化,通常不超过RR间期的一半

## QTc间期

QTc间期是校正的QT间期。校正了什么呢? 心率。心率降低,QT间期延长;心率增加,QT间期缩短。这样就很难计算QT间期是否正常。然而通过计算QTc间期,可以确定正常值约为0.410 s或410 ms。QT间期超过0.419 s称为延长。计算QTc间期的公式见提示方框。大多数心电图机可自动计算QT/QTc间期。

**提 示**

QTc=QT+1.75(心室率–60)

QTc间期代表的心脏事件:心室收缩期的所有事件

正常时限:0.410 s

QTc间期延长:>0.419 s

## U波

T波之后、下一次心动周期P波之前出现的一个小而平坦的波,称为U波(图6–18)。部分情况可见U波,有多种理论来解释其临床意义,包括心室除极和心内膜复极,目前尚无定论。U波可见于正常人,尤其是在心动过缓时,也可见于低钾血症。也有人认为有U波就不会是高钾血症(稍后再详细介绍)。U波的另一个意义在于,可能导致QT间期测量不准确。有些机器可能误把U波计算到QT间期内,使得测量值长于实际值,这种情况导致QT间期计算错误的情况并不少见。

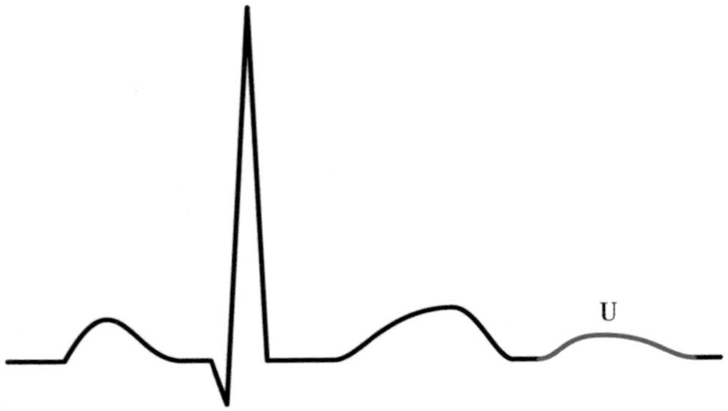

图 6-18　U波

**提　示**

U波代表的心脏事件：未知

重点：低电压；与T波方向一致

临床意义：通常是生理性的。最重要的意义是U波增高常与低钾血症相关。

## 其他间期

在本书后面的章节，我们还将讨论其他间期。首先请看两个常见的间期。一个是RR间期，指两个连续QRS波群相同点（通常是波峰）之间的距离（图6-19），用来评估节律。节律匀齐指RR间期一致。

另一个是PP间期，即一个P波和下一个心动周期P波相同点之间的距离（图6-19），通常用于评估异常节律。例如文氏现象、心房扑动（简称"房扑"）和三度房室传导阻滞，这些将在"节律"一章中讨论。

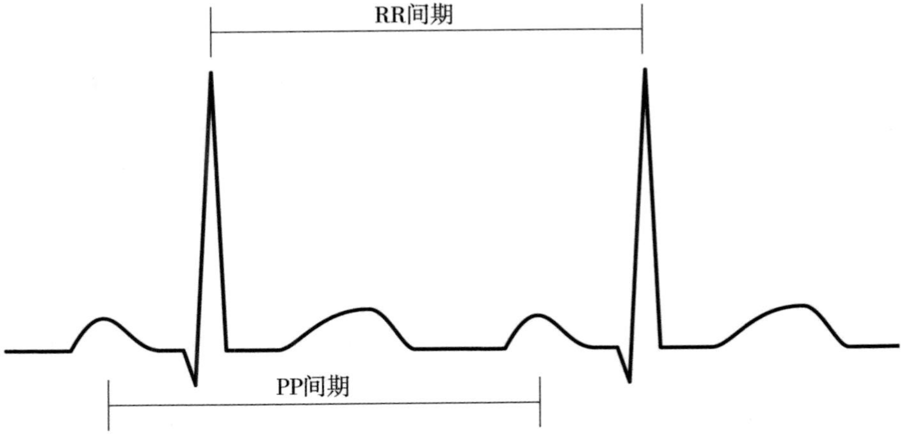

图 6-19　PP间期与RR间期

**临床心得**

心电图的基线是指TP段到下一心动周期TP段之间的线段。理论上，PR段位于基线水平，发生偏移可能提示病理性改变。这将在"PR间期"一章中详细讨论。

# 心动周期与波段的形成

前面介绍了心电图各波和段的组成，讨论了不同波的命名、反映了各个波和段分别代表的心脏事件，以及每个波的各项参数。现在，我们来看看实际的心脏事件，它们是如何形成心电图的各个波和段的。

为学习心电图打下坚实的基础，我们应了解电激动形成向量的过程，这些向量由心电图机以图形方式表现为我们所看到的波形。必须了解向量是如何开始、如何运行及如何终止，并且形成一定的大小和方向的。此处提供的图形（图6-20A—图6-20N）旨在开启视觉体验，让波形变得生动，在脑海中建立心电的影像。

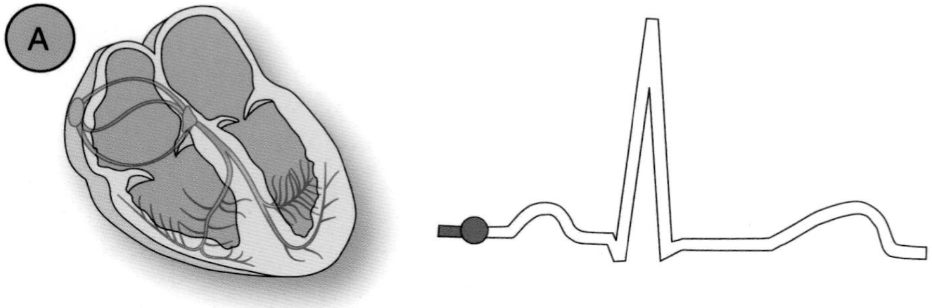


图 6-20A　基线指大多数心肌处于静息状态。而窦房结正处于自发、缓慢地去极化阶段，直至达到阈值电位，开启新的心动周期

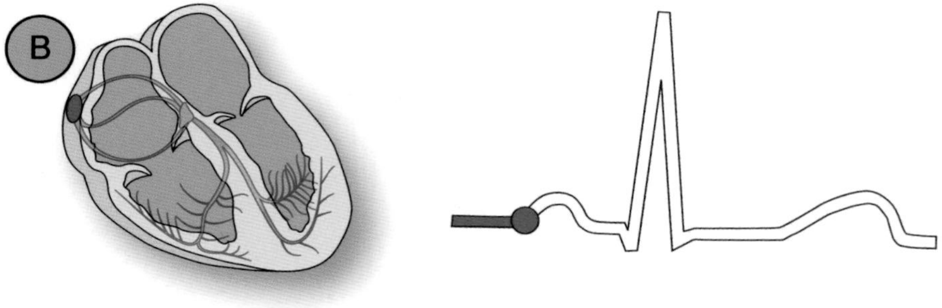


图 6-20B　此时窦房结正发放冲动。冲动通过节间束传至房室结。在心电图上表现为等电位，心肌细胞去极化产生的向量，尚不能测量

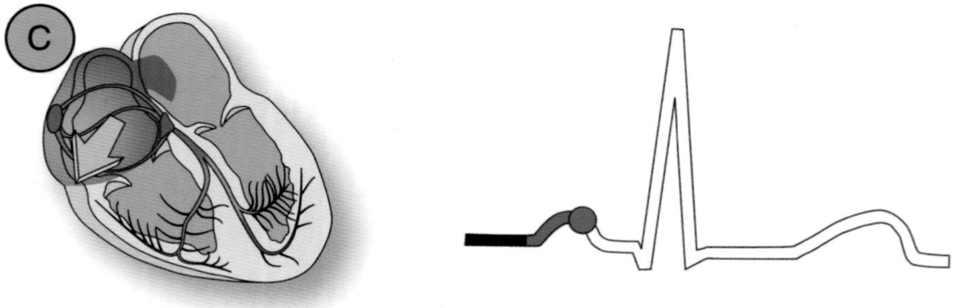


图 6-20C　右心房已经完成去极化。产生了一个向右、向前、向下的向量（黄色向量）。同时，还发生其他变化（请参阅下一页的附加信息栏）。房室结通过生理性阻滞来实现其主要功能

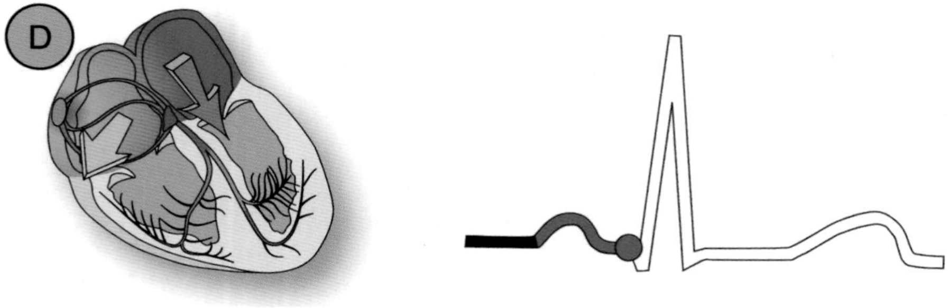


图 6-20D　左右心房已经完成去极化。房室结和周围区域开始复极。左心房向量指向左、向内下，稍向后（蓝色向量）

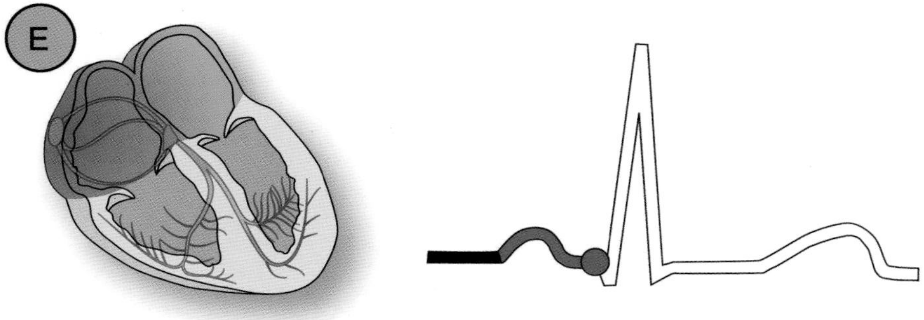


图 6-20E　此时，左心房已完成除极，右心房复极刚开始

## 补充信息

### 正常窦性心律

窦房结是心脏正常窦性心律(normal sinus rhythm，NSR)的起源点，因为只有一个起源点，故***P波形态相同***。另外，窦房结到房室结的距离和路径相同，故***PR间期正常，且一致***。

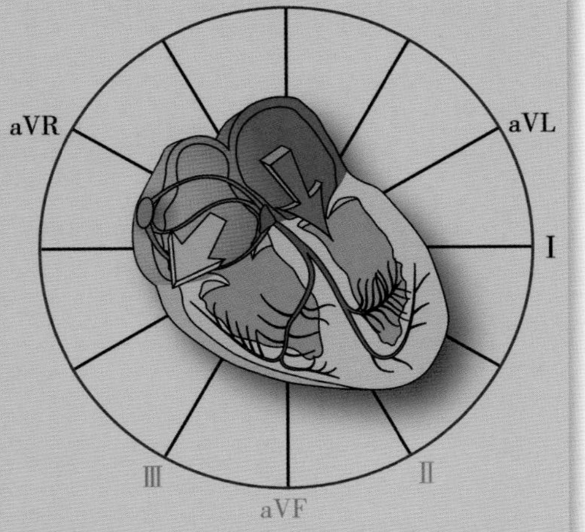


图 6-21　正常窦性心律，心房向量指向下方

窦房结发放冲动下传引起心房除极，因此正常窦性节律的心房向量指向下方。如图6-21所示，右心房(黄色)和左心房(蓝色)向量均向下，朝向六轴系统中Ⅱ、Ⅲ和aVF导联。朝向电极的向量在心电图上产生正向波。也就是说，正常窦性节律心电图中，***P波在Ⅱ、Ⅲ和aVF导联是向上的***。如果在Ⅱ、Ⅲ和aVF导联是向下的，就不是正常窦性节律，一定存在异位起搏点(最常见的是心房和交界区异位起搏点)。

PR间期代表心动周期中一段非常忙碌的时期，在这段时间里，心房、房室结、希氏束、左右束支、浦肯野系统都发生除极并传导激动(图6-22)。

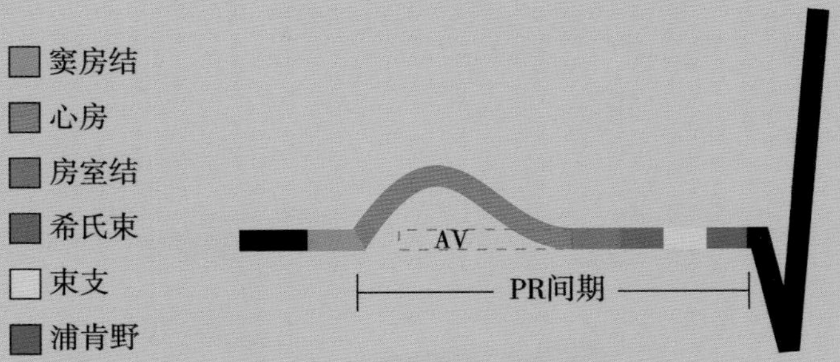


图 6-22　PR间期

另外，房室结的主要功能是减慢传导，称为生理性阻滞。它主要起协调心房机械性收缩的作用，以保障心室达到最大化充盈。如果没有生理性阻滞，心房和心室会同时收缩。

***PR间期正常范围是0.12~0.20 s***。≤0.11 s为缩短，≥0.21 s为延长。有些作者认为0.20 s是PR间期延长的临界值。

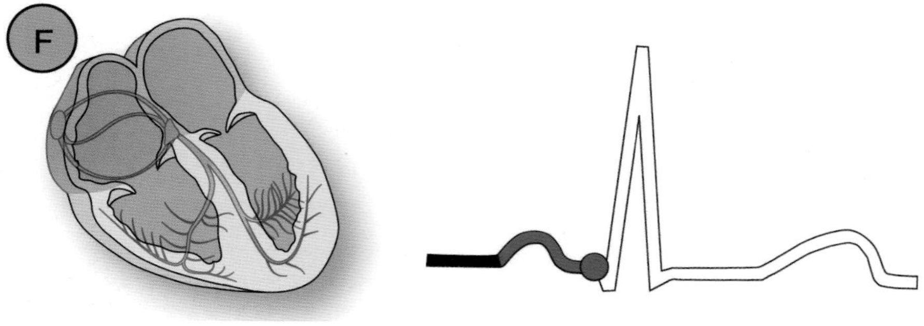


图 6-20F　绝大部分心房肌开始复极。生理性阻滞几乎完成，冲动即将下传到心室

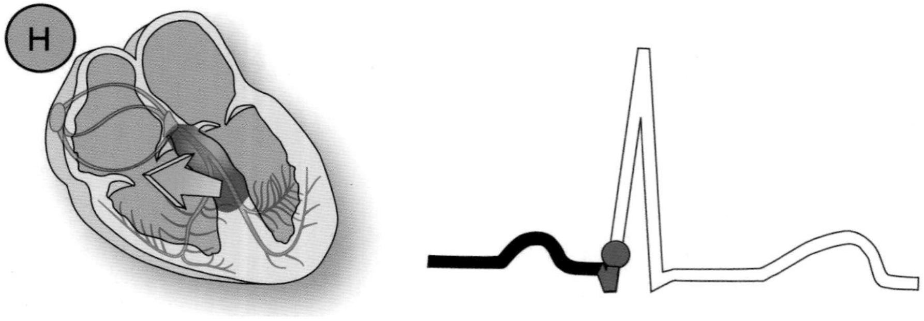


图 6-20H　室间隔上部最先除极。自左向右除极产生一个小向量（粉红色），心电图表现为间隔Q波

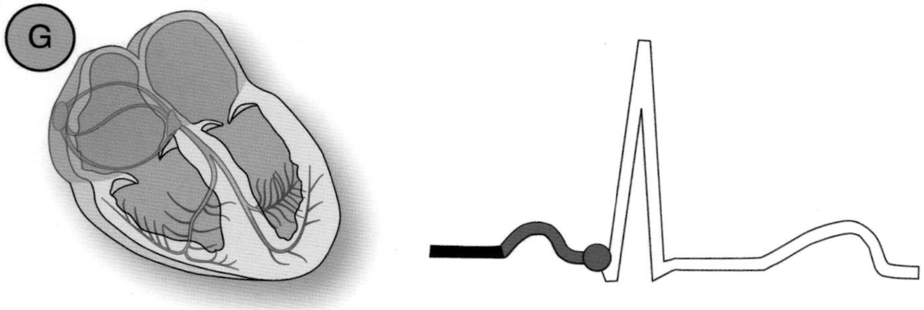


图 6-20G　冲动通过了生理性阻滞，经过希氏束，左右束支、分支，以及浦肯野纤维网，贯穿大部分心内膜，从心内膜扩布到心外膜

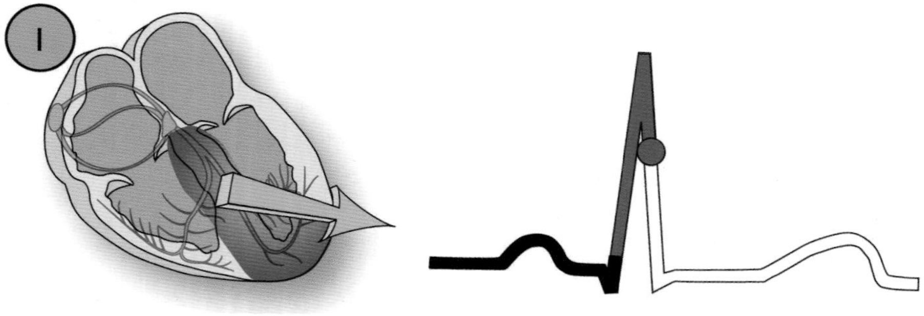


图 6-20I　大部分左心室除极产生了一个较大的向量（黄色），指向下、向后和背侧，形成图中的大R波

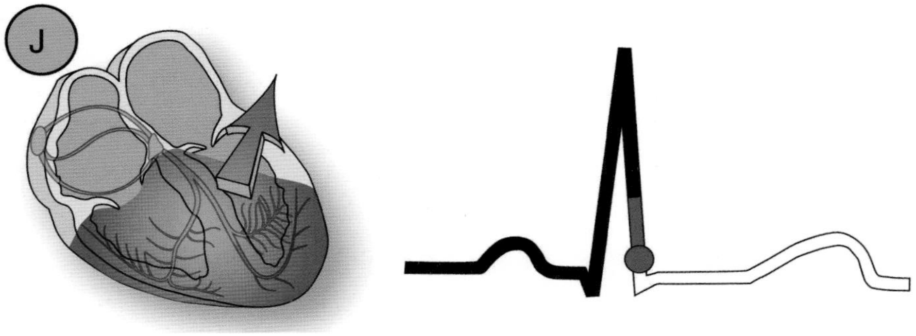

图 6-20J　左心室最后除极的部分是左上、左后。正向除极波在该方向上产生向量(蓝色)，心电图表现为QRS波群的S波或终末部

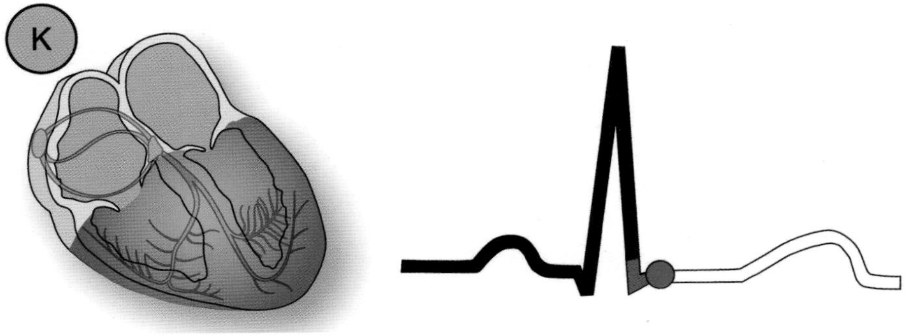

图 6-20K　此时，左右心室除极完毕，形成了完整的QRS波群。通过正常传导系统引起心室除极，故QRS波群时限正常。正常时限为0.06~0.11 s

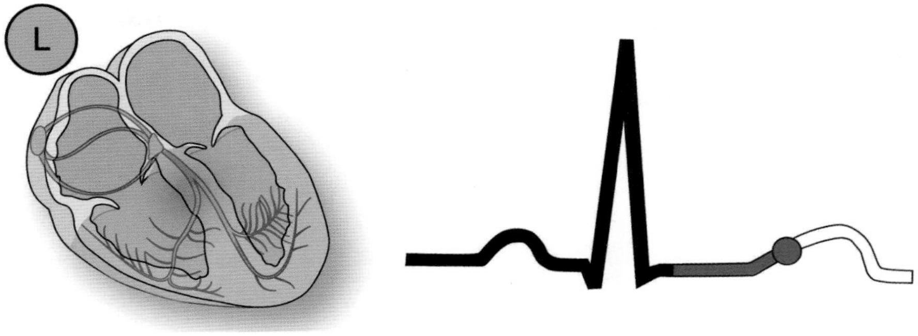

图 6-20L　这个间期代表心室除极完成、缓慢复极至开始快速复极的时间。心室快速复极产生T波(请参阅附加信息栏)

## 补充信息

### 绝对不应期

T波的起始部代表绝对不应期。注意第12个心动周期的图形(图6-20L)，可见大部分心室仍处于除极状态(粉红色区域表示)。这个区域对任何新的刺激没有反应，即心室处于除极状态，不能发放或传导新的激动。打个比方，拉动大炮的扳机，可发射炮弹；但如果在加载炮弹之前再一次拉动扳机，此时为空载，没有炮弹发射。

只有一小部分心肌表现出完全的复极化(前面图表的蓝色区域和图6-23中的蓝色细胞),对新的激动有反应。随着复极化细胞的增加,可能带来一些问题。我们将在下一个补充信息中进行介绍。(待续)

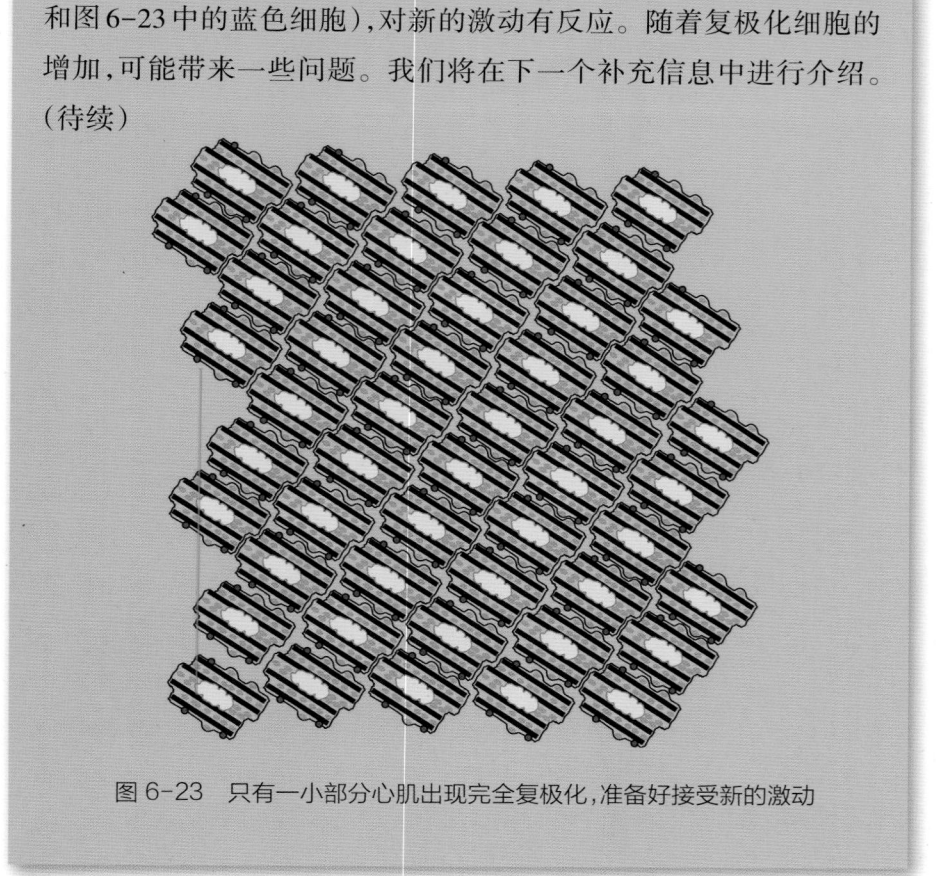

图6-23　只有一小部分心肌出现完全复极化,准备好接受新的激动

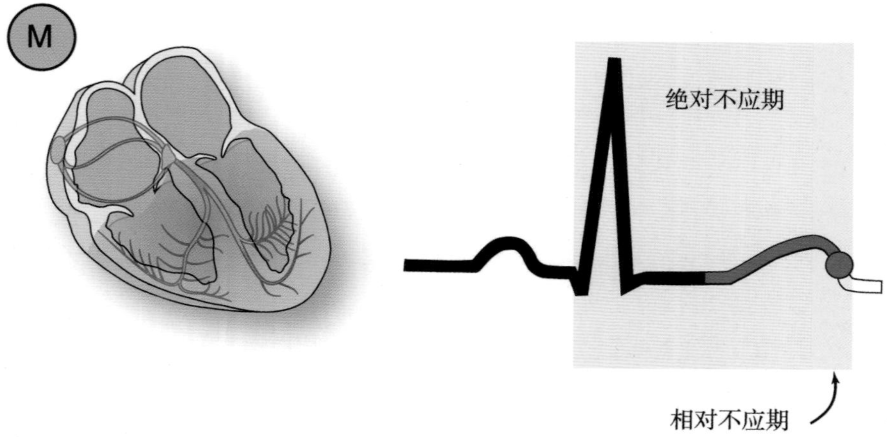


图6-20M　随着心室开始复极,形成T波。其后半部分——顶峰之后的降支(见蓝色区域),代表相对不应期。(请参阅下一页的"补充信息")

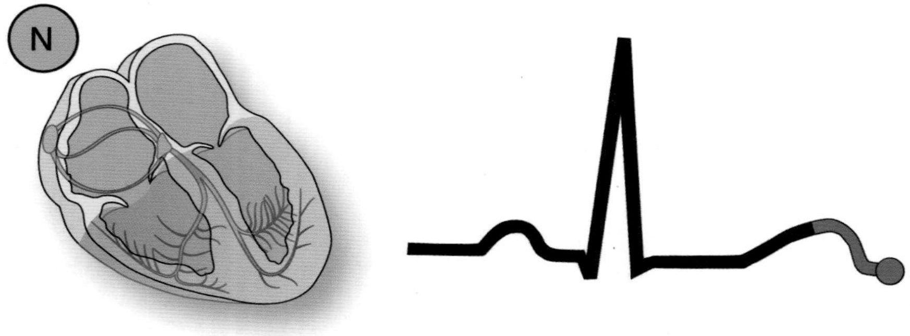


图6-20N　这是最后一个阶段,心脏完成了复极。心肌细胞自动准备开始新的除极。在正常窦性心律中,窦房结自律性最高,因此是心脏的第1个也是最快的起搏点。如果心脏正常搏动,就不断重复除极、复极过程

## 心脏的投影：导联

电极(导联)负责采集心电向量的电活动，由心电图机将其转变为波形，每一个波形都是一张“照片”。设想一下，如果在与电轴成一定角度的位置放置多个电极或相机(图3-6)，我们将从三维视角获得心脏不同视角的“照片”，将心电图形理解为一个“照片集”。打个比方，给你多张大象玩偶各个视角的照片，并提供标尺作为参考，能想象出它的立体三维图像吗？当然可以！同理，通过各个不同导联记录形成的心电图，可以构想出心电轴的三维图形。我们能从三维图形中了解梗死、肥厚和阻滞等病变的发生及病理过程。

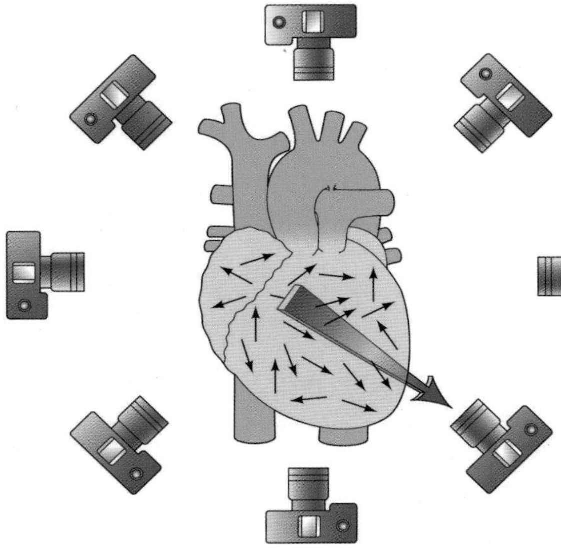

图3-6　导联从不同方向记录心脏电活动

### 导联的放置(“相机”的放置)

那么，“相机”或电极应该放在哪儿呢？如图3-7所示。肢体导联(右臂、左臂、右腿、左腿)至少距离心脏10 cm处。放置在肩膀或手臂处并没有严格的要求，只要距离心脏10 cm以上即可。然而，心前区胸导联放置的位置必须准确无误，$V_1$和$V_2$导联分别位于胸骨两旁第4肋间，想要准确定位，首先应找到胸骨角。胸骨角是胸骨柄与胸骨体的连接处，在邻近胸骨上1/3处向前微突成角，顺着胸骨从上往下触摸就能找到它。胸骨角的解剖位置相当于第2肋水平，往下再数两个肋间，就是放置$V_1$和$V_2$导联的位置了。$V_4$导联位于锁骨中线第5肋间。其他导联位置如图3-7所示。

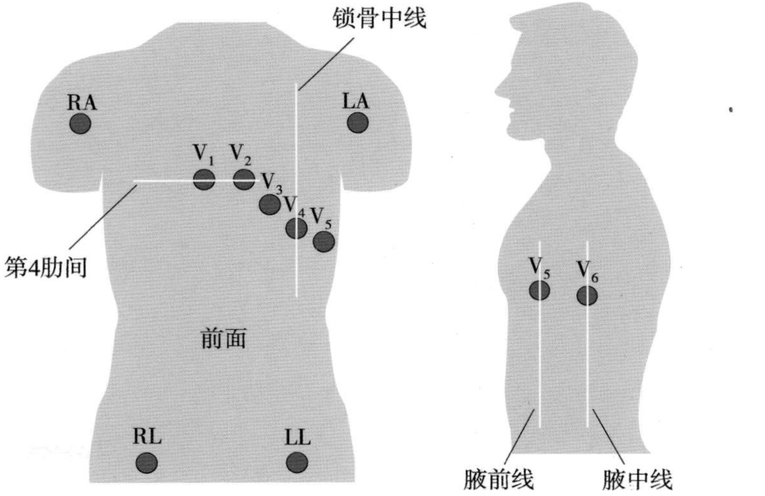


图3-7　导联放置部位

## 心电图机如何处理导联

心电图机读取肢体导联的正极和负极分别形成心电图上的Ⅰ、Ⅱ、Ⅲ导联(图3-8)。换句话说,把“相机”放在正极位置上,对准观察导联,就能采集到相应导联的心电图。在物理学中,若两个向量(或在这种情况下的导联)相互平行且大小和极性相同,两者就是相等的。因此,我们可以将这些导联从图3-8所示的位置平行移至心脏中心的某一点上,其大小及方向保持不变,仍然代表同一导联。图3-9A中的3个肢体导联通过一系列复杂的向量处理得到了另外3个附加导联(图3-9B)。

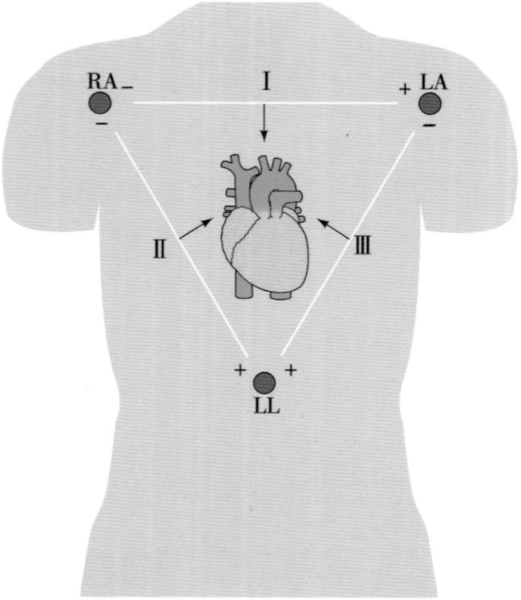


图3-8 Ⅰ、Ⅱ、Ⅲ导联

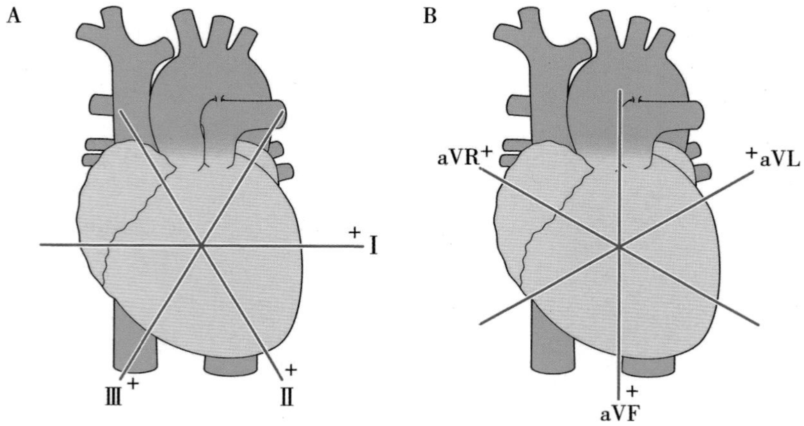


图3-9 3个肢体导联的向量处理得到3个附加导联

# 两种导联系统

## 六轴系统

现在,将图3-9中的A和B融合在一起。6个导联极性保持不变,A、B两者通过平行移动,相交于同一个中心点,便建立了六轴系统(图3-10)。这个系统将心脏从中心分为前后两部分,想象沿人体双耳画一条线,用玻璃板沿线纵切下去,将身体分为前后两部分,在解剖学术语上,称为冠状面(额面)。目前我们分析的向量仅投射在二维玻璃板上(额面),而不是心脏在三维空间上的前后投射。

六轴系统引申出了6个肢体导联:Ⅰ、Ⅱ、Ⅲ、aVR、aVL与aVF导联。一般将导联的名称标注在其正极的末端(图3-9)。因此,Ⅰ导联的正极

## 补充信息

### 相对不应期

相比绝对不应期，相对不应期时有更多的细胞已经完成复极，并做好准备，迎接新的刺激。因此，冲动可以传导，但路径非常迂回。如图6-24是一个循环通路。图中，冲动起始于红色星号标记的起搏点，为室性期前收缩(premature ventricular contraction，PVC)，绕过心脏的部分区域并通过细胞间的联结缓慢传导，这一过程非常缓慢，当冲动达到最初的起搏区域时，该区域已经完成复极。

这意味着其做好准备，接受新的刺激。这种环状运动可能引起严重的心律失常，诱发室性心动过速。具体内容将在后面进行详细介绍，在此主要介绍T波绝对不应期和相对不应期。

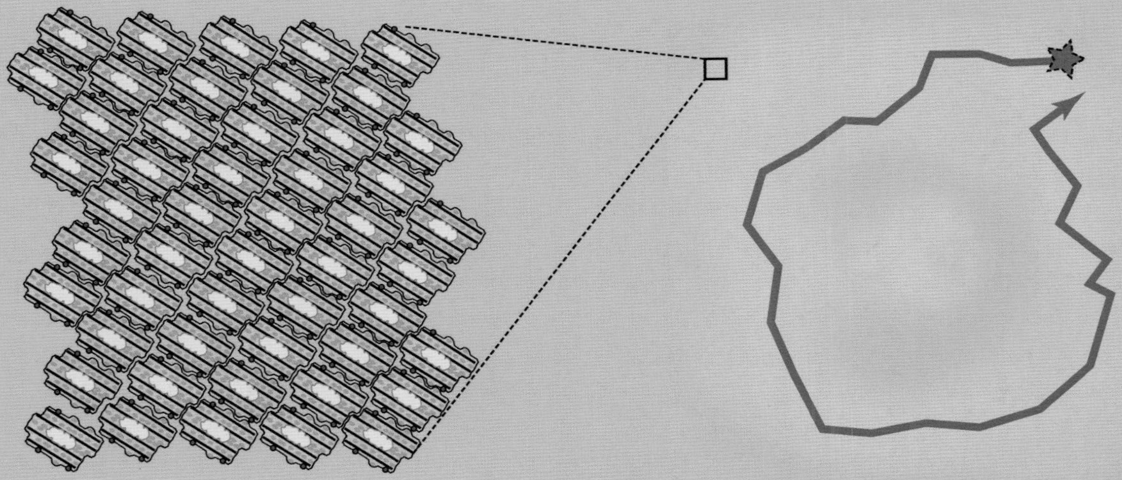

图6-24 起搏点发出室性期前收缩，传导缓慢，当激动再次到达起搏区域时，该区域能够再次接受刺激

## 1 章节复习

1. 基线是一个波群的________与下一个波群的________之间一条直线。

A. PR段　PR段

B. P波起点　P波起点

C. TP段　TP段

D. QT间期　QT间期

E. 以上都不是

2. P波代表心房复极和心房肌细胞的支配。　正确或错误

3. PR段和PR间期代指的是同一时间间期。　正确或错误

4. PR间期的正常时限是________s。

A. 0.08~0.10

B. 0.11~0.15

C. 0.11~0.20

D. 0.20~0.24

E. 以上都不是

5. QRS波群的正常时限是________s。

A. 0.06~0.08

B. 0.06~0.11

C. 0.08~0.14

D. 0.12~0.20

E. 以上都不是

6. 当________时，是有意义的Q波。

A. 宽度≥0.03 s

B. 深度超过同导联R波的1/3

C. A和B都对

D. A和B都不对

E. 以上都不是

7. T波代表心室复极。　正确或错误

8. T波通常是不对称的。　正确或错误

9. QT间期通常大于RR间期的1/2。　正确或错误

10. U波是T波之后、下一次心动周期P波之前小而平坦的波。　正确或错误

11. 生理性阻滞是指冲动通过房室结正常缓慢或延迟下传到心室，延迟作用对协调心房和心室的机械收缩至关重要。没有生理性阻滞，心房和心室会同时收缩。　正确或错误

12. 在PR间期内，心房、房室结、希氏束、束支和浦肯野系统都参与激动。　正确或错误

1.C　2.错误　3.错误　4.C　5.B　6.C

7.正确　8.正确　9.错误　10.正确

11.正确　12.正确

1

当我们说到心率，首先要注意的就是P波、QRS波群的频率可能不同。在此仅讨论QRS波群的频率。如果需要，同理评估P波的频率。

有多种计算心率的方法。心电图图纸顶部有机器自动计算的心率。需要注意的是，这个心率可能不准确，就得重新计算。例如在“心电图测量工具”一章中提到运用标尺就是一种计算心率的方法。还可以通过心电图和时间间期的基本公式来计算心率。运用这些技巧可以更好地分析心电图。下面介绍一些常用方法。

## 心率的测量

### 正常心率和心动过速

计算心率最简单的方法如图7-1所示。找到以粗线作为起点的QRS波群，再找到下一个QRS波群的起始部作为测量的终点。通常选择QRS波群最高峰的顶点作为计算心率的点，当然，两个波形位置相同的点均可测量。如图7-2所示，通过两点之间的粗线，可得出心率。请牢记心率与不同粗线对应的数值关系，可快速估算心率。

另一种方法是利用分规来测量两个QRS波群顶点之间的距离，保持分规的间距不变移动分规，将左肢尖端置于粗线上，或直接计算两个尖端距离也可以得到心率。这样就不必寻找以粗线为起始的QRS波群了。

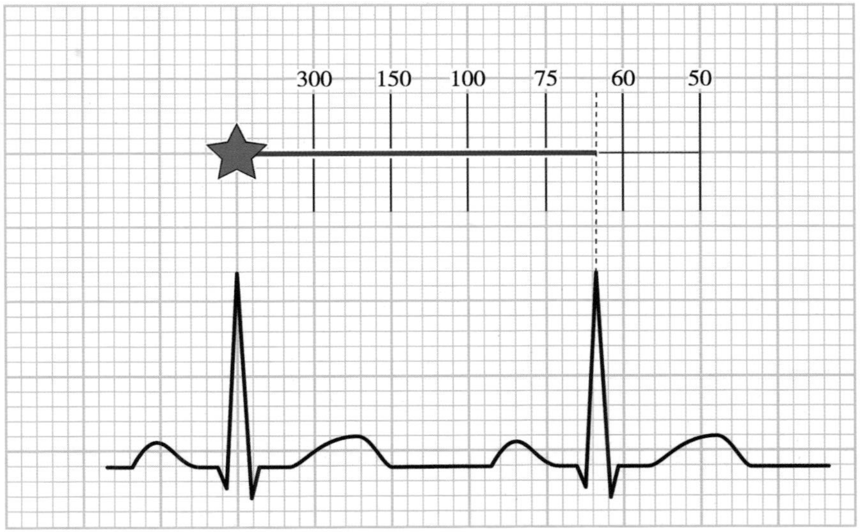


图7-1　心率为65~70次/min

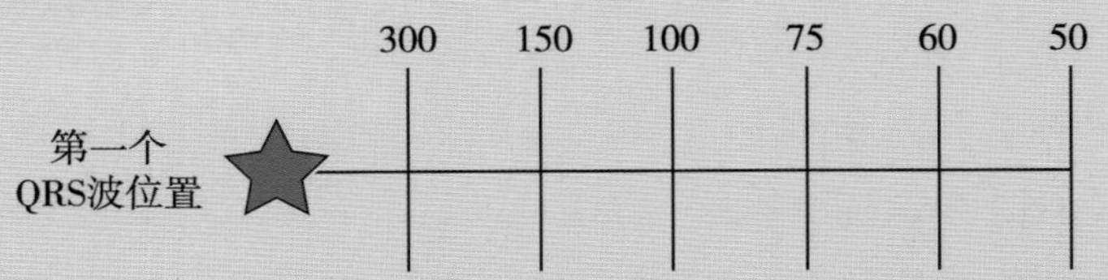


图7-2　根据心电图上QRS波群起点到终点之间的粗线计算心率

## 心动过缓

还记得“真实的心电图:纸和笔”一章中图7-3的概念吗？了解时间间期能帮助我们计算心动过缓的节律。那么如何在不规则和缓慢的节律中应用这些间期来计算心率呢？

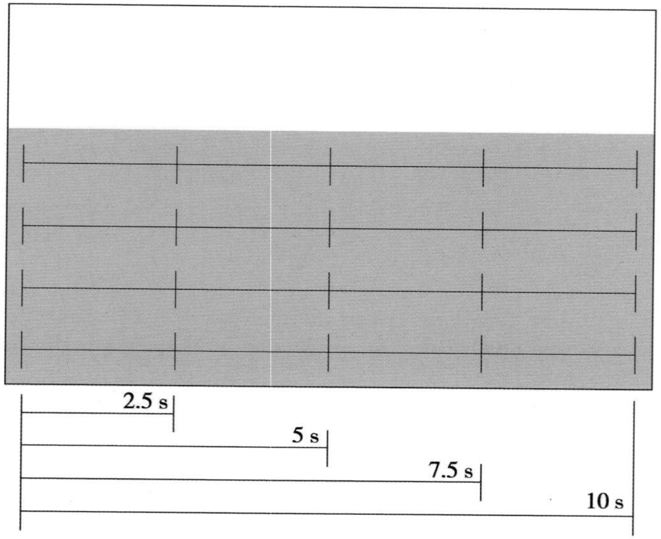


图7-3　心电图纸

非常简单:分析心电图时,计算6 s内记录的心动周期数并乘以10,即可得到60 s内的心动周期数:6 s内的心动周期数×10=每分钟心跳次数(心率)。或者,也可以在心电图节律条图中计算12 s内QRS波群的数量并乘以5,得出每分钟心跳次数,因为1 min内有5个12 s间期。

常规12导联心电图记录10 s,因此只需计算10 s中出现的QRS波群数量并乘以6,即可得出每分钟心跳次数:10 s内的心动周期数×6=每分钟心跳次数(心率)。注意在计算中,需精确到心动周期数小数点部分。例如,10 s心电图记录到12.5个波群,其心率为75次/min(12.5个心动周期×6=75次/min)。

**提　示**

注意不要混淆！常规节律条图中,散列标记间隔为3 s;而心电图中相邻导联的散列标记间隔为2.5 s。不同的节律计算方式不同。简易计算心率的方法有:10 s内的心动周期数×6=每分钟心跳次数(心率)。

# 计算心率练习(图 7-4)

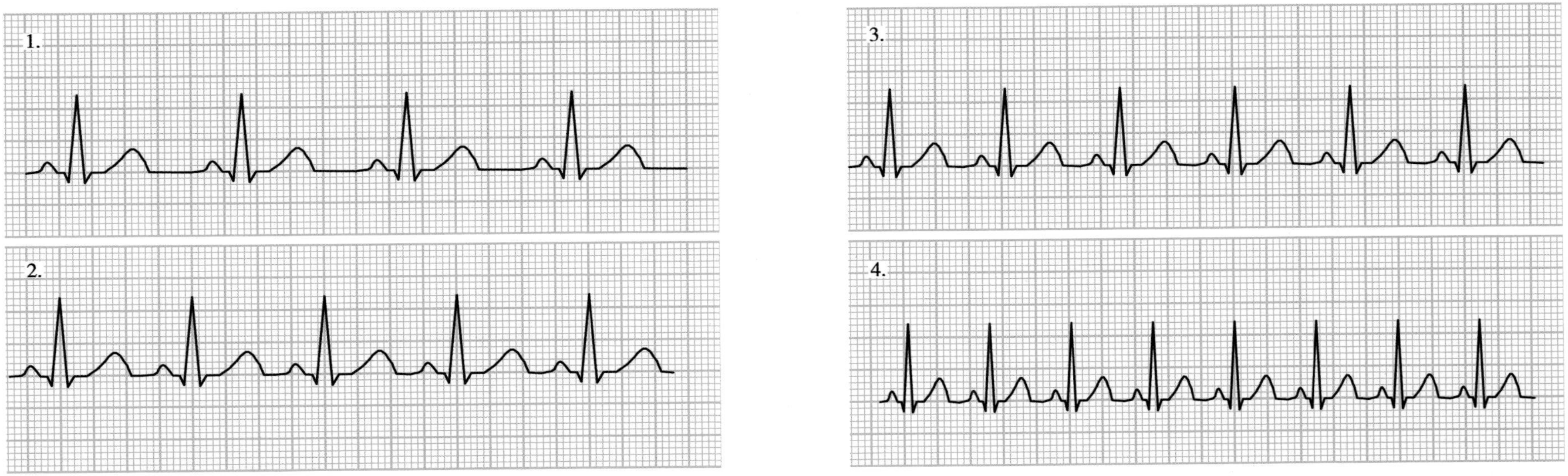


图 7-4

答案：

1. 60 次/min。　2. 75 次/min。　3. 80~85 次/min。

4. 约 130 次/min。

## 计算心率

为了更加简单明了，图7-5用星星表示每个QRS波群：

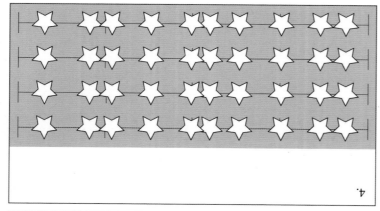

1.

2.

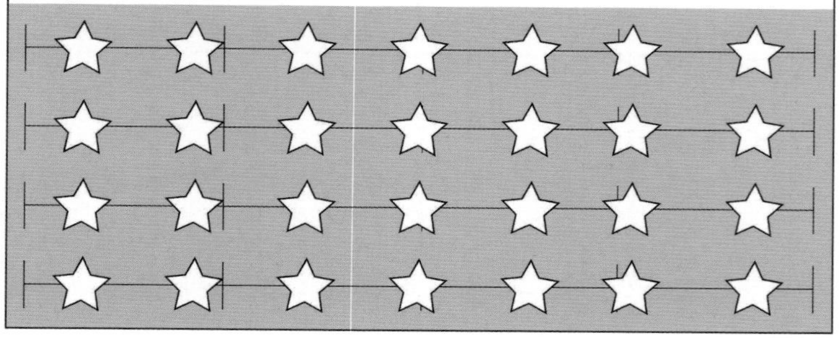

3.

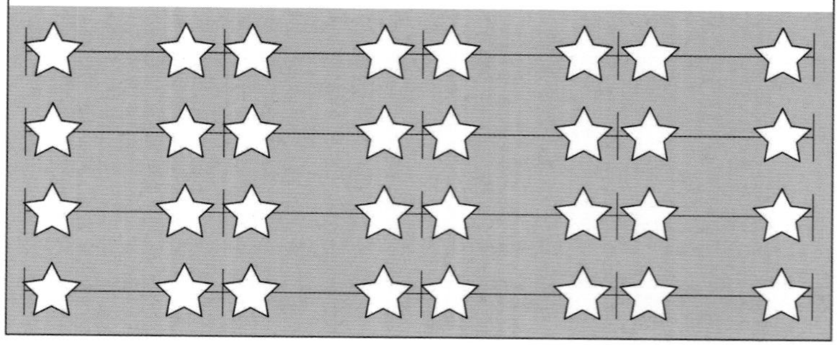

4.

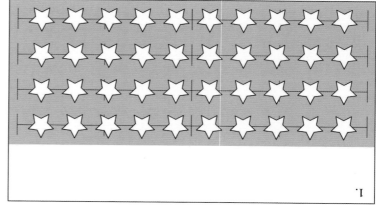

图 7-5

答案：

1. 将心电图中10 s内心搏数乘以6，得到心率为60次/min[10×6 = 60(次/min)]。
2. 本例中，10 s心电图条图中有7个QRS波群，心率为42次/min。
3. 心电图节律不规则，10 s内有8个QRS波群，心率为48次/min。
4. 心电图节律不规则，10 s心电图条图中有10次心搏，心率为60次/min。

## 1 章节复习

1. 当计算心率时,对应的数字序列是:

A. 300–160–90–75–60–50

B. 300–150–100–75–60–50

C. 300–150–80–70–60–50

D. 400–160–100–75–60–50

E. 以上都不是

2. 在计算心动过缓节律时,将心电图上6 s间期内包含的QRS波群数乘以10,即得到每分钟心率。 正确或错误

3. 如果在6 s内记录有3.5个心动周期,其心率是________。

A. 3.5次/min

B. 35次/min

C. 350次/min

D. 3 500次/min

E. 以上都不是

4. 如果在12 s内记录有3.5个心动周期,其心率是________。

A. 3.5次/min

B. 35次/min

C. 17.5次/min

D. 175次/min

E. 以上都不是

5. 如果在6 s内记录到5个心动周期,其心率是________。

A. 5次/min

B. 15次/min

C. 50次/min

D. 150次/min

E. 以上都不是

1. B　2. 正确　3. B　4. C　5. C

# 第八章

1

本章我们专门讨论心律及各种类型的心律失常，从简单介绍到详细解读，层层深入。建议首先阅读以下“主要概念”部分，再对不同类型心律失常进行讨论，最后回头再次阅读“主要概念”，可以更好地理解专业术语。

# 主要概念

分析心律失常时，需要思考以下10个问题：

### 整体概念

1. 心率快还是慢？

2. 节律匀齐还是不规则？若不规则，有规律还是无规律？

### P波

3. 有无P波？

4. 所有P波形态是否相同？

5. 每个QRS波群之前是否都有P波？

6. PR间期是否固定？

### QRS波群

7. 所有P波与QRS波群是否有传导关系？

8. QRS波群增宽还是狭窄？

9. QRS波群是否成对？

10. 是否有心搏脱落？

## 概　述

### 节律快还是慢？

很多心律失常与特定的心率范围有关。因此，确定心率快慢非常重要，它决定了您所分析的心电图是心动过速（>100次/min）、心动过缓（<60次/min）还是正常心率。

### 节律是否规则？

P波与QRS波群之间的PR间期是否相同，或者部分不同还是所有都不同？下文将介绍一种判断心律失常的方法。

如果节律不匀齐，还必须回答另一个问题——有无规律。这个问题乍一看，可能让人困惑。节律有规律地不匀齐，例如第三个波群比前两个波群提前出现，且反复出现，呈现出长—长—短、长—长—短间期的周期性变化，这是一种可预测、反复出现不匀齐的模式。

节律不规则、不匀齐，意味着所有心搏间期都是偶然且不重复出现的，如我们所知，只有心房颤动（简称“房颤”）、心房游走性心律（wandering atrial pacemaker，WAP），以及多源性房性心动过速（multifocal atrial tachycardia，MAT）这三种心律失常才会出现节律不规则。记住这三种特殊心律失常将有助于鉴别诊断。

## P波

心电图中有P波吗？P波能告诉我们节律是来自心房或室上性，这是鉴别诊断心律失常的另一关键点。P波是由窦房结发放激动产生还是由其他部位心房起搏产生，激动在传导过程中会干扰到其他起搏位点吗？

### P波形态是否相同？

P波形态相同，说明起源点来源于同一部位。除了房室传导阻滞（PR间期延长），相同的P波应该有相同的PR间期。如果P波形态不同，应考虑以下两种可能：由其他起搏细胞发放激动形成；或者P波与其他波构成融合波，如P波与T波融合。如果有三种或更多形态的P波，且PR间期不固定，说明是心房游走性心律或者多源性房性心动过速。

### 每个QRS波群前是否均有P波？

比较QRS波群与异常P波的个数是分析某些房室传导阻滞的关键。

### PR间期是否固定？

对于诊断心房游走性心律还是多源性房性心动过速非常有用，也有助于评估房性期前收缩及是否伴有差异性传导（从细胞到细胞的缓慢差异性传导引起QRS波群增宽变形）。

## QRS波群

P波与QRS波群是否有传导关系？每个QRS波群都是由其前面的P波（与之相关）激动下传形成的吗？如果是，可确定为正常心搏、期前收缩或者房室传导阻滞。室性心动过速发作时，心室夺获或者室性融合波均支持室性心动过速的诊断。在此情况下，心室夺获或室性融合波之前都有相关的P波，其他P波与QRS波群无相关性，即房室分离。

### QRS波群宽还是窄？

窄QRS波群代表激动经浦肯野纤维传至心室肌细胞，是正常的房室传导。窄QRS波群一般为室上性心律，包括交界性心律。宽QRS波群说明激动未沿正常传导系统传导，而是直接通过细胞与细胞之间的连接传导，室性期前收缩、室性心动过速、束支阻滞均表现为宽QRS波群。

### QRS波群是否成组？

有助于诊断是房室结阻滞还是反复发生的期前收缩，如二联律（反复出现每个正常心搏之后紧随一个异位期前收缩的心电图）和三联律（反复出现两个正常心搏之后紧随一个异位期前收缩的心电图）。

### 是否有心搏脱落？

一般见于房室结阻滞和窦性停搏。

# 心律失常分类

## 室上性心律失常

### 正常窦性心律(NSR)(图8-1)

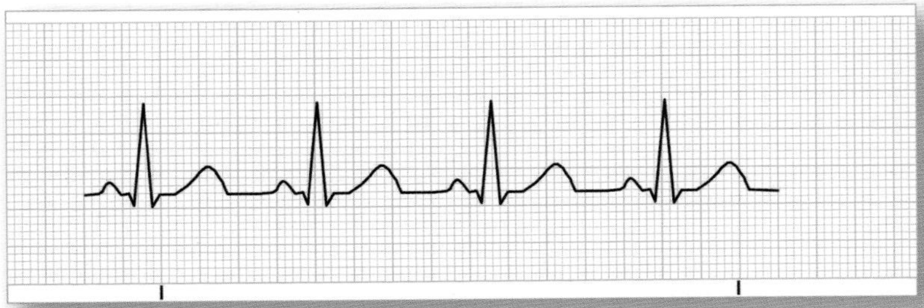

| | |
|---|---|
| 心率 | 60~100次/min |
| 心律 | 规则 |
| P波 | 存在 |
| P:QRS | 1:1 |
| PR间期 | 正常 |
| QRS波群时限 | 正常 |
| 分组 | 无 |
| 心搏脱落 | 无 |

总结

这种节律代表主导节律窦房结工作正常,间期一致并在正常范围内。注意此处心率指的是心房率,如果出现房室分离,正常窦性心律可能遇到室性逸搏心律或其他室性异位节律。

图8-1 正常窦性心律

### 窦性心律不齐(图8-2)

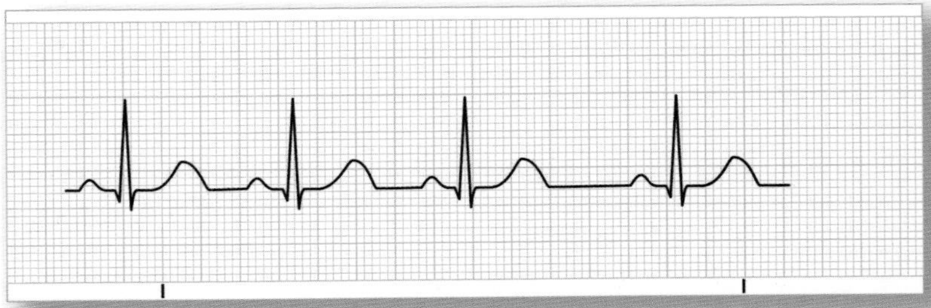

| | |
|---|---|
| 心率 | 60~100次/min |
| 心律 | 随呼吸周期而变化 |
| P波 | 存在 |
| P:QRS | 1:1 |
| PR间期 | 正常 |
| QRS波群时限 | 正常 |
| 分组 | 无 |
| 心搏脱落 | 无 |

总结

这种节律代表心率随正常呼吸周期变化而变化:呼气时心率减慢,吸气时加快。吸气时由于胸腔内压降低、导致回心血量增加造成心率加快。注意此时PR间期一致,仅仅TP间期(从T波结束至下一个P波开始的时间)随呼吸周期的变化而变化。

图8-2 窦性心律不齐

## 窦性心动过缓(图8-3)

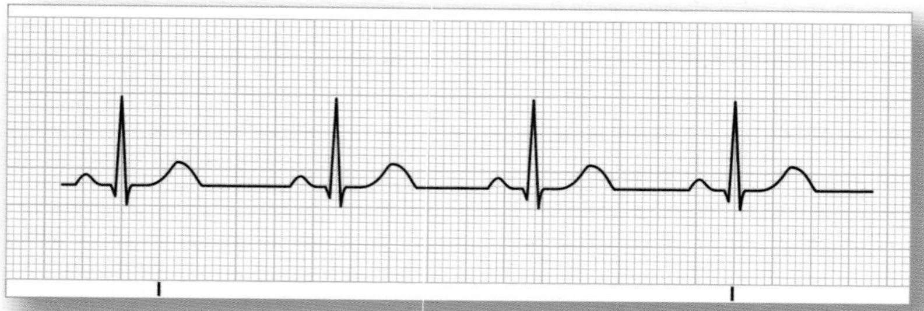

| | |
|---|---|
| 心率 | <60次/min |
| 心律 | 规则 |
| P波 | 存在 |
| P:QRS | 1:1 |
| PR间期 | 正常/稍延长 |
| QRS波群时限 | 正常/稍增宽 |
| 分组 | 无 |
| 心搏脱落 | 无 |

总结

窦性心律，心率小于60次/min，可能由支配窦房结或心房起搏点的迷走神经张力增高引起，或者因服用某些药物如β受体阻滞剂引起，常见于运动员。当心率 < 60次/min时，QRS波群可稍增宽，PR和QTc间期可稍延长。例如，可以出现PR间期延长，但一般不超过0.20 s。

图8-3 窦性心动过缓

## 窦性心动过速(图8-4)

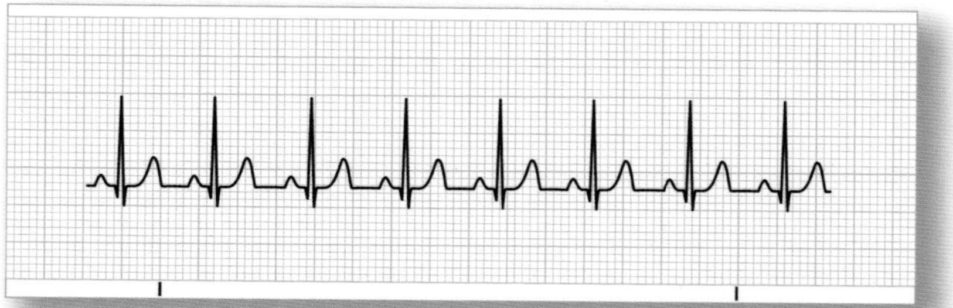

| | |
|---|---|
| 心率 | > 100次/min |
| 心律 | 规则 |
| P波 | 存在 |
| P:QRS | 1:1 |
| PR间期 | 正常/稍缩短 |
| QRS波群时限 | 正常/稍变窄 |
| 分组 | 无 |
| 心搏脱落 | 无 |

总结

可能由药物或某些需增加心排血量的因素引起，例如运动、低氧血症、低血压、失血和酸中毒等。

图8-4 窦性心动过速

## 窦性停搏(图8-5)

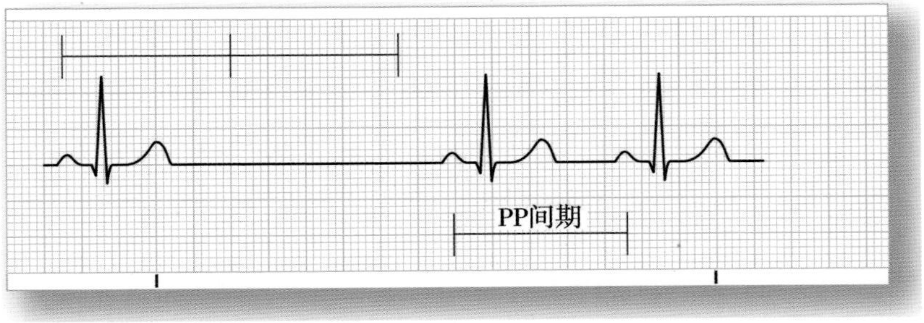


| | |
|---|---|
| 心率 | 变化 |
| 心律 | 不规则 |
| P波 | 存在(停搏时除外) |
| P:QRS | 1:1 |
| PR间期 | 正常 |
| QRS波群时限 | 正常 |
| 分组 | 无 |
| 心搏脱落 | 有 |

总结

窦性停搏是指一段时间内窦房结停止发放激动。长PP间期与正常PP间期不成倍数关系(窦房阻滞中脱落P波形成的长PP间期与正常PP间期成倍数关系,下文讨论)。

窦性停搏表现为一段时间内窦房结停止发放激动,但不确定停多长时间。

图8-5　窦性停搏

## 窦房阻滞(图8-6)

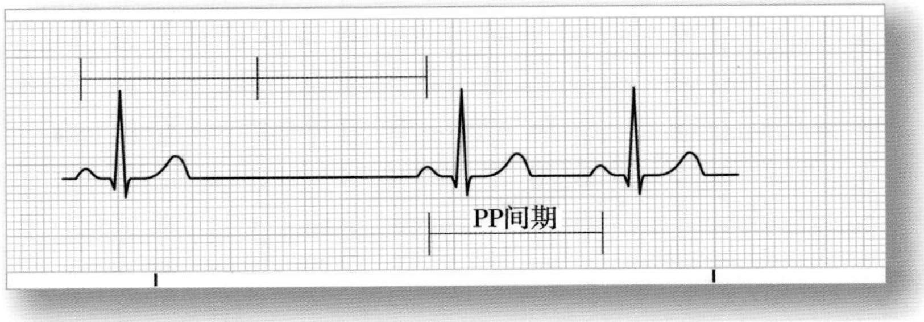


| | |
|---|---|
| 心率 | 变化 |
| 心律 | 不规则 |
| P波 | 存在(发生阻滞心搏脱落时除外) |
| P:QRS | 1:1 |
| PR间期 | 正常 |
| QRS波群时限 | 正常 |
| 分组 | 无 |
| 心搏脱落 | 有 |

总结

窦房阻滞表现为长PP间期是基础PP间期的整数倍,并且心搏脱落重复规律出现,病因多为部分激动在窦房传导过程发生中断。

图8-6　窦房阻滞

## 房性期前收缩(图8-7)

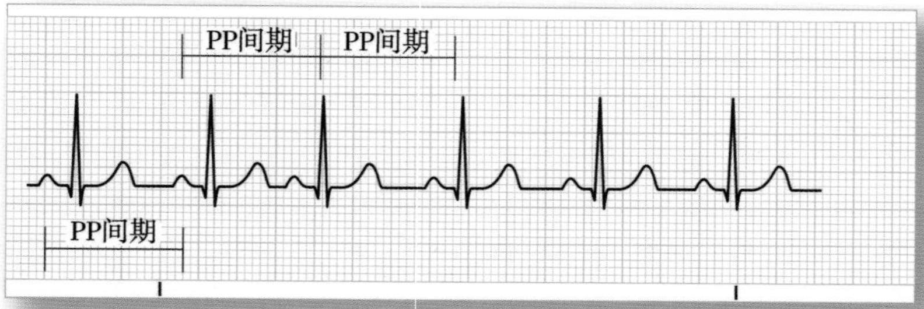


| | |
|---|---|
| 心率 | 由基础心率决定 |
| 心律 | 不规则 |
| P波 | 存在(期前收缩时P波形态不同) |
| P:QRS | 1:1 |
| PR间期 | 一般正常(期前收缩时PR间期可变) |
| QRS波群时限 | 正常 |
| 分组 | 偶见 |
| 心搏脱落 | 无 |

总结

房性期前收缩(premature atrial contraction, PAC)是心房内异位节律点提前发放激动,表现为一个提前出现的P波。房性期前激动可侵入窦房结重整其节律,房性期前收缩后大多伴有不完全代偿间期,即房性期前收缩前后两个窦性P波的间距小于正常窦性PP间期的两倍。

图8-7 房性期前收缩

## 房性心动过速(图8-8)

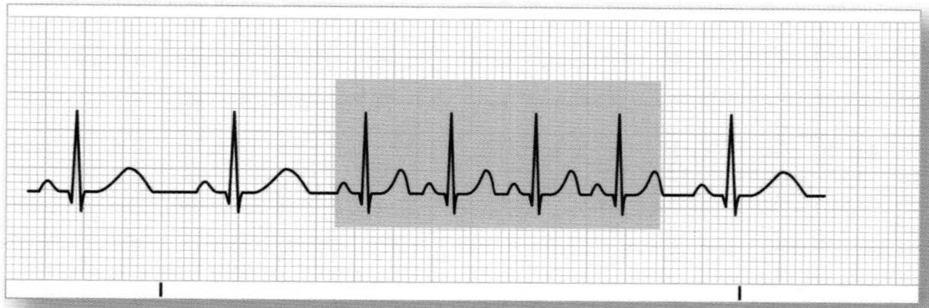

| | |
|---|---|
| 心率 | 100~180次/min |
| 心律 | 规则 |
| P波 | 形态与窦性P波不同 |
| P:QRS | 1:1 |
| PR间期 | 房速时PR间期与窦性心律不同 |
| QRS波群时限 | 正常,有时变化 |
| 分组 | 无 |
| 心搏脱落 | 无 |

总结

房性心动过速时异位心房起搏点比正常窦房结自律性高。异位心房起搏(正常窦房结以外的起搏点)形成的P波和PR间期与窦性心律时不同。通常不会持续很长时间,由于心率较快,ST段和T波可能出现异常改变。

图8-8 房性心动过速

## 心房游走性心律(WAP)(图8-9)

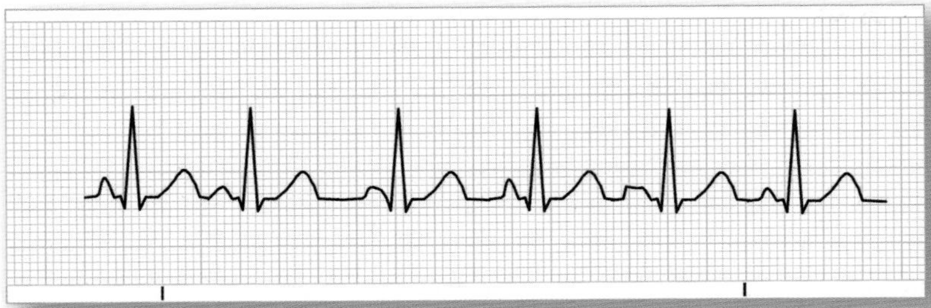

| | |
|---|---|
| 心率 | < 100次/min |
| 心律 | 无规律性,不规则 |
| P波 | 至少3种以上形态P波 |
| P:QRS | 1:1 |
| PR间期 | 随起搏点位置变化而变化 |
| QRS波群时限 | 正常 |
| 分组 | 无 |
| 心搏脱落 | 无 |

总结

心房游走性心律是由多个异位心房起搏点在心房内游走形成的。心电图表现为同一导联至少有3种以上形态的P波,PR间期随起搏点位置变化而变化。每一个起搏点对应一种P波形态和PR间期,当起搏点向房室交界区游走时,PR间期逐渐缩短。

图8-9　心房游走性心律

## 多源性房性心动过速(MAT)(图8-10)

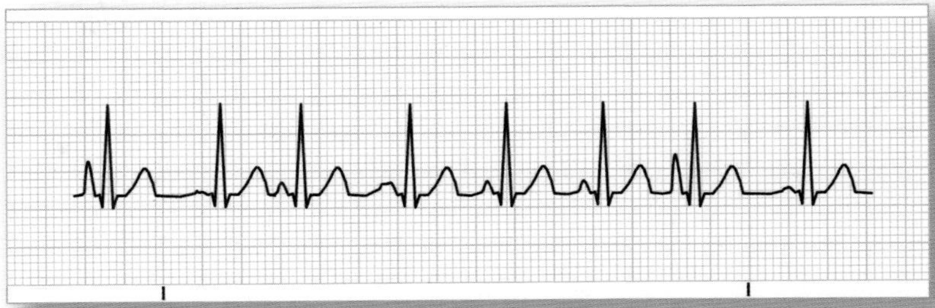

| | |
|---|---|
| 心率 | ≥100次/min |
| 心律 | 无规律性,不规则 |
| P波 | 至少3种以上形态P波 |
| P:QRS | 1:1 |
| PR间期 | 变化 |
| QRS波群时限 | 正常 |
| 分组 | 无 |
| 心搏脱落 | 无 |

总结

多源性房性心动过速是一种加速型心房游走性心律,多见于严重肺部疾病患者,可引起血流动力学障碍,应给予积极治疗,但治疗较困难,因此多源性房性心动过速更应重视对其基础疾病的处理。

图8-10　多源性房性心动过速

## 心房扑动(图8-11)

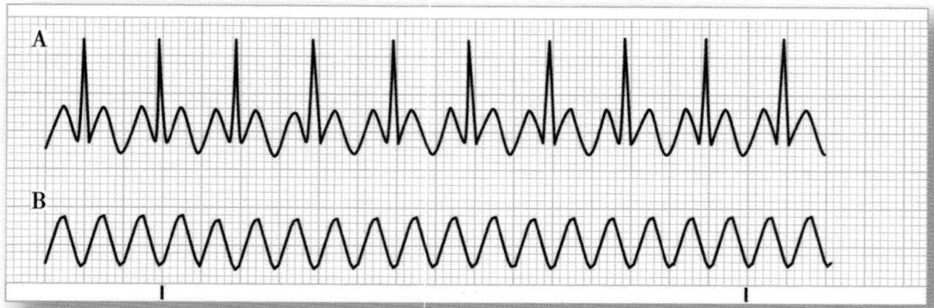


| | |
|---|---|
| 心率 | 心房率范围一般为250~350次/min<br>心室率范围一般为125~175次/min |
| 心律 | 通常规则,有时可变 |
| P波 | P波消失,代之以锯齿状扑动波(F波) |
| P:QRS | 变化,多为2:1 |
| PR间期 | 变化 |
| QRS波群时限 | 正常 |
| 分组 | 无 |
| 心搏脱落 | 无 |

总结

上图可见锯齿状F波(其中B图剔除了QRS波群,只剩F波)。房室传导比例多成倍数关系,故心室率相对规则,房室常以固定比例2:1下传(两个F波下传一个QRS波群),也可呈3:1、4:1或更高比例下传,此时心室率较慢。有时心室率也可不规则。

心房扑动发作期心室率极不规则与F波不成倍数关系时,称为心室率不规则的心房扑动。

有时12导联心电图中F波不明显,因此当见到心室率为150次/min的室上速时,需警惕是否为心房扑动呈2:1下传。

图8-11 心房扑动

## 心房颤动(图8-12)

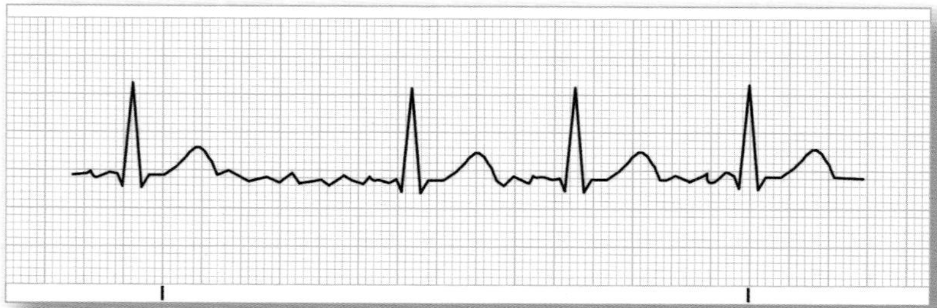

| | |
|---|---|
| 心率 | 变化,心室率完全不规则 |
| 心律 | 无规律性、不规则 |
| P波 | P波消失,代之以紊乱的心房颤动波(f波) |
| P:QRS | 无 |
| PR间期 | 无 |
| QRS波群时限 | 正常 |
| 分组 | 无 |
| 心搏脱落 | 无 |

总结

心房颤动时大量心房起搏细胞紊乱无序地发放电活动,因此没有可识别的P波,QRS波群受神经支配无规律下传。心室率可受任意一个下级起搏点控制,心室激动并非由固定心房起搏点下传,故RR间期完全不等。

图8-12 心房颤动

## 交界性期前收缩(图8-13)

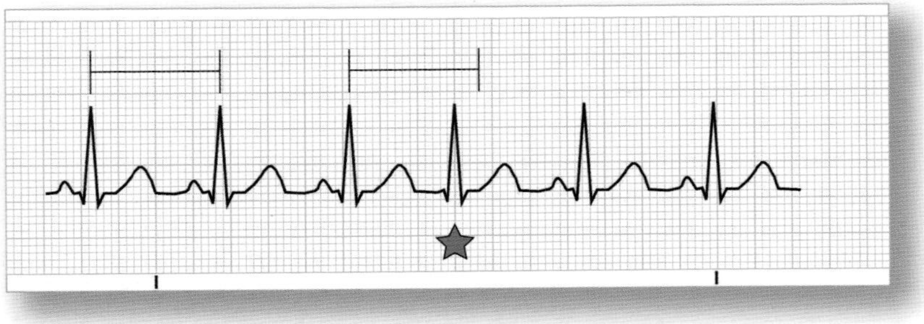

| | |
|---|---|
| 心率 | 基础心率决定 |
| 心律 | 不规则 |
| P波 | 可变(无、QRS波群之前或之后) |
| P:QRS | 无,如果有P波则为1:1 |
| PR间期 | 无,P′R间期＜0.12 s,或RP′＜0.20 s |
| QRS波群时限 | 正常 |
| 分组 | 通常无,但有时可出现 |
| 心搏脱落 | 无 |

总结

交界性期前收缩(premature junctional contraction,PJC)是指交界区异位起搏点提前发放激动,沿正常心室传导系统至心室,故QRS波群与正常窦性心律时基本相同。交界性期前收缩可偶发,但也可规律出现呈二联律或三联律。交界性期前收缩可产生逆行P′波(Ⅱ、Ⅲ、aVF导联P波倒置),出现于QRS波群之前时PR间期＜0.12 s;出现于QRS波群之后时则RP间期多＜0.20 s。

图8-13　交界性期前收缩

## 交界性逸搏(图8-14)

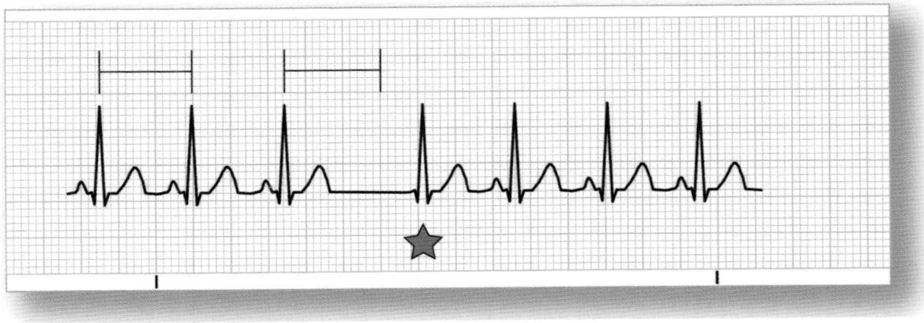

| | |
|---|---|
| 心率 | 基础心率决定 |
| 心律 | 不规则 |
| P波 | 可变(无、QRS波群之前或之后) |
| P:QRS | 无,如果有P波则为1:1 |
| PR间期 | 无,P′R间期＜0.12 s,或RP′＜0.20 s |
| QRS波群时限 | 正常 |
| 分组 | 无 |
| 心搏脱落 | 有 |

总结

当窦房结不能发放激动时,下级起搏点交界区发放激动下传至心室称为交界性逸搏,即房室交界区在一定时间内感知到窦房结与心房没有正常发放激动,交界区起搏细胞发放激动。交界性逸搏与前一个窦性P波的距离＞正常窦性PP间期。

图8-14　交界性逸搏

## 交界性逸搏心律(图8-15)

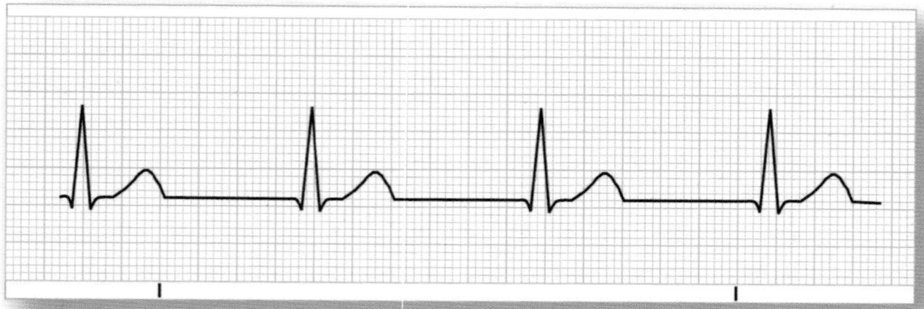

| | |
|---|---|
| 心率 | 40~60次/min |
| 心律 | 规则 |
| P波 | 可变(无、QRS波群之前或之后) |
| P:QRS | 无,如果有P波则为1:1 |
| PR间期 | 无,或P′R间期 < 0.12 s,或RP′ < 0.20 s |
| QRS波群时限 | 正常 |
| 分组 | 无 |
| 心搏脱落 | 无 |

总结

当窦房结和心房均不能正常发放激动时,出现交界性逸搏心律,多见于干扰性房室分离和三度房室传导阻滞(后文详细介绍)。

图8-15 交界性逸搏心律

## 加速型交界性自主心律(图8-16)

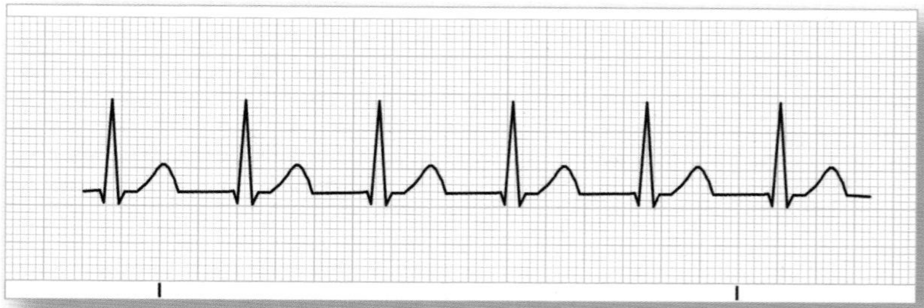

| | |
|---|---|
| 心率 | 60~100次/min |
| 心律 | 规则 |
| P波 | 可变(无、QRS波群之前或之后) |
| P:QRS | 无,如果有P波则为1:1 |
| PR间期 | 无,P′R间期 < 0.12 s,或RP′ < 0.20 s |
| QRS波群时限 | 正常 |
| 分组 | 无 |
| 心搏脱落 | 无 |

总结

当交界区自律性增高、快于窦房结并成为主导节律时,则形成加速型交界性自主心律。心率范围为60~100次/min,如果心率 > 100次/min,称为交界性心动过速。可无P波,或P波在QRS波群之前或之后。

图8-16 加速型交界性自主心律

# 室性心律失常

## 室性期前收缩(PVC)(图8-17)

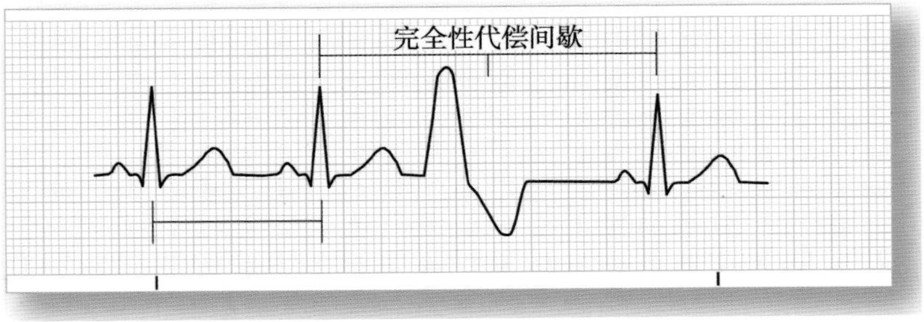


| | |
|---|---|
| 心率 | 基础心率决定 |
| 心律 | 不规则 |
| P波 | 无P波 |
| P:QRS | 无P波 |
| PR间期 | 无 |
| QRS波群时限 | 增宽(≥0.12 s),畸形 |
| 分组 | 通常无 |
| 心搏脱落 | 无 |

总结

室性期前收缩由心室内异位起搏点提前发放激动引起。心室在窦房结或室上性激动之前产生激动,而正常窦性节律下传时,心室处于不应期(不能再次被激动),不干扰窦房结原有节律,故室性期前收缩的代偿间期完全。

图8-17 室性期前收缩

## 室性逸搏(图8-18)

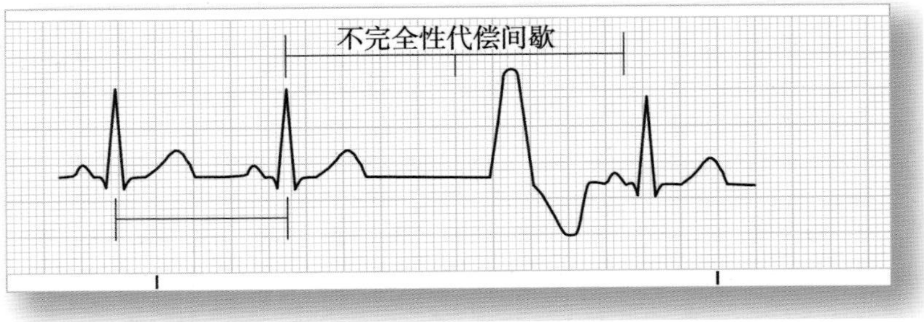


| | |
|---|---|
| 心率 | 基础心率决定 |
| 心律 | 不规则 |
| P波 | 无P波 |
| P:QRS | 无P波 |
| PR间期 | 无 |
| QRS波群时限 | 增宽(≥0.12 s),畸形 |
| 分组 | 无 |
| 心搏脱落 | 无 |

总结

室性逸搏与交界性逸搏相同,只是异位节律点发生在心室。正常起搏点不能发放激动(导致室性逸搏),表现为不完全代偿间期。异位起搏点会干扰起搏频率、重新调整起搏周期,导致心率不同。

图8-18 室性逸搏

## 室性逸搏心律(图8-19)

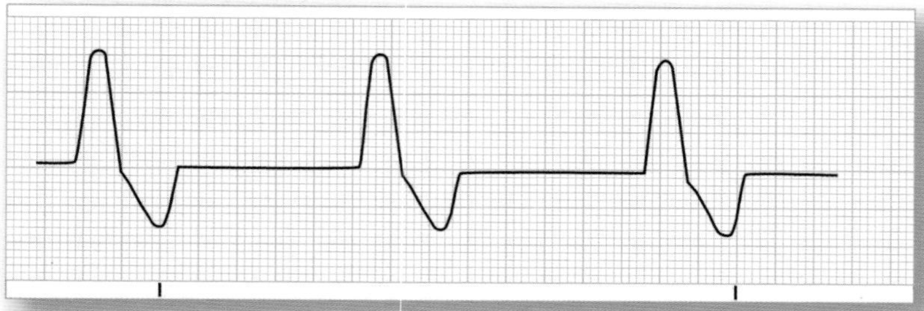

| | |
|---|---|
| 心率 | 20~40次/min |
| 心律 | 规则 |
| P波 | 无 |
| P:QRS | 无 |
| PR间期 | 无 |
| QRS波群时限 | 增宽(≥0.12 s),畸形 |
| 分组 | 无 |
| 心搏脱落 | 无 |

总结

室性逸搏心律是以心室作为主要起搏点发放激动,QRS波群宽大畸形说明激动起源于心室。室性逸搏心律可见于心室自身起搏、房室分离或三度房室传导阻滞(后两者可见窦性P波)。

图8-19 室性逸搏心律

### 临床要点

通常我们尝试不去治疗这种心律失常,但需注意:不要用抗心律失常药物来治疗这种心律失常!如果成功消除了最后一个起搏点发放的激动,心脏还怎么起搏?会发生心搏停止。

## 加速型室性自主心律(图8-20)

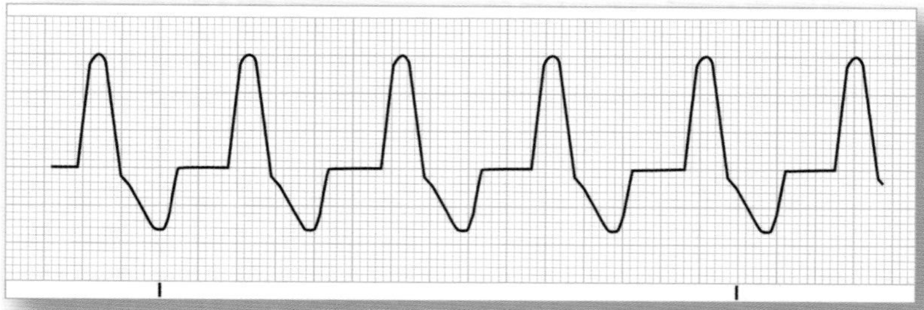

| | |
|---|---|
| 心率 | 40~100次/min |
| 心律 | 规则 |
| P波 | 无 |
| P:QRS | 无 |
| PR间期 | 无 |
| QRS波群时限 | 增宽(≥0.12 s),畸形 |
| 分组 | 无 |
| 心搏脱落 | 无 |

总结

基本上可以认为这是一种频率更快的室性逸搏心律,通常无相关P波,见于房室分离或三度房室传导阻滞。

图8-20 加速型室性自主心律

## 室性心动过速(VT)(图8-21)

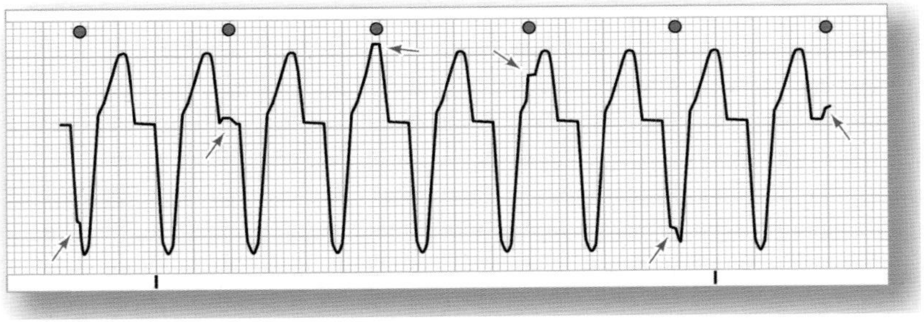

| | |
|---|---|
| 心率 | 100~200次/min |
| 心律 | 规则 |
| P波 | 房室分离 |
| P:QRS | 变化 |
| PR间期 | 无 |
| QRS波群时限 | 增宽,畸形 |
| 分组 | 无 |
| 心搏脱落 | 无 |

总结

室性心动过速表现为:心室率增快(心室率 > 心房率)、房室分离、QRS波群形态不规则、节律相对整齐。这些形态不规则的QRS波群中隐藏有窦性P波(蓝点表示心房率,箭头所示为心房波)。

图8-21　室性心动过速

**心室夺获和室性融合波**　当窦性激动沿着正常传导系统下传与室性期前收缩同时发生时,可形成室性融合波(图8-22),形态介于正常QRS波群与室性QRS波群之间,是由窦房结和心室两个区域同时激动心室引起的,两者融合形成包含两种波形的融合波。以下例子帮助我们理解融合波,如果将蓝色液体和黄色液体混合,会形成绿色,室性融合波就像这绿色液体,是两者的融合。

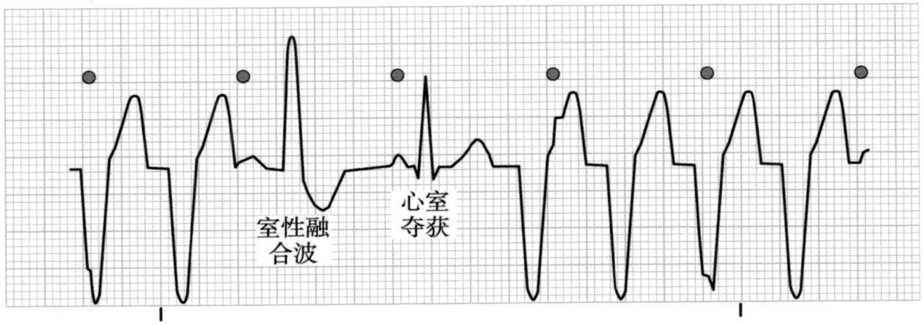


图8-22　室性心动过速的室性融合波和心室夺获

心室夺获,即完全由窦性激动控制心室,其波形与正常的QRS波群形态相同。那么为什么称之为心室夺获而不是正常心搏?因为它出现于室性心动过速发作期间,窦性激动恰好抓住一个机会偶然夺获了心室,或者沿着房室结传导,或者通过心脏正常传导系统激动了心室。

室性融合波与心室夺获是室性心动过速的标志,如果记录时间足够长,可以看到这两种特征性波形。如果看到室性融合波与心室夺获,心室率快,即可诊断为室性心动过速。

**诊断室性心动过速的其他指标**　同样需要重视室性心动过速的其他诊断指标,不一定需要掌握其名称,但应该知道通过Brugada征和Josephson征诊断室性心动过速(图8-23)。Brugada征是指R波起点到S波最低点时限≥0.10 s。Josephson征是指S波下降支有顿挫或切迹。

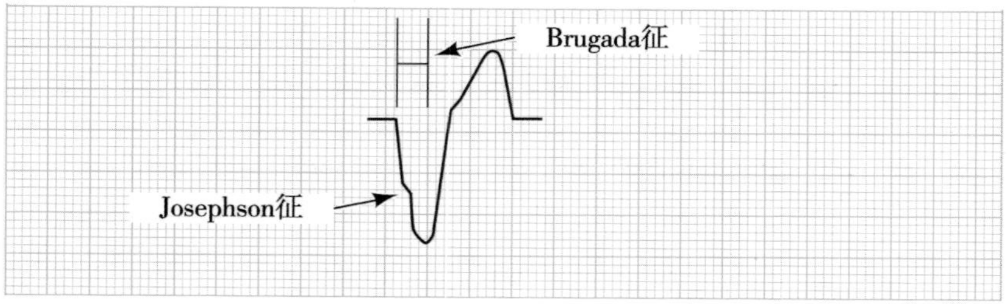


图 8-23 Brugada征和Josephson征诊断室性心动过速

提示室性心动过速的其他指标还包括QRS波群时限≥0.16 s，所有胸导联（$V_1$~$V_6$）QRS主波一致向下。为什么要花这么多时间讨论室性心动过速？因为这是一种致命性心律失常且很难诊断。

## 临床要点

宽QRS波群心动过速时，如果没有足够证据证明其不是室性心动过速，则应按照室性心动过速处理。不可轻易诊断为室上性心动过速（supraventricular tachycardia, SVT）伴差异性传导，因为如果判断错误将导致严重后果。

## 提 示

室性心动过速的诊断标准：

- 宽QRS群心动过速
- 房室分离
- 室性融合波与心室夺获
- 所有胸导联主波向下
- QRS波群时限≥0.16 s
- Brugada征与Josephson征

## 尖端扭转型室性心动过速（图8-24）

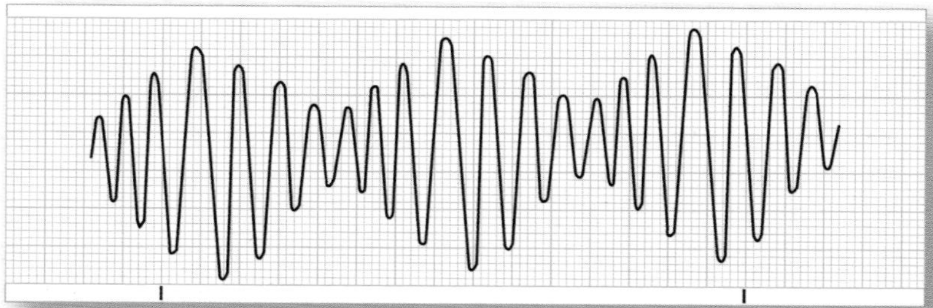

| | |
|---|---|
| 心率 | 200~250次/min |
| 心律 | 不规则 |
| P波 | 无 |
| P∶QRS | 无 |
| PR间期 | 无 |
| QRS波群时限 | 变化 |
| 分组 | 变化的正弦波形 |
| 心搏脱落 | 无 |

总结

尖端扭转型室性心动过速多伴有QT间期延长，其QRS波群围绕等电位线呈正弦波形上下翻转（尖端扭转型室性心动过速的名称意指扭转）。可能转为正常心律或心室颤动（简称“室颤”），是一种致命性心律失常，需特别小心处理。

图 8-24 尖端扭转型室性心动过速

## 心室扑动(图8-25)

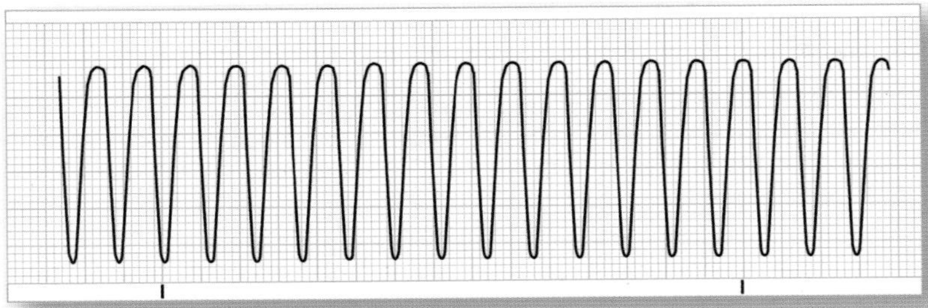

| | |
|---|---|
| 心率 | 200~300次/min |
| 心律 | 规则 |
| P波 | 无 |
| P:QRS | 无 |
| PR间期 | 无 |
| QRS波群时限 | 增宽,畸形 |
| 分组 | 无 |
| 心搏脱落 | 无 |

总结

心室扑动是频率非常快的室性心动过速,当无法分辨QRS波群、T波与ST段时,考虑为心室扑动,节律非常之快以至于心电图融合成不能区分各个波段的正弦波形。

图8-25　心室扑动

### 临床要点

当看到频率为300次/min的心室扑动时,应考虑可能为预激综合征伴心房扑动1:1传导。(我们知道可能并不是,但应注意鉴别。)

## 心室颤动(图8-26)

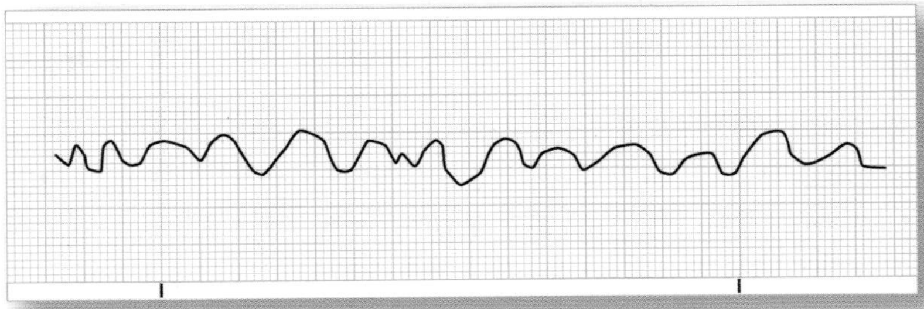

| | |
|---|---|
| 心率 | 不确定 |
| 心律 | 不齐 |
| P波 | 无 |
| P:QRS | 无 |
| PR间期 | 无 |
| QRS波群时限 | 无 |
| 分组 | 无 |
| 心搏脱落 | 无 |

总结

心肌只有杂乱的电活动,心脏局部多灶兴奋、已完全丧失泵血功能。

图8-26　心室颤动

### 临床要点

如果患者一般临床情况尚可,并且神志清醒,那么心电图表现的颤动波就可能是由某个导联干扰引起的,并不是真正的心室颤动。

# 传导阻滞

## 一度房室传导阻滞(图8-27)

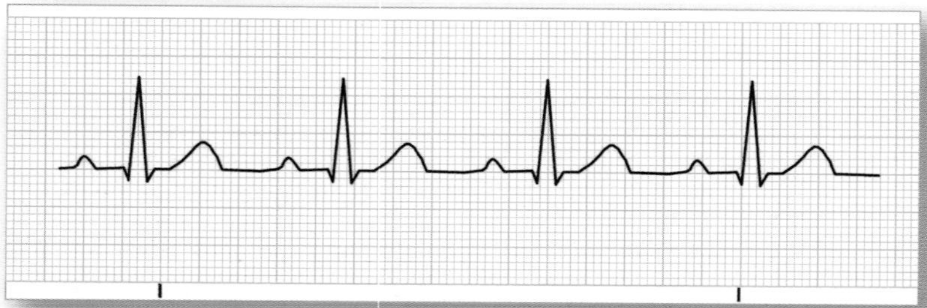

| | |
|---|---|
| 心率 | 基础心率决定 |
| 心律 | 规则 |
| P波 | 正常 |
| P:QRS | 1:1 |
| PR间期 | 延长,大于0.20 s |
| QRS波群时限 | 正常 |
| 分组 | 无 |
| 心搏脱落 | 无 |

总结

一度房室传导阻滞是房室结生理性传导延长所致,某些药物、迷走神经刺激和疾病均能引起PR间期延长,大于0.20 s。

图8-27 一度房室传导阻滞

## 二度Ⅰ型房室传导阻滞(莫氏Ⅰ型,文氏现象)(图8-28)

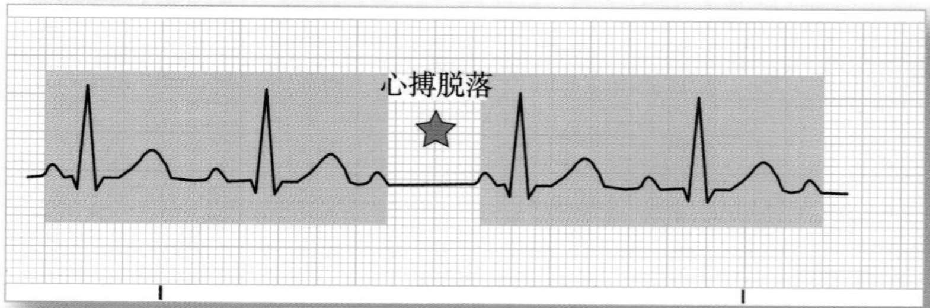


| | |
|---|---|
| 心率 | 基础心率决定 |
| 心律 | 定期的不规律 |
| P波 | 存在 |
| P:QRS | 可变:2:1、3:2、4:3、5:4等 |
| PR间期 | 变化 |
| QRS波群时限 | 正常 |
| 分组 | 有并且可变 |
| 心搏脱落 | 有 |

总结

莫氏Ⅰ型房室传导阻滞也称为文氏现象(明显的文氏点阻滞),主要由房室结不应期延长引起。心电图表现为PR间期逐渐延长,直至一个P波后脱落一个QRS波群,如此周而复始地出现。另一方面表现为RR间期逐渐缩短。

图8-28 莫氏Ⅰ型房室传导阻滞(文氏现象)

**注 释**

请注意阻滞的命名,我们这里所看到的节律干扰是房室结阻滞,束支阻滞是另一种不同的现象。

## 二度Ⅱ型房室传导阻滞(莫氏Ⅱ型)(图8-29)

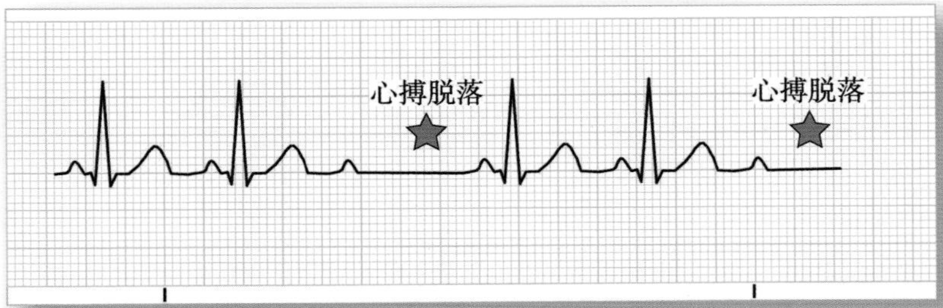


| | |
|---|---|
| 心率 | 基础心率决定 |
| 心律 | 定期的不规律 |
| P波 | 正常 |
| P:QRS | X:(X-1);比如3:2、4:3、5:4等 |
| PR间期 | 正常 |
| QRS波群时限 | 正常 |
| 分组 | 有并且可变 |
| 心搏脱落 | 有 |

总结

莫氏Ⅱ型房室传导阻滞表现为部分P波后无QRS波群,PR间期恒定。多由房室结器质性病变引起,易发展为完全性房室传导阻滞,预后较差。

图8-29 莫氏Ⅱ型房室传导阻滞

### 临床要点

如果P波与QRS波群比例为2:1呢?是莫氏Ⅰ型还是Ⅱ型房室传导阻滞?实际上,这无法鉴别。这种情况被称为2:1房室传导阻滞(没有指定类型),无法确定,因为您也不能确定,最坏的情况就是莫氏Ⅱ型。面对患者时不可过于谨慎。

## 三度房室传导阻滞(图8-30)

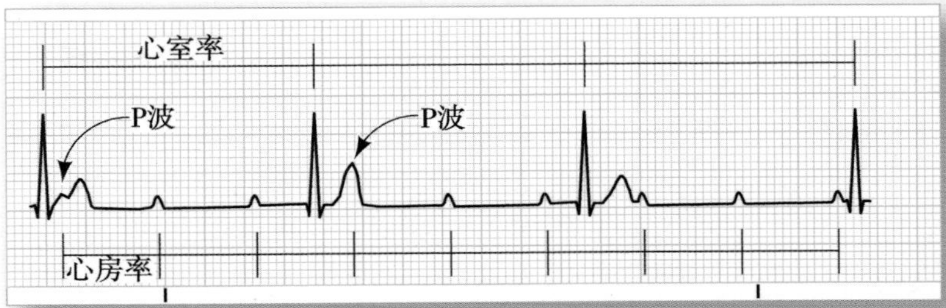


| | |
|---|---|
| 心率 | 基础窦性心律和逸搏心律两种心律,两者没有联系 |
| 心律 | 规则,但心房率和心室率不同 |
| P波 | 存在 |
| P:QRS | 变化 |
| PR间期 | 变化 |
| QRS波群时限 | 正常或增宽 |
| 分组 | 无 |
| 心搏脱落 | 无 |

总结

房室传导系统发生完全性阻滞,心房和心室分别由两个不同的起搏点控制,各自保持自身的节律。可表现为窦性心动过缓、正常窦性心律、窦性心动过速。逸搏心律可能是交界性的,也可能是室性的,因此QRS波群形态可能会不同。

图8-30 三度房室传导阻滞

### 注 意

如果P波与QRS波群比例相同,却没有下传关系,称为干扰性房室脱节,而不是三度房室传导阻滞。

## 1 章节复习

1.窦性心律不齐与正常呼吸周期有关。正确或错误

2.心率为125次/min，节律整齐，每个QRS波群前均有P波是：

A. 窦性心动过缓
B. 正常窦性心律
C. 房性心动过速
D. 心房扑动
E. 窦性心动过速

3.在规律的心搏中突然出现P-QRS-T脱落，但PP间期和RR间期不变(除了心搏脱落时)，这是：

A. 窦性心动过缓
B. 房性逸搏心律
C. 窦性停搏
D. 窦房阻滞
E. 交界性逸搏心律

4.无规律、不规则的心率为65次/min，至少有3种P波形态和PR间期，应该是：

A.心房颤动
B.心房游走性心律
C.多源性房性心动过速
D.心房扑动
E.加速型室性自主心律

5.心房扑动时，心房率通常是250~350次/min。 正确或错误

6.心房颤动是无规律、不规则的节律，任何一个导联均无P波。 正确或错误

7.无规律、不规则心率为195次/min，且没有P波，这是：

A.快心室率心房颤动
B.多源房性心动过速
C.心房扑动
D.房性心动过速
E.加速型室性自主心律

8.加速型交界性自主心律是交界性心律 > 100次/min。 正确或错误

9.室性逸搏心律是心室起搏心律，频率通常为20~40次/min。 正确或错误

10.与室性心动过速有关的是：

A.心室夺获
B.室性融合波
C.A和B均有
D.以上都不是

11.宽QRS群心动过速一般都按室性心动过速处理，除非证明不是室性心动过速。正确或错误

12.仔细观察可发现心室颤动有QRS-T波。 正确或错误

13.PR间期逐渐延长，直至一个P波后脱落一个QRS波群，周而复始出现，应该是：

A.心房游走性心律
B.一度房室传导阻滞
C.莫氏Ⅰ型房室传导阻滞
D.莫氏Ⅱ型房室传导阻滞
E.三度房室传导阻滞

14.规律出现部分P波后无QRS波群是指：

A.心房游走性心律
B.一度房室传导阻滞
C.莫氏Ⅰ型房室传导阻滞
D.莫氏Ⅱ型房室传导阻滞
E.三度房室传导阻滞

15.心房和心室分别由两个不同的起搏点激动，且心房率快于心室率是指：

A.心房游走性心律
B.一度房室传导阻滞
C.莫氏Ⅰ型房室传导阻滞
D.莫氏Ⅱ型房室传导阻滞
E.三度房室传导阻滞

1.正确 2.E 3.D 4.B 5.正确 6.正确
7.A 8.错误 9.正确 10.C 11.正确
12.错误 13.C 14.D 15.E

# 第二部分

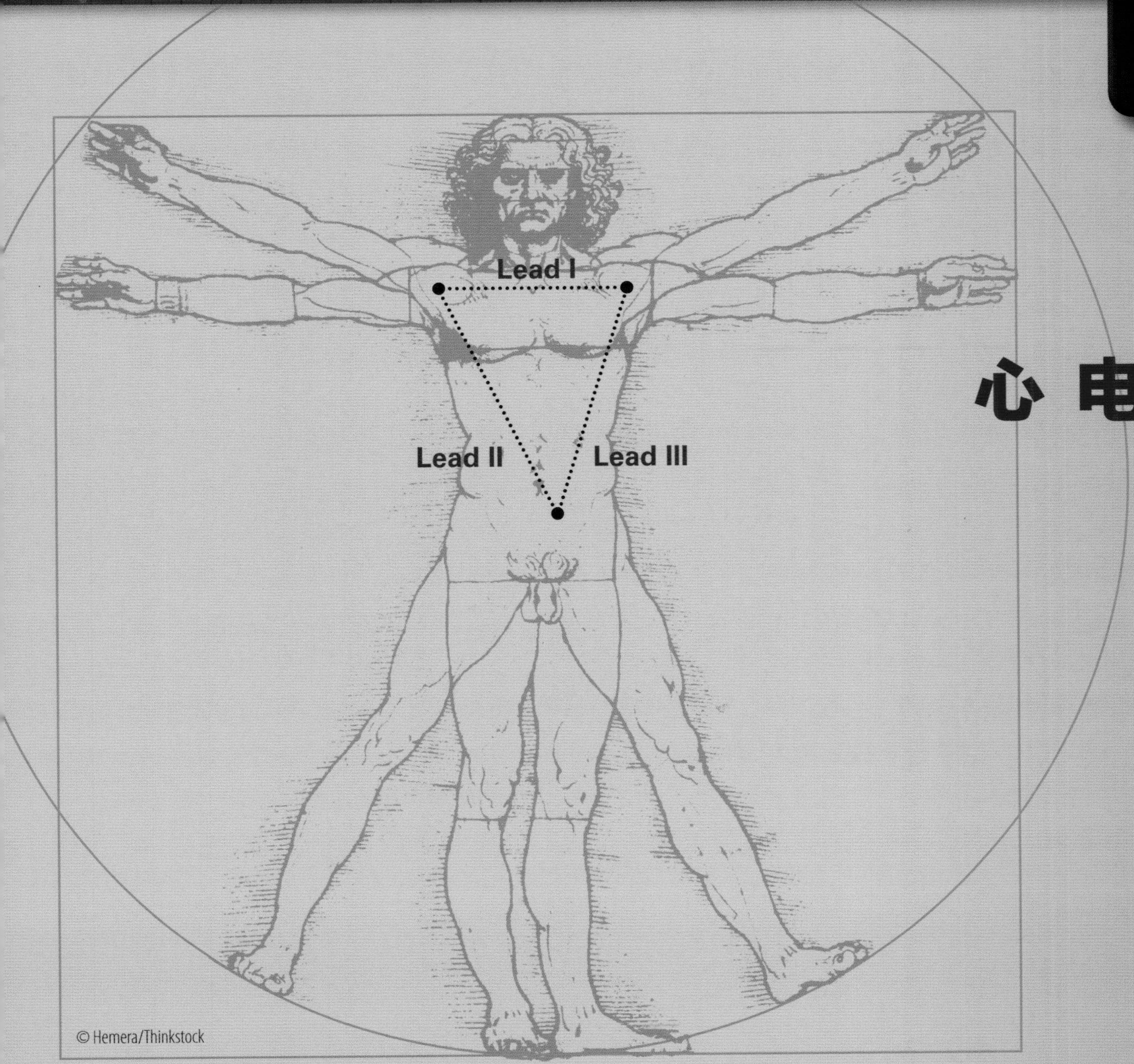




# 心电图解析

# 第二部分

## 心电图解析

第二部分为心电图病例分析，我们将详细解析每一例心电图。采集心电图时，患者肢体的移动可引起明显的心电图伪差，而有时严重的病理性改变在心电图中可能只呈现无意义的微小异常改变。这部分内容主要是针对心电图无规律的异常改变进行解析，可以帮助你在分析心电图时更加得心应手。在临床工作中，心电图可出现无规律的异常改变，应分辨出哪些是心电图的病理性改变，哪些属于伪差。

如果你是初学者，建议先学习第1阶段的心电图基础知识，然后按章节进度阅读心电图。每一章都有一个主题。“P波”这一章主要讲述P波，因此我们应该观察这一章所有心电图的P波形态。虽然这些心电图可能还表现出其他有趣的病理变化，但不需要花太多时间去探究，当你进入第2阶段和第3阶段时，再关注这些问题。

如果你已经达到了中级水平，可以快速复习第1阶段基础知识，然后进入第2阶段，并根据你的基础水平去读图。再次强调，请先掌握好前面的知识，再开始第3阶段的学习。

精彩即将呈现！一项简单的心电图检查，仿佛是一场奇妙的旅行，呈现给你大量的信息。一定要保持耐心，成为心电图专家需要经过长期的磨炼。

**注 释**

本书不涉及儿科心电图，因为涵盖这个话题需要大量的资料。推荐读者阅读儿科心电图相关专业书籍。

## 1 概　述

P波(图9–1)代表心房的除极。P波是心动周期中出现的第一个波,位于PR间期之前,以离开基线为起始点,回落到基线为终点。正常心房除极始于窦房结,然后扩布到心房,直至抵达房室结(图9–2),这个过程持续0.08~0.11 s。

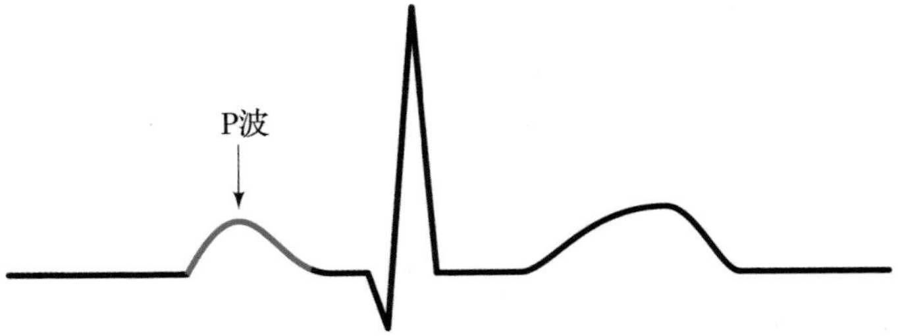


图9–1　P波

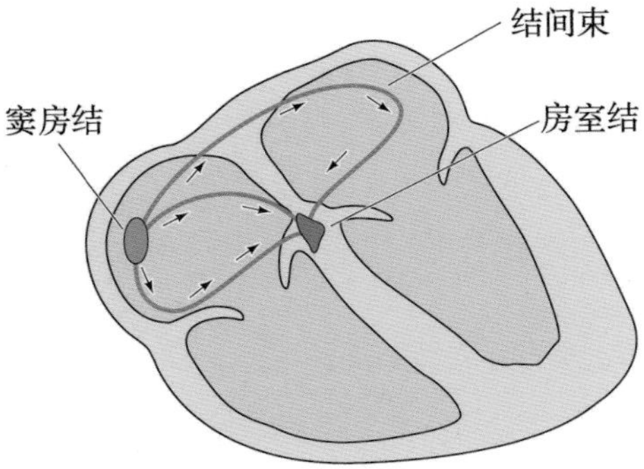


图9–2　P波表示从窦房结到房室结的传导

P波在Ⅰ、Ⅱ、$V_4$ ~ $V_6$导联直立,aVR导联倒置,在其他导联可直立或倒置。

## 2 快速复习

1. P波是心动周期中的第________个波。
2. P波代表了心房的除极。 正确或错误
3. 电激动起源于________结,通过心房,到达________结。
4. P波在aVR导联通常是直立的。 正确或错误

答案:1.一 2.正确 3.窦房 房室 4.错误

## 注 释

### 命名法

与大多数医学领域一样，现代心电图正向着简化命名法的方向发展，以避免混淆。为临床诊断而进行的心电图检查，也在尝试用描述性词语代替以往的命名体系。在本章，我们将介绍这两套术语，使临床医生与来自其他国家的临床医生，以及仍使用旧术语的临床医生能够顺利地进行交流。请记住这一点，我们建议你用简单的术语命名临床疾病，然后再用其他恰当的术语对其进行详细的描述。

以二尖瓣型P波为例，目前恰当的描述是“重度左心房扩大(left atrial enlargement，LAE)表现为二尖瓣型P波”。同样对于肺型P波应该描述为“重度右心房扩大(right atrial enlargement，RAE)表现为肺型P波图形”。值得注意的是，在这两个示例中，准确的临床术语表述了哪一侧心房扩大，但临床上还需通过识别这类患者心电图中一系列其他的典型表现来提高直接诊断二尖瓣型P波和肺型P波的水平。

另外，当心电图表现与标准不相符或者对于描述的准确性存在疑问时，应该用“可能”、“很可能”及“考虑”来表明这种不确定性。例如，有人说：左心室肥厚伴继发性ST-T改变与损伤图形表现一致，在这个案例中应当考虑到这种情况。

3

激动从窦房结传导至房室结需通过前、中、后结间束(图9-2红色传导束)此类特殊的传导系统。Bachmann束是连接两个心房的传导束，与心室系统中浦肯野纤维的作用一样，可以快速地在心房内传导激动，引起心房肌细胞间同步激动。

起搏或者激动起源于房室结或结下区时，常会出现P波倒置。例如：伴有逆行传导的交界性心律和室性自主心律等。在这些病例中，除极活动逆行至心房，因此P波的电轴向上。由于激动传导的方向背离了导联的正极，在心电图的Ⅱ、Ⅲ和aVF导联中，P波的电轴改变，表现为P波倒置。

## 2

**心电图9-1** 在学习本章时，我们仅分析心电图中的P波。心电图9-1中的P波在连续记录的导联上用蓝点做了标记，与上面的肢体导联及胸导联是同步记录的，第一个心搏中蓝点标识的P波可以证实与红色垂直线上其他导联的P波为同步记录。

现在，请拿出你的分规，两个尖端分别置于相邻两个P波的顶点，然后向后移动测量PP间期是否相等。本图证实心律是规整的。图中每个QRS波群前均有一个正常电轴的P波（Ⅱ、Ⅲ、aVF导联直立，aVR导联倒置），且P波形态及PP间期始终一致，证实其为窦性心律。因此，该图的节律是正常窦性心律，心率为80次/min。

评估P波的形态、高度、宽度是否一致。当你读完本章时，请记得再回来重新阅读这份心电图。

**提 示**

评估P波的形态、高度及宽度是否一致。

## 3

**心电图9-1** 这是一例双心房扩大的典型病例。Ⅱ导联P波高尖提示为肺型P波，符合右心房扩大（RAE）的心电图改变。$V_1$导联P波双相，其第二部分的深度×宽度≥0.03 mm·s，提示左心房扩大（LAE）。

另外，这个患者心电图呈不完全性右束支阻滞（incomplete right bundle branch block，IRBBB）图形改变，其QRS波群宽度接近0.11 s。电轴右偏（right axis deviation，RAD），且Ⅰ导联有S波和Ⅲ导联有q波，提示左后分支阻滞（left posterior hemiblock，LPH或left posterior fascicular block，LPFB）。然而，测量P波振幅达3 mm，考虑肺型P波；$V_1$导联R:S值增大，表明右心室肥厚（right ventricular hypertrophy，RVH）。RAE及RVH共同存在，排除了LPFB的可能性。同时注意到Ⅲ导联T波倒置，Ⅰ与Ⅲ导联的这些心电图改变共同构成了$S_1Q_3T_3$图形。在这个病例中，$S_1Q_3T_3$图形代表了右心室损伤，并不是急性肺栓塞或LPFB所致。这个患者还存在下侧壁导联ST段下移，考虑为缺血所致。

心电图 病例分析 续

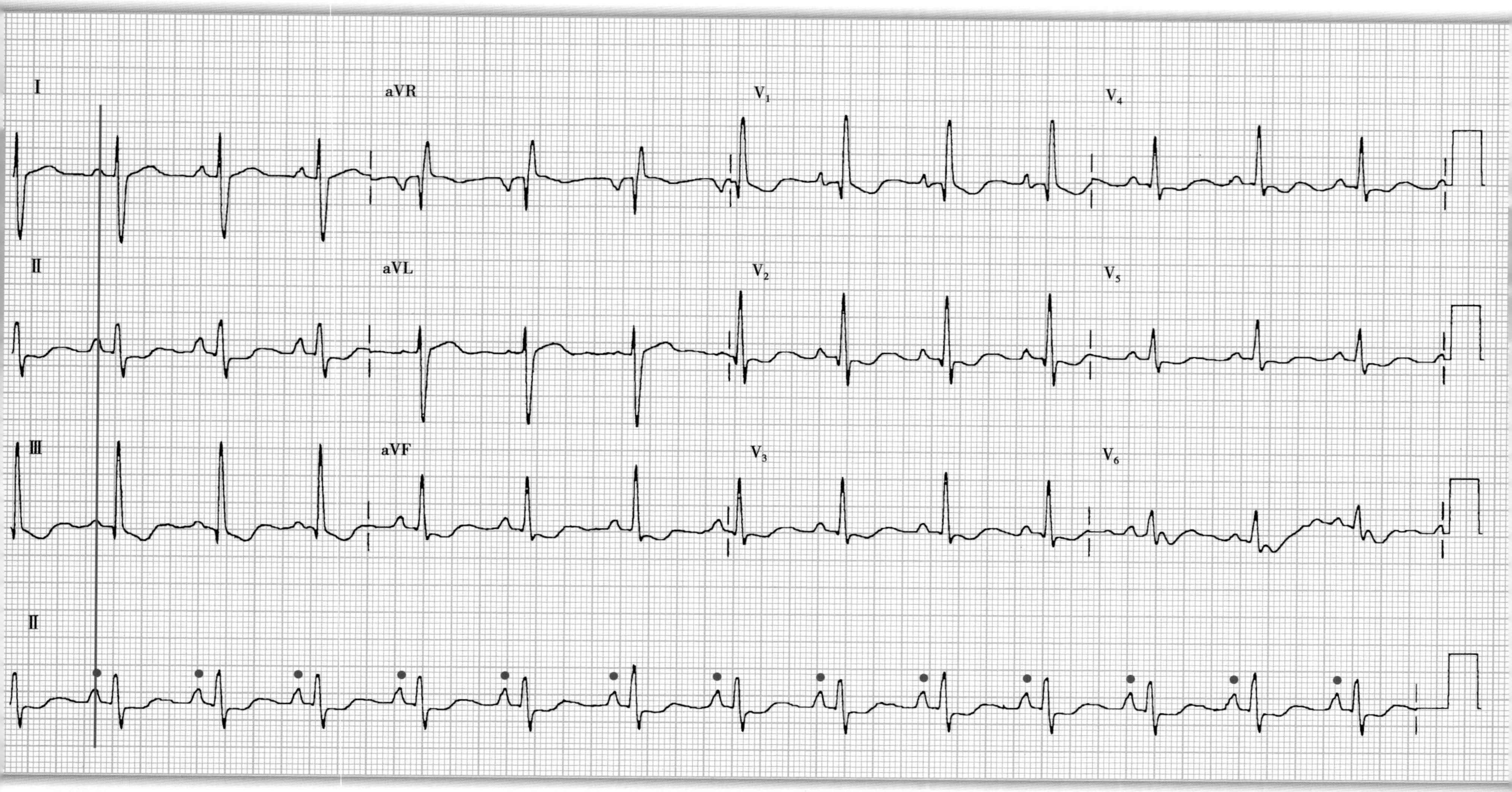


心电图9-1

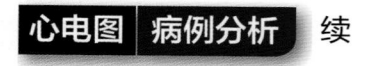

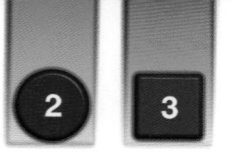

1

# P波形态

P波形态因激动起源位置的不同而不同。请看图9-3：如果激动起源于窦房结，P波形态将与图中起搏点A所示的波形一致；如果激动起源于起搏点B，P波形态及PR间期将会明显不同；起搏点C又会形成另一种图形。心脏很多部位都可能成为次级起搏点，因此各种形态的P波都有可能出现。

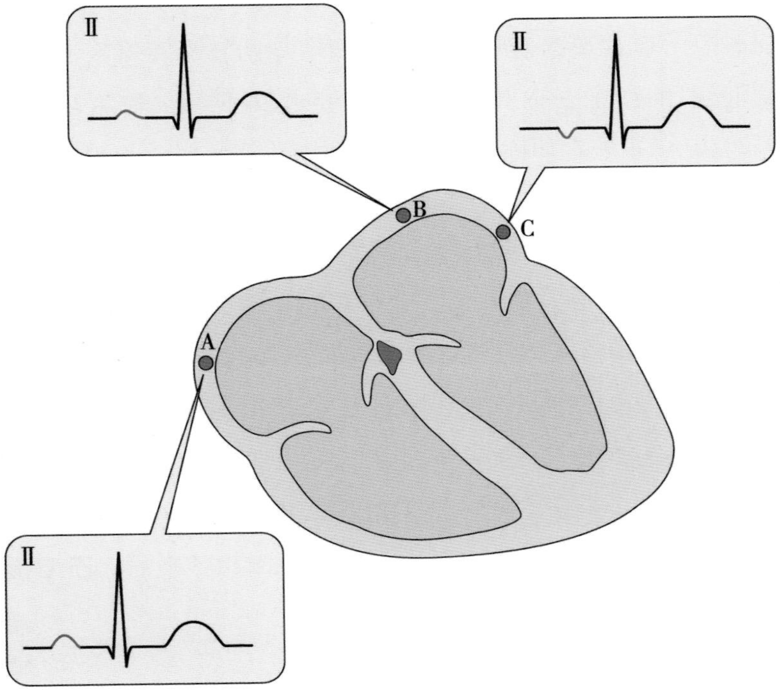


图9-3　三种不同形态的P波提示起搏部位不同

2

不同形态的P波可以帮助辨别不同起搏点的心搏，例如房性室前收缩（PAC）。因为PAC起源于窦房结以外的区域，所以P波形态与其他起源点P波不同。如果异位起搏点自律性增高，持续地间断发放激动，则形成P波形态相同的频发PAC。你能找到心电图9-2中的房性室前收缩吗？

3

心房游走性心律及多源性房性心动过速时，激动起源于心房的多个部位，因此至少有3种不同形态的P波。这也是识别这些异常节律的传统标准。

**提　示**

P波形态随着冲动起源位置的不同而变化。

**心电图9-2** 这张心电图上有一个房性期前收缩(PAC),你能找到吗?请记住,PAC与窦性P波的形态及PR间期不同。在Ⅰ、Ⅱ、Ⅲ导联中可以看到第3个P波与其他P波形态明显不同,为PAC,用蓝色竖线标识。

这个心搏提前出现,因此又被称为早搏。P波之间的间期称为PP间期,通常是固定的。先将分规置于窦性P波顶点上以确定其PP间期,再将分规移至有问题的心搏上进行对比。假设窦性PP间期为X s,可以清晰地看到蓝色标识的心搏为PAC,比窦性P波提前了0.2 s。同时注意到,PAC前后窦性心搏的PP间期正好等于2X s,即2倍的PP间期。为什么会出现这种情况呢?因为窦房结并没有被异位期前收缩重整,继续按其固有周期发放激动。然而,房室结以及心室肌正处于不应期,因此激动并没有传导。窦房结按其固有周期在2X s时继续发放激动。这种使下一次心搏回到与之前的心搏同步的长间歇称为完全性代偿间歇。不完全性代偿间歇发生在窦房结被除极的情况下。因此窦房结被重整,包括期前收缩在内的前后两个PP间期小于2X s。在这个病例中,期前收缩后的下一次心搏并没有按原有节律发放。PAC后通常为不完全代偿间歇。但是,正如本例所示,两种间歇均可能出现。

**心电图9-3** 第一眼看这份心电图,你可能会不知所措。当你看到一份复杂的心电图时,应对其进行逐一解析,使难度降低。请记住,本章仅需要关注P波,目前请忽略其他波。请看Ⅱ导联的P波,或者Ⅱ导联连续记录的前4个P波,它们看起来一样吗?请用你的分规测量!PR间期(P波的起点到QRS波群起点之间的距离)相同吗?不,PR间期均不相同。

现在请浏览一下心电图9-3,如果有4个不同部位的起搏点,是否与这段心电图的前4个心搏一致?答案是肯定的。在这张心电图上,你能看到几种形态的P波及不同的PR间期?它们之间是否有相似之处?这张心电图中大概有8种或者10种不同形态的P波。这是一个心房游走性心律的病例。

请看连续记录的Ⅱ导联上星号的位置。星号标识前一个心动周期的T波与其他心搏T波的形态似乎不同?现在再看星号右侧的心动周期,能否看到P波?在这里P波与T波同时出现,这也是该T波看起来与其他没有埋藏P波的T波形态不同的原因。这种不同波重叠在一起的现象经常发生,当你遇到某个波与其他波形态不同时,要考虑到这种情况。

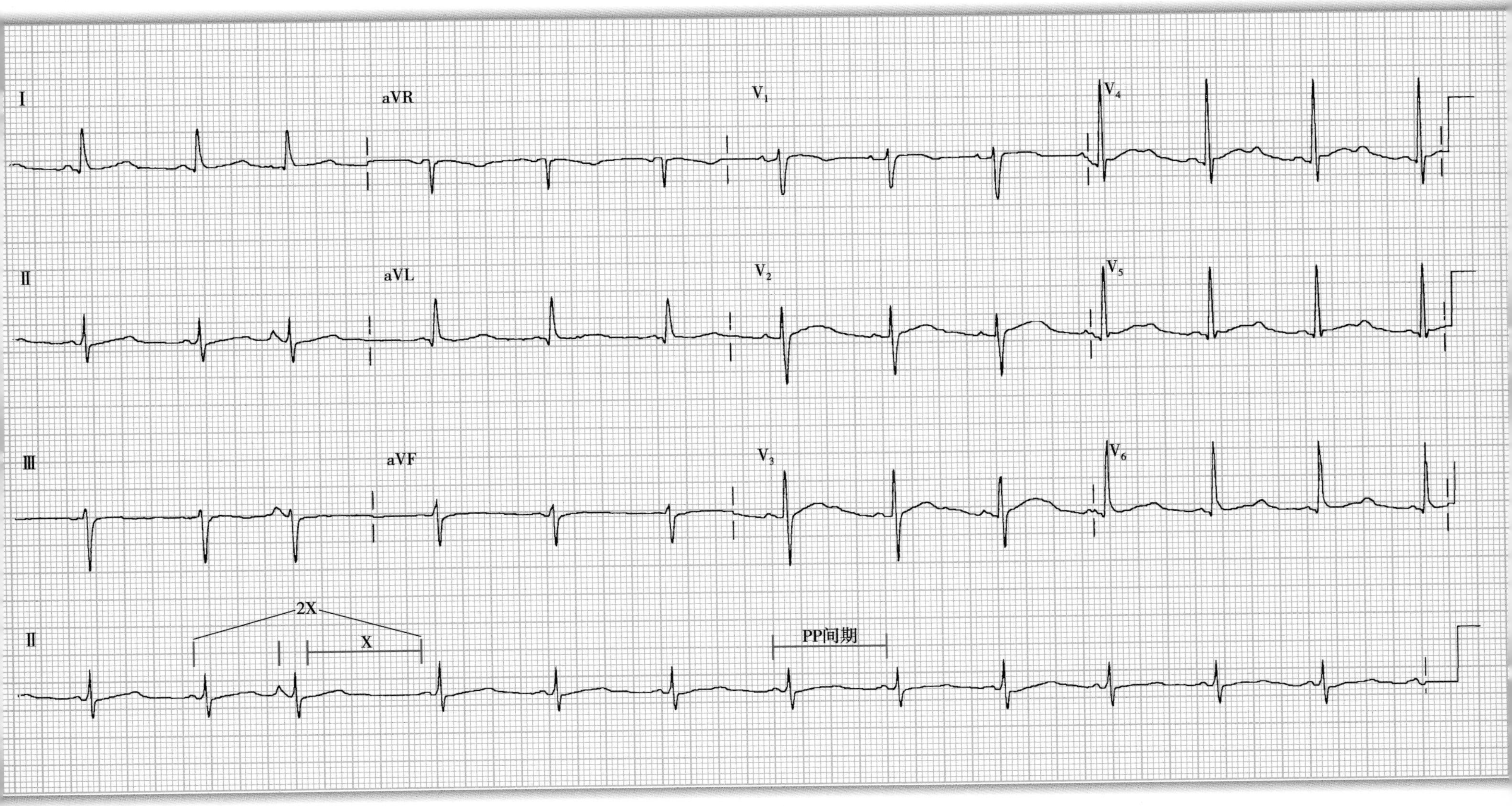
I
aVR
V1
V4
II
aVL
V2
V5
III
aVF
V3
V6
II
2X
X
PP间期

心电图9-2

心电图 病例分析 续

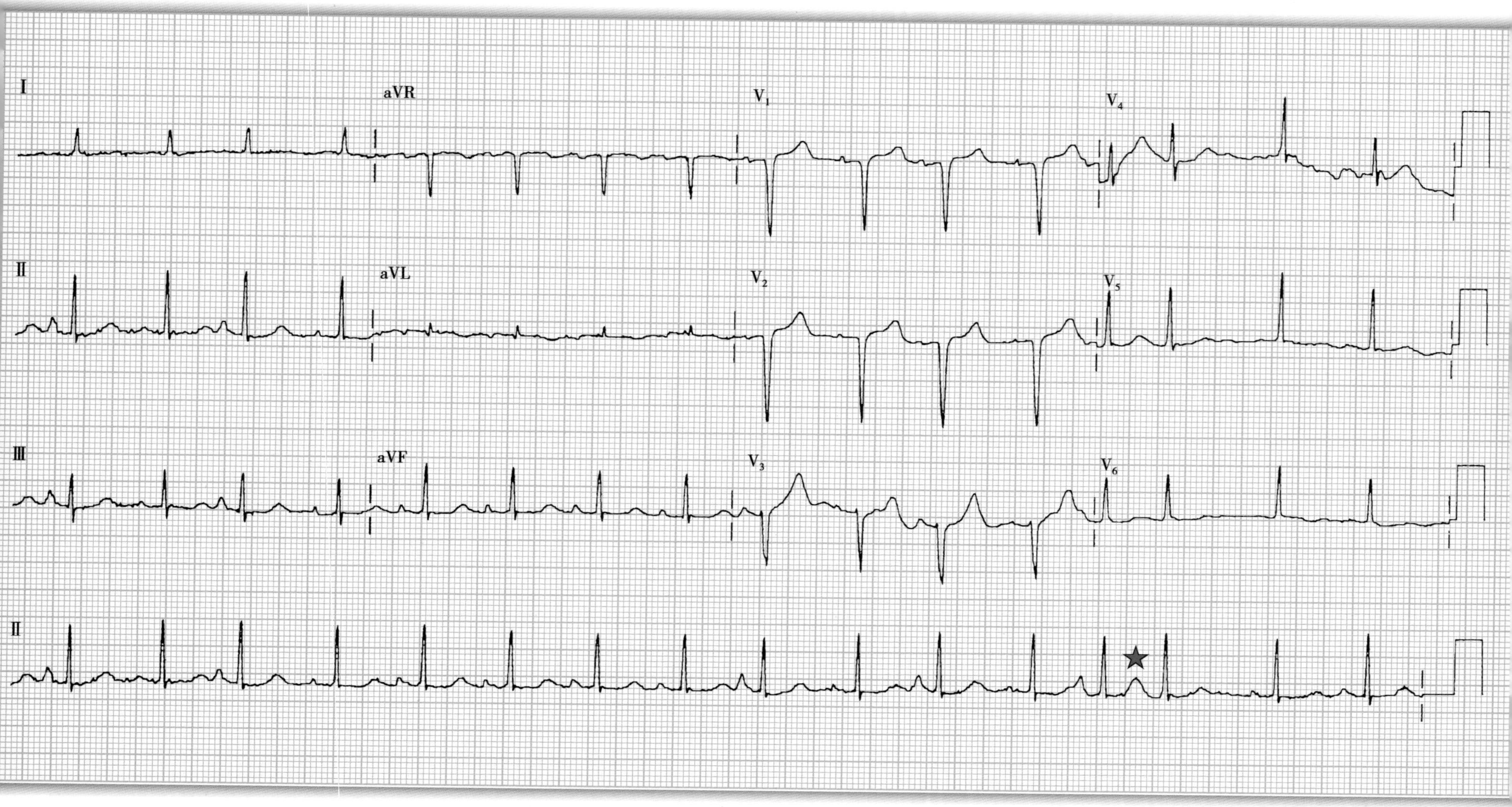


心电图9-3

2

**心电图 9-4** 请仔细观察心电图 9-4 中所有导联的 P 波，你能注意到 P 波及 PP 间期的异常吗？我们发现Ⅱ、Ⅲ、aVF 导联的 P 波倒置（负向或低于基线）。正常情况下 P 波在Ⅰ、Ⅱ导联直立，因此该图中 P 波异常。这个病例中，P 波起源于房室结或其附近，激动逆传使心房除极，这种反方向传导（逆传）的激动在Ⅱ、Ⅲ、aVF 导联形成了倒置的 P 波。

这例心电图的节律有两种可能：第一种节律的起搏点在房室结，这种心律被称为交界性心律伴 P 波逆传，交界性节律的 PR 间期通常比较短；第二种异位节律的起搏点可能来自低位心房，该异位心房起搏点可能邻近房室结，并在房室结出现生理性阻滞前发放激动，与图 9-3 中的起搏点 C 相似。因为此图中 PR 间期正常，第二种可能性更大一些。

3

**心电图 9-4** 心电图 9-4 符合左心室肥厚（LVH）的诊断标准：aVL 导联 R 波振幅>11 mm。胸前导联出现典型的左心室肥厚伴 ST-T 继发性改变，即轻度的 ST 段抬高及非对称性 T 波。

正常 P 波的电轴是 0°~75°。交界性心律时 P 波电轴为-60°~-80°，此时 P 波在Ⅱ、Ⅲ、aVF 导联呈负向，而在Ⅰ、aVR 导联呈正向，胸前导联 P 波形态多变。

本图为交界性心律吗？一般情况下，交界性心律的 PR 间期≤0.11 s。本图若为交界性心律，须满足以下条件：从房室结远端顺向传至希氏束的过程中存在潜在性障碍，从而允许逆行 P 波在心室去极化之前出现。

**提 示**

注意看Ⅱ、Ⅲ、aVF 导联的 P 波，如果 P 波倒置，说明起搏点在低位心房或房室结。倒置 P 波代表了激动逆传使心房除极。

心电图 病例分析 续

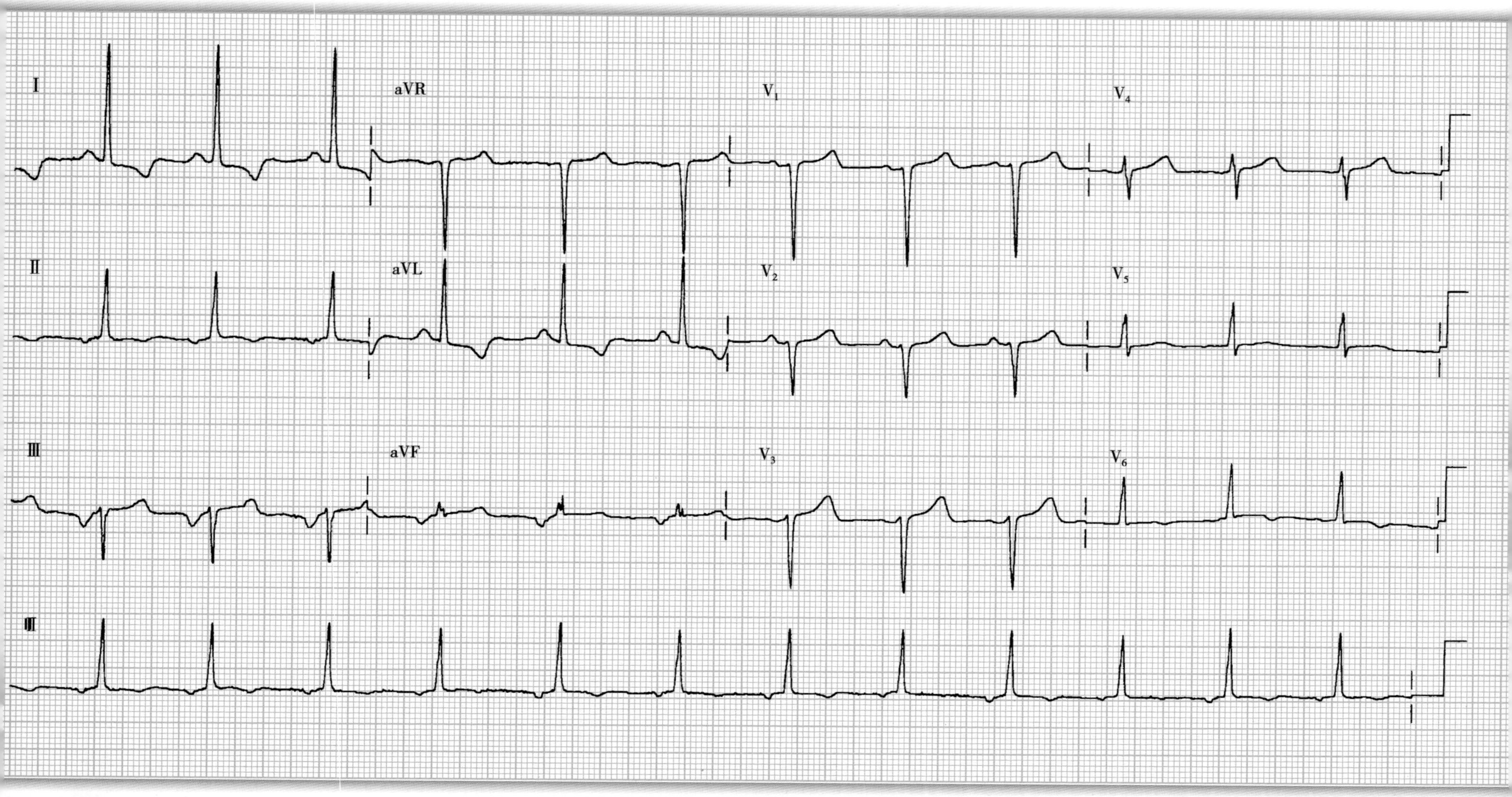


心电图9-4

# 异常P波

## 二尖瓣型P波

如果P波时限在肢体导联超过0.12 s(Ⅰ、Ⅱ)且伴有切迹(M型),则称为二尖瓣型P波(图9-4)。这是重度左心房扩大(LAE)的一种典型表现,但这种表现并不常见。二尖瓣型P波时,其双峰之间的距离应≥0.04 s。

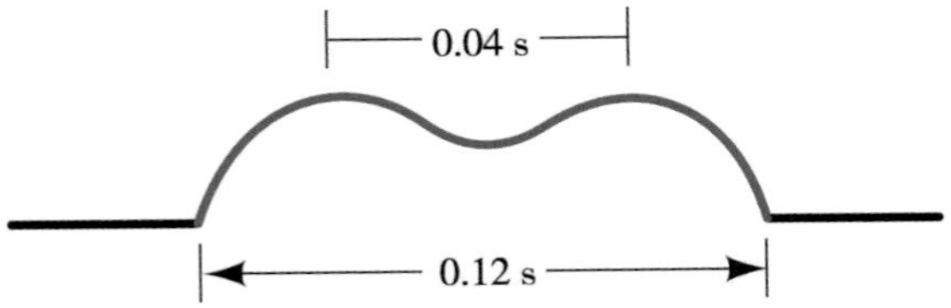


图9-4 肢体导联P波时限大于0.12 s,并有切迹,提示二尖瓣型P波

实际上,激动在扩大的左心房中传导需要更多的时间,因而P波形成切迹。但是窦房结位于右心房,当激动从窦房结发出并传至扩大的左心房时,激动在较小的右心房传导已接近尾声,最终形成双峰P波(图9-5)。

P波时限<0.12 s时也可出现切迹,这可能与LAE无关。

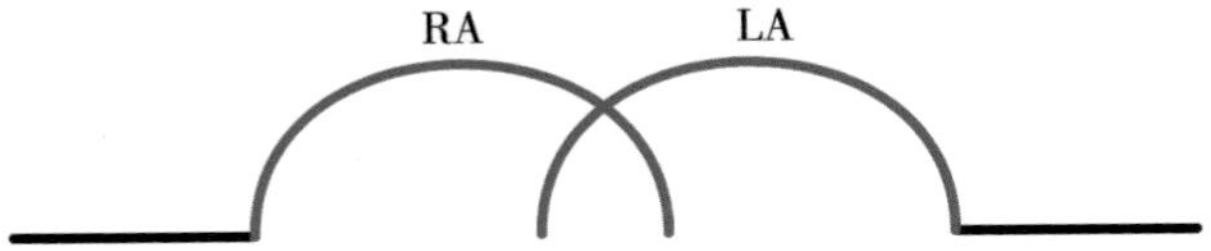


图9-5 P波形成切迹的原因

**快速复习**

1. 二尖瓣型P波与________心房扩大相关。
2. 伴有切迹的P波宽度至少达________s。
3. 二尖瓣型P波在心电图中常。正确或错误
4. 二尖瓣型P波中的P波切迹是冲动经________心房的缓慢传导所致。

答案:1.左 2.0.12 s 3.错误 4.左

二尖瓣型P波最常见的病因是重度二尖瓣疾病,这也是其名字的由来(也有人说像主教的皇冠,呈M形)。二尖瓣狭窄时,机体通过增加心房容量以克服狭窄的瓣膜,导致左心房扩大。最终,心肌因血容量代偿增加而使左心房扩大。患者二尖瓣反流时也可导致心房扩大。

**提 示**

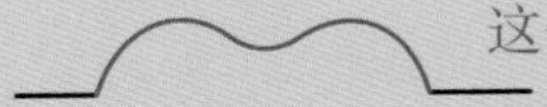

这个P波=LAE

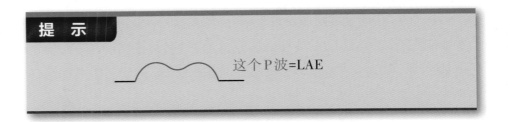

## 心电图 病例分析 二尖瓣型P波

2

**心电图9-5** 这张心电图是二尖瓣型P波的教科书示例。请注意图中P波双相，其特征为：宽度≥0.12 s、双峰距≥0.04 s。请展开你的想象力，将P波想象成骆驼的背。通过联想记忆这些知识点，会使整个学习过程变得更加容易和有趣。

3

**心电图9-5** 图中多个导联出现倒置、非对称性T波，T波电轴几乎全与QRS波群电轴相反（T波电轴为-120°，QRS波群电轴为30°）。另外，$V_1$导联S波增大，约为35 mm，伴有ST段抬高。这些改变高度提示左心室肥厚伴ST-T继发性改变。但是为什么侧壁导联电压降低了呢？答案并不确定，可能是由于先前心肌梗死引起心室壁变薄、左侧胸膜渗出、肥胖等因素。Z轴指向后方60°。Ⅱ、Ⅲ、aVF、$V_2$~$V_5$导联提示心室内传导延迟（IVCD）。

任何时候分析心电图都要结合患者的临床表现。并综合所有信息，这种心电图常见于扩张性心肌病、多瓣膜病变或继发于心脏的浸润性病变。需关注患者的基本信息，该病例是一名18岁女性患者。

2

**心电图9-6** 本图为二尖瓣型P波的另一个示例。请注意，不同患者二尖瓣型P波的形态各异，就像不同的骆驼有不同的驼峰一样（图9-6）。我们将给你展示其他的病例，以帮助你快速识别此类图形。

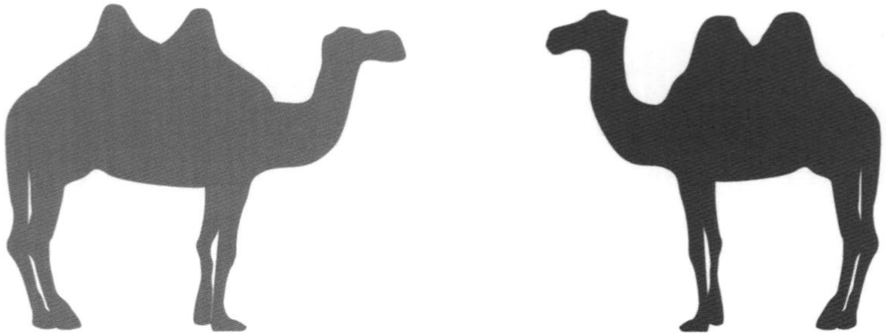

图9-6 不同患者二尖瓣型P波形态各异

3

**心电图9-6** 本图提示双心房扩大。我们在本章后面将讨论这个话题。另外，该患者心电图有电轴左偏（left axis deviation，LAD）伴有左前分支阻滞（left anterior hemiblock，LAH 或 left anterior fascicular block，LAFB）。另一个有趣的现象是：aVL导联R波高度≥11 mm，提示存在左心室肥厚。

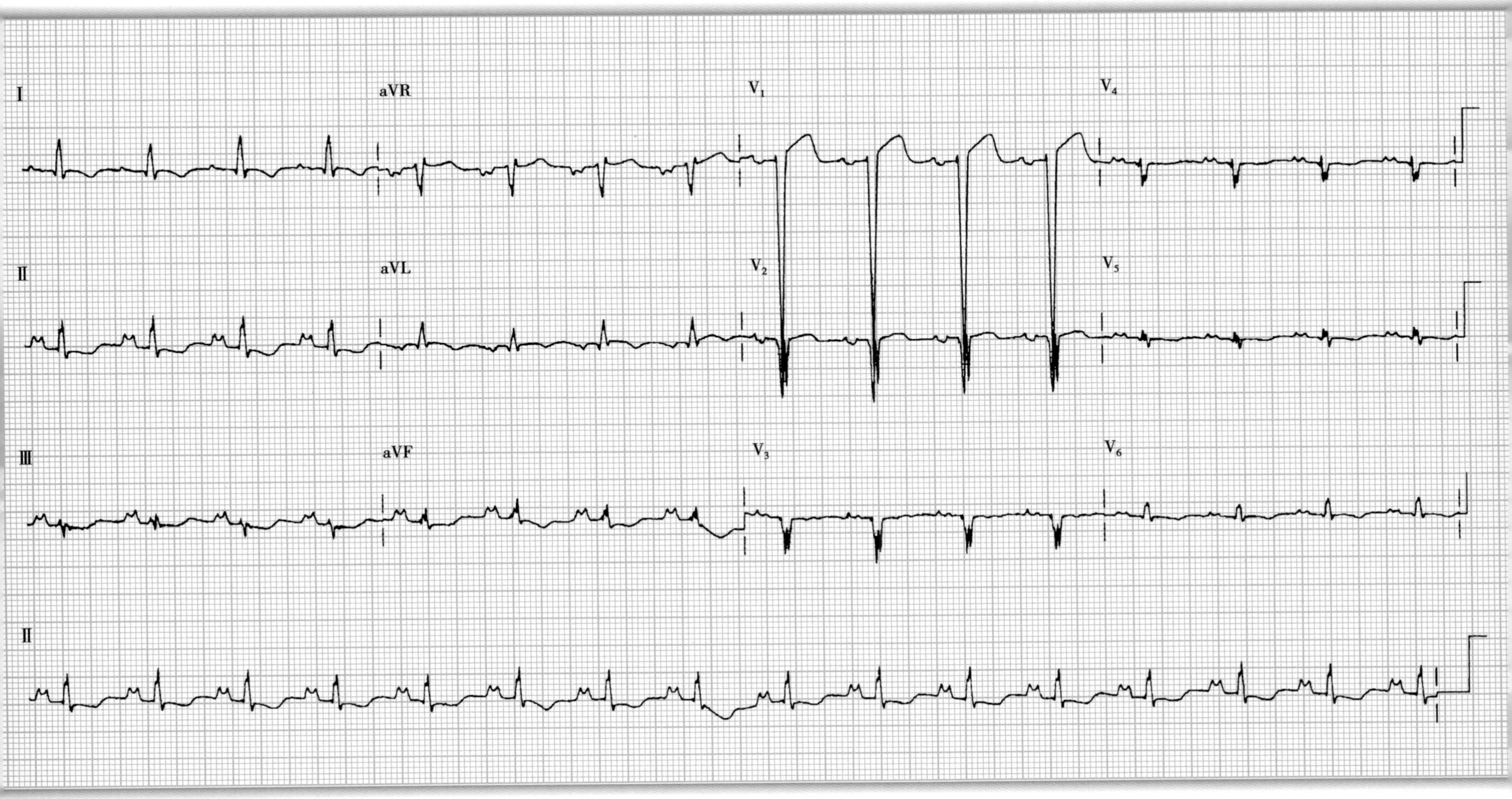


心电图9-5

心电图 病例分析 续

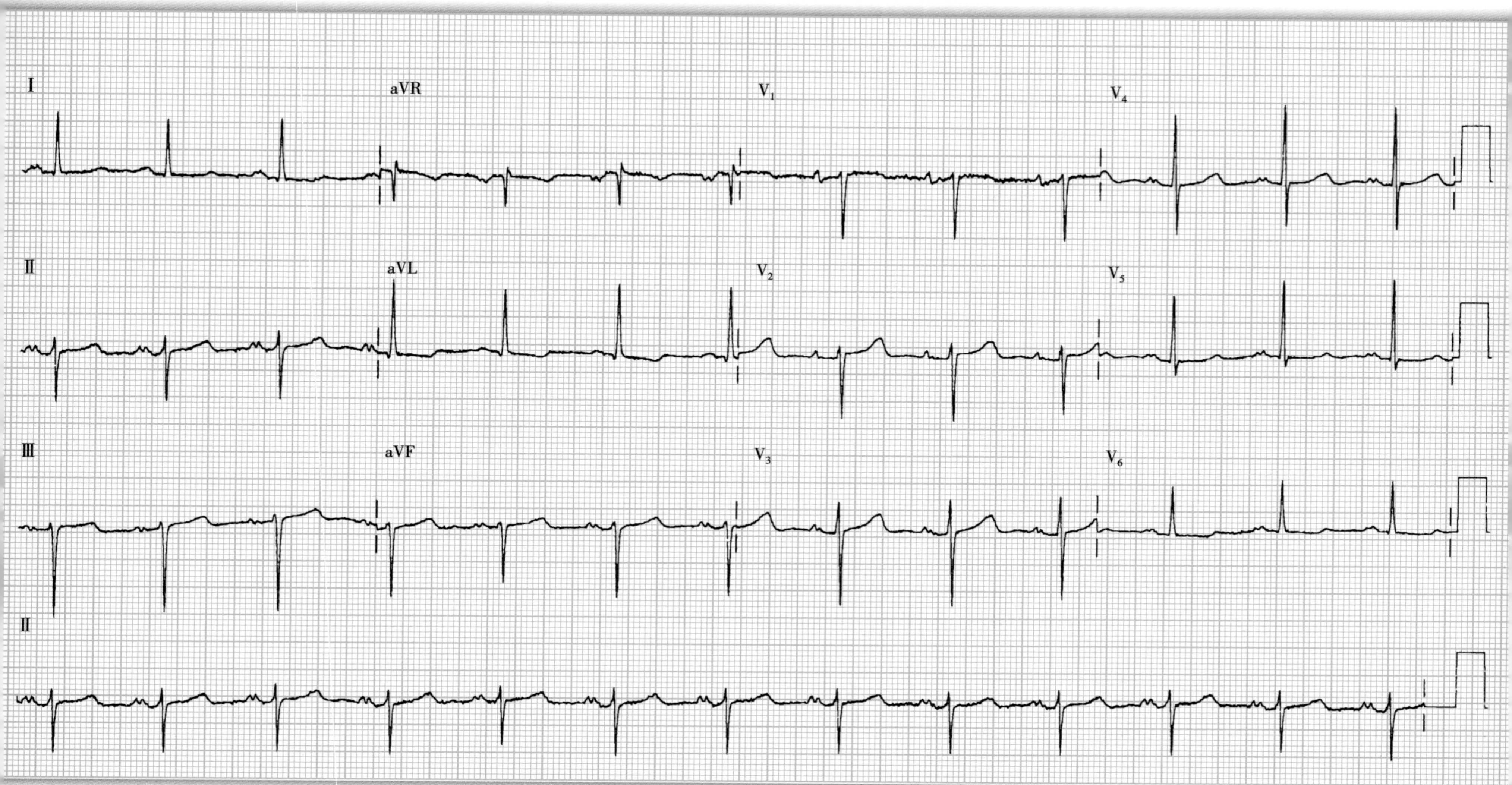


心电图9-6

## 2

**心电图9-7** 本图中的P波双峰虽然不像心电图9-6那么明显，但仍具备二尖瓣型P波的全部特征。图中第一个心动周期中患者轻微活动，引起基线稍微波动，因此看起来形态非常奇怪；但是不要被骗了，这只是伪差。由于QT间期显著延长，所以很难将P波与上一个心动周期中的T波分开。图中T波呈正负双向并显著延长。当遇到这类问题时，应首先寻找P波最明显的导联。这例心电图中$V_1$导联P波最明显。请测量PR间期（P波起始到QRS波群起始），并将此间期移至其他导联，就能迅速找到P波的位置。谨记，整个心电图中PR间期是相同的，根据这一点你就能迅速找到P波。

$V_4$~$V_6$导联起始处的心搏形态异常，为室性期前收缩（PVC）。用所学到的关于期前收缩的规则分析该心动周期，发现符合PVC的诊断标准。QRS波群之所以宽大、畸形，是因为激动起源于心室而非心房，且并非沿传导系统下传而是通过心室肌细胞间缓慢扩布。这个期前收缩自身是无害的。我们已经在“节律”一章中讲述过这一问题，稍后将深入讨论。

## 3

**心电图9-7** 本图中，QT间期延长且T波呈双相。胸前导联QRS波群移行提前，Z轴偏向后方5°~10°。这里看到的室性期前收缩也可能是交界性期前收缩（PJC）伴室内差异性传导。因为该心搏QRS波群与正常心搏的QRS波群起始方向相同，这种情况常见于室内差异性传导。为了简单起见，该例我们选择称之为室性期前收缩。

**提 示**

同一份心电图的间期是一致的。

为简化心电图解析过程，请用分规测量此间期的最长距离并移至其他导联。

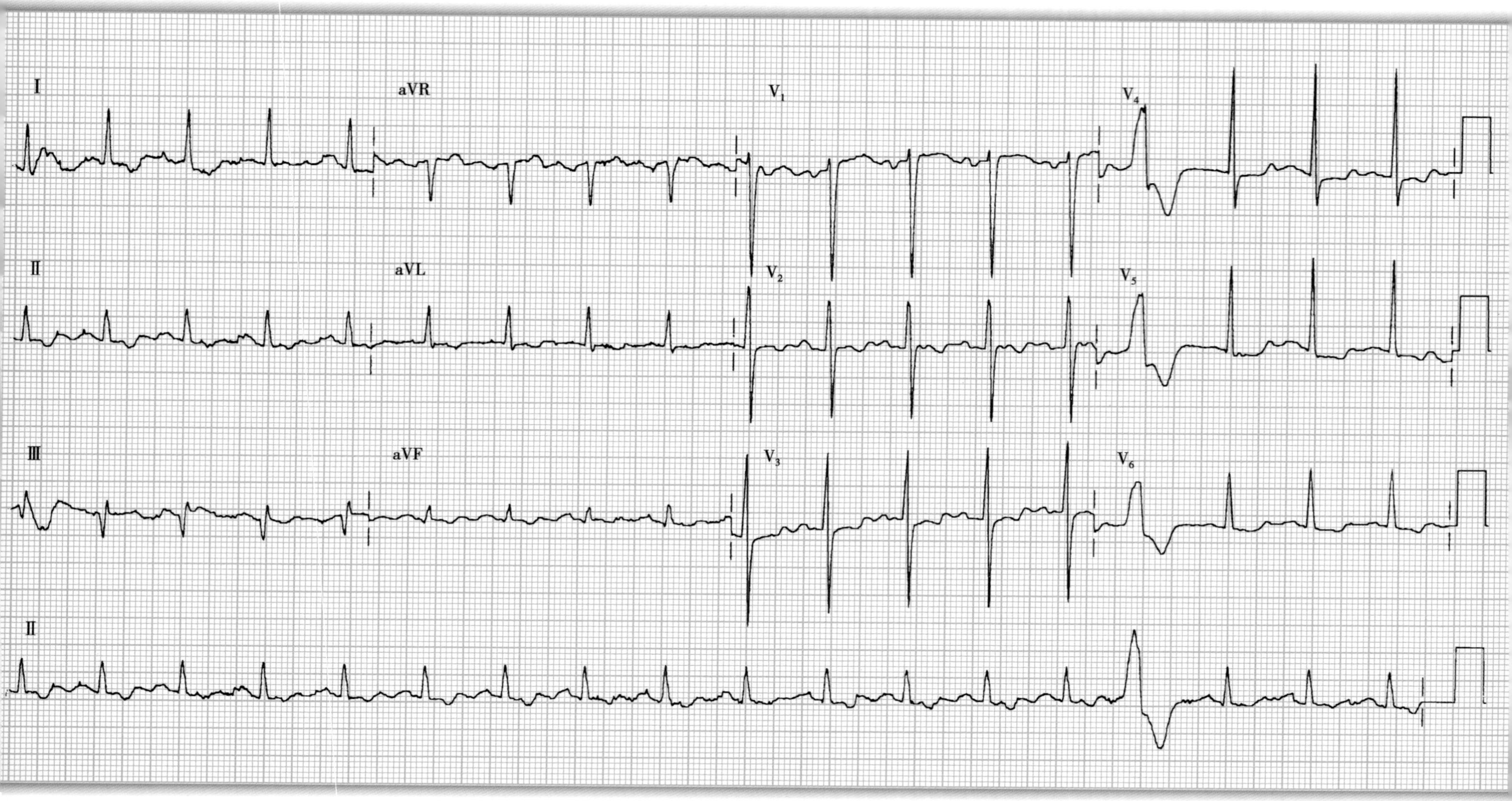

心电图9-7

1

## 肺型P波

如果P波高尖(圆锥帐篷形)且在肢体导联振幅大于2.5 mm,则称之为肺型P波(图9-7)。肺型P波是重度右心房扩大(RAE)的典型表现,在Ⅱ、Ⅲ导联最为明显且常见。

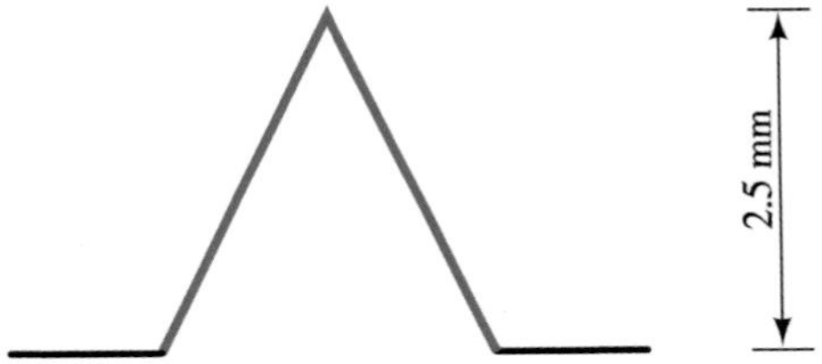


图9-7　肢体导联P波高尖,振幅高于2.5 mm,提示肺型P波

高尖P波呈圆锥帐篷形,振幅也可能低于2.5 mm。因此肺型P波是一种特殊类型的高尖P波。当振幅低于2.5 mm时,高尖P波与心房扩大不相关。

**提　示**

这些波呈圆锥帐篷(teepee)形。记住这个名字的最佳方法是记住teepee最后一个音节代表肺型P波。

2 **快速复习**

1. 肺型P波是________心房扩大的标志。
2. 肺型P波的高度至少________mm。
3. 振幅小于2.5 mm的高尖P波,与右心房扩大有关。 正确或错误
4. 肺型P波在胸前导联可见。 正确或错误

答案:1.右　2.2.5　3.错误　4.错误

3

如果在心电图上发现肺型P波,且伴有电轴右偏,不能诊断为左后分支阻滞(LPH)。这是因为右心的病变可使心脏电轴右偏,使之与左后分支阻滞的表现难以区分。需要记住左后分支阻滞是一种排他性诊断,任何与右心房或右心室疾病相关的表现均可排除LPH的心电图诊断。

## 心电图 病例分析 肺型P波

**2**

**心电图9-8** 本图中，Ⅱ、Ⅲ导联的P波振幅超过2.5 mm，且呈肺型P波图形改变。该病例P波振幅最高达7 mm，如此高大的P波非常罕见，高度提示肺型P波。在连续记录的Ⅱ导联条图中能否发现P波异常？其形态是否相同？PR间期是否一致？该图是多源性心房异位起搏点引起节律异常的另一个示例，如果没有心动过速发作，可称之为心房游走性心律（WAP）。因此本图节律为多源性房性心动过速（MAT）。另一种观点认为：MAT是WAP的心动过速形式。我们应指出，不论MAT还是WAP，心律都极不规整，完全是一种紊乱的节律。

请注意上方用圆点标注的心搏有什么异常？这些心搏的P波和T波重叠在一起，P波出现在心室复极期。观察竖线标注的三个心搏，P波落在前一个心动周期的T波末端，它们只是部分重叠在T波上，因此仍能完全区分开。

**提 示**

如果某个T波看起来与其他的T波不同，很可能因为有P波隐藏其中。

**2**

**心电图9-9** P波振幅也超过了2.5 mm，符合肺型P波的特点，提示右心房扩大。你可能听过有人用“肥厚”这个词来描述，这是既往描述心电图表现的术语。有研究表明，心房扩大后心房肌细胞的除极路径发生了改变，但不能确定是心肌肥厚还是心肌扩张导致了心房增大，因此该术语已不再使用。

**3**

**心电图9-9** $V_1$~$V_4$导联ST段轻度抬高应引起注意，$V_1$~$V_3$导联呈QS型，提示发病时间不确定的陈旧性前间隔心肌梗死。既往心电图资料将有助于进一步诊断。

请注意$V_1$导联P波完全倒置，因此这个病例不能诊断左心房扩大。

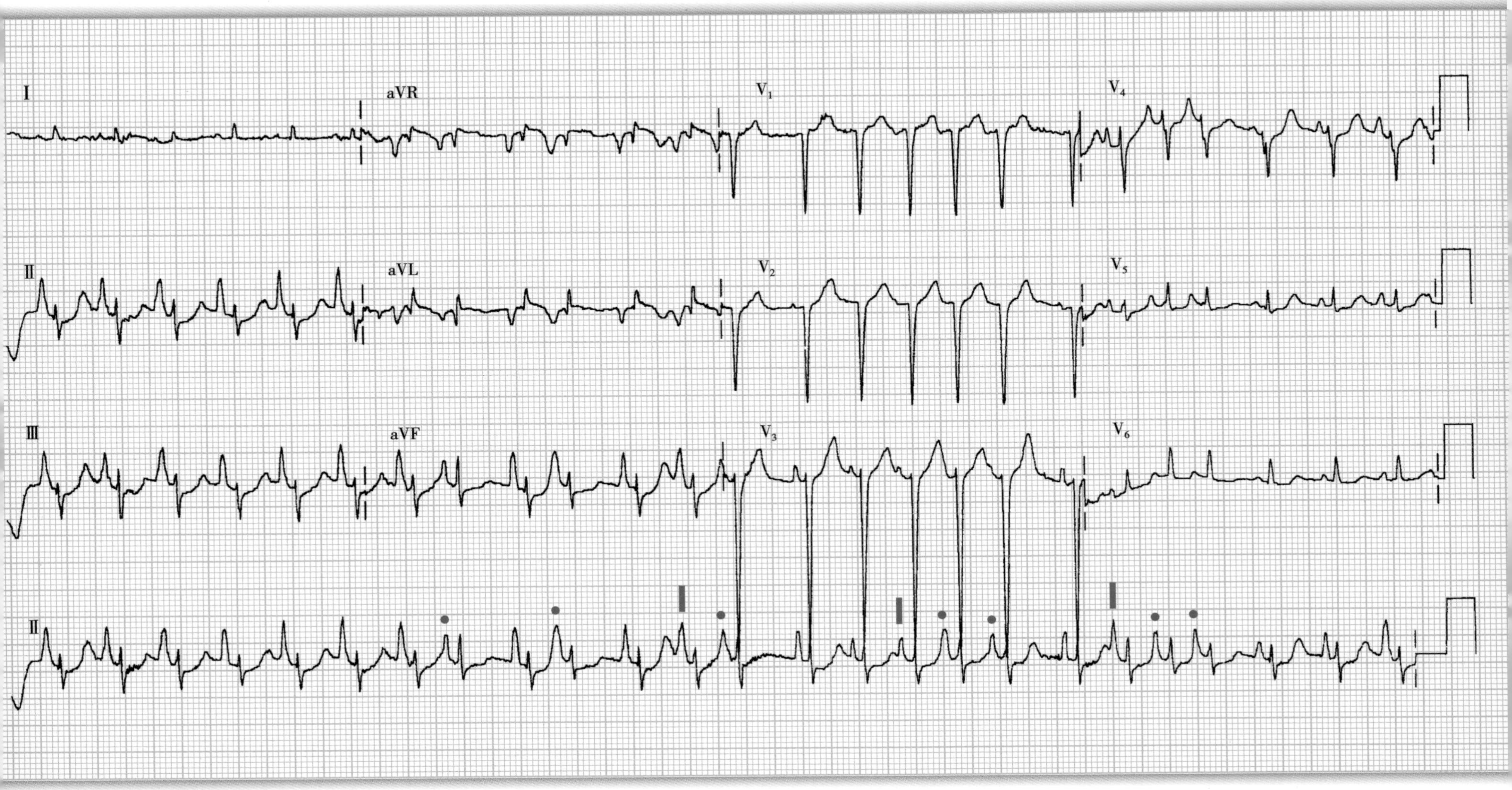
I
aVR
V1
V4
II
aVL
V2
V5
III
aVF
V3
V6
II

心电图9-8

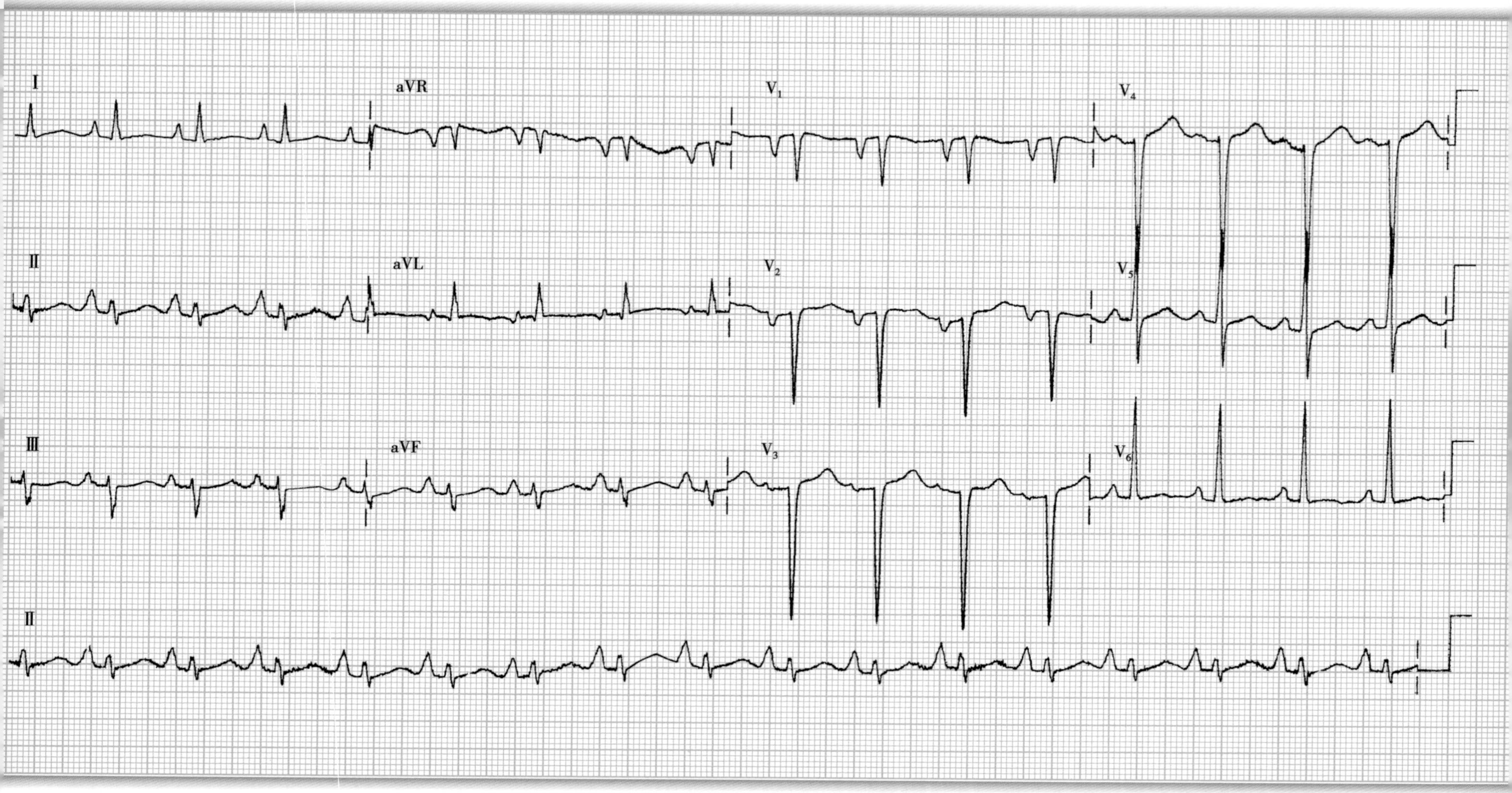


心电图9-9

## 2

**心电图 9-10** 图中P波形态符合肺型P波的特点。但图中底部未见连续记录的导联条图，稍微增加了心电图解析的难度。同时观察同一列的三个导联，例如Ⅰ、Ⅱ、Ⅲ为第一列，aVR、aVL、aVF为第二列，依次类推，直到第四列。你能发现任何异常吗？从左侧开始数心动周期，第三个心动周期的P波异常，按照我们之前判断房性期前收缩时的流程，检查PR间期以及PP间期。这些能提示为异常心搏吗？是的，这是什么心搏？是房性期前收缩。

用同样的方法检查第9个心搏，这是房性期前收缩吗？不是。为什么？请记住正常窦性P波在Ⅰ、Ⅱ以及$V_4$~$V_6$导联直立，在aVR导联倒置。aVR导联中第9个心搏的P波是正向还是负向？在基线以上为正向。这个心搏还可能是什么呢？交界性期前收缩！现在我们看一下第11个心搏。它是正常的吗？答案是否定的。符合哪种心搏？房性期前收缩。用学过的心电图判图规则，你可以明确某个心搏的性质。

## 3

**心电图9-10** 该图表现为右束支阻滞(right bundle branch block，RBBB)伴电轴右偏。结合肺型P波图形，高度提示右心室损伤或慢性阻塞性肺部疾病(chronic obstructive pulmonary disease，COPD)。图中每个房性期前收缩都伴室内差异性传导，实际上第3个心搏的差异性传导使电轴发生了轻微改变。

**提 示**

对比PR间期及PP间期有助于识别期前收缩。

## 心电图 病例分析 续

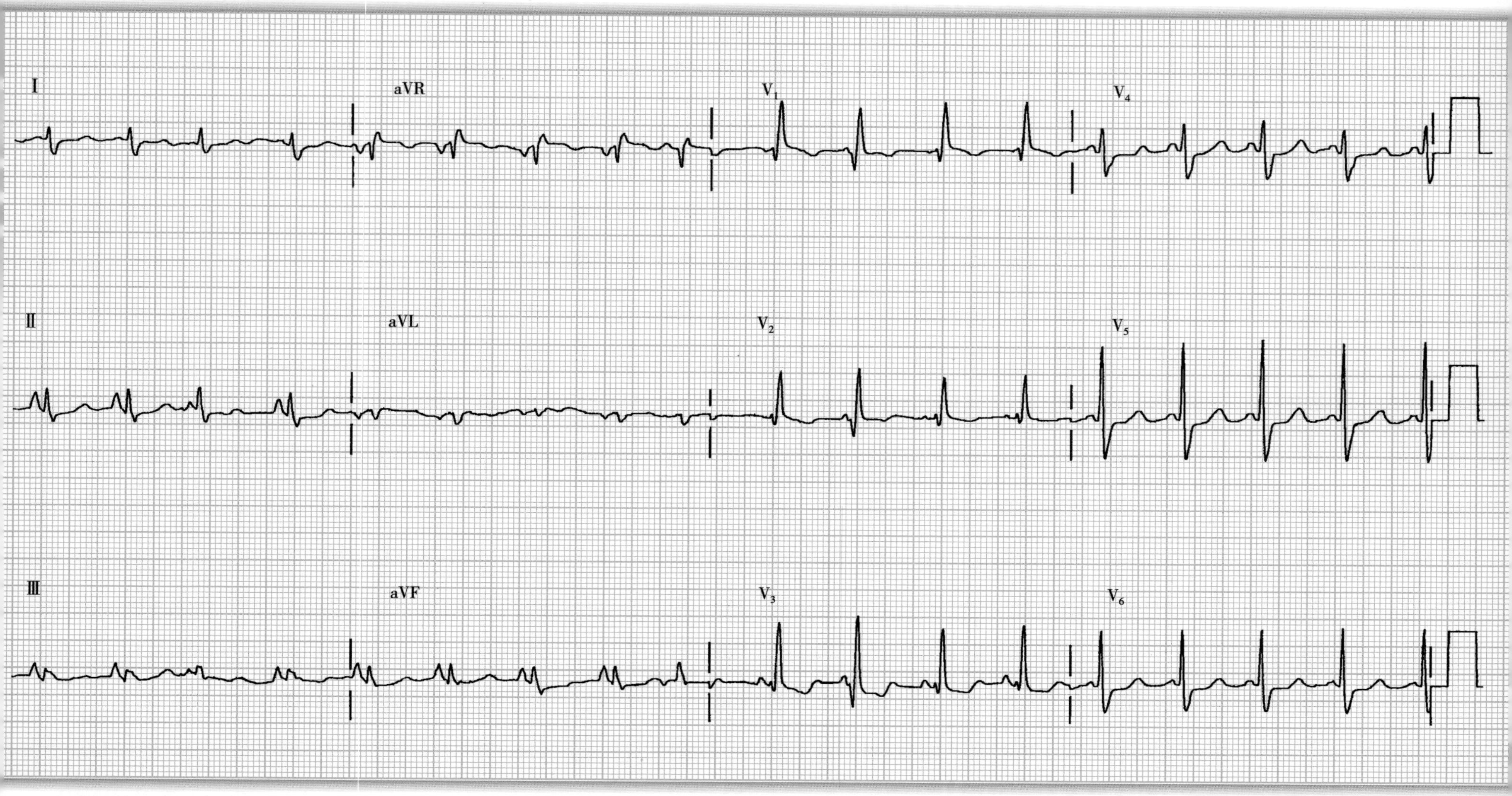


心电图9-10

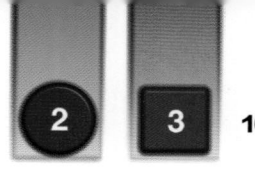

1

## 心房内传导延迟

$V_1$导联中经常可见双相P波，这是心房内传导延迟(intraatrial conduction delay, IACD)的证据。IACD是表述心房内存在非特异性传导障碍的另一种方式。通常IACD是心房扩大所致，但尚未扩大到出现二尖瓣型P波及肺型P波图形的程度，或者可以明确判断哪一侧心房扩大的程度。但是，在下面两种情况下，双相P波可以帮助你区分是左心房扩大(LAE)还是右心房扩大(RAE)。下面我们一起来复习。

当$V_1$导联双相P波前半部分的振幅高于$V_6$导联时(图9-8)，很可能是RAE。

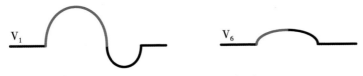


图9-8 $V_1$和$V_6$导联P波双相

当$V_1$导联P波后半部分加深且宽度>0.04 s(一个小格)时，很可能是LAE(图9-9)。将$V_1$导联负向P波的时间乘以负向P波振幅，称为P波终末电势(P-wave terminal force, $PtfV_1$)。

$PtfV_1$(绝对值)≥0.03 mm·s时，左心房扩大的可能性大于95%。

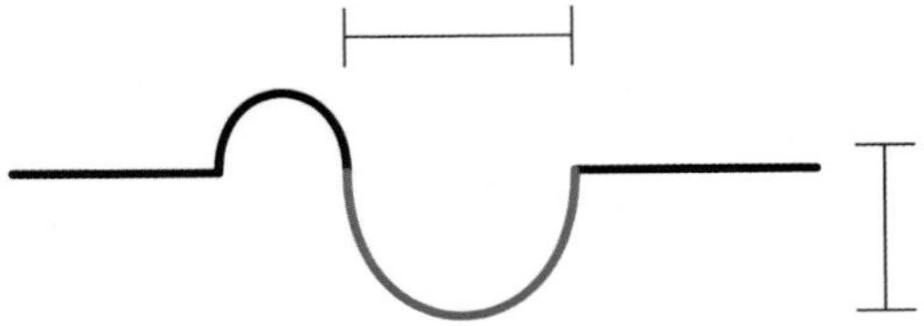

图9-9 双相P波，$PtfV_1$>0.03 mm·s，提示LAE

2 快速复习

1.$V_1$导联双相P波符合心房内传导延迟(IACD)。 正确或错误

2.$V_1$导联当P波前半部分________$V_6$导联P波前半部分，可能是右心房扩大。

3.$V_1$导联P波后半部分振幅1.5 mm，宽度0.06 s，符合左心房扩大。 正确或错误

4.$V_1$导联出现双相P波均提示IACD。 正确或错误

答案：1.正确 2.大于 3.正确 4.正确

3

右心房扩大的常见病因包括：COPD、肺栓塞、肺动脉高压及二尖瓣、三尖瓣、肺动脉瓣疾病。

左心房扩大的常见病因包括：严重高血压、主动脉瓣或二尖瓣疾病、限制性心肌病及左心衰竭。换句话说，任何阻碍前向血流的病变，例如瓣膜缺陷或左心室顺应性减退，均可以导致LAE。

**提 示**

心房内传导延迟是描述心房内非特异性传导障碍的恰当术语。

## 心电图 病例分析 双相P波

### 2

**心电图9-11** $V_1$导联的双相P波符合RAE。因为$V_1$导联P波前半部分振幅高于$V_6$导联P波的前半部分振幅，而肢体导联P波形态正常。

### 3

**心电图9-11** 患者有电轴左偏(LAD)伴左前分支阻滞(LAH)。本图异常最明显之处是胸前导联R波递增不良。因为胸前导联无移行区域，所以无法确定患者的Z轴。注意$V_1$到$V_5$导联S波前有很小的R波。

**提 示**

利用分规比较不同QRS波群间的PR间期以及PP间期。

### 2

**心电图9-12** 图中胸前导联P波增宽，约为0.12 s。但P波并没有切迹，所以不能称为二尖瓣型P波。$V_1$导联后半部分宽度(0.07 s)×深度(2.3 mm)=0.161 mm·s，远大于0.03 mm·s，达到诊断LAE的标准，但没有RAE的证据。

请注意左侧第5个心搏，你能做出判断吗？这是PJC伴差异性传导，另一种可能是PVC。这个病例区分两者并不重要，有时候区分两者非常重要。在本书稍后部分，我们将讲述区分这两种心律的标准。如果你没有记住PJC和PVC的诊断标准，请复习“节律”一章的内容。

### 3

**心电图9-12** 为深入探讨本图，请再次注意中第5个心搏，可能是PJC伴室内差异性传导。该心搏与正常心搏的起始向量相同，这提示为室内差异性传导而不是室性期前收缩。但是这样诊断并不明确：两种情况均有其证据。期前收缩后的长间歇为代偿间歇，这意味着窦房结没有被异常的QRS波群重整。这种情况既可以发生于PJC也可以发生于PVC。事实上，P波没有被干扰，按其正常周期出现在ST段起始处。

判断电轴时，以Ⅱ导联TP段作为基线，该心搏净负向值约1 mm(正向波5.5 mm，负向波6.5 mm)，电轴位于-30°到-90°的左前分支区域。

该图还提示左心室肥厚伴劳损，轻度QT间期延长，QTc≥420 ms。

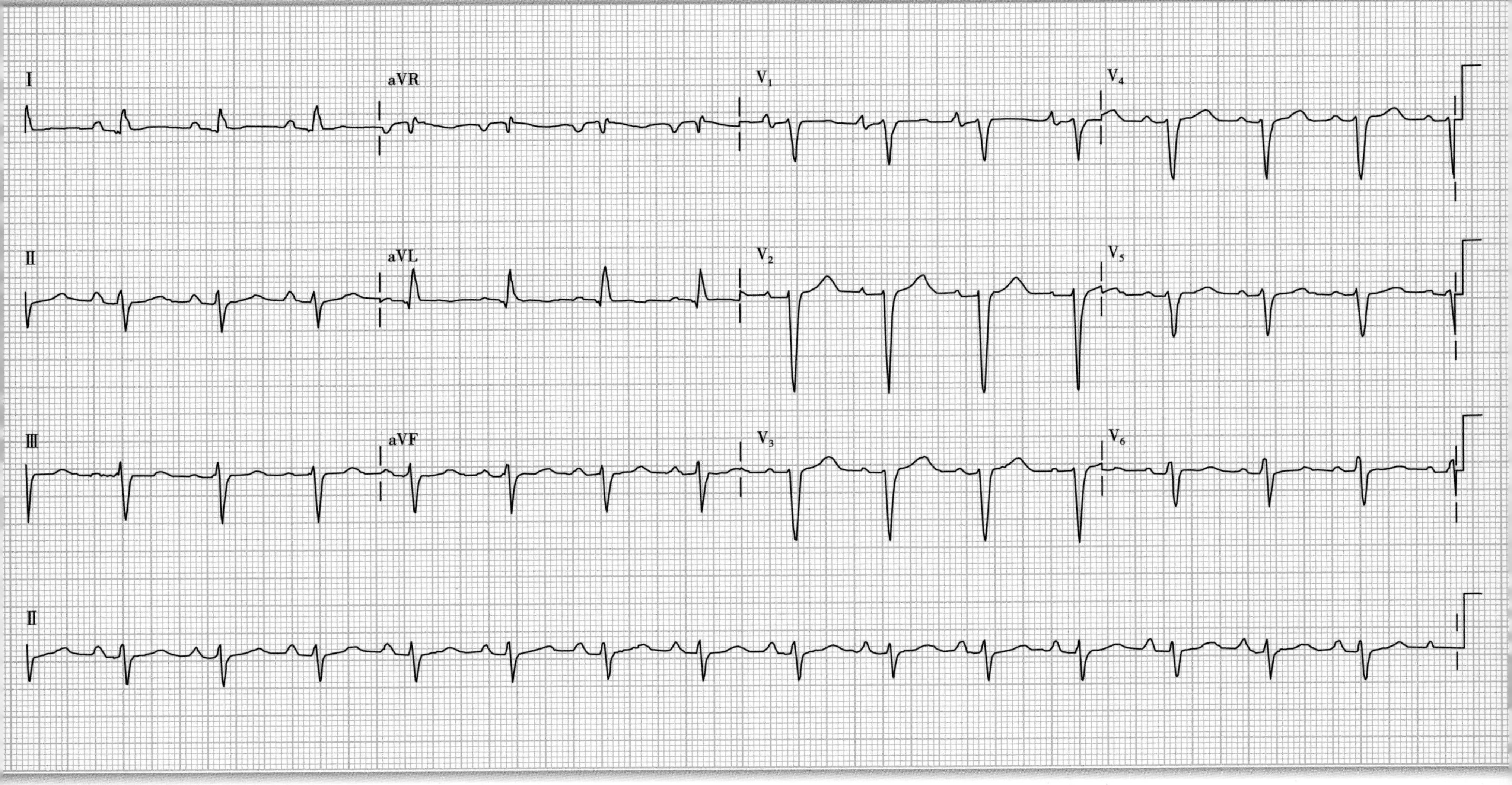


心电图9-11

心电图 病例分析 续

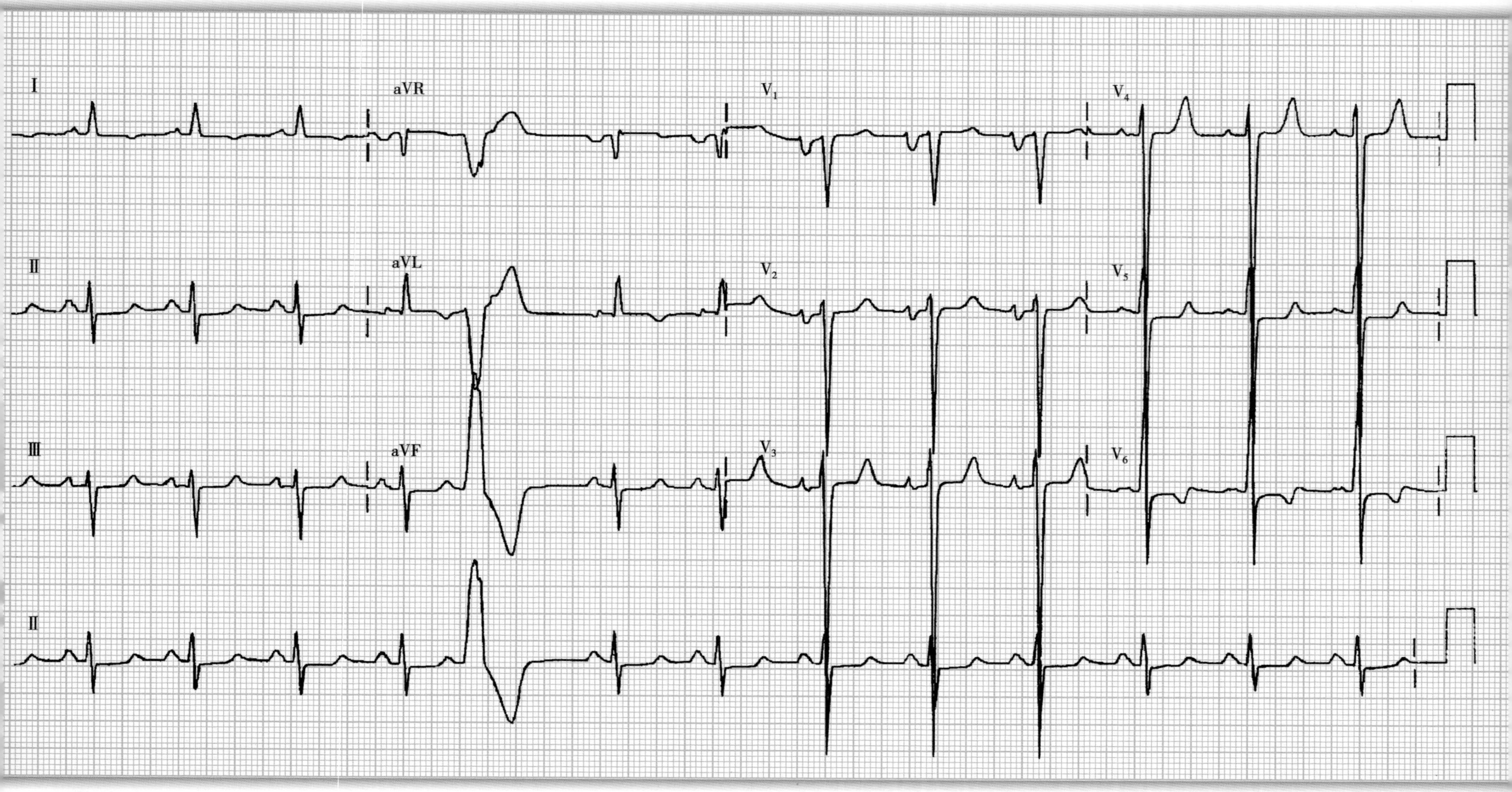


心电图9-12

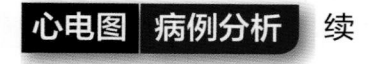

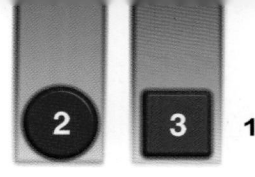

2

**心电图 9-13** $V_1$ 导联的双相 P 波是诊断 LAE 的确凿证据。宽度(0.07 s)×深度(1 mm)=0.07 mm·s，远高于界限值 0.03 mm·s。该图的节律是什么？图中每个 QRS 波群前均有 P 波。P 波形态正常，在Ⅰ、Ⅱ导联直立。因此，我们可以判断这是窦性节律。但这是正常窦性节律(NSR)吗？NSR 心率应在 60~99 次/min。心率低于 60 次/min 的窦性心律称为窦性心动过缓，高于 99 次/min 的窦性心律称为窦性心动过速。该病例心率为 54 次/min，因此是窦性心动过缓。

3

**心电图 9-13** 图中 T 波对称。对称性 T 波常见于急性冠脉综合征(acute coronary syndrome，ACS)、电解质紊乱、颅内疾病。非对称性 T 波常见于损伤图形及良性病因。

符合下面任何一条即可诊断为病理性 Q 波：宽度大于 0.03 s；振幅大于同导联 R 波的 1/3。其中，宽度大于 0.03 s 为更具特异性的表现。图中Ⅱ导联的 Q 波略大于 0.03 s，因此为病理性 Q 波。

2 **快速复习**

1. Ⅰ导联双相 P 波尚未达到 LAE 或 RAE 诊断标准，可以诊断 IACD。 正确或错误

2. LAE 诊断标准，P 波的宽度×深度必须大于 0.03 mm·s。 正确或错误

3. RAE 诊断标准，P 波的宽度×深度必须大于 2.5 mm·s。 正确或错误

答案：1. 正确 2. 正确 3. 错误

2

**心电图 9-14** 图中Ⅱ导联 P 波高约 2 mm、宽 0.12 s。肢体导联 P 波无切迹，这些特征接近但并未达到肺型 P 波及二尖瓣型 P 波的诊断标准。然而，当你看到 $V_1$ 导联 P 波双相，计算 Ptf$V_1$ 为 0.12 mm·s，符合 LAE 的诊断标准。

3

**心电图 9-14** $V_1$ 导联 T 波倒置伴 QRS 波群 R:S≥1，符合右心室肥厚伴劳损的图形特点。可能还有一个指标：$V_1$~$V_2$ 导联 ST 段压低并没有出现在该病例中。

大多数右心室肥厚的患者可出现右胸导联 ST-T 异常，偶尔也可出现在下壁导联。通过分析及结合既往心电图可以确定该病例的 T 波改变是右心室肥厚还是缺血所致。T 波对称倒置更符合缺血性改变。

心电图 | 病例分析 续

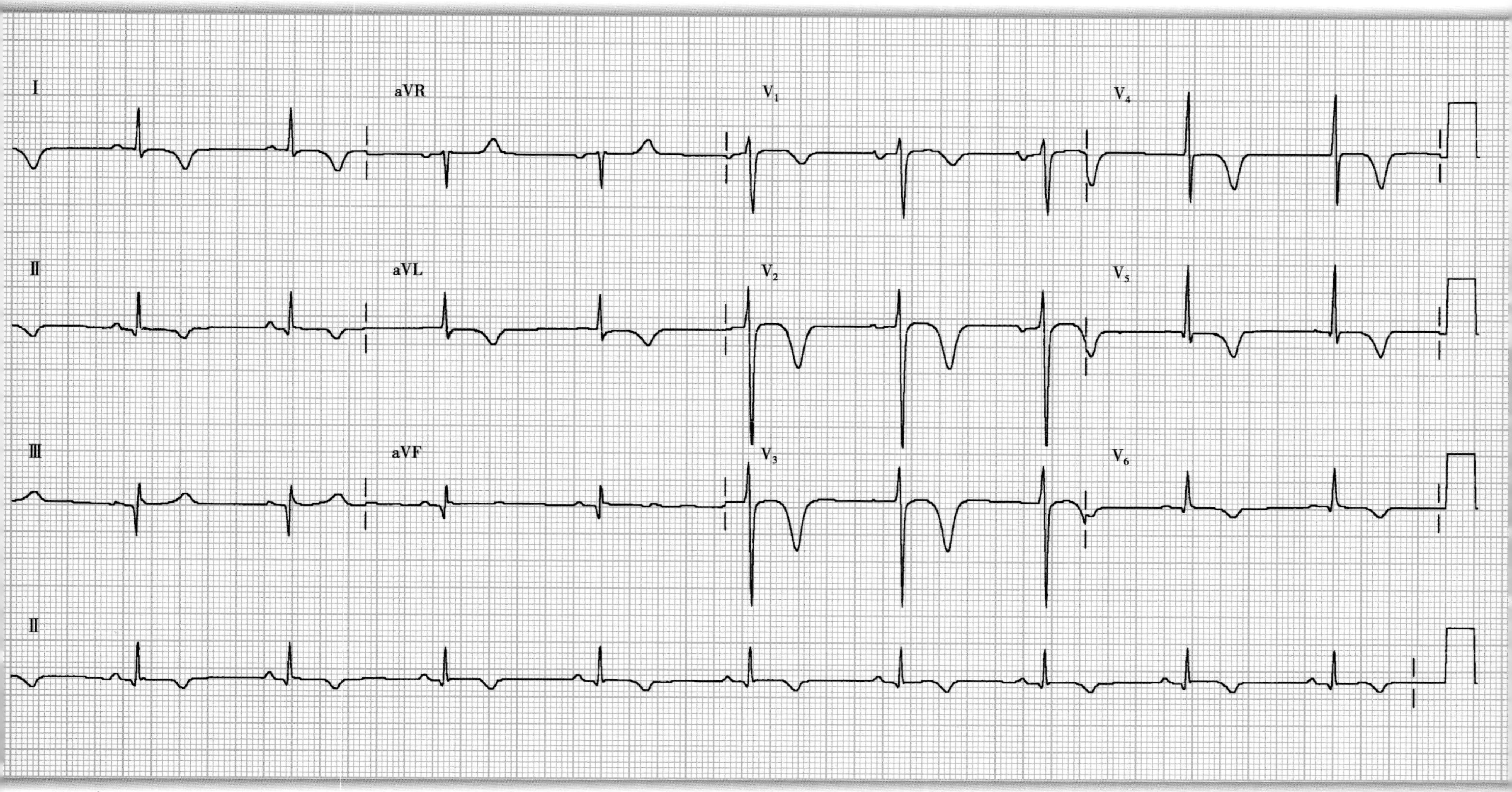


心电图9-13

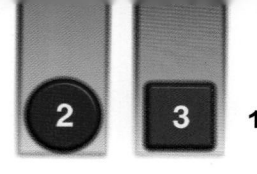

心电图 病例分析 续

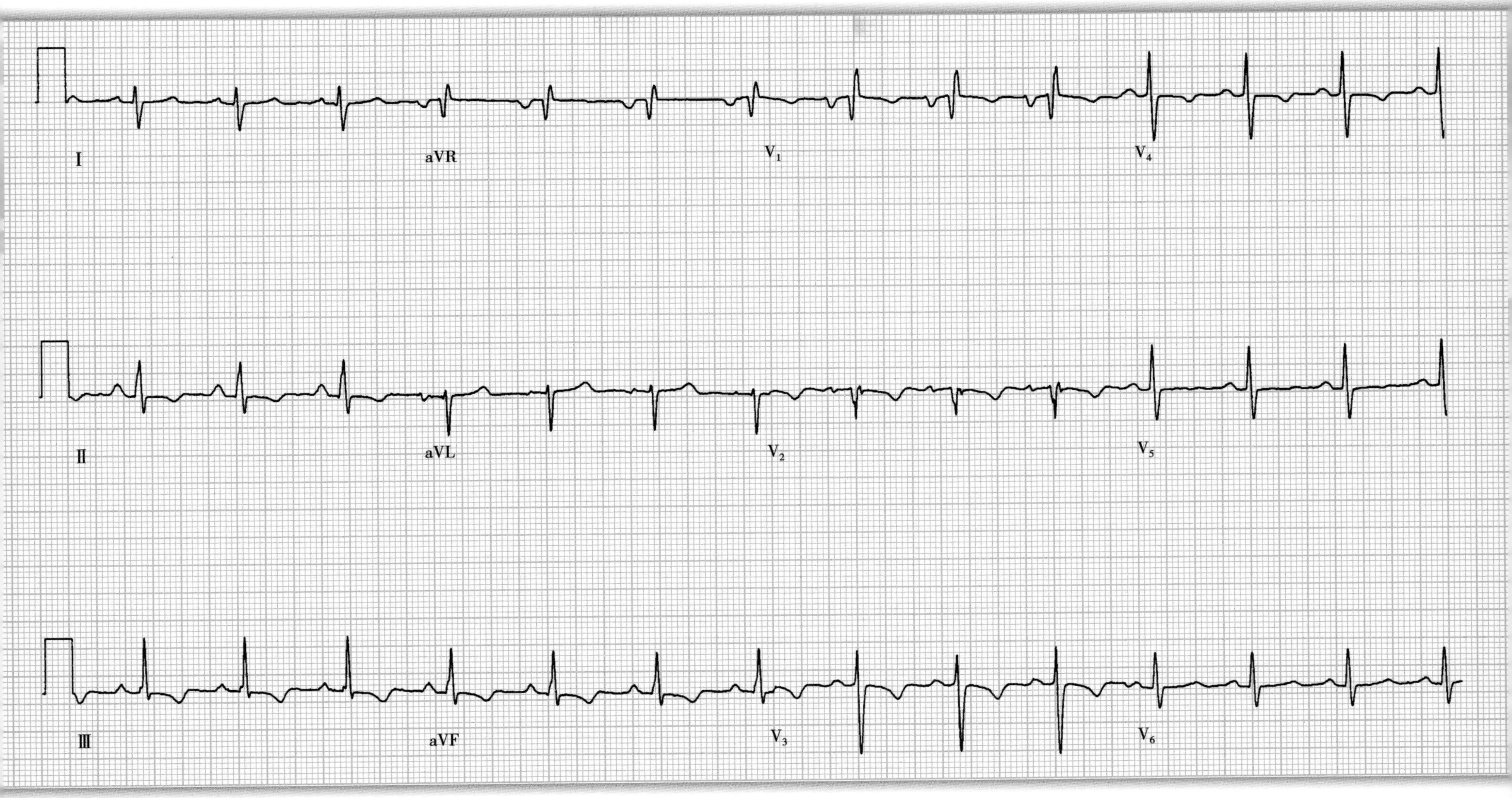


心电图9-14

## 心电图 病例分析 续

### 2

**心电图9-15** 图中P波的起点及T波的终点在哪里？我们再一次遇到了上一个动周期的T波与下一个动周期的P波重叠导致长QT间期的病例。首先找到P波最清晰的导联，例如$V_1$和$V_4$导联，然后用分规测量PR间期，再将这个间期移至有疑惑的导联。通过这种方法可以明确每个波的相应位置。

观察到$V_1$导联P波呈双相，提示LAE。这份心电图无任何RAE的证据。

### 3

**心电图9-15** 心电图QT间期明显延长。如果你不能快速记起长QT间期的原因，请花时间复习（图17-3）。心电图中下侧壁导联还存在缺血性ST-T改变。

图中有无LAH（左前分支阻滞）？基线在哪里？这个病例，我们需要用PR间期作为基线。通常PR间期及TP段在同一水平线上，但有时候并非如此。使用PR间期作为基线可能存在风险，应尽可能用TP段作为真正的基线。是的，这份心电图显示存在左前分支阻滞。

### 2

**心电图9-16** $V_1$导联P波呈双相，并符合LAE的诊断标准。另外，可以看到图中PR间期显著延长（=0.2 s），为一度房室传导阻滞。我们将在下一章“PR间期”中具体讨论这个问题。

该图为正常窦性心律（NSR）。一度房室传导阻滞并不影响节律的诊断。

### 3

**心电图9-16** 图中明确显示心肌梗死的区域有哪些？下壁、前壁、前间隔以及侧壁提示发病时间不确定的陈旧性心肌梗死。Ⅱ、Ⅲ、aVF导联可见Q波；$V_1$~$V_5$导联可见QS波。$V_6$导联S波前有小R波出现。因为胸前导联没有看到移行区，所以该图的Z轴不确定。

#### 临床要点

当你在心电图上发现心脏结构性病变时，应三思而后行。肺型P波及二尖瓣型P波提醒你需要重新检查患者，寻找肺部疾病或心力衰竭的证据、听诊心脏有无杂音。对这类患者要慎用某些可以快速降低前负荷或对血流动力学有负性影响的药物。

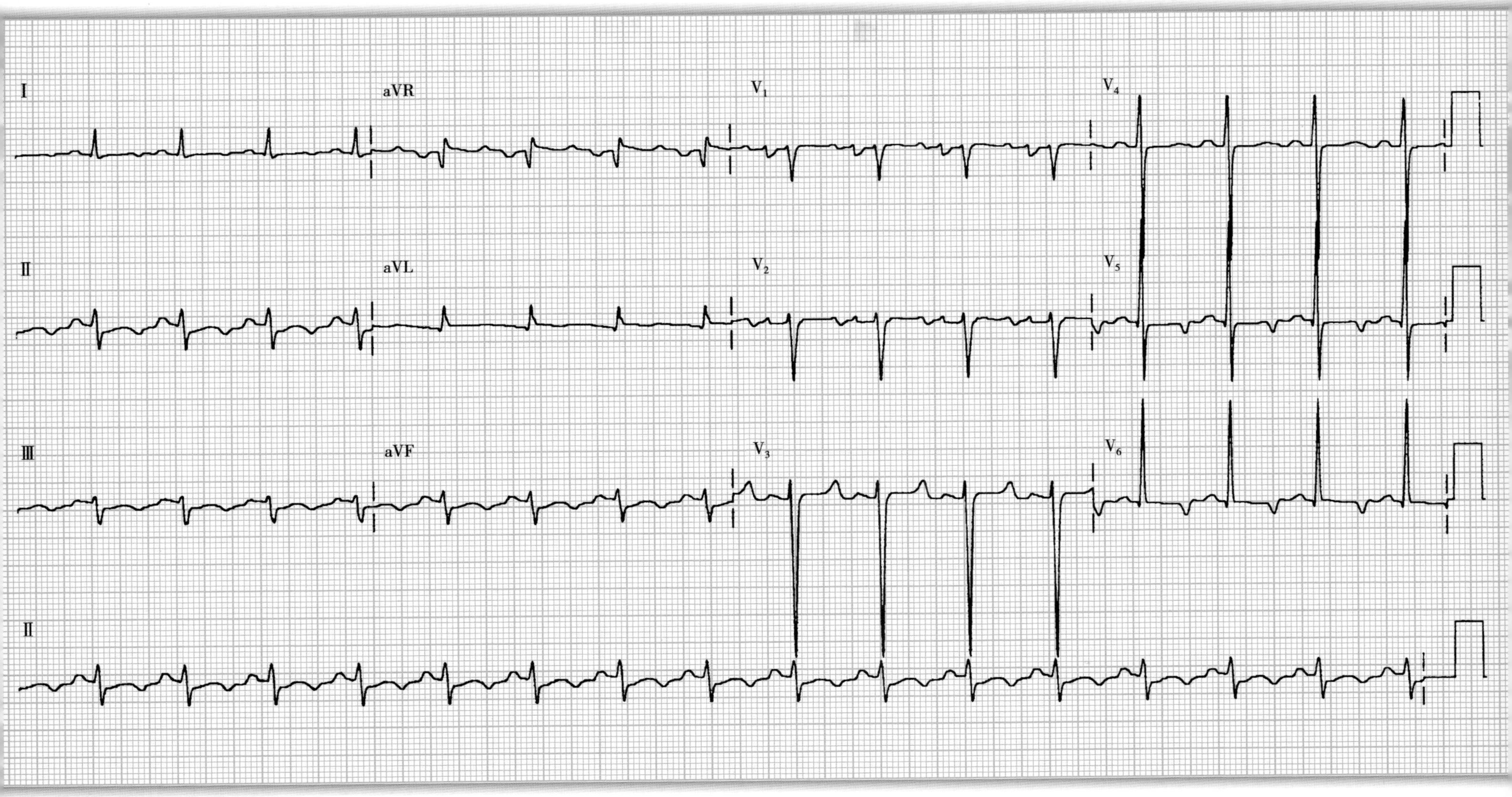


心电图9-15

## 心电图 病例分析 续

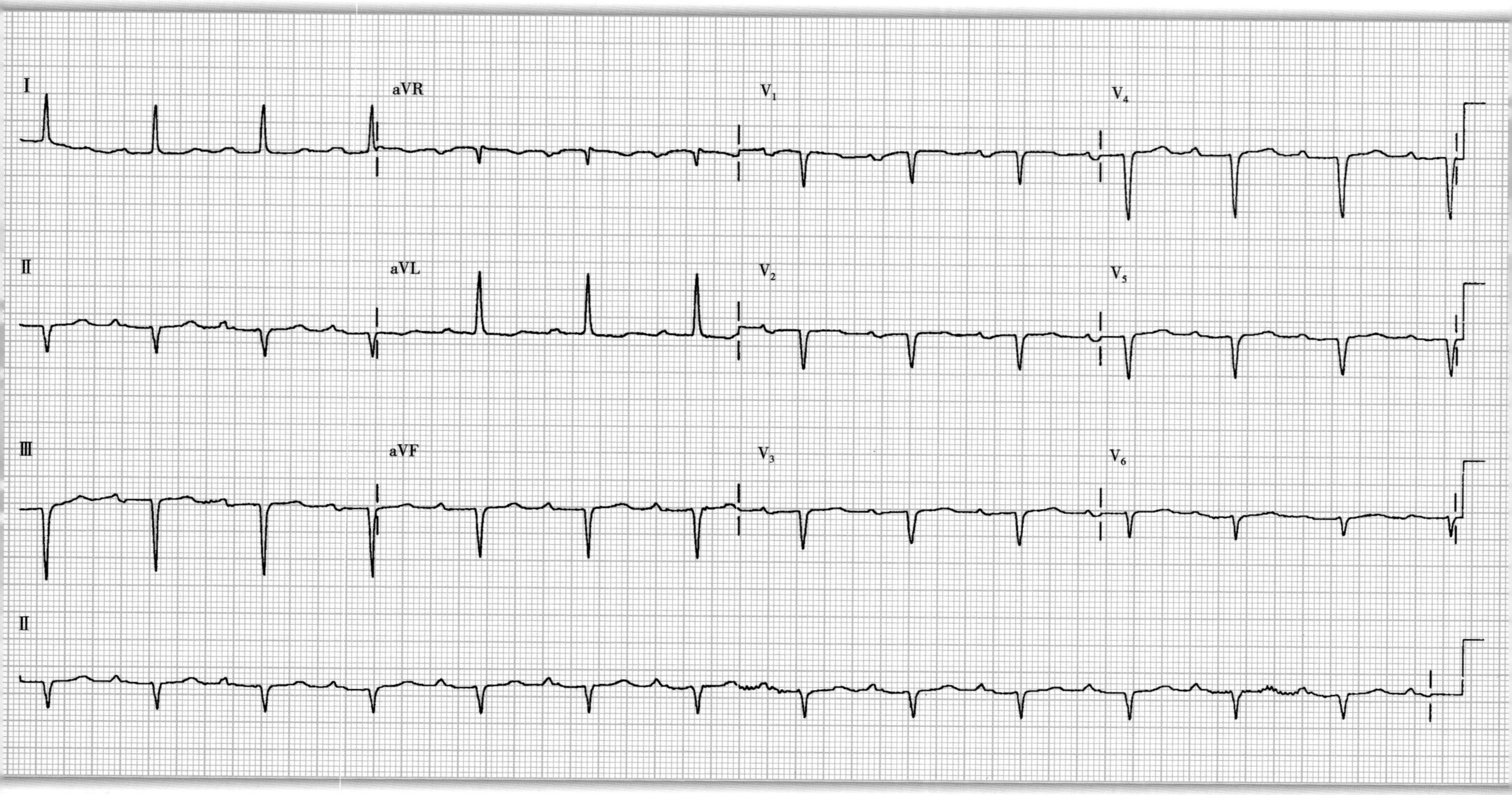


心电图9-16

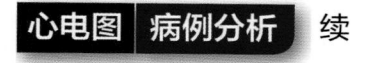

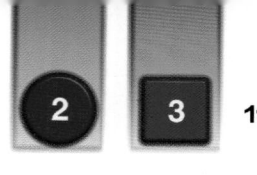

2

**心电图9-17** 图中Ⅱ导联P波振幅在2.4~2.5 mm，处于肺型P波的临界点。请注意，上述数值是从P波的起点测量所得。若从P波的终点测量则振幅为0.5~1.0 mm，这是由于RP间期轻度压低。若从心电图的基线开始测量，通常情况下以TP段作为基线（TP段指前一个心搏的T波到下一个心搏的P波之间的间期）。当心电图中波段不明确时，寻找其前后TP段并连接作为基线（图9-10红色线所示）。如果你在Ⅱ导联上通过这种方法找到基线，会发现PR间期轻度压低。因此P波高度的测量应该从基线到P波顶点。

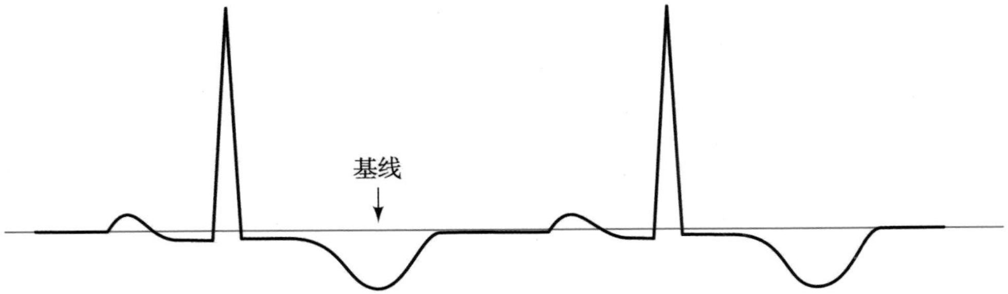


图9-10 从一个TP段到另一个TP段画一条直线（红线所示），以明确某个波是抬高还是压低

心电图 病例分析 续

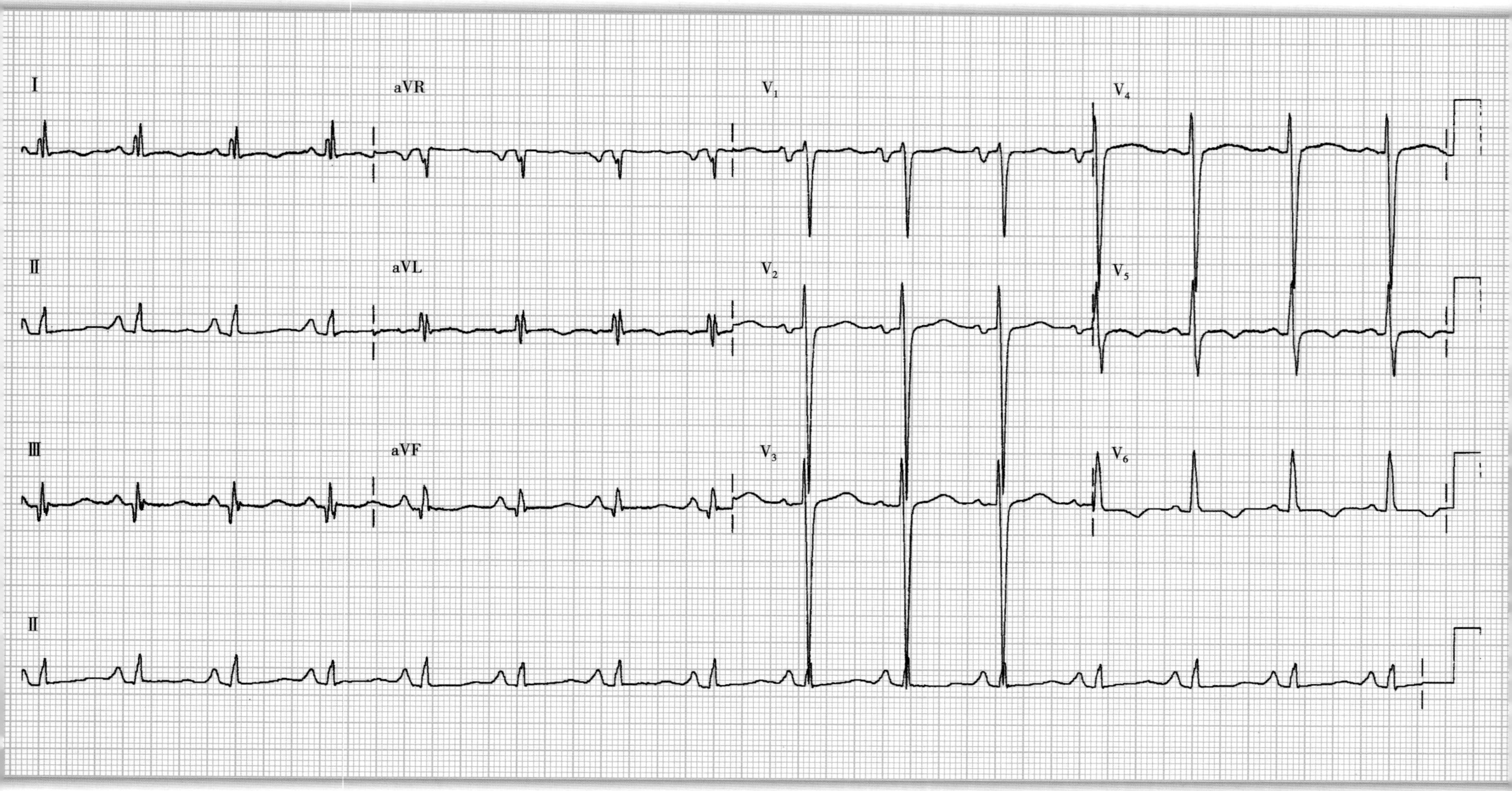


心电图9-17

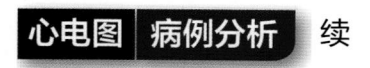

## 1 双心房扩大

双心房扩大，顾名思义，左心房与右心房都扩大。心电图可出现左心房扩大、右心房扩大诊断标准中的任意组合，例如：肺型P波伴双相P波，$PtfV_1 \geq 0.03$ mm·s（详见图9-11中的示例1）。

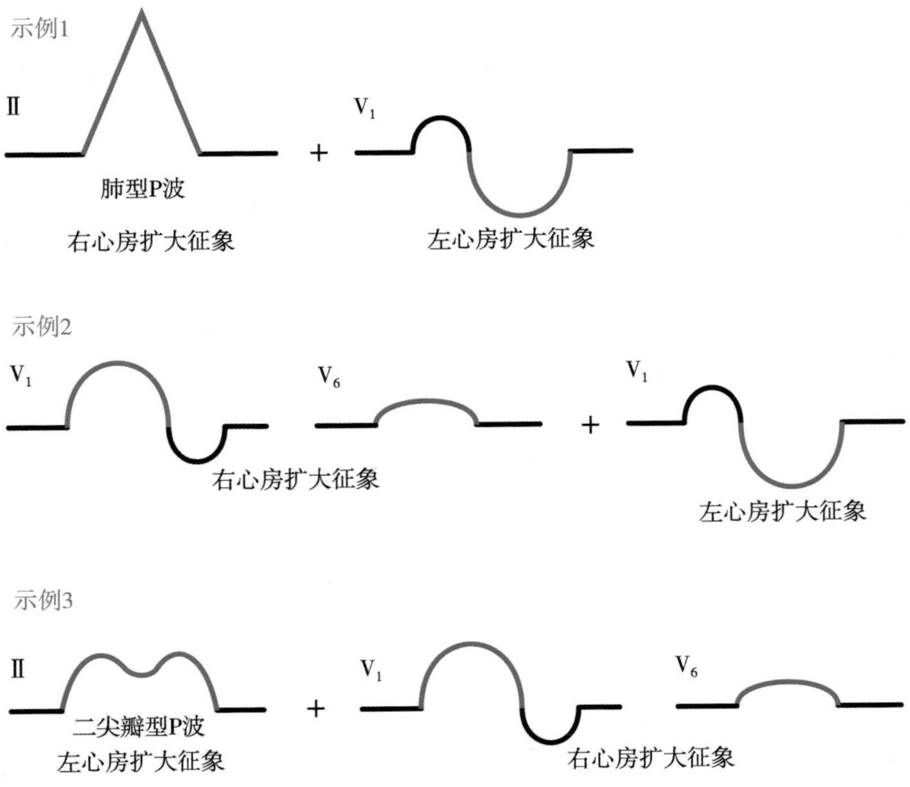


图9-11　左、右心房同时扩大的示例

## 2 快速复习

1. ________扩大发生在左心房及右心房均扩大时。

2. 肺型P波及二尖瓣型P波可以出现在同一张心电图上。　正确或错误

3. 每个心房除极都形成P波的一部分。　正确或错误

1.双　2.正确　3.正确

## 3

你可以用心房扩大或心室肥厚的心电图表现来协助诊断心脏瓣膜病变或结构性病变。例如：二尖瓣狭窄应该出现右心房、左心房、右心室的扩大，还可能出现肺动脉高压征象。重度主动脉狭窄可能导致双心房扩大、双心室肥厚。当你解析心电图时，尽量联想到心脏的解剖结构，诊断结果会更完善。

心电图 病例分析　双心房扩大

2

**心电图9-18**　肢体导联P波形态符合肺型P波的特点。此外，$V_1$导联P波呈双相，提示左心房扩大(LAE)。这是一个双心房扩大的病例。

3

**心电图9-18**　患者存在左心室肥厚。这也解释了为什么$V_2$、$V_3$导联ST段轻度上抬，以及$V_5$、$V_6$导联ST段压低，这与早复极图形一致。然而，患者在肢体导联中出现T波缺失的问题则较难解释。

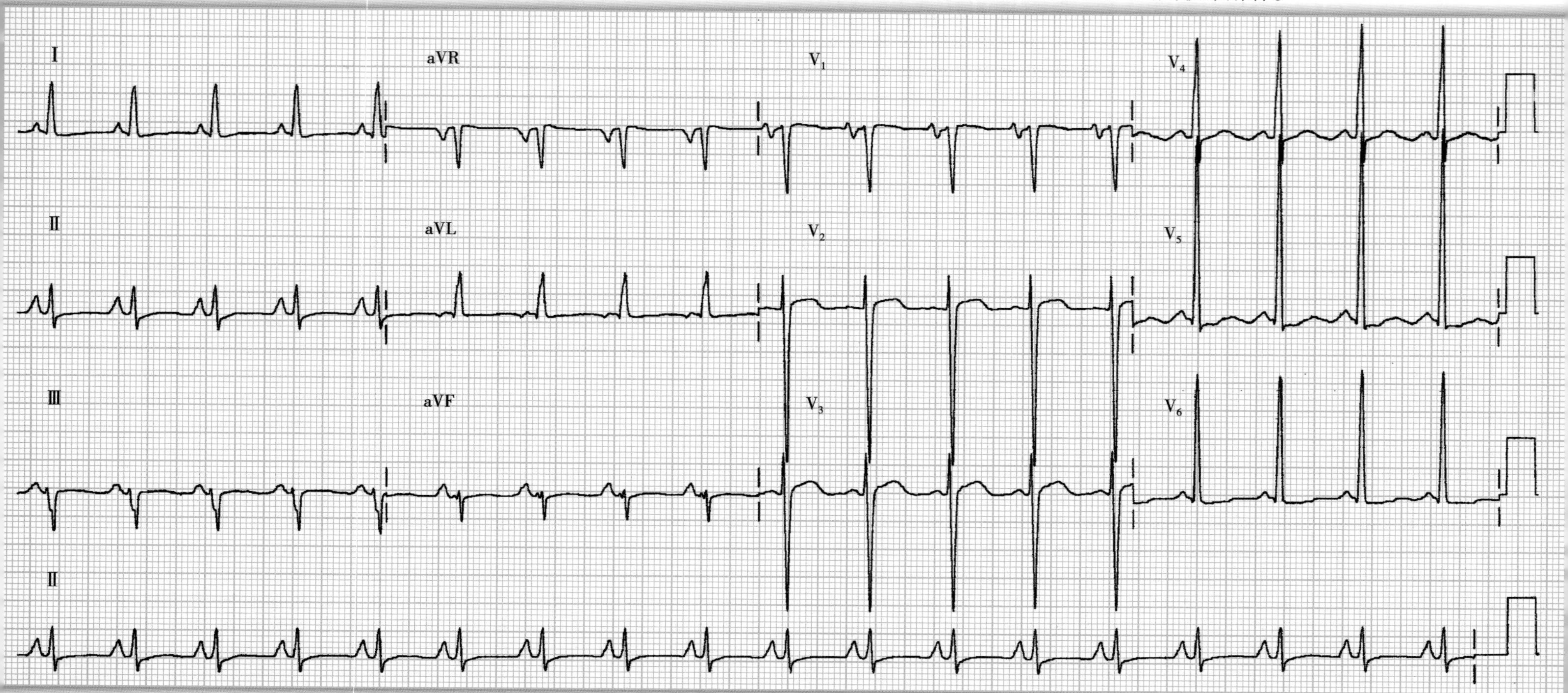


心电图9-18

2

**心电图9-19** 这份心电图提示双心房扩大，表现为二尖瓣型P波和符合RAE的双相P波。此外，你是否注意到了一度房室传导阻滞？这份图需要仔细分析。请记住，当你遇到疑难心电图时，可以每次仅关注一个内容，然后对心电图逐一解析，最终就能准确解读全图。首先，辨识出P波；其次，评估P波的形态及病理学意义；第三，确定P波到QRS波群之间的间期延长为一度房室传导阻滞。为什么QRS波群看起来那么奇怪？这是因为存在心室内传导延迟（IVCD），相关内容我们将在后面的章节学习。

3

**心电图9-19** 图中QRS波群宽大、畸形提示存在心室内传导延迟。$V_6$导联S波顿挫以及$V_1$导联呈兔耳征或RSR′型提示为右束支阻滞（RBBB）。但是，Ⅰ导联的S波应该更加顿挫。目前尚不清楚为什么这张图的形态如此异常。此外，患者有左前分支阻滞（LAH）。（你可能听过“三分支阻滞”这个术语，常用来描述像该心电图中的双分支阻滞合并一度房室传导阻滞的情况。但使用三分支阻滞并不合适，因为一度阻滞是房室传导阻滞而不是分支阻滞。）

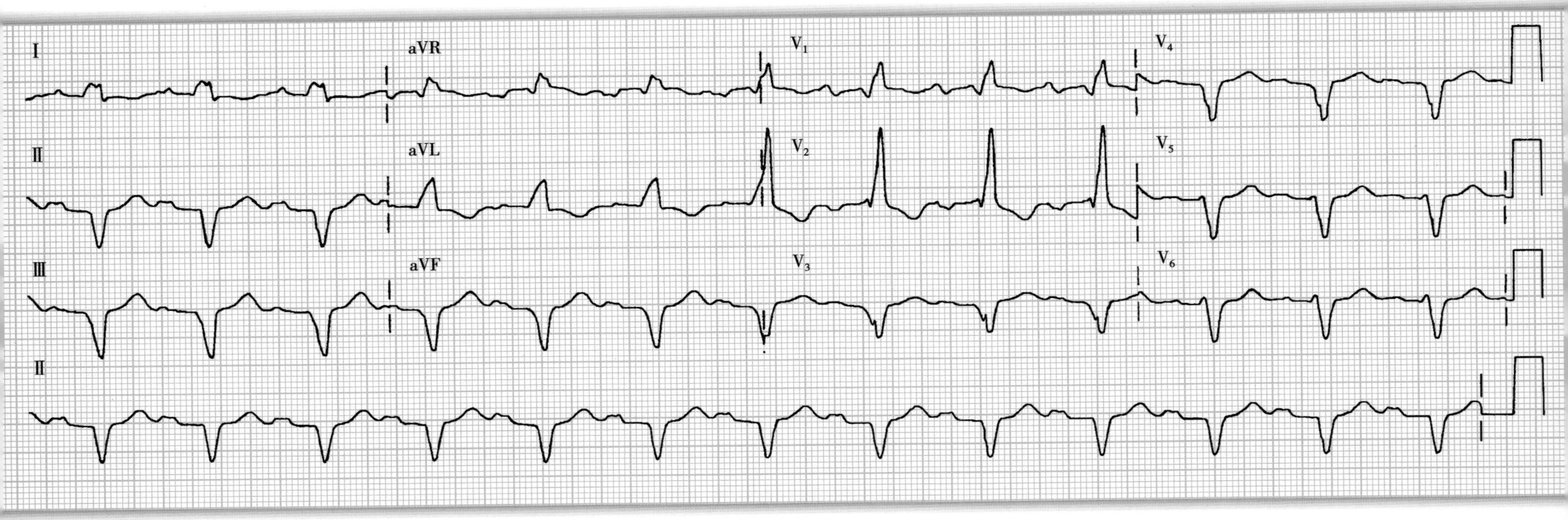


心电图9-19

2

**心电图9-20** 这也是一个双心房扩大的病例。为什么能确定呢？首先，Ⅱ导联上很容易识别出肺型P波；其次，$V_1$导联P波呈双相，符合左心房扩大的心电图特征。此外，PR间期正常。在“PR间期”一章中，我们将详细讨论这些内容。PR间期是指从P波起点到QRS波群起点的距离。

$V_1$导联P波形态存在轻度差异，而在$V_2$、$V_3$及Ⅱ导联并没有这种差异存在。这可能反映了呼吸变异性或其他生理因素对该导联的轻度影响。

3

**心电图9-20** 心电图提示广泛导联ST段压低。这可能是Tp波或心动过速继发心内膜下心肌缺血所致。Tp波是心房复极波，通常隐藏在QRS波群里，在心动过速或传导阻滞时明显。心动过速时，心率增快，Tp波变得明显，看起来似ST段压低。观察患者所处的环境及状态非常重要。例如：如果患者血压极低、呼吸急促，很可能为心肌缺血，你需要迅速处理潜在的病因。但如果患者正坐着，看起来很舒适，这很可能只是Tp波。

2

**心电图9-21** $V_1$导联P波呈双相，且前半部分振幅很高。$V_1$导联与$V_6$导联的P波振幅进行对比，可以看出$V_1$导联的前半部分更高，符合RAE诊断。$V_1$导联P波后半部分宽而深，符合LAE诊断标准。如果你不愿做乘法，这里有一个普通方法可采用：如果P波的后半部分大于一个小格（高1 mm及宽0.04 s），提示LAE。请注意，在这里我们说的是一个小格。这是因为还可能存在其他情况：P波两小格宽、半小格高，或者其他组合。

第9、第10个心搏基线不规整是由伪差造成的，请用分规测量，所有的间期都是相同的。

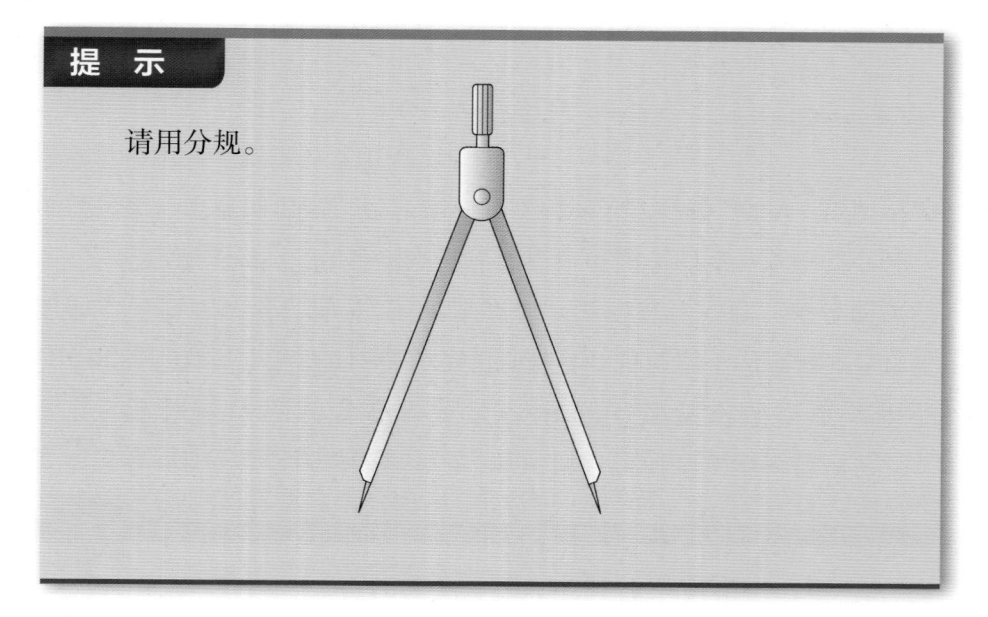

**提 示**

请用分规。

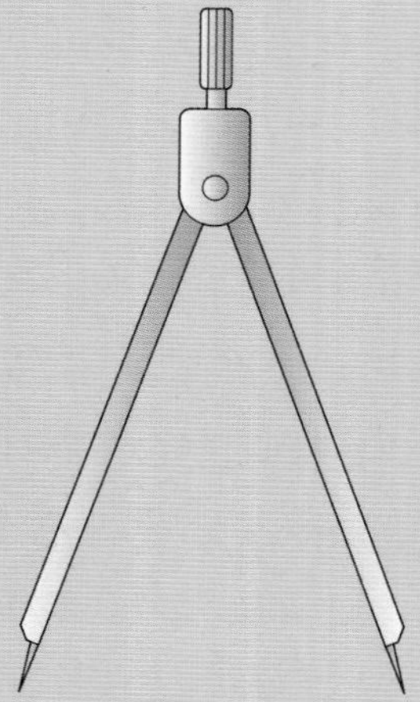

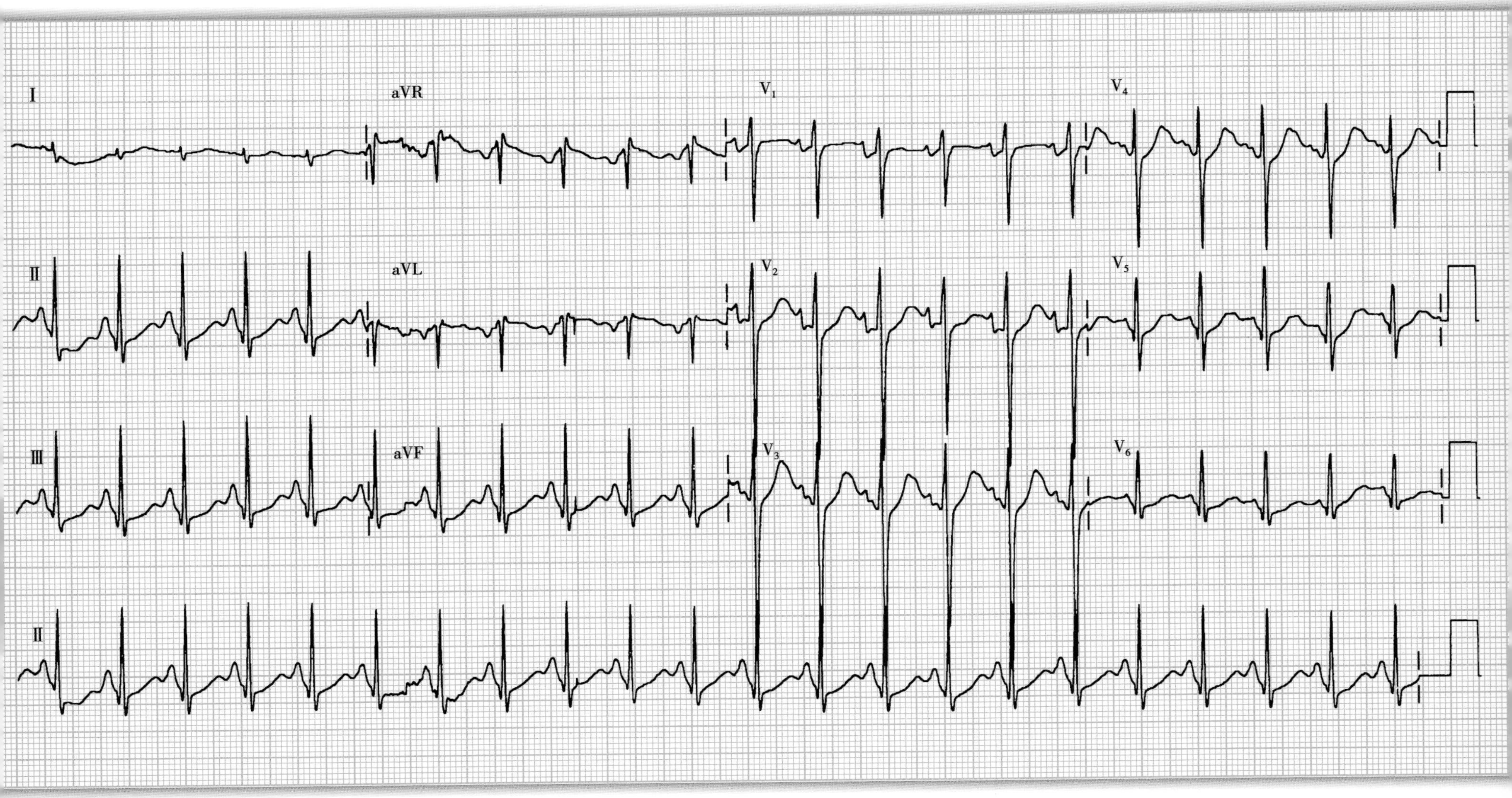


心电图9-20

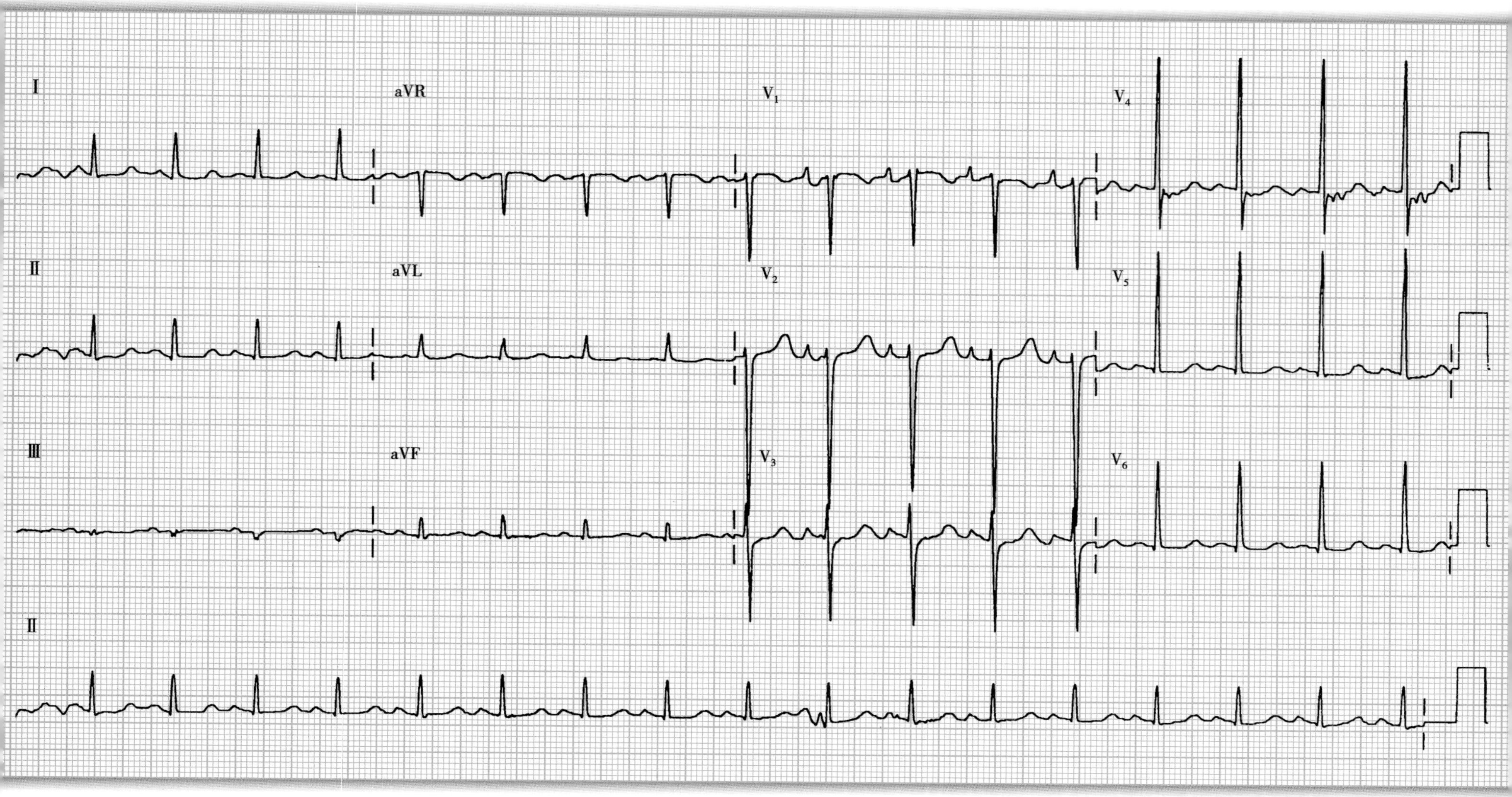


心电图9-21

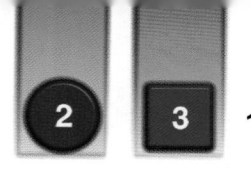

## 1 章节复习

1.P波代表：

A.心房复极　　B.心房除极

C.心室复极　　D.心室除极

E.以上均不是

2.在任何一个导联，P波的形态根据起搏点的位置而变化。 正确或错误

3.以下哪项符合左心房扩大：

A.肺型P波

B.$V_1$导联双相P波的后半部分宽度、高度大于一个小格

C.A和B均正确

D.以上均不正确

4.以下哪项符合右心房扩大：

A.肺型P波

B.$V_1$双向波P波前半部分的宽度及高度大于一个小格

C.A和B均正确

D.以上均不正确

5.双心房扩大不能通过心电图诊断。 正确或错误

1.B　2.正确　3.B　4.A　5.错误

## 2 章节复习

6.房性期前收缩与窦房结起源的心搏，P波形态及PR间期不同。 正确或错误

7.P波在哪些导联呈正向：

A.Ⅰ导联　　B.Ⅱ导联

C.$V_4$~$V_6$导联　　D.以上全部包括

E.以上均不正确

8.二尖瓣型P波诊断标准有：

A.P波≥0.12 s　　B.出现切迹

C.切迹双峰之间的距离必须≥0.04 s。　　D.以上全部包括

E.以上均不正确

9.肺型P波诊断标准有：

A.P波≥0.12 s

B.出现切迹

C.切迹双峰之间的距离必须≥0.04 s。

D.以上全部包括

E.以上均不正确

10.有时候P波会与前一心动周期的T波重合。 正确或错误

6.正确　7.D　8.D　9.E　10.正确

1

## 传导系统概述

在"基础心搏"一章中曾讲述过,PR间期是指从P波的起点到QRS波群起点之间的间期,它代表了从心房开始除极到心室开始除极之间的时间。

让我们分析PR间期内发生的心电活动。图10-1显示了电激动与心电图之间的关系。首先,电激动通过心房内的特殊传导通路——Bachmann束到心房肌细胞,心房开始除极。在心房肌细胞全部除极前,激动已到达房室结,这是因为Bachmann束传导速度更快。所有心房肌细胞除极产生的电势能明显大于房室结除极,其产生的综合电势能在心电图上描记为P波。

激动在房室结传导时出现短暂的延迟(见虚线方框内,注意这个方框与P波重叠,代表了心电图上的电活动处于静止状态)。这种生理性延迟使心房的血液排空至心室。若没有这种生理性延迟,心房和心室将同时收缩,心室充盈仅依靠舒张期的血液主动流入,这将引起心室充盈减少,心室的射血量也因此减少。许多患者可能因为缺少"心房射血"而发生休克。

下一个被激活的是希氏束,将激动传导至左、右束支。最后,激动到达浦肯野纤维网,然后激活心室肌细胞。这一过程在心电图中描记为QRS波群。

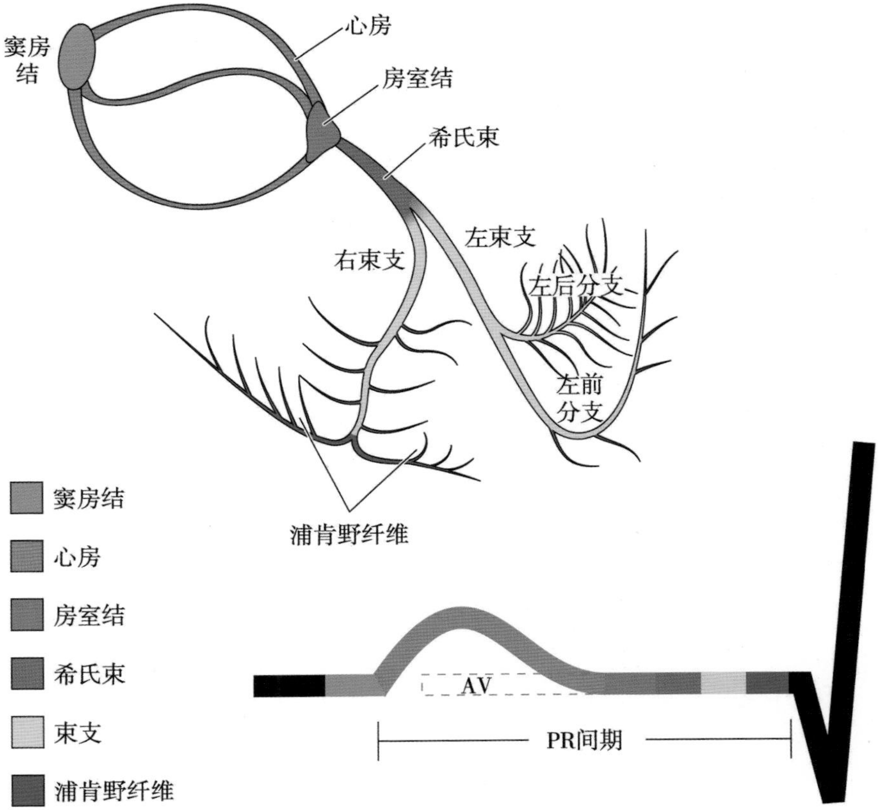


图10-1 PR间期及与之相关的传导系统

2

PR段位置与基线的关系如图10-2所示。

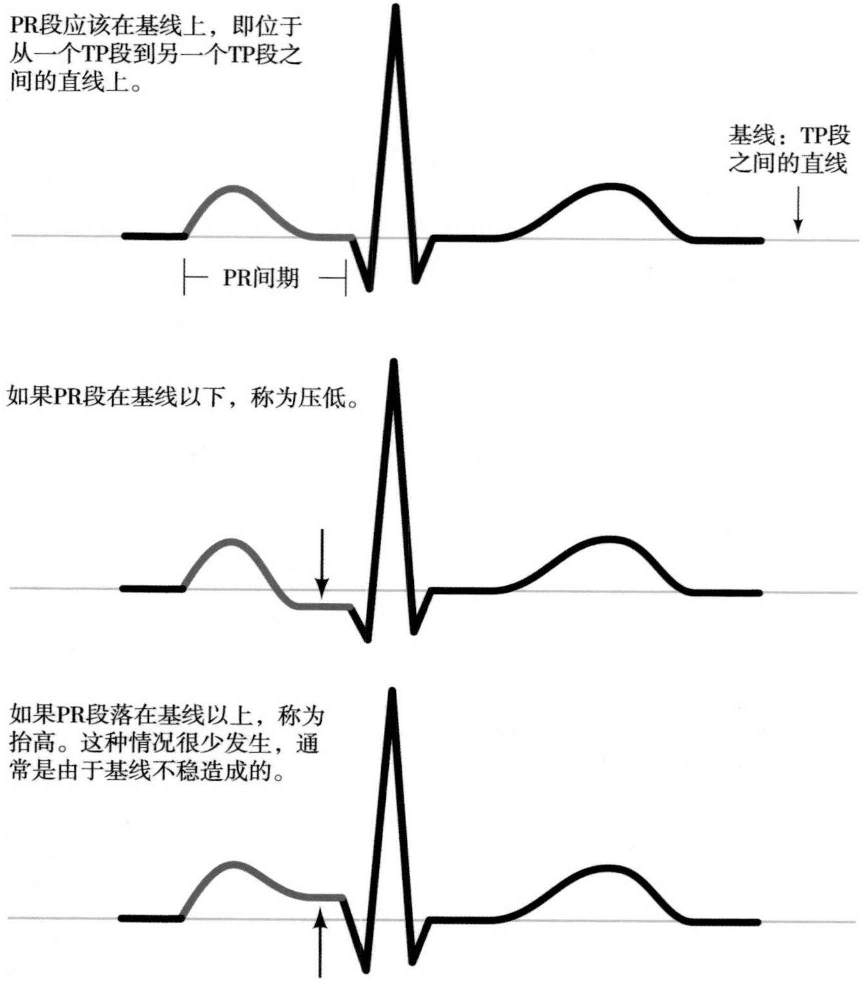
PR段应该在基线上，即位于从一个TP段到另一个TP段之间的直线上。
基线：TP段之间的直线
PR间期
如果PR段在基线以下，称为压低。
如果PR段落在基线以上，称为抬高。这种情况很少发生，通常是由于基线不稳造成的。

图10-2　PR段位置与基线的关系

2 快速复习

1. 心电图的基线测量是从一个TP段到________。

2. PR间期应该落在基线上吗？

3. ST段应该落在基线上吗？

4. 基线并非总能测出，因为快速心律失常时TP段辨识不清。正确或错误

5. PR段抬高在大多数心电图中常见。　正确或错误

答案：1. 另一个TP段　2. 是　3. 是　4. 正确　5. 错误

3

为什么房性期前收缩的PR间期常缩短或延长？请回顾上一页内容并分析PR间期的组成。心房内有若干起搏点会使PR间期缩短或延长几毫秒。如果P波的起源点位于房室结周围或因生理性不应期阻滞而绕开房室结，则PR间期就缩短几毫秒。若异位心房激动不是通过结间束传导，而是直接在细胞与细胞之间传导，那么PR间期就延长几毫秒。许多其他原因诸如迷走神经兴奋、药物或电解质紊乱也可因生理性阻滞而引起PR间期延长，从而改变PR间期长度。上述原因或传导系统的病理性阻滞使希氏束、束支或者浦肯野纤维系统传导延迟，也能引起PR间期延长。

1

# PR段压低

图10-3是PR段压低的示例。PR段压低的鉴别诊断包括：

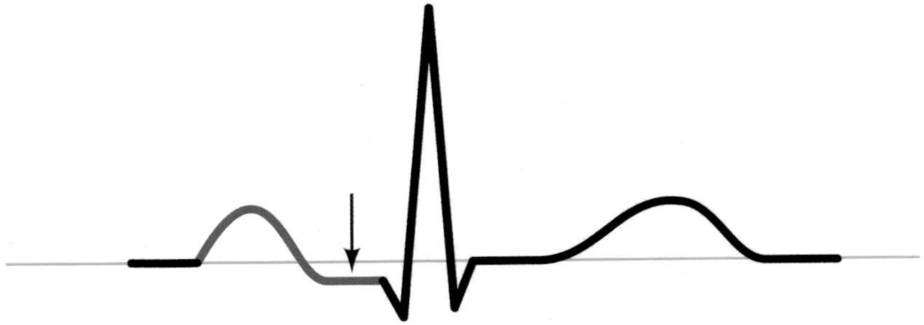

图10-3　PR段压低

### 1. 正常变异

PR段通常与基线在同一水平线上，但有时候也会有轻度压低，正常压低不应超过0.8 mm。这种正常变异是因为心房复极而使PR段下移。心房复极波又称为Tp波，通常情况下因为埋藏在QRS波群内而无法识别。

### 2. 心包炎

心包是包裹在心脏外的纤维囊性组织结构，起着保护心脏的作用。该组织结构发生炎症反应时称为心包炎。本章中当你进行病例分析时，只需关注PR段。谨记，心包炎是一种病理性过程，伴或不伴PR段压低≥0.8 mm。当你达到第2阶段水平并重新审视这部分内容时，你将会掌握其他更多的诊断标准。

### 3. 心房梗死

心房梗死非常少见。当心电图表现为PR段明显压低并伴有心肌梗死的临床表现，而又不符合任何心包炎的诊断标准时，提示心房梗死。

2

心包炎时，心电图出现以下一种或多种表现：

（1）心动过速。

（2）PR段下移。

（3）广泛导联ST段抬高。注意心包炎时ST段抬高通常呈凹面向上貌似用铲子挖出一样。

（4）QRS波终群末部出现切迹，尤其是在侧壁导联上。

浏览一下接下来几页的心电图病例。你能否在图中找到一条或一条以上的心包炎诊断标准？了解这些病例的病史非常重要，心包炎患者常出现剧烈胸痛，呼吸、咳嗽或平卧位时加重，前倾坐位时胸痛缓解。

3

Tp波常掩藏在QRS波群中，从而无法识别。当快速型室上性心动过速尤其是快速型窦性心动过速发作时，可以看到Tp波，表现为ST段下移。通常，这些病例会出现基线不稳，而不能清晰辨识TP段。

心房内压力负荷较小及心房壁较薄，因此心房梗死非常少见。另外，心房循环包括心最小静脉，能直接将血液输送到组织，这些血管绕过冠脉系统起源于心房或心室腔。

# 心电图 病例分析 PR段压低

## 2

**心电图10-1** 因为本章讲述PR间期，我们希望你能关注这些病例中的PR间期。本图中基线在哪里？请拿一张纸，将纸的边缘放在拟检测心动周期前后的TP段上。如果将这张纸的上缘放在TP段上，因为PR段是压低的，你会看不到PR段。现在将这张纸的下缘放在TP段上（这将遮挡住大部分QRS波群），此时，你应该能看到PR段了，然后计算压低的幅度。此例心电图的PR段大约压低1个小格，即1.0 mm。当发现PR段压低时，应该想到心包炎或心房梗死。我们将在“ST段与T波”一章中进一步讨论心包炎。这张心电图的PR间期多长？是否延长了？

## 3

**心电图10-1** 这份心电图呈现了心动过速以外的其他急性心包炎诊断标准：

1. 广泛导联ST段抬高，呈勺形、凹面向上型抬高
2. PR段压低
3. S波切迹

当你看到下壁、胸前导联$V_3$~$V_6$的ST段抬高时，应该考虑下侧壁AMI。如果ST段抬高的导联包括$V_2$，提示为一种特殊类型的心肌梗死，称为急性心尖部心肌梗死。这种情况通常发生于巨大的右冠状动脉优势型供血系统。

**提 示**

请记住——基线是从TP段延伸到其他TP段的直线。可使用直边或心电图标尺进一步确定TP段。

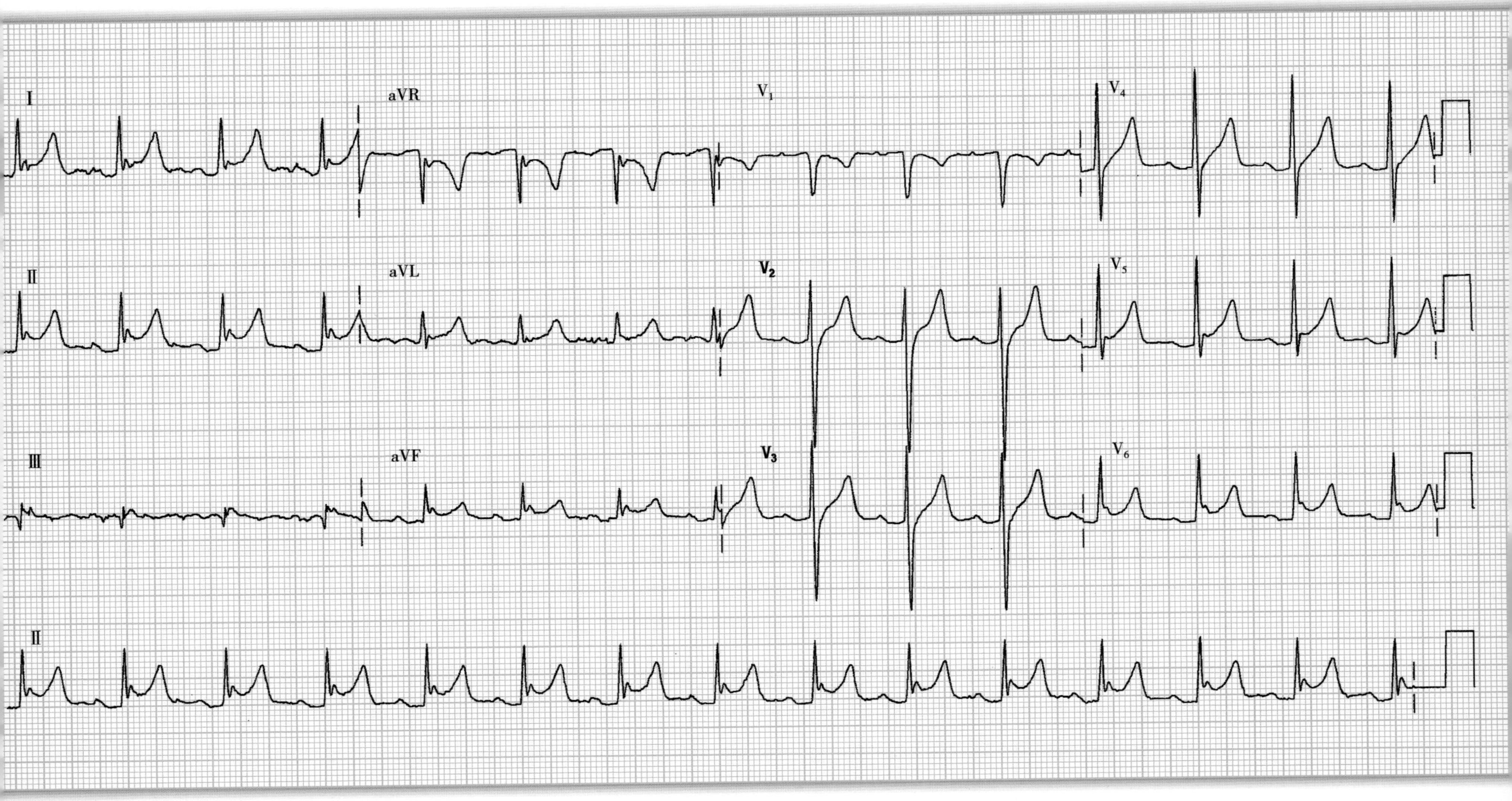


心电图10-1

## 测量间期

如图10–4所示，PR间期正常值范围在0.12~0.20 s。PR间期≤0.11 s为PR间期缩短（图10–5）；PR间期>0.20 s为PR间期延长（图10–6）。为避免遗漏等电位线部分，测量PR间期应该选择P波及QRS波群最宽的导联。如果没有考虑等电位线，将会测得一个错误的、缩短的PR间期。在测量过程中选择最长的PR间期可以避免等电位线的干扰。谨记，在所有导联中，某一间期应该是相同的。后面的章节中将会提供更多的证据。

在窦性心动过速或儿童心电图中，PR间期缩短；而老年人PR间期通常延长。

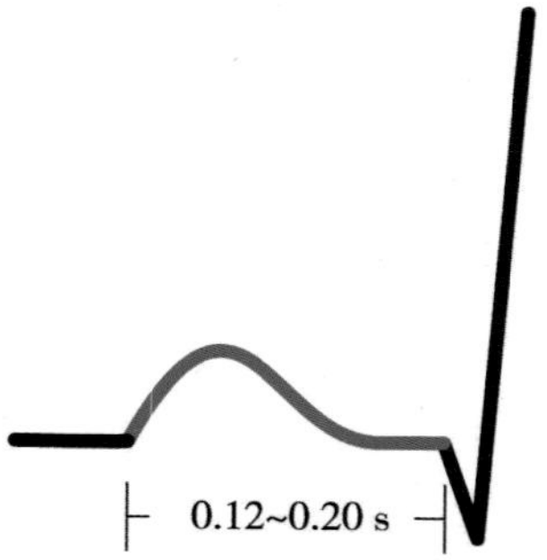

图10–4 正常PR间期

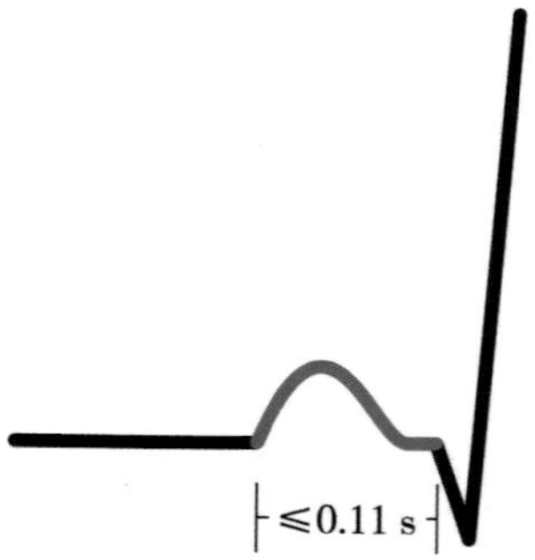

图10–5 PR间期缩短

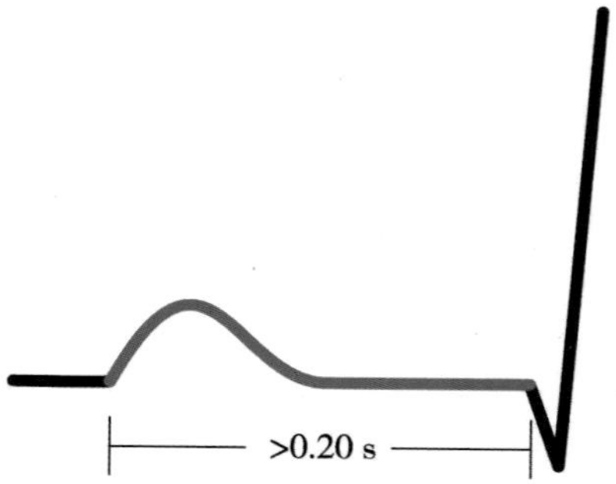

图10–6 PR间期延长

*大多数书中提到PR间期正常值范围在0.12~0.20 s，而一度房室传导阻滞是指PR间期>0.20 s。但是，这些书列举的病例，其PR间期延长包含了0.20 s。本书中，我们认为0.20 s为PR间期的上限临界值。

## 2 快速复习

1. PR间期可能正常、缩短或________。
2. 正常的PR间期范围是从________到________。
3. PR间期如果≤________s，认为PR间期缩短。
4. 心动过速将延长PR间期。 正确或错误
5. PR间期可以在任何导联上测量。 正确或错误
6. 不同导联的间期各不相同。 正确或错误

答案：1. 延长　2. 0.12~0.19 s　3. 0.11　4. 错误　5. 错误　6. 错误各个导联的间期可能看起来长短不一，但在所有导联上某个间期永远是相等的。

## 3 快速复习

1. 关于PR间期缩短，你能想到哪些不同的诊断？
2. 关于PR间期延长，你能想到哪些不同的诊断？
3. 在不同的导联上，为什么会有等电位线部分？

答案：1和2的答案见答案3　3. 每个波及间期都有其独特的电轴，正如在QRS电轴上有等电位段一样，P波、ST段、QRS波群等均有等电位段。永远要测量最宽的间期。

## 临床要点

当你发现PR间期延长时，请立即观察其他间期。如果所有间期全部延长，可能由代谢性疾病引起，通常是高钾血症。

# PR间期缩短

PR间期≤0.11 s，称为PR间期缩短。引起PR间期缩短的机制主要有3种：

1. 交界区P波逆传
2. LGL（Lown-Ganong-Levine）综合征
3. WPW（Wolff-Parkinson-White）图形及WPW综合征（又称典型预激综合征）

逆传P波是一个重要且经常要用到的知识点，如果需要复习，请回顾上一章。

LGL综合征是一种良性病变，伴有短PR间期、正常P波及正常的QRS波群。许多作者认为其与快速型心动过速相关，也有人并不这样认为。请记住，这类患者可能会发生阵发性心动过速或其他心动过速。短PR间期是激动通过旁路传导引起的，这个旁路称为James纤维，详见图10-7。这类传导纤维绕过了房室结的上部及中部，而这正是房室结生理性阻滞的发生部位。激动绕过了正常的生理性阻滞部位，因此PR间期缩短。激动通过希氏束及束支的传导是正常的，因此QRS波群正常。

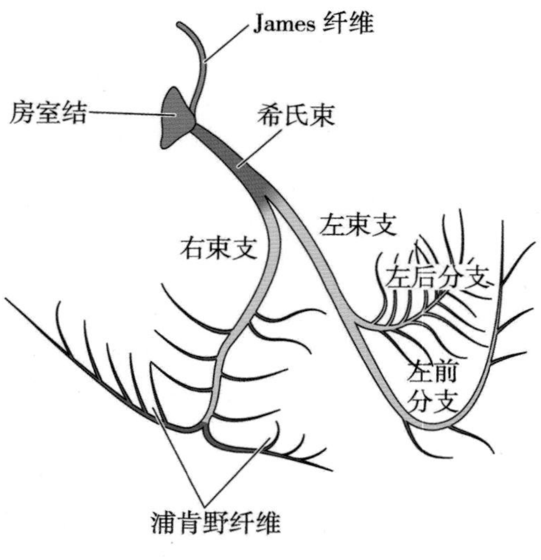

图10-7　James纤维

后面我们还会简短地讨论WPW综合征。

## 快速复习

1. 短PR间期的常见原因有哪些？
2. 逆向P波在心电图上很容易分辨，因为此时P波在Ⅱ、Ⅲ、aVF导联倒置。　正确或错误
3. 哪种综合征的特征是短PR间期以及QRS波群正常。
4. LGL综合征相关旁路的名称是什么？
5. 当一个短PR间期伴正常QRS波群的患者出现非常快的心率时，你会感到奇怪吗？

答案：1. 请阅读第2部分内容中的相关文献　2. 正确
3. LGL综合征　4. James束　5. 不奇怪

---

除James纤维外，还有两种其他类型的旁路。你知道它们的名称吗？Kent束和Mahaim纤维。Mahaim纤维是连接低位房室结或希氏束与室间隔的短旁路。Mahaim纤维也可形成δ波，属于特殊的预激。这两种纤维束也可同时出现在同一个患者身上，尽管这种情况非常罕见。

请注意，Mahaim旁路患者的PR间期应该是正常的，因为正常的生理性阻滞部位仍然存在。Kent束时激动绕过了房室结，因此PR间期可缩短。

2

**心电图10-2** 这是一例短PR间期心电图，PR间期大约为0.08 s，属于LGL综合征。图中PR间期缩短、QRS波群正常。它的临床意义何在？除了可能诱发快速心律失常，意义并不很大。那么我们为什么花精力来复习LGL综合征与WPW综合征（在下一节讲述）呢？因为它们经常被漏诊。曾经有一位患者主诉为晕厥，到急诊科就诊36次，总计做了20份心电图检查但诊断仍不明确，之后该患者被送到精神科就诊，并给予抗抑郁药和抗精神病药进行治疗，导致患者生活质量严重下降。如果能识别WPW综合征，这些均可避免。

3

**心电图10-2** 本图节律为窦性心律失常，关于这张心电图没必要多讨论。我们要考虑的应该是了解与记住各种征象的鉴别诊断。要成为一名优秀的医生，应根据患者的临床情况考虑各种可能的诊断，做出正确诊断的唯一方法就是要全面考虑到各种可能的诊断，运用所学知识去明确或排除特殊情况。为了达到这个目的，建议你在笔记本上记录本书中讲述的鉴别诊断，并随身携带，有时间就复习所记录的内容，这将帮助你永久记忆。

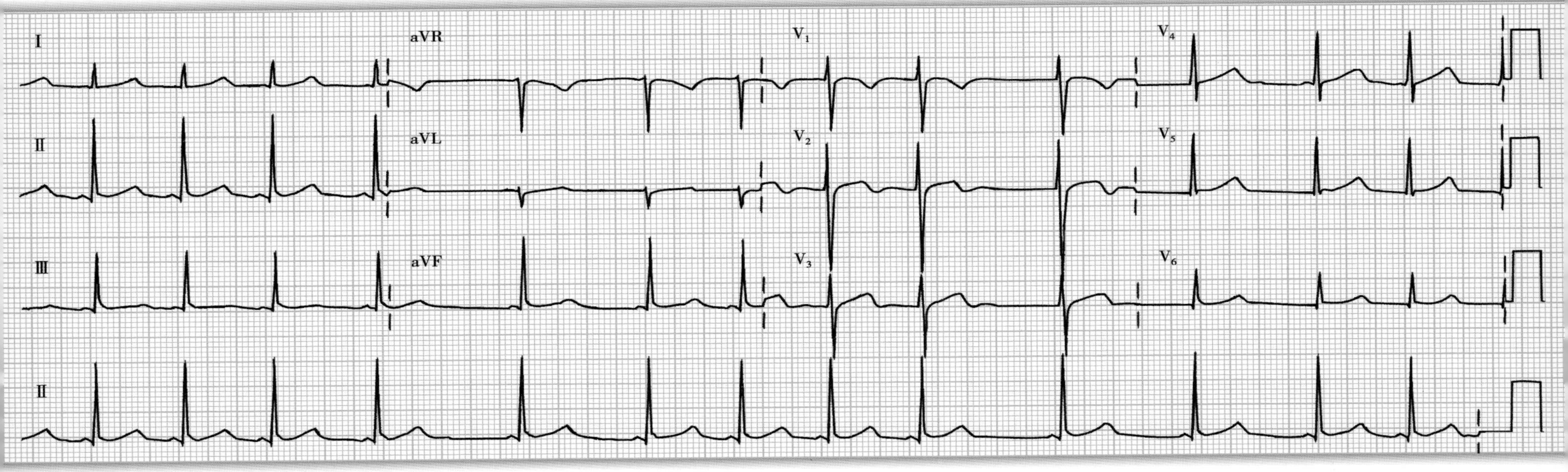


心电图10-2

## WPW综合征

WPW综合征诊断标准如下：

（1）PR间期缩短（<0.12 s），P波正常；

（2）QRS波群增宽（≥0.11 s）；

（3）出现δ波；

（4）ST-T改变或异常；

（5）与阵发性心动过速有关。

WPW综合征患者有一条旁路绕过房室结、连接心房与心室，称为Kent束，如图10-8所示。现在激动通过心房下传，同时到达房室结和Kent束。激动经房室结下传时遇到正常的生理性阻滞，同时激动经Kent束下传时未遇到任何阻滞即开始扩散到心室肌。这个过程非常缓慢，因此心电图描记的QRS波群增宽。其QRS波群形态实际上与起源于Kent束终点的室性期前收缩（PVC）（宽大畸形）形态一致。还记得激动下传至房室结吗？它从正常路径下传并去极化未被Kent束路径去极化的心肌细胞，这一过程远比激动经Kent束下传并通过心肌传导快很多，最终这两部分激动相遇并进入对方区域的不应期，从而传导终止。经Kent束缓慢传导的电激动重叠或融合于房室结正常下传的电激动中，心电图上形成具有δ波的融合波，如图10-9所示。实际的δ波是QRS波群起始部的顿挫波，代表了Kent束下传的激动提前激动了一小部分心室肌。

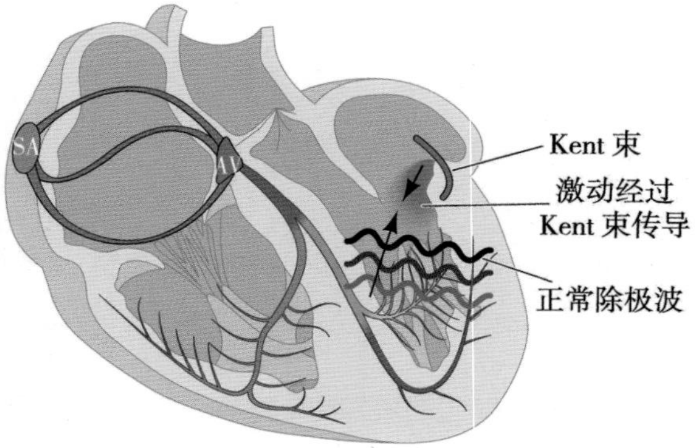

图10-8　Kent束

如果患者具有上述1—4所有心电图特征，但无阵发性心动过速发作病史，则称为心室预激图形。另外，12%的患者PR间期正常。你会问，为什么用这么长篇幅及整页来讲述WPW？因为WPW可能与心动过速有关。之前我们曾提到过，这种心动过速可能呈宽QRS波群（>0.12 s），心律可规则或不规则，而且心率非常快。鉴别这种图形是室上性心动过速或室性心动过速十分困难，甚至有时候无法鉴别。这类心动过速的治疗在本书讲述范围之外，但我们要提醒你多花一些时间充分了解WPW心动过速的治疗策略及其重要性。请记住，对于宽QRS波群心动过速，除非有证据表明是非室性的，否则请按室性心动过速处理。

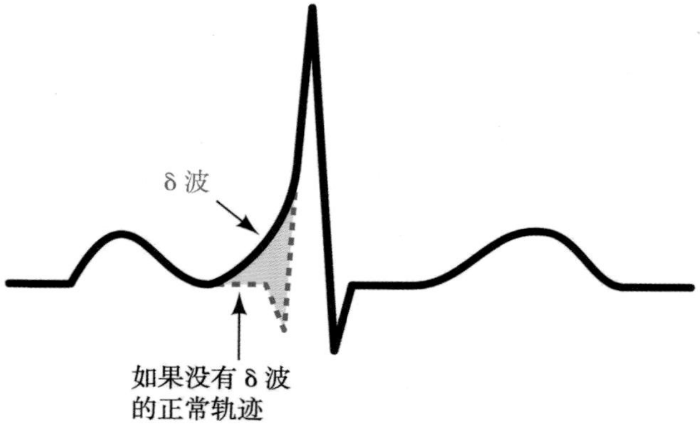

图10-9　δ波

2

**心电图10-3** 这是典型的WPW心电图。请注意，图中PR间期缩短，有明显δ波。这个病例所有导联均可见δ波。但并非所有情况都如此，因为有些导联的δ波位于等电位线上。Ⅲ及aVF导联有δ波吗？是的，但为负向（向下）。如果按照本书内容学习，你应该已经复习过Q波了，本书最后还会讲述基础心肌梗死图形。当你观察Ⅲ、aVF导联图形时，看似有Q波或有时容易与Q波相混淆。这种类似于Q波的图形又称为假性梗死图形。请记住这不是真正的梗死。

请观察图中ST段及T波改变，$V_1$~$V_3$导联ST段抬高，Ⅰ、aVL及$V_4$~$V_6$导联T波倒置。这是缺血性心电图的表现吗？对WPW患者并不是。这是因为部分除极波通过旁路下传，引起了复极异常，继发地形成各种ST段及T波异常改变。因此，对于WPW患者按常规标准诊断急性心肌梗死非常困难，但并非不可能。依据病史提示可做出诊断，如果你怀疑急性心肌梗死，请尽早咨询心血管医生。

**提 示**

LGL通常是良性的。WPW可能会危及生命。

心电图 病例分析 续

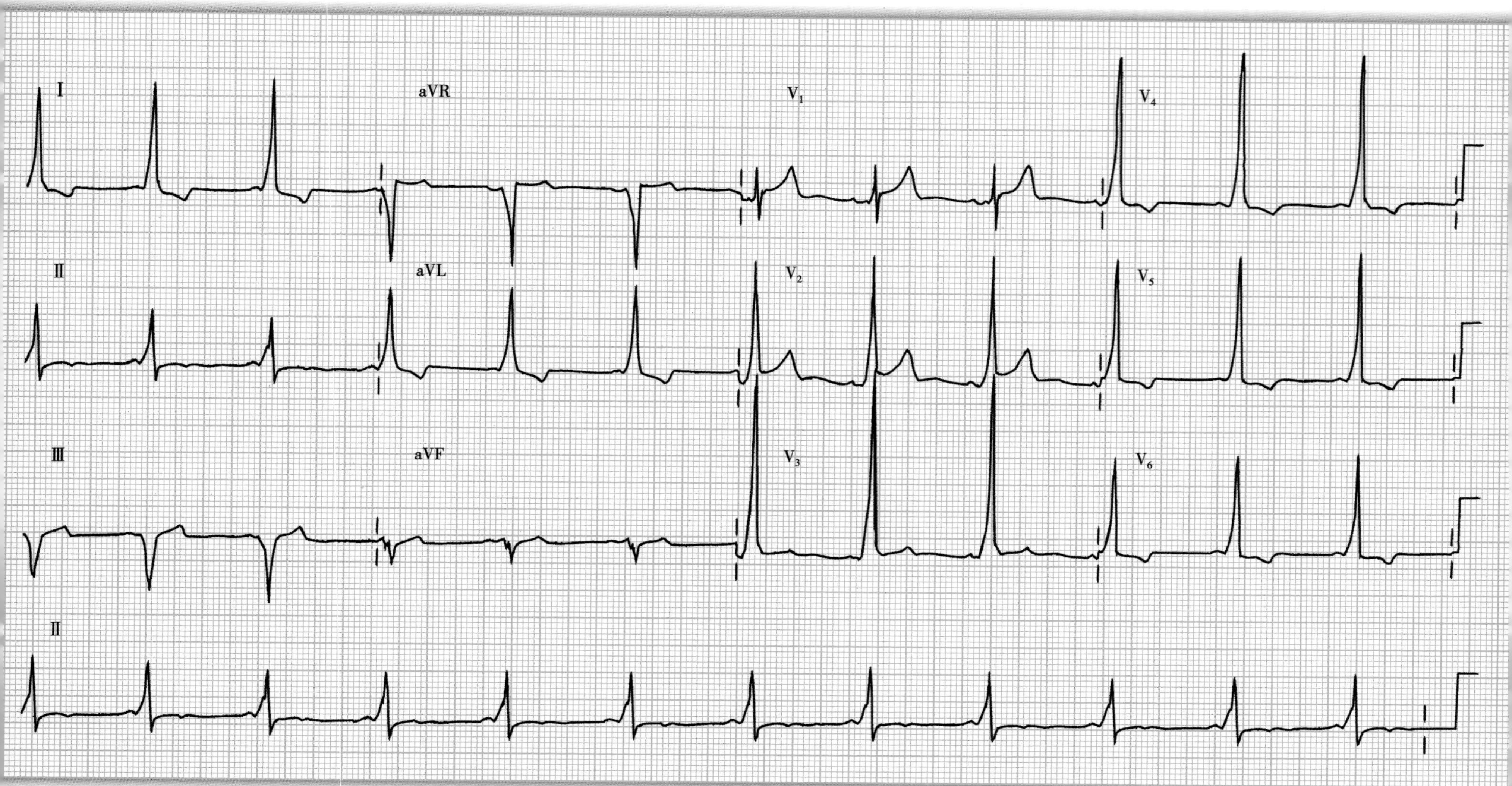


心电图 10-3

# WPW综合征——进阶知识

WPW综合征有3种类型：

A型：此类WPW综合征QRS波群初始向量在胸前导联直立。巧记此型WPW综合征主要看$V_1$导联：对于A型预激，可以画一条短线横穿QRS波群，其形状与字母A相似(如图10-10所示，QRS波群上部)。B型预激综合征刚好相反，其$V_1$、$V_2$导联初始向量为负向，想象一下——看起来像字母b(如图10-10所示，QRS波群底部)。A型预激综合征有时候呈RSR′图形，看起来像右束支阻滞图形，因此经常被误诊。ST-T复极异常通常出现在右侧胸前导联，表现为ST段压低及T波倒置。A型WPW综合征通常与心脏左侧Kent束旁路有关。

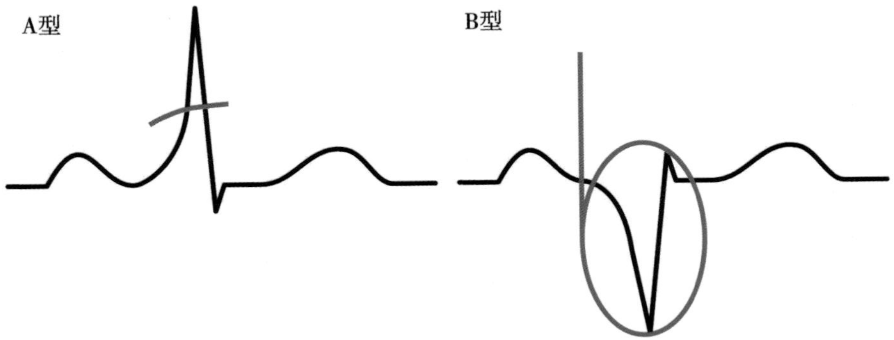


图10-10 WPW综合征，A型及B型

B型：B型预激综合征时，QRS波群在$V_1$、$V_2$导联呈负向，在左侧胸前导联直立向上，因此可能被误诊为左束支阻滞。左侧胸前导联可见复极异常。

C型：C型预激综合征时，QRS波在$V_1$~$V_4$导联直立，在$V_5$、$V_6$导联呈负向。在胸前导联开始像A型预激，但是在侧壁导联没有保持正向QRS波群。这类WPW综合征非常少见。

当δ波呈负向时看起来像Q波，因此所有类型的WPW综合征都可能误诊为心肌梗死。当下壁导联呈负向δ波时尤其明显。这种图形称为假性心肌梗死图形，因为与心肌梗死无关(详见B型预激示意图)。另一种可能与心肌梗死相混淆的是A型预激，当$V_1$导联呈高大的R波时，看起来像后壁心肌梗死(posterior wall myocardial infarction，PWMI)。

当发生心动过速时，激动既可以从Kent束下传、房室结逆传，也可以从房室结下传、Kent束逆传。当激动从Kent束下传、房室结逆传时称为逆向型房室折返性心动过速。这种环形折返运动可引起宽QRS波群心动过速，常与室性心动过速难以鉴别。逆向型房室折返性心动过速的心室率可能非常快，尤其是合并心房扑动或心房颤动时，可能会出现1:1下传。

另一种类型心动过速发作时，激动从房室结下传、经Kent束逆传激动心房，称为顺向型房室折返性心动过速。常表现为窄QRS波群心动过速，其危险性较小，因房室结仍能发挥生理性阻滞作用。因此，其心室率较逆向型房室折返性心动过速慢，易于控制。

**临床要点**

$V_1$导联呈高大R波的鉴别诊断：

1. 右束支阻滞
2. 后壁心肌梗死
3. 右心室肥厚
4. A型预激
5. 正常青少年及儿童

## 心电图 病例分析 续

2

**心电图10-4** 在这个病例中我们又看到了典型WPW综合征的δ波。图中PR间期是多少？PR间期缩短了吗？这个病例的PR间期约为0.12 s。大约12%的WPW患者PR间期并不缩短，有些病例甚至呈一度房室传导阻滞。为什么会发生这种情况呢？δ波只是掩盖了基础PR间期（详见图10-9）。如果患者的基础PR间期延长且融合了δ波时，可能出现正常或延长的PR间期。

这例患者在aVF导联呈现假性心肌梗死图形以及ST-T异常改变，这种心电图改变常见于WPW综合征。

3

这例心电图及心电图10-3均为A型WPW。A型WPW患者的δ波在$V_1$导联呈正向，B型WPW患者的δ波在$V_1$导联呈负向。不同类型的WPW有什么意义吗？通常，A型WPW患者的旁路位于左侧，B型WPW患者的旁路位于右侧。但是，这种定位并不完全正确，因为很多患者不止一条旁路。寻找旁路的最佳方法是应用电生理检查。

**提 示**

Q波并不一定全是病理性的。

2

**心电图10-5** 这是另一个典型WPW图形病例。但这张图的表现非常有趣。你能找出来吗？在真正详细解读这份心电图之前请不要看下面的解释。

首先，第6个心搏是房性期前收缩（PAC），且大部分通过房室结下传。我们是如何知道的呢？该心搏的δ波很小，意味着大部分激动经房室结下传。

其次，经过前面“P波”一章的学习与训练，你会迅速发现很多心动周期中的P波形态不同。另外，若用分规测量，你会发现PR间期以及RR间期也不同。这是一个心房游走性心律伴WPW的患者。

3

**心电图10-5** 确定你已经达到心电图读图第2阶段水平，并能按照提示方法去分析心电图了。你能辨认出该图的节律以及房性期前收缩（PAC）吗？不要骄傲自满，请使用分规仔细测量图中的每一个心搏。这是掌握阅读和解释心电图的唯一方法。

这是一个B型预激综合征病例。请注意$V_1$导联δ波呈负向，Ⅲ、aVF及$V_1$导联呈假性心肌梗死图形。B型预激常被误诊为前壁急性心肌梗死及左束支阻滞，一定要仔细分辨。

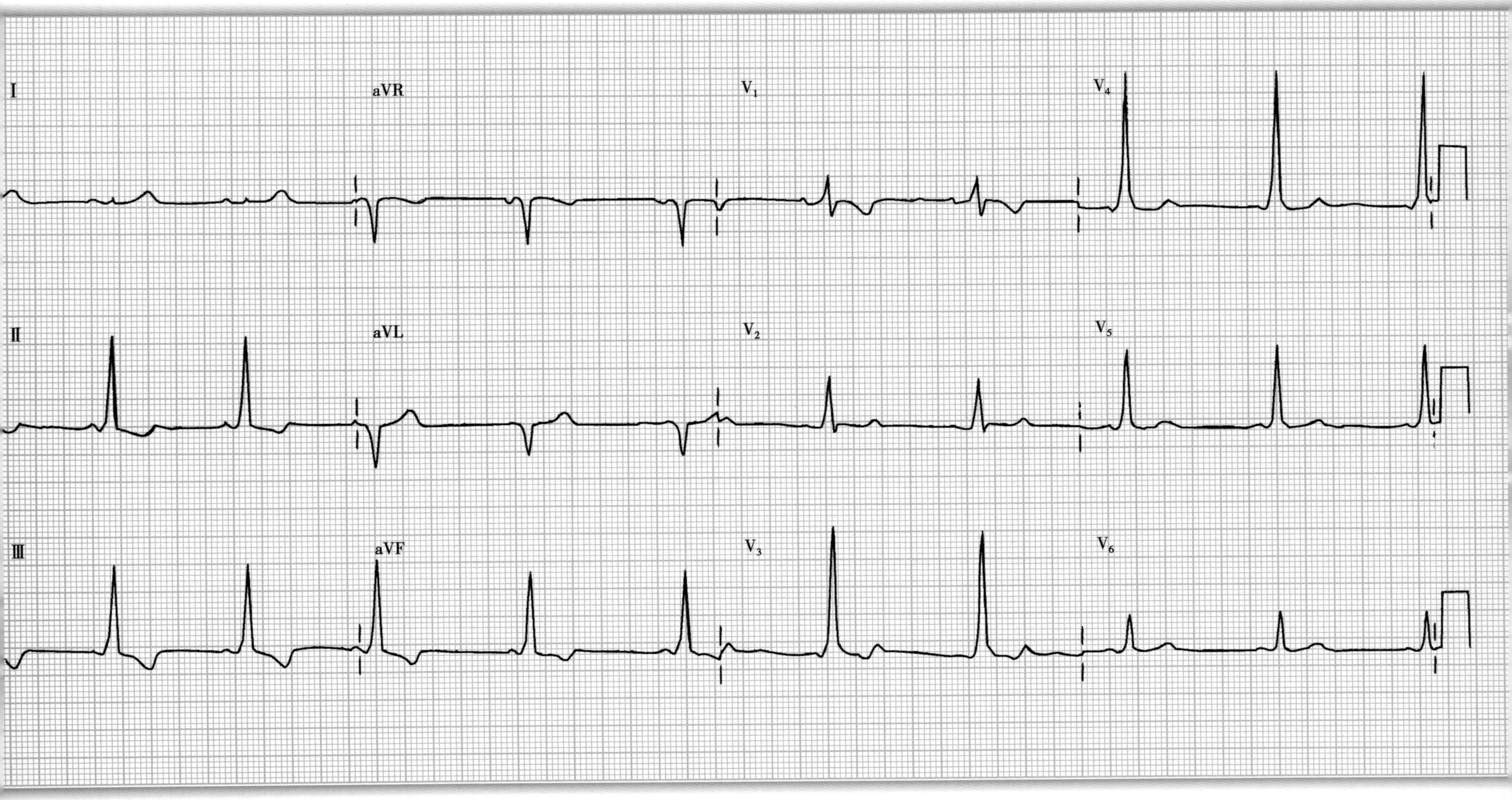


心电图 10-4

## 心电图 病例分析 续

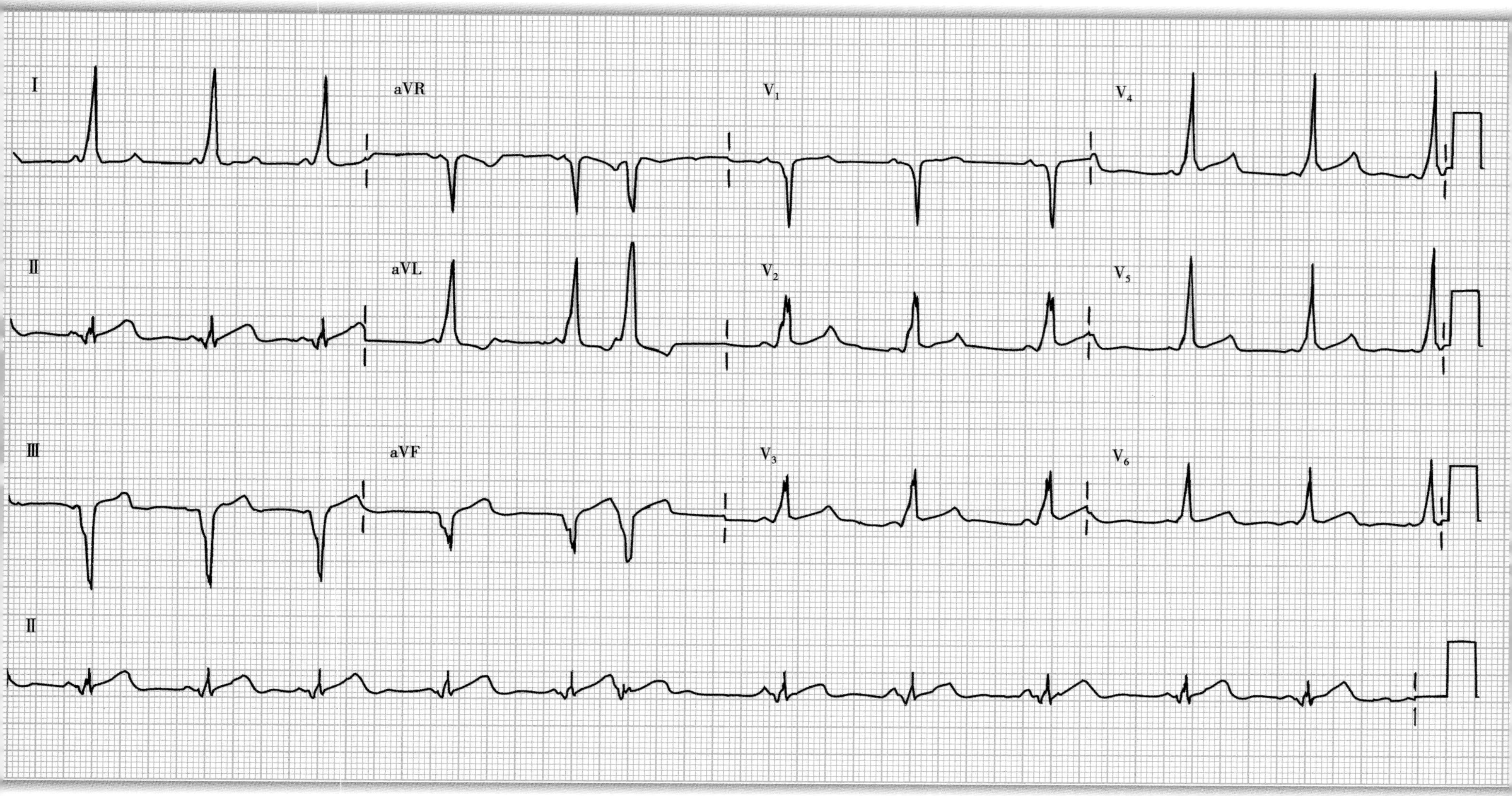


心电图 10-5

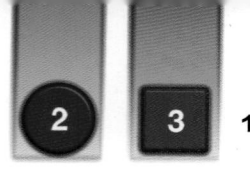

2

**心电图10-6** 这又是一例WPW。在这份心电图中,多数导联都能轻易分辨出δ波。图中PR间期较WPW综合征预期的PR间期长。Ⅱ、Ⅲ、aVF导联有Q波吗?并不是。请记住下壁导联出现的δ波可被误认为下壁心肌梗死的Q波。

3

**心电图10-6** 该图为WPW图形,是A型还是B型?A型WPW的δ波在$V_1$导联为正向,且在所有的胸前导联都呈正向。B型WPW的δ波在$V_1$导联呈负向,因此很明显该图不是B型WPW。这是C型WPW!这类WPW开始像A型预激,但在左侧胸前导联δ波呈负向。这是一类非常罕见的预激综合征。该病例中最重要的诊断是WPW,请将患者推荐给电生理专家。

2

**心电图10-7** 这是一例不同记录格式的心电图。请注意图中大多数导联的起始处有电压定标,底部没有连续记录的导联。当你面对不常见且格式不同的心电图时,只需将它们分成各个组并注意相应的导联。虽然没有标识,但导联的记录格式与我们的习惯一样。如果导联顺序不同,需在心电图上标识出来。

这是一例WPW患者,多数导联中可以看到典型的δ波。请注意观察Ⅲ和aVF导联。这两个导联中你发现了什么?振幅低的QRS波群伴有明显的切迹。心动周期的第1个波并不是P波。实际上,P波在这两个导联上位于等电位或者接近等电位线,因此无法清晰辨认。

该图是一个孤立性心室内传导延迟的示例。之所以称为孤立性,是因为并没有导致所有导联QRS波群增宽,仅在部分导联中出现QRS波群增宽。QRS波群形态怪异(畸形)是因为心室内传导异常(通过异常的路径)引起心电图上QRS波群形态异常。如果传导异常出现得更早一点,接近房室结,那么QRS波群可能会更宽,继发性形态改变会更多。我们在"束支阻滞及分支阻滞"一章中将详细讲述。

**临床要点**

请记住,WPW心电图改变与WPW综合征是不同的,WPW伴有阵发性心动过速时才能称为WPW综合征。

心电图 病例分析 续

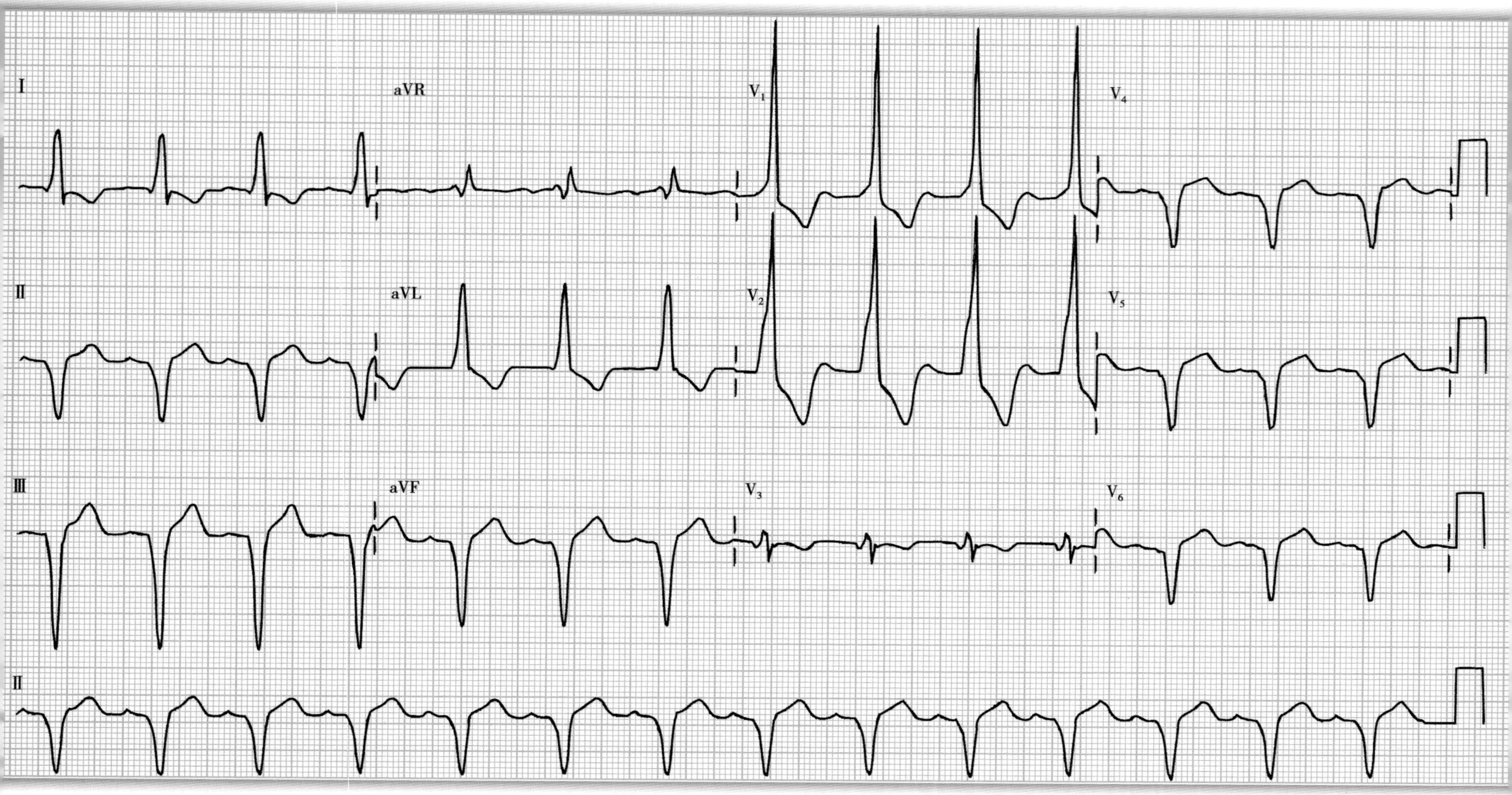


心电图 10-6

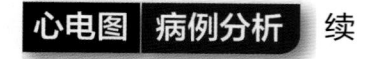

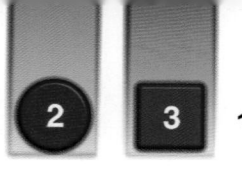

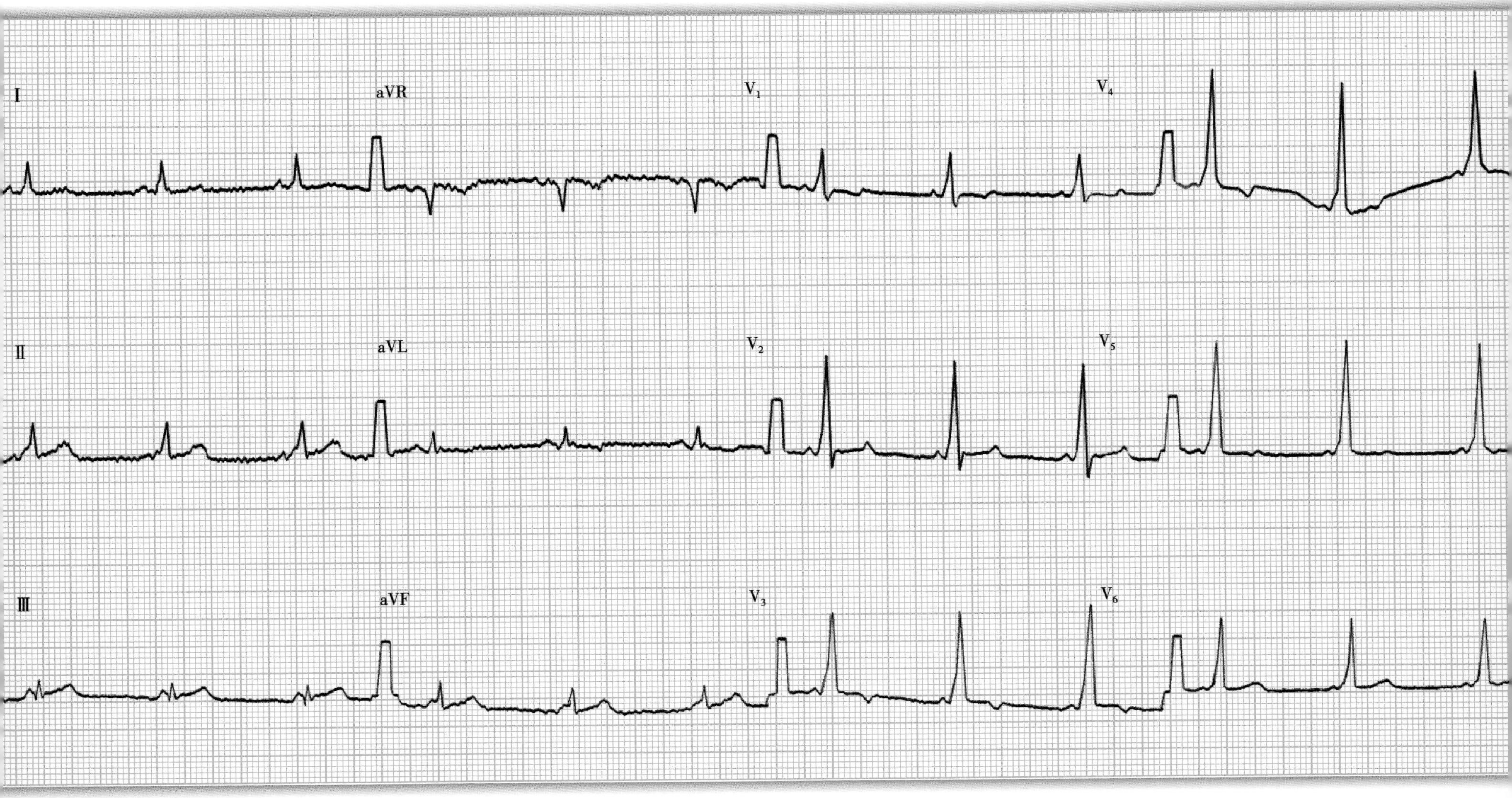
I
aVR
V1
V4
II
aVL
V2
V5
III
aVF
V3
V6

心电图 10-7

**心电图 10-8** 这份心电图及上一份心电图都是A型WPW示例。本图表现出许多有趣的征象，除了WPW常见的δ波及ST-T异常，该图ST段呈勺形，表现为凹面向上，其凹面与心电图的正向波相对。如图10-11所示，这种凹面看起来似被冰激凌勺挖过一样。如果你没有看到这种变化，请注意$V_5$、$V_6$导联。这种勺形ST段改变是地高辛发挥效应的典型表现，该患者在心电图检查时正在服用地高辛。这种勺形ST段可发生于任何情况，并不仅限于WPW。

请注意下壁导联的假性心肌梗死图形。

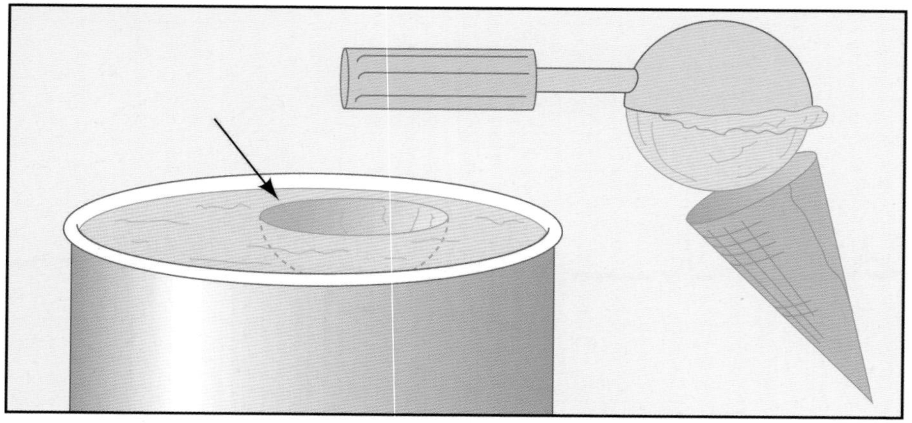

图10-11 地高辛治疗过程中ST段呈"勺形"改变

**心电图10-9** 这是一例宽QRS波群心动过速。患者就诊于急诊室，既往有明确的WPW病史，诊断相对容易。再一次提醒，请复习医学课本上关于WPW及其相关的快速型心律失常诊疗内容。

图中心动过速呈哪种束支阻滞图形？这是右束支阻滞(RBBB)图形。I及$V_6$导联的S波可见清晰的切迹，$V_1$导联呈兔耳征——RSR′型。下一页是同一个患者转复后的心电图，呈B型WPW图形。请记住，B型WPW患者的Kent束通常在右侧。因此这是逆向型房室折返性心动过速伴右束支阻滞图形。

推荐一种简单记忆方法：B型WPW的B与右侧Kent束的R部分相似(图10-12)。

B R

图10-12 字母B代表B型WPW，字母R代表右侧的Kent束。推荐一种简单记忆方法：字母B与字母R部分相似，B型WPW患者的Kent束通常存在右侧

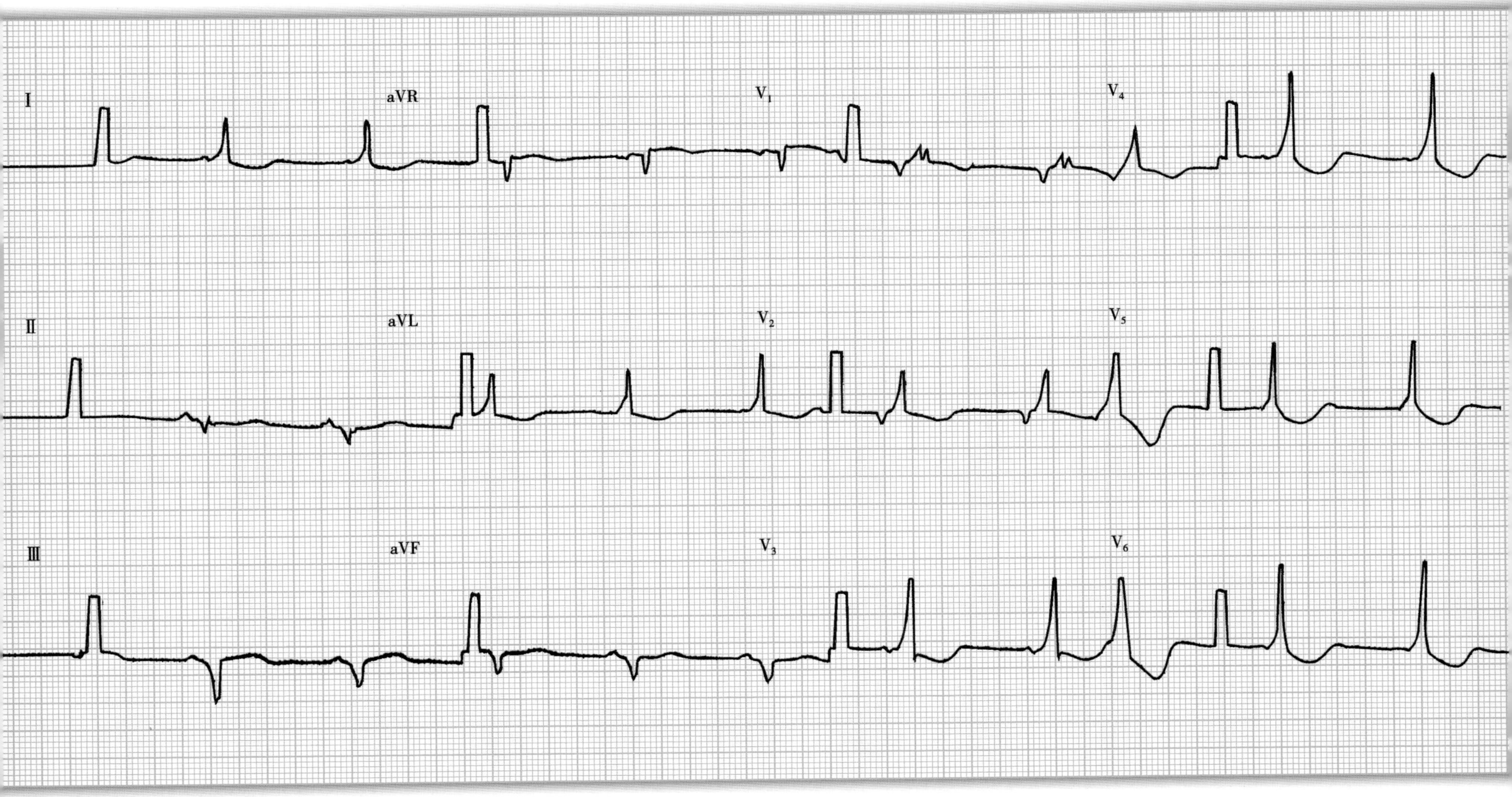


心电图 10-8

心电图 病例分析 续

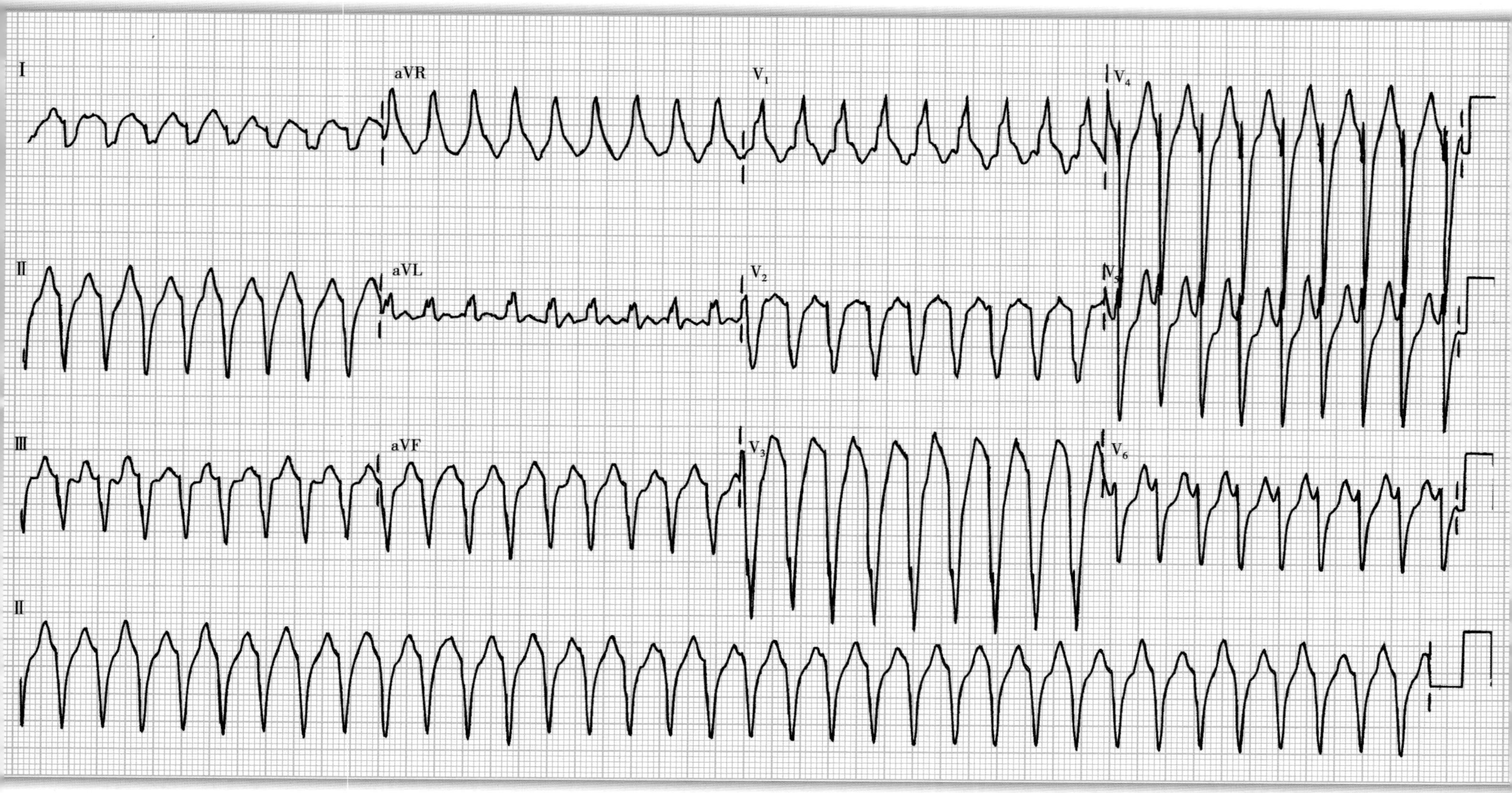


心电图10-9

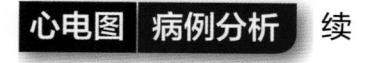

3

**心电图10-10** 该图为上一例宽QRS波群心动过速患者转复后的心电图。如果我们只看这张图，很容易误认为是单纯的左束支传导阻滞。因此当我们第一眼看到一张左束支阻滞(LBBB)图形心电图时，我们需要进行鉴别诊断。该图中δ波较小、很难辨认，但是在许多导联上仍可以看到。

需留意心室率超过250次/min的心动过速，尤其是宽QRS波群心动过速。如果心室率超过250次/min，很可能与旁路相关；任何心室率为300次/min的心动过速，一定与旁路相关，因为旁路下传速度比经房室结下传速度要快得多。

当心动过速心室率超过250次/min时，很难区分出心动周期中的每个波，因此很难做出诊断。关键是要记住，这种情况可能有旁路参与，在治疗这类心律失常时应该谨慎用药。使用减慢房室结传导的药物可使本已很糟糕的病情继续恶化。我们建议：不要害怕给患者使用镇静剂及实施电复律。在这种情况下，镇静及电复律比使用抗心律失常药物安全，四类抗心律失常药物可能会引起其他未知的风险。

**提 示**

注意不要把QRS波群正常的类本位曲折与δ波相混淆。

2

**心电图10-11** 很明显这是一例快速型心律失常图形，心室率大约280次/min。之前我们曾提及过，WPW可以引起快速型心律失常，而该图就是一个例子。请注意这张心电图与前面两页心电图的不同之处，这张图是窄QRS波群心动过速(QRS波群宽度<0.12 s)，而前面的是宽QRS波群心动过速(QRS波群宽度>0.12 s)。请看下一例心电图，两张图来自同一个患者，只是下面这张图心室率较慢。

3

**心电图10-11** 该患者心室率280次/min左右。前面曾经提及，心室率超过250次/min时要考虑到旁路的存在。患者自行转复为窦律，且呈间歇性WPW(下一张心电图所示)。这是顺向型房室折返形成的窄QRS波群心动过速。图中无法辨认P波，因此节律可能为阵发性室上性心动过速(paroxysmal superventricular tachycardia，PSVT)或者房扑1∶1下传。患者心室率280次/min，相比房扑1∶1下传的常见心率300次/min略慢一些。图中还存在广泛导联ST段压低，考虑为心动过速继发心内膜下心肌缺血所致。

心电图 病例分析 续

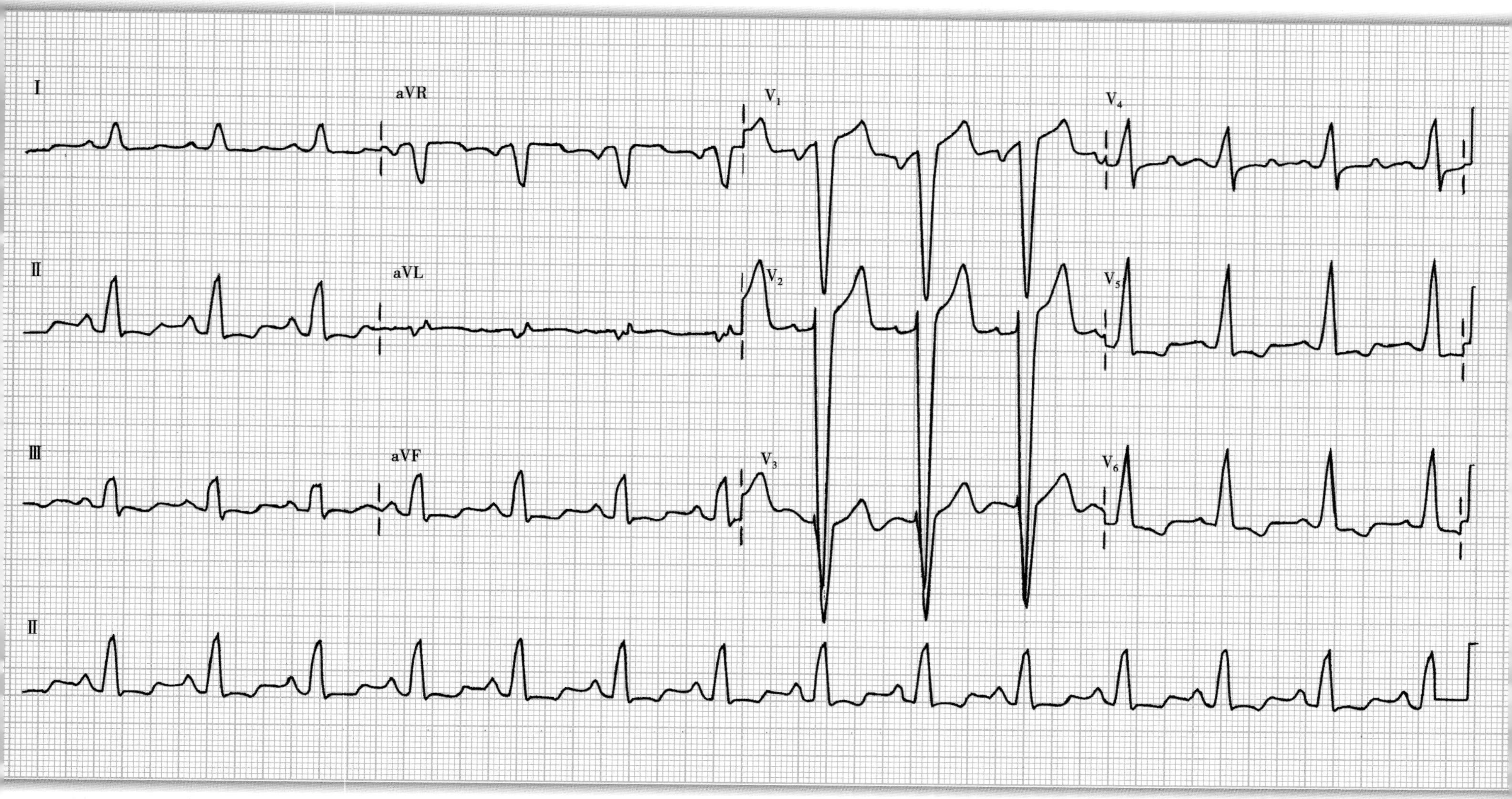


心电图10-10

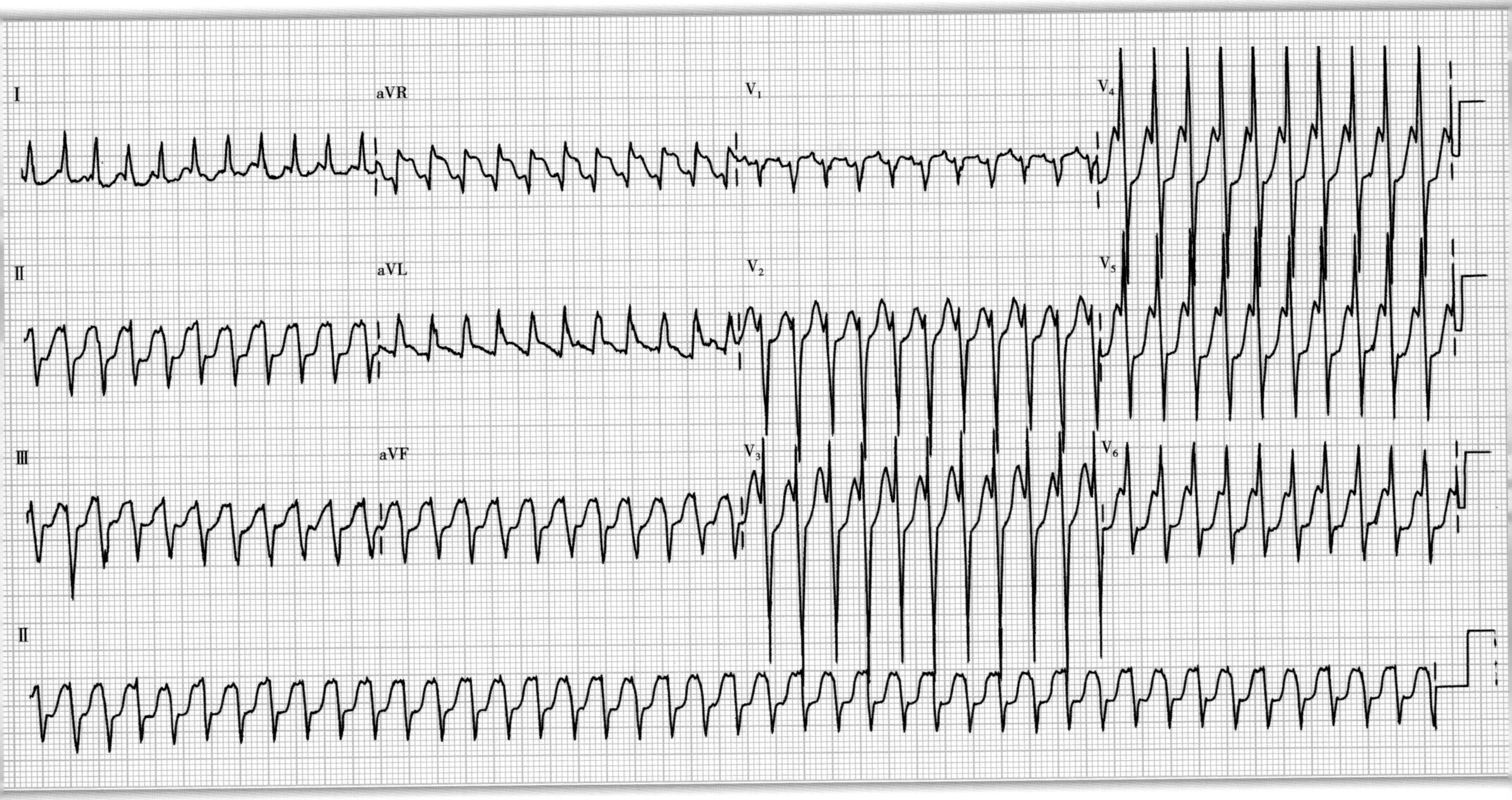


心电图10-11

**心电图 病例分析** 续

2

**心电图10-12** 这是心电图10-11患者转复后的心电图。这张图的基础节律是什么？该图心律绝对不规整，QRS波群形态不一致，因此很难直接指出其节律。图中星号标记的QRS波群正向成分更多一些，且起始部有顿挫。如果这是你手中唯一的一张心电图，你可能很难做出判断。但如果知道患者刚刚经历了非常快速的心律失常，更容易诊断为间歇性WPW。那么这张图的节律到底是什么？答案是心房扑动伴不同比例阻滞。$V_1$导联黑色竖线所示为心房波，明确心房波有助于判断其节律。

3

**心电图10-12** 这张心电图显示了心房扑动伴不同比例下传，同时合并间歇性预激。心房率与前一张心动过速时的频率一致，因此前一张心电图的节律为心房扑动伴1:1下传。$V_1$导联是判断该图节律的唯一线索，可以使用分规将该导联的P波并标识出来。因P波下传的比例不同，QRS波群形态也不同，有些QRS波群起始处还可以看到δ波的成分。这张心电图还表现为广泛导联ST段压低，其可能原因是心肌缺血而不是快频率依赖性改变。

3

**心电图10-13** 仔细阅读下面的心电图，你能发现QRS波群的异常之处吗？这张心电图是间歇性WPW示例，原因是激动间断经房室结下传，其余时间经Kent束下传。图中星号标记的为正常传导的QRS波群，在连续记录的Ⅱ导联长条图中很难分辨，但是在Ⅲ、aVL及$V_2$导联较容易辨识，因为这些导联中不同传导方式形成的QRS波群形态明显不同。

正常通过房室结下传的QRS波群与通过Kent束下传的QRS波群形态不同吗？当然不同。这是因为激动传至心室的路径不同。激动通过两个不同的解剖区域到达心室，由于部分激动通过Kent束传导，改变了初始电轴，从而产生两种不同的电轴。电轴取决于Kent束的解剖位置及δ波的大小。

2 **快速复习**

1. WPW综合征的患者总是能看到WPW图形。 正确或错误
2. WPW图形从来不会间歇出现。 正确或错误
3. δ波是激动经Kent束下传预先激动心室引起的。 正确或错误

答案：1. 错误，大多数WPW患者具有隐匿旁路。
2. 错误 3. 正确

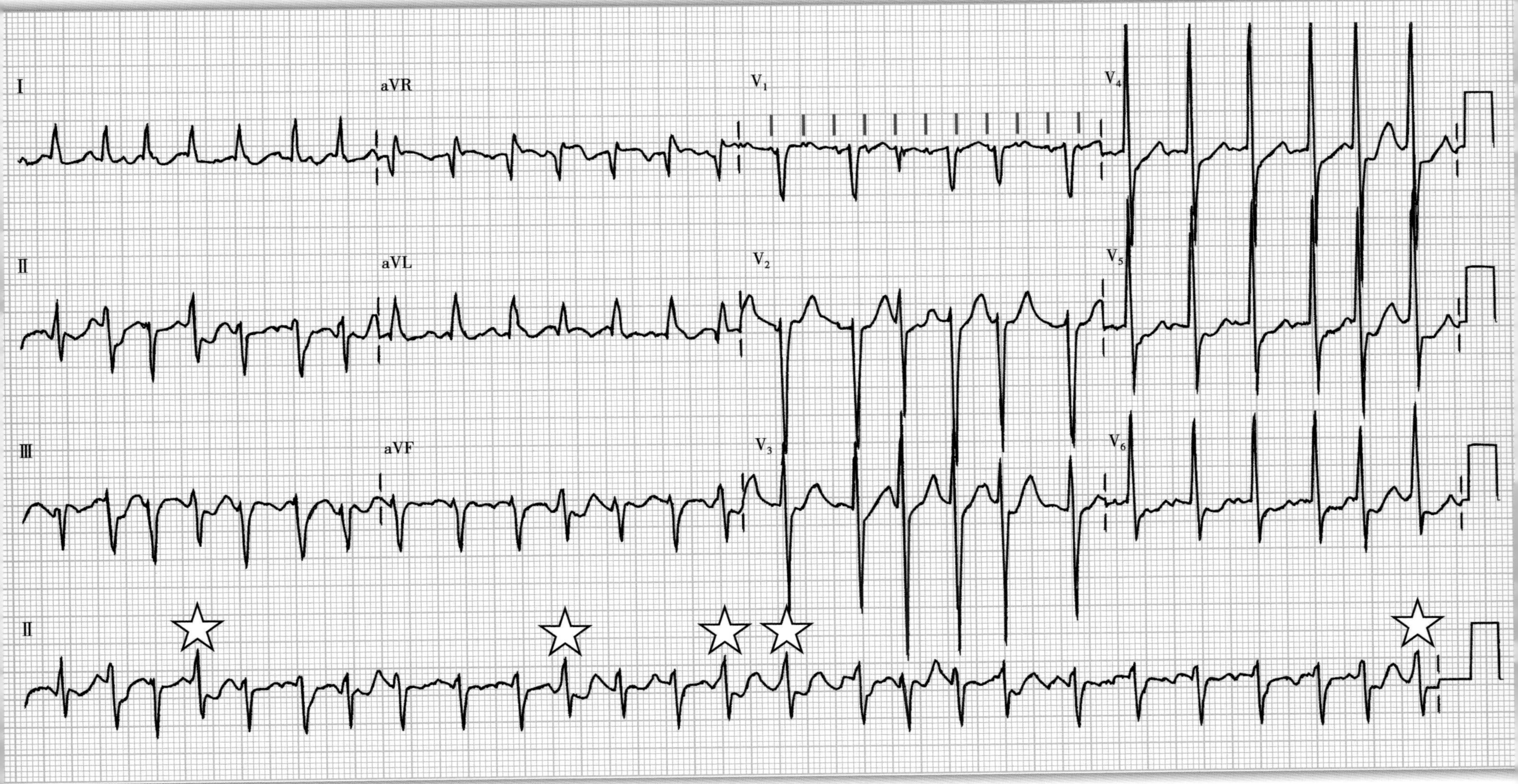


心电图 10-12

**心电图 病例分析** 续

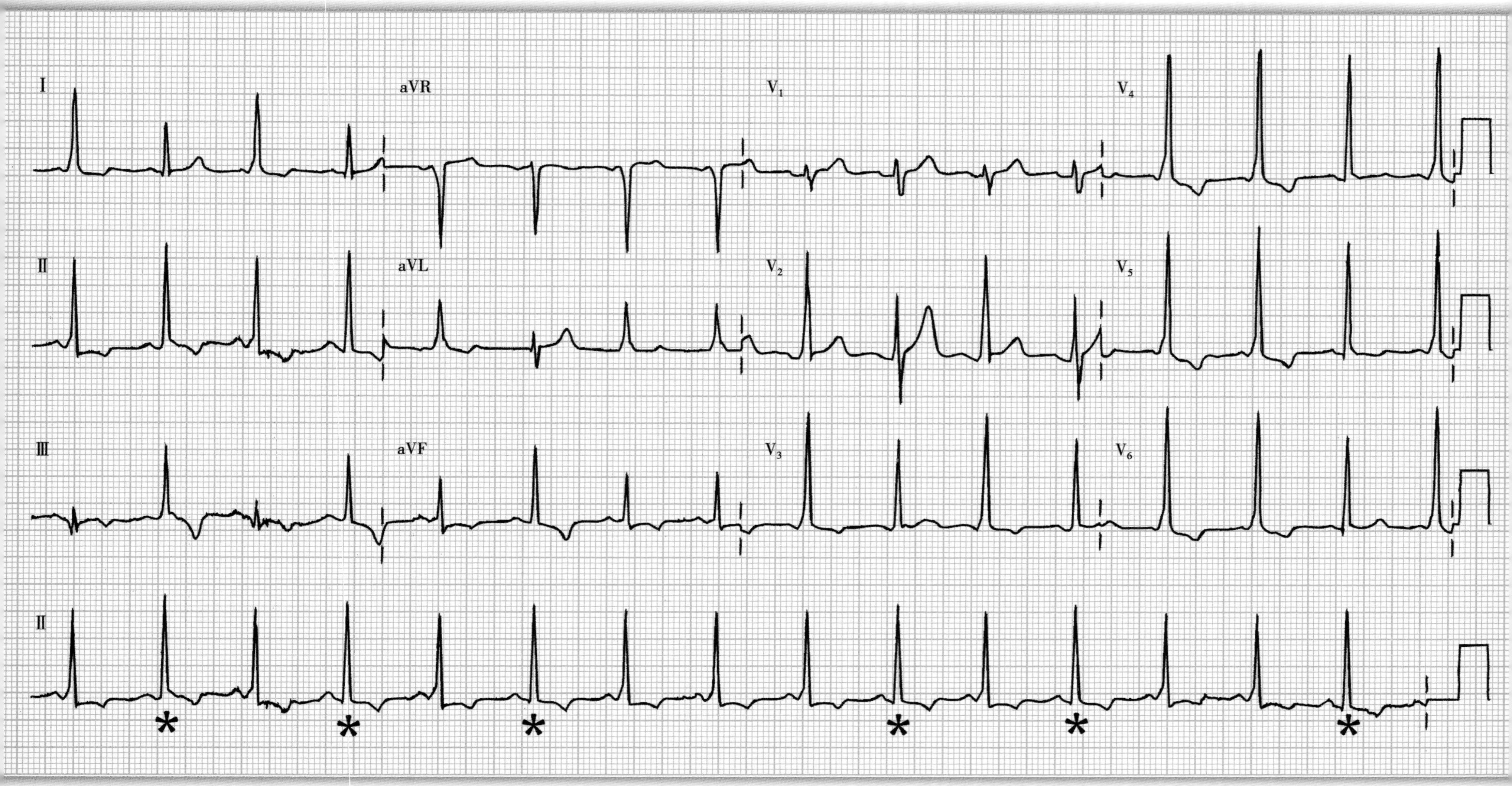


心电图10-13

3

**心电图10-14** 这是我们最喜欢的心电图之一，会难倒98%的读者，你能正确解析吗？

在本书中解析这张心电图相对容易些，因为这是在“PR间期”这一章，尤其是“WPW”这部分。解析这张心电图的关键是看连续记录的导联节律条图，尤其是最后两个QRS波群。该图又是一个间歇性WPW示例，最后两个心搏转变为正常QRS波群。解析这张心电图的难点在于：最后两个心搏刚好出现在同步记录心电图导联切换至$V_4$~$V_6$时。

这张心电图为B型WPW。aVL导联呈假性心肌梗死图形，图中存在广泛的继发性ST-T改变。注意该图的PR间期并没有缩短。

请记住，分析心电图需要非常缜密且掌握技巧。因为你已经达到了第3阶段水平，应该已经形成自己的解析方法。如果还没有掌握分析方法，我们建议你温习“总结”一章。

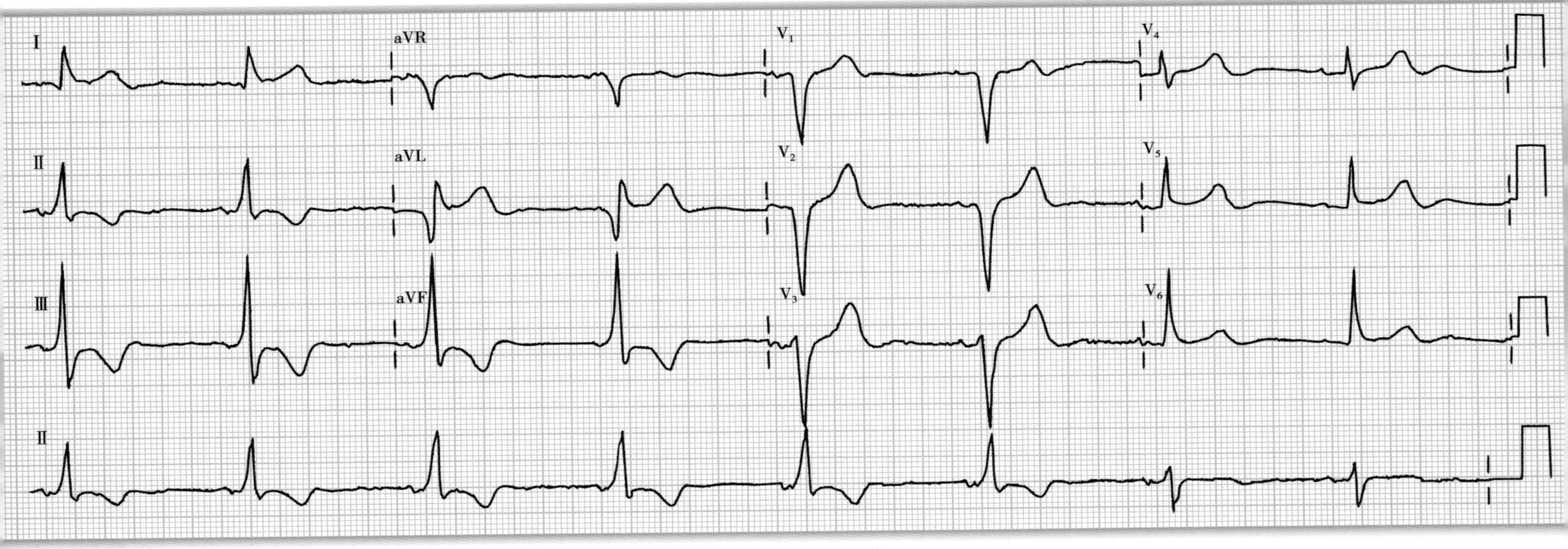


心电图10-14

2

## 注 释

### 房室传导阻滞的相关内容

房室传导阻滞是指房室结及希氏束的传导功能障碍，引起心电图上PR间期延长或异常，在极其严重的情况下，激动至心室的传导完全中断。不要将房室传导阻滞与束支传导阻滞相混淆。后者指左右束支、分支（左前分支、左后分支）或它们之间任意的组合阻滞。

一度房室传导阻滞是指生理性阻滞的延长。它通常是发生在房室结自身水平上的阻滞，大多由器质性心脏病引起。但也可能是由药物毒性作用（地高辛、$Ca^{2+}$通道阻滞剂、三环类抗抑郁药物）、高钙血症、低体温、刺激迷走神经（例如下壁心肌梗死）引起的。

二度房室传导阻滞分为两种类型：莫氏Ⅰ型（文氏现象）、莫氏Ⅱ型。莫氏Ⅰ型是房室结功能缺陷引起不应期延长所致。当第一个P波下传至房室结时，传导速度减慢。而窦房结功能正常，按固定周期发放的激动达到房室结时，房室结正处于相对不应期，传导时间延长，心电图表现为PR间期延长。下一个P波到达得相对更早，需要更多的时间传导，依次类推。直到一个P波落在房室结不能传导时，便出现一个QRS波群脱落。文氏现象图形表现为：PR间期逐渐延长，直到一个P波不能传至心室。P波与QRS波群的下传比例可以是2:1、3:1、4:1甚至更多。当你看到一组类似的心搏时，要考虑到文氏现象可能。除此之外，还有一些其他的标准可以帮助诊断：RR间期逐渐缩短，直到一个QRS波群脱落；包含脱落的QRS波群的RR间期小于最小RR间期的两倍。

莫氏Ⅱ型房室传导阻滞相对更危险，可能发展为三度房室传导阻滞。这种类型的传导阻滞，PR间期固定，但是间歇性出现QRS波群脱落。

请注意，当出现2:1传导阻滞时，无法区分为莫氏Ⅰ型还是Ⅱ型。当你看到这种图形时，需要连续记录长导联心电图，观察是否存在其他的QRS波群的成组方式，协助诊断阻滞类型。通常，某一种房室传导阻滞会出现在连续记录的长导联心电图中。

三度房室传导阻滞是指来自心房的激动在房室结完全被阻滞，P波和QRS波群完全分离。也就是说，心房和心室分别按自己的节律除极。通常心房的激动来自窦性节律或窦性心动过速；心室的激动来自交界区或心室，因此QRS波群可以是窄的或宽的。通常P波多于QRS波群，如果P波与QRS波群数量一致，我们称之为房室分离而不是三度房室传导阻滞，这是命名学的问题。重申一次，本书不会涵盖如何治疗。为了以防万一，可以植入临时起搏器。

2

## PR间期延长

PR间期延长是指PR间期>0.12 s。当看到PR间期延长时，先明确以下几个问题：

(1) 所有的PR间期及P波形态都一致吗？如果是，这很可能是一度房室传导阻滞。如果不是，你需要考虑房性期前收缩、心房游走性心律、多源性房性心动过速或者其他类型的阻滞。

(2) PR间期的变化是固定的吗？

a. 所有的P波相同吗？

b. PR间期是否进行性延长？

c. 所有的心搏是成组分布的吗(图10-13)？

d. P波及QRS波群是否分离？如果P波形态均不同，考虑心房游走性心律或多源性房性心动过速(MAT)。如果P波形态相同，应考虑为何种房室传导阻滞，莫氏Ⅰ型还是Ⅱ型？可能是三度房室传导阻滞或房室分离吗？导联是否连续记录了长条心电图？最后，也是最重要的，患者的一般状况如何？你需要综合以上所有信息才能得出正确的答案。

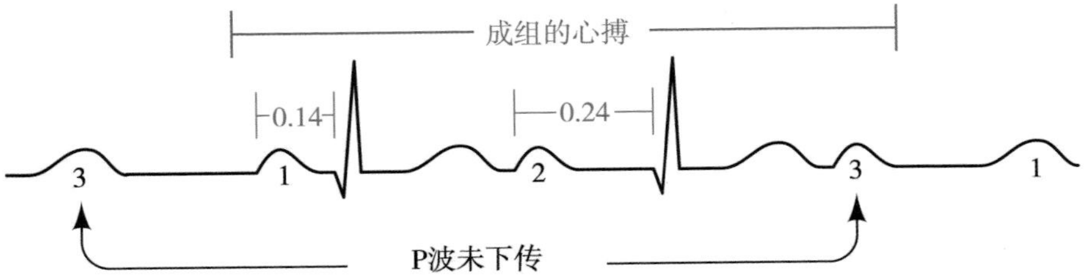


图10-13　成组的心搏





阅读后面几页心电图示例，检验自己能否得出正确答案。顺便说一下，如果你对任何一张心电图的答案有不同见解，那么一定是你错了，但没有关系(只是开个玩笑)。请记住，关于心电图的解释总会存在分歧……即使自己在不同的时间解析结论也会不同。这是多项研究中证实的科学事实。

2

**心电图10-15**　图中PR间期有多长？略长于0.20 s。这是一度房室传导阻滞的示例。$V_1$导联P波提示左心房扩大，但在其他导联并不明显。Ⅲ、aVF导联的PR段轻度压低，但是在其他导联并未出现，因此不支持心包炎的诊断。

在本章的心电图上你只需阅读我们已经详细讲解过的内容：P波及PR间期。当你达到第3阶段水平再回过头来看这张心电图时，你将会发现更多有趣的内容。

3

**心电图10-15**　你如何治疗这个患者？他只是存在轻微的一度房室传导阻滞，对吗？错！这个患者下壁导联呈急性心肌梗死图形，而且可能同时累及右心室。Ⅱ、Ⅲ、aVF导联出现明显的Q波以及ST段抬高。另外，aVL导联ST段压低，$V_1$~$V_5$导联ST段轻度抬高、R波递增不良。下壁急性心肌梗死伴有$V_1$导联ST段抬高是右心室心肌梗死的典型表现。即使$V_1$导联抬高仅0.5 mm，也建议行右胸导联心电图检查。

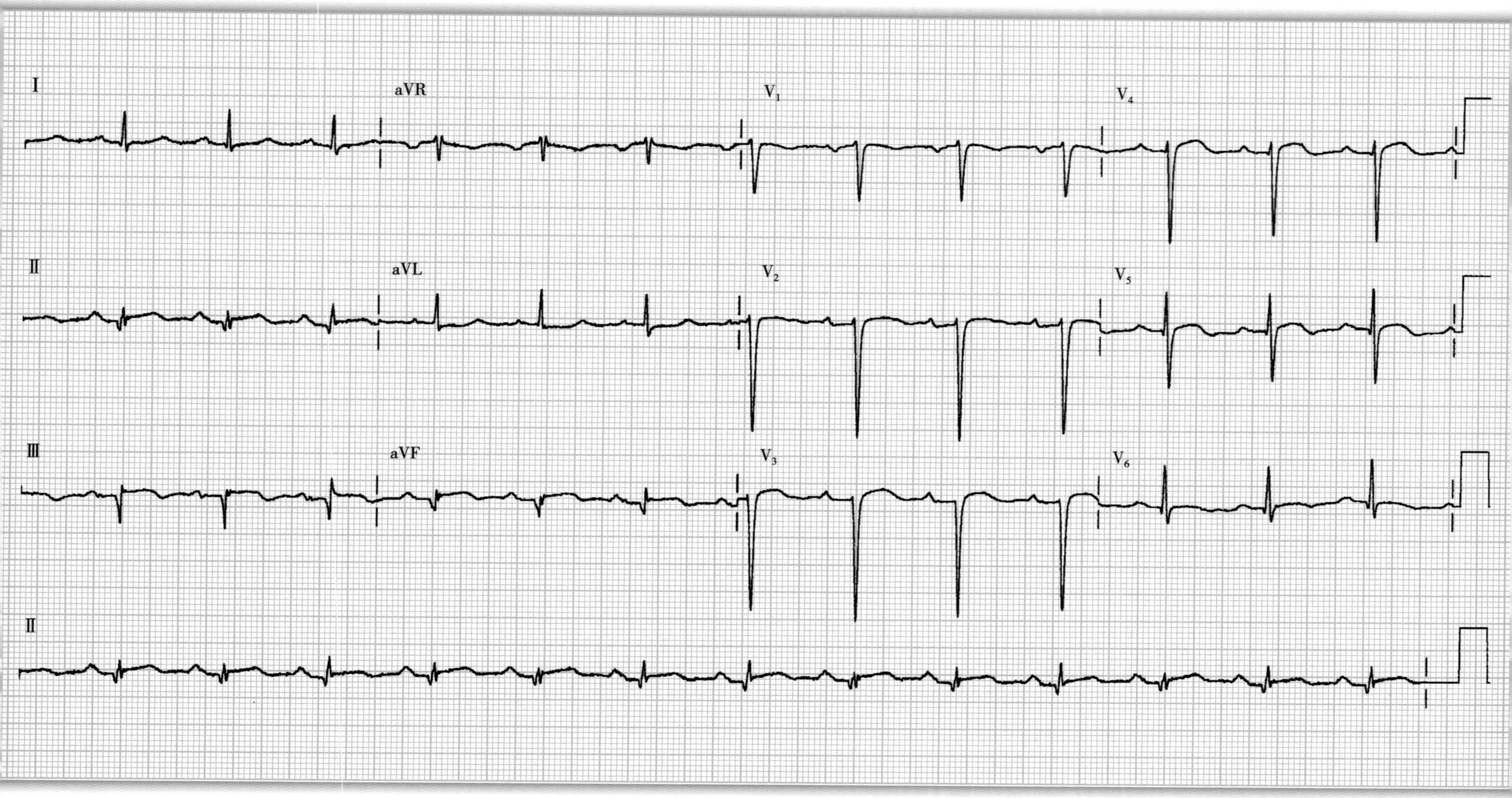


心电图 10-15

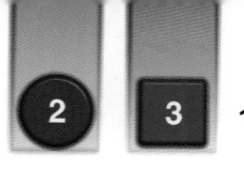

2

**心电图10-16** 这是一度房室传导阻滞的另一个示例。我们在这3个具有代表性的一度房室传导阻滞病例中试图给大家展示PR间期逐渐延长的过程。请记住，PR间期可以变化很大。

你是否测量了P波？如果测量了，你会在这张心电图上看到肺型P波。当你继续浏览本书时，请尝试按照之前讲述过的所有内容逐一解析心电图。这样，当你读完本章内容后，你就能更好地进入第3阶段的学习。

3

**心电图10-16** 这张心电图显示电轴0度，侧壁导联T波异常，考虑可能存在缺血。同时还存在肺型P波。

**提 示**

房室传导阻滞并不等同于束支阻滞。

2

**心电图10-17** 下面这张心电图的右半部分显示了PR间期明显延长的一度房室传导阻滞。PR间期有多长？大约0.48 s，明显延长的PR间期。现在请看心电图的左半部分。第1个完整的心动周期与图中最后一个心动周期相似，表示这是该患者正常的心动周期。第1个与第2个QRS波群之间有一个较长的间歇。另外，第2个心动周期的PR间期相对较短，你可能认为这并非正常传导，看起来像一个窦性逸搏心搏。第2个与第3个QRS波群之间的间歇再一次变长，但此时第3个心动周期的PR间期是正常的。以上提示这不是一个窦性心律不齐，因为它只包含一个窦性心搏。

3

**心电图10-17** 这个患者发生了哪种类型的传导阻滞？患者有明确的右束支阻滞，因为$V_1$导联呈RSR′型、$V_6$导联S波顿挫，电轴极度右偏，QRS波群增宽伴ST-T异常。观察$V_1$和$V_2$导联，能否解释ST段压低及T波改变？你可能会发现ST段压低、T波与QRS波群终末部同向。这些能提示后壁心肌梗死吗？当然可以。你需要结合临床以及既往心电图来明确诊断。

心电图 病例分析 续

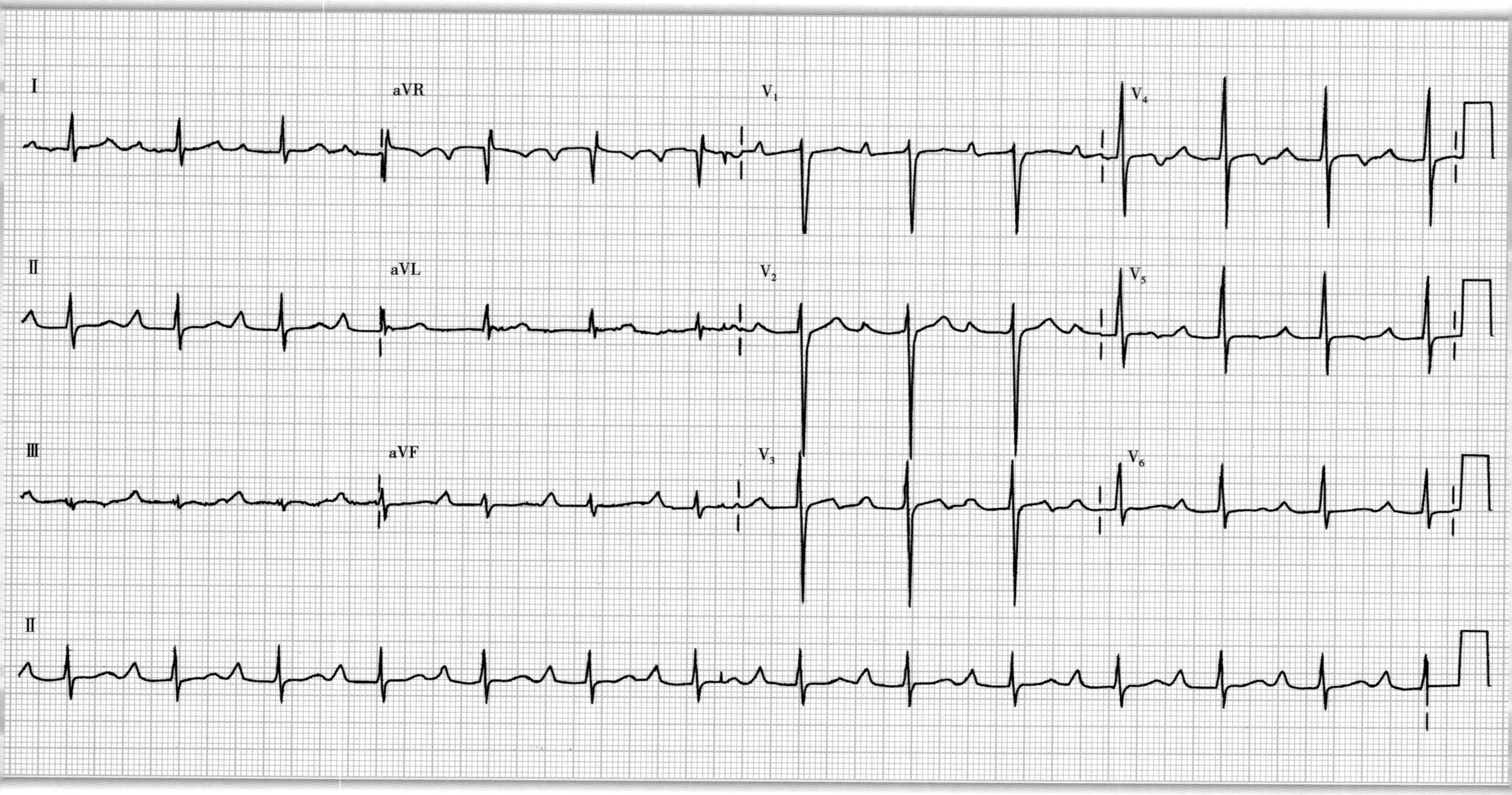


心电图10-16

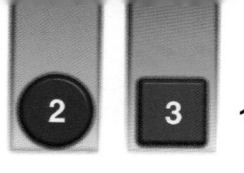

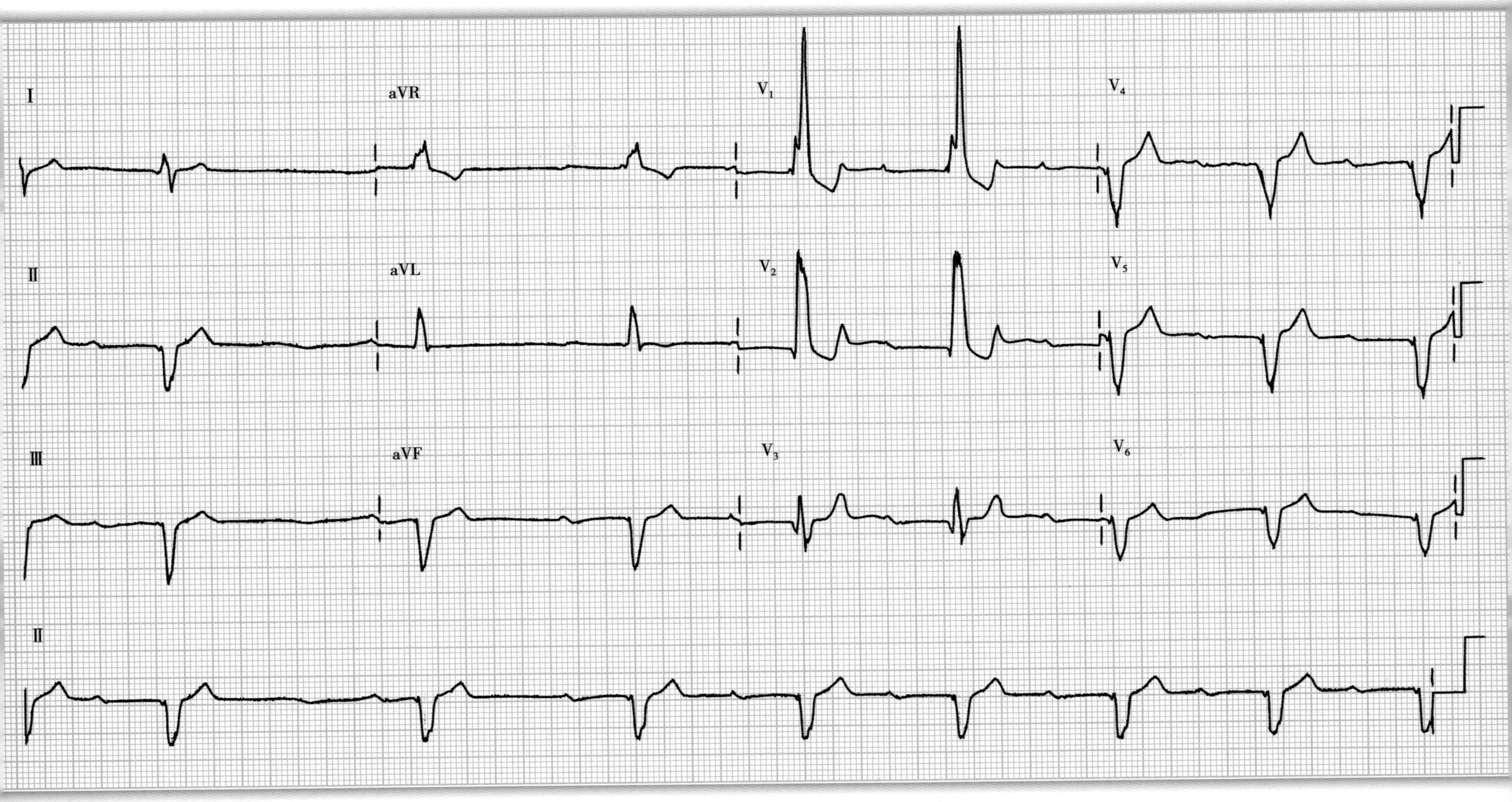
I
aVR
V1
V4
II
aVL
V2
V5
III
aVF
V3
V6
II

心电图10-17

**心电图 病例分析** 续

**2**

**心电图10-18** 这张图来自之前复习过的一度房室传导阻滞。但是现在节律完全不同了。在这张心电图上能看到成组的波群吗？是的，有完整的两组心搏，每组包含3个QRS波群。现在，让我们一起看一下PR间期……图中PR间期一致吗？不，每组心搏连续记录的心动周期中，PR间期呈进行性延长，RR间期进行性缩短。这是莫氏Ⅰ型房室传导阻滞（文氏现象），同时伴长PR间期。在QRS波群脱落的心动周期中，能看到P波吗？不能，因为P波埋藏在第3个心动周期的T波之中。无论什么时候看到成组的心搏，你应该想到二度房室传导阻滞可能。

**3**

**心电图10-18** 右侧胸导联出现高大R波的鉴别诊断：

1. 正常儿童或青少年
2. 右束支阻滞
3. WPW综合征
4. 右心室肥厚
5. 后壁心肌梗死

如何鉴别？看患者的伴随症状！患者是否年轻？心电图中有顿挫的S波或者δ波吗？有右心房扩大（RAE）或电轴右偏（RAD）的证据吗？患者看起来像慢性阻塞性肺部疾病（COPD）或急性心肌梗死吗？

**2**

**心电图10-19** 首先，看到这张心电图时不要恐慌。这也是另一种心电图记录格式，这种格式与我们习惯的心电图格式没有很大差异。如果你仅看心电图上面四行，在脑海中擦掉最后两行，就是本书中常用的心电图记录格式了。这种心电图格式非常实用，因为有3个导联同步记录的长条图（注意6条心电图是同步记录的）。多个导联心电图连续长条记录对分析节律非常有帮助。

心电图中能看到成组的心搏吗？是的，每组中有两个下传的QRS波群。有P波吗？是的。PR间期逐渐延长吗？是的。有未下传的P波吗？是的，每组心搏的第3个P波未下传。该图的节律是什么？二度莫氏Ⅰ型房室传导阻滞（文氏现象）。按照此步骤可以轻而易举分析心电图了。此外，患者同时合并一度房室传导阻滞。

**3**

**心电图10-19** 在所有的导联上看一下每组心搏的第3个P波。哪个导联能最早看到？aVL及$V_1$和$V_2$导联。你能说出其中的原因吗？因为这几个导联T波最低平或最接近等电位线，所以P波在这几个导联上最明显。当你连续长条记录某一导联心电图时，这个观点会非常有用。如果你正寻找P波，建议记录这几个导联的长条心电图。我们在这个病例中就是这样做的。首先记录标准12导联心电图，找出包含有用信息最多的导联，然后连续记录这个导联的长条心电图。

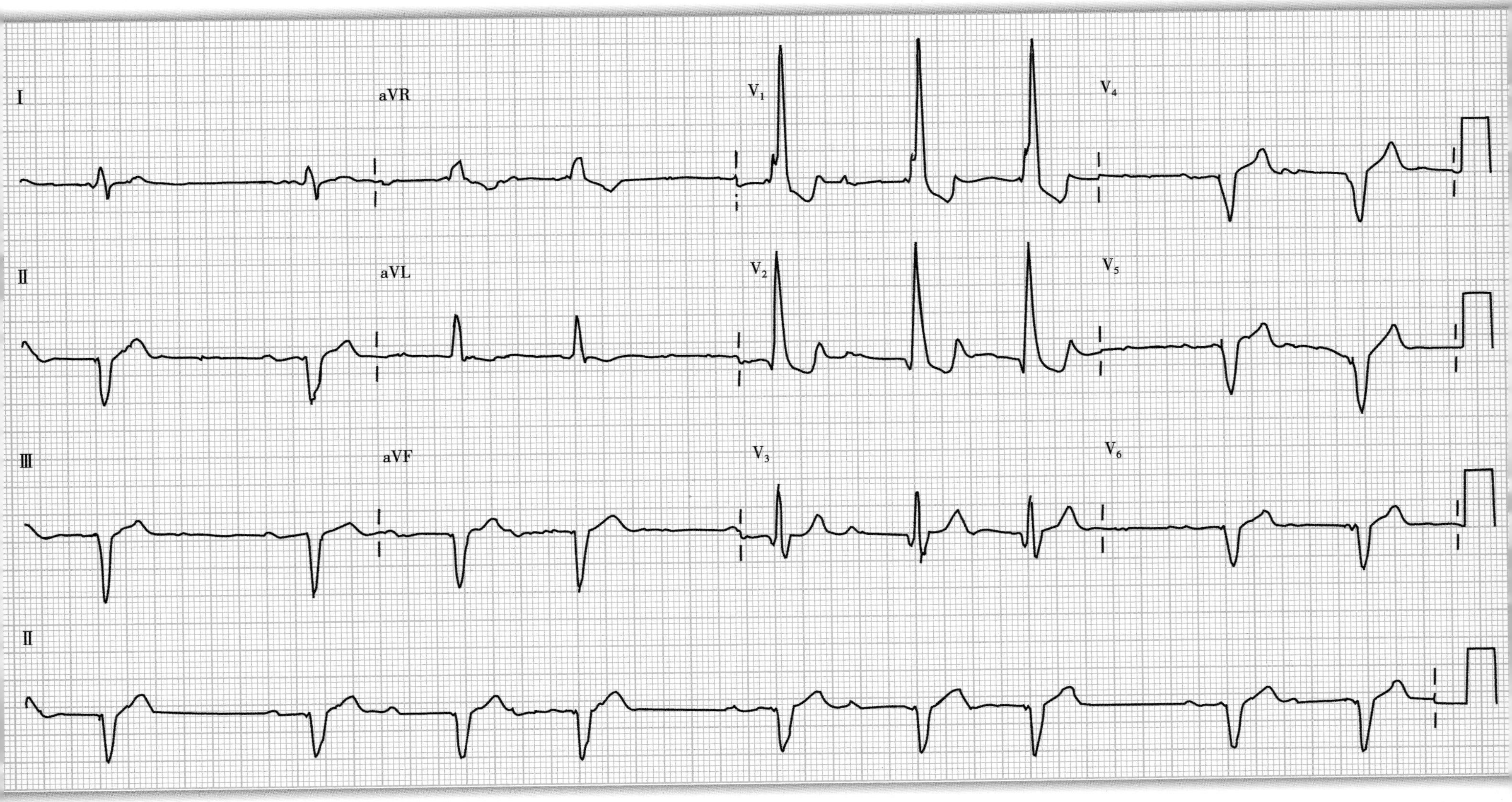


心电图 10-18

心电图 病例分析 续

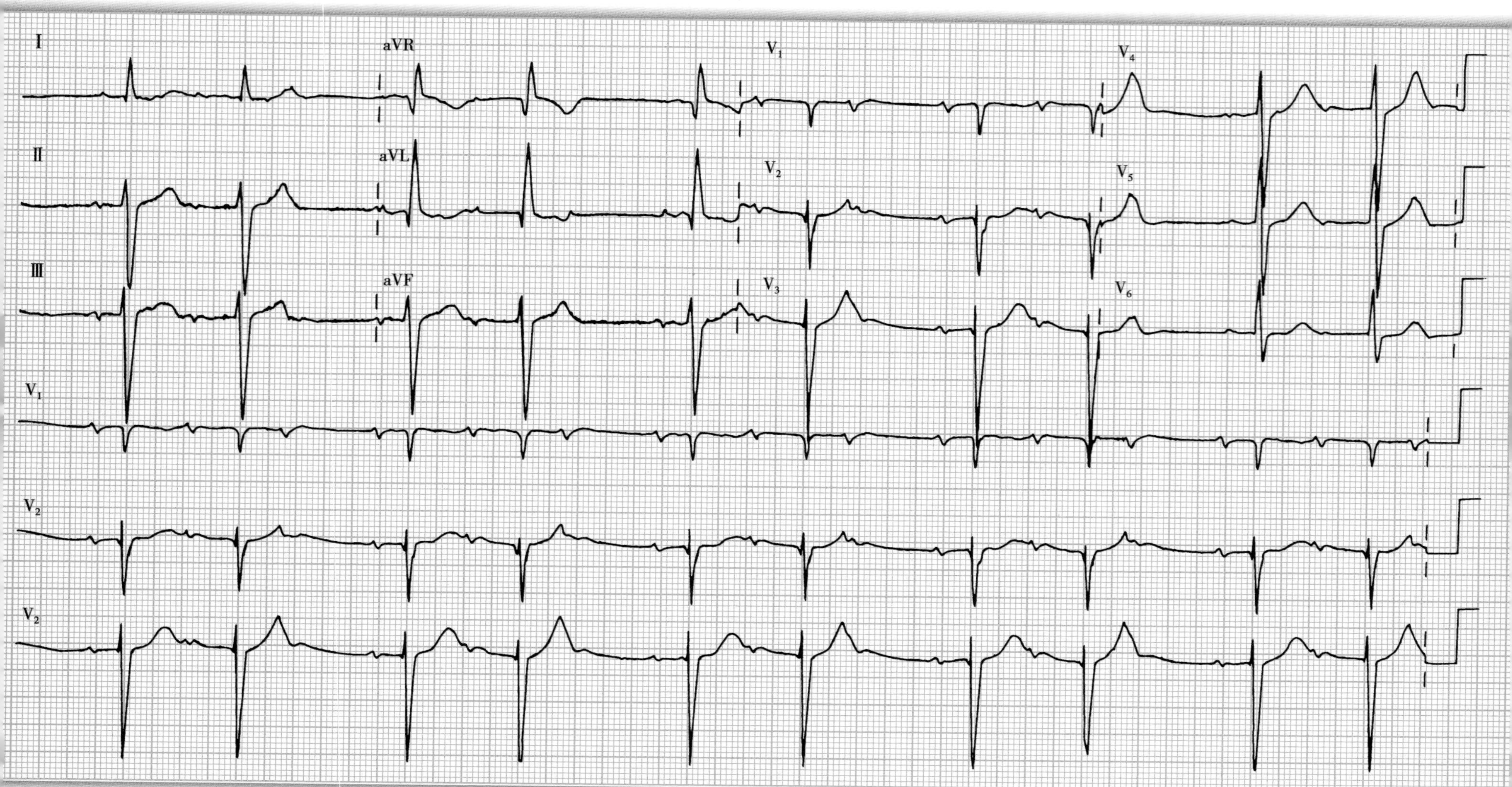


心电图 10-19

2

**心电图10-20** 让我们一起来分析这张心电图。首先寻找可以清晰辨识的P波，然后将分规尖端放置在这些相邻的P波上，前后移动分规，确定剩下的P波位置。在蓝线覆盖的区域，可以注意到前7个P波是规整的。绿色箭头指示的P波形态及时限与其他P波不同。随后的P波又与第1组心搏的P波形态相同，但是频率不同。因为这两个心搏来自异位节律点，重整了窦房结的潜在频率。现在看一下P波与QRS波群之间相关吗？并不相关，因此这是三度房室传导阻滞心电图。

2

**心电图10-21** 该图为三度房室传导阻滞的示例。窦性激动形成的心房率明显快于心室率。而心室节律为交界区逸搏心律，约35次/min。注意，这个病例不能排除室性逸搏心律，但是形态上支持室上性起源。

观察前两个心搏，能否从中诊断出阻滞类型？如果能仔细观察T波上的双峰并注意到这两个T波并不相同，就可以得出诊断。无论什么时候看到T波有双峰，应该问自己：“是否有P波重叠在内？”使用分规测量，是否T波落在PP间期中间或是它的整数倍。如果答案是肯定的，则T波中重叠有P波。

3

**心电图10-20** 患者I导联与$V_6$导联S波顿挫，$V_1$导联呈RSR′型，故为右束支阻滞图形。$V_3$、$V_4$导联T波对称、略高尖。Ⅱ、Ⅲ、aVF导联T波与同导联QRS波群相比高度一致甚至更高。无论什么时候看到这样的T波，尤其是伴有传导阻滞时，应该想到高钾血症可能。临床上我们并不知道患者是否为高钾血症，但是最好能考虑到这种可能性。如果证实为高钾血症，需及时处理。仅有22%的病例出现高钾血症的典型心电图改变：T波高尖、基底部变窄。

3

**心电图10-21** 这张心电图不仅是三度房室传导阻滞的精彩示例，还显示了双分支阻滞。患者心电图既有右束支阻滞又有左前分支阻滞(LAH)。如果患者有严重的心肌损伤影响了传导系统，则可引起双分支阻滞，那么再次出现轻微的缺血或心肌梗死就可引发完全性房室传导阻滞。请记住，任何有缺血合并双分支阻滞的患者，都有发展为完全性房室传导阻滞的可能。该如何处理这类患者？为以防万一，你应该在床边备一个体外起搏器。

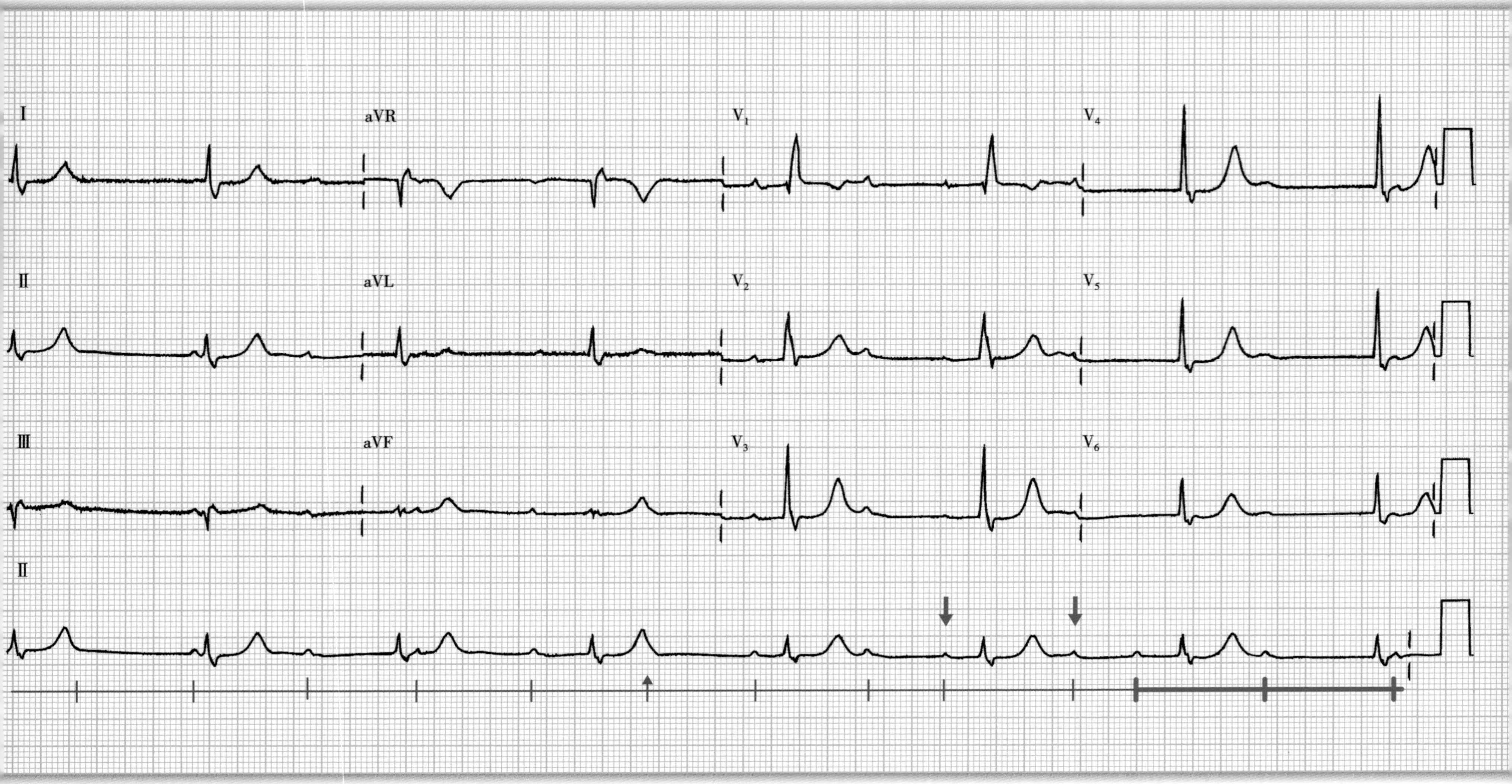


心电图 10-20

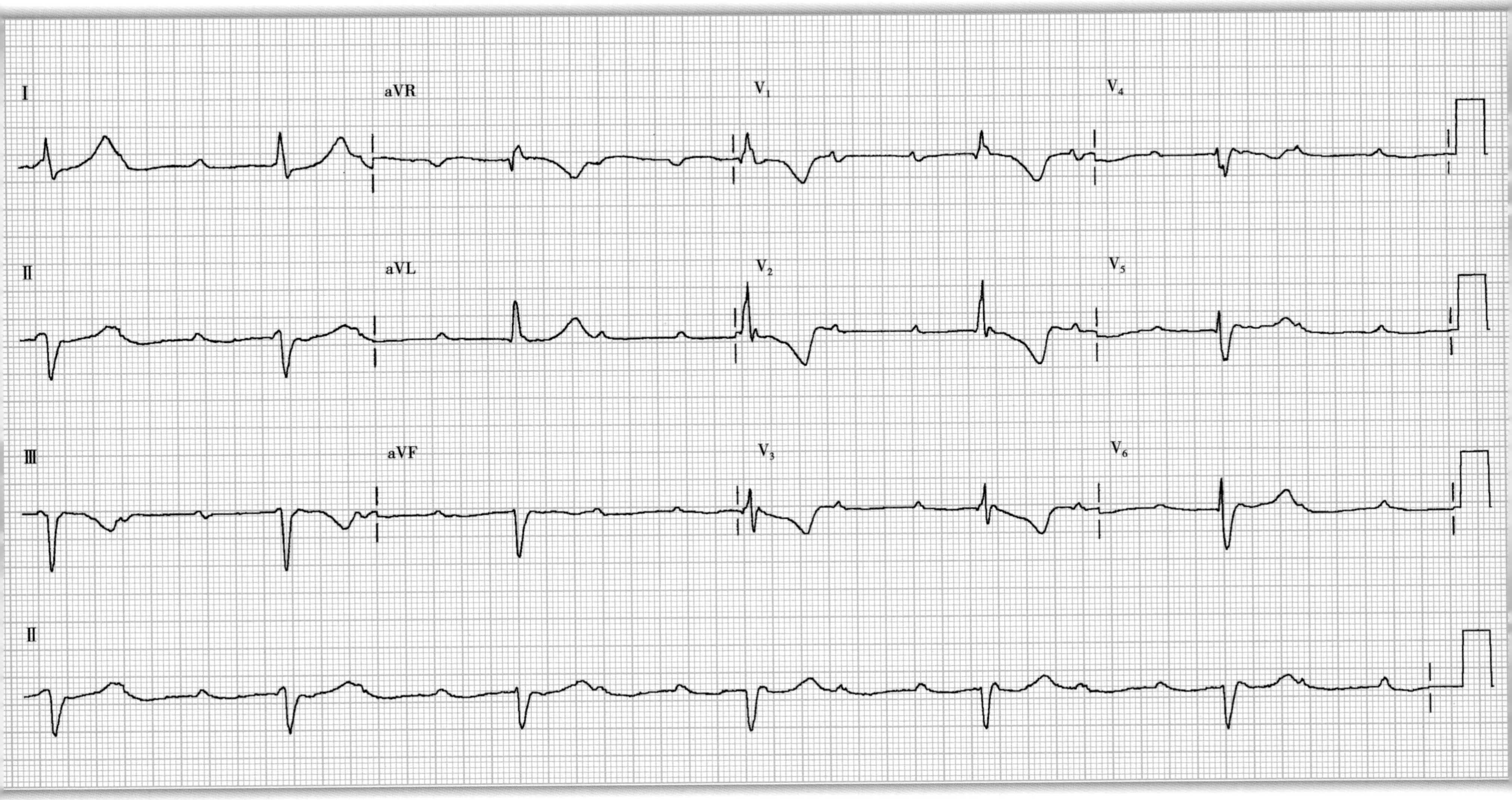


心电图 10-21

## 心电图 病例分析 续

### 2

**心电图10-22** 这张图看起来十分混乱。按照顺序分析：能分辨出P波吗？在连续记录的长条图上应能清晰地看到。然后使用分规，将它们标识出来。P波规则吗？是的。与QRS波群有固定关系吗？没有！P波数量多于QRS波群吗？是的！这是一个三度房室传导阻滞的示例。

现在，请将注意力转移到QRS波群上。首先，QRS波群的频率是多少？心室率大约20次/min。QRS波群是宽的还是窄的？的确很宽。如此慢的宽QRS波群心律为室性逸搏心律，称为室性自主节律。

### 3

**心电图10-22** 的确，在这本书中我们试着不涉及治疗，但有时候也会给你一些建议。如果可以选择使用阿托品或体外起搏器治疗，你将会如何选择？ACLS指南建议的治疗顺序为：阿托品0.5~1.0 mg静推，然后如果有条件行起搏器植入术。有静脉通路的患者，静脉注入阿托品是快速、简单的治疗方案。然而，给予阿托品的后果可能各种各样且难以预测。经皮起搏器植入（如果可以快速夺获）可以有效控制心率，在某些临床情况下可能是优先选择。

**提 示**

在同一个心电图上可能有多种心律失常。例如心电图10-22包含了窦性心动过速形成潜在的房性心律和室性自主心律，又因为心房率比心室率快，这些共同形成了三度房室传导阻滞图形。所有这些信息可以组合在一起形成正确、完整的诊断：阵发性房性心动过速伴房室传导阻滞。在这个病例中，房室传导阻滞引起了室性自主心律。

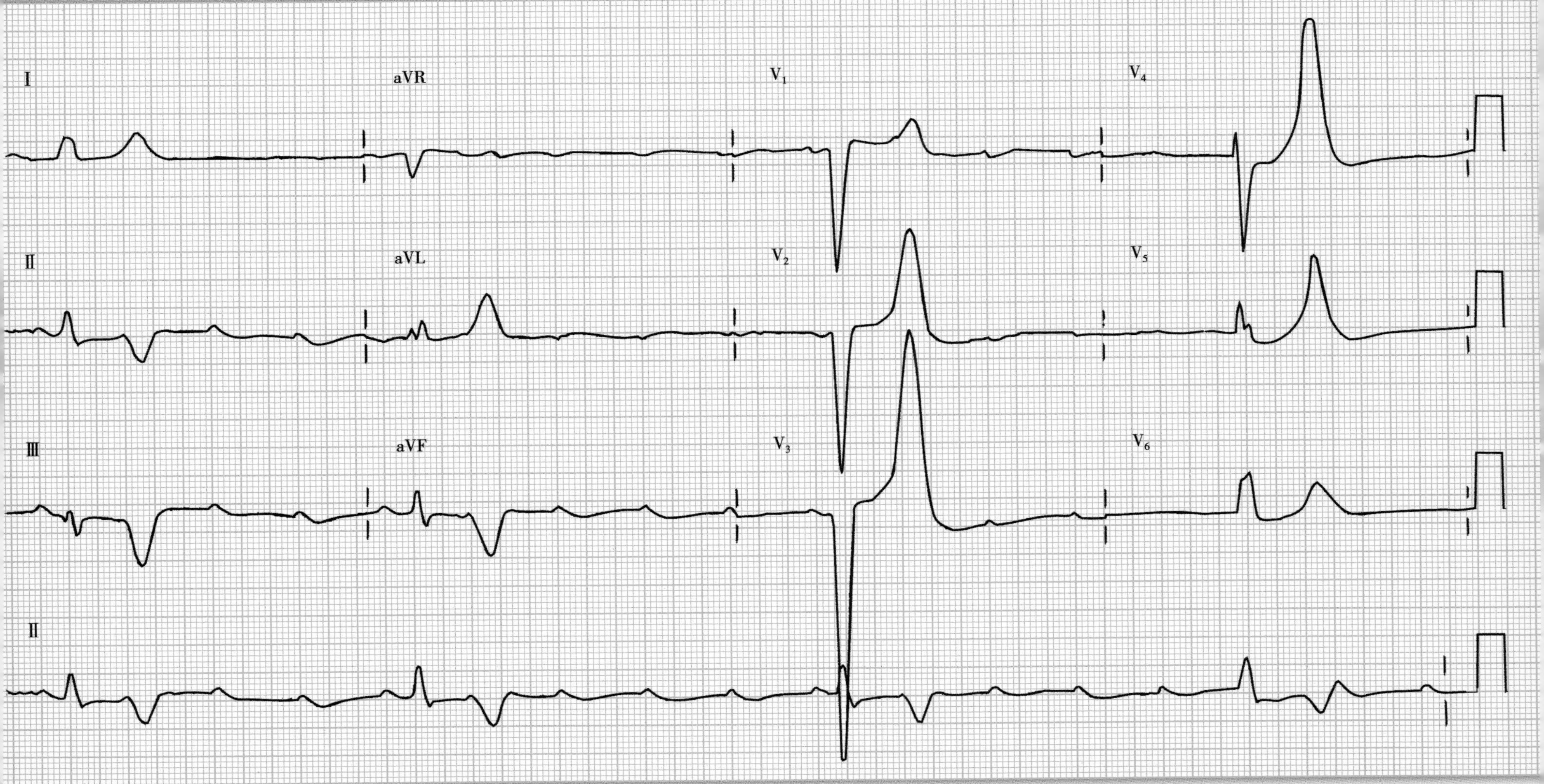


心电图 10-22

## 1 章节复习

1. PR间期代表了心房除极开始到心室复极结束的时间。 正确或错误

2. PR段压低的鉴别诊断包括：

A. 正常变异　　B. 心包炎

C. 心房梗死　　D. 以上均是

E. 以上均不是

3. 如果PR间期在Ⅱ导联为0.18 s，在$V_1$导联为0.22 s，以下哪个是患者的真实PR间期？

A. 0.18 s　　B. 0.20 s

C. 0.22 s　　D. 0.24 s

E. 以上均不对

答案：1. 错误　2. D　3. C

## 2 章节复习

4. PR间期缩短的鉴别诊断有哪些？

A. 交界区P波逆传　　B. LGL综合征

C. WPW综合征　　D. 以上均是

E. 以上均不是

5. 下面关于WPW不正确的是：

A. 一定出现PR间期缩短　　B. QRS波群增宽≥0.11 s

C. 出现δ波　　D. 伴有ST-T异常

E. 伴有阵发性心动过速

6. 如果遇到宽QRS波群心动过速，可以假设继发于WPW综合征。 正确或错误

7. WPW患者下壁导联出现Q波一定是由原发性心肌梗死引起的。 正确或错误

8. 房室传导阻滞和束支阻滞是一致的，这只是个命名问题。 正确或错误

9. 成组的心搏，伴有PR间期进行性延长直到一个QRS波群脱落，可能的诊断：

A. 一度房室传导阻滞

B. 二度莫氏Ⅰ型房室传导阻滞（文氏现象）

C. 二度莫氏Ⅱ型房室传导阻滞

D. 三度房室传导阻滞　　E. 房室分离

10. 如果为窦性心律，其心房率为100次/min，心室率为38次/min，房室完全分离，这种心律是：

A. 房室分离　　B. 三度房室传导阻滞

C. A和B均正确　　D. 以上均不对

答案：4. D　5. A　6. 错误　7. 错误　8. 错误　9. B　10. B

1

## 波群是如何形成的

如"基础心搏"一章所述，QRS 波群由 Q 波、R 波与 S 波组成。一般情况下，QRS 波群可因检测电极位置不同而呈多种形态。QRS 波群是心脏电活动产生的综合心电向量在心电图纸上的投影，由于方向和角度的差异，有些向量投影到等电位线上，因而在心电图纸上看不到。如图 11-1 中红色向量所示的Ⅱ导联。请注意，图 11-1 中的 QRS 波群以渐变色显示。从红色变为黄色再变为蓝色，代表心脏按顺序发生去极化和复极化，但彼此之间并非完全独立。心脏的电活动周而复始，有序进行。正常心室除极始于室间隔中部，心电向量指向前、右方，如红色箭头所示。然后左、右心室开始除极，综合向量指向后方和下方(黄色箭头所示)。最后心室基底部除极，产生的心电向量指向后方、上方(蓝色箭头所示)。注意，这三个除极向量连贯而成形成了不同肢体导联的 QRS 波群。

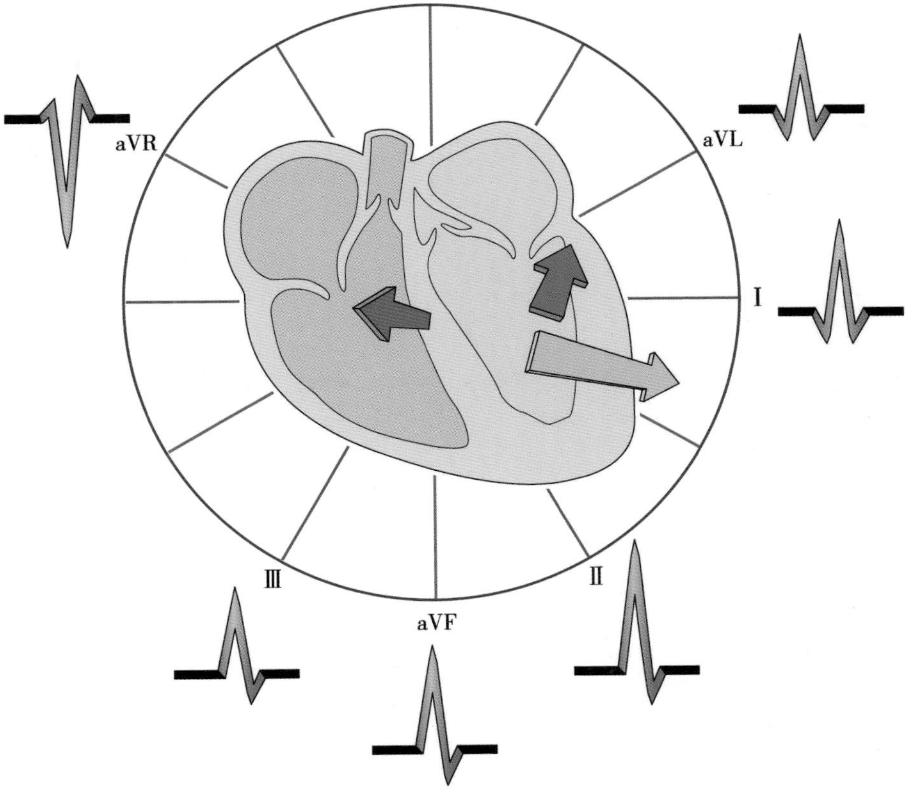


图 11-1 冠状位(额面)肢体导联与心脏的关系，QRS 波群颜色反映了心电向量除极过程

在"基础心搏"一章，我们介绍了冠状面（额面）肢体导联与心脏的关系（图11-1）及水平面（横面）上胸导联与心脏的关系（图11-2）。图11-2展示了胸导联QRS波群的形成原理。心电向量与图11-1一样，只是观察心脏的角度从冠状面变为水平面。

假若左心室肥厚，那么黄色的向量会如何变化？会更大。心室愈大，向量愈大。请记住用大小和方向表示心电向量。假若前壁发生严重的心肌梗死、不能正常发放电活动，那么黄色向量又会如何变化？会变小，并偏向后方，因为前壁心肌坏死心肌除极产生的心电向量很小。

如果心脏周围有液体，如心包积液，心电向量会如何变化？向量方向不变，但它投影在心电图上的QRS波群电压降低，因为积液使阻抗增大导致心电向量传至体表时发生衰减。就像被毛毯覆盖的扬声器发出的声音，音质不变，但音量降低。

身体缺陷对心电向量也有影响，可以看到QRS波群出现各种不同的形态和大小。

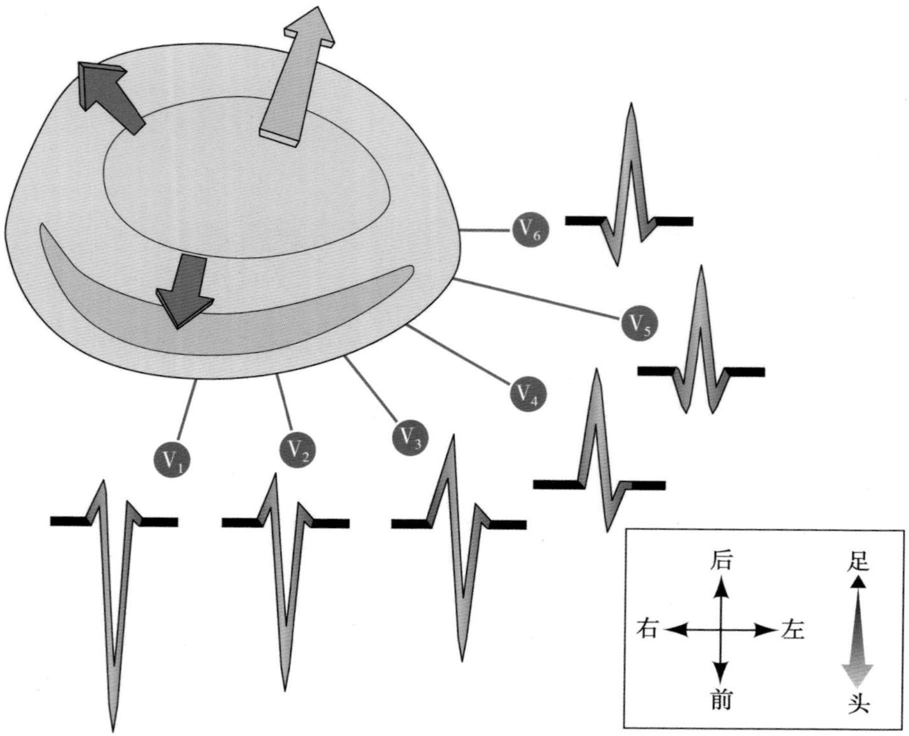


图11-2　水平面胸导联与心脏的关系，QRS波群颜色与除极向量相对应

# 从QRS波群中能获取什么信息？

至此，您应该已经熟练地掌握了QRS波群的形态。如需复习，请回顾“基础心搏”一章。本章将讨论如何解读QRS波群及其临床意义。

建议从以下几个方面解读QRS波群：

1. 高度或振幅
2. 宽度或时限
3. 形态
4. 梗死区域出现的Q波
5. 额面心电轴
6. 移行区或Z轴

接下来我们将详细讨论上述要点。心电轴和移行区将在“心电轴”一章中探讨。

一定要同步观察所有导联中的QRS波群。不能只看一两个导联。还记得不同导联的QRS波群形态吗？全面了解心脏及心电向量产生原理。

**提 示**

全面观察心电图！

# QRS波群高度(振幅)

许多因素都可能改变QRS波群的振幅。主要是因为心电向量的大小和方向发生了变化。心电向量的大小和方向反映了心脏在某个方向上产生的动作电位数量的大小，即取决于心肌细胞的数量和心脏的大小。如果左心室扩张或增大，则称作左心室肥厚(LVH)。同样，右心室扩张或增大则称为右心室肥厚(RVH)。

决定QRS波群大小的另一个重要因素是各种心电向量的反向向量。心肌梗死区和瘢痕区是不能产生电活动的。因此，当某心电向量方向与心肌梗死区方向相反时，梗死区心肌无法产生电活动来抵消其反方向向量。因此梗死区心肌的QRS波群形态与正常心肌心电图形态不一样。

前面我们提到，积液可以引起QRS波群低电压。还有其他类似积液的因素可以降低QRS波群振幅吗？脂肪？一般来说，肥胖患者由于脂肪组织过多，也会引起QRS波群幅度降低。甲状腺功能减退症患者体内淀粉样沉积物同样会引起QRS波群电压降低。那么局部胸腔积液是否会导致某些导联低电压呢？当然也可以。有时仅表现为$V_5$和$V_6$导联QRS波群电压降低，因为这些导联电极位置最接近液体积聚的区域。

一般来说，男性QRS波群电压大于女性，年轻人大于老年人，并且胸导联比肢体导联电压高，因为前者电极安放位置更靠近心脏。

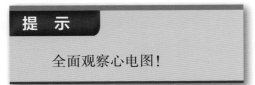

## 振幅异常

心室肥厚、起搏器异常、传导阻滞或异常节律等均可引起QRS波群电压增高。在图11-3中，宽大畸形的QRS波群是室性期前收缩(PVC)。

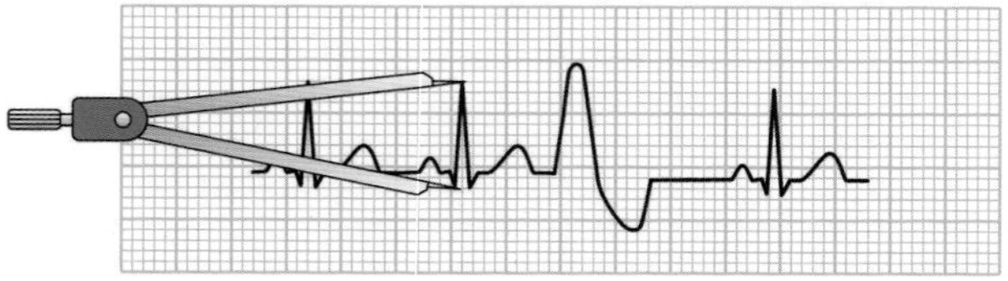

图11-3 高电压与低电压，分规测量的是正常QRS波群

低电压同样常见。那么，心包积液导致QRS波群低电压的标准是什么？所有肢体导联QRS波群电压<0.5 mV(图11-4)。所有胸导联QRS波群电压<1.0 mV(图11-5)。心电图可表现为肢体导联低电压而胸导联无低电压表现。因为胸导联置于胸壁上，距离心脏近。同样是心包积液，身材瘦弱的人QRS波群电压高于肥胖者。除积液外，检测电极与心脏的距离也会影响QRS波群电压大小。

Ⅰ, Ⅱ, Ⅲ, aVR, aVL, aVF

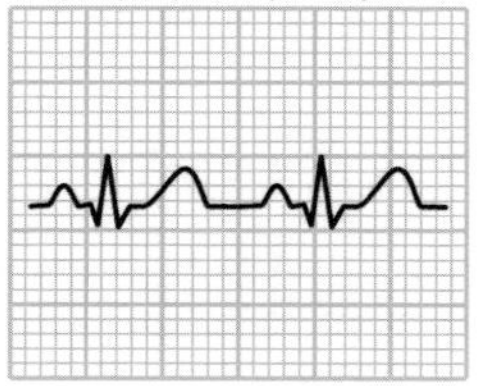

图11-4 肢导低电压

$V_1, V_2, V_3, V_4, V_5, V_6$

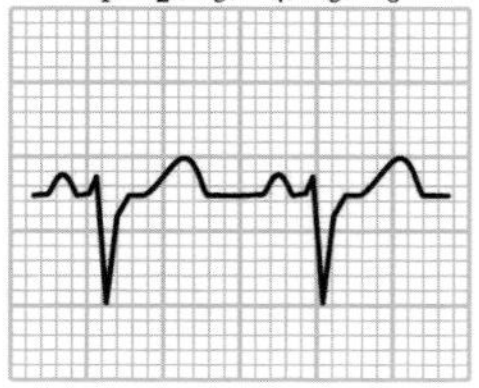

图11-5 胸导低电压

### 快速复习

1. QRS波群代表三个心电向量。 正确或错误
2. 心电图每个导联QRS波群均可同时看到Q、R、S波。 正确或错误
3. 心室除极始于室间隔。 正确或错误
4. 左心室除极综合向量指向左前方。 正确或错误
5. 除极化和复极化依次发生，但可以在时间上略有重叠。 正确或错误
6. 肢体导联电极平面与心脏水平面平行。 正确或错误
7. 胸导联电极平面与心脏冠状面平行。 正确或错误
8. 胸前导联电压通常小于肢体导联电压。 正确或错误
9. 瘢痕组织除极电压增高。 正确或错误

1. 错误。QRS波群代表数以百万计心电向量的综合。
2. 错误。在某些导联中存在等电位区域。
3. 正确 4. 错误
5. 正确。除极化结束与复极化开始有一定的重叠。这可能导致J点不明显。
6. 错误 7. 错误 8. 错误 9. 错误

2

**心电图11-1** 少量心包积液时，心电图可表现为正常(图11-6)。随着积液增多，你会看到明显的阻尼效应，如图11-7和心电图11-1。

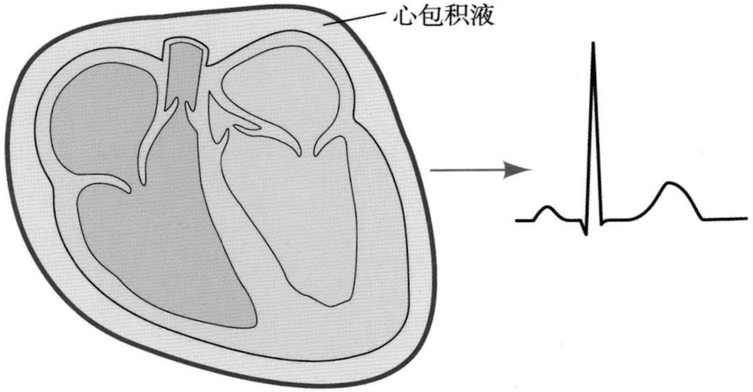


图11-6 少量心包积液

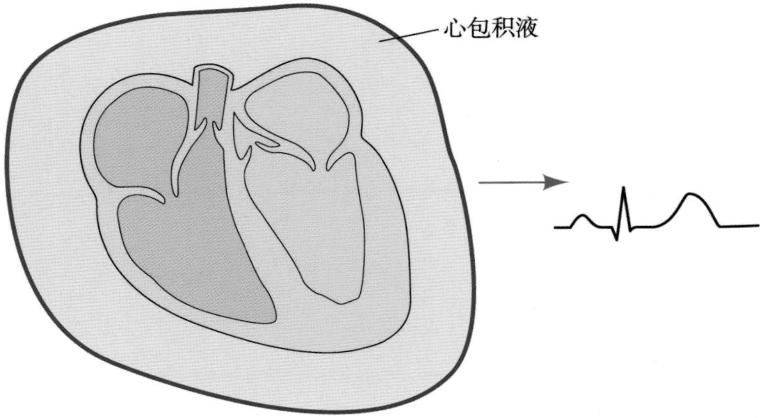


图11-7 大量心包积液

**心电图11-2** 心包积液时很难判断有无心房扩大。即使患者的P波变宽、变大，心电图各波或多或少会受影响。请看第4个波是什么？室性期前收缩。回想一下所见过的大部分室性期前收缩，它们是通过心室肌细胞除极，并很少有相反的向量与之抗衡，导致其宽大畸形。然而在这份心电图中，室性期前收缩的电压却在正常范围；积液导致QRS波群电压降低(图11-8)。胸导联电压降低。你能找出原因吗？见心电图11-2后的答案。

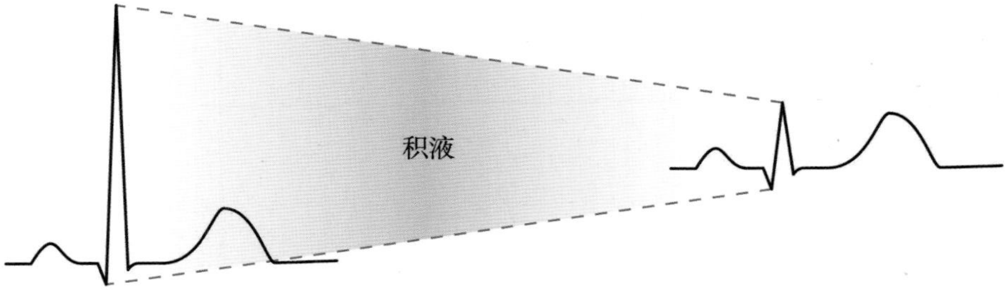


图11-8 积液愈多，QRS波群电压愈低

心电图 病例分析 续

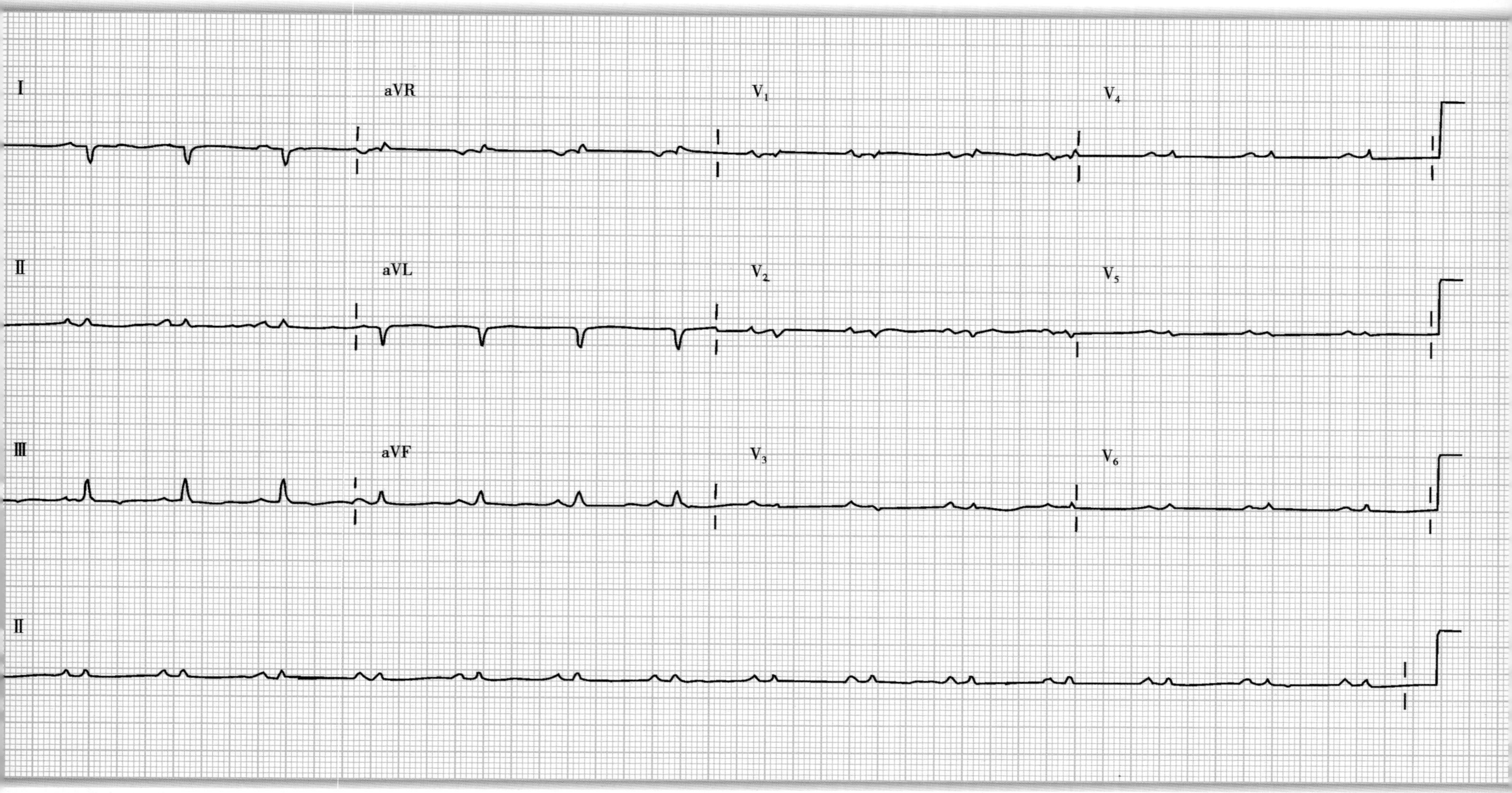


心电图 11-1

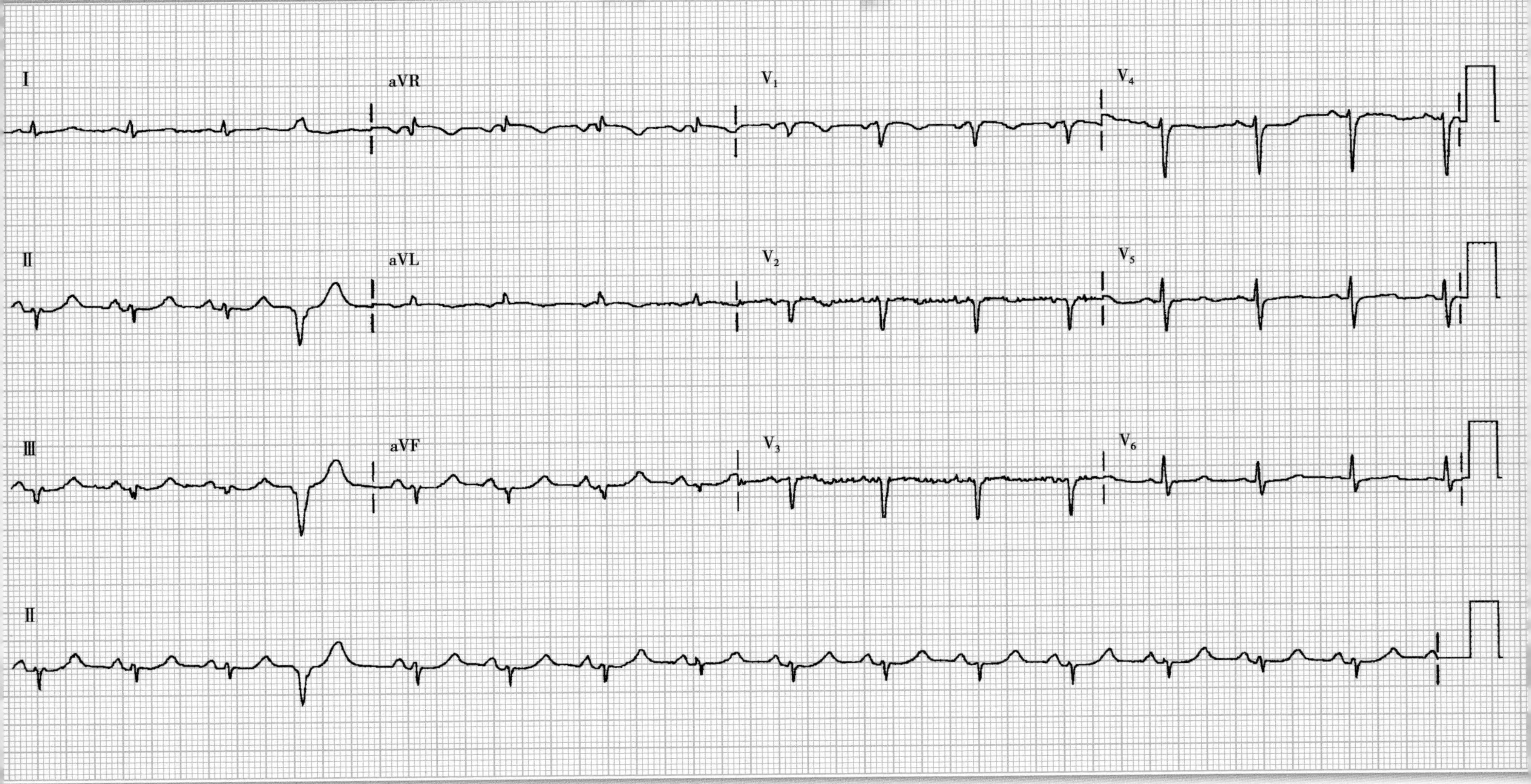


心电图 11-2

答*：肥胖或慢性阻塞性肺部疾病(COPD)继发的体壁厚度增加造成阻尼增加。这种情况影响的是胸导联而不是肢体导联。请记住，肢体导联电极距离心脏在 10 cm 以上时，对于 QRS 波群大小的影响就非常小。

# 心电图 病例分析 宽大的QRS波群

## 2

**心电图11-3** 请观察下图的QRS波群，像这样宽大的QRS波群比较少见。$V_2$导联的QRS波群最大，仔细观察S波，它快到达页面底部了。QRS波群很宽，这个稍后再讨论。$V_1$导联可提示双心房扩大。请注意，J点（QRS波群终点与ST段起始处的交点）高出基线20 mm。稍后讨论急性心肌梗死（AMI）以J点抬高作为标志。

## 3

**心电图11-3** 这是一例左束支阻滞（LBBB）病例。患者既往心电图为左心室肥厚伴$V_2$导联QRS波群宽大。新发生的左束支阻滞且ST段抬高达20 mm可诊断为AMI。请记住，左束支阻滞合并AMI的标准是：

1. 右胸导联ST段抬高≥5 mm
2. 与既往心电图相比，右胸导联ST抬高幅度≥3 mm
3. $V_1$到$V_2$导联ST段压低
4. 左胸导联ST段抬高
5. 异常Q波

## 2 快速复习

1. QRS波群由多个波组成。 正确或错误
2. 波是心电向量的心电图表现。 正确或错误
3. 只能通过二维的方式观察心脏。 正确或错误
4. 心电向量越大，QRS波群越小。 正确或错误
5. 心电向量大小和方向都很重要。 正确或错误
6. 应该观察QRS波群的哪些方面？

A. 高度或振幅
B. 宽度或时限
C. 形态
D. 有无Q波
E. 心电轴
F. 移行区或Z轴
G. 上述所有选项

1. 正确 2. 正确 3. 错误 4. 错误 5. 正确 6. G

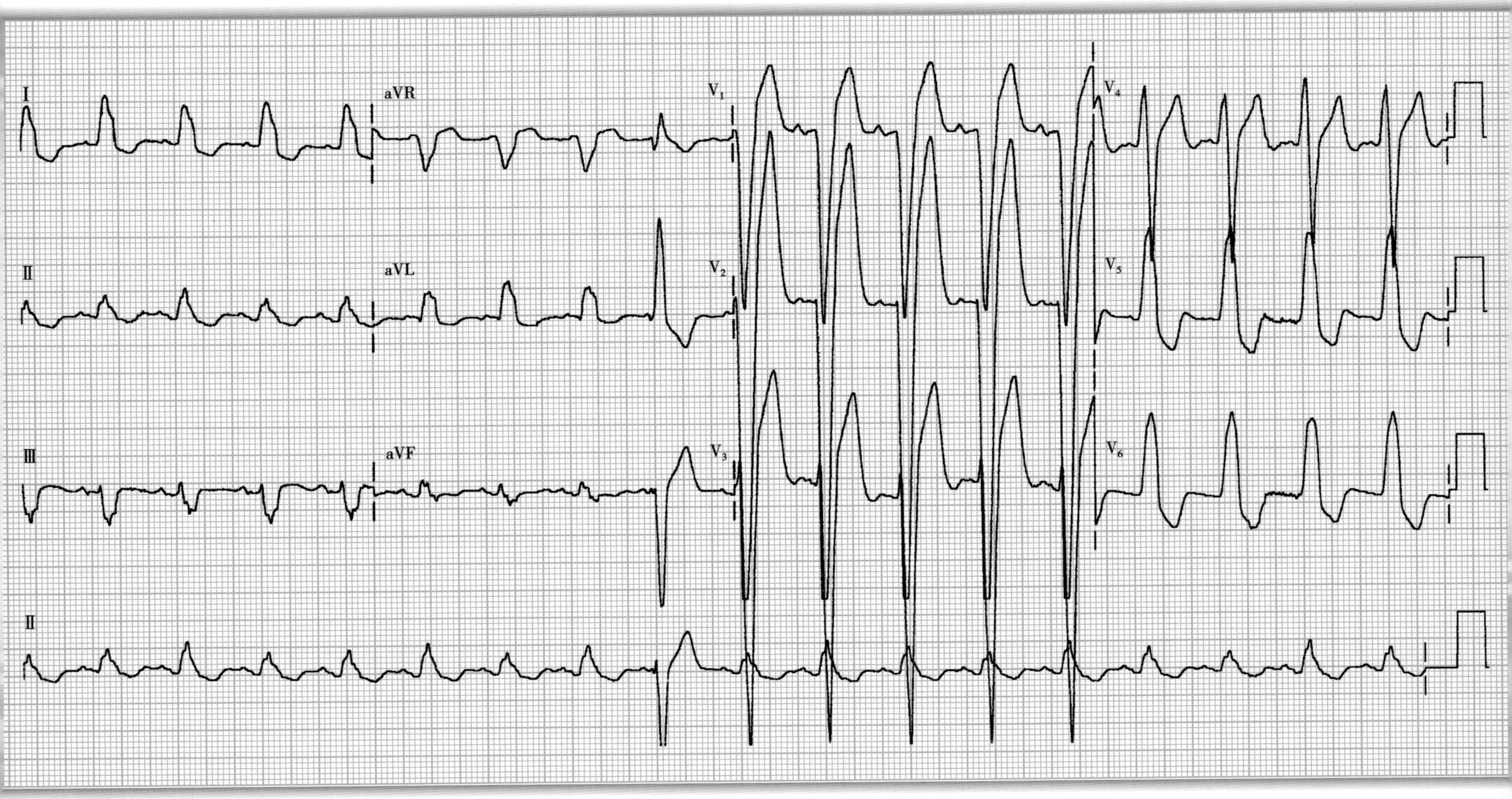


心电图 11-3

# 左心室肥厚

正如书中所描述的，左心室肥厚(LVH)表现为左心室扩大或肥厚，可能与以下两种机制有关：①血液流出受阻。后负荷增加，心室泵血时阻力增加，如高血压或主动脉瓣狭窄。②心室扩张，容量负荷增加，部分血液经瓣膜反流回心脏(如主动脉瓣关闭不全或二尖瓣反流)。

当心室负荷增加时，心脏代偿性肥厚以泵出更多的血液。例如去健身房进行负重锻炼，会促使肌肉增大。这个例子可使复杂的问题简单化理解。

心电图会发生什么改变？心肌细胞愈大或心肌细胞数量愈多，产生的动作电位就愈大。左心室肥厚时相应地会产生一个较大的心电向量，在心电图上表现为高电压。胸前导联高电压表现得尤为明显，这是因为检测电极距离胸壁近；另外，左心室肥厚时，心脏接近体表的电极产生的波形也更大。

我们根据QRS波群电压大小来诊断左心室肥厚。这些标准并非百分之百准确，但能协助诊断。值得注意的是：由于传导路径异常而形成的宽大畸形QRS波群不能采用这类电压标准来诊断，包括左束支阻滞、预激综合征、室性逸搏心律、电解质紊乱或药物效应而导致的非肥厚性改变。

## 左心室肥厚心电图诊断标准

LVH的诊断标准有很多，不同学者采用的诊断标准稍有差异，但并无对错之分。我们建议记住以下内容(请参见图11-9至图11-11)。

当$V_5$或$V_6$导联中最高的R波加上$V_1$或$V_2$导联中最深的S波，其总和大于或等于35 mm时，则诊断为左心室肥厚。即$S_{V1或V2}+R_{V5或V6}>35$ mm。此外，满足以下任一条件也可诊断为左心室肥厚：

(1) 任一胸导联R波振幅≥ 45 mm。

(2) $R_{aVL} \geq 11$ mm。

(3) $R_{I} \geq 12$ mm。

(4) $R_{aVF} \geq 20$ mm。

在“ST段与T波”一章中，将讨论左心室肥厚伴继发性ST-T改变。目前只需记住，在某些情况下复极异常与左心室肥厚有关，可导致ST段压低和T波倒置。这些由于复极化异常导致的ST-T改变并非心肌缺血。

## 左心室肥厚鉴别诊断步骤

下面介绍诊断左心室肥厚的方法与步骤。首先，测量 $V_1$ 或者 $V_2$ 导联S波最深的振幅（图11-9中用距离A表示）。再移动分规，测量 $V_5$ 或 $V_6$ 导联R波最高的振幅（图11-10A）。接下来，将该分规的针脚移至所测量的R波基线处（图11-10B）。那么总高度就是 $V_1$ 或 $V_2$ 导联S波的深度与 $V_5$ 或 $V_6$ 导联R波的高度之和。如果大于或等于35 mm，则可诊断为左心室肥厚。很简单不是吗？图11-11列出了诊断左心室肥厚的其他标准。

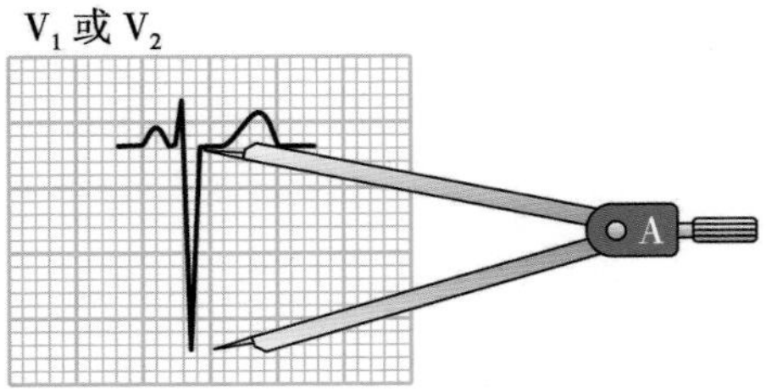


图11-9　测量LVH

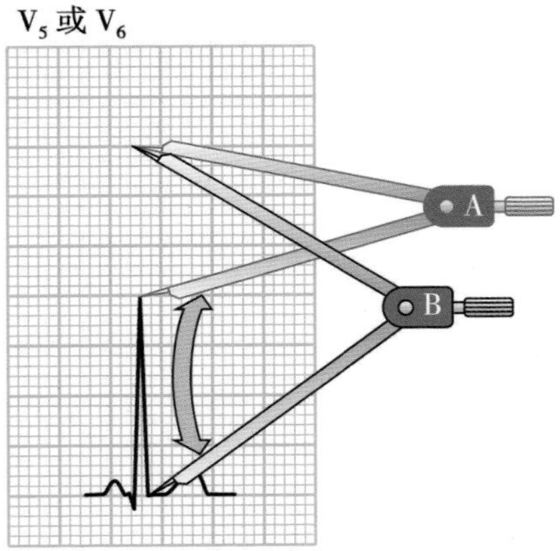


图11-10　LVH诊断标准1

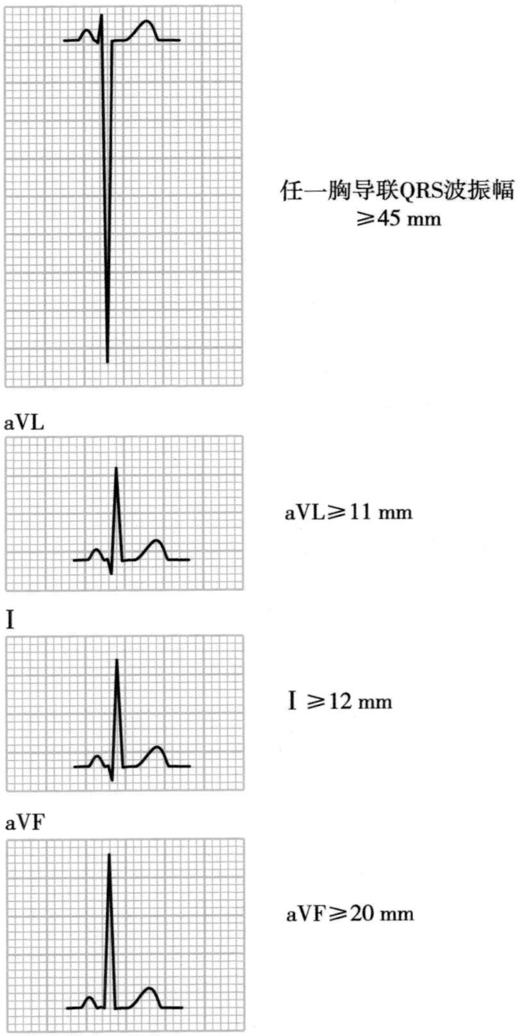


图11-11　LVH诊断标准第2～5条，请使用分规

2

**心电图11-4** 观察$V_1$和$V_2$导联的QRS波群，哪个导联S波更深？$V_2$导联S波更深，约25 mm。再看$V_5$和$V_6$导联，哪个导联R波振幅更高？$V_5$导联更高，约13.5 mm。$V_2$导联S波振幅与$V_5$导联R波的振幅之和是38.5 mm，达到了左心室肥厚的诊断标准。运用分规更容易测量，这样你就可以直接使用分规测量间距，不需要进行计算。

再看看心电图的其他表现。Ⅱ导联P波呈双峰，这符合左心房扩大的心电图改变。再看PR段有异常吗？可见$V_3$~$V_6$导联PR段轻度压低，但不明显。这并不是心包炎。

注意，某一导联R波振幅是否增大，S波振幅是否减小，或者反之，均不重要。重要的不是哪个值更大，而是两者之和是否大于或等于35 mm（图11-12）。

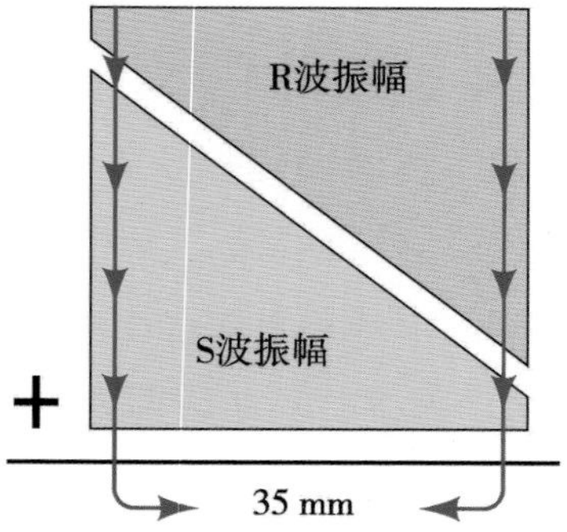

图11-12 R波与S波之和诊断LVH

2

**心电图11-5** 心电图11-5中，$V_2$和$V_5$导联QRS波群振幅最大。$V_2$导联S波振幅测量值为23 mm，$V_5$导联为20 mm。仅肉眼观察很难看出$R_{V5}$或$R_{V6}$哪个振幅更大，两者之间只有1 mm的差别。需用分规来测量。再次强调分规的重要性。不用分规分析心电图会很吃力。该心电图基本节律是窦性心动过速。还有左心房扩大（LAE）的表现。ST段是否压低？有，轻度压低。但记住，压低不超过0.8 mm仍属正常范围。

3

**心电图11-5** 这是容量负荷增加导致左心室肥厚伴继发性ST-T改变的典型病例。如果不确定两者的差异，请查阅“ST段与T波”一章。简而言之，容量负荷增加所致左心室肥厚的心电图表现，是相关导联出现Q波和ST段凹面向上抬高，T波双支不对称。

该图Ⅰ、Ⅱ、Ⅲ、aVF、$V_5$~$V_6$导联可见非病理性Q波。此外，$V_2$、$V_3$导联可见ST段凹面向上抬高，再次提示左心室肥厚伴继发性ST-T改变。移行区通常发生在$V_3$和$V_4$导联之间。

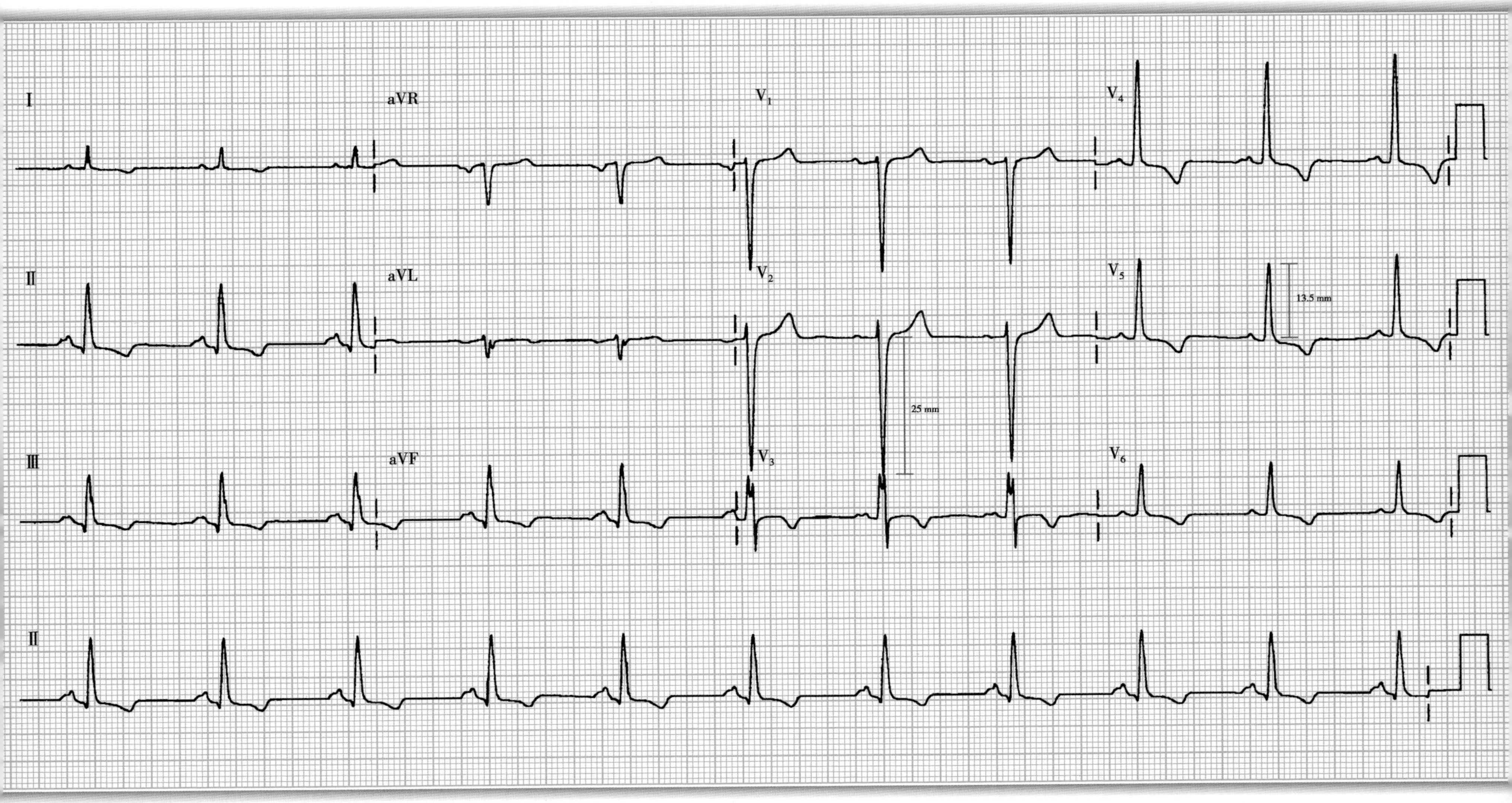


心电图 11-4

## 心电图 病例分析 续

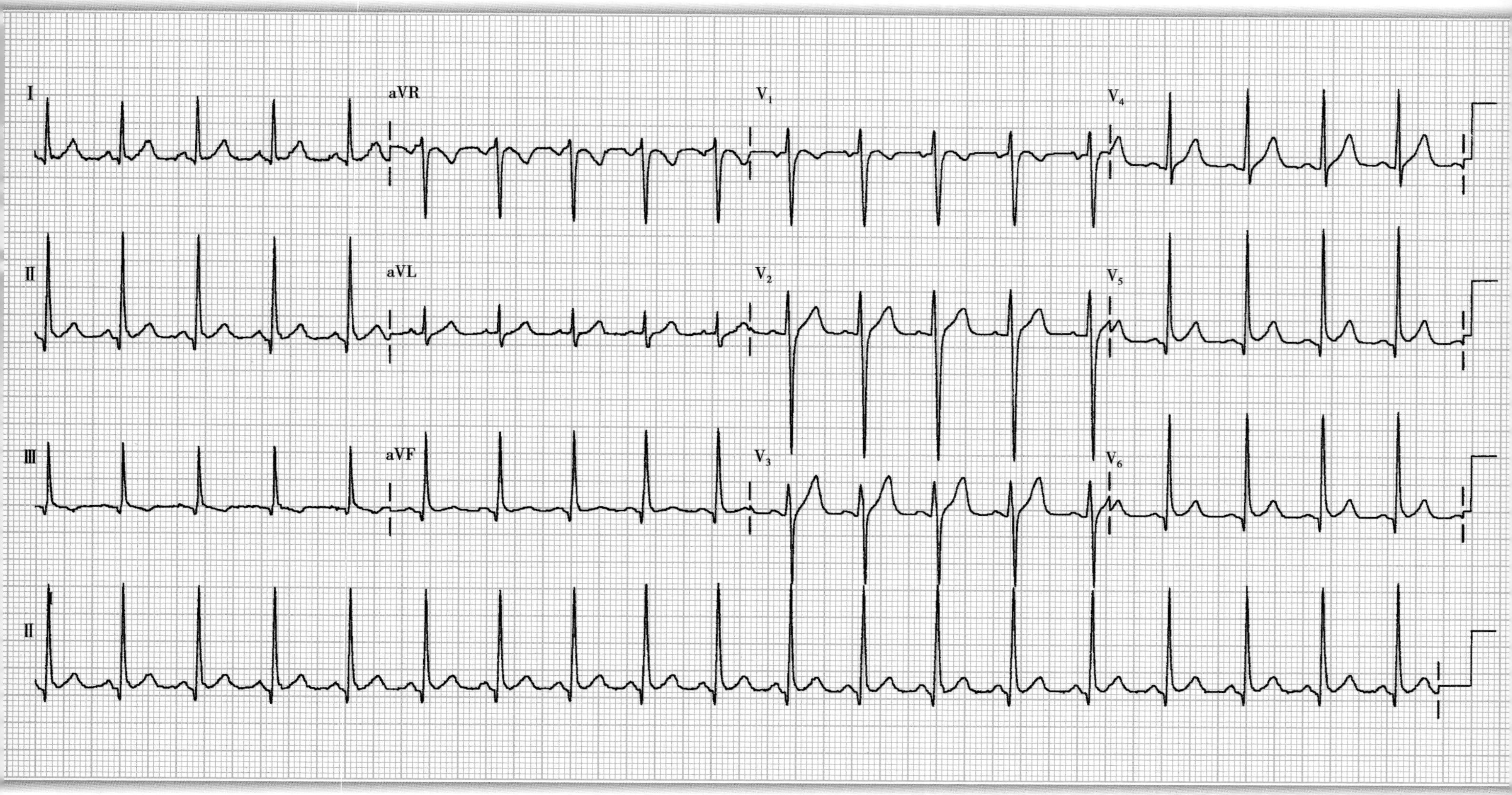


心电图 11-5

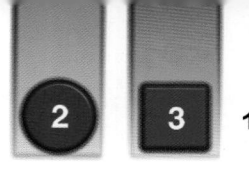

## 2

**心电图11-6** 目前已经初步理解了左心室肥厚，还需进一步熟练掌握。常有人把左心室肥厚伴继发性ST段改变误认为急性心肌梗死。因此，需要仔细观察左心室肥厚的心电图特点，重点是波形和ST段改变等细微差异。注意最大的正向波或负向波相关导联是否伴ST段改变。观察QRS波群和ST段的形态变化。还要注意心电图的其他波形。在下面的心电图中发现了U波吗？不错，你的观察力很敏锐！

## 2

**心电图11-7** 这例心电图是否达到了左心室肥厚的诊断标准？$R_{V5}$（或$R_{V6}$）与$S_{V1}$（或$S_{V2}$）之和小于35 mm。其他标准符合吗？是否有任何胸前导联主波振幅大于或等于45 mm？没有。$R_{aVF}$≥20 mm？不符合。$R_{aVL}$≥11 mm？是的！$R_{I}$≥12 mm？是的！这符合左心室肥厚的心电图诊断标准。记得要从基线开始测量。该心电图基本节律为窦性心动过缓，可见U波和双峰型P波。Ⅱ导联P波时限正好为0.12 s，呈双峰。

## 3

**心电图11-6** 本例为左心室肥厚心电图，其右胸导联可见继发性ST段改变，但侧壁导联ST段呈水平型、T波直立。本例并不是典型的左心室肥厚。$V_2$~$V_6$导联T波双支对称。当出现水平型ST段和对称性T波时，要考虑心肌缺血可能。正确识别左心室肥厚伴继发性ST-T改变以免漏诊或者误诊。

## 3

**心电图11-7** 左心室肥厚诊断标准如前所述。该图中P波很有意思，Ⅲ导联P波呈双峰，但$PtfV_1$未见异常，目前我们也无法解释这一现象。全图非特异性ST-T改变。心电轴约-20°，移行区未见异常。心电轴随呼吸发生偏转：Ⅲ导联S波加深，aVL导联R波振幅增高。呼吸对心电轴的影响将在后面的章节详细介绍。这种心电图表现很常见，属于正常变异。

心电图 病例分析 续

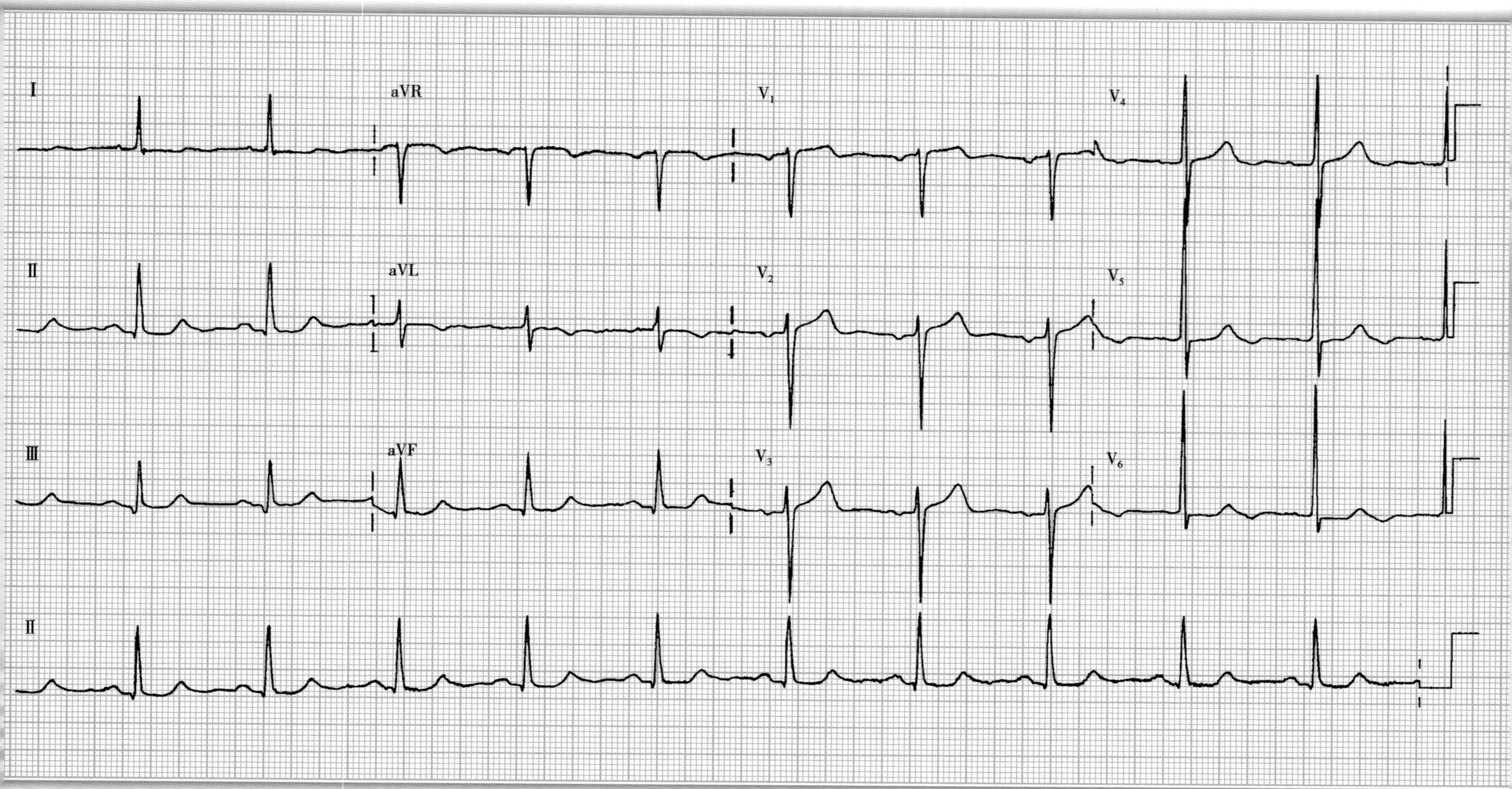


心电图11-6

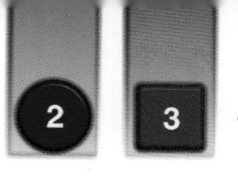

心电图 病例分析 续

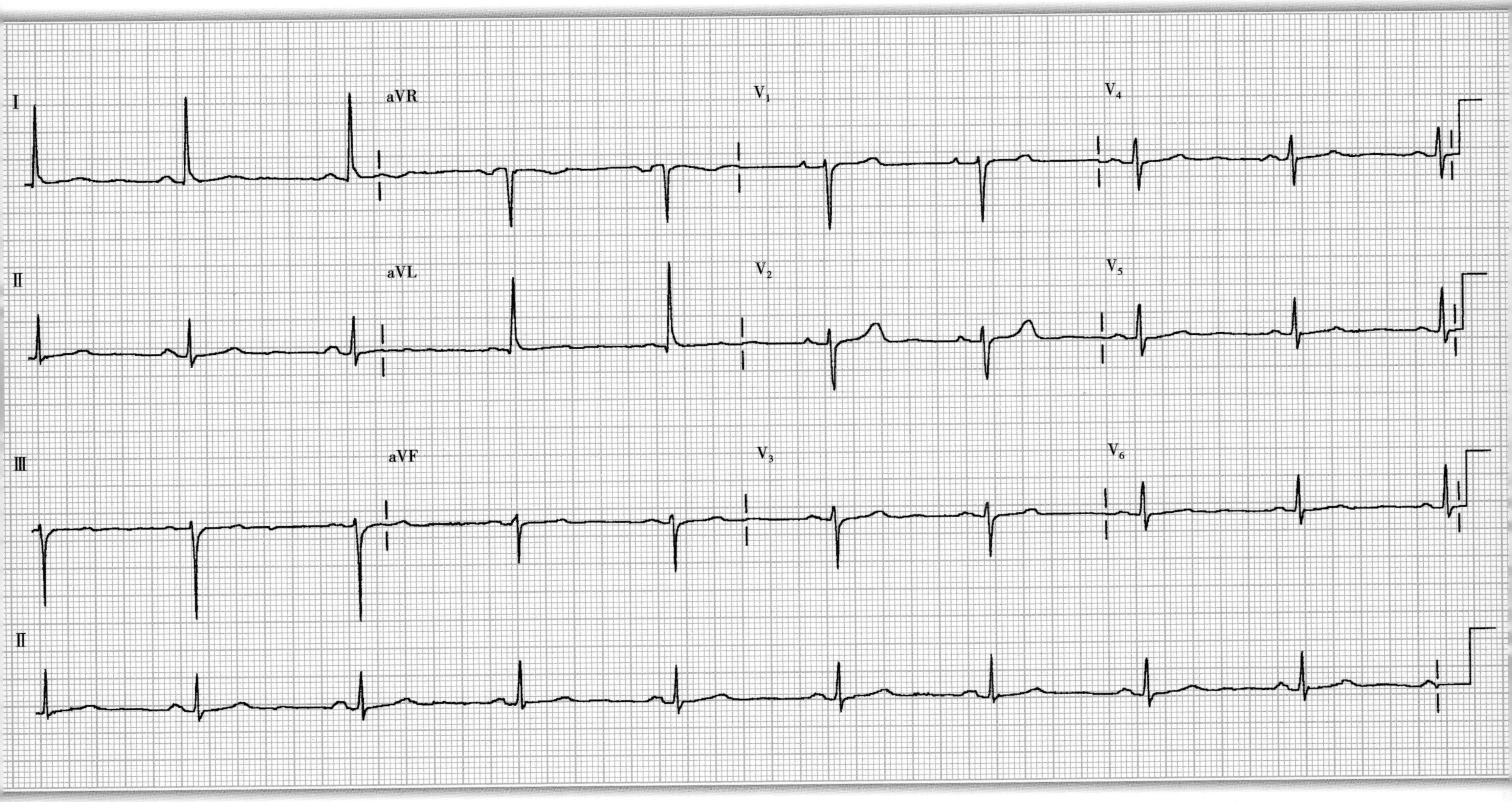


心电图 11-7

心电图 病例分析 续

**2**

**心电图11-8** 再来看另一例典型的LVH。心电图达到了诊断LVH的三条标准：① $R_{V5}+S_{V1}=35$ mm；② $R_{aVL}\geq 11$ mm；③ $R_{I}=12$ mm。

请注意，此图中，$R_{V6}$达到34 mm，在这种情况下，再加上$V_1$导联S波振幅，就超过了临界值35 mm。

**3**

**心电图11-8** 这是另一例左心室肥厚伴继发性ST-T改变。$V_3$~$V_5$导联ST段呈凹面向上抬高伴T波深倒。$V_1$~$V_2$导联ST段轻度抬高符合左心室肥厚伴继发性改变。aVL导联可见间隔Q波。Ⅱ、Ⅲ、aVF导联T波倒置可能由左心室肥厚引起。然而，需排除心肌缺血可能。因此对比既往心电图非常重要。QRS心电轴为-35°~-40°，移行稍晚。

**2**

**心电图11-9** 这个患者心电图达到诊断左心室肥厚的两个标准：$R_{V5}+S_{V1}\geq 35$ mm和$R_{aVF}\geq 20$ mm（24 mm更准确）。

基本节律是什么？窦性心动过速。PR段呢？PR段非常短，短于0.12 s。可能是什么？预激综合征和短PR综合征。但心电图未见明显δ波，因此短PR综合征可能性更大。有时心动过速与短PR综合征有关，不过很罕见。这可能是患者心动过速的一个罕见原因，也许还有其他原因。

**3**

**心电图11-9** 下壁导联T波异常的可能原因如下：①左心室肥厚伴下壁导联R波电压增高；②快速心律失常；③下壁心肌缺血。前两者可能性更大。不排除短PR综合征可能，但这不是造成心动过速的原因。下壁导联P波高尖，但未达到右心房扩大（RAE）的诊断标准。

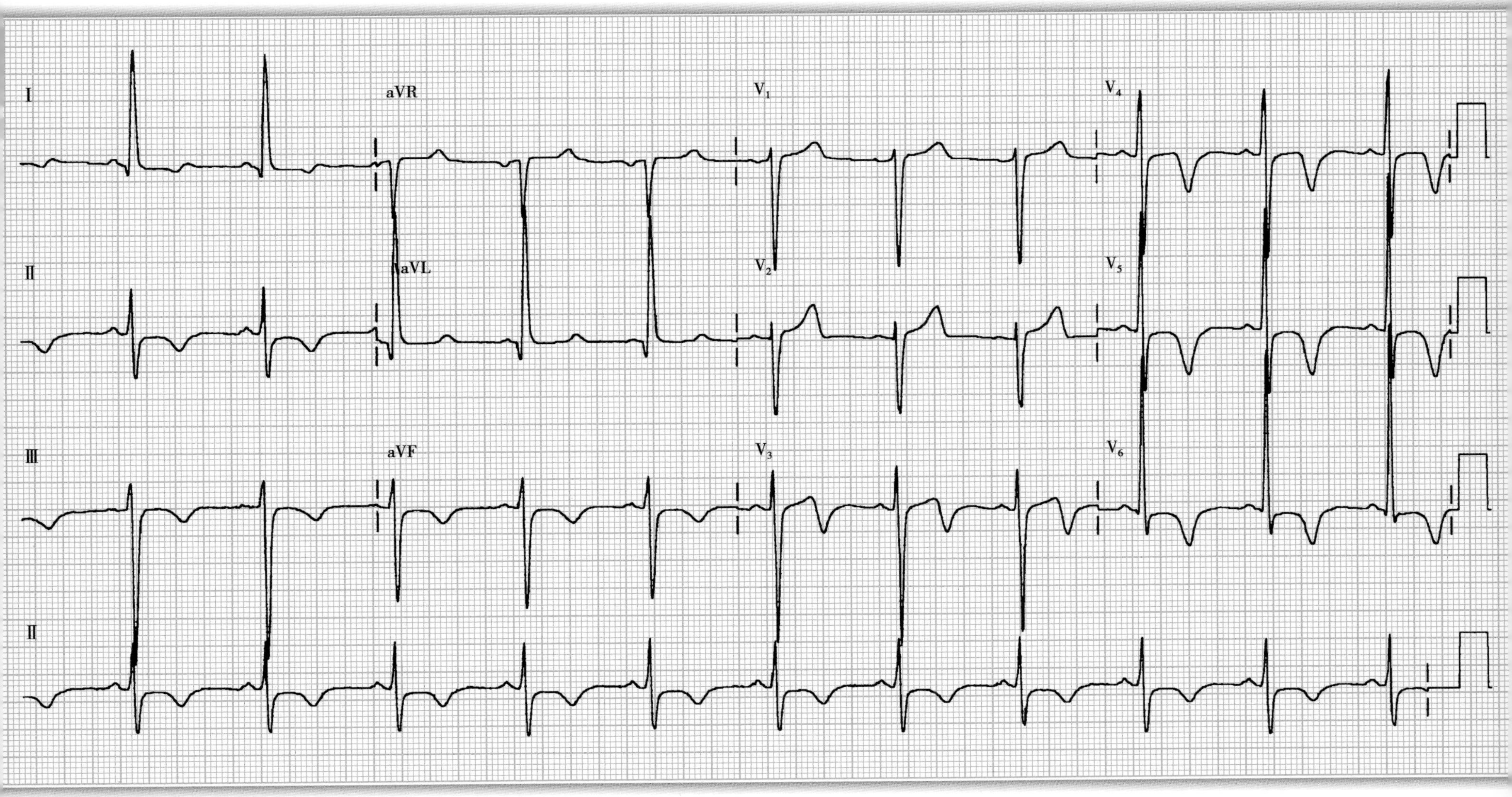


心电图11-8

心电图 病例分析 续

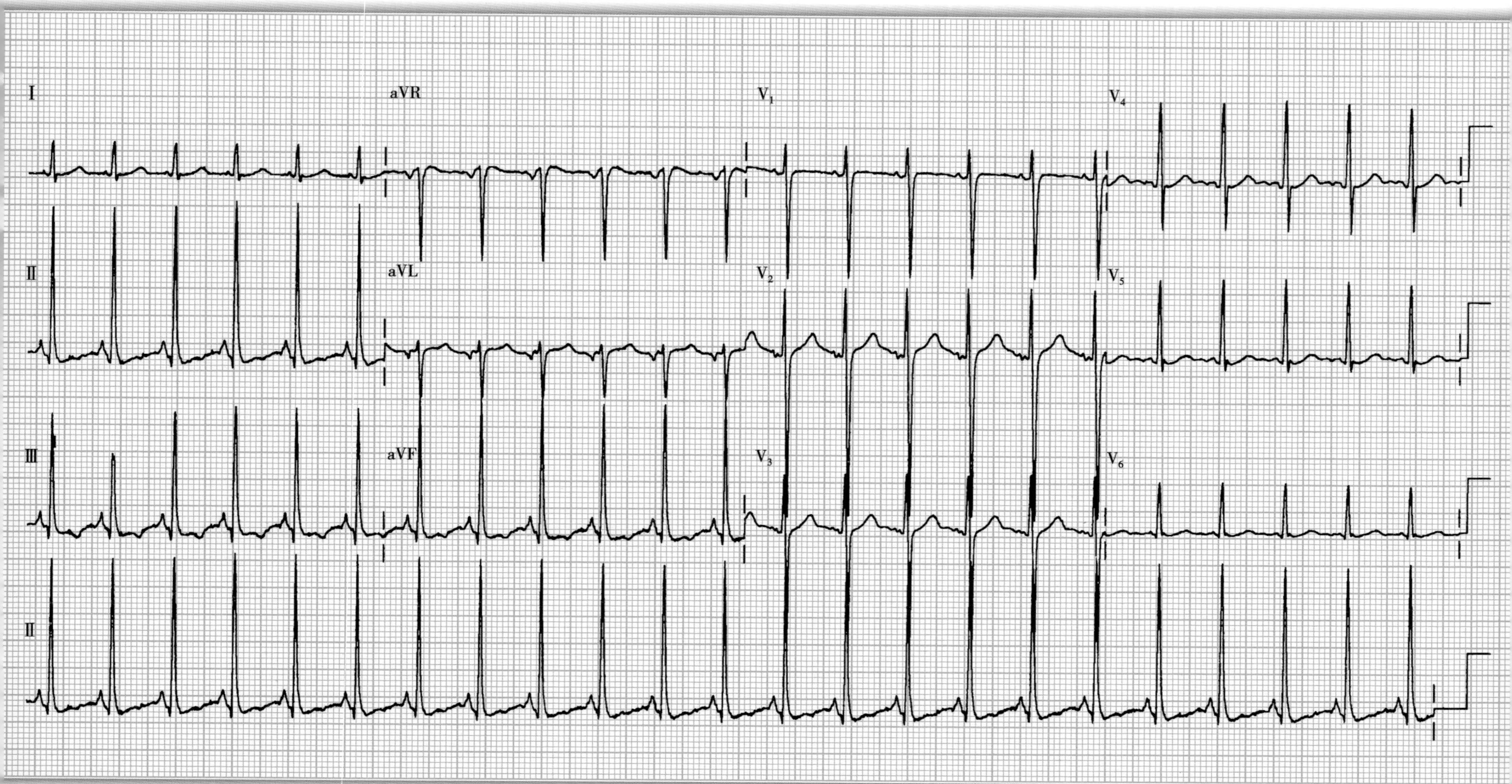


心电图11-9

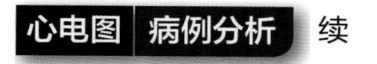

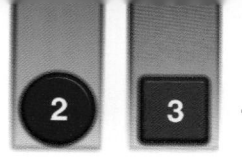

## 2

**心电图11-10** $V_3$、$V_5$导联出现高大的QRS波群。$V_3$导联中S波振幅为53 mm！ $V_5$导联R波振幅为44 mm，不满足大于或等于45 mm的诊断标准。心电图可见典型"肺型P波"。$V_1$导联提示左心房扩大。综上所述，心脏的4个腔室，有3个表现为肥厚。

请注意，最后3个心搏的P波形态发生了变化，仔细观察Ⅱ导联节律条更清楚。这是一个异位起搏点。

## 3

**心电图11-10** 如前所述，全心扩大或心肌病心电图有特殊表现。ST段也有变化。$V_5$~$V_6$导联可见左心室肥厚伴继发性改变。此外，所有肢体导联T波低平。QRS轻度顺钟向转位。

请注意，$V_2$导联呈rS型而不是QS型。aVL导联也可见r波。

## 2

**心电图11-11** 该患者也有3个心腔扩大的表现。Ⅱ导联可见肺型P波提示右心房扩大。$V_1$导联P波双峰且负向波部分加深、加宽，提示左心房扩大。三项指标达到了诊断左心室肥厚的标准。$V_5$导联R波幅约为54 mm，在心电图纸上$V_4$导联R波波峰与其上方的波重叠而不能辨识。当遇到这种左心室肥厚心电图时，建议调整为半电压，如图11-13所示，因为半电压可以看到完整的波形，有助于测量QRS波群电压。最后，将测量值加倍，就是实际电压大小。

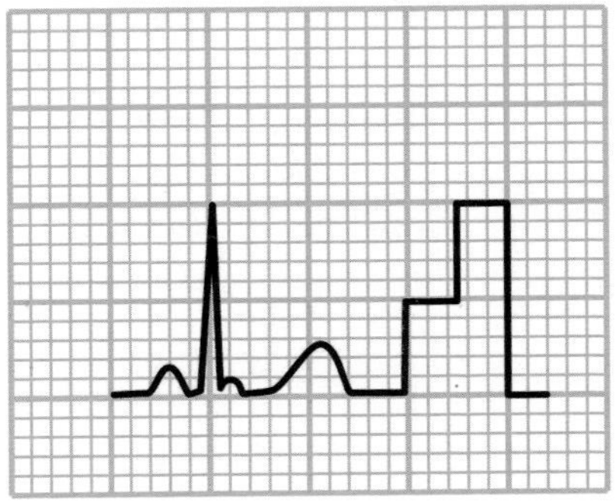

图11-13 全电压时，QRS波群测量值为10 mm/mV；半电压时，QRS波群测量值为20 mm/mV

心电图 病例分析 续

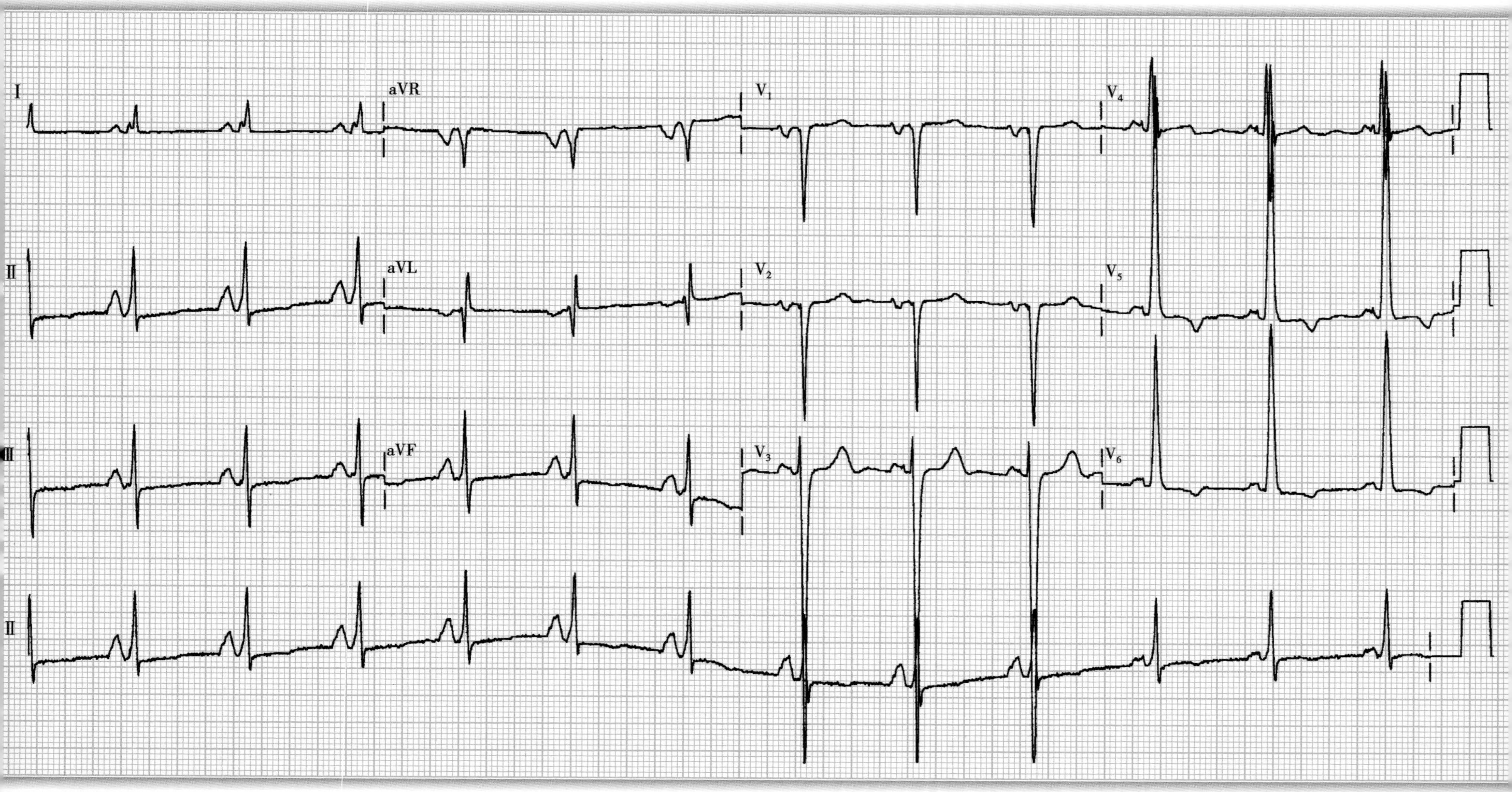


心电图11-10

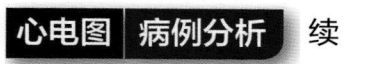

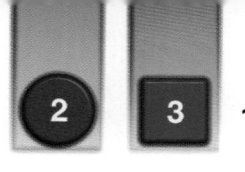

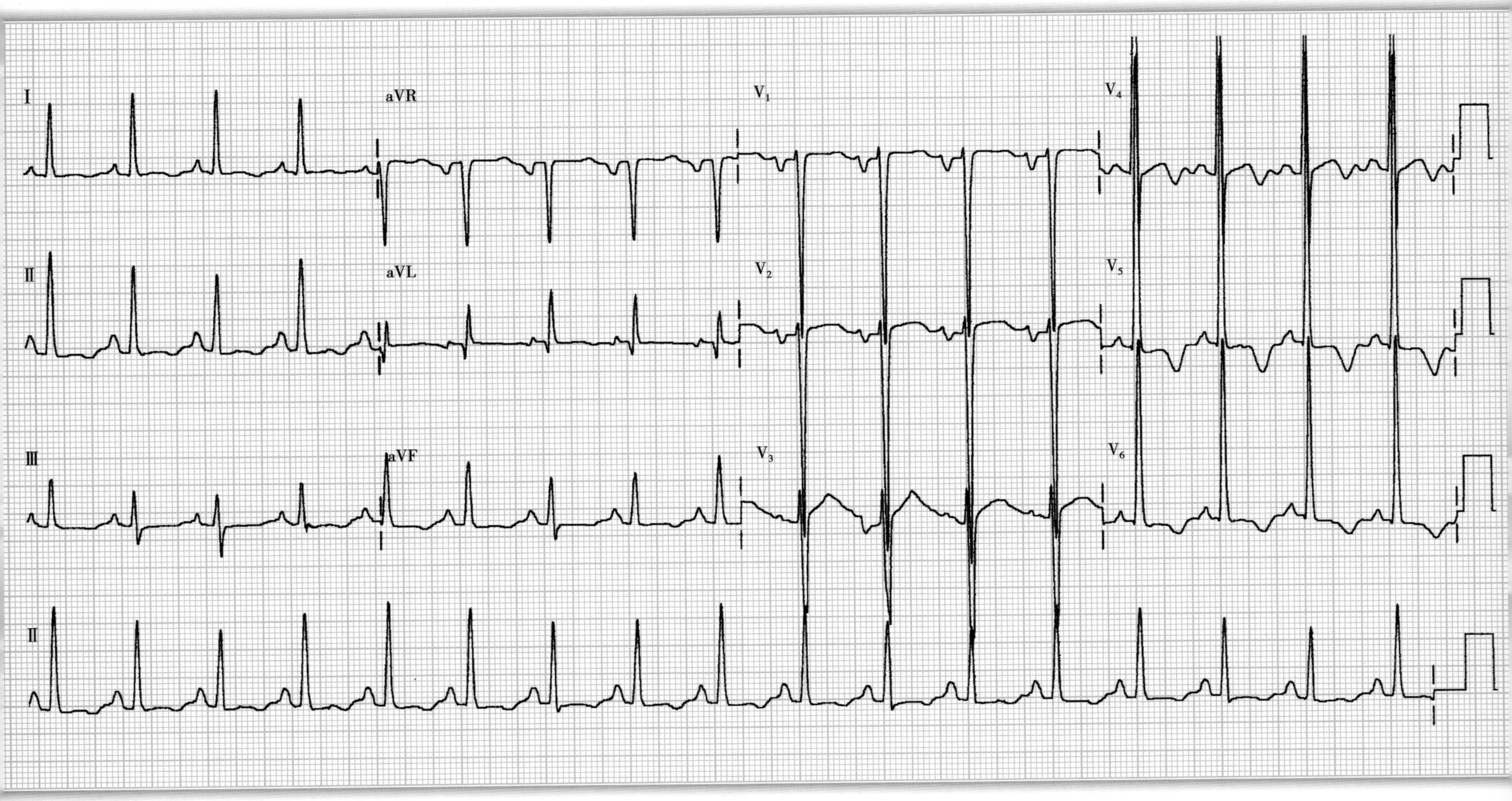


心电图11-11

2

# 右心室肥厚

正如左心室肥厚一样，右心室也会肥厚，常见于右心室压力负荷过重，各种原因如多发性肺栓塞、原发性肺动脉高压、瘢痕等所致的肺动脉高压。

正如你预想的一样，右心室肥厚(RVH)的心电图表现与左心室肥厚不同，因为肥厚的右心室产生的向量大小和方向不同(图11-14)。向量指向右前方。$V_1$和$V_2$导联最接近右心室，尤其是$V_1$导联。因此，可以根据$V_1$和$V_2$导联波形变化诊断右心室肥厚。

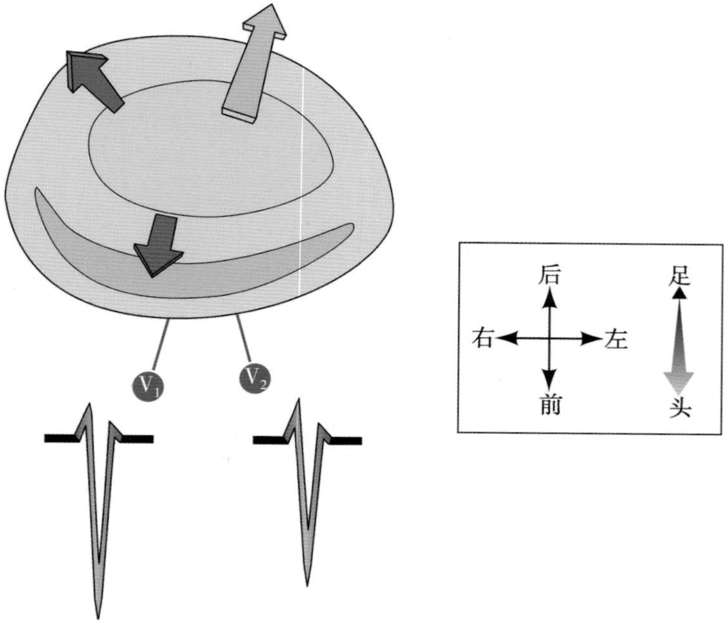


图11-14　正常心脏

再强调一遍，右心室肥厚与正常心电图的差别取决于右心室所产生向量的大小。心肌细胞愈大，产生的动作电位愈大，相应的心电向量就愈大，差别就愈显著。

右心室肥厚产生的心电向量对$V_1$导联QRS波群的形态有什么影响呢？首先会看到高大的R波。这个R波是初始QRS心电向量(室间隔除极产生)与扩大的右心室新产生的更大心电向量综合的结果(图11-15)。故其波形与正常心电图中$V_1$导联rS波形相差甚远。我们将在“ST段与T波”一章中讨论右心室肥厚伴继发性ST-T改变。

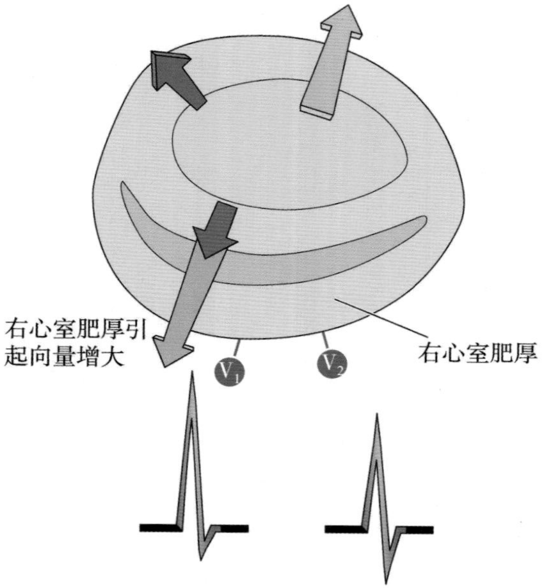


图11-15　右心室肥厚

## 右心室肥厚心电图表现

在图11-16A中，可以看到典型右心室肥厚（RVH）时$V_1$导联的心电图表现。请牢记，右心室肥厚时$V_1$和/或$V_2$导联的R∶S≥1（图11-17）。请注意，在图11-16B中，R∶S值虽然大于1，但ST段和T波与A图不同。这是继发性改变，将在“ST段与T波”一章中介绍。目前，只需关注QRS波群。接下来看看$V_1$和$V_2$导联QRS波群的变化。

RVH会引起心电图发生继发性改变，压力负荷过重导致右心室肥厚，因此需要有一个更强大的右心房，才能将更多的血液注入心室。这将导致右心房扩大（RAE）。还记得RAE的心电图表现吗？不记得的话，请查看“P波”这一章。顺便说一句，这同样适用于左心室肥厚和左心房扩大。

**注 释**

后面我们将看到RVH如何影响心电轴及其他心电图改变。先提示一下：它有时会导致电轴右偏。

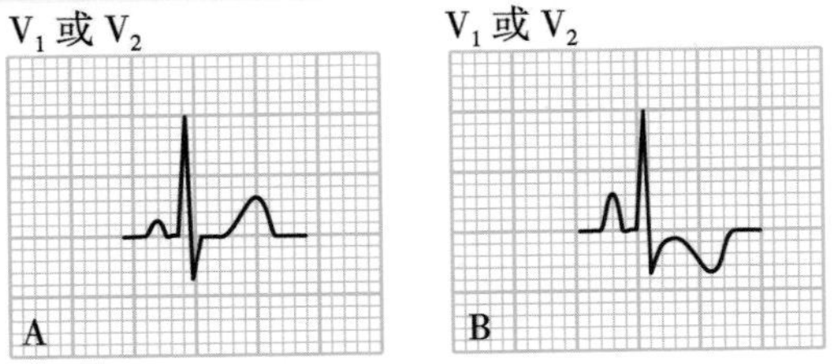


图11-16 典型RVH(A)与RVH伴继发性ST-T改变(B)

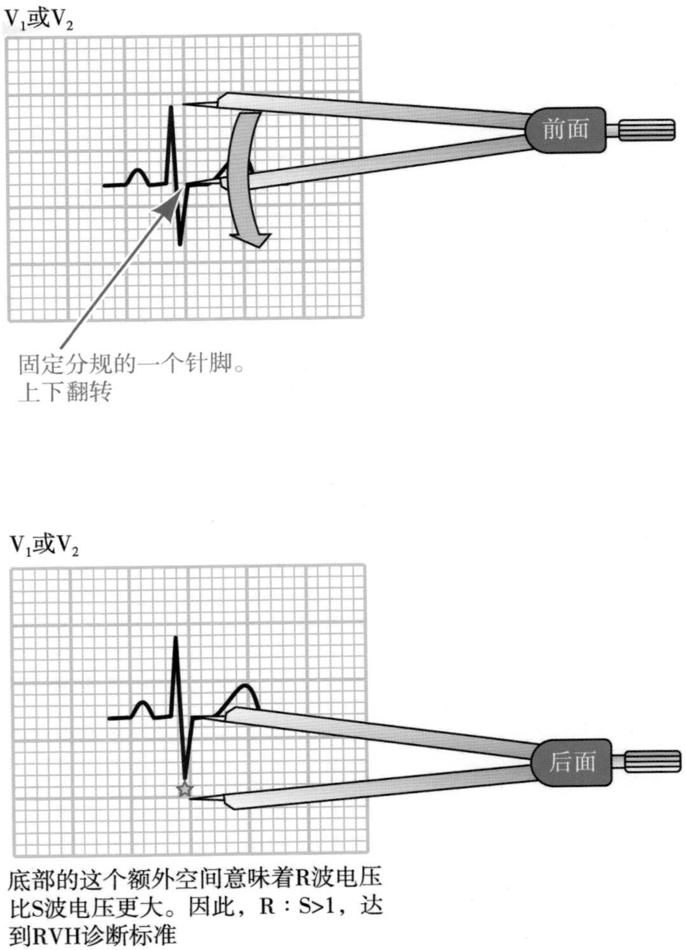


图11-17 分规测量R∶S

## 2

**心电图11-12** 下图$V_1$导联R:S>1，符合右心室肥厚伴继发性改变。之所以称为“继发性改变”，是因为T波倒置与之相关。(将在“ST段与T波”一章中详细讨论)。此外，$V_1$导联P波形态提示左心房扩大。

## 3

**心电图11-12** 请思考一下，导致$V_1$或$V_2$导联R:S>1的其他原因有哪些？刚刚讨论的RVH是一个可能因素。还有其他因素吗？如：

1. 右心室肥厚
2. 右束支阻滞
3. 幼儿和青少年
4. A型预激综合征
5. 急性后壁心肌梗死

每当看到$V_1$或$V_2$导联R:S>1，以上可能因素都要考虑。这一点非常重要，可以帮助你理解复杂的心电图。

## 2

**心电图11-13** 图中$V_2$导联的R:S值增大，但无继发性改变。因此需要考虑其他原因。本图右心室肥厚的心电图表现并不典型，也确实没有其他证据提示右心室肥厚。其他原因也可导致这种心电图表现。通过心电图11-12，我们知道了$V_1$或$V_2$导联R:S值增大的鉴别诊断。通过列表分析可以判断，RVH是本图$V_1$或$V_2$导联R:S值增大的最可能原因。这就是鉴别诊断的过程。

## 3

**心电图11-13** 分析$V_2$导联R:S值增大的可能原因：不是右束支阻滞(RBBB)，因为QRS波群时限未超过0.12 s；没有δ波或PR间期缩短，不支持WPW。那么是不是青少年呢？这是一个47岁的男性，要排除急性后壁心肌梗死。后壁心肌梗死(PWMI)表现为ST段压低和T波直立。有可能是分期不确定的后壁心肌梗死，但R波应该宽于0.03 s，$V_1$、$V_2$导联不符合。那么最可能是什么呢？右心室肥厚。T波对称倒置，提示前间隔心肌缺血。

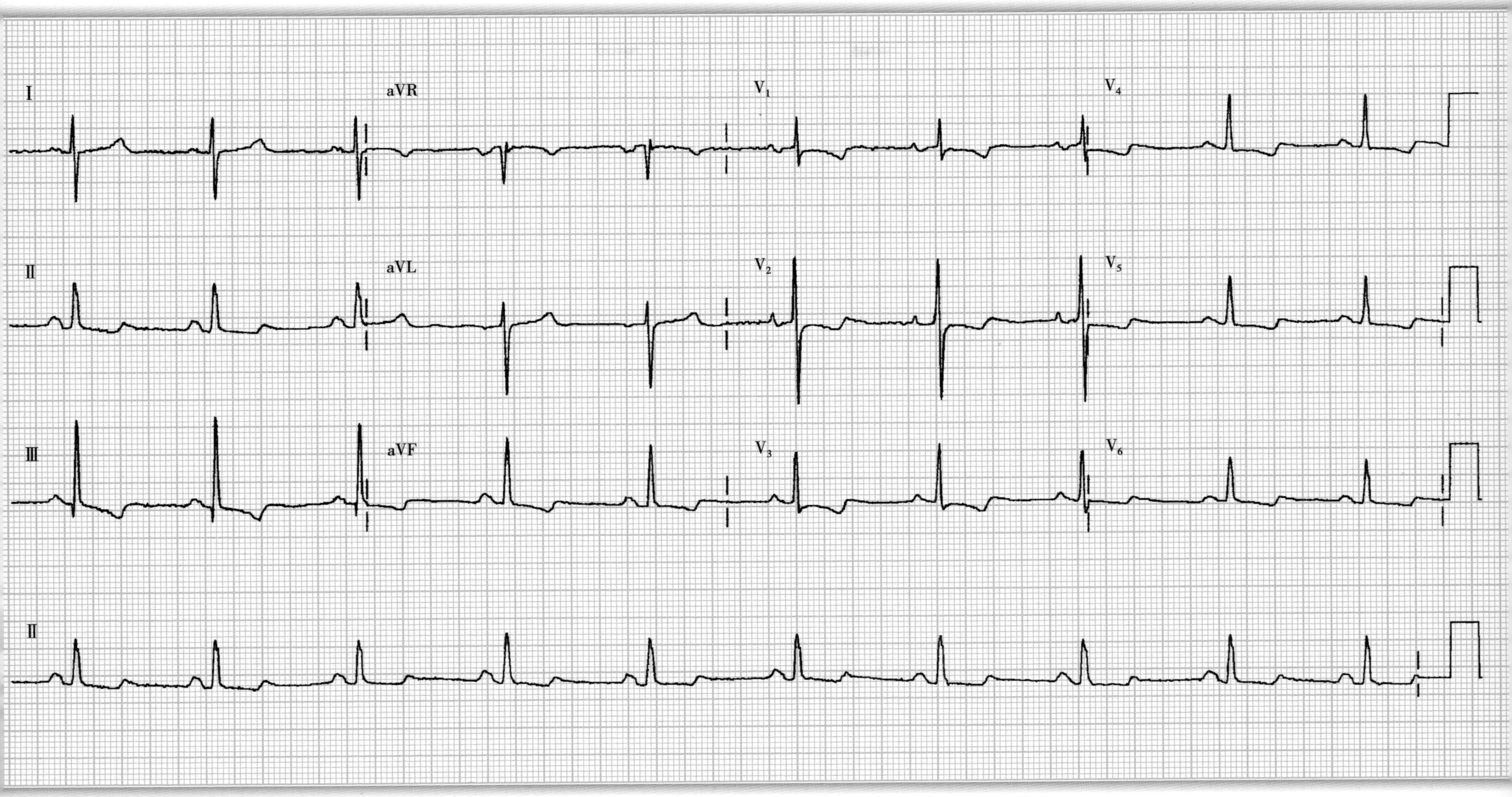


心电图 11-12

心电图 病例分析 续

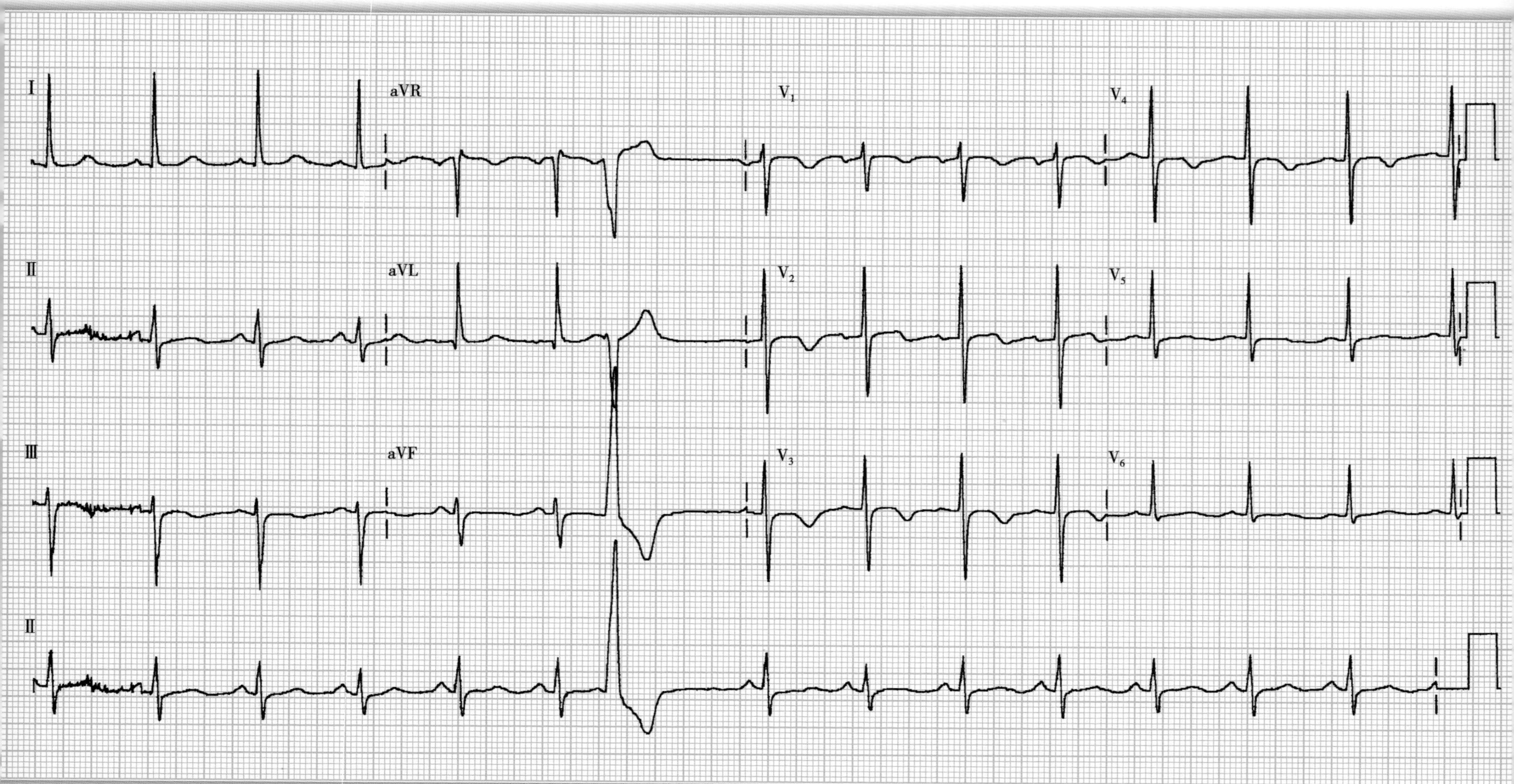


心电图 11-13

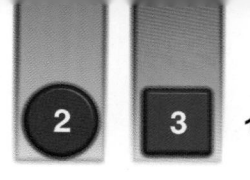

1

# QRS波群时限

测量QRS时间应从PR段后第一个波起始到QRS波群结束。通常情况下，这个时间在0.06~0.11 s。超过心电图纸3小格即为异常！图11-18中可见两种不同类型的QRS波群。A处的QRS波群时限为0.11 s，正常；B处的QRS波群时限为0.15 s，是室性期前收缩。

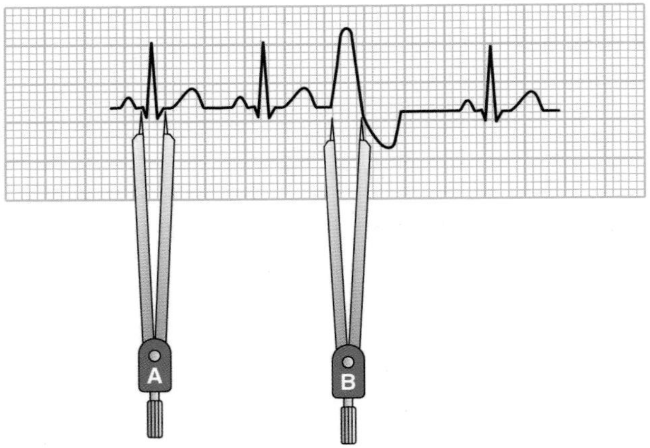


图11-18　测量QRS波群时限

始终选择心电图中最宽的QRS波群进行测量，否则会被错误的QRS波群时限误导！QRS波群有时位于等电位线上，故在心电图上看不到。如果任意挑选一个导联测量，可能获得的数值比实际值小，这将导致心电图误判。例如，可能误将QRS波群当作ST段，将没有发生AMI的患者误当作AMI治疗，这常见于束支阻滞，在后面的章节中再详细探讨。

2

另外，可能把U波误认为是双相T波。若要正确解读心电图，精确测量各波段时间至关重要。

心电图有难有易。多数情况下，QRS波群起点或J点模糊不易识别。面对这些情况必须想办法。若幸运，有一个多导联同步记录心电图（至少3个导联同步记录），可以先看其他导联是否有明显的起点或J点，然后从该点到所测导联相同位置作垂线测其QRS波群时限。若无法获得明确的J点，只能做最好的猜测。如果这样做了，则需考虑可能出现的最严重的诊断。过度分析好过分析不足，这样对患者更有利。

请记住，QRS时间超过0.12 s就是异常，这在鉴别诊断中很有帮助。导致QRS波群时限异常（增宽）的原因包括以下几点（按死亡率递减排序）：

1. 高钾血症
2. 室性心动过速
3. 室性逸搏心律，包括传导阻滞
4. 药物效应和药物过量（特别是三环类）
5. 预激综合征
6. 束支传导阻滞和心室内传导延迟
7. 室性期前收缩
8. 室内差异性传导

## 心电图 病例分析 QRS波群时限

### 2

**心电图11-14** QRS波群有点宽，不是吗？超过0.12 s？是的！请看图，你认为有什么问题吗？先从心率开始吧。心率约40次/min，有没有P波？没有，因此是无心房活动的慢心室率。最可能的原因是什么？是室性逸搏心律。请记住，当心室作为心脏起搏点时，心室率通常为35次/min左右。这是一种逸搏节律。利多卡因或其他抗心律失常药能抑制逸搏节律吗？不能！如果抑制了室性逸搏心律，会出现心电静止（一条直线）。

### 3

**心电图11-14** 这个宽QRS波群心律可能是什么？你能做出合理的预测吗？少许原因可引起宽QRS群心律失常，请看后文图11-19，然后再回到这里。这是一个左束支阻滞吗？不是，这不是典型的左束支阻滞，$V_6$导联有S波（Ⅰ导联也是）。这是右束支阻滞吗？不是，因为$V_1$导联呈QS型。通过排除法，确定这是心室内传导延迟（IVCD）。严重危及生命的IVCD原因是什么？是高钾血症。须等血钾结果出来再治疗吗？不行。患者的血钾是多少？8.7 mEq/L！

### 3

**心电图11-15** 这是一个典型的RBBB，对吗？对！但Ⅲ、aVF导联ST段抬高，可以诊断为下壁心肌梗死（IWMI）吗？患者需要抗凝治疗吗？请看整个心电图，QRS波群有多宽？选择QRS波群最宽的导联如aVL、$V_1$导联进行测量，大约为0.14 s。现在，将分规移到Ⅲ、aVF导联QRS波群的起点，你会发现看起来像ST段抬高的部分实际上是QRS波群的一部分！另一种方法是沿着aVL或$V_1$导联QRS波群起点和终点作垂线至Ⅰ导联。这样分析就更清楚了，抬高的部分是QRS波群的一部分，而不是ST段。

有心肌缺血吗？还记得右束支阻滞的一致性和不一致性的规则吗？QRS波群终末部与T波方向相反称为不一致，符合束支阻滞特点。QRS波群终末部与T波方向一致时反而异常，如果出现在部分导联则提示可能存在心肌缺血。$V_2$和$V_3$导联图形表现为一致性，因此提示该处存在心肌缺血。需要结合既往心电图和临床表现制定临床治疗方案。最后该心电图还提示PR段延长和心房内传导延迟（LACD）（提示可能存在左心房扩大）。

**提 示**

请牢记并注意鉴别诊断要点！

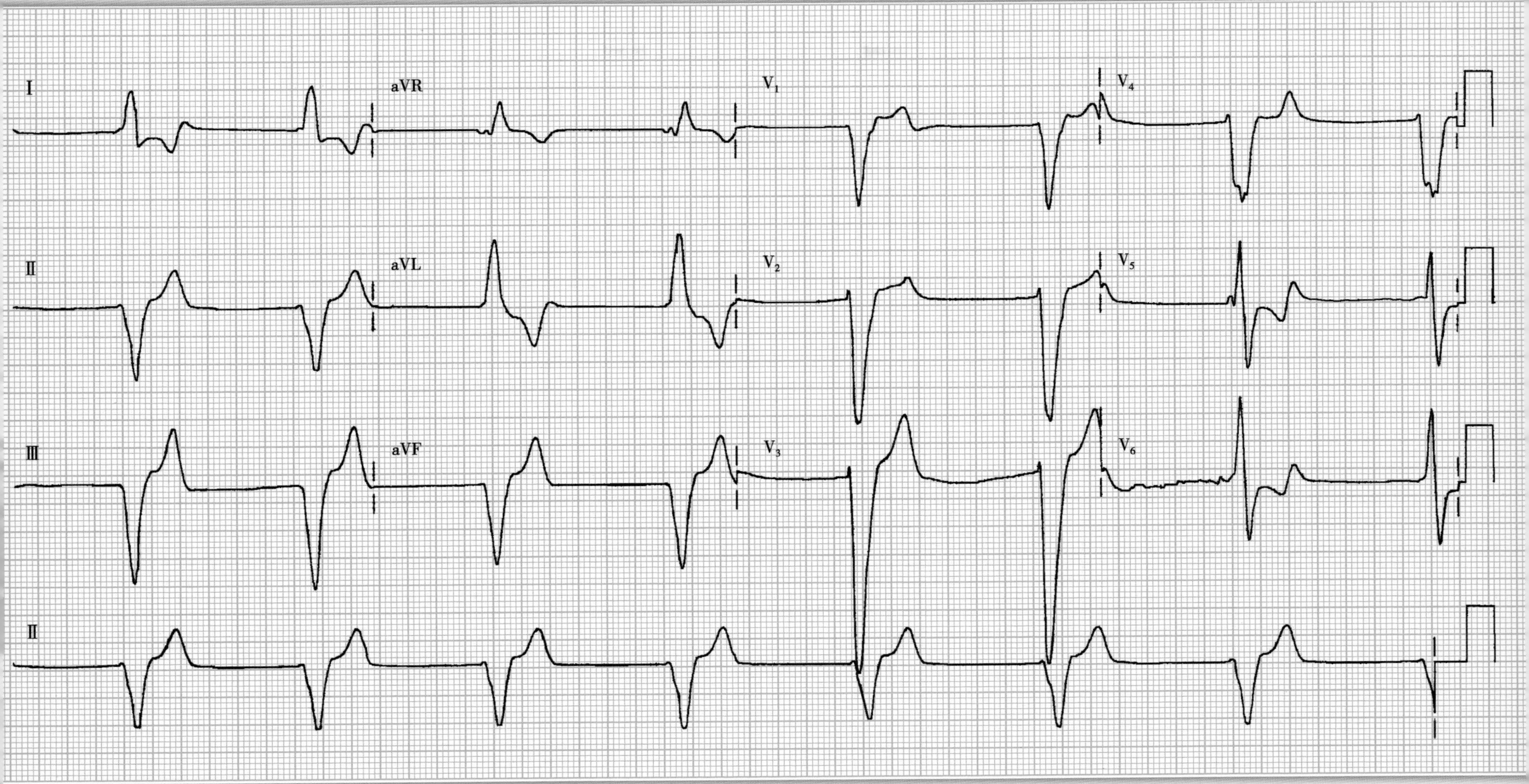
I
aVR
V1
V4
II
aVL
V2
V5
III
aVF
V3
V6
II

心电图 11-14

**心电图 病例分析** 续

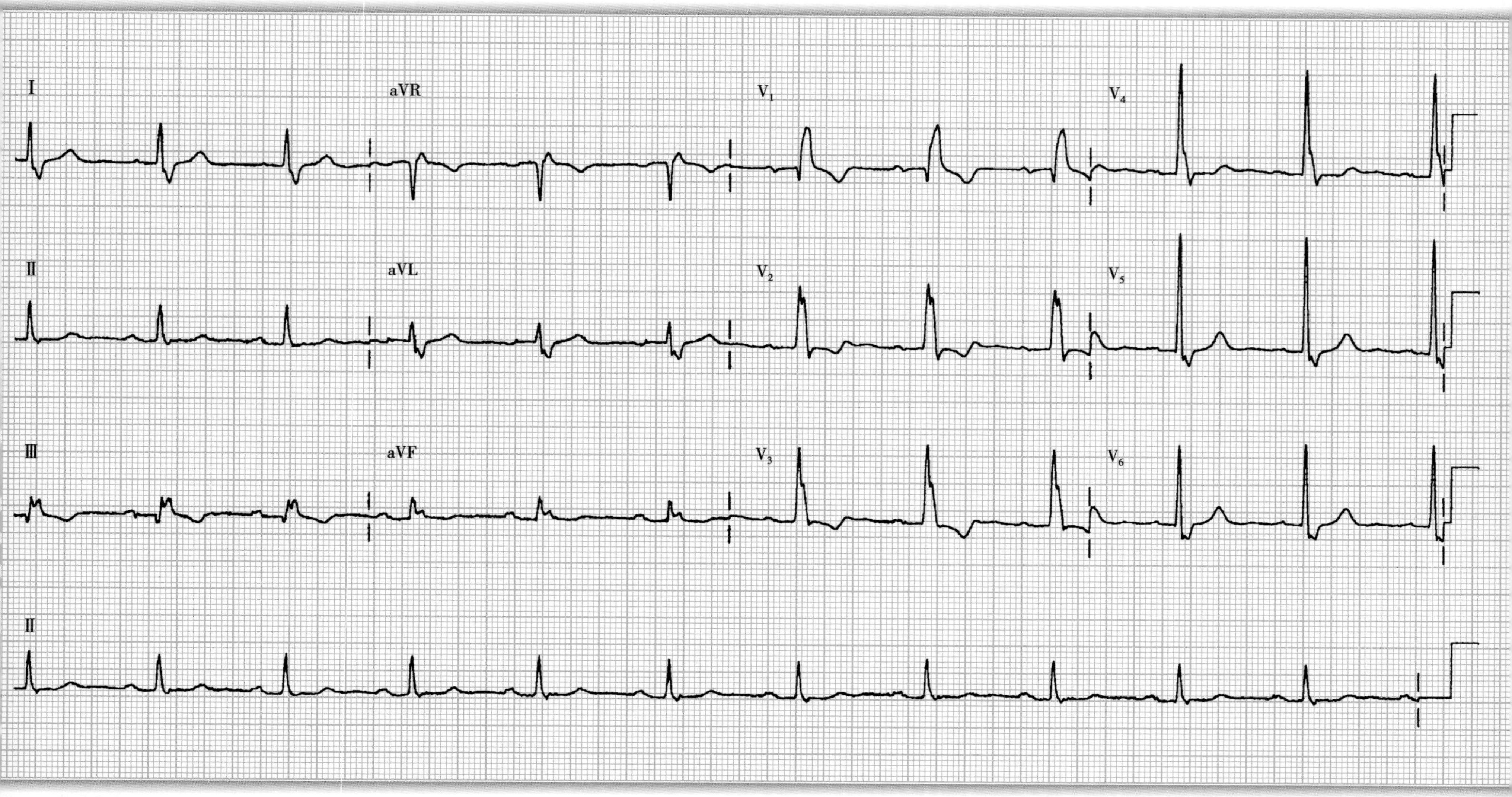


心电图11-15

## 2

**心电图 11-16** 这是一份临床医生不能躲避且必须面对的心电图。患者原本意识清醒，可以正常交流，但在 1 min 之后突然心搏骤停，不能说话。心电图诊断是什么呢？宽 QRS 波群心动过速。任何时候看到这种宽 QRS 波群心动过速，都应该按室性心动过速处理，除非已经排除了室性心动过速。

### 2 快速复习

1. 室性心动过速总是伴随房性心律失常或潜在窦性心动过速。 正确或错误

2. 室性融合波可见于室性心动过速。 正确或错误

3. 室性逸搏心律可见于室性心动过速。 正确或错误

4. 当你看到宽大畸形 QRS 波群时，要考虑高钾血症可能。 正确或错误

5. 当宽 QRS 波群心动过速无法确诊时，一般不考虑室性心动过速。 正确或错误

1. 错误。可能还存在干扰性房室脱节，但窦性心律可以是窦性心动过速、正常窦性心律、房性心动过速。

2. 正确 3. 正确 4. 正确 5. 错误，大错特错！

## 3

**心电图 11-16** 这是一例疑难复杂心电图，特别是在情况紧急时，你只有几秒钟的时间来判断。唯一的线索是这位患者的血钾报告为 9.4 mEq/L。

### 临床要点

碰到宽 QRS 波群心动过速，首先考虑室性心动过速可能，但不要漏掉高钾血症！

心电图 病例分析 续

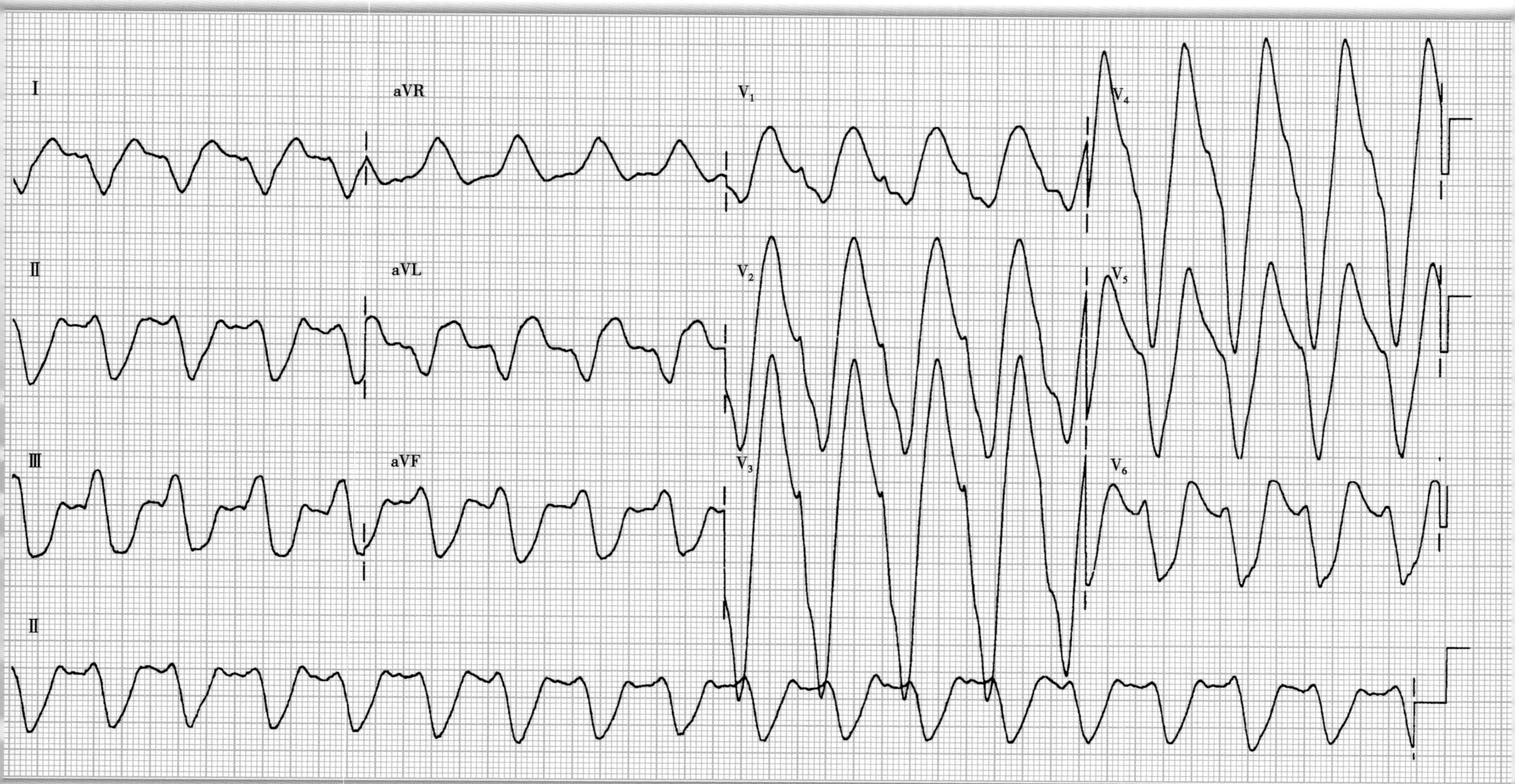


心电图11-16

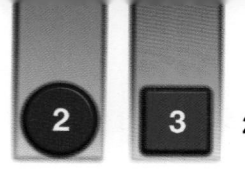

3

## 宽QRS波群简易鉴别流程

当看到QRS波群时限超过0.12 s时，应考虑以下几种可能(图11-19)：

1. 右束支阻滞

2. 左束支阻滞

3. 心室内传导延迟

请看第197页QRS波群时限异常的原因，列举了更多的鉴别诊断信息，都属于此类(除外预激综合征)。如你所见，发生室内传导阻滞时，所有心室激动不是来源于左束支就是来源于右束支。另外，高钾血症和药物效应属于心室内传导延迟。预激综合征是指激动通过Kent束异常传导，产生宽大畸形的QRS波群，δ波有助于识别这类波群。

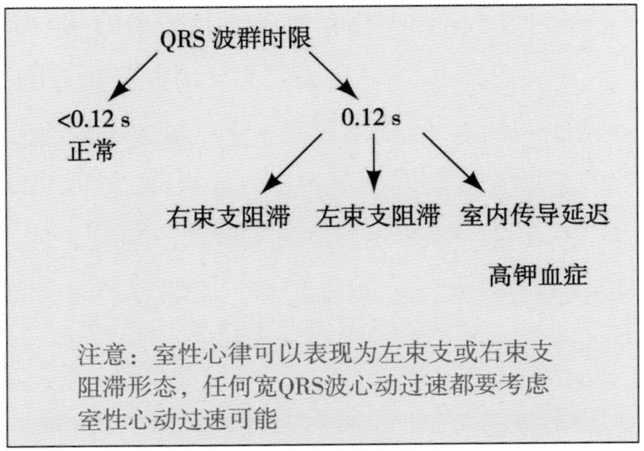


图11-19　宽QRS波群心动过速鉴别诊断流程

2

# QRS波群形态

另一重要方面是观察QRS波群形态。确定QRS波群形态是否一致。如果不一致，看看为什么不一致。在回答这个简单的问题时，就可以获取大量的信息。假设一份心电图全部都是窄QRS波群，其中有一个宽的QRS波群。是室性期前收缩，室内异常传导，还是间歇性预激综合征？

假设所有的QRS波群都很宽，其中有一个窄的QRS波群。那又代表什么呢？观察其他QRS波群时，可能会注意到这个窄QRS波群前后有P波。反过来可引导你寻找其他的P波，可以发现P波与QRS波群的分离现象。诊断为：室性心动过速。你对那一个窄QRS波群的分析已经完全改变了你的治疗措施，并挽救了患者的生命。

**临床要点**

临床医生发现，并非所有QRS波群都是一样的。

3

**心电图11-17** 本书中没有简单的心电图！该图中可见多种形态的QRS波群。首先要注意的是三度房室传导阻滞。心电图的前半部分(黑色箭头)来自同一起搏点,后半部分(紫色箭头)来自另一起搏点。蓝色箭头表示房性期前收缩(PAC),诱发另一起搏点发放激动。房性期前收缩的形态与其他两个起搏点的P波非常不同。然而,后者在形态上非常相似,可能它们在解剖部位上彼此接近。

下图的前3个QRS波群呈左束支阻滞图形,接下来的3个呈右束支阻滞图形。第5个(绿星标识)是融合波,第7个(金星标识)是窦性夺获。

为了让图像更有趣,请注意,QRS波群呈左束支阻滞图形的RR间期相同,而右束支阻滞图形的QRS波群与窦性夺获的RR间期相同。但是,左束支阻滞与右束支阻滞图形的两个RR间期却不相同。如上所述,这份心电图明显异常。必须花时间、分步骤详细解读。

**心电图11-18** 是QRS波形变化的另一个示例。蓝星标识的QRS波群与其他QRS波群形态不同。它是一个融合波,同时具有正常和异常波形(红星标识)的特点。之后5个QRS波群连续出现形成室性心动过速。在阵发性室速中存在房室(AV)分离。

除室性心动过速外,心电图监测发现还存在室性期前收缩(PVC)和异常节律;电轴左偏,左前分支阻滞。移行区在$V_1$和$V_2$导联之间,表现为逆钟向转位。总而言之,这份心电图非常复杂。

**提 示**

当你看到心电图上QRS波群呈不同形态时,多问几个为什么。

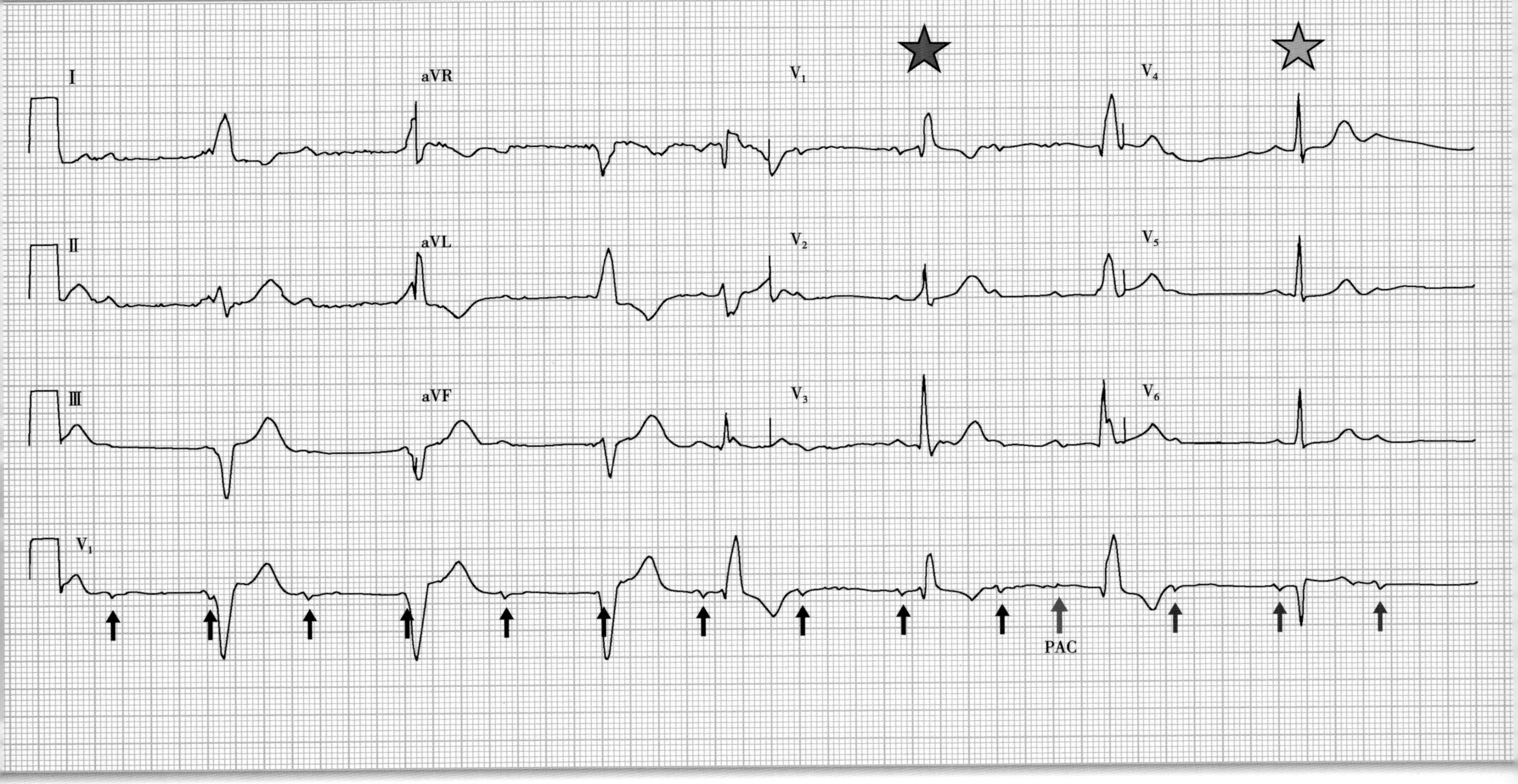


心电图11-17

## 心电图 病例分析 续

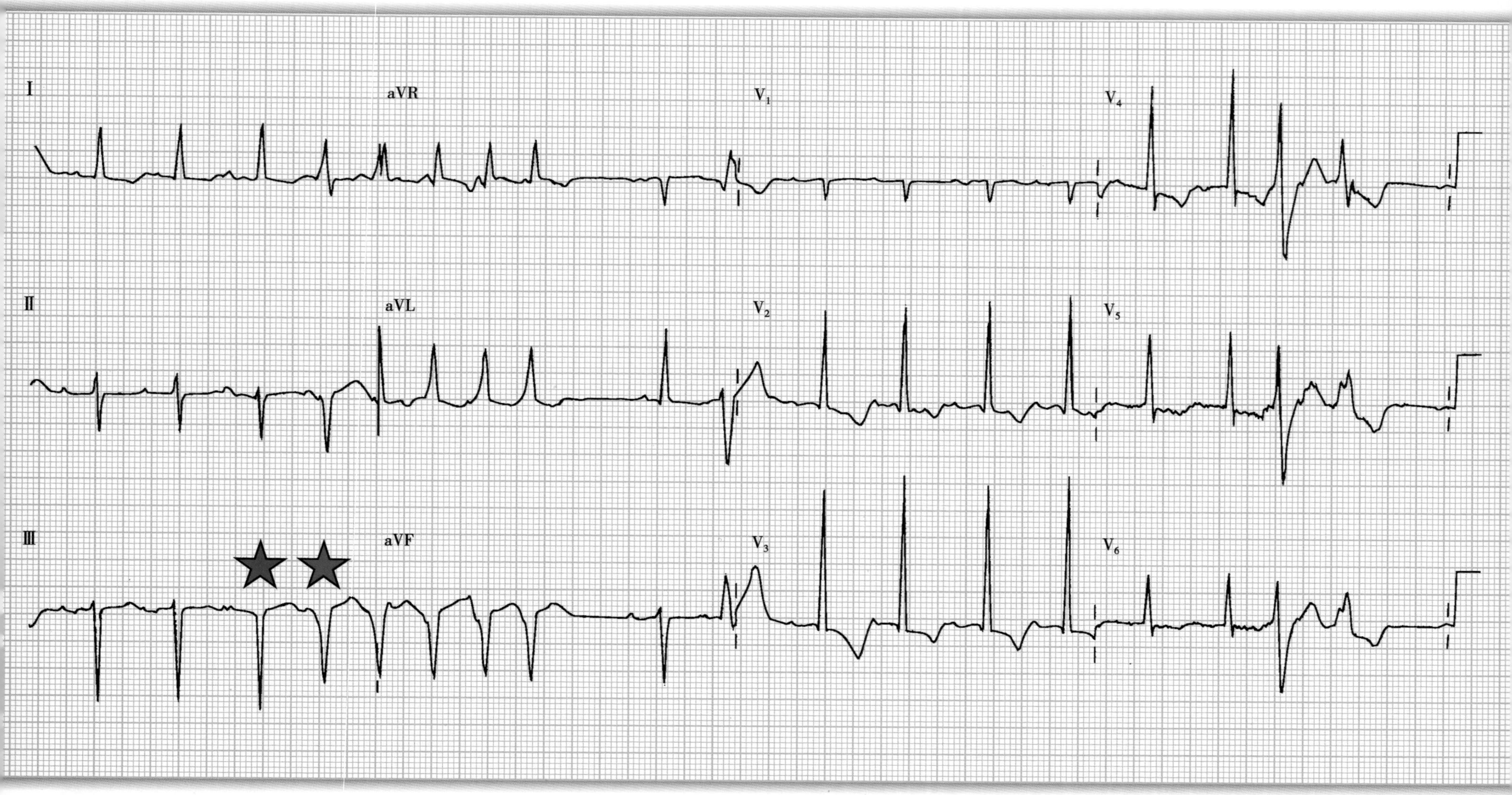


心电图11-18

1

# Q 波的意义

## 生理性Q波

在“基础心搏”一章中介绍了Q波。现在进一步详细讨论Q波。异常Q波反映的是坏死性心肌。请注意，我们所说的是异常Q波。生理性Q波仅仅代表心室除极的初始向量，而异常Q波表示该区域存在陈旧性心肌梗死。

生理性Q波很常见。如图11-20所示，间隔Q波通常见于Ⅰ和aVL导联，是小而窄的Q波，代表了心室除极的初始向量。心电图11-19就是个例子。没有R波来分隔Q波和S波，很难区分是Q波还是S波，故命名为QS波，图11-21所示的QS波常见于$V_1$导联。如果QS波只出现在$V_1$导联，则属正常。如果QS波延伸至$V_2$或$V_3$导联，则提示陈旧性或急性前间隔心肌梗死。稍后会通过病例展示$V_1$导联的生理性QS波和心电图的病理性QS波，让大家了解两者的区别。生理性Q波可单独出现，Ⅲ导联通常可见一个很窄的Q波。如果在Ⅱ或aVF中出现宽而深的Q波，则有利于诊断下壁心肌梗死（更多内容将在“急性心肌梗死”一章中详细介绍）。

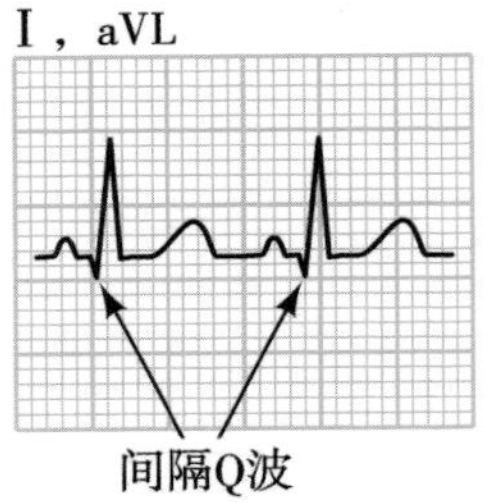


图11-20　间隔Q波

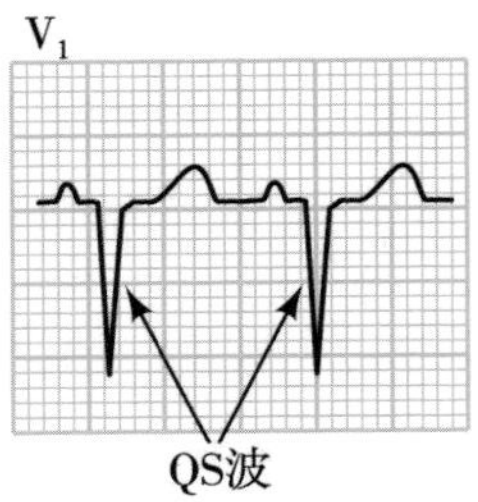


图11-21　QS波

2

## Q波随呼吸而变异

有时Ⅱ或Ⅲ导联Q波越来越深，然后又恢复到较浅的状态。这是否意味着这个人在3 s之内发生了心肌梗死？并不是。有些肥胖、怀孕或腹水（或者其他导致腹部膨隆的疾病）的患者心脏呈横位（水平位）。心脏处于水平位呼吸时会发生什么呢？横膈下降，心脏的位置变得更加垂直（图11-22）。由于心脏除极向量沿垂直方向，因此Q波会加深，心电轴轻微偏转。但这都是正常的，无须担心。

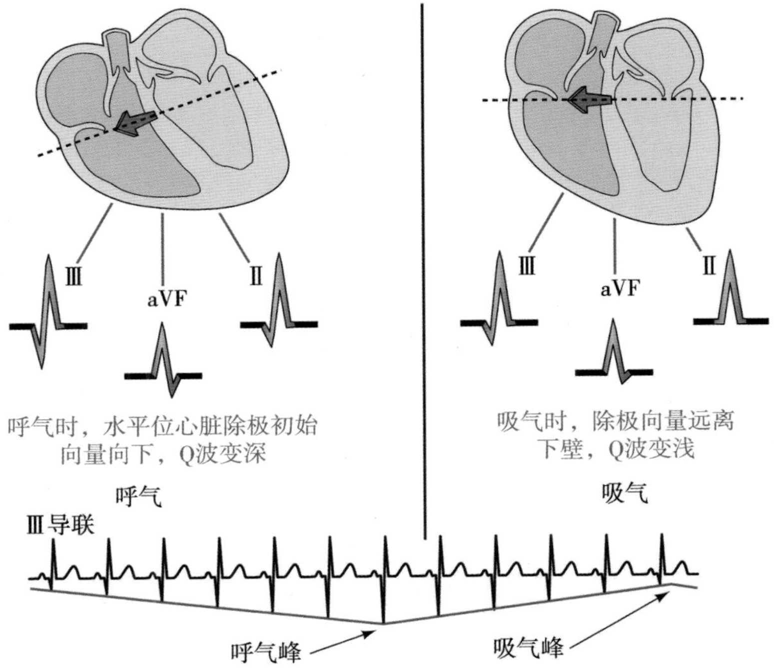


图11-22　Q波随呼吸而变化

## 心电图 病例分析 Q波的意义

2

**心电图11-19** 我们对该图做了一些特殊处理。将两名患者的肢体导联心电图并排放置，以便比较Ⅰ、aVL导联Q波的差异。左边病例心电图的Q波很小，宽度小于0.03 s。是间隔Q波。相比之下，右边病例心电图的Q波较宽，是病理性Q波。并不符合Q波深度达到同导联R波振幅1/3的标准，但宽度符合标准。若两个标准都符合，则最佳，但宽度对于诊断病理性Q波更具有特异性。理解病理性Q波与非病理性Q波之间的差异至关重要。在结束本章之前，请一定掌握这些知识点。

3

**心电图11-19** 注意两份心电图Ⅰ和aVL导联之间还有其他的差异吗？差异很小，但非常重要。注意T波的对称性。正如“ST段与T波”一章所讨论的，对称性T波更能反映出病理状态：电解质异常、药物作用或心肌缺血。病理性Q波伴T波对称提示心肌缺血可能性大。右侧心电图aVL导联的ST段轻度抬高，提示已发生心肌损伤，为早期或确定期。

2

**心电图11-20** 用类似分析心电图11-19的方法对心电图11-20进行解读，以比较生理性与病理性QS波之间的差异。

这次观察胸前导联的差异。左图病例显示了生理性QS波。为什么是QS波？因为QRS波群没有正向波。为什么是生理性的？因为只出现在$V_1$导联中。如果QS波延伸到$V_2$导联，则前间隔心肌梗死可能性较大；如果延伸到$V_3$导联，则心肌梗死可能性会更大。请注意，左图QS波延伸到了$V_4$导联，这是急性心肌梗死的确切证据。注意$V_3$导联QS波的深度：是否大于或等于45 mm？是的，约为47 mm，代表一个大的指向后壁的心电向量。（我们将在“急性心肌梗死”一章中进一步讨论急性心肌梗死心电图表现。）

3

**心电图11-20** 病理性QS波提示急性心肌梗死。心肌梗死时间不确定，除非有证据提示为急性心肌梗死伴ST段抬高和T波倒置。很明显，右图ST段符合LVH伴继发性ST-T改变。多数导联ST段凹面向上，T波对称。此时一份既往心电图有助于解析这份心电图。还有一个重要的信息就是患者的主诉。如果患者主诉有胸痛就有点麻烦了，因为这种心电图很可能代表心肌梗死处于进展期，叠加了时间不确定的心肌梗死。换句话说，新发的梗死可能被陈旧性梗死所掩盖。

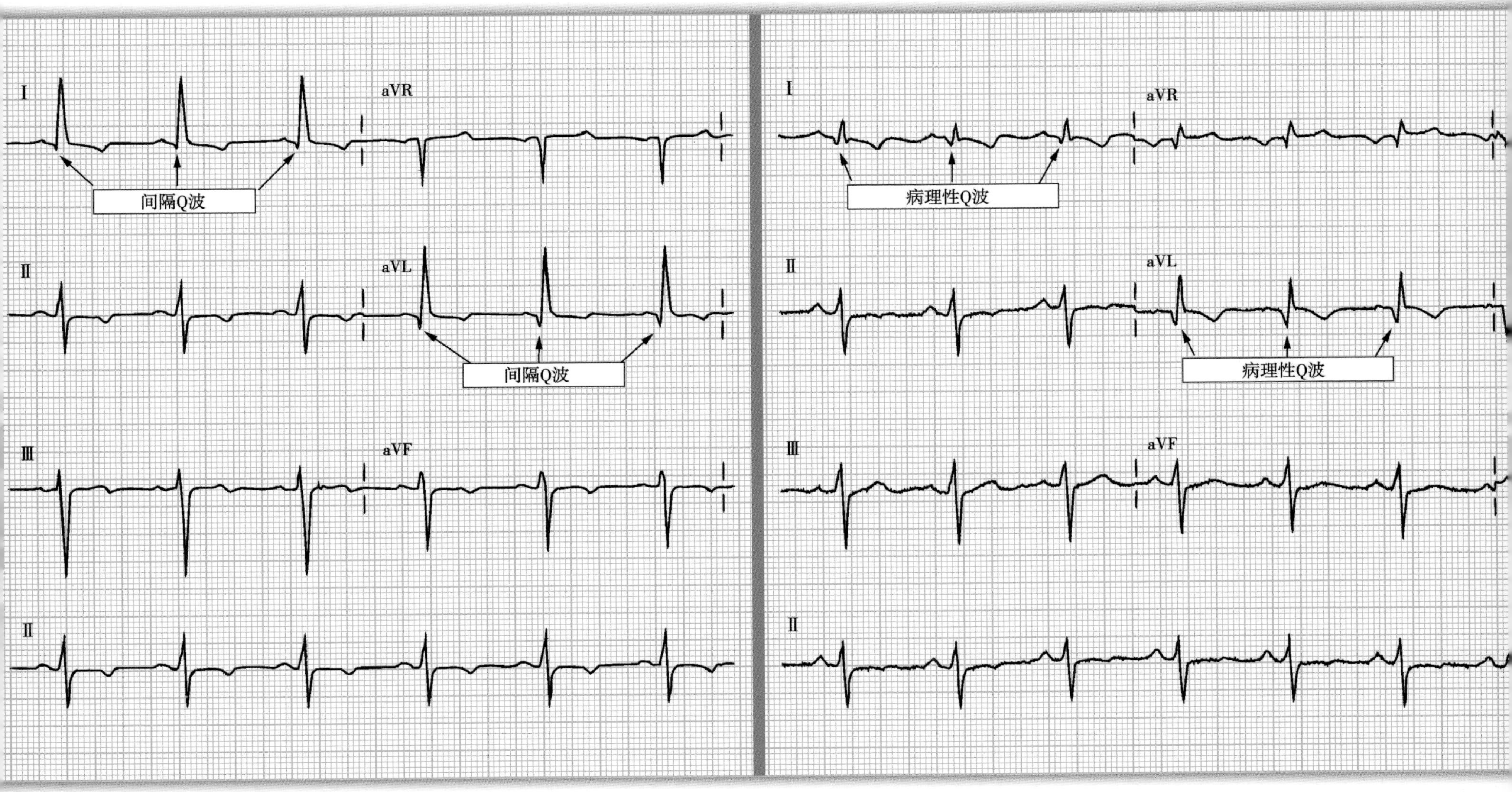
I
aVR
间隔Q波
II
aVL
间隔Q波
III
aVF
II
I
aVR
病理性Q波
II
aVL
病理性Q波
III
aVF
II

心电图11-19

## 心电图 病例分析 续

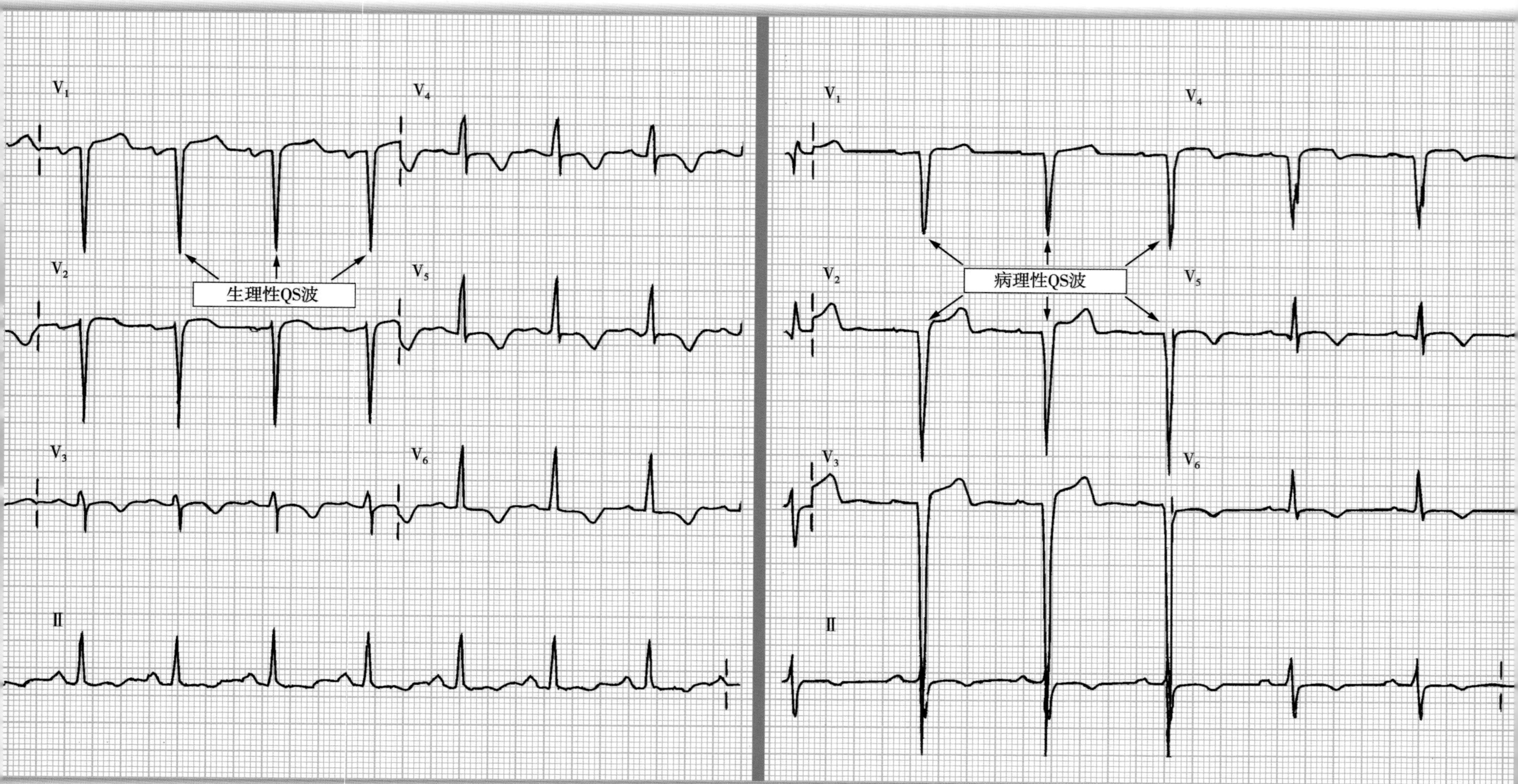


心电图 11-20

## 2

**心电图11-21** 请看下图Ⅲ导联，每个QRS波群中Q波大小不一。再看Ⅱ导联，你会发现红色椭圆形标识上方QRS波群的S波电压最小。它们为什么是S波？因为每个QRS负向波之前有一个小R波。观察其规律性发现QRS波群形态每间隔3~4 s重复变化一次。每间隔3~4 s我们会做些什么呢？对，是呼吸。因此这是一种随呼吸而变异的生理性Q波。心电图反映了呼吸的变化规律。窦性心律不齐也是由呼吸运动引起的。

## 3

**心电图11-21** 这不是电交替。电交替是指来自同一起搏点的心搏形态和电压交替性变化。如下图所示，不是渐变，而是QRS波群正负波的大幅波动。电交替常见于大量心包积液和快速型心律失常。

ST段和T波也可出现电交替，这些通常与急性心肌梗死相关，预后往往很差。

**提 示**

Q波包括生理性Q波和病理性Q波。

生理性Q波包括：

预激综合征中的假性Q波；

间隔Q波；

V1导联的生理性QS波。

心电图 病例分析 续

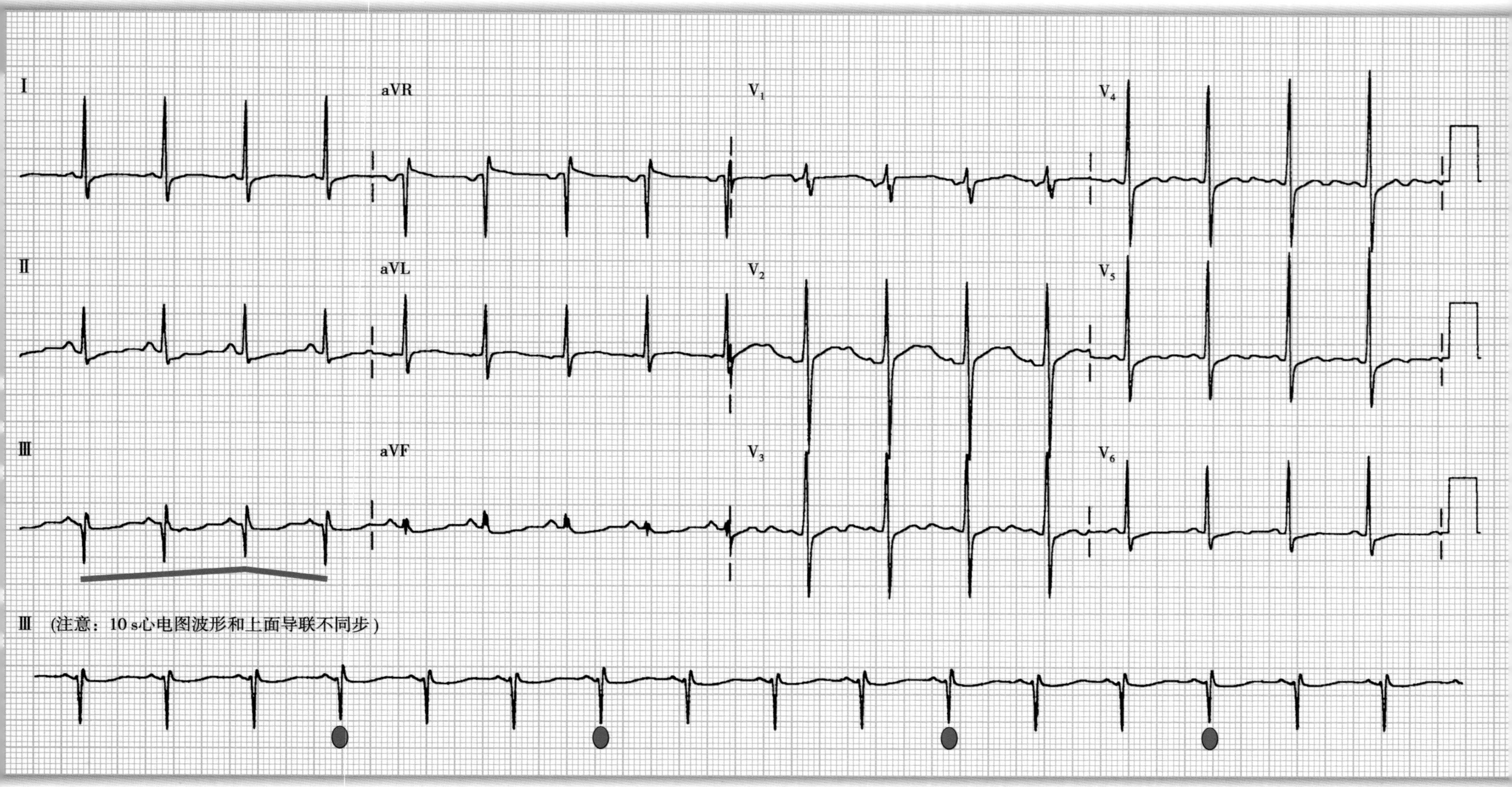


心电图11-21

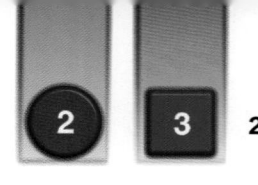

## Q波的临床意义(病理性Q波)

那么,什么是病理性Q波呢? 病理性Q波应满足以下条件:

1. 深度超过QRS波群振幅的1/3(图11-23和图11-25)
2. 宽度大于0.03 s(图11-24)

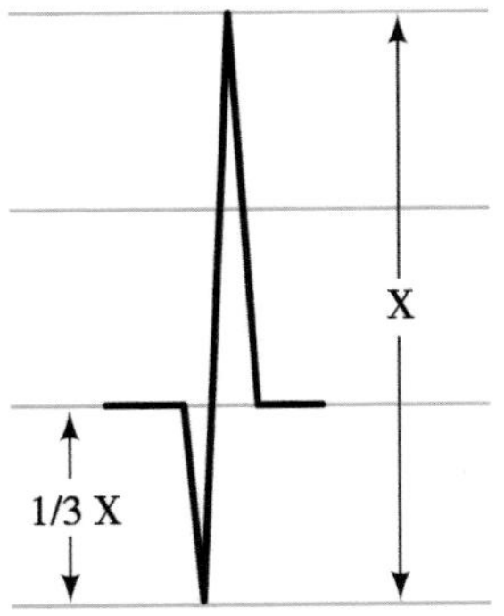


图11-23　Q波深度超过QRS波群振幅的1/3

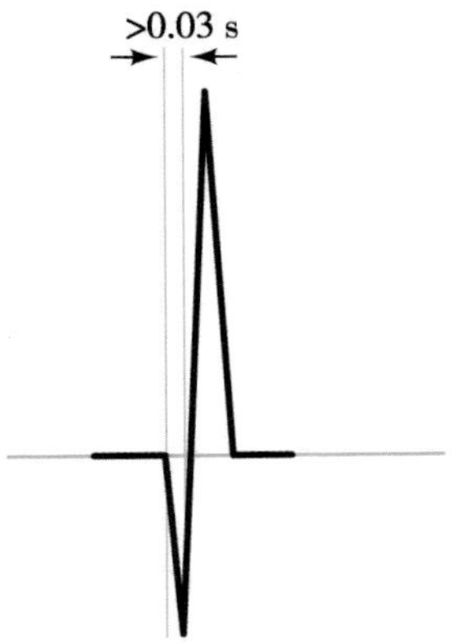


图11-24　Q波宽度大于0.03 s

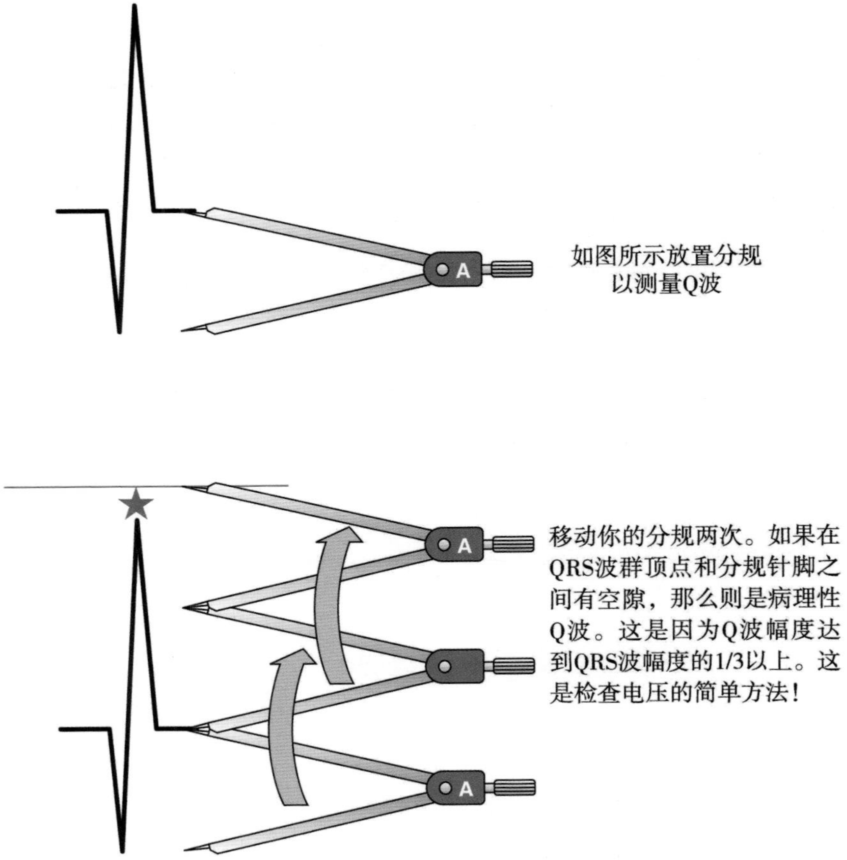
A
如图所示放置分规以测量Q波
A
A
移动你的分规两次。如果在QRS波群顶点和分规针脚之间有空隙，那么则是病理性Q波。这是因为Q波幅度达到QRS波幅度的1/3以上。这是检查电压的简单方法!

图11-25　测量Q波

## 心电图 病例分析 续

### 2

**心电图11-22** 请看这例心电图并挑出病理性Q波，圈出相关导联。首先看到Ⅰ、Ⅱ、Ⅲ、aVF、$V_5$~$V_6$导联有Q波。aVL导联Q波很小但很宽。$V_4$导联中的Q波未达到病理性Q波标准，但是与$V_5$、$V_6$导联延续，因此也是病理性的。

还记得我们之前研究向量时展示的心脏三维空间结构吗？通过查看相关导联来分析相对应的病变区域。你知道心电图各导联对应的心脏部位吗？Ⅱ、Ⅲ与aVF导联代表下壁导联。$V_4$~$V_6$、Ⅰ和aVL导联代表侧壁。因此，这是陈旧性下壁、侧壁心肌梗死。

### 3

**心电图11-22** 此例心电图提示陈旧性下壁、侧壁心肌梗死。此外，$V_1$~$V_2$导联R∶S值增大，移行区靠前。这些导联中的R波很宽，也符合陈旧性后壁心肌梗死的心电图改变。急性后壁心肌梗死与急性下壁心肌梗死相关，后壁和下壁都由右冠状动脉供血。

**提 示**

请记住鉴别诊断要点。

如果$V_1$~$V_2$导联R∶S值增大时没考虑其鉴别诊断，则会漏诊后壁心肌梗死（PWMI）。

### 2

**心电图11-23** 图中哪些导联有病理性Q波？Ⅲ和aVF导联，其Q波宽度和深度均达到了病理性Q波的诊断标准。那么，$V_1$~$V_3$导联有病理性Q波吗？不，$V_1$导联的QS波是正常的，$V_2$和$V_3$导联QRS波群起始处有小r波，因此不是病理性的。

还有其他病理改变吗？继续分析可发现有左心室肥厚的心电图表现。依据是$V_2$中的S波与$V_6$中的R波振幅之和超过35 mm。

**提 示**

阅读本书时，请记住已经学到的知识点，并将新知识融入已掌握的知识结构中去。

全面解读心电图！

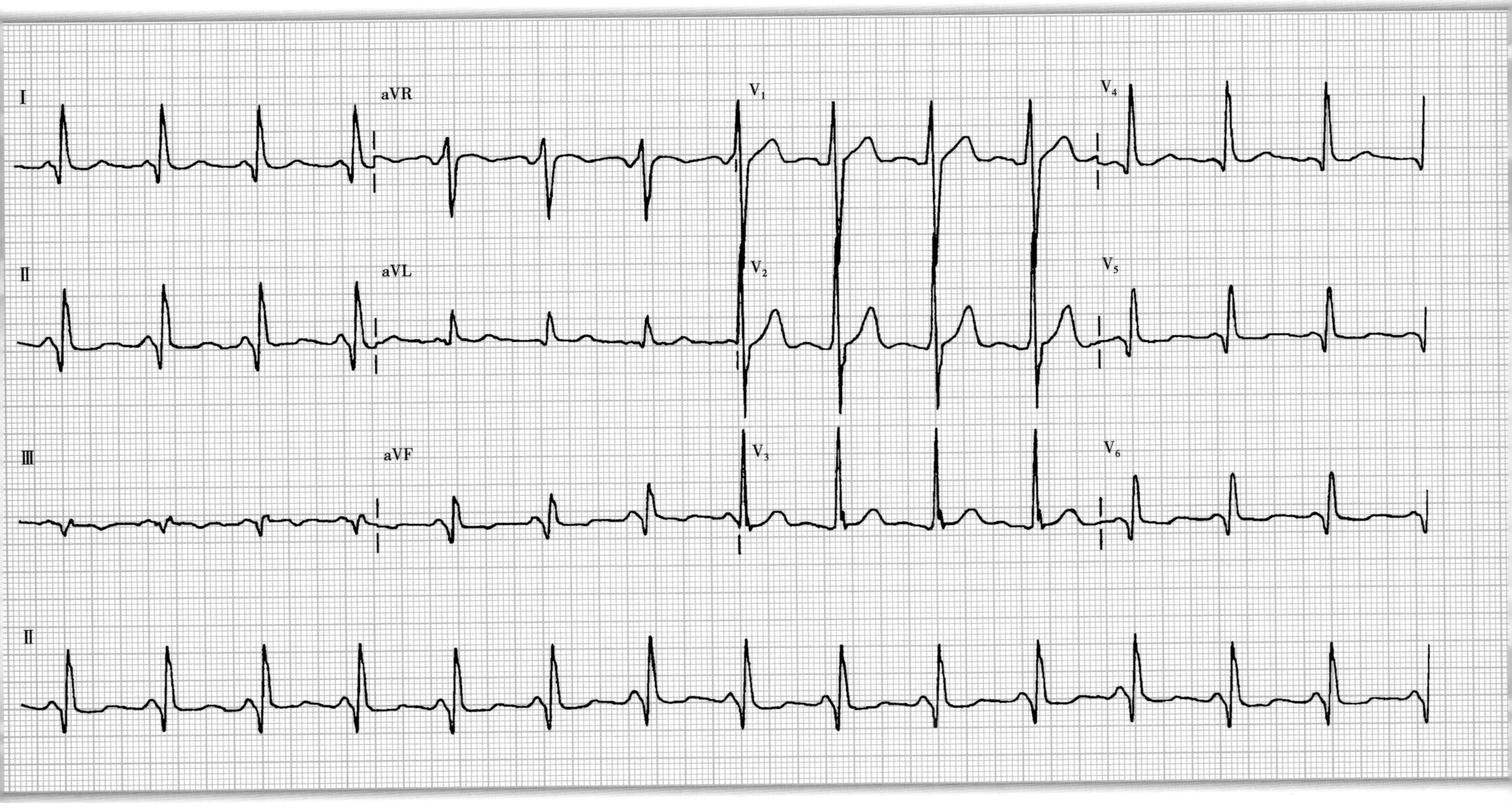
I
aVR
V1
V4
II
aVL
V2
V5
III
aVF
V3
V6
II

心电图 11-22

心电图 病例分析 续

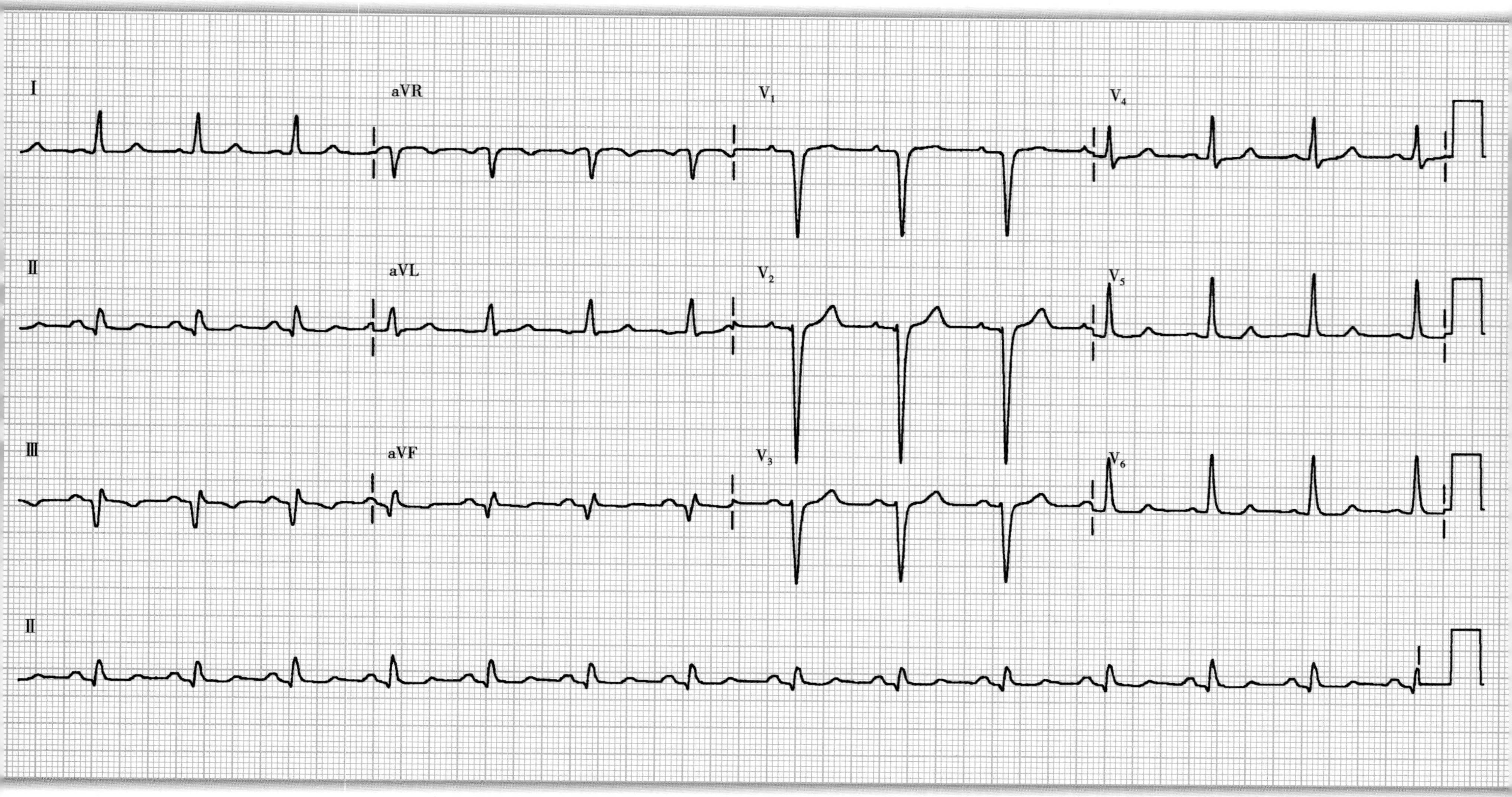


心电图11-23

2

**心电图11-24** Ⅲ与aVF导联的Q波很容易识别，Ⅱ导联也有异常Q波，达到同导联R波振幅的1/3以上。按照之前的方法可用分规来测量。

不要忘记心电图的其他表现。$V_1$导联提示左心房扩大。Ⅱ、Ⅲ和aVF导联ST段是否改变，是正常还是抬高？答案是抬高了。这很重要，尤其是当该导联同时也存在病理性Q波时。有证据提示右心室肥厚吗？R∶S值增大，这也可能是由其他原因引起的，稍后会详细介绍。

3

**心电图11-24** 这是一例急性心肌梗死病例。心电图可见病理性Q波及ST段抬高、T波倒置，但不是急性期，因为产生Q波需要时间，所以此心电图距离急性期至少已经过了数小时。

$V_2$导联R∶S值增大可能是由右心室肥厚引起的，也可能是由早期的后壁心肌梗死引起的。除非可与既往心电图进行对比，否则无法确定是什么原因引起的。现在心电图中$V_1$导联的R波与既往心电图相比无明显变化，这符合右心室肥厚的心电图改变。新出现的R波则符合后壁心肌梗死改变。

2

## 移行区

移行区是指胸前导联QRS波群从负向波转变为正向波为主的区域。实际上是指QRS波群正向波与负向波电压相等的导联。多数情况下，上一个导联主波向下，相邻下一个导联则是主波向上。移行常发生在上下导联之间。图11-26是一个典型病例。（这一点将会在第219页继续讨论。）

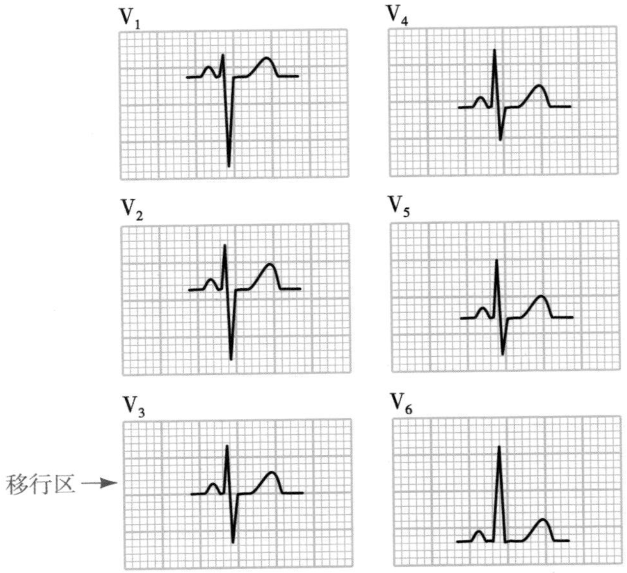


图11-26　移行区

## 心电图 病例分析 续

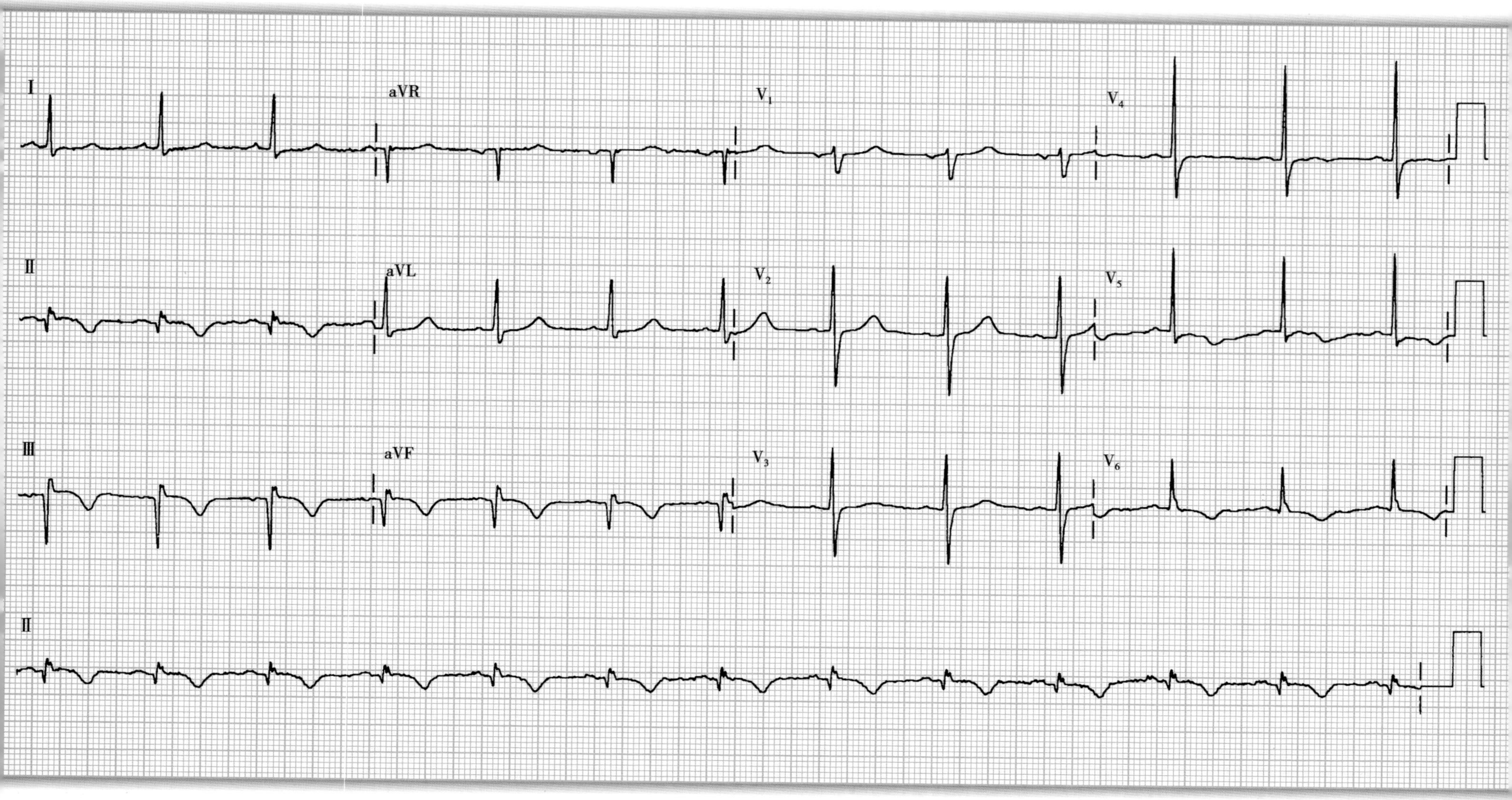


心电图 11-24

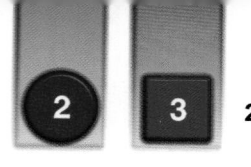

大多数人胸前导联移行发生在$V_3$与$V_4$导联之间(图11-27)。如果移行出现在$V_3$导联之前,则称为逆钟向转位;出现在$V_4$导联之后,则称为顺钟向转位,如图11-28所示。请注意,顺时针和逆时针指的是电极导联,因为它们放置在胸壁或心脏表明(从下往上看),而不是心电图纸上。

讨论Z轴和心电轴的前后方向时,移行区会非常有用。移行区的概念已被大家接受并广泛应用,而我们在本章中首次提到。这会让你对相关概念有一个初步的了解,并尽可能避免混淆。

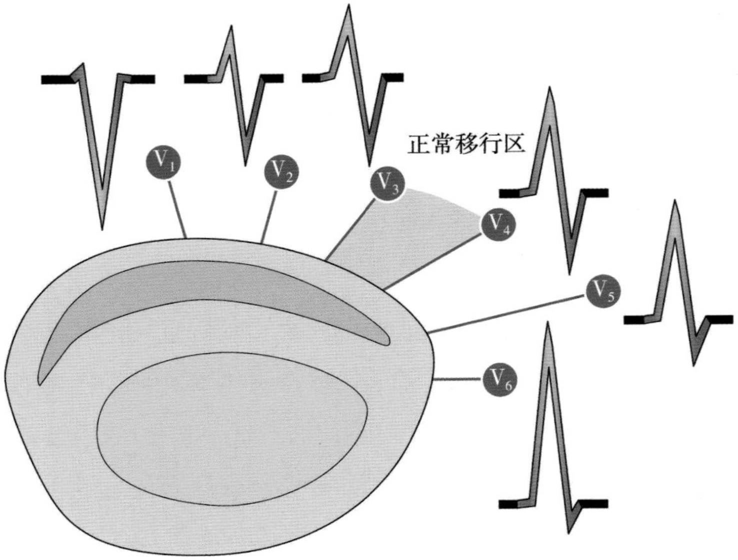


图11-27 正常移行区

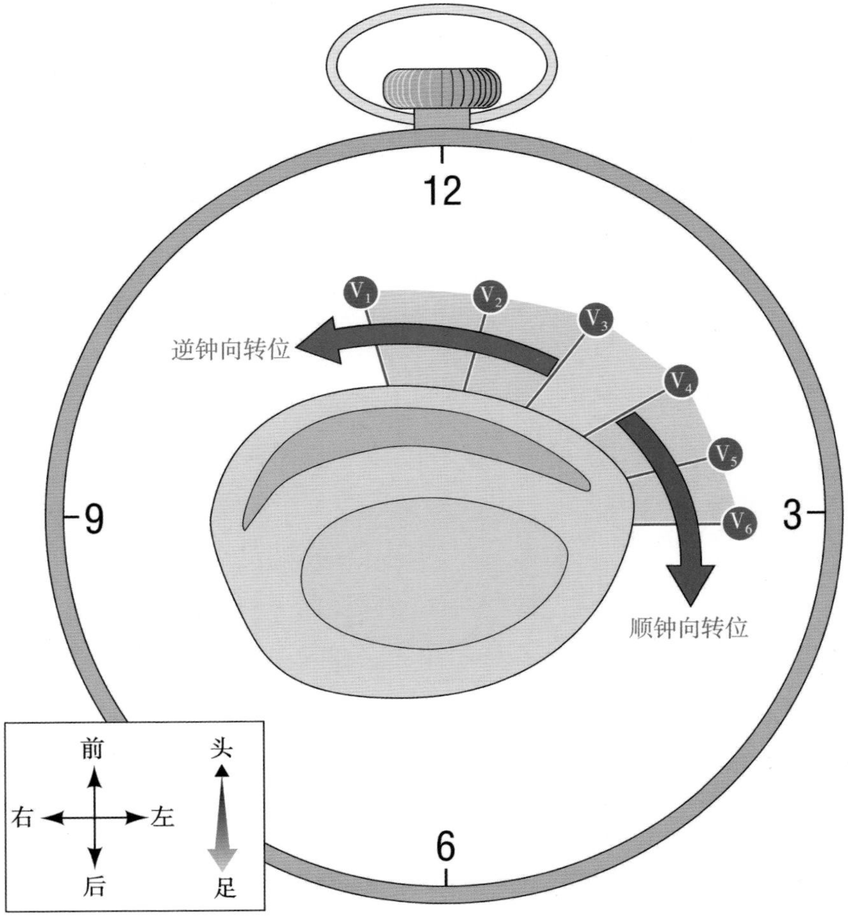


图11-28 两种转位

**心电图11-25** 胸前导联主波从负向波移行为正向波是在哪个导联？在$V_5$导联之后。如果你注意到$V_5$导联QRS波群以负向波为主，而$V_6$导联则以正向波为主，说明移行较晚。这是一个顺钟向转位的病例。

这份心电图十分有趣。仔细看看，然后回来，我们再进一步讨论。首先，P波双相，$V_1$导联P波负向波加深、加宽，符合左心房扩大心电图改变。PR间期是否延长？请记住，选择时间最长的导联进行测量。在这种情况下，可测量Ⅱ、Ⅲ导联。在这些导联中，PR间期刚超过0.20 s，延长了。如果看其他导联，则会被误导。

QRS波群电压呢？Ⅲ与aVF导联刚超过5 mm。这是由于积液导致的肢导低电压吗？不是，但非常接近！这里肢导电压未达到低电压标准，但仍要谨慎。怀疑是对的，特别是在心脏病方面，会有很多接近但不符合诊断标准的情况。此时，你应该结合病史和体格检查以评估其可能性，而不是求助上级医师。请记住，错误常在，没有100%的正确或100%的错误。

**心电图11-26** 这例心电图的移行区也发生在$V_5$导联之后，但这次移行位于$V_5$和$V_6$之间。能明白吗？$V_5$导联S波振幅大约是QRS波群振幅的2/3，因此主波为负向波。在$V_6$导联中，R波振幅大约占2/3，因此主波是正向波。移行区是QRS波群主波由负向波变为正向波的区域。把移行看作一个连续的整体。如图11-29所示，这个整体从$V_1$延伸到$V_6$，你可以尝试找一找移行发生的确切位置。

PR间期是该心电图最有趣的部分。有广泛导联ST段压低和QT间期延长，不符合心包炎的诊断标准，原因尚不清楚。

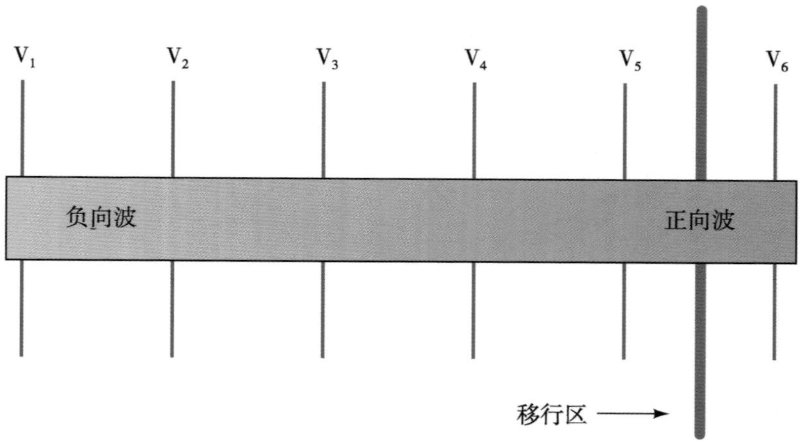


图11-29 移行区

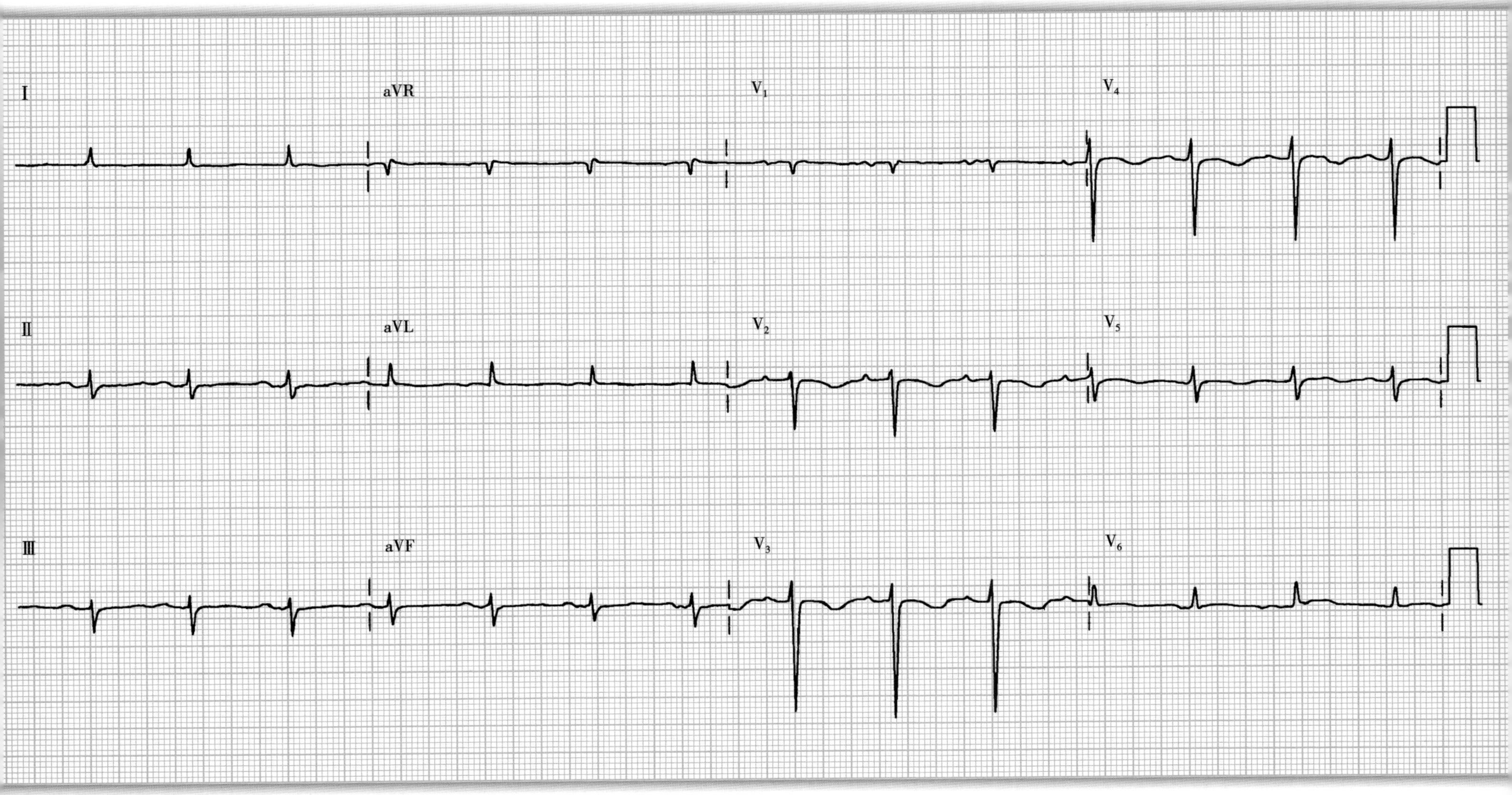


心电图 11-25

心电图 病例分析 续

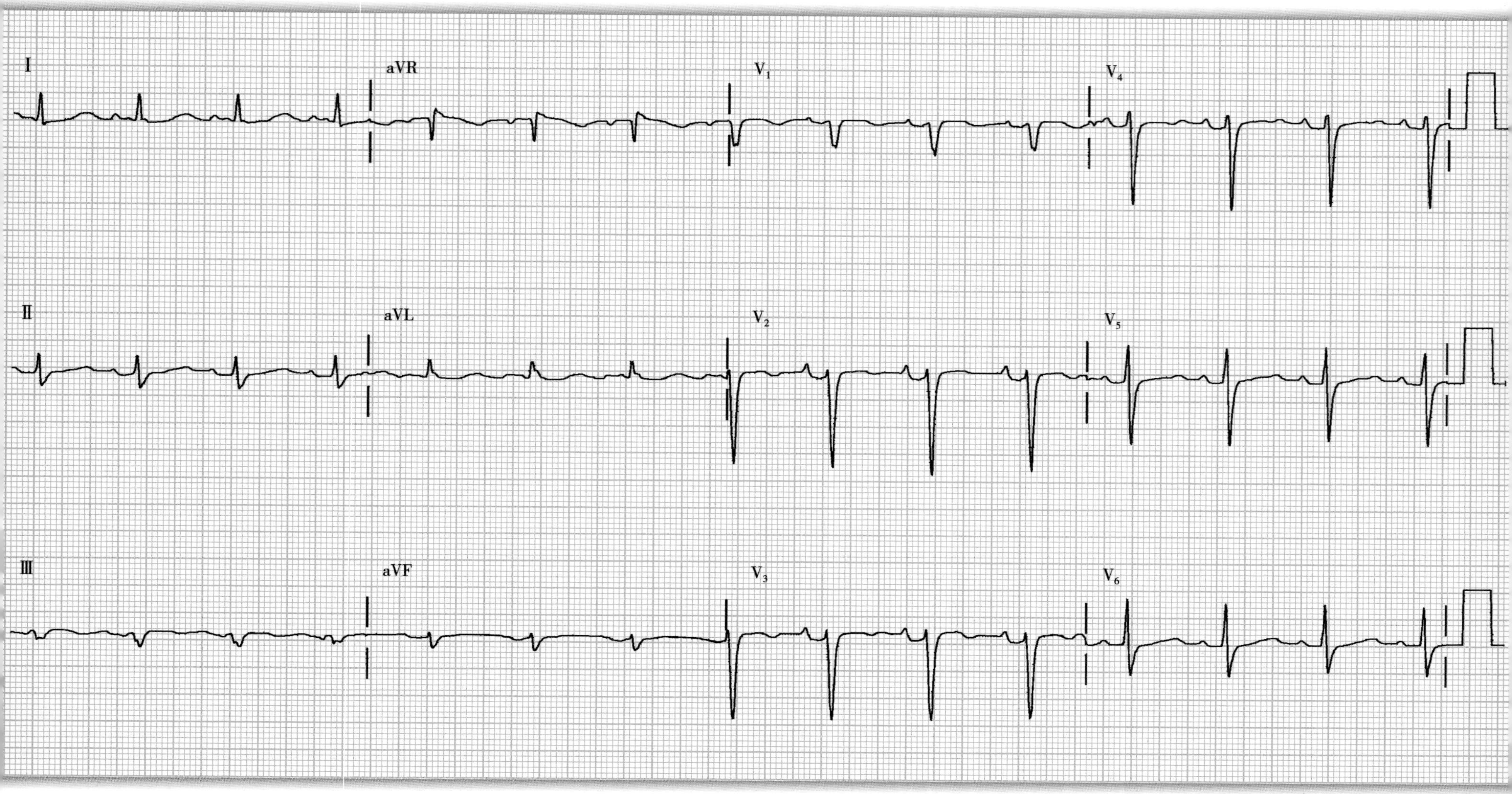


心电图 11-26

2

**心电图11-27** 此例心电图要注意移行区发生较早，位于$V_1$和$V_2$导联之间。同样地，它非常接近相应导联的中间位置（如图11-30所示）。

这可能是右心室肥厚吗？当然可能！虽然没有证据提示右侧房室肥大，例如右心房扩大，但这种可能性很大。患者可能是青少年或年轻人，也可能有后壁心肌梗死。

本图是否符合左心室肥厚的诊断标准？主要依据是aVL导联中的R波振幅大于11 mm，Ⅰ导联中的R波振幅大于12 mm。因此这个患者可能有双心室肥厚。结合临床实际情况可以协助诊断。

**心电图11-28** 此例心电图具有与心电图11-27类似的移行区（图11-31），但有一些差异，这使鉴别诊断变得更为容易。准确地说，R波较窄，小于0.03 s，这排除了后壁急性心肌梗死的可能性。另外，右胸导联T波倒置，与继发性T波相比明显对称（参见"ST段与T波"一章），但也无缺血性T波的特征。此外，$V_1$导联P波的正向波振幅高于$V_6$导联，提示右心房扩大。最后，QRS波群终末顿挫（如心电图11-29所示），证明ST段改变是非缺血性改变。

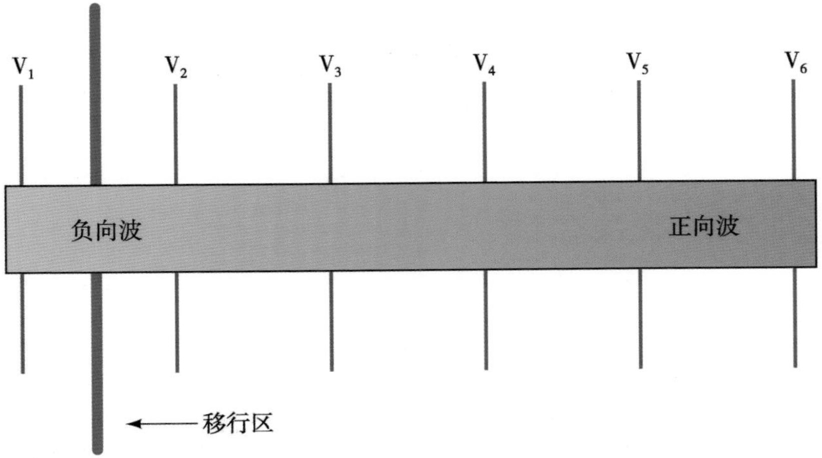


图11-30 心电图11-27中胸导联移行区

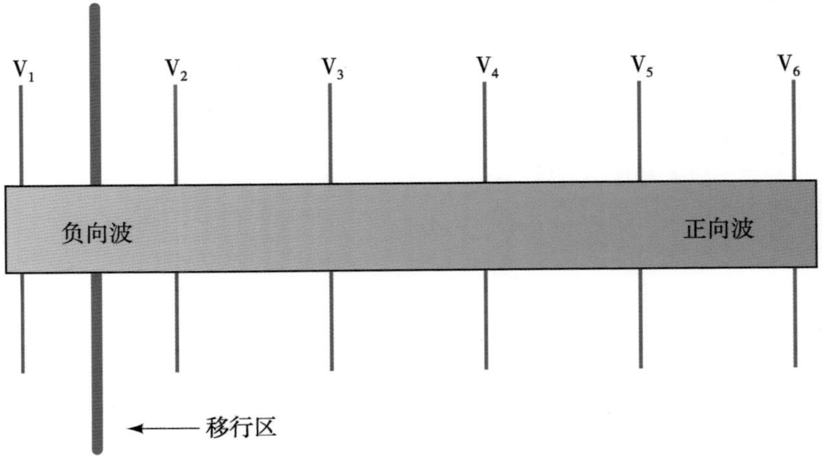


图11-31 心电图11-28中胸导联移行区

心电图 病例分析 续

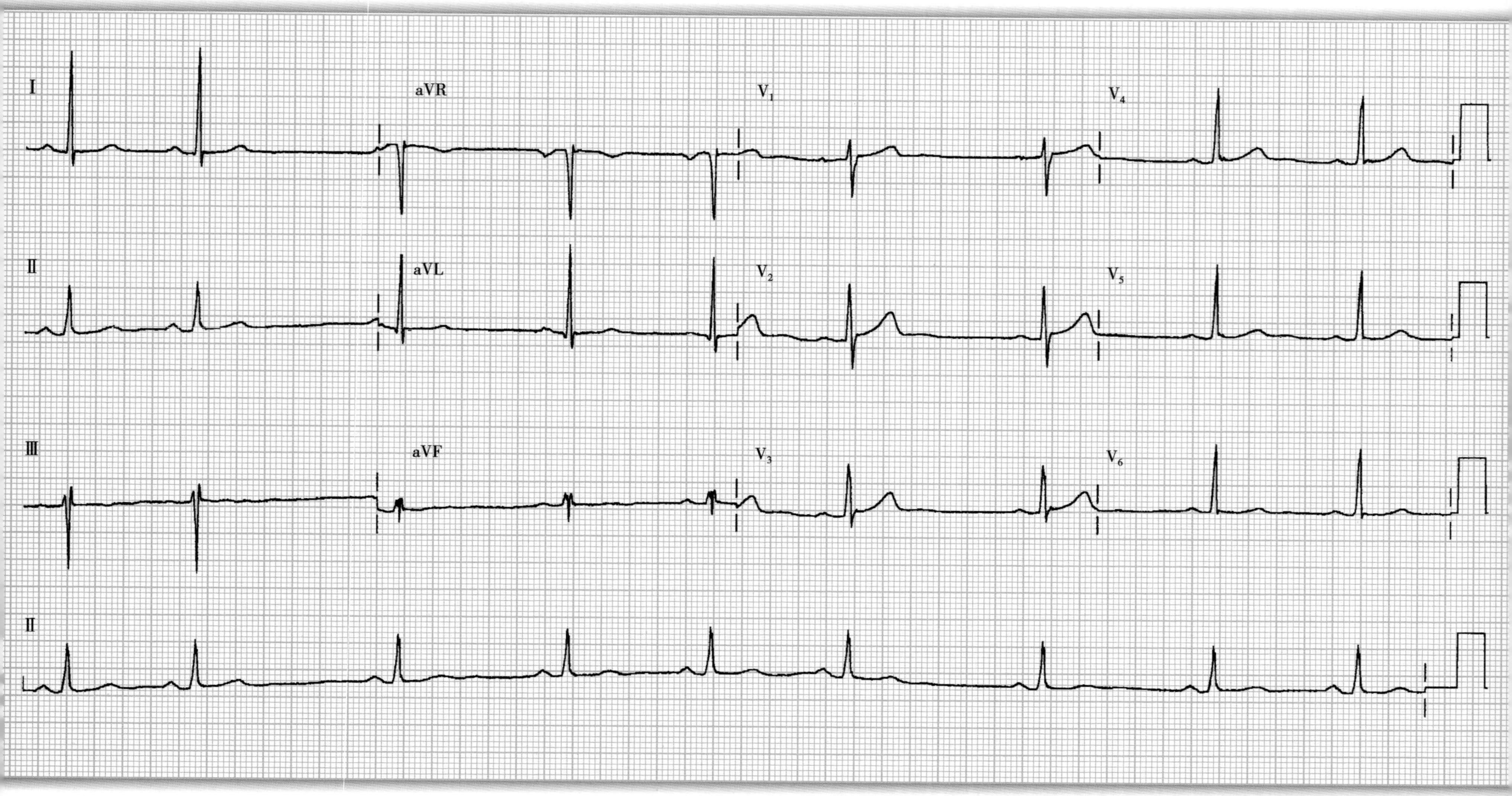


心电图 11-27

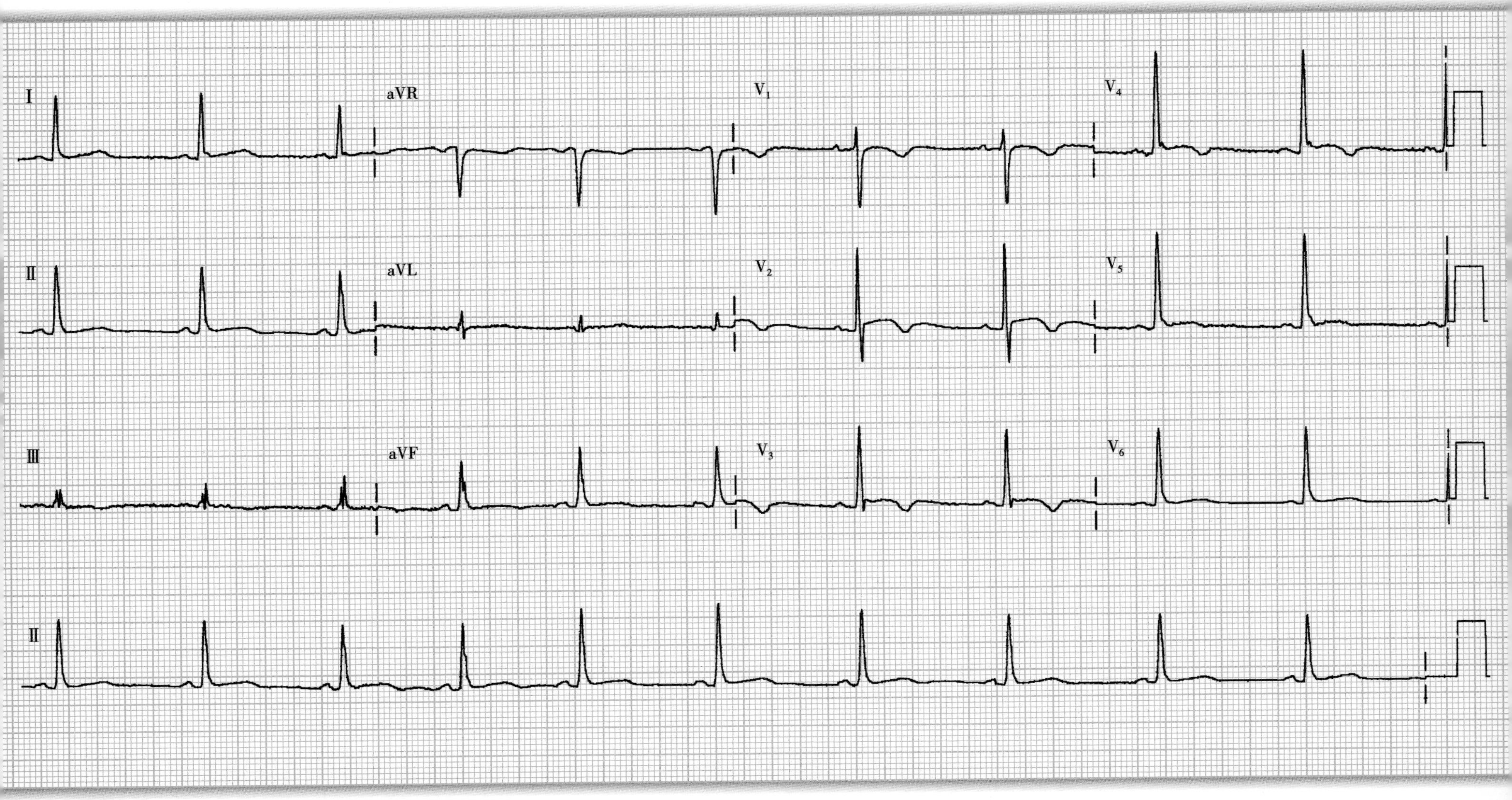


心电图11-28

## 2 QRS波群终末部切迹

很多时候，你会发现心电图QRS波群终末部有切迹，如图11-32所示。切迹绝大多数与引起ST段抬高的良性因素有关，如早期复极或心包炎（参见“ST段与T波”一章）。胸导联常见，但也见于其他导联。

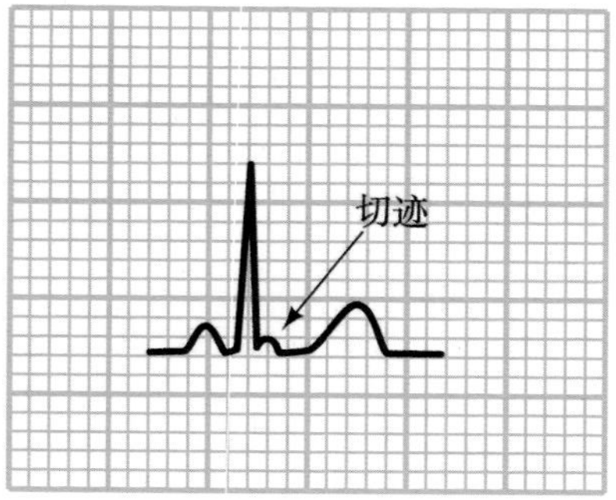


图11-32 QRS波群切迹

解读心电图时，需结合临床信息才能做出准确的判断。如果看到切迹，几乎可以确定其后ST抬高是生理性的。实际上很多其他学者也认为这是生理性的。然而，我们发现一例年轻男子心电图QRS波群上可见切迹，呈可卡因相关的急性心肌梗死表现。需要结合临床情况进行准确判断，不能一概而论。

切迹看似QRS波群上的凸起，不要与Osborn波或J波相混淆。

## 3 Osborn(J)波

如图11-33所示的Osborn波或J波常发生于严重低温时。主要表现为QRS波群末端呈圆顶样或驼峰样向上的棘波，并可能被误认为是QRS波群中的另一个波，如RSR′。此波的形成原因尚不清楚，但是患者的核心温度越低，Osborn波越高，并出现ST段压低和T波倒置，Osborn波通常与低温的其他表现相关，例如心动过缓或心房颤动。

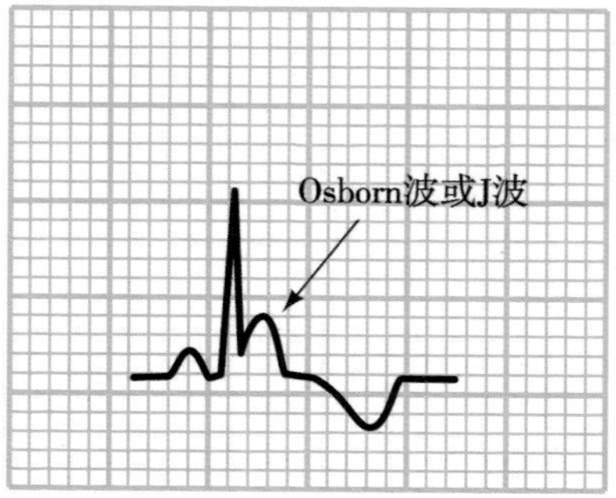


图11-33 Osborn波或J波

**注 释**

多种原因可以导致体温降低，包括Addison病、败血症和严重的甲状腺功能减退症。Osborn波可出现在任何能引起体温过低的场景！虽然暴露在寒冷环境是最常见的原因，但不是必要条件。

2

**心电图 11-29** 请看下面蓝色箭头标识的区域，这就是我们讨论的 QRS 波群切迹。它们很小，也不明显。当你看到与切迹相关的 ST 段抬高时，几乎可以 100% 确定它不是 AMI 造成的。我们用“几乎”这个词，是因为没有任何事情是绝对的。前面举例过，有些年轻人心电图表现为心室早复极，并出现了可卡因相关的 AMI。第 1 份心电图显示 ST 段显著抬高。20 min 后的第 2 份心电图呈典型 AMI 改变。第 1 份心电图说明切迹相关性 ST 段抬高并不能完全排除 AMI 的诊断。这是一个罕见病例。

还发现了其他什么异常吗？PR 段轻度压低，压低并不明显。用分规测量一下，同样可见广泛导联 ST 段呈凹面向上型抬高。这与早期心包炎或早期复极心电图改变类似。那么，怎么确定呢？请结合患者病史。如果患者主诉胸痛，平卧后加重，则为心包炎。如果患者踝关节骨折，则可能是心室早复极。

**提 示**

临床资料是解读心电图的重要依据！

**心电图 11-30** 图中可以清晰地看到 QRS 波群切迹。常见于侧壁导联如 $V_4$~$V_6$ 导联。这份心电图的侧壁导联可见非常明显的切迹。此图与心电图 11-29 PR 段压低类似，有 ST 段改变。鉴别诊断相同：早期轻度心包炎与心室早复极。

**注 释**

Osborn 波并不是一个真正的大切迹！可能是病理性的，也可能是心电图的正常变异。

心电图 病例分析 续

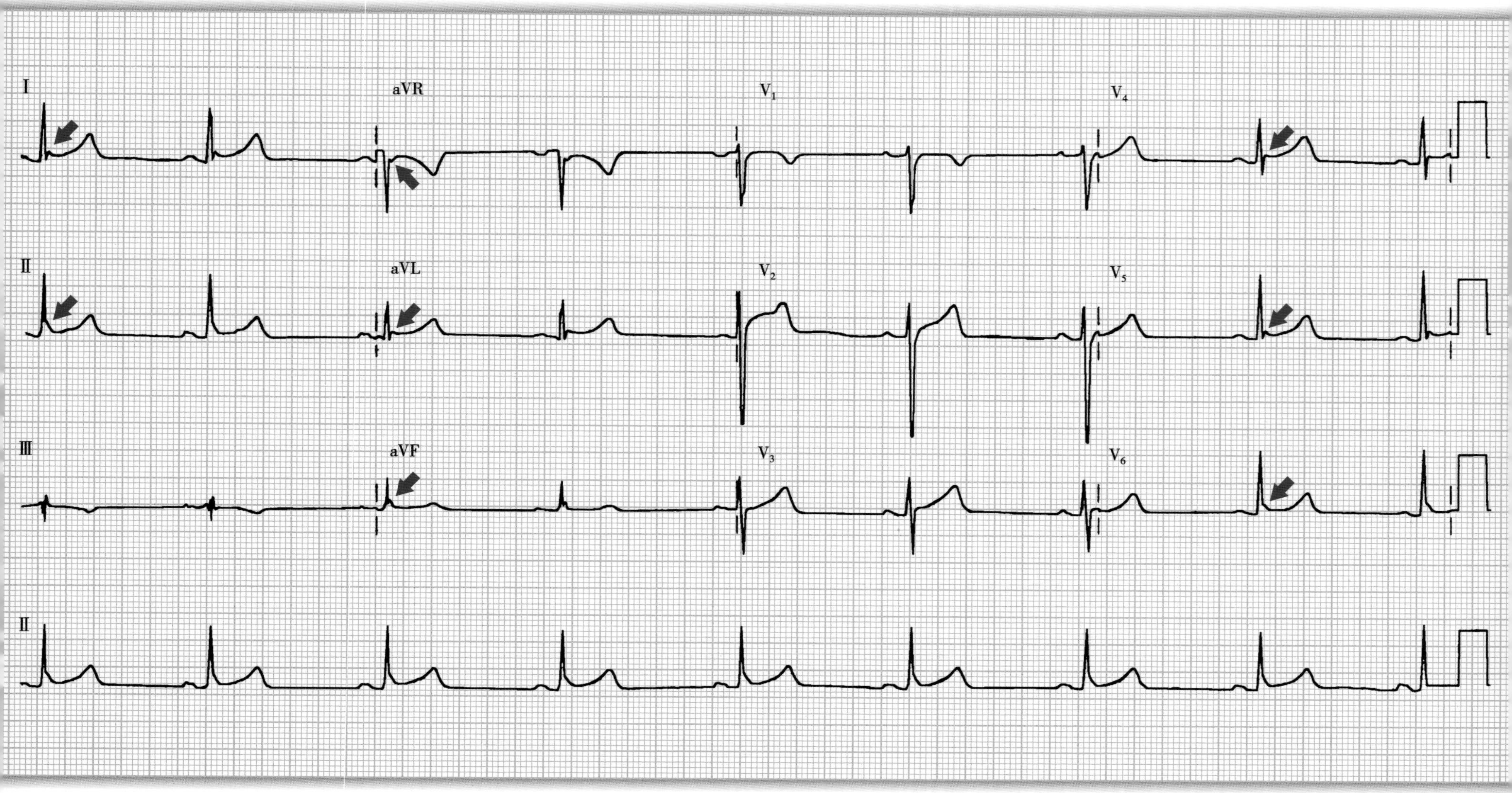


心电图11-29

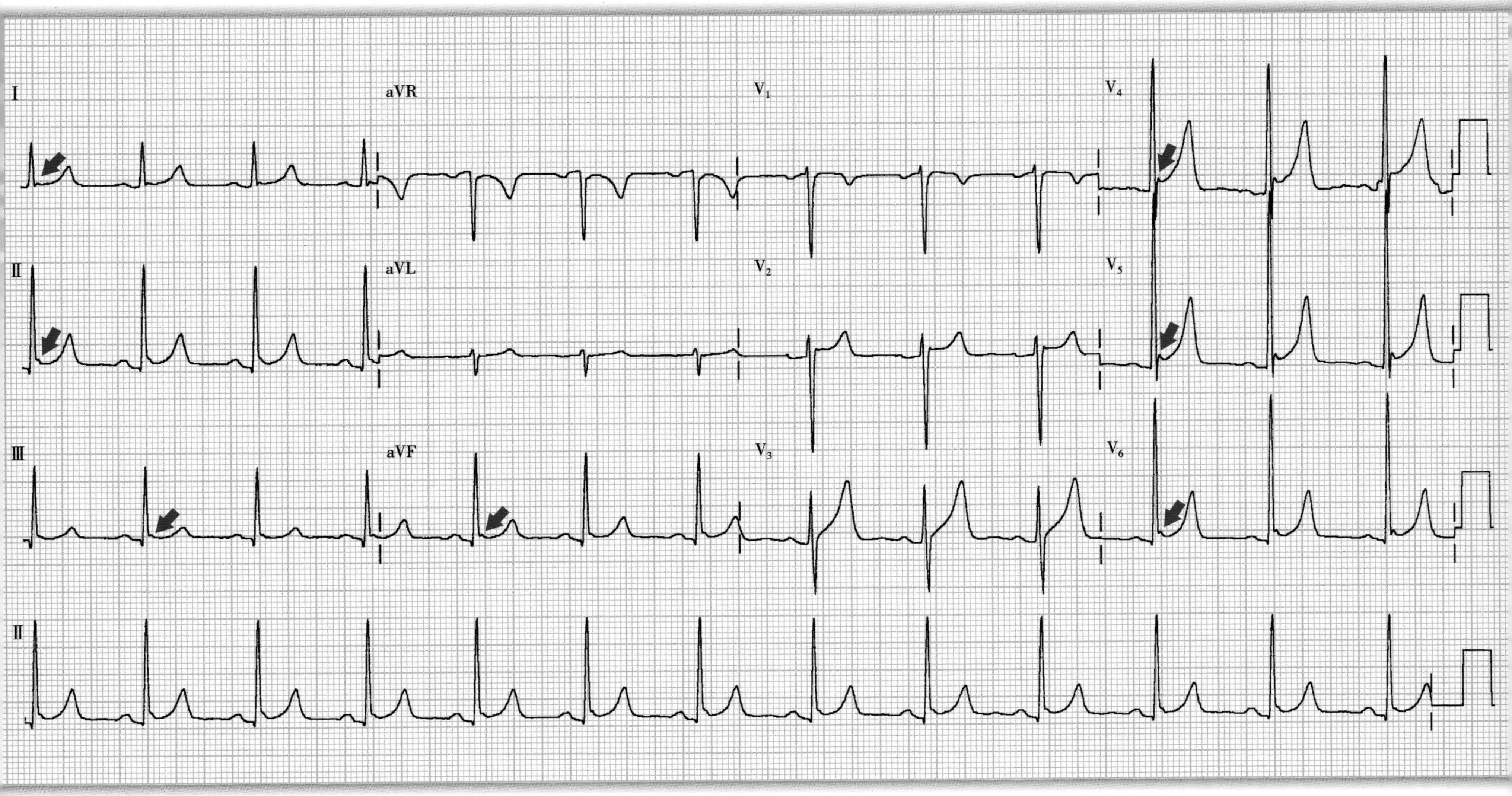


心电图 11-30

## 心电图 病例分析 续

3

**心电图11-31** 以下有三个Osborn波病例，注意，它们看起来不一样，请注意其变化。观察蓝色箭头所指的Osborn波，比心电图11-29和心电图11-30中的大，比生理性切迹更高，而且更宽。

低温还有一些其他表现。由于患者核心温度降低，心动过缓也很常见。

各种间期延长，这种情况下，QT间期延长最为显著。

是否注意到10 s节律条图上异常的P波形态？有一个房性期前收缩(PAC)。

**心电图11-32** 不难发现图中Osborn波的存在。广泛导联可见Osborn波，QT间期延长。同时心电图上还有一些干扰。低温患者常见到干扰波，并非由肌肉颤抖引起，而是因为在非常低的温度下身体无法自我调节体温。该患者到达急诊室时体温仅23.7 ℃。

**临床要点**

体温过低与心脏过敏有关，常见室性心律失常。当核心温度低于32 ℃时，心脏敏感性增高，易发生室性心律失常，包括室颤。例如，将患者移动到担架或加热垫上时就可能发生这种情况。因此在心电图上看到Osborn波时，请谨慎移动患者！

心电图是急诊医生评估患者病情的有力工具。大多数患者就诊时精神状态不佳，表现为醉酒状态、体温低。但是大多数患者在冬季感到寒冷。将心电图作为常规评估的一部分时，能让我们知道应给予患者恰当的治疗。

**心电图11-33** 此例患者的Osborn波不如心电图11-32的Osborn波大，但仍然非常明显。波形较窄，仍具有特异性。

第3个QRS波群是PAC。其振幅大于或等于35 mm（左心室肥厚诊断标准：$SV_2 + RV_5$或$V_6 \geq 35$ mm)，以及在aVF导联R波振幅大于或等于20 mm，均支持LVH诊断。

**提　示**

请谨慎移动此类患者！

**临床要点**

低温患者不可使用儿茶酚胺类药物如肾上腺素和多巴胺。患者体温恢复至32 ℃以上才能使用。患者体温升高前，儿茶酚胺给药次数不可超过1次。

患者体温过高可能致死！

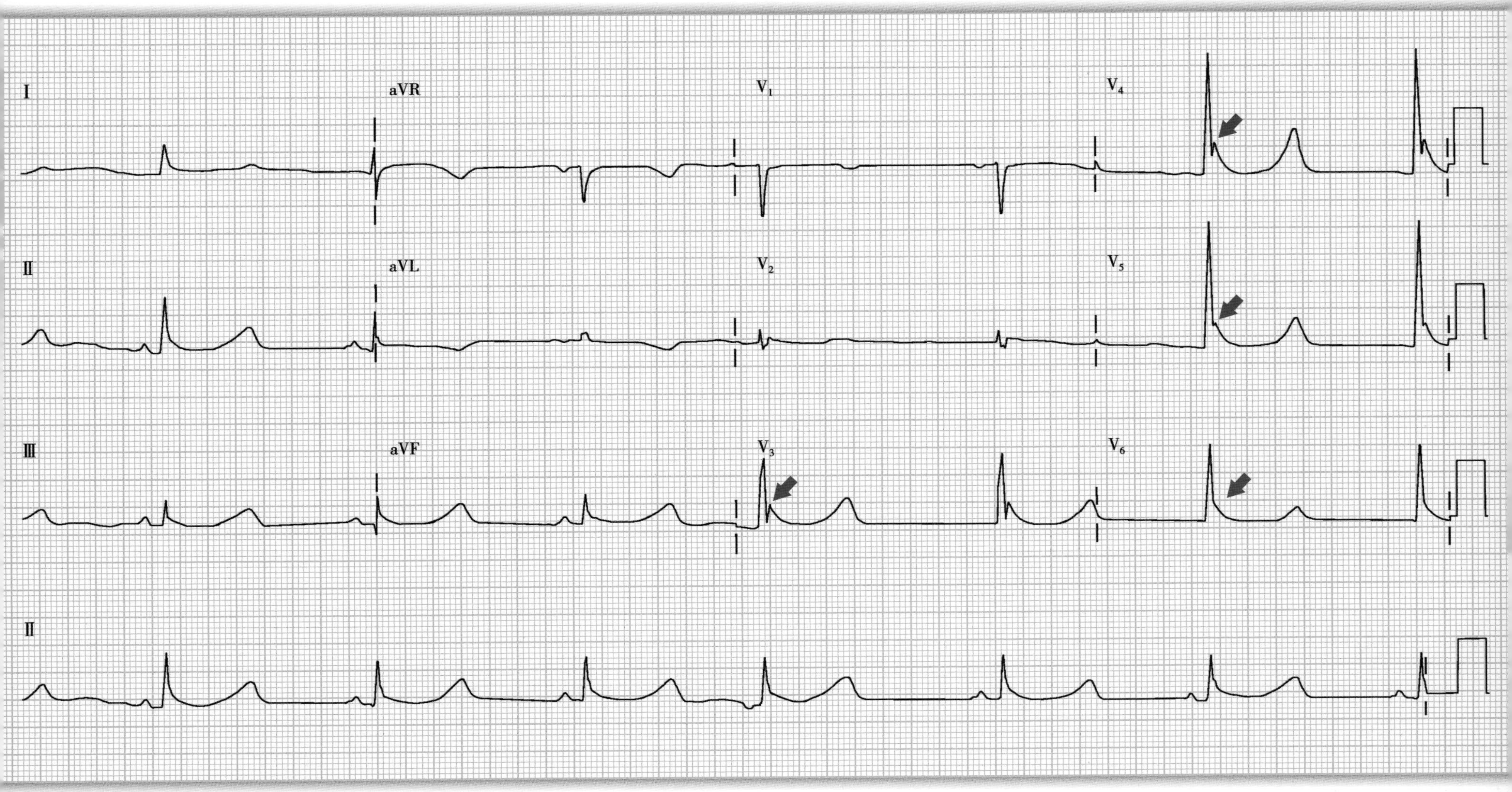


心电图 11-31

## 心电图 病例分析 续

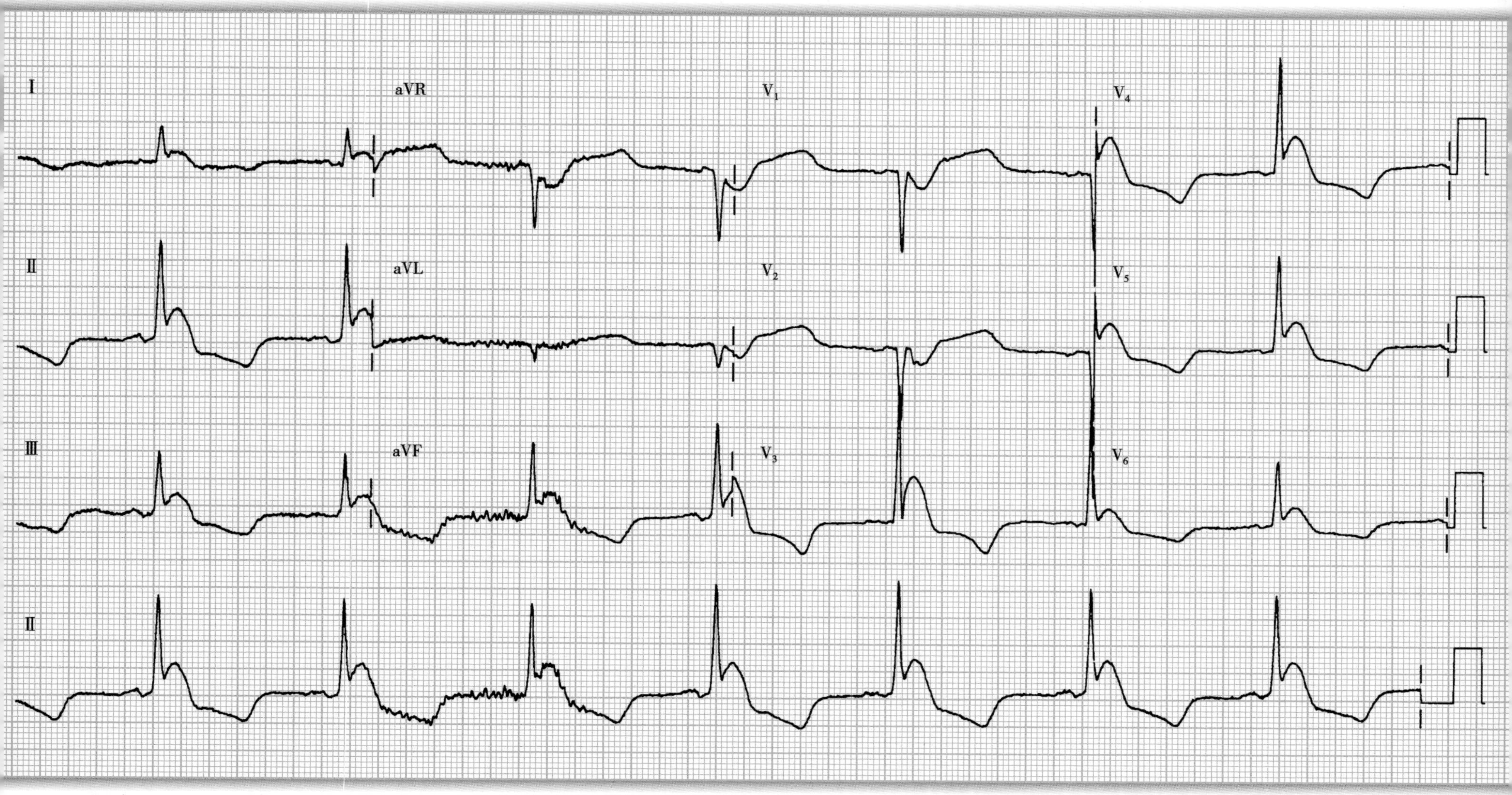


心电图 11-32

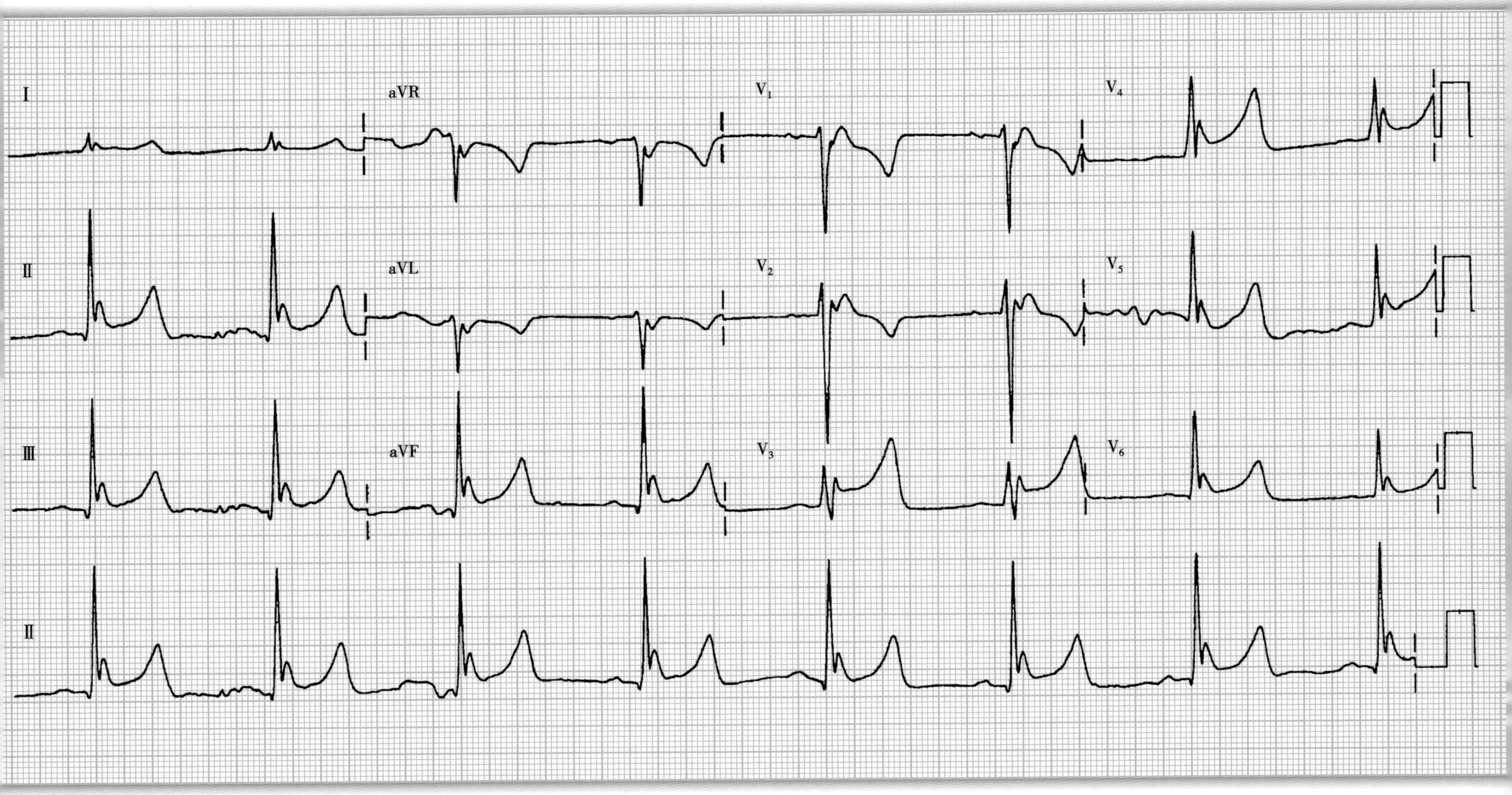


心电图 11-33

## 1 章节复习

1. 评估QRS波群时，以下哪项不重要：

A. 高度或幅度　B. 形态

C. 有无Q波　D. 额面心电轴

E. QRS波群之前PR间期的长短

2. 心肌梗死后QRS波群的幅度增加。　正确或错误

3. 肢体导联的电压通常为5 mm，胸前导联的电压通常为10 mm。　正确或错误

4. 你应该始终测量心电图中最宽的QRS波群，否则QRS波群的实际持续时间将被误判。　正确或错误

5. 以下哪项不正确：

A. 间隔Q波通常见于Ⅰ和aVL导联中

B. 间隔Q波是正常的变异

C. 间隔Q波不明显

D. 间隔Q波代表发病时间不确定的心肌梗死

E. 以上都不是

答案：1. E　2. 错误　3. 正确　4. 正确　5. D

## 2 章节复习

6. 以下哪项不是诊断左心室肥厚的标准：

A. ($V_1$或$V_2$中的S波)+($V_5$或$V_6$中的R波)≥35 mm

B. 任一胸前导联≥40 mm

C. aVL导联中的R波≥11 mm

D. Ⅰ导联中的R波≥12 mm

E. 以上都不是

7. 右心室肥厚心电图中，Ⅰ和Ⅱ导联的R∶S值为1。　正确或错误

8. QRS波群宽大的原因包括以下所有情况，除了：

A. 高钾血症　B. 室性自主心律

C. 短PR综合征　D. 药物作用

E. 束支阻滞

9. 确保心电图上所有QRS波群的形态都相同。如果它们不一样，你需要问自己为什么。　正确或错误

10. QRS波群末端的小切迹总是与以下哪些有关：

A. 心肌梗死　B. 药物效应

C. 温度　D. 感染

E. 以上都不是

答案：6. B　7. 错误　8. C　9. 正确　10. E

# 第十二章

这一章介绍心电轴的测定方法，有别于国内相关书籍所介绍的心电轴测定方法。本章介绍了一种有别于以往所认知的心电轴确定方法，引入了一些特殊的概念和辨识心电图的新视角，对我们深入理解心电图导联的相互关系及衍变规律有着重要的作用。

我们在前面许多章节中已提到心电轴这一概念。这说明心电图学中的许多内容都与心电轴及其在不同导联中的图形密切相关。因此，在学习本章之前，我们需要回顾“单个向量”这一章。

我们在此讨论的心电轴是所有心室肌细胞产生的综合向量之和。我们不能直接测量心电轴，但可以测量各个电极向量的运行方向与大小。如图12-1所示，这幅图由各肢体导联组成，心电轴从不同角度呈现出与三维结构的关系。当我们分析这些图的形成过程时，可以对来源于各个导联的向量进行叠加。

在临床中我们又是如何应用心电轴的呢？假设某侧心室肥厚，肥厚的一侧心室会使电轴方向发生改变，因而我们能借此做出诊断。现在，假设心肌某区域发生梗死，由于梗死区域心室肌细胞的电活动缺失，心室电轴必然发生改变。如果心脏传导系统的某一部分发生病理性改变或者阻滞，这会改变心室电轴吗？答案显然是肯定的。

现在，我们开始分析心电轴。在此之前，请记住：心电轴是由各个导联的波形和间期综合而形成的。各波形之间的相互影响能反映其病理状态。

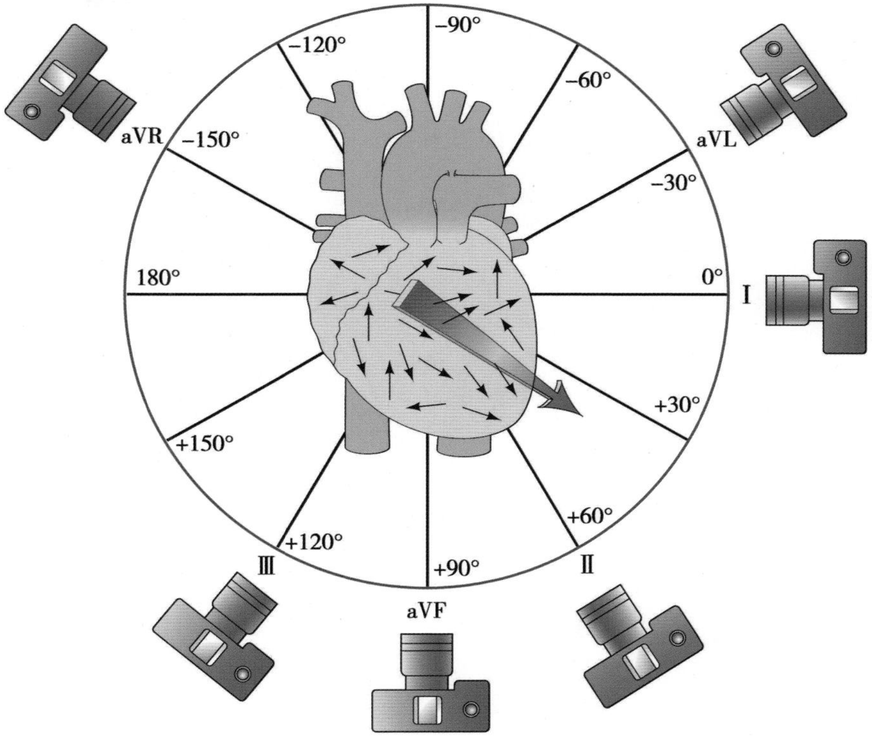


图12-1　导联的位置决定向量的方向

# 如何计算心电轴

有多种方法可以计算心室电轴的方向和大小，在此我们介绍一种容易理解与方便应用的系统方法。在第一部分，我们会介绍这个非常简易的系统方法，即将六轴系统划分为四个象限，并进一步展示如何精准确定象限及与其相关的心室电轴。在第二部分，我们将阐述如何利用肢体导联在冠状面（或者X–Y轴面）定位向量。在第三部分，我们将阐述如何分析胸前导联在Z轴上的心电活动（前–后面）。

六轴系统是由所有的肢体导联组成的一个闭合环，而一个完整的环路是由6个肢体导联互相叠加而形成（可以回顾“单个向量”一章中的相关内容）。如图12–2所示，各导联平均分为正负两极。简单地说，肢导中有颜色的一侧标记为正极，而白色及未标记的一侧视为负极。

现在，请注意，当A导联正负极间的分割线恰好与B导联正负极间的分割线之间互为90°时，B导联称为A导联的等电位导联，意味着该导联在此分割线上既不是正极也不是负极（图12–2红色标记）。换句话说，每个导联都会有一个相对应的等电位导联，例如Ⅰ导联是aVF导联的等电位导联，Ⅱ导联是aVL导联的等电位导联，Ⅲ导联是aVR导联的等电位导联，反之亦然。等电位导联这个概念对后续的分析非常有用，特别是在分离10°以内的导联时。

体表心电图中，正向量意味着为正向波或者是正向波比负向波大，而负向量则意味着为负向波或者负向波比正向波大（图12–3）。如果一个导联称为正向量，即使正向波只比负向波多了一点点，都称为正向量。

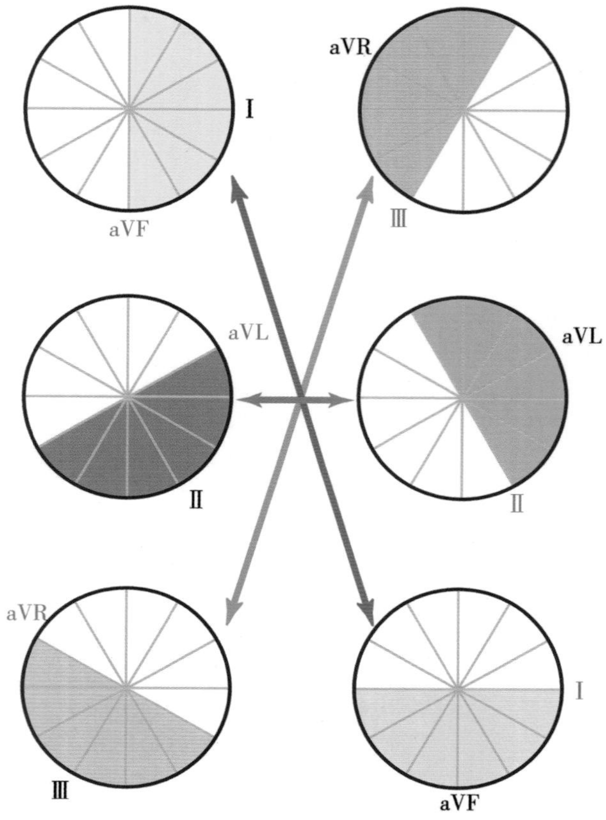


图12–2 导联及其对应的等电位成分

同时如果一个导联称为负向量，哪怕负向波只比正向波多了一点点，都称为负向量。

如果一个导联的正向波与负向波大小完全相等，则称为等电位导联。由于心电图上只有一个心室电轴，因此等电位肢体导联也只有一个，其他的导联则为正向导联或者负向导联。

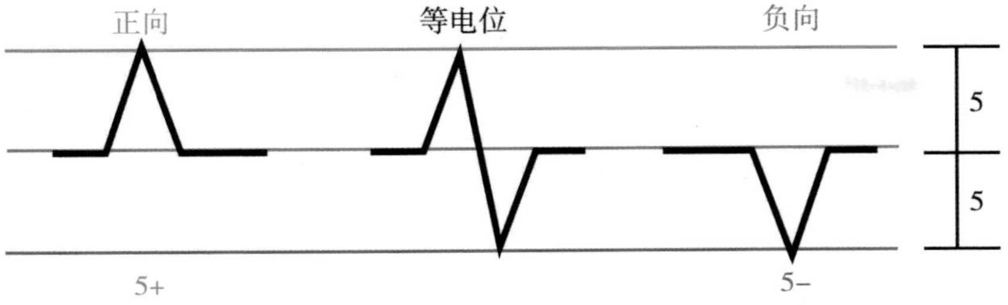

图12-3　导联中QRS波群为正向、等电位及负向示意图

当我们在六轴系统中根据向量分析心电图时，可以看到任意一个向量在六轴系统中均占有半圆形范围的正极，反之，负极则位于另外半圆范围内。如果是等电位向量，则落在等电位导联上。

如果完全按此方法分析，则会出现一个小问题。一个向量有两个方向，要么指向正极，要么指向负极，而这两个方向理论上相对于导联而言都是等电位的，那如何解决这个问题呢？这就需要分析心电图，并寻找等电位导联波形。如果等电位导联的波形呈正向，那么该向量将会指向等电位导联的正极。如果等电位导联的波形呈负向，那么该向量则会指向等电位导联的负极。如果你是首次接触到这种心电向量分析方法，可能很难理解，但是这一点很重要。例如图12-4，向量A、B和C相对于Ⅰ导联都是正向的，而向量D、E和F都是负向。

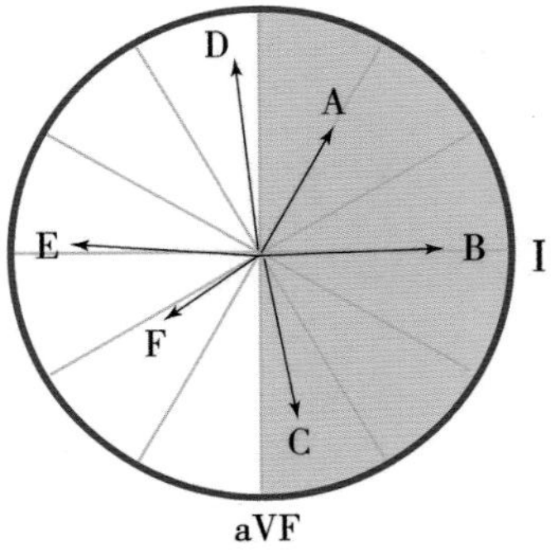

图12-4　六轴系统中的正向及负向向量

我们现在理解了心电图与向量的内在关联。因为向量不能直接被记录下来，所以我们需根据各导联的波形及相对应的正向或者负向值来计算心电轴的具体方向和大小。接下来请把关注点从360°缩小到四等分的90°。

分析一例12导联心电图时，通常我们无法直接判断其电轴方向。为了分析电轴方向，请关注Ⅰ与aVF导联（注意这两个导联互为等电位导联）。首先请看Ⅰ导联，判断其为正向还是负向。现在你不用考虑它为何形成正向或者负向，你只需关心圆圈的哪一半象限与Ⅰ导联方向相同。如图12-5A所示，如果Ⅰ导联是正向，则将落在蓝色区域，即Ⅰ导联的正向区域；如果Ⅰ导联是负向，则落在白色区域，即Ⅰ导联的负向区域。接下来再看aVF导联，并重复上述分析步骤。那么aVF导联是正向还是负向呢？如图12-5B所示，我们将aVF导联根据正负方向分为黄色及白色区域。我们知道，黄色和蓝色综合会产生绿色，如果将图12-5A和图12-5B的两个圆圈进行重叠，则会形成一个新的圆圈，包含四个区域：分别为白色、蓝色、黄色及绿色（图12-5C）。唯一能满足这个条件

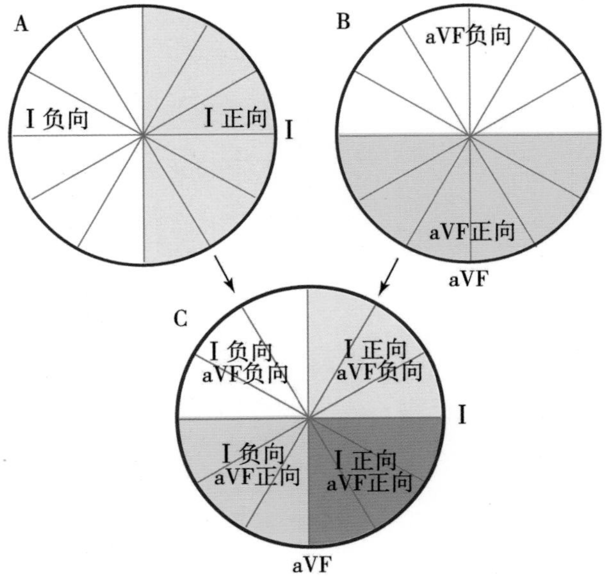

图12-5　分离电轴方向

的是电轴正常范围的象限。这个方法是不是很简单？随后我们来分离10°以内的电轴，但在此之前还有一个步骤，将电轴所形成的圆圈划分为四个象限并进行命名。

仅用Ⅰ导联和aVF导联，我们就可以将六轴系统均分为四个象限，分别命名为正常、左偏、右偏及极度右偏（图12-6）。这个方法对于我们准确计算与判断真实的电轴很有帮助。现在，我们将任何落在正常电轴范围之外的电轴均称为异常电轴（正常电轴方向是-30°~90°，而不是0°~+90°，但是后者的范围更接近目前的分类方法）。如果电轴落在左偏区域的-30°~-90°，即认为是电轴左偏；如果电轴落在右偏或者极度右偏范围，则认是电轴右偏。

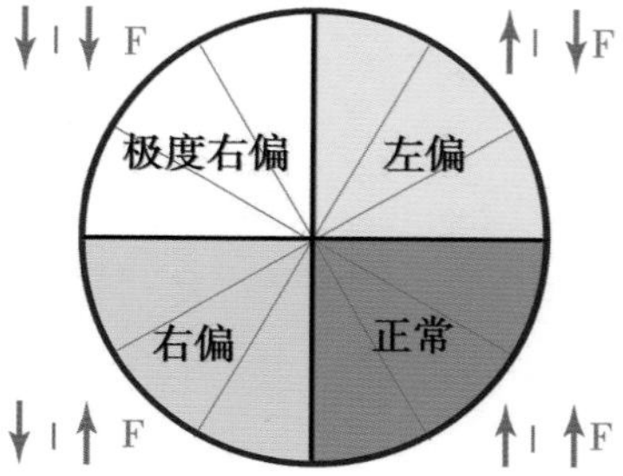


图12-6 六轴系统的四个象限

## 快速复习

让我们做一些小测试（图12-7）。如果你打算另外做一些练习，你可以回顾本书中的“P波”及“PR间期”章，并利用心电图计算象限进而判断电轴方向（心电图的电轴已标注）。

## 快速复习

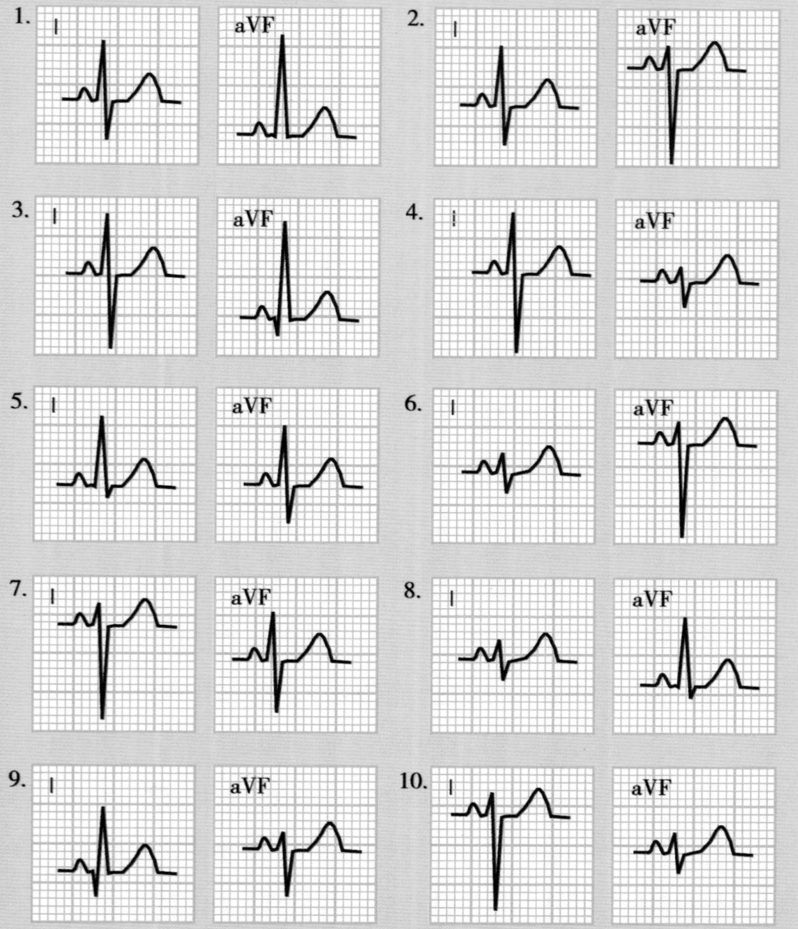


图12-7 根据心电图波形估算象限及电轴

答案：1. 正常电轴 2. 电轴左偏 3. 电轴右偏 4. 极度右偏 5. 正常象限 6. 电轴左偏（-90°） 7. 极度右偏 8. 正常象限（90°） 9. 电轴左偏 10. 电轴右偏（180°）

# 计算心电轴

计算心电轴需以下五个步骤：

1. 确定象限
2. 确定等电位导联
3. 确定紧邻心电轴的导联
4. 确定向量
5. 双重验证结果

## 1. 确定象限

首先请回顾本章第一部分的内容，这部分介绍了一个快速而简易的方法来确定心电轴与象限。图12-8再一次展现了四个象限的命名。

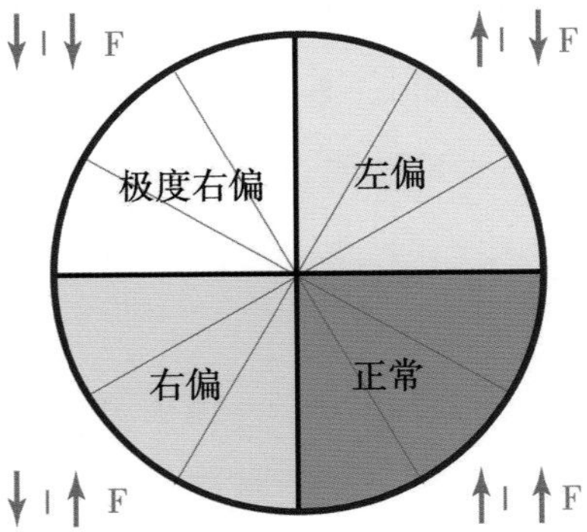


图12-8　六轴系统中四个象限的划分

## 2. 确定等电位导联

查看六个肢体导联并确定哪个是等电位导联。***请记住，为了分离心电轴，等电位导联必须选取QRS波群振幅最小的那个导联，但它并不是等电位导联的必要条件。***如果可能，请尽量选择波形振幅最小和最接近等电位的导联。如果两个导联振幅相近，则选择那个最靠近等电位线的导联。图12-9展示了向量方向与波形的关系。

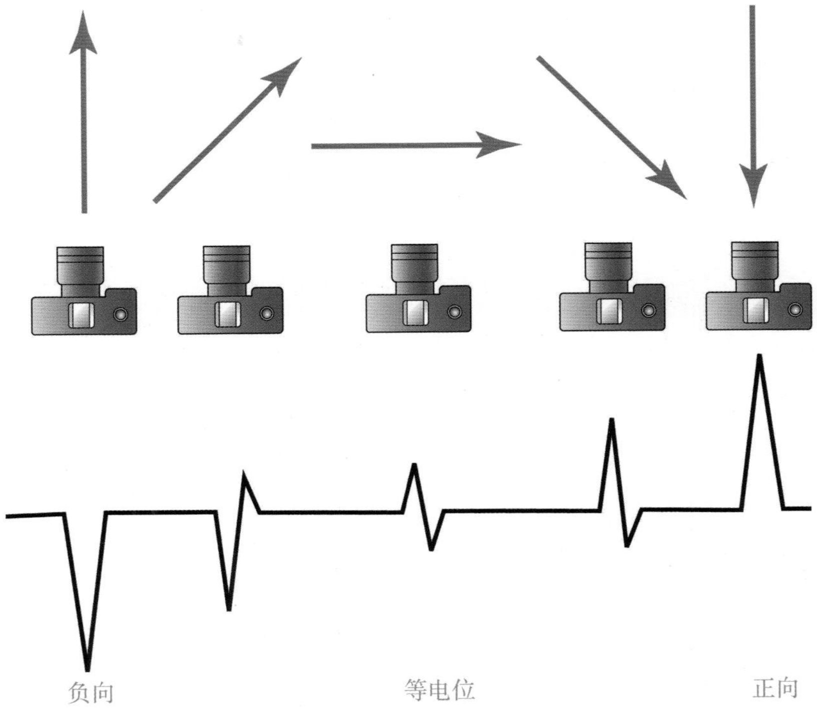


图12-9　由向量形成的负向、等电位及正向心电图波形

2

## 3. 确定紧邻心电轴的导联

当需要估测30°以内的心电轴时可以考虑“T”字形估测方法。这是什么方法呢？简而言之，就是用一个改良的“T”字去估测最接近心电轴的导联。

现在，请注意图12-10中右图的“T”有一个红色箭头与横线垂直成90°。只有一个箭头是因为心电轴只能指向X-Y轴中的一个方向。那条粗黑色横线则代表等电位导联。在六轴系统中，你需要将黑色横线与等电位导联重叠，并将红色箭头指向步骤1中已确定的对应象限。这一步非常关键。首先，确定象限；然后，当你放置箭头时，箭头需指向对应的方向。如果你没有遵循这个简单的规则，则可能与实际的心电轴偏离180°。

图12-10　图中“T”字被用来确定紧邻心电轴的导联

如果你已经掌握了以上三个步骤，那么恭喜你，你已经非常接近心电轴的真实方向了，准确地说偏差可能在30°以内。然而，这还不够精确。我们要将偏差降低在10°以内，这个问题我们将在第四个步骤中来解决。但首先我们需要做一些练习（图12-11至图12-13）。

2 快速复习

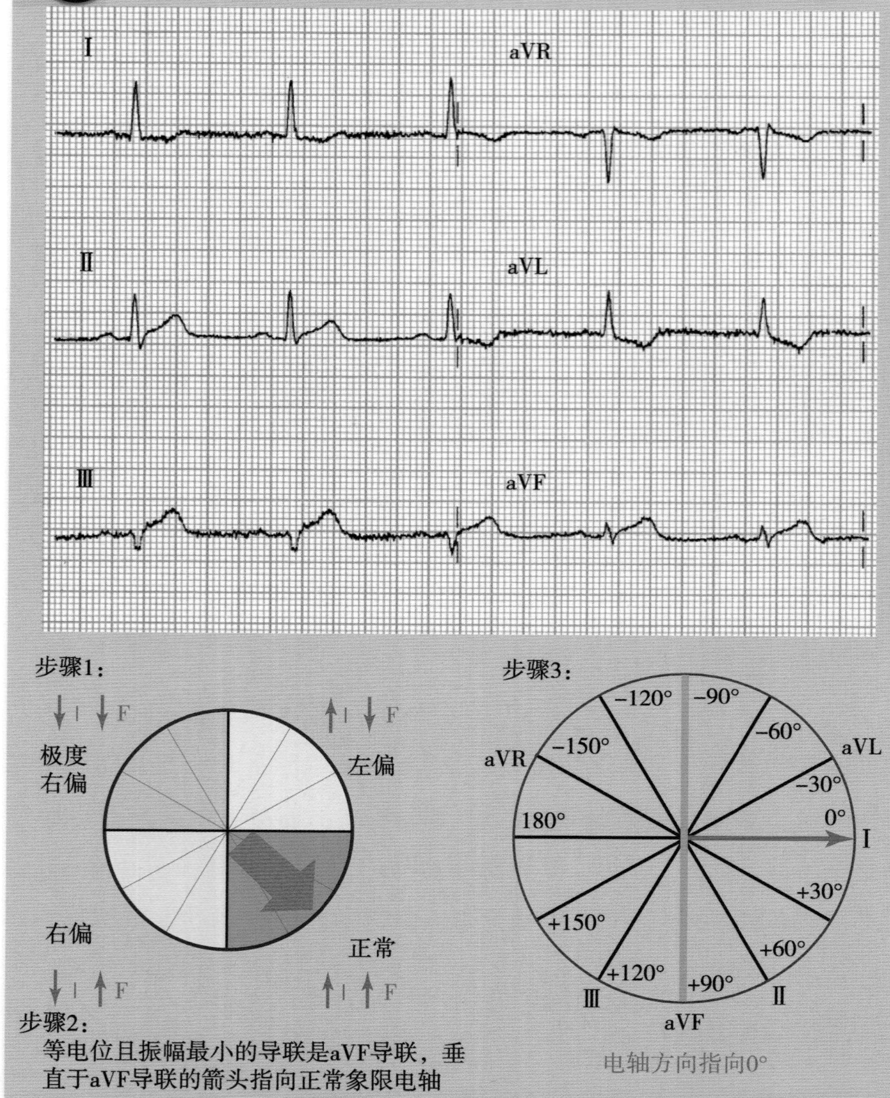


图12-11　示例1

## 2 快速复习

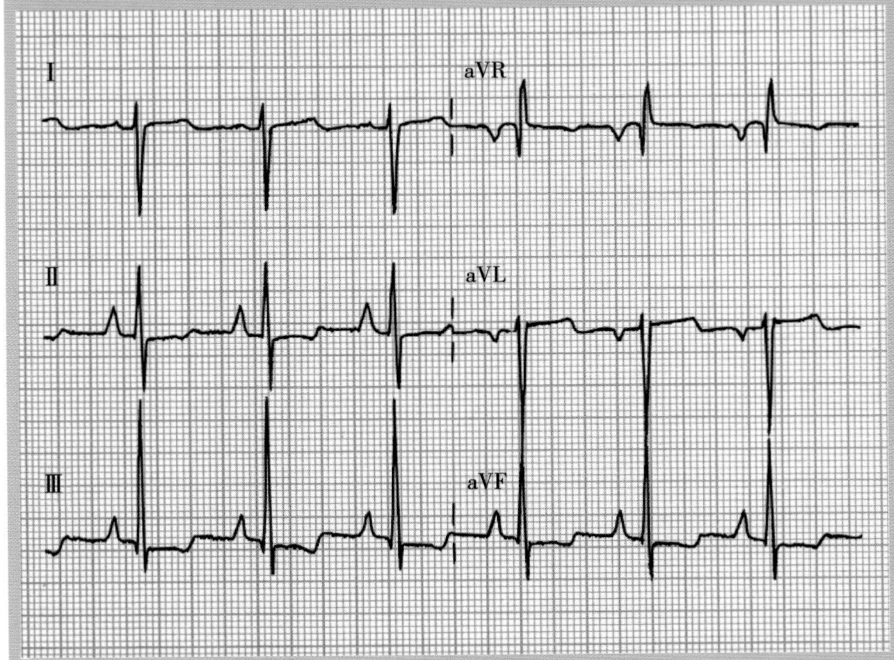


步骤1:

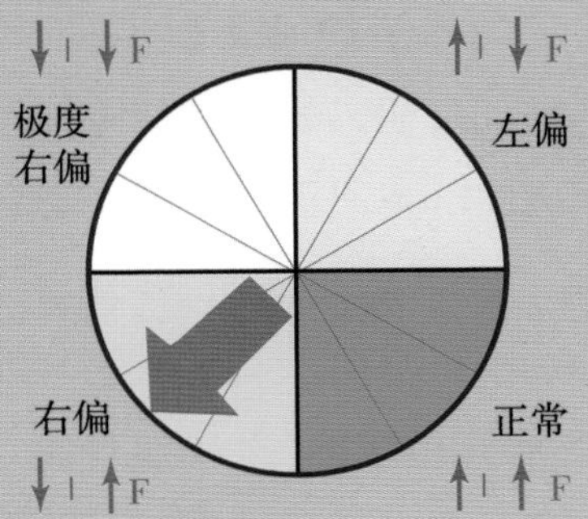


步骤3:

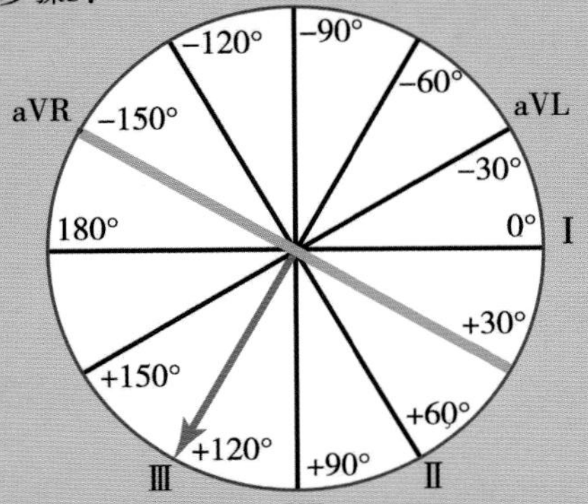


步骤2:

等电位且振幅最小的导联是aVR导联，垂直于aVR导联的箭头指向右偏象限电轴

电轴方向指向+120°

图12-12　示例2

## 2 快速复习

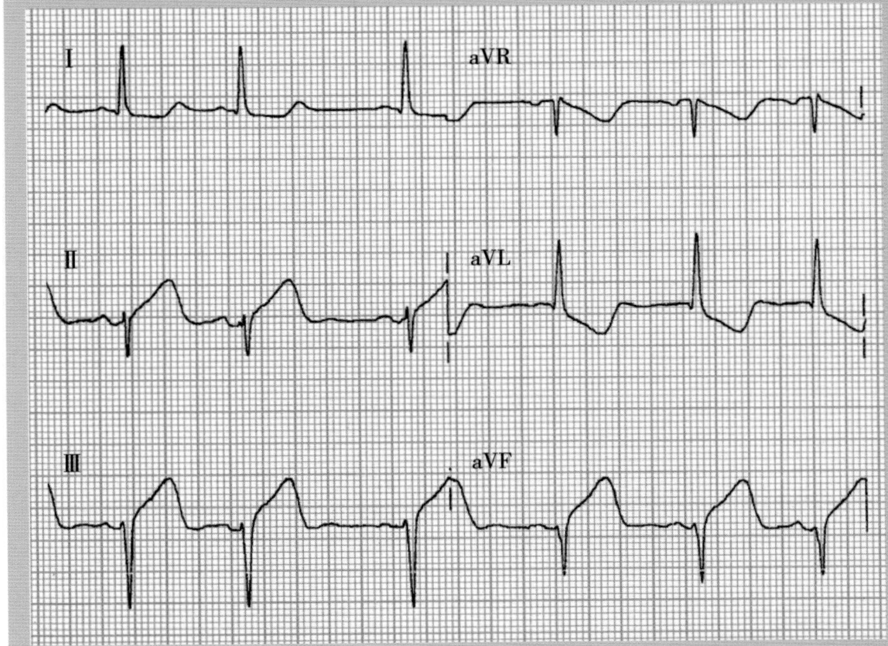


步骤1:

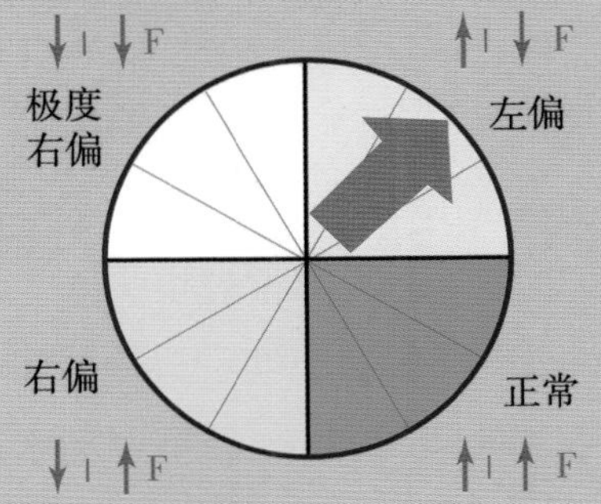


步骤3:

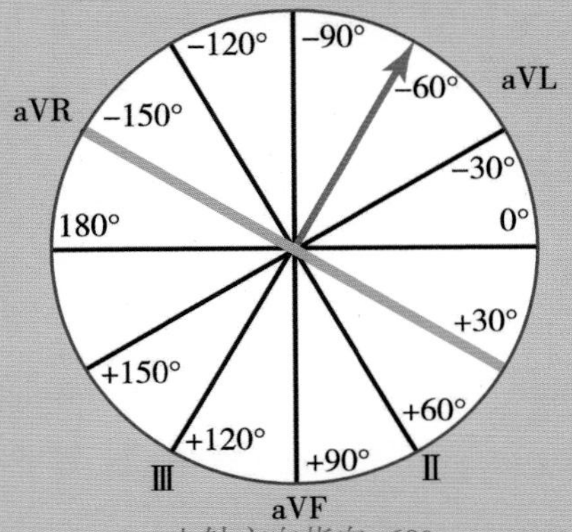


步骤2:

振幅最小的导联是aVR导联，垂直于aVR导联的箭头指向左偏象限电轴

电轴方向指向-60°

图12-13　示例3

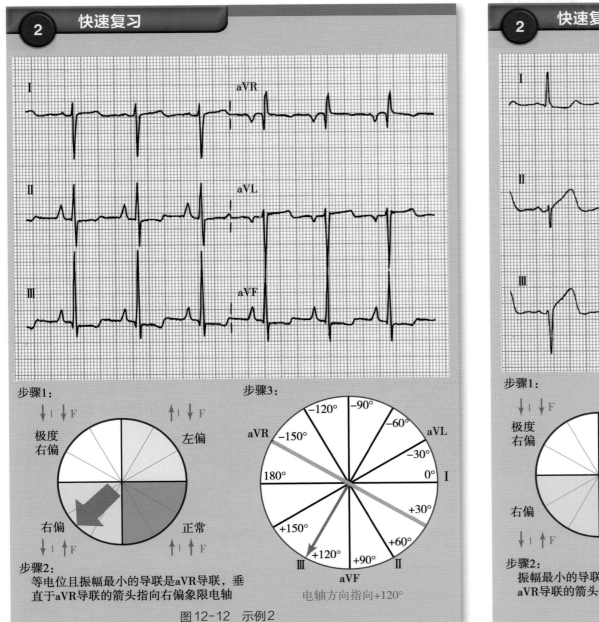

## 4. 确定向量

到目前为止，我们已经将心电轴的准确方向限定在误差30°以内。为什么是30°呢？因为各肢体导联角度相差30°，且等电位线也可能落在角度相差45°或50°的相邻两个导联之间。换句话说，等电位导联与等电位线并不相同。还记得我们前面提到的等电位导联应是波形正负振幅之和最小的导联吗？但有时它并不是等电位波形。有时候振幅最小的导联可能全是正向波或全是负向波，或者正向波或负向波的振幅都非常小，这就导致等电位线落在了相应的等电位导联之外。只有当肢体导联振幅最小并且有等电位成分时才是真正的等电位导联。

我们可以准确判断出心电轴的方向，或者至少与真正的心电轴偏离不超过10°，对等电位线进行一些简单的校正后就可以估测等电位线是正向导联还是负向导联了。

精确的心电轴方向一定与根据等电位肢体导联推算出的心电轴偏差小于30°或者40°，否则，它就与相邻的另一个肢体导联互为等电位导联。简单起见，我们先观察等电位导联20°的方向，即+20°或者-20°。为了判断正负方向需要复习等电位导联。如果等电位导联是正向的，则电轴指向正方向；如果等电位导联是负向的，则电轴指向负方向。我们认为判断心电轴是相差10°或者20°，取决于等电位导联正向波或者负向波的幅度。如果仍不太理解，希望下面的内容会对你有所帮助。这也是最难理解的一步，因此请紧跟我们的思路。

下面是整理后的简化步骤：

A. 等电位导联是正向还是负向？

如果是等电位肢体导联，则不需要进一步判断，即等电位线与等电位导联是重叠一致的，向量方向通过等电位肢体导联就可以精确估算。如果等电位导联的波形是正向或者负向，则需要进入下一步……

B. 等电位导联的正向或负向波幅有多大？是很大还是很小？

首先，确定哪个导联离等电位线距离更近？如果导联是以正向波为主，则它的负向波振幅小于正向；如果导联是以负向波为主，则负向波振幅大于正向。接下来，可用分规先测量等电位导联波幅较小侧的振幅，将其测量值标定为X；再移动分规测量同一导联波幅较大侧的振幅，若其测量值小于2X，则该导联的正负代数和呈轻度正向或轻度负向，其等电位线偏离等电位导联约为+10°或者-10°。如果导联波幅较大侧的振幅大于2X，则该导联的正负代数和呈明显正向或明显负向，等电位线偏离等电位导联约为+20°或者-20°。下面举例说明，等电位线附近导联的负向波小于正向波，测量负向波振幅标定为X。如果其正向波的振幅小于2X，那么其对应等电位线偏离等电位导联+10°；如果其正向波振幅大于2X，那么对应的偏离度数为+20°。反之，如果等电位线附近导联的正向波小于负向波，可同理推测。图12-14展现了上述判定方法。

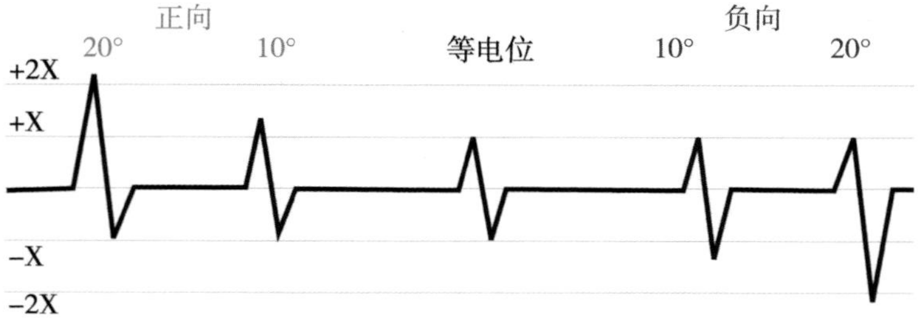


图12-14　向量正向和负向的判定

C. 利用横向“T”来确定真正的心电轴方向

完成步骤B后，接下来我们需要判断心电轴是+10°、+20°还是-10°、-20°，但心电轴方向是相对于什么而言的呢？***心电轴的箭头方向，即“T”字的红色箭头，需要向等电位导联方向移动+10°、+20°或者-10°、-20°***。请记住，我们不能精确地测定心电轴，我们只能根据已知的等电位线信息来估算心电轴。移动电轴箭头方向，同样移动了等电位线。***因此不能错误地直接将各个等电位导联的向量数值直接相加来表示其综合向量的方向和大小***。在此方法中，我们采用的是向量和等电位线，而不是数值。

例如，假设aVL导联是等电位导联，其电轴方向大于+20°，图12-15显示了其测量过程。

图中aVL是等电位导联，红圈标记其正极方向。因为aVL导联呈明显正向，等电位线偏离等电位导联超过20°，将电轴方向朝着aVL正方向移动20°，其实际心电轴方向即为40°。

按照这一步骤，现在可以回顾并完成本章前面的3个示例。

见图12-16至图12-18。

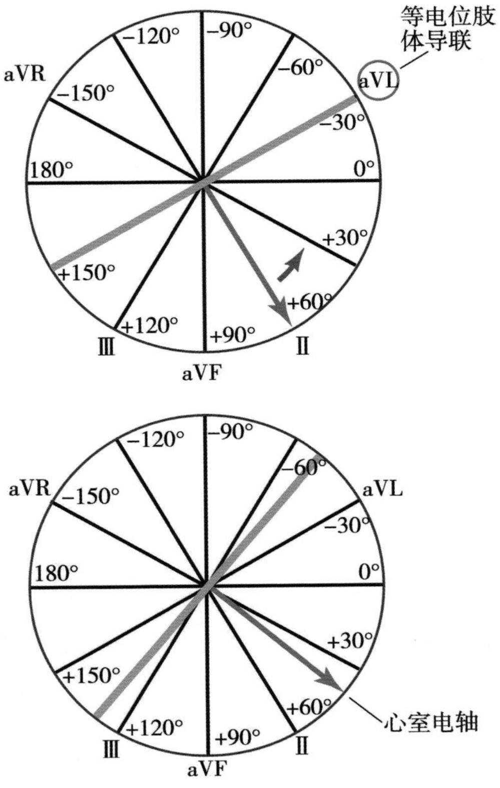
等电位肢体导联
aVL
aVR
aVF
心室电轴

图12-15 测量过程

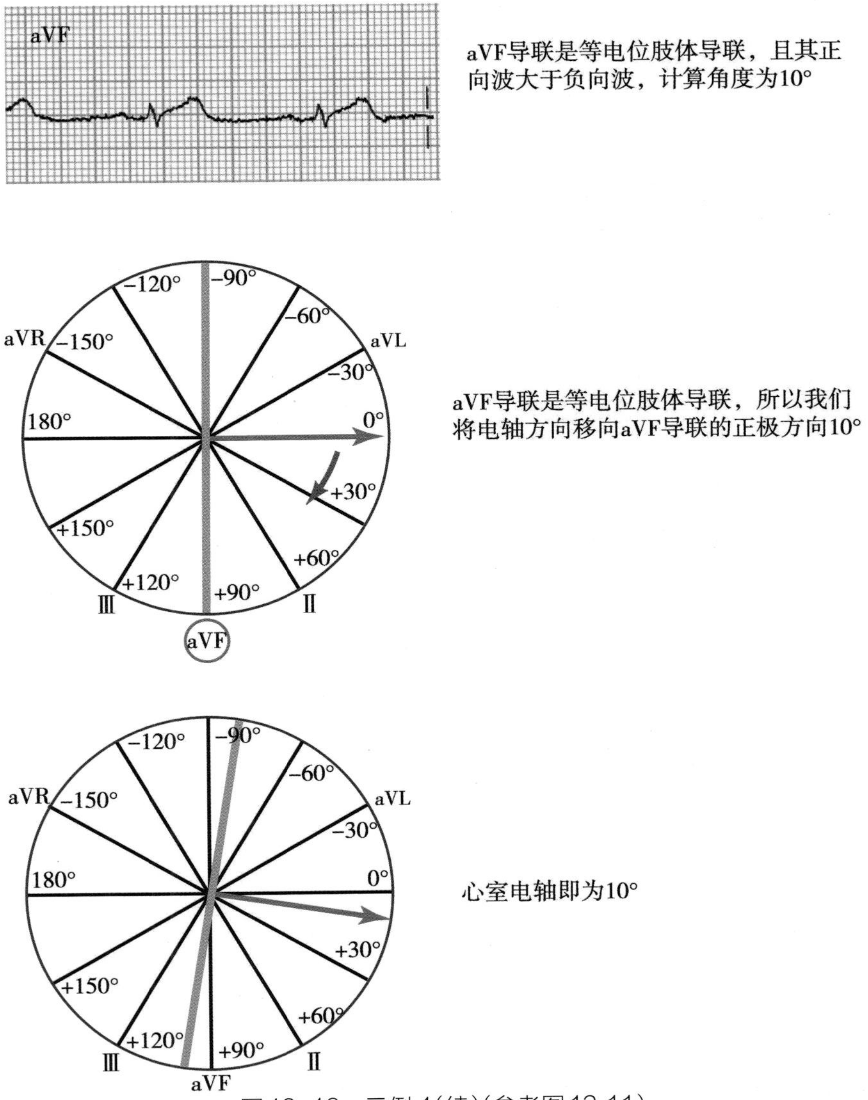
aVF
aVF导联是等电位肢体导联，且其正向波大于负向波，计算角度为10°
aVF导联是等电位肢体导联，所以我们将电轴方向移向aVF导联的正极方向10°
心室电轴即为10°

图12-16 示例1(续)(参考图12-11)

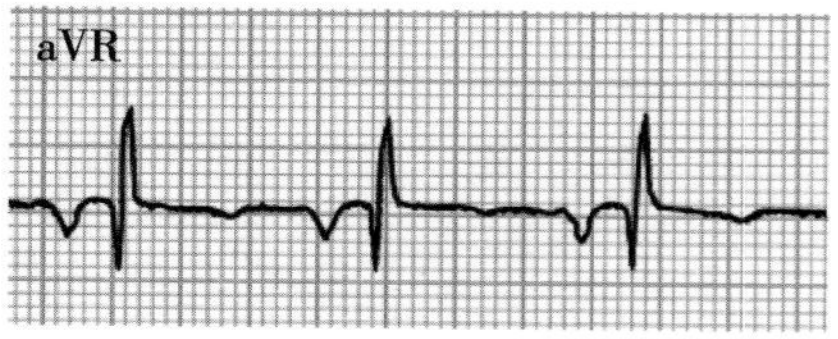


aVR导联是等电位肢体导联，且其正向波大于负向波，计算角度为10°

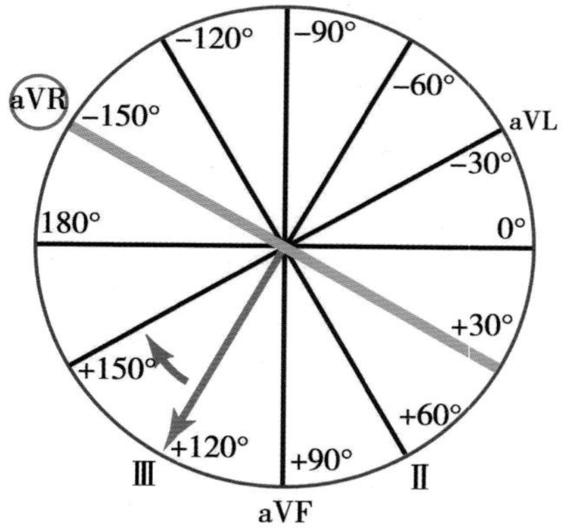


aVR导联是等电位肢体导联，所以我们将电轴方向移向aVR导联的正极方向10°

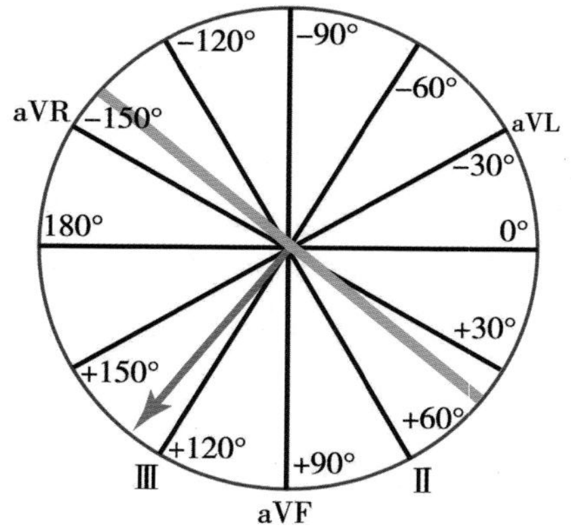


心室电轴即为+130°

图12-17　示例2(续)(参考图12-12)

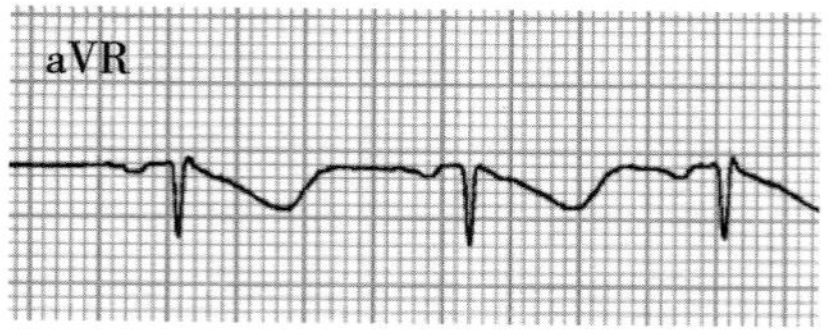


aVR导联是等电位肢体导联，且其负向波大于正向波，计算角度为−20°

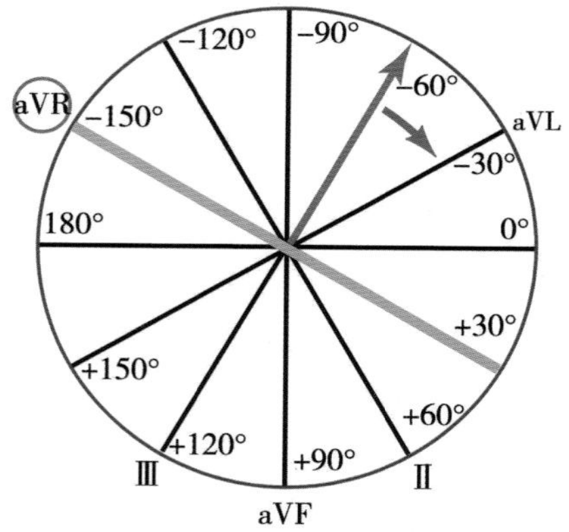


aVR导联是等电位肢体导联，所以我们将电轴方向移向aVF导联的负极方向20°

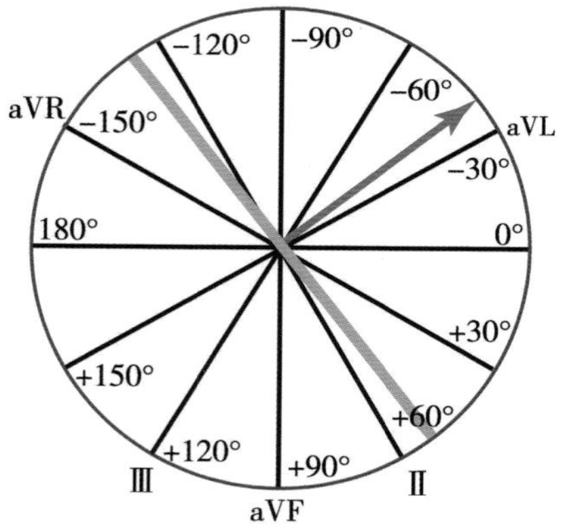


心室电轴即为−40°

图12-18　示例3(续)(参考图12-13)

## 5. 双重验证结果

确认心室具体电轴方向后，还需要双重验证与判断结果是否正确。这个步骤很简单，即找出最接近电轴箭头所指方向的导联，那一定是所有肢体导联中振幅最高的导联。反之，与电轴箭头方向相反的导联则是所有肢体导联中振幅最低的(图12-19)。

这个判断标准有着重要的意义。如果还没完全理解，可以回顾“单个向量”一章或者本章第二部分的“2. 确定等电位导联”。这个判断标准同样适用于判断导联不确定时的心电轴。有时由于两个导联都是等电位导联，对这种极个别情况依据本章的系统方法很难确定其心电轴的具体方向。见图12-20至图12-22。

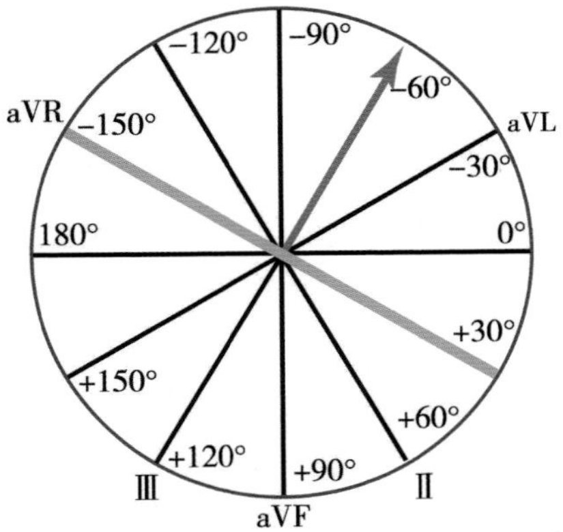


在此例中，振幅最高的导联是aVL导联，振幅最深的导联是Ⅲ导联

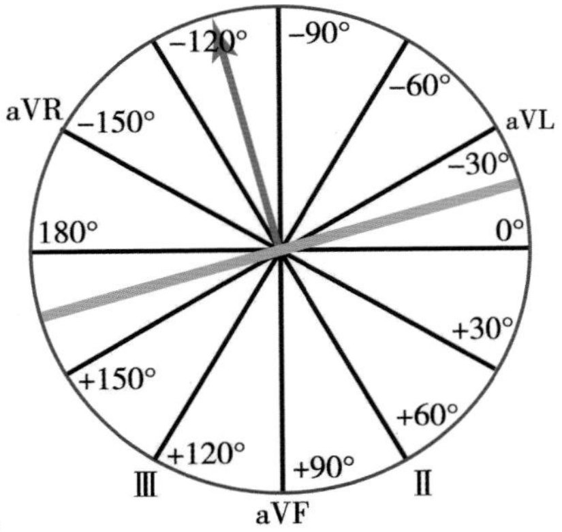


在此例中，振幅最高的导联是aVR导联，振幅最深的导联是Ⅱ导联及aVF导联，因为箭头的反方向指向这两个导联之间

图12-19

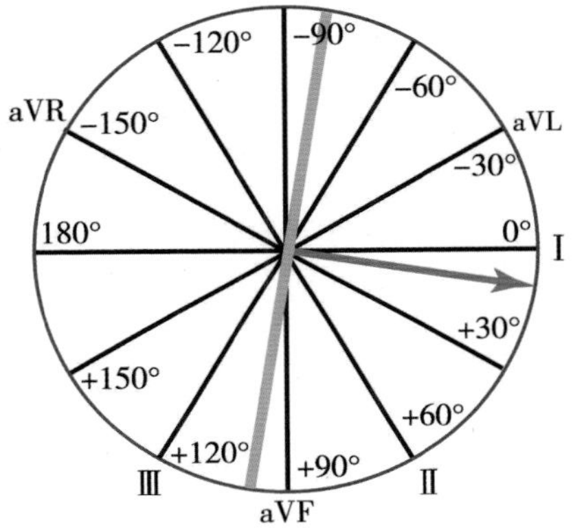


振幅最高的导联是Ⅰ导联，振幅最深的导联是aVR导联。可以回顾图12-11，看看我们的判断是否正确

图12-20　示例1复核

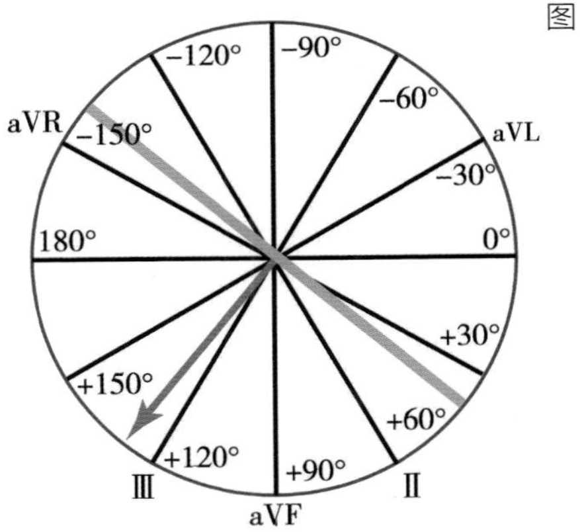


振幅最高的导联是Ⅲ导联，振幅最深的导联是aVL导联。可以回顾图12-12，看看我们的判断是否正确

图12-21　示例2复核

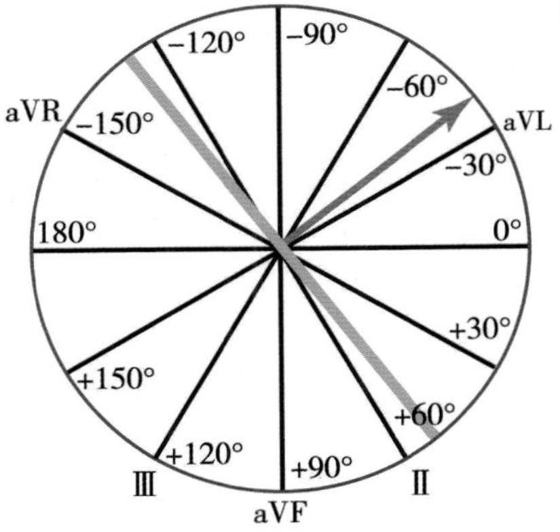


振幅最高的导联是aVL导联，振幅最深的导联是Ⅲ导联。可以回顾图12-13，看看我们的判断是否正确

图12-22　示例3复核

## 2 电轴偏移的原因

### 电轴右偏

引起电轴右偏最常见的原因包括：

1. 青少年和儿童
2. 右心室肥厚
3. 左后分支阻滞
4. 右位心
5. 心室异位搏动和节律

### 电轴左偏

引起电轴左偏最常见的原因是：

1. 左前分支阻滞
2. 心室异位搏动和节律

引起电轴左偏最常见的原因是左前分支阻滞。我们将会在"束支阻滞及分支阻滞"这一章中详细介绍束支阻滞。有人认为左束支阻滞也是引起电轴左偏的原因。但大多数左束支阻滞的患者心电轴都是正常的。事实上，左束支阻滞伴电轴左偏是预后不良的一个指标。

有关电轴左偏，你能想到一个简单方法判断电轴是否左偏吗？（提示：需要回顾六轴系统。）

答案：如果一份心电图中Ⅰ导联呈正向波，aVF导联呈负向波，则电轴位于左上象限。如果Ⅱ导联呈负向波，而你分离的电轴位于-30°~-90°，电轴肯定异常。请记住这些差异。最常引起电轴左偏的原因是左前分支阻滞。因此，如果Ⅰ导联是正向的，而aVF导联和Ⅱ导联都是负向的，则能确定为左前分支阻滞。稍后详细介绍这个方法。

## 3 Z轴

在学习心电图的过程中，需要熟练掌握电轴大小及其方向的测定，如果对电轴测定的过程不熟练，简单回顾本章开始部分的内容将会对你有所帮助。

Z轴代表的是什么？数学家们将立体三维划分为三个轴，传统上X轴代表水平方向，Y轴代表垂直方向，这两个轴可组成一个平面。从三维视角来看，又增加了一个轴和平面，其垂直于X、Y轴及其组成的平面（额面）。因此在三维立体图形中，任意一个点都可用三个坐标值标明其具体位置。在心电学中，向量同样存在于三维立体图形中，可依据X、Y及Z轴沿着额面、横截面确定其方向。例如，假设额面电轴方向为60°，但不知道其前-后面（Z轴）60°向量应该指向何方，应该垂直于60°方向，或偏前或偏后等。而Z轴将会帮助你确定三维方向中真正的电轴方向。

临床上，已知Z轴对某些病理状态下的鉴别诊断有着重要的临床意义。例如，假设患者心电向量在Z轴上位于前向位置，说明其朝向前方的心肌组织占比较大（例如右心室肥厚）或者后壁组织较薄（例如后壁心肌梗死）。以此类推，如果一个患者有明显的左心室肥厚或者广泛前壁心肌梗死，则电轴将会偏后。正常的移行导联是$V_3$或$V_4$导联，这代表电轴在Z轴方向位于后方20°~40°，这种轻度的电轴偏后是因为左心室心肌组织占比较大，这也会导致电轴多指向后下方。

我们现在开始分析Z轴在前-后面或者Z面的起始与运行过程，其形成的横面向量都是通过胸前导联计算得到的，据此可将心脏从横截面上分为上、下两个部分(图12-23)。

由于无法真正地看到三维电轴，因此分离三维电轴是一个难点。然而如同在额面利用等电位导联去计算真正的电轴方向一样，也可以利用胸前导联的等电位导联计算三维方向中的电轴方向。我们首先判断哪一个胸前导联QRS波群从负向变为正向。如果胸前导联有等电位导联，则这个移行导联即是等电位导联。然而，多数情况下，我们碰到某一个导联是负向波，紧随其后的导联则是一个正向波。在这种情况下，则需要判断移行发生在何处。为了方便计算，我们将各胸前导联以20° 两两分开，其中$V_2$导联为0°。假如胸前$V_3$导联完全呈负向波，$V_4$完全呈正向波，则移行发生在两者之间。一旦知道移行发生在何处，你就可以在图12-24中找到胸前导联对应的彩色图标记的圆圈和线条，那条线实际上是垂直于真实电轴方向的。本图中等电位导联大致位于$V_3$与$V_4$之间。继续使用“T”字法，发现向量方向可能会位于前方30° 或者后方30°或其他方向，这种方法借鉴了额面电轴的估算方法。如果电轴正常或者左偏，用粗箭头标识；如果电轴右偏，用细箭头标识。箭头终末端的数字代表了心电轴位于Z轴及其横截面的角度。如果示例中电轴在正常象限，Z轴方向应指向后方30°。这其实并不难理解，但需要你结合三维空间结构去分析。接下来我们将更详细地讲解上述方法。

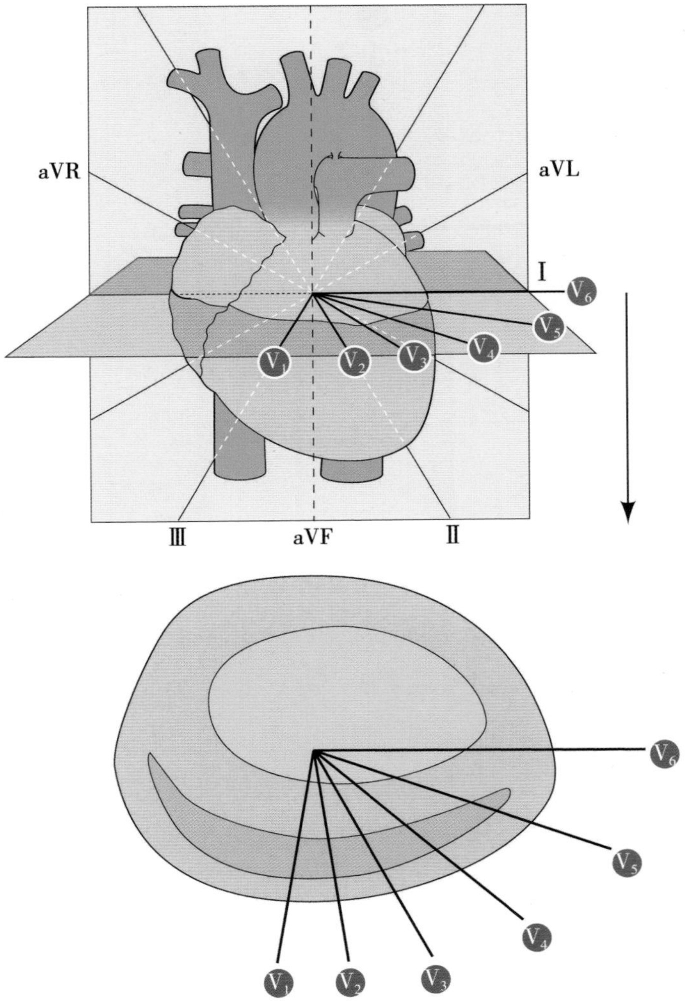


图12-23　心脏三维视图，划分为冠状面(额面)及矢状面(横面)

## 胸前导联Z轴系统

全面浏览图12-24，这是快速计算心电图Z轴的方法。这个方法以垂直线概念和曾在图12-10中提到的"T"字法为基础。然而，此种情况下垂直线是一条短线而不是长线，并且沿着胸前导联分布而不是沿肢体导联分布，箭头自始至终指向真实电轴的方向。

如图12-25所示，以$V_2$导联为例，由于我们不能准确计算出实际电轴的方向，因此需要借助垂直线。在Z轴系统中，垂直线与胸前导联垂直，因此$V_2$导联的垂直线有0°和180°两个方向。然而这两个向量的方向不可能同时出现（因为0°意味着电轴正常或者左偏，而180°代表电轴

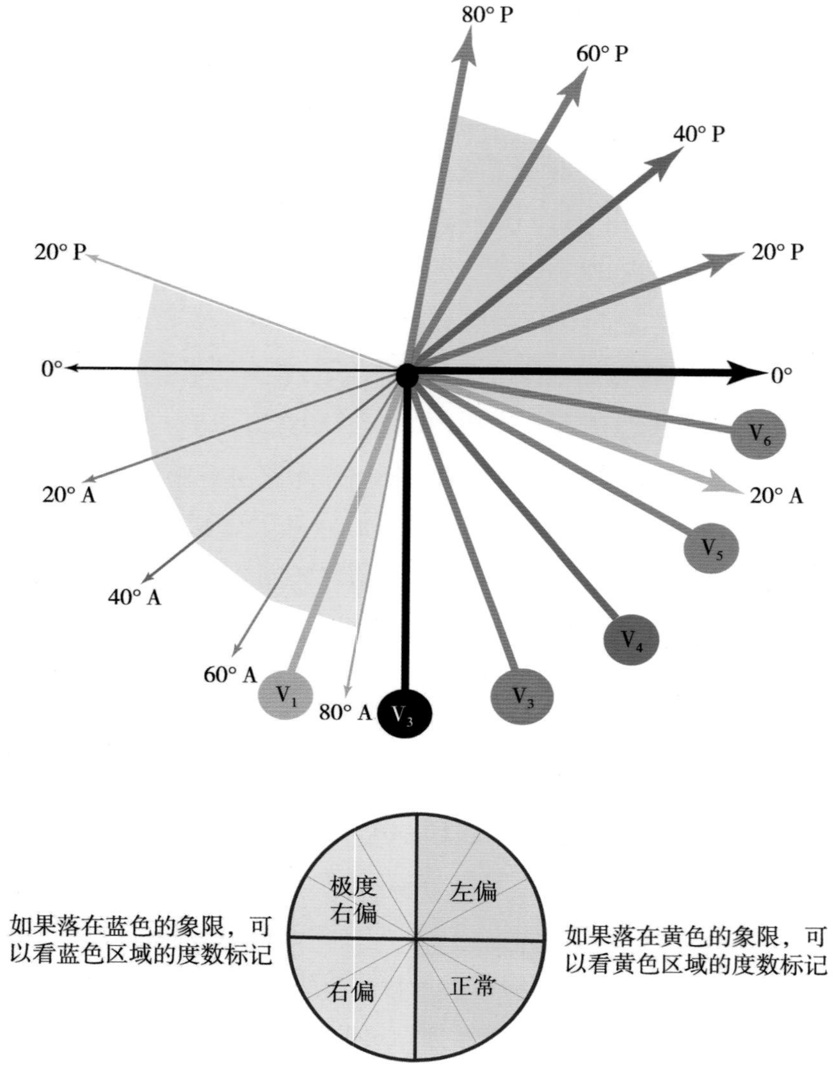

图12-24 胸前导联Z轴系统

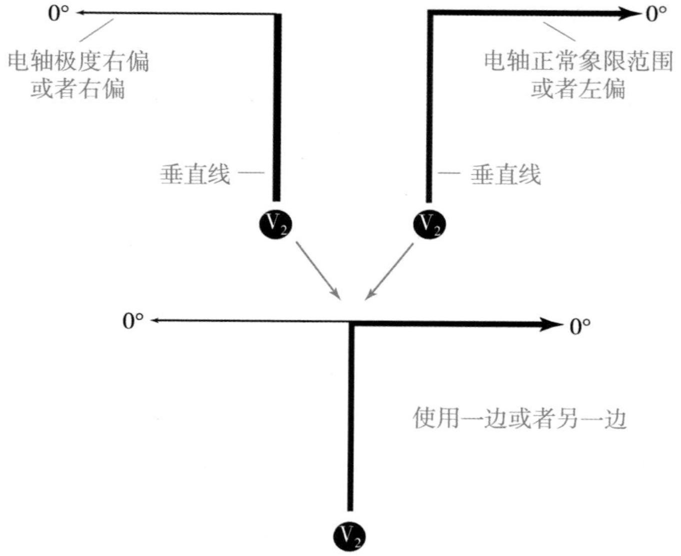

图12-25 以$V_2$导联为例

右偏或极度右偏），因此这两个向量方向都用0° 标识。

现在请看垂直线，应该选择哪一个方向或者向量？首先，需要判断六轴系统中电轴位于哪个象限，如果电轴落在正常或者左偏象限（黄色背景），选择黄色系统中的粗箭头；如果六轴系统中电轴位于右偏或者极度右偏象限中（蓝色背景），则选择蓝色系统中的细箭头。

如果我们观察胸前导联，发现等电位线准确落在其中一个胸导联上，我们可以在对应向量的末端精确测量。但是如果等电位线落在两个导联之间呢？我们就需要在两个导联度数之间插入数值，用来判断位于两个导联间的具体电轴方向。例如，如果电轴位于正常象限，且$V_3$导联呈负向而$V_4$导联呈正向，则等电位线位于两个导联之间。按此系统法计算，$V_3$导联位于后方20°，$V_4$导联位于后方40°，那么可以推测电轴位于后方30°。按此方法可以精确地计算电轴在Z平面的方向，且误差在5°以内。

我们打算只选用第一条垂直线，意味着应首先选取QRS波群从负向波移行为正向波的胸前导联。如果$V_1$导联已经是正向的，则Z轴电轴方向不确定。如果从$V_1$至$V_6$导联没有发生移行，或者到$V_6$导联仍是负向的，那么Z轴电轴的方向同样不确定。预激综合征及右束支阻滞时Z轴方向同样不能确定。

我们将联合应用六轴和Z轴系统来计算三维系统中的心电轴方向。六轴系统反映了心脏在冠状面（额面）的方向，Z轴系统则反映了心脏前-后位（横截面）的方向。紧接着，我们将学习用电轴推测相关的病理性改变。因此掌握以上概念非常重要。

## 示例：添加Z轴

到目前为止，你已经掌握了所有的步骤。让我们找一些实例练习一下吧。如图12-26至图12-28所示心电图，在查看图示之前，请尝试计算出电轴并解读下面的心电图。

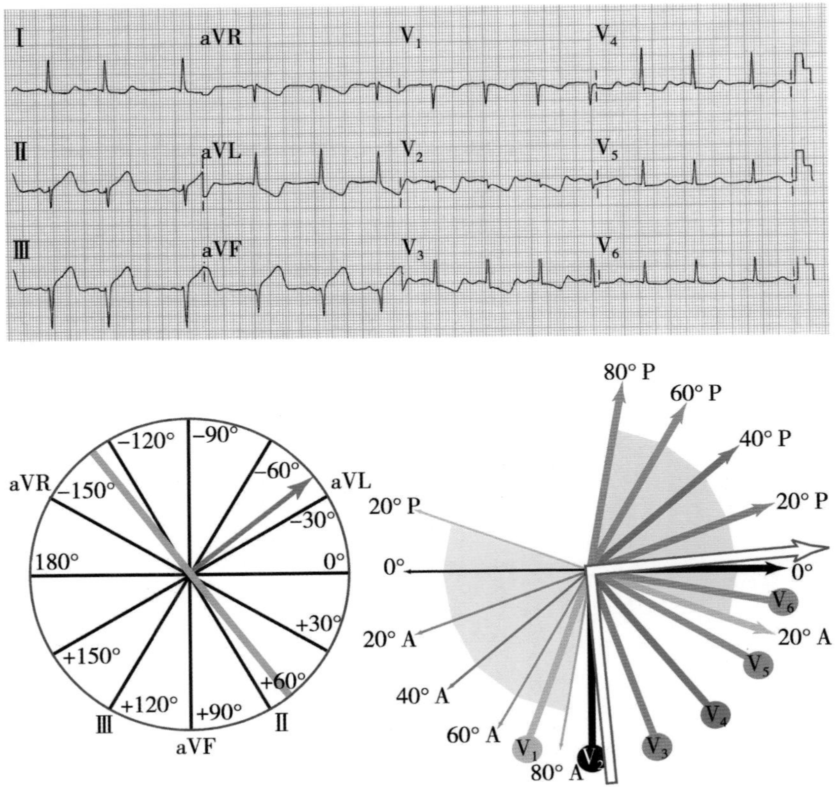


图12-26　示例4，电轴
X-Y轴=-40°；Z轴=5° 向后

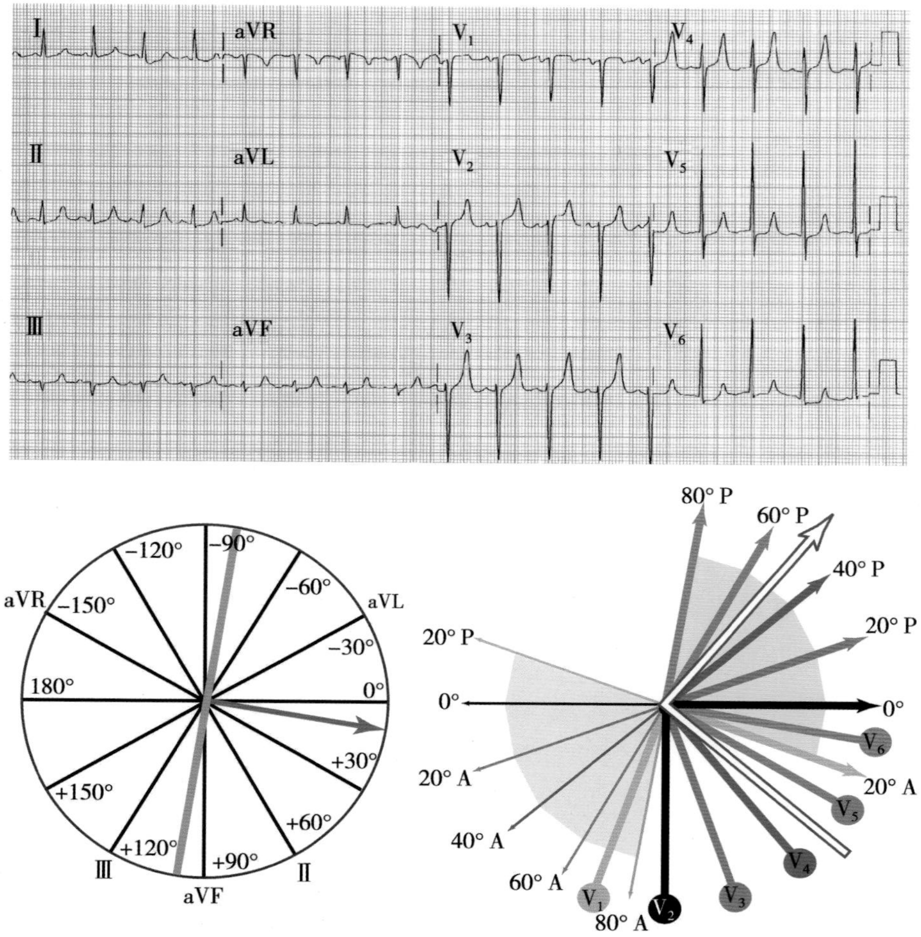


图12-27　示例5，电轴

X-Y轴=10°，Z轴=50° 向后

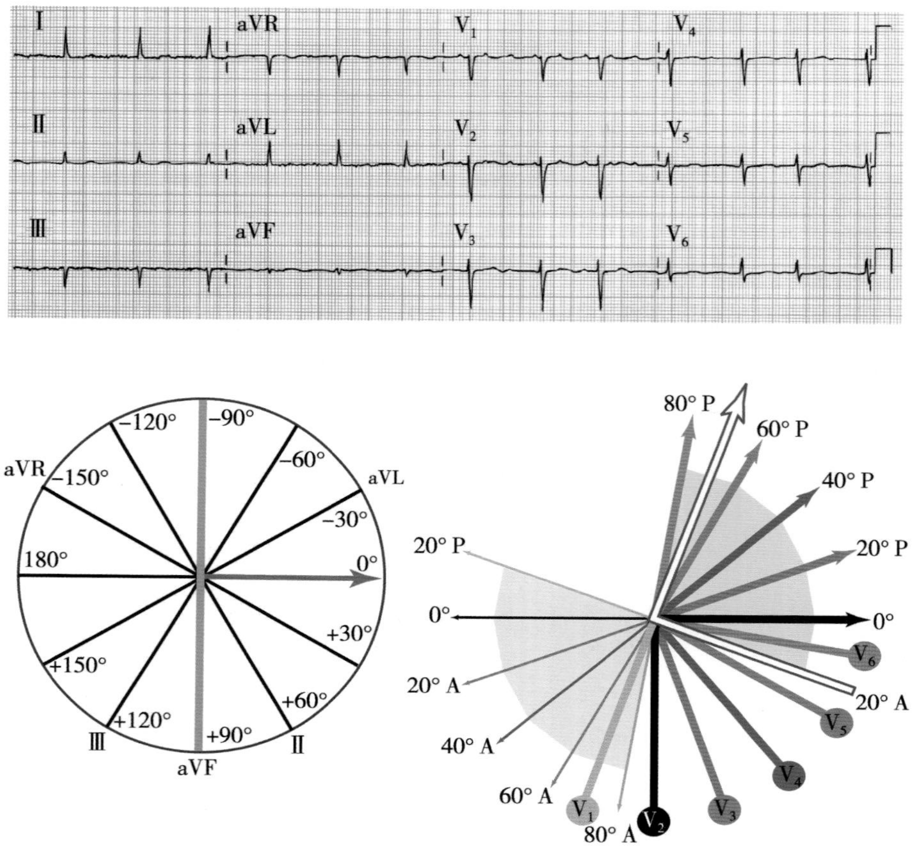


图12-28　示例6，电轴

X-Y轴=0°，Z轴 =70° 向后

## Z轴:其他算法

如果你在阅读某份心电图时没有Z轴系统图表,图12-29展示了一个测算Z轴的简易方法。这个系统采用了数值而不是图表,但可以得到同样的答案。只需找出等电位导联及对应的Z轴数值即可。计算Z轴时,可选用任意一种系统方法。重要的是要理解垂直线概念,这是Z轴系统算法的基础而不是只计算数值。这就是为什么我们要先介绍Z轴系统的原因。

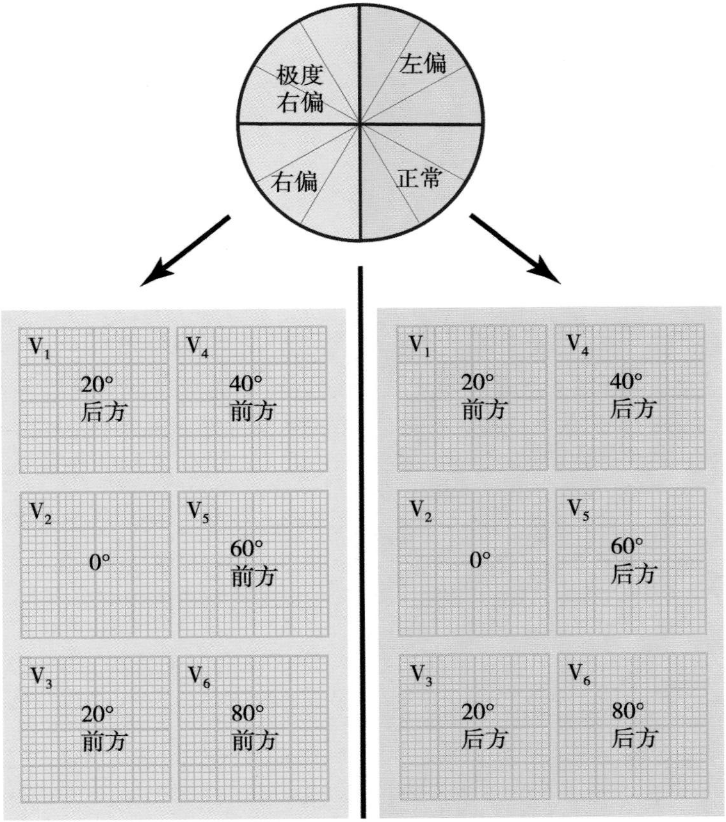


图12-29　Z轴的其他算法

**注　释**

**这里是一个快速记忆法(图12-30)……**

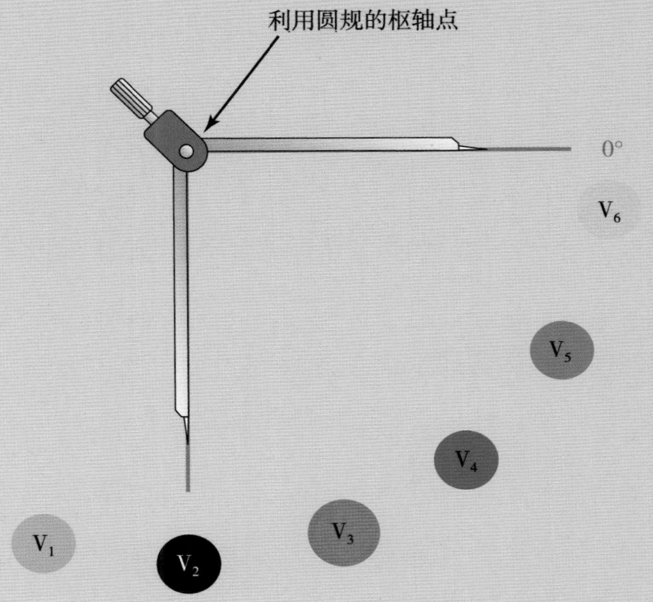

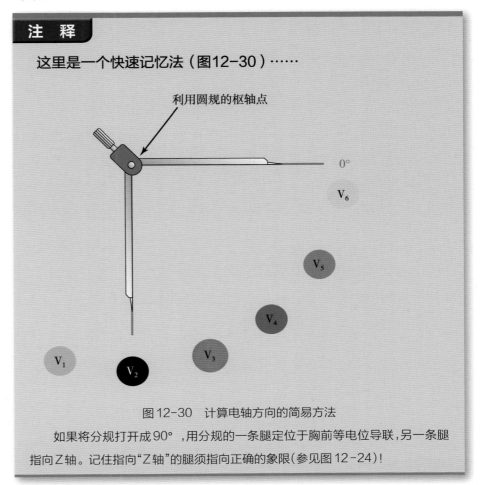

图12-30　计算电轴方向的简易方法

如果将分规打开成90°,用分规的一条腿定位于胸前等电位导联,另一条腿指向Z轴。记住指向“Z轴”的腿须指向正确的象限(参见图12-24)!

## 1 章节复习

1. 电轴是所有心室肌细胞产生动作电位向量的总和。 正确或错误

2. 下列哪一项符合正常象限的心电图表现？

A. Ⅰ导联正向　　B. aVF导联负向

C. 以上两项都正确　　D. 以上两项都错误

3. 下列哪一项符合左偏象限的心电图表现？

A. Ⅰ导联负向　　B. aVF导联正向

C. 以上两项都正确　　D. 以上两项都错误

4. 下列哪一项符合右偏象限的心电图表现？

A. Ⅰ导联负向　　B. aVF导联负向

C. 以上两项都正确　　D. 以上两项都错误

5. 下列哪一项符合极度右偏象限心电图表现？

A. Ⅰ导联负向　　B. aVF导联负向

C. 以上两项都正确　　D. 以上两项都错误

答案：1. 正确　2. C　3. D　4. A　5. C

## 2 章节复习

6. 以下计算心电轴五个步骤，哪一个是错误的？

A. 定位象限　　B. 分离等电位导联

C. 分离相近导联　　D. 分离至10°向量

E. 双重验证　　F. 以上所有步骤

7. 等电位导联是QRS波群电位最小的导联。 正确或错误

8. 在计算真实的心电轴时，我们将等电位肢体导联振幅的代数和相加。 正确或错误

9. 以下哪一个选项不是引起电轴右偏的原因？

A. 右心室肥厚　　B. 左前分支阻滞

C. 右位心　　D. 心室异位搏动和节律

E. 青少年和儿童

10. 以下哪一项是引起电轴左偏最常见的原因？

A. 左后分支阻滞　　B. 心室异位搏动和节律

C. 以上两项均是　　D. 以上两项均不是

答案：6. F　7. 正确　8. 错误　9. B　10. B

2

现在你已经理解了心电轴，接下来我们将学习束支阻滞（BBB）。心脏传导系统有两条束支——左束支和右束支。左束支进一步分为左前分支和左后分支（如图13-1所示）。

正常情况下，起源于心房或房室结的激动通过束支下传激动心室肌细胞。那么束支阻滞会影响心脏的传导及心电轴吗？想象一下，电激动在传导过程中突然受阻，不能通过正常传导途径激动阻滞区下游的心肌细胞，取而代之的是通过“细胞-细胞”这种缓慢而紊乱的传导方式激动心肌细胞，从而形成了室性期前收缩（PVC）及差异性传导中宽大畸形的QRS波群。束支阻滞的心电图特征为宽大、畸形的QRS波群。但是，室性期前收缩（PVC）及束支阻滞（BBB）之间有很大区别，你能指出是什么吗？室性期前收缩是从异常起源点开始的异常传导，而束支阻滞则是遇到阻滞后才出现异常传导。根据QRS波群起始部的图形将束支阻滞分为两种：右束支阻滞（RBBB）及左束支阻滞（LBBB）图形，两者具有细微的差异。

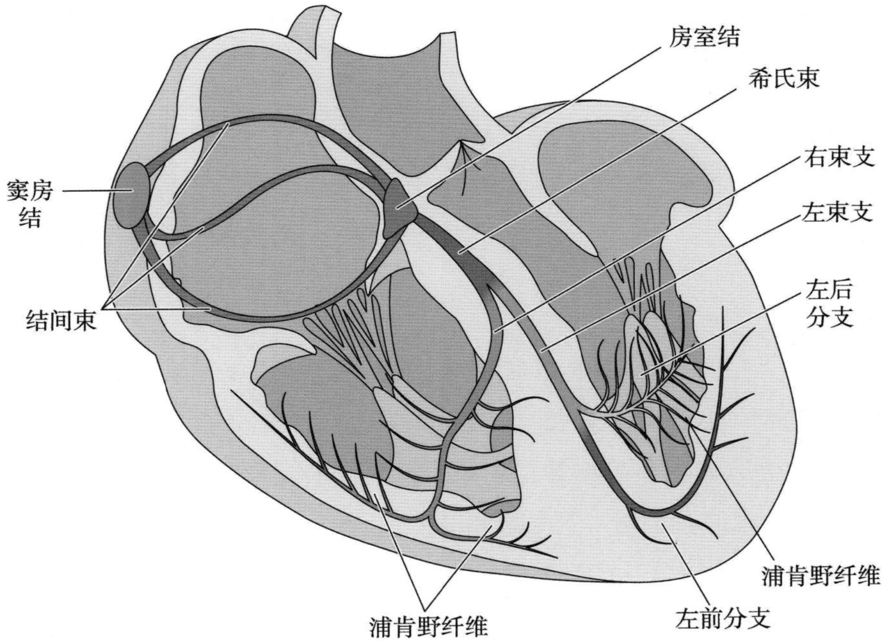

图13-1　心脏及电传导系统

## 右束支阻滞

当存在右束支传导阻滞时，激动通常沿左束支传导，引起大多数左心室心肌细胞除极。阻滞所引起的“细胞-细胞”除极方式使室间隔及右心室激动延迟（图13-2所示同心圆），这种缓慢传导引起除极时间延长，在心电图上表现为QRS波群时限延长至0.12 s甚至更长。(这种传导延长是完全性束支阻滞的标志。)另外，还可以表现为附加波或原有波的变异。右侧胸导联$V_1$、$V_2$呈RSR′型。R′是由室间隔及右心室缓慢传导形成的附加向量在心电图上的表现。

RBBB的主要诊断标准如下：

1. QRS波群增宽，时限≥0.12 s

2. Ⅰ及$V_6$导联S波顿挫

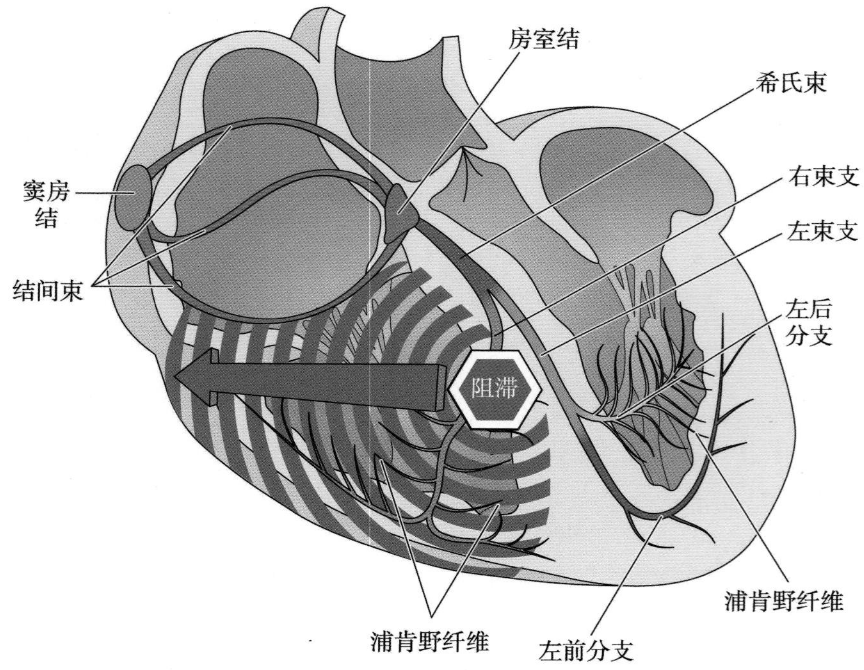


图13-2 右束支阻滞

3. $V_1$导联呈RSR′型，且R′波振幅高于R波

我们已经复习了QRS波群时限延长的机制，现在让我们继续分析列表中的第2和第3条。正常情况下，左心室除极形成QRS主波向量；RBBB时，室间隔及右心室延迟激动形成新的、延迟的向量(图13-3，向量4所示)，这个向量不能被左心室向量抵消(向量1、2、3)，使正常的心电图波形发生变化。新向量朝向右胸导联，因此$V_1$、$V_2$出现新的R波，朝向左胸的导联($V_5$、$V_6$、Ⅰ导联)可见粗大的S波。由于新向量传导缓慢，所以S波有顿挫。***我们认为，Ⅰ及$V_6$导联S波顿挫是诊断RBBB最重要的标准***。你可能听说$V_1$导联呈RSR′型是诊断RBBB的关键，但是右束支阻滞的图形变化多样，在很多情况下据此难以诊断RBBB。

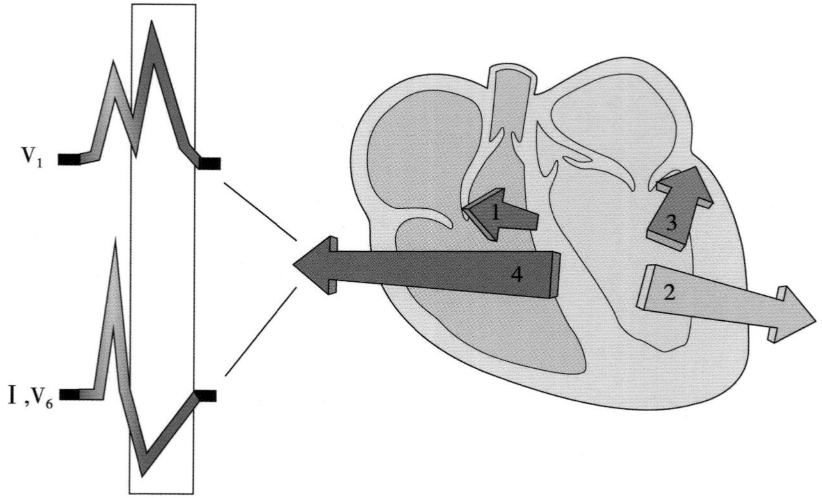


图13-3 右束支阻滞对心电图的影响

## 右束支阻滞的心电图表现

诊断右束支阻滞的三条主要标准如下：

1. QRS波群时限≥0.12 s

任何一个导联的QRS波群时限大于0.12 s甚至更长，则称为QRS波群增宽。为什么？***因为在整个心电图中某个间期在不同的导联上是相同的***，这一点对解析疑难心电图非常有用。

2. Ⅰ及$V_6$导联S波顿挫

Ⅰ及$V_6$导联S波顿挫是我们评估右束支阻滞心电图表现的最主要标准。如图13-4所示，S波顿挫有多种表现形式，但不论哪一种形态均为S波时限延长及除极缓慢。

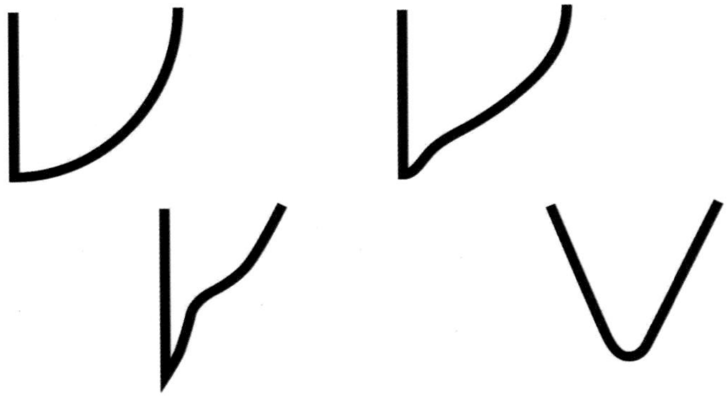

图13-4　S波顿挫的各种形态

3. $V_1$导联呈RSR′型

S波顿挫有多种类型，同样RSR′型也呈多种表现形式，甚至有些看起来并不像RSR′型，尤其是合并陈旧性前间隔心肌梗死，这种情况下QRS波群呈QR′型。很多人把RSR′型称为“兔耳征”（图13-5），这个比喻很形象，因为兔子的类型也有很多种——耳朵松软的、毛茸茸的、卡通的等。***记忆的关键点是$V_1$导联QRS主波向上***。如果心电图呈宽QRS波群、S波顿挫以及$V_1$导联主波向上（尤其是符合RSR′型或其他任何一种可能变异），即可诊断为RBBB（图13-6）。是不是很简单？

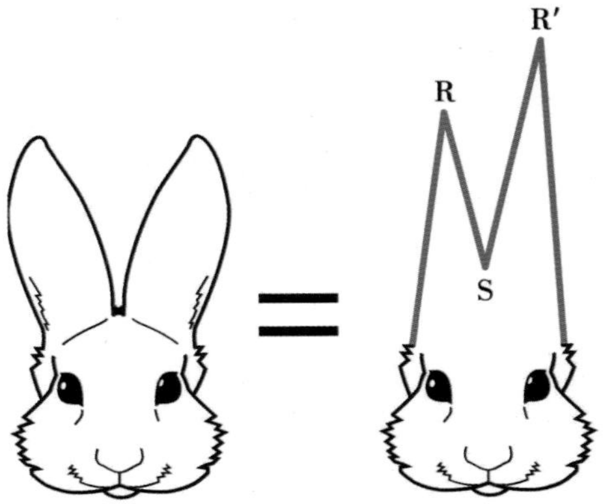


图13-5　兔耳征

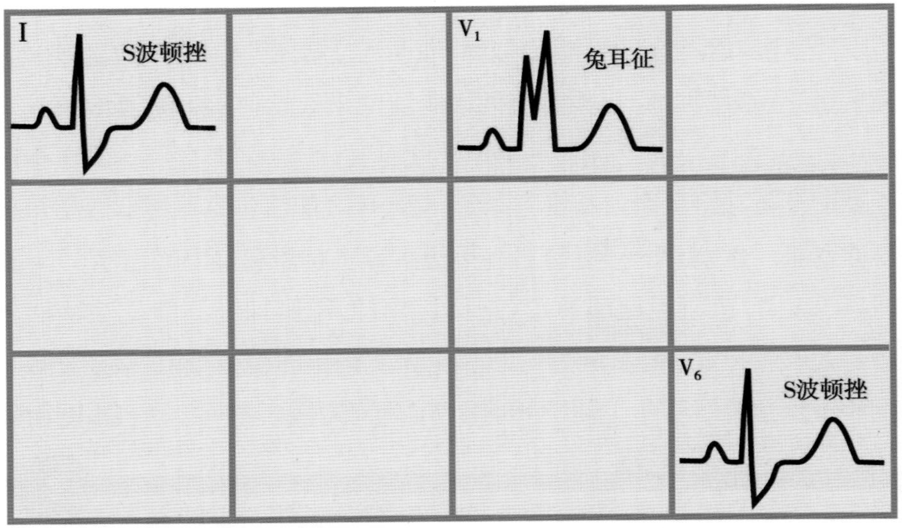


图13-6　心电图及RBBB

2

## QR′波

兔耳征的示例很多,但有一种需特别注意:QR′或qR′型。心电图表现为前间隔心肌梗死(anteroseptal myocardial infarction, ASMI)图形时可发生这种情况,即$V_1$导联呈Q波与RBBB形特征性改变。在这些病例中,RSR′型的初始R波被Q波或q波取代。可以用下面的方式帮助记忆:假设小兔子的一只耳朵被击中,这只耳朵再也不能直立了(如图13-7所示),它可能翻倒、下垂。换句话说,R波是第1只直立的耳朵,现在这只耳朵受伤被废弃,垂下来变成了Q波。因为Q波取代了R波,下一个正向波实际上为R′波,因此称为QR′。

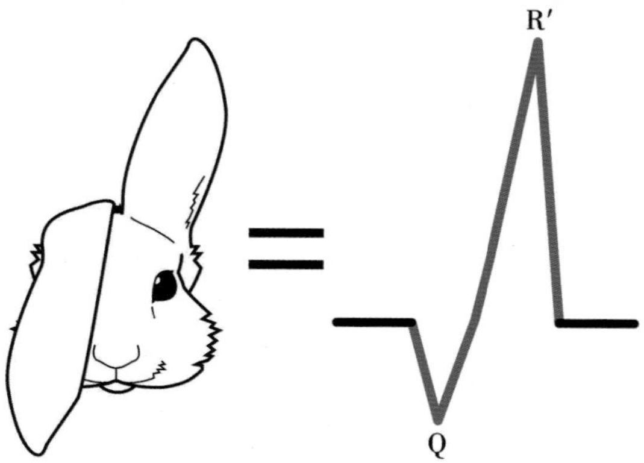


图13-7　如果在RBBB的$V_1$导联看到Q波,下一个正向波则称为R′波而不是R波

2

**心电图13-1**　这张心电图是典型的RBBB示例。Ⅰ及$V_6$导联可见典型的顿挫S波,伴有缓慢的下降支及上升支。这种顿挫S波由激动经部分室间隔及右心室心肌细胞间缓慢传导所组成的向量形成(图13-3,向量4)。$V_1$导联QRS波群可见典型的兔耳征图形——rSR′型。Ⅲ导联也可以看到相同向量形成的RSR′型。这些图形有时也可以发生在非束支阻滞患者中,例如孤立性、局灶性心室内传导延迟。

请注意,RBBB时右心室心肌细胞间传导缓慢,从而造成$V_1$、$V_2$导联R:S值增大。由于$V_1$~$V_3$为右胸导联,因此这几个导联的变化最大。

第一步诊断RBBB时就应该习惯于将Ⅰ和$V_6$导联的S波顿挫作为主要判断标准。只凭兔耳征就诊断RBBB是新手易犯的致命性错误。如果先看$V_1$导联,你可能常常会做出错误判断。正确的步骤是:如果QRS波群时限≥0.12 s,首先寻找顿挫的S波,然后再看$V_1$导联。$V_1$及$V_2$导联应该出现R:S值增大,QRS波群呈RSR′或QR′型。

**提　示**

$V_1$导联呈qR′型是RBBB患者伴陈旧性或新发心肌梗死的征象。

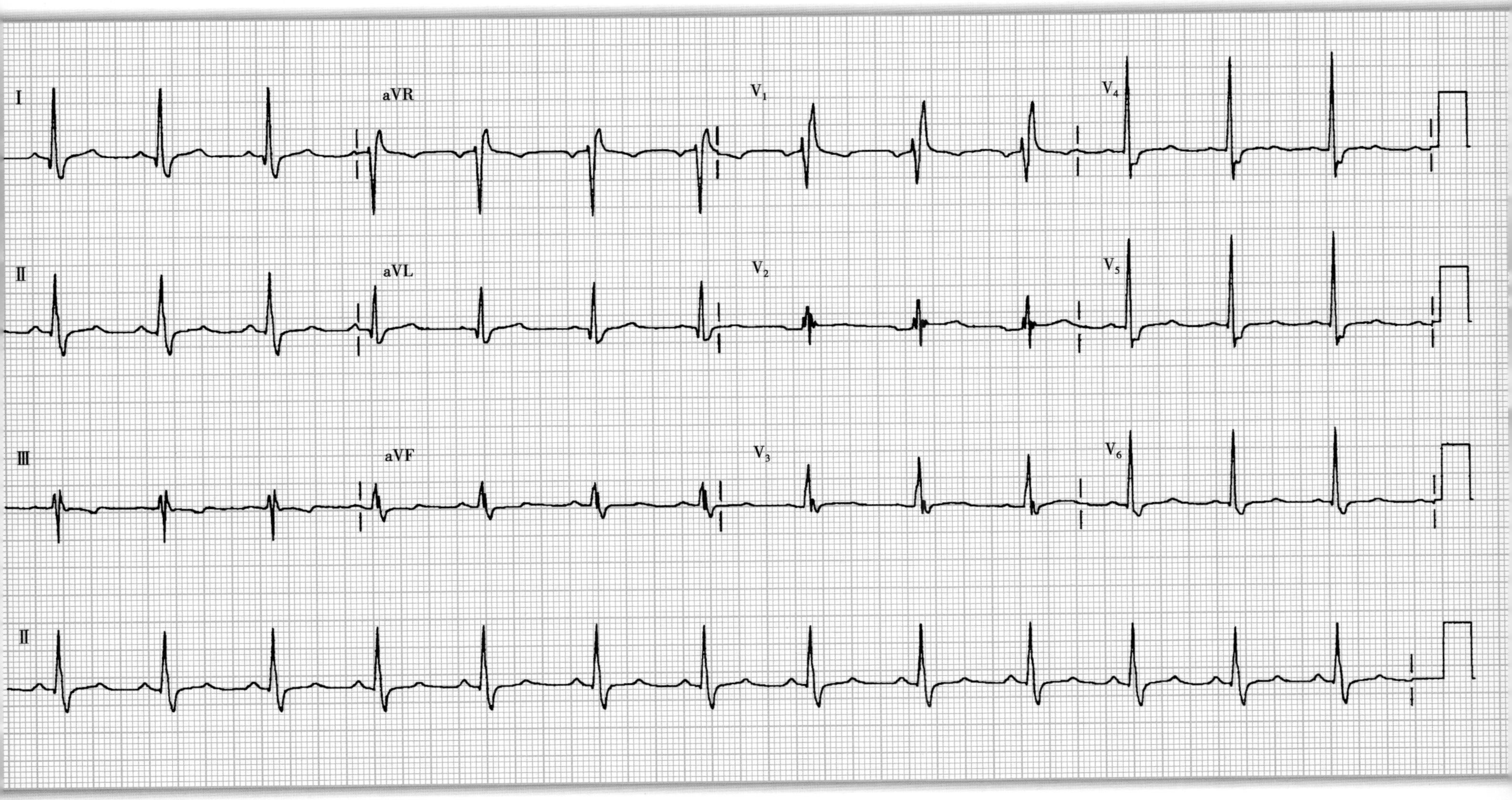


心电图 13-1

## 心电图 病例分析 续

2

**心电图13-2** 这张心电图上S波顿挫非常典型。当你看到这类S波时，脑海中应该浮现出RBBB的诊断。但是，如果仅看$V_1$导联，兔耳征并不明显。仔细观察，你会注意到$V_1$导联实际呈rsR′R″型，QRS波群起始部呈非常小的rs波，小到几乎看不到；随后为R′波，振幅递增；最后是高尖的R″波（同时参见图13-8）。但这两个波之间的确没有S波。如你所见，兔耳征是存在的，但却是合并严重耳朵疾患的变异兔子。

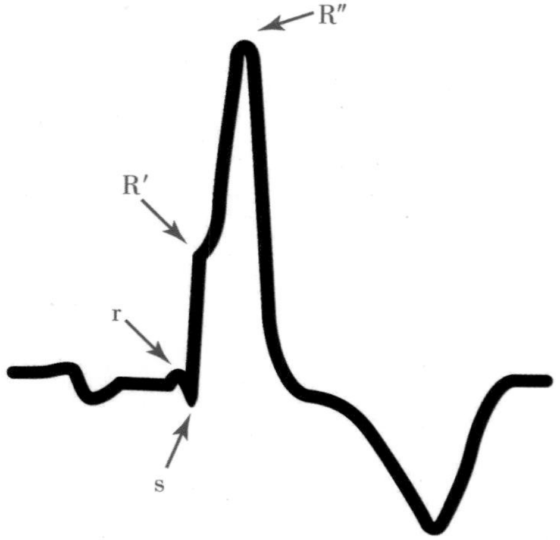


图13-8 $V_1$导联放大图

3

**心电图13-2** 请注意，该图合并左前分支阻滞（LAH），为双分支阻滞。后面的章节会详述这类问题。

2

**心电图13-3** 该图与心电图13-2非常相似，也伴有明显的顿挫S波，且$V_1$导联QRS波群宽大畸形。$V_2$导联比$V_1$导联具有更明显的切迹及RSR′图形。

RBBB通常与冠状动脉疾病（coronary artery disease，CAD）相关。但是，在很多病例中并非由心肌梗死区域引起。许多年轻人存在RBBB，被认为是一种生理性改变。部分不完全性RBBB患者（$V_1$或$V_2$导联呈RSR′型，QRS波群时限不超过0.12 s）随着年龄增长，也会进展为完全性RBBB。

3

**心电图13-3** 这张心电图提示下侧壁心肌梗死。Ⅲ及aVF导联T波与QRS波群终末向量方向一致。侧壁导联T波低平，这些符合缺血性心电图改变。

通常情况下，正常RBBB时患者ST段应该在基线上，但右胸导联ST段常压低。请记住，RBBB患者在右胸导联ST段抬高常是急性心肌梗死的标志。

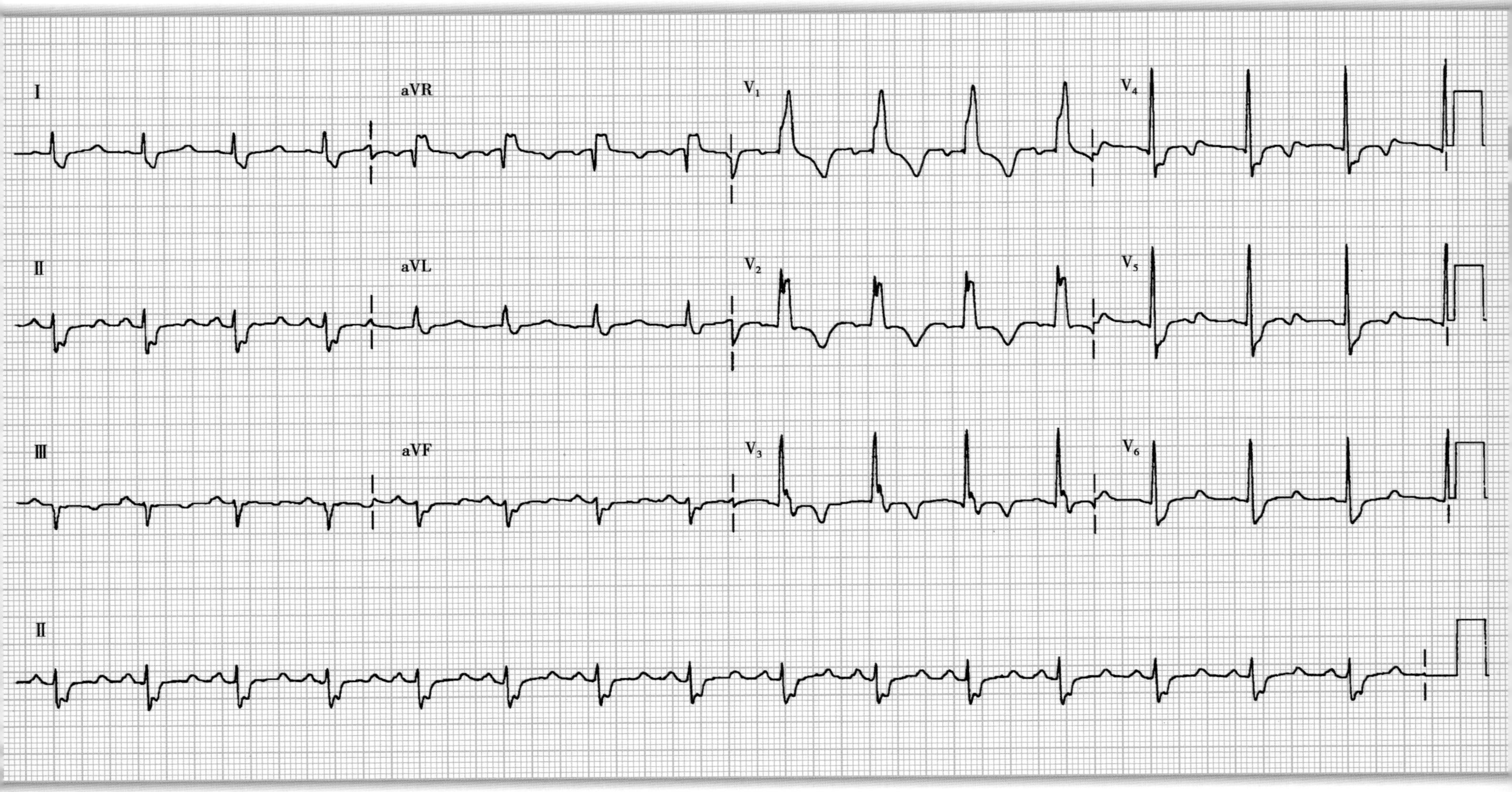
I
aVR
V1
V4
II
aVL
V2
V5
III
aVF
V3
V6
II

心电图 13-2

心电图 病例分析 续

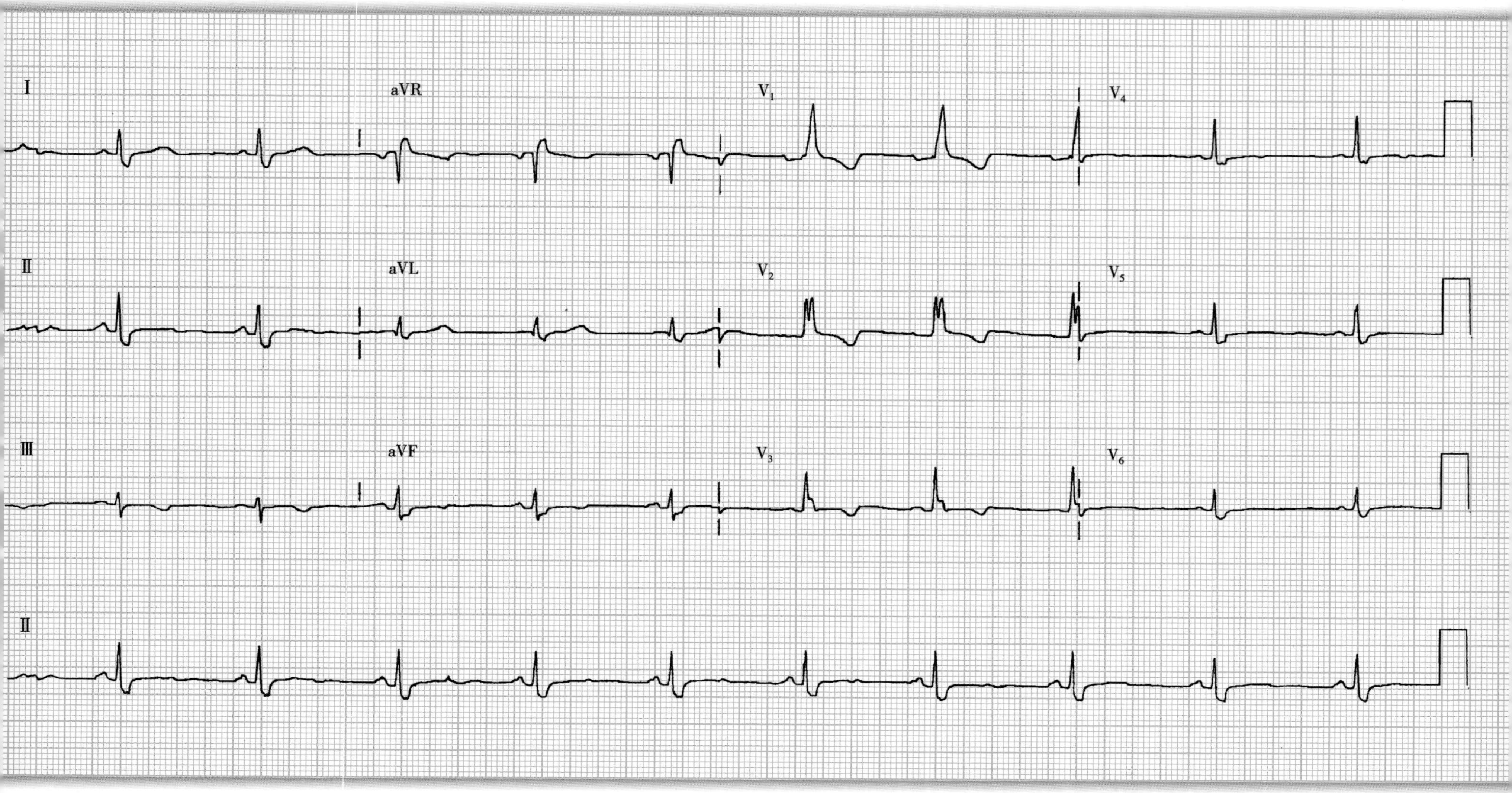


心电图 13-3

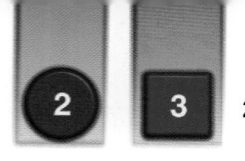

2

**心电图13-4** 下图中QRS波群时限大于0.12 s，提示这是某种阻滞图形。可能为RBBB、LBBB或心室内传导延迟。再次提醒，如果你只看$V_1$导联可能会误判。例如本图中$V_1$导联呈qRR′型（同时参见图13-9），但Ⅰ及$V_6$导联可见顿挫的S波，这符合RBBB诊断。

我们在上段内容中提到的宽QRS波群的鉴别诊断并不完善，还应该考虑到PVC或者室内差异性传导。大多数PVC呈RBBB或LBBB图形，这同样适用于心室起源的异位节律，例如，室性心动过速、室性自主心律及室性逸搏心律。你需要结合"伴随症状"协助诊断。

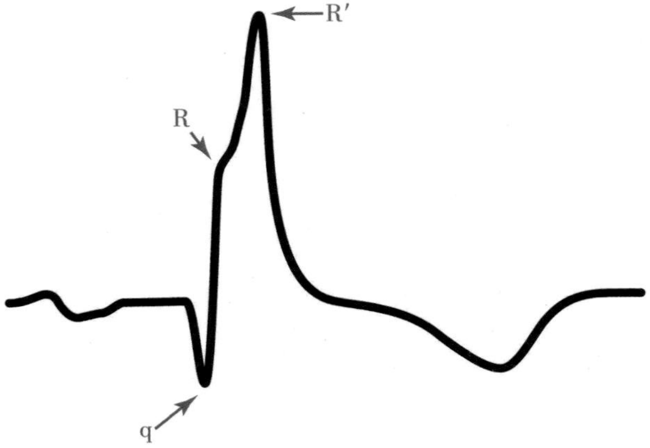


图13-9 $V_1$导联放大

2

**心电图13-5** 除了明显的RBBB，这张心电图还可发现其他异常吗？该图符合RBBB的所有诊断标准。Ⅰ导联QRS波群底部的小切迹是什么？它只是QRS波群的一部分。如果你观察Ⅲ导联，就会发现QRS波群呈Qr型，那个小切迹相当于r波，可以用直尺测量来证实这一点。在解析心电图时你需要观察QRS波群中隐藏的小细节，以免遗漏重要的心律失常。当你看到异常心电图时，要像侦探一样仔细观察这些细节，努力寻找有意义的部分。

3

**心电图13-5** 该心电图中Ⅲ导联ST段轻度抬高，镜像导联及侧壁导联显示ST段压低。判断QRS波群宽度有时可能存在"视觉错误"，这种错觉会让你误认为是ST段，但实际上并非如此，因此对这类病例需要仔细观察并运用直尺、分规做进一步的测量。但是对这个病例，ST段改变不是错觉，尽管心电图变化很小，但依然有病理性改变，因为镜像导联也出现了相应改变。为了正确解析这张心电图需要密切结合临床。

**提 示**

RBBB患者的$V_1$导联可呈多种不同的心电图表现。

心电图 病例分析 续

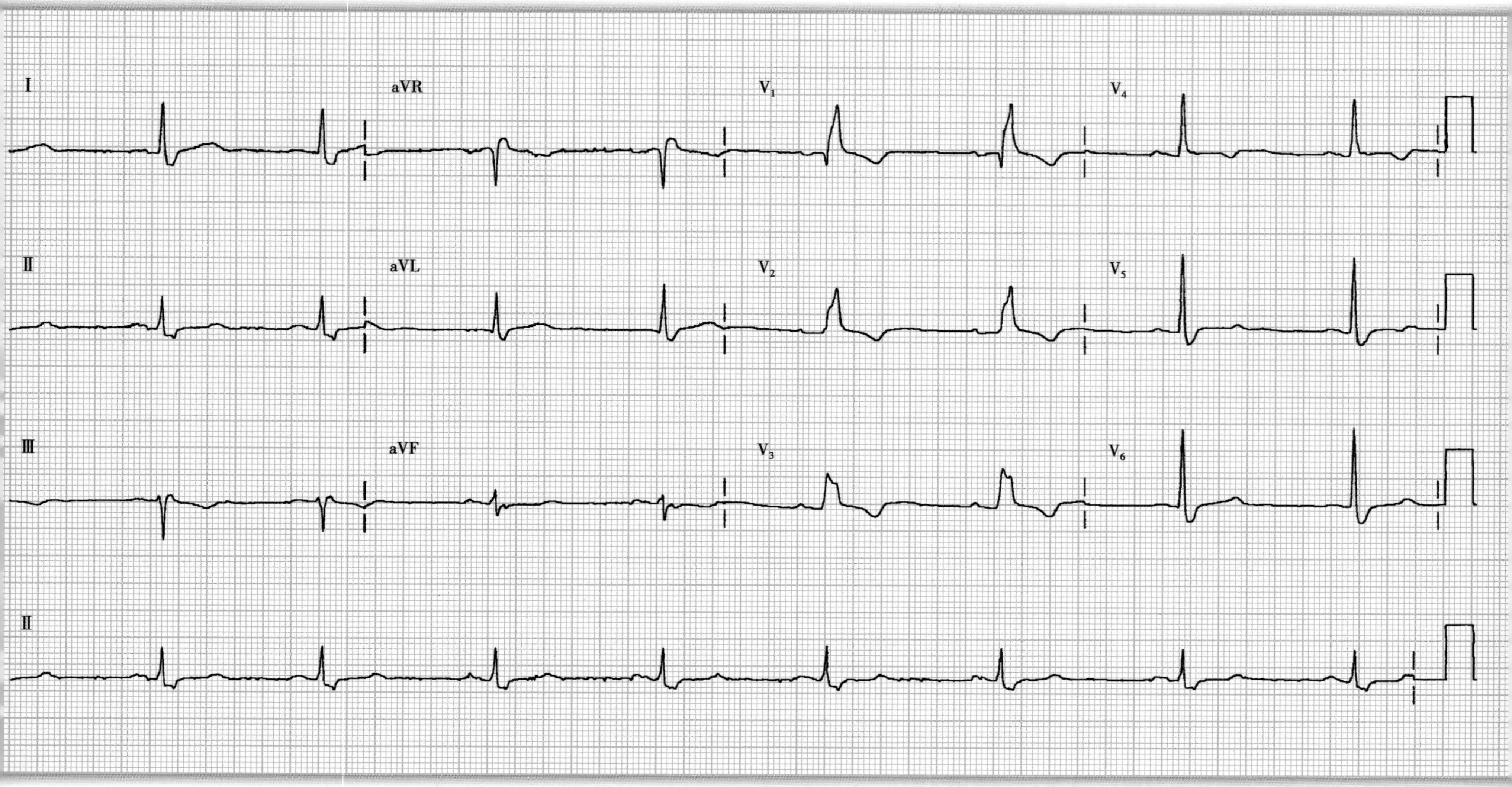


心电图13-4

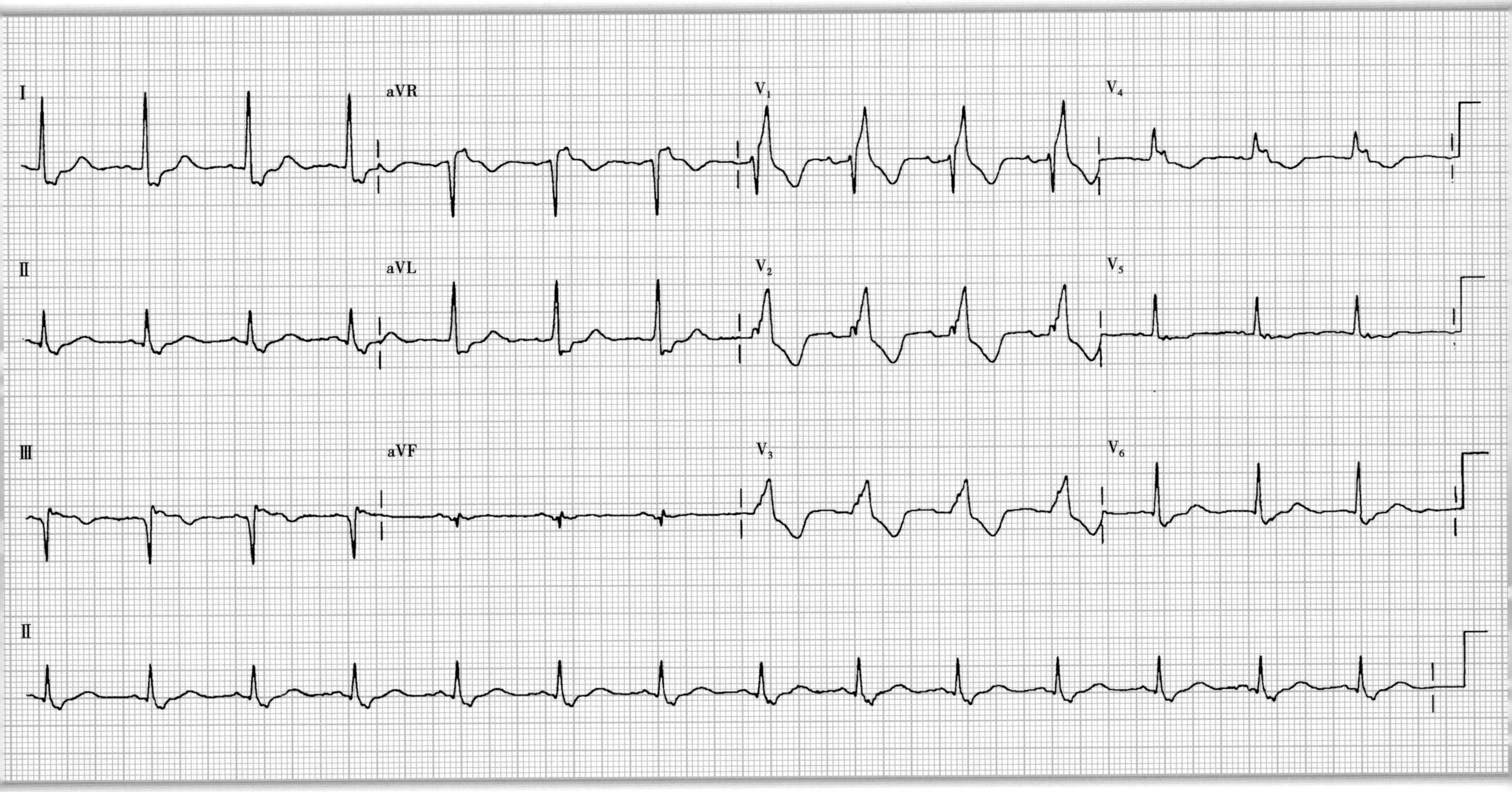


心电图 13-5

2

**心电图13-6** 这张心电图略有难度，让我们逐步解析。QRS波群时限达0.12 s或者更长吗？是的！Ⅰ及$V_6$导联S波顿挫吗？是的！$V_1$导联呈RSR′型吗？是的，实际上是RSR′型。因此可诊断为RBBB。

这张心电图有什么不同？对初学者而言，图中显示左心室肥厚(LVH)：aVL导联R波高度>11 mm。RBBB患者能诊断LVH吗？是的，可以诊断。***请注意：左束支阻滞(LBBB)患者无法做出LVH的诊断，但RBBB患者可以。***最后，图中还存在R波递增不良。

3

**心电图13-6** 这张心电图显示为双分支阻滞：右束支阻滞及左前分支阻滞(LAH)。另外，该图高度提示左心室肥厚(LVH)。右束支阻滞的患者诊断左心室肥厚并不困难；相反，右束支阻滞患者诊断右心室肥厚(RVH)非常困难，但也并非不可能。(有作者建议若$V_1$导联R波振幅>15 mm，则可诊断为RVH，但是不能保证其准确性，因此不建议采用。)依据传统的诊断标准可以确定右心房扩大(RAE)，这又会使你怀疑是否合并RVH。如果对此怀疑，可以通过超声心动图检查解答这个问题。

**提　示**

如果存在LBBB，你不能诊断LVH，但是在RBBB中可以判断有无LVH。

2

**心电图13-7** 这张心电图提示RBBB。观察$V_1$导联的QRS波群，能看到QRS波群顶部的切迹吗？这是RBBB中常见的RR′图形。能看到S波吗？不能，S波的定义为：R波后第一个负向波，位于基线以下。因此这个QRS波群中并没有S波。尽管在理论上是不正确的，许多临床医生依然称之为RSR′型。在LBBB中，你将会看到相似的切迹及正向的QRS波群，但它们出现在$V_5$、$V_6$导联，不要混淆。

**提　示**

请记住：RBBB时，$V_1$导联QRS波群呈正向；LBBB时，QRS波群在$V_1$、$V_2$导联起始处必为负向。

3

**心电图13-7** 继续讨论上述话题，RBBB时，$V_1$导联第一个R波必须比R′波小。(由于阻滞的缘故，导致R′的向量不会被其他向量抵消。)RBBB时，激动通过左束支(LBB)的传导正常，因此左心室除极正常；随后激动在右心室的传导因为细胞间直接扩布而延迟。当右心室发生缓慢传导时，左心室已经完成除极，因此右心室的除极向量没有被抵消，从而引起S波顿挫及更大的R′波。

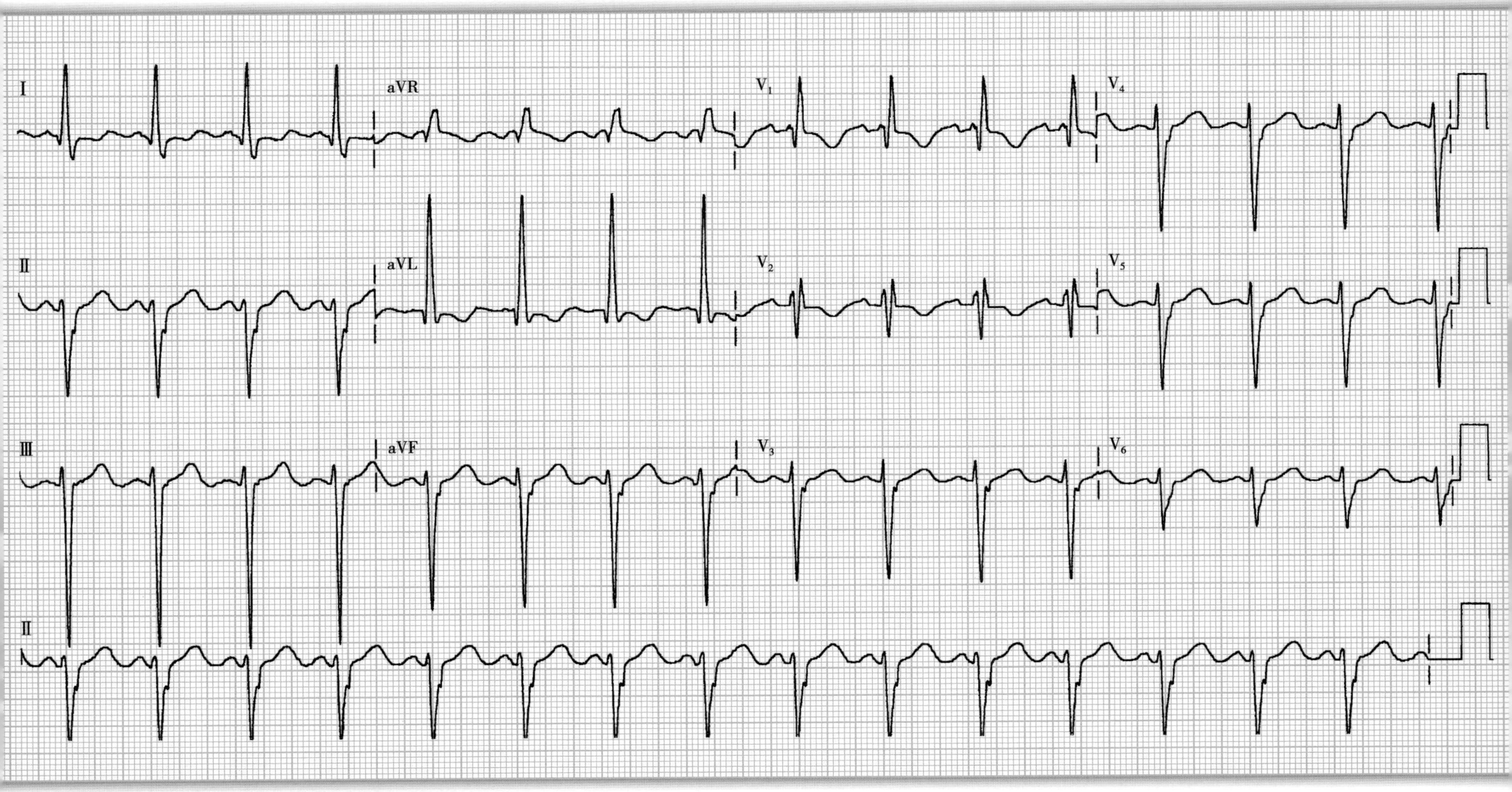


心电图 13-6

心电图 病例分析 续

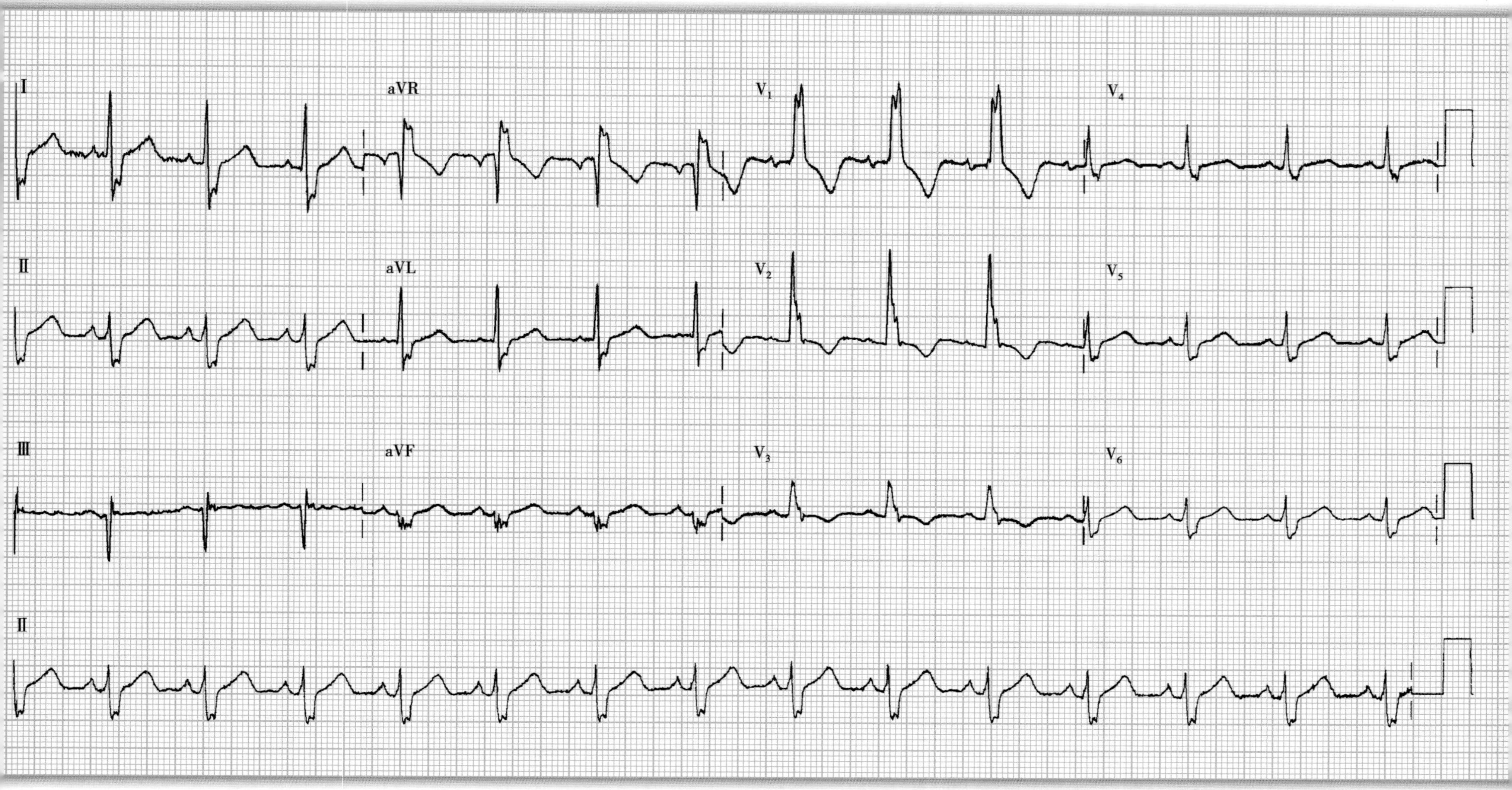


心电图 13-7

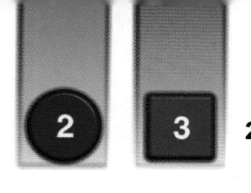

## 2

**心电图13-8** 这张心电图看起来很不协调！因为图中的QSR波看起来又宽又矮。每个QRS波群前都有P波，所以基本节律为正常窦性心律，这一点非常明确。***QRS波群时限≥0.16 s，提示起搏点位于心室，例如室性逸搏心律或室性心动过速***。这一临床要点需要时刻牢记。

这张心电图Ⅰ及$V_6$导联存在顿挫的S波，$V_1$导联呈rsR′型，提示典型的RBBB。

## 3

**心电图13-8** 你是否注意到了下壁心肌梗死？下壁导联具有明显宽而深的Q波。这是RBBB伴左后分支阻滞（LPH）形成的双分支阻滞吗？不，因为相比LPH，Q波更符合下壁心肌梗死（IWMI）的心电图改变。请记住，LPH是一种排他性诊断，通常Ⅲ导联呈qR波而不是QR波，而该图中Ⅲ导联明确呈QR型。这例心电图可能是双分支阻滞吗？有可能，分析时要考虑周全。通常LPH时$V_1$导联呈宽而顿挫的R′波，该心电图符合这种改变。***尽管我们并不能通过心电图做出最终诊断，但临床上可以考虑双分支阻滞的诊断***。

**提　示**

当异位起搏点来源于心室时，通常呈LBBB或RBBB图形。

## 2

**心电图13-9** 能否通过观察这份心电图的$V_1$导联诊断RBBB？很多教科书指出：$V_1$导联呈RSR′图形是诊断RBBB最简单的方法。如前所述，这一方法并非万能。

Ⅰ及$V_6$导联S波顿挫可以帮助你诊断RBBB，$V_1$导联R∶S值增大可最终明确诊断。

这份心电图的开始部分呈室上性期前收缩二联律，心电图第3阶段内容解释了其原因，而且并不复杂。如果你感兴趣，请阅读第3阶段的相关解析；图中从$V_2$到$V_6$导联均可见U波。

## 3

**心电图13-9** 图中为室上性期前收缩二联律还是室性期前收缩二联律？让我们看看异常传导的QRS波群：QRS波群增宽，但并不是特别宽。上述任何一种原因均可引起这种心电图改变。现在，细看发现异常传导与正常传导的QRS波群起始0.03 s完全相同，这是因为它们的起源相同，而且均通过房室结下传，随后在束支前某处出现了传导路径不同。因为起始处相似，所以差异性传导的心搏来源于室上。

## 心电图 病例分析 续

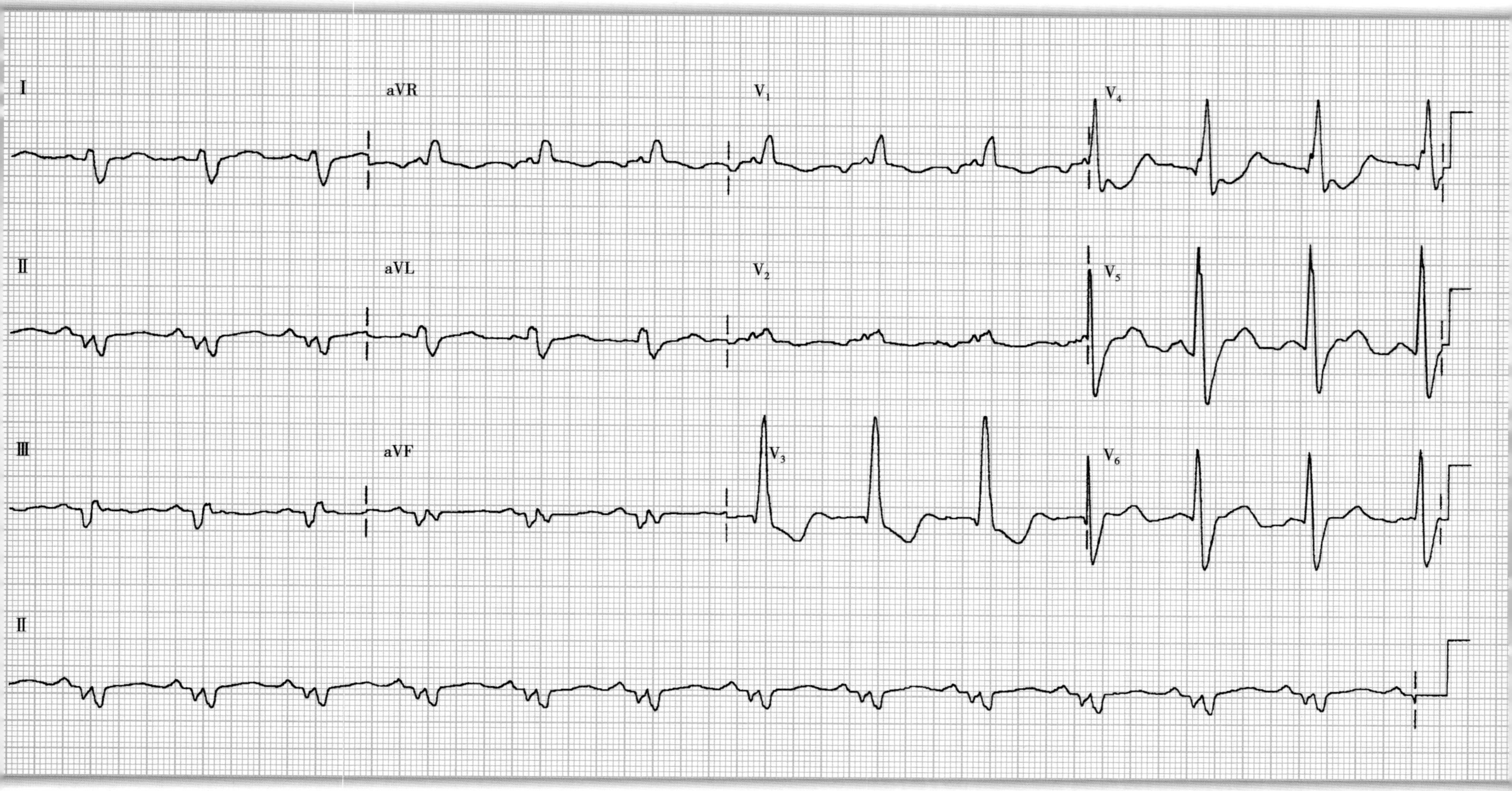


心电图 13-8

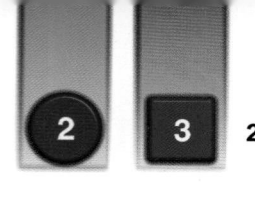

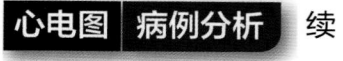

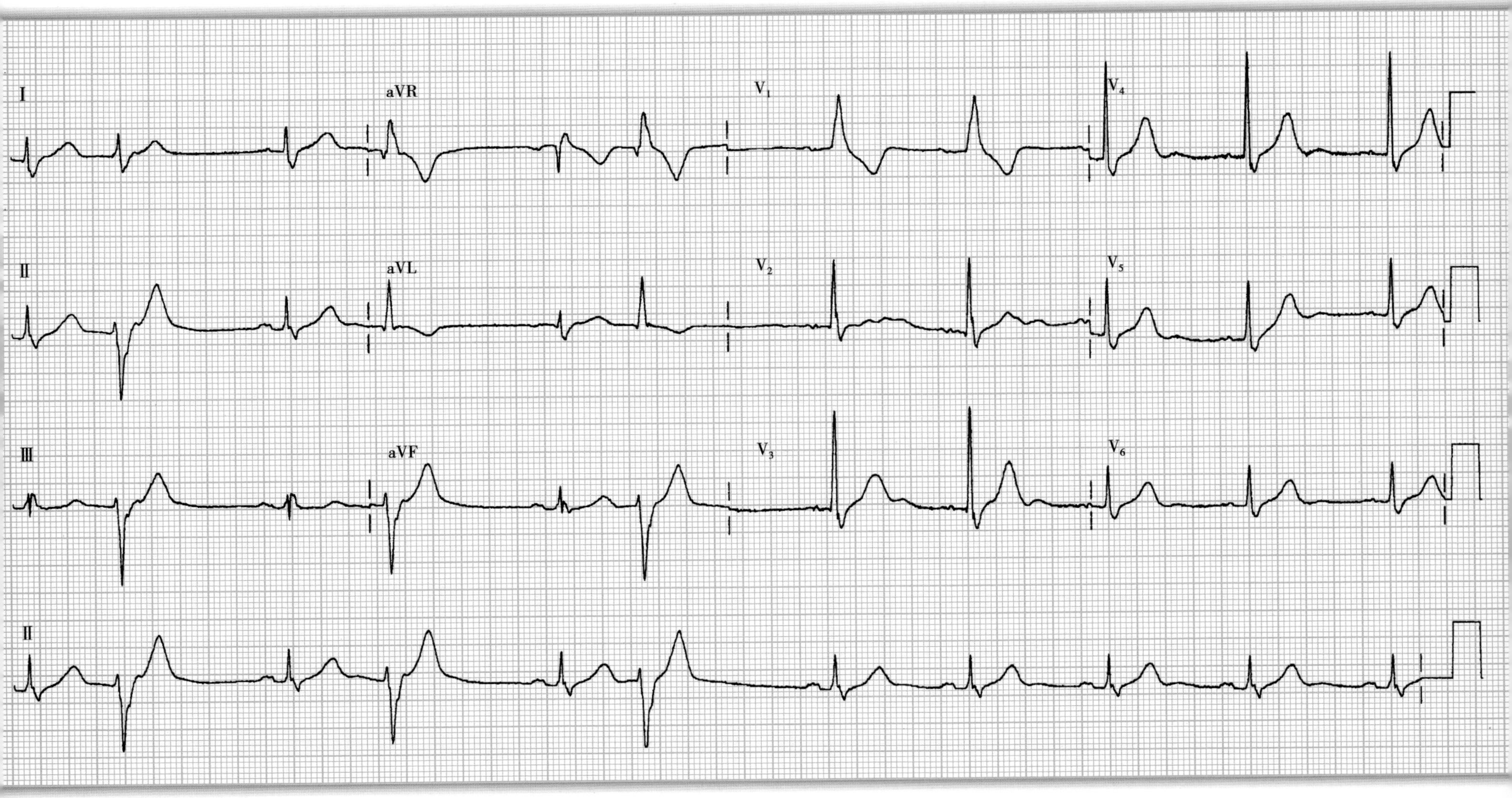
I
aVR
V1
V4
II
aVL
V2
V5
III
aVF
V3
V6
II

心电图13-9

**心电图 病例分析** 续

## 2

**心电图13-10** 这是另一个RBBB病例。Ⅰ导联及$V_6$导联可见顿挫的S波，虽然很小，但依然呈现顿挫。$V_1$导联也呈典型的rSR′图形。

心电图前半部分的节律也很有意思，是由频发房性期前收缩(PAC)形成的室上性期前收缩二联律。下面Ⅱ导联连续记录的心电图可以识别正常传导与差异性传导的心搏。这也是心电图底部导联长时间连续“实时”记录对节律诊断具有重要作用的另一个示例。

## 3

**心电图13-10** 这是室上性期前收缩二联律还是室性期前收缩二联律？我们可按照心电图13-9的思路进行判断。此外，这例心电图可见提前出现的P波，因此判断为PAC，这又是一个室上性期前收缩二联律。

你注意到一致性的问题了吗？除了Ⅰ、aVL、aVR及$V_2$导联，其他所有导联的T波均与QRS波群终末部方向一致。这异常吗？确实异常。这种一致性可发生于心肌缺血、中枢神经系统(central nervous system，CNS)事件或其他可引起广泛T波异常的病因。

### 临床要点

通常，RBBB是较稳定的图形，但仍需排除新发的RBBB。找到既往心电图、既往医疗记录，并进行综合分析，全方位评估RBBB是新发的还是陈旧性。新发的RBBB可能是心肌梗死或其他即将出现问题的预兆！

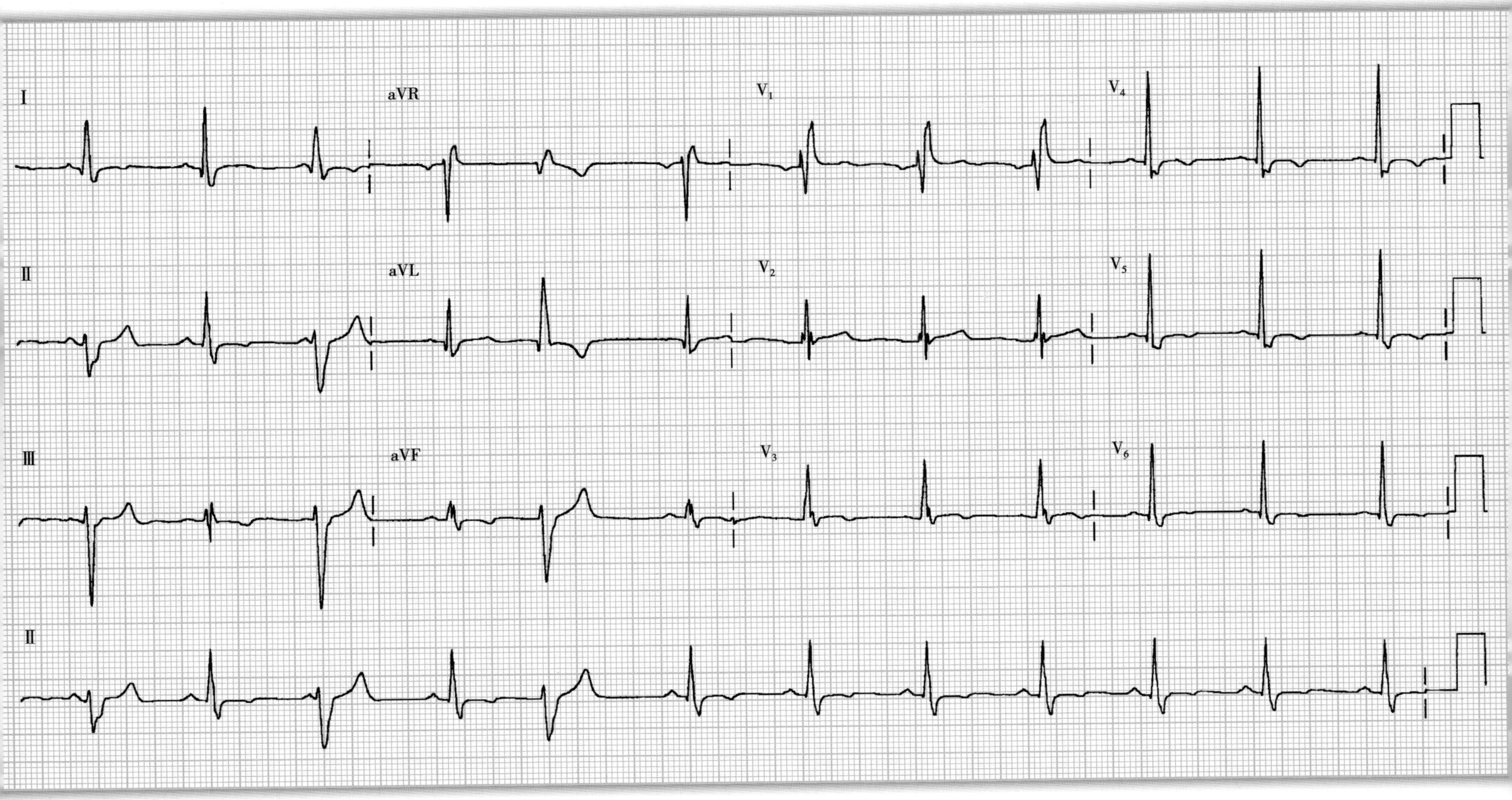


心电图 13-10

2

# 左束支阻滞

请记住这句俗语：无论什么时候，当你看到节律规整的心电图并感叹“哎呀，这个图形真丑”时，你可能看到的是左束支阻滞（LBBB）心电图。LBBB的QRS波群时限应该≥0.12 s，什么原因使LBBB心电图看起来这么难看呢？LBBB的QRS波群通常呈单一形态（QRS波群全部正向或全部负向），伴有ST段抬高或压低，T波宽大。请注意，束支阻滞时ST段、T波与QRS波群终末方向并不一致。这意味着QRS波群终末部与ST段及T波方向相反。如果QRS波群终末部是负向的，则ST段及T波方向应该都是正向的。同样，如果QRS波群终末部是正向的，则ST段及T波应该都是负向的。如果QRS波群终末部与ST段及T波方向一致则称为同向（一致），这可能是束支阻滞伴发潜在病理过程的征象。

LBBB是由左束支主干或左束支的双分支发生阻滞引起的。这种阻滞使电激动先通过右束支传导，然后从右向左经过细胞间的直接传导引起心室除极（图13-10所示）。由于左心室体积较大、激动传导过程延迟，造成QRS波群时限≥0.12 s，且其起始部不像RBBB图形那样锐利。这种向量不锐利的缓慢传导形成了典型的LBBB图形而表现为宽大、单形的QRS波群。另外，除极向量从右向左，因此$V_1$、$V_2$导联QRS波群呈负向，$V_5$、$V_6$及Ⅰ导联QRS波群呈正向。换言之：***如果比较$V_1$和$V_6$导联，就会注意到QRS波群分别为全部正向或全部负向***（图13-10所示）。（注意，$V_1$和$V_2$导联可能有一个很小的r波，是激动通过右束支产生的初始向量引起的。）

**注 释**

左束支阻滞图形如同向空中抛出的一块石头，呈全部向上或全部向下！

因为右束支形成的向量很小，而且被左心室产生的较大向量抵消，不同患者的QRS波群形态通常相似，因此识别LBBB图形较RBBB简单。只需看$V_1$及$V_6$导联，如果这两个导联的QRS波群宽大、单形、全部向上或向下，则为LBBB图形。

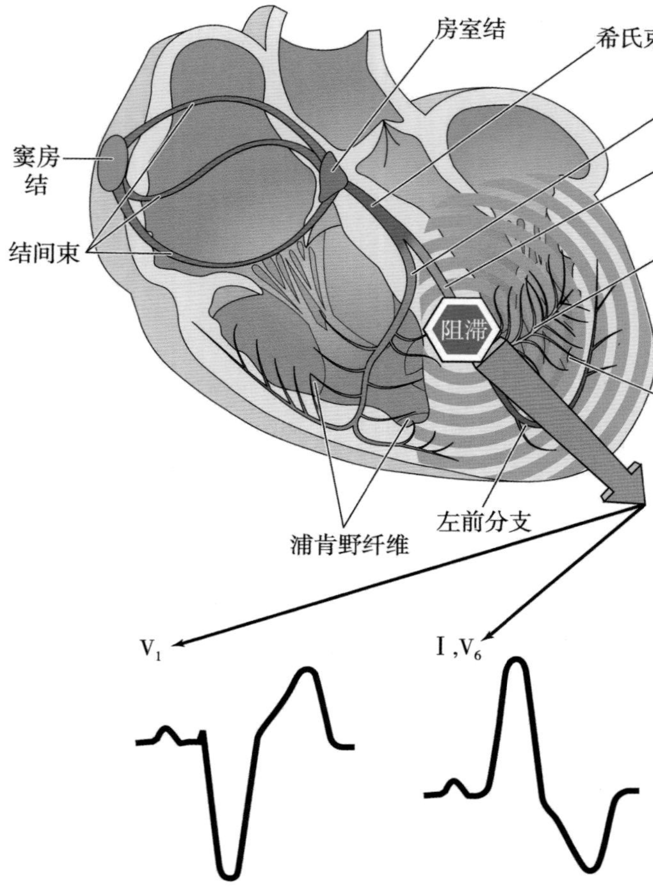


图13-10 左束支传导阻滞

## 左束支阻滞的心电图诊断标准

与RBBB一样，LBBB(图13-11)诊断标准也有三条：

1. QRS波群时限≥0.12 s
2. Ⅰ及$V_6$导联呈宽大、单形R波，无Q波
3. $V_1$导联呈宽大、单形S波，可能有很小的r波

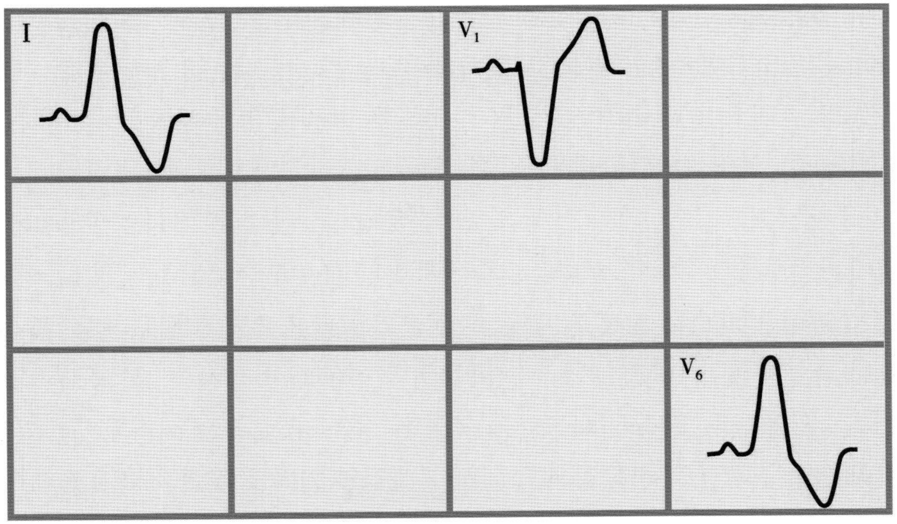


图13-11　心电图及LBBB

正如生活中永远没有绝对的东西，QRS波群的形态也不会固定不变。前面曾经讲述过，与其他类型的心电图相比，所有LBBB图形的QRS波群形态通常相似。但是，部分QRS波群也可有很多细微的差异；例如：$V_6$导联R波可能有切迹。这种切迹很少被误认为RSR′图形，而且它也不是RSR′图形！请记住，兔耳征与RBBB有关，但仅出现在$V_1$导联，而不是$V_6$导联。

$V_1$导联中R波的大小可能会有一些变异。例如R波可能较窄——小于0.03 s(图13-12)。宽R波可能是陈旧性后壁心肌梗死的标志，稍后详述。

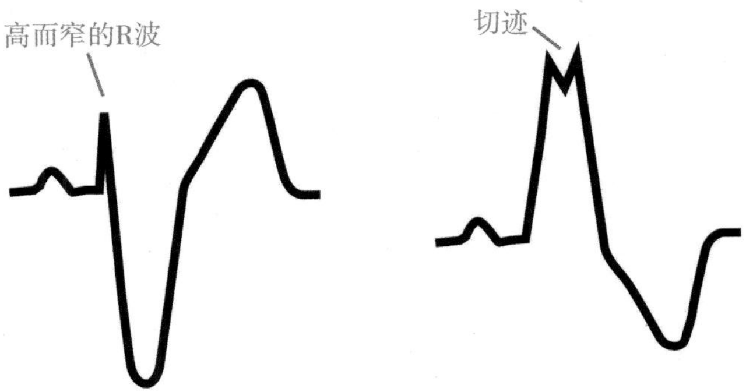


图13-12　变异心电图

本图变异心电图表现与标准图形不同，但变异并不限于本图所示的两个例子。

2

**心电图13-11** 这张心电图是典型的LBBB图形示例。注意图中QRS波群宽度>0.12 s，$V_6$导联QRS波群均为正向，$V_1$导联QRS波群均为负向。呈典型的LBBB心电图表现：$V_1$及$V_6$导联呈宽大、单形的QRS波群。Ⅰ与$V_6$导联QRS波群形态相同或相似。我们之前曾讨论过Ⅰ及$V_6$导联的相似之处，这里我们再复习一次。Ⅰ导联朝向身体的左侧，也就是第5肋间腋中线位置，$V_6$导联电极的位置与之相同。它们在3D空间具有相同的位置，均位于额面及Z平面的交叉点。因此，Ⅰ及$V_6$导联的心电图应该是一致的。但具体放置导联的位置会有少许误差，因此这两个导联QRS波群的形态可能会存在一些差别。

请牢记“全部向上或向下”的准则，这对你诊断LBBB有很大的帮助。

请注意这张心电图的电轴左偏。大多数LBBB病例电轴正常或左偏。少数情况下，甚至可能出现电轴右偏，这种情况发生在LBBB合并右心室肥厚时。此时，心电图胸前导联呈典型的LBBB图形，额面肢体导联电轴右偏。虽然这种情况非常少见，但是你应知道有这种可能性。

**临床要点**

如果一张心电图的QRS波群呈宽大畸形，则很可能是LBBB图形或高钾血症引起的IVCD。

**心电图13-12** 这张心电图仍是LBBB的示例，符合LBBB的所有诊断标准：宽QRS波群，Ⅰ、aVL导联及$V_5$、$V_6$等侧壁导联R波有切迹。请注意，与心电图13-11相比，该图中R波切迹呈RR′型。重要之处在于这些心电图表现出现在$V_5$、$V_6$导联，而不是发生在与RBBB图形相关的$V_1$导联。这是诊断LBBB的关键点！并非只要出现兔耳征就诊断RBBB，还要考虑它们出现的部位及与顿挫S波的关系。

这张心电图还存在其他变化，不要忘了观察。例如，请观察P波是否不正常？是的，有足够的证据说明左心房扩大(LAE)：二尖瓣型P波，$V_1$导联P波双相，$PtfV_1$增大。能否记起这些诊断标准？如果没有，请回顾“ST段与T波”一章并快速复习一遍。

这张心电图有LVH的证据吗？无从得知！LBBB病例无法诊断是否合并LVH，因为QRS波群的振幅主要由左心室异常除极所形成的没有被抵消的向量决定。因此，无法明确QRS波群的“真实”高度。

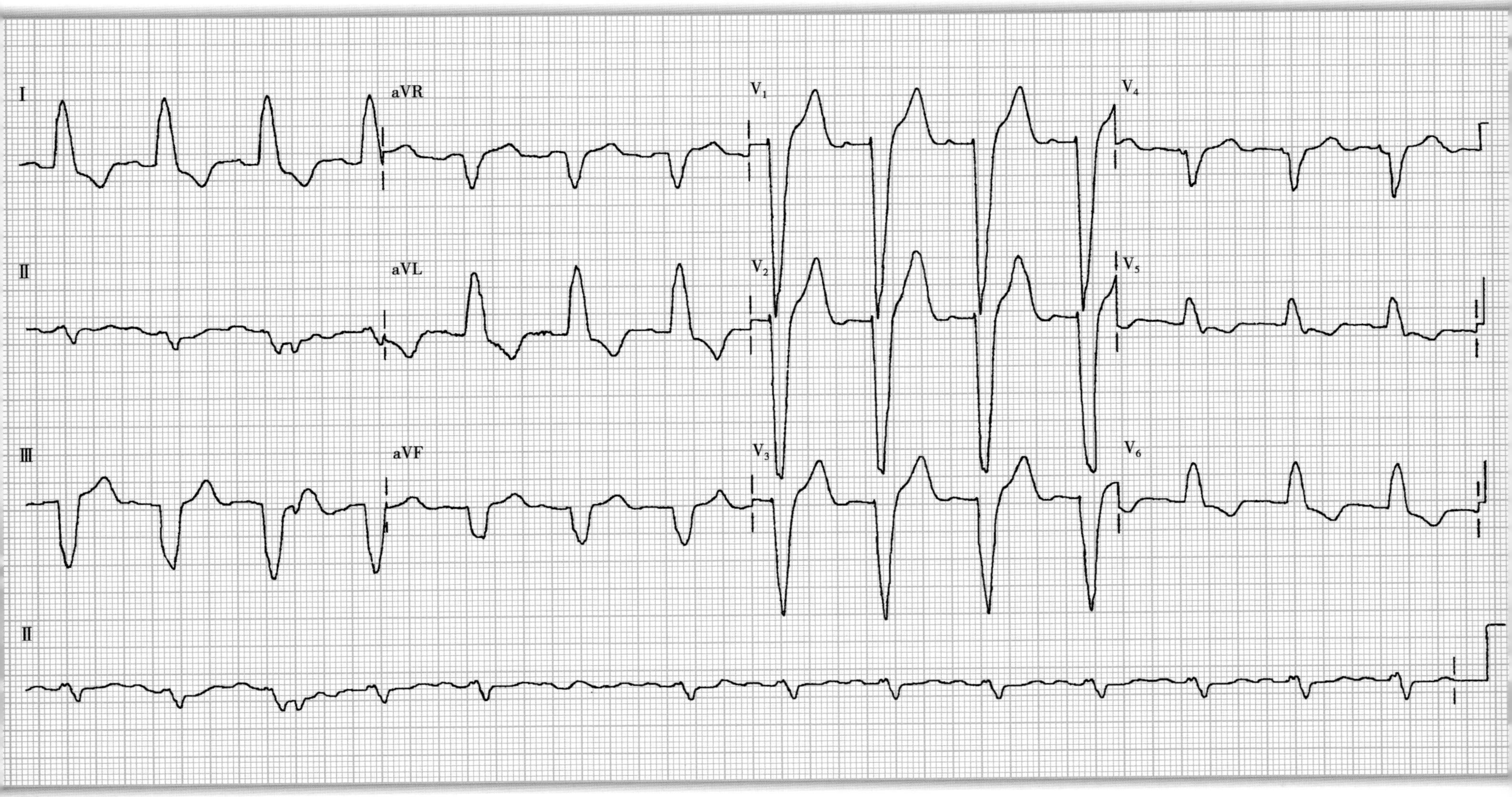
I
aVR
V1
V4
II
aVL
V2
V5
III
aVF
V3
V6
II

心电图 13-11

心电图 病例分析 续

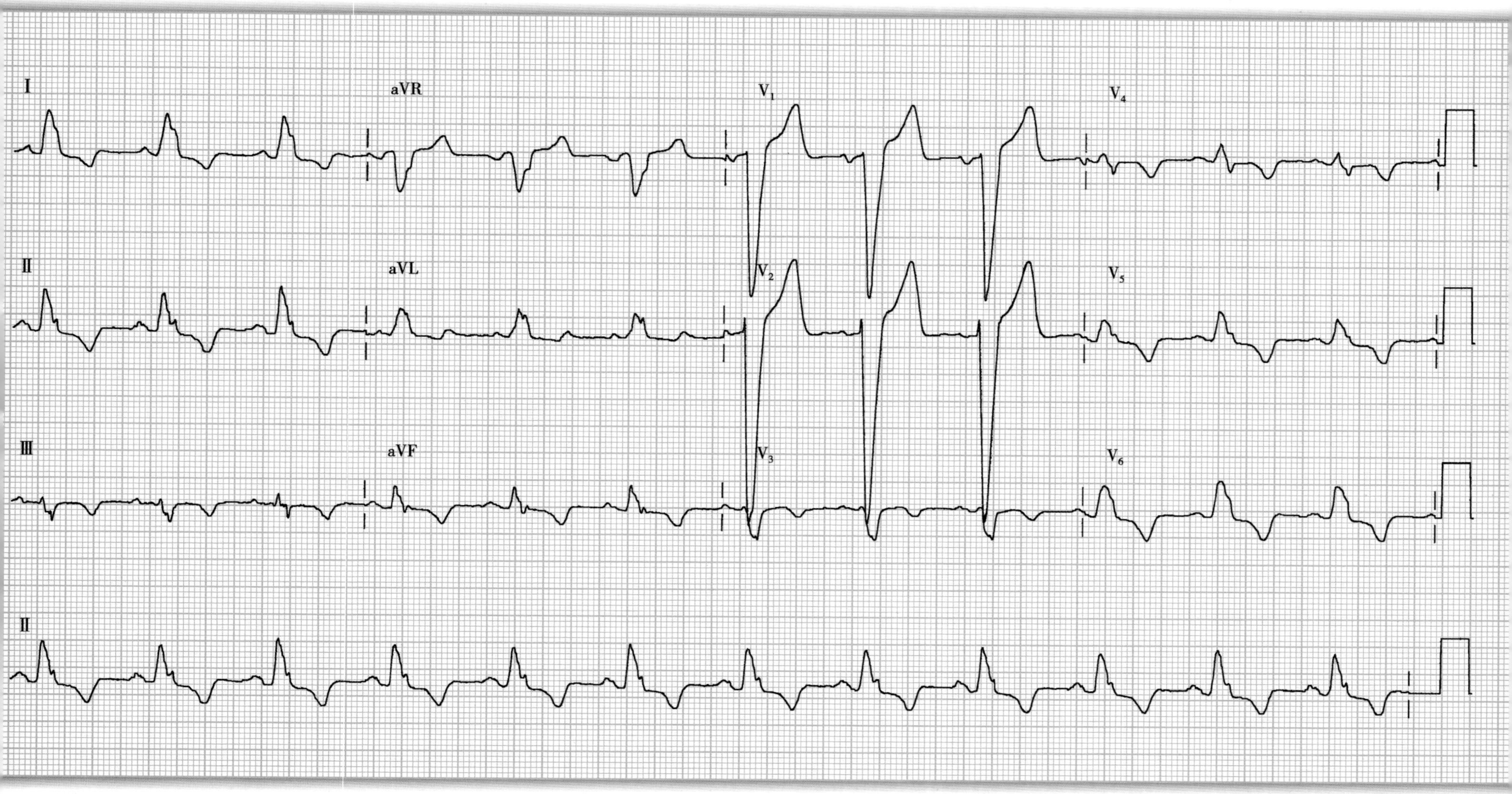


心电图13-12

2

**心电图13-13** 该图中LBBB图形的QRS波群不像心电图13-12那么宽。但宽度仍≥0.12 s。另外，$V_1$导联QRS波群符合全部向上或向下的标准，呈rS图形，这种情况常见于LBBB，而且$V_6$导联呈单向R波；Ⅰ及$V_5$、$V_6$导联R波可见切迹。

仔细观察$V_6$导联的QRS波群。初始部有δ波吗？没有，因为在其他导联中未见δ波。这是迟发类本位曲折的一个示例，常见于LBBB，也可见于LVH。

除了LBBB，心电图还显示额面电轴左偏及LAE。

**心电图13-14** 仔细阅读下面的心电图。现在回到"QRS波群"一章，阅读关于LVH的心电图。两者有哪些相似之处及不同之处？图中胸前导联$V_1$~$V_5$很容易被误认为LVH，但LVH时QRS波群宽度不应该≥0.12 s。本图呈典型的LBBB图形宽QRS波群，且$V_6$导联R波有切迹。肢体导联QRS波群增宽更容易识别，倾向于LBBB而不是LVH。请记住，在整个心电图中，某个间期的宽度是相同的。如果一个导联显示QRS波群时限为0.12 s甚至更长，其他导联的时限也全部≥0.12 s。这例心电图提示我们：仔细阅读每一张心电图，不要草率做出判断。

### 2 快速复习

1. 你可在LBBB病例中轻松诊断LVH，与非LBBB的心电图诊断标准一样。 正确或错误
2. LBBB病例，$V_5$及$V_6$导联QRS波群有时可见切迹。 正确或错误
3. LBBB电轴可正常、右偏或左偏。 正确或错误

答案：1.错误 2.正确 3.正确

### 2 快速复习

1. 典型的LVH________0.12 s。
2. LBBB在$V_1$导联呈________S波或rS波。
3. LBBB中QRS波群全部________或全部________。
4. 在LBBB病例中(可以/不可以)诊断LAE。

答案：1.小于 2.单向 3.向上 向下 4.可以

心电图 病例分析 续

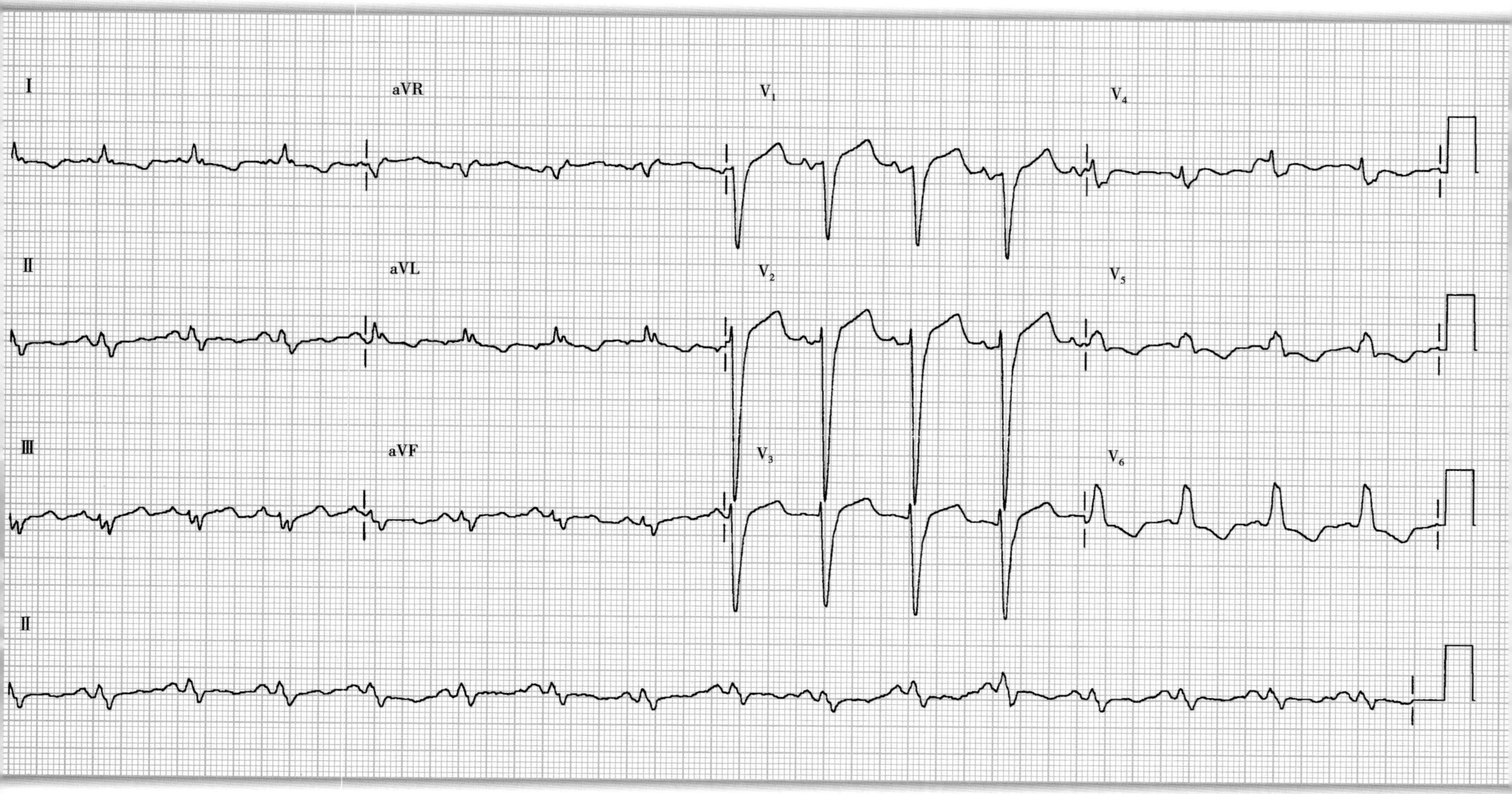


心电图13-13

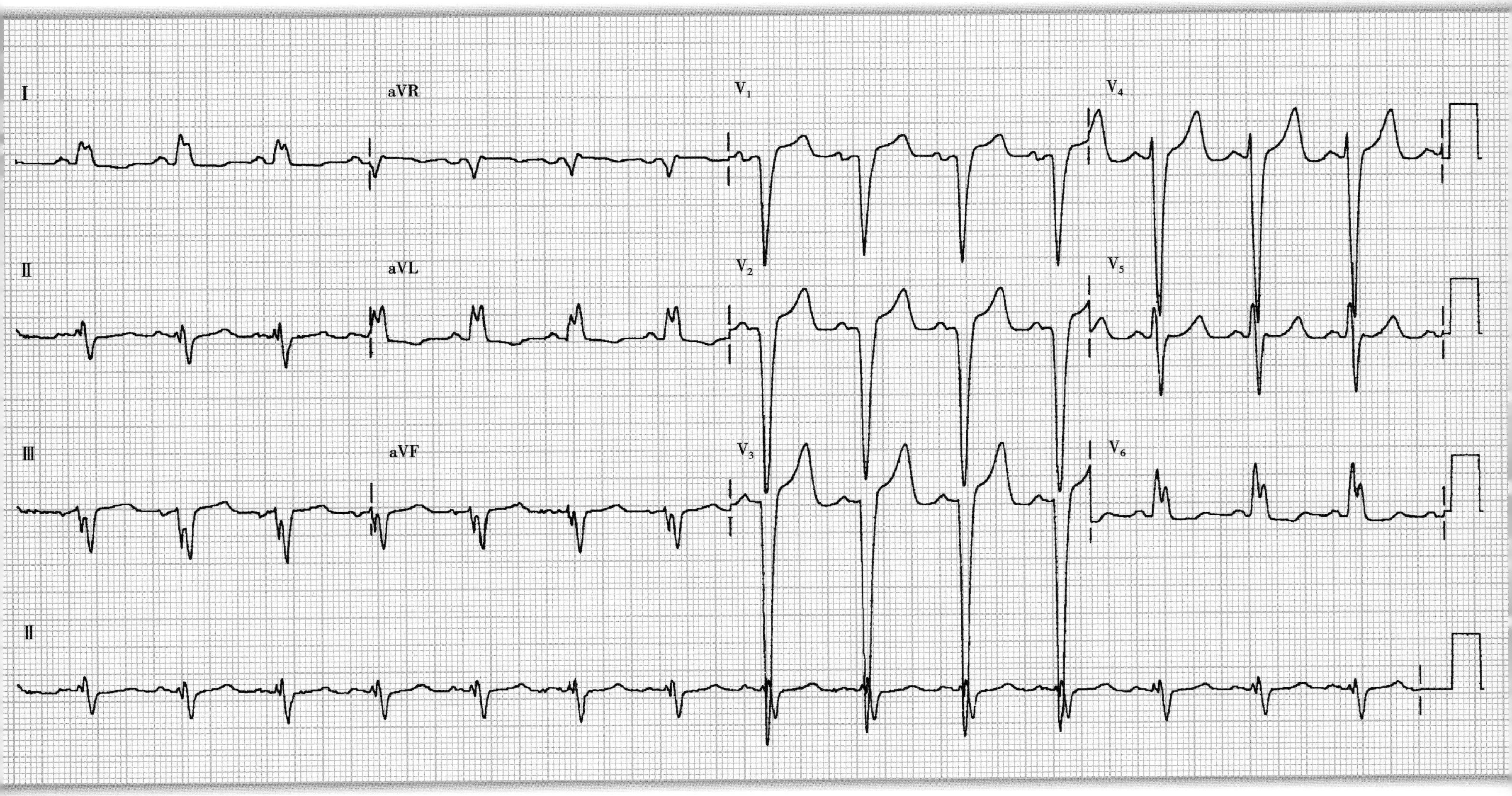


心电图13-14

## 心电图 病例分析 续

2

**心电图13-15** LBBB心电图大致相同。我们继续分享一些LBBB示例，这样你能观察到各种不同形态的LBBB。但是，你会发现，大多数心电图都非常相似。

除LBBB图形外，这张心电图还有什么不寻常的地方？Ⅱ导联呈肺型P波，$V_1$导联具有LAE证据，提示双心房扩大。

这张心电图倒数第4个心搏是什么？是PVC还是交界性期前收缩(PJC)或PAC伴室内差异性传导？这是一个很难判断的问题！该心搏看起来像PJC伴差异性传导，但是QRS波群电轴与正常心搏不同，终末电势也不同，这些均不支持PJC诊断。这个心搏来源于心室内的心室起搏是最合理的解释，心室部分激动，且不按正常的除极化路径传导。常规LBBB时，除极波沿右束支下传，再通过细胞间的传导穿过左心室。除极的途径决定了QRS波群的形态。异位起搏点产生的除极波可通过不同的方向传至心室，形成不同形态的QRS波群。这个观念类似于从不同的方向观察同一城市的外观，从北部、南部、空中、水中等观察同一城市，其外观表现也不相同。

**提 示**

在学习心电图的过程中，应尽早养成好习惯。每一张心电图都应按我们学过的内容进行解析。寻找QRS波群或间期的不同之处，并自问"为什么会有这些不同"。

2

**心电图13-16** 这张心电图符合LBBB诊断的所有标准：QRS波群增宽，$V_1$导联QRS波群呈rS图形，$V_6$导联QRS波群呈单向R波，额面电轴位于左侧象限。$V_1$导联提示LAE。最后，该图的节律为窦性心动过速。

是否注意到所有心搏的QT间期看起来都延长了？这种情况常发生于束支阻滞(BBB)，尤其是LBBB。此时心室除极、复极均通过细胞间直接传导，因而引起传导时间延长，对应的心电图表现为QT间期延长。但是，这种QT间期延长并没有重要的临床意义。

3

**心电图13-16** LBBB的常见原因有哪些？鉴别诊断包括：

1. 高血压
2. 冠状动脉疾病(CAD)
3. 扩张型心肌病
4. 风湿性心脏病
5. 浸润性心脏病
6. 良性或特发性病因

绝大多数是因为高血压、CAD或两者兼有。

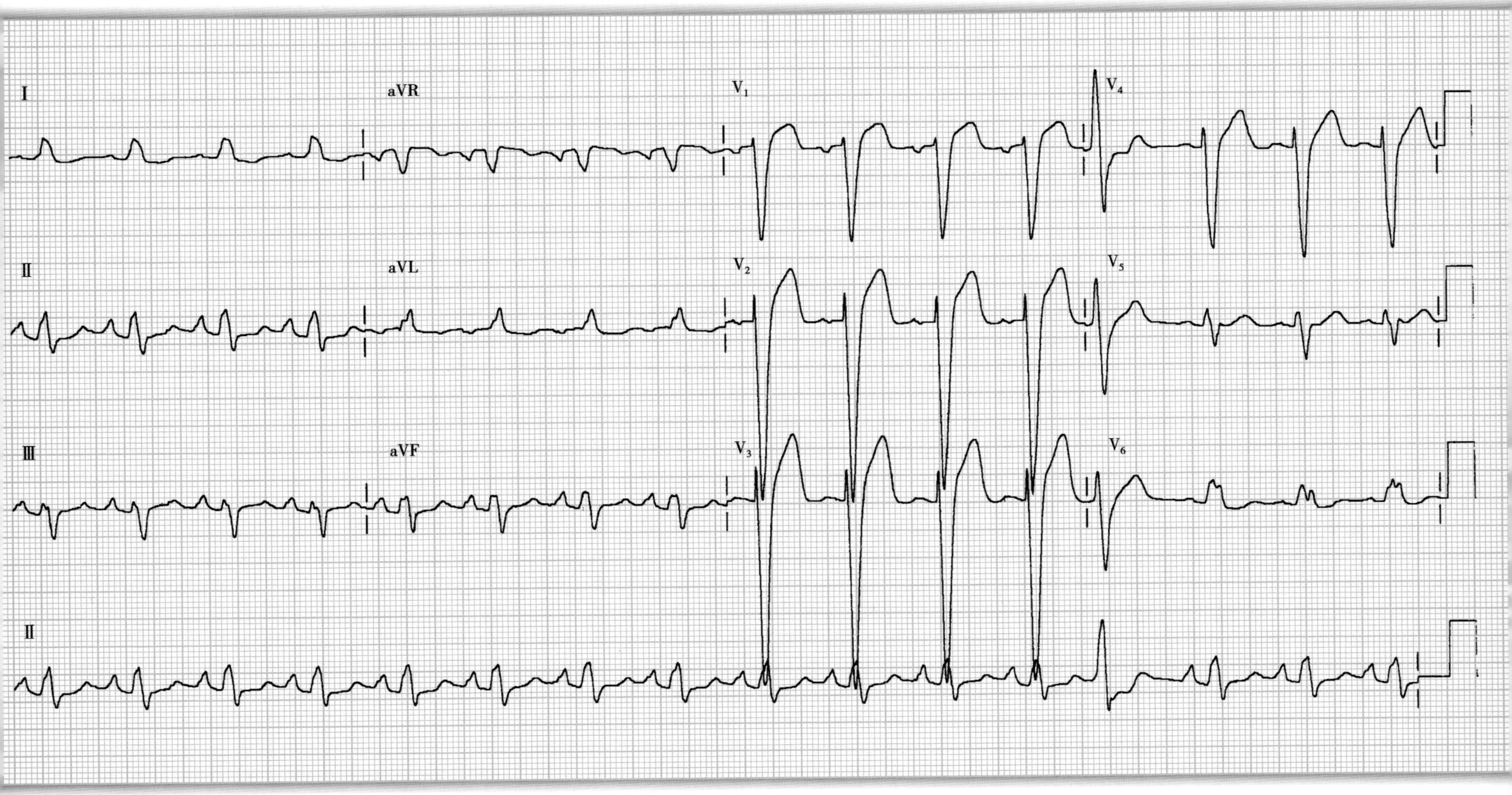


心电图13-15

心电图 病例分析 续

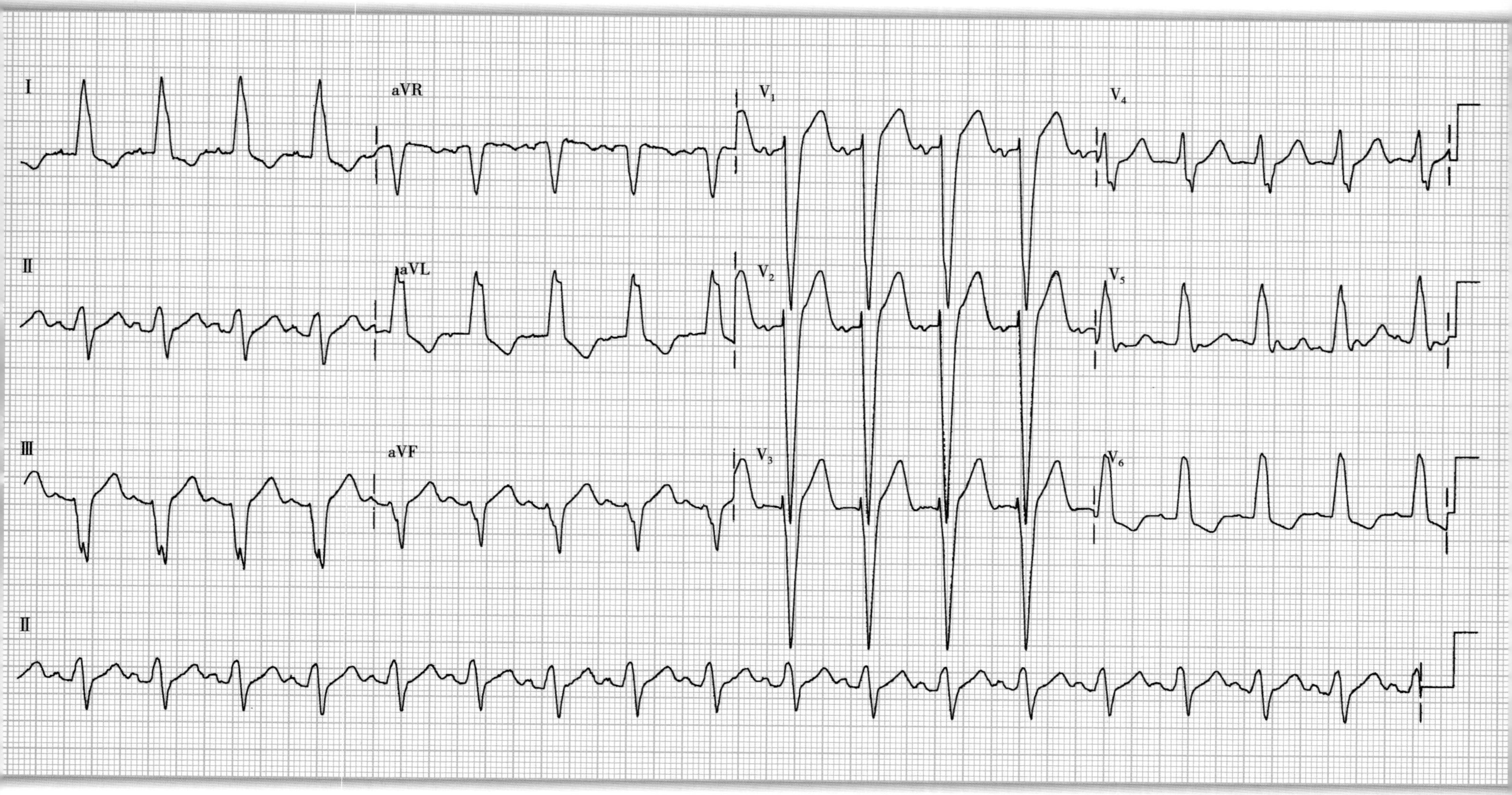


心电图13-16

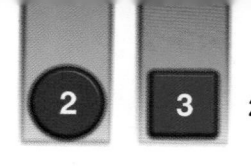

2

**心电图13-17** 这张心电图也是LBBB的示例。我们希望你能掌握诊断的诀窍。请记住，识别QRS波群宽度≥0.12 s是诊断任何BBBs的首要关键点。如果你没有掌握这个关键点，将无法做出正确诊断。一旦你知道自己面对的是一张宽QRS波群心电图，就能专注分析阻滞的位置。

**心电图13-18** 这又是一个典型的LBBB示例。这张心电图的不同之处在于肢体导联及$V_5$导联QRS波群的形态。肢体导联显示原因不明的多发切迹。$V_5$导联也存在切迹，P波后有个小尖波。通过测量PR间期，发现以上所有疑点都位于QRS波群内。

### 3 快速复习

1. LBBB患者经常在下壁导联看到异常Q波。 正确或错误

答案：正确。下壁导联出现异常Q波可以单纯由LBBB引起。然而，你仍需要考虑到陈旧性IWMI可能。不要只是假设由阻滞引起。异常Q波出现在侧壁或高侧壁代表了陈旧性心肌梗死。

### 2 快速复习

配对游戏（答案可以重复使用）：

| | |
|---|---|
| 1. S波切迹 | A. LBBB |
| 2. 宽度>0.12 s | B. RBBB |
| 3. $V_1$导联呈rS波 | C. 两者都是 |
| 4. $V_1$导联R:S值增大 | D. 汤姆·加西亚(Tom Garcia) |
| 5. 额面电轴右偏 | E. 尼尔·霍尔兹(Neil Holtz) |
| 6. 额面电轴左偏 | F. 以上均不是 |
| 7. 一次跳跃就能飞跃高楼 | |

答案：1. B 2. C 3. A 4. B 5. C 6. C 7. F

心电图 病例分析 续

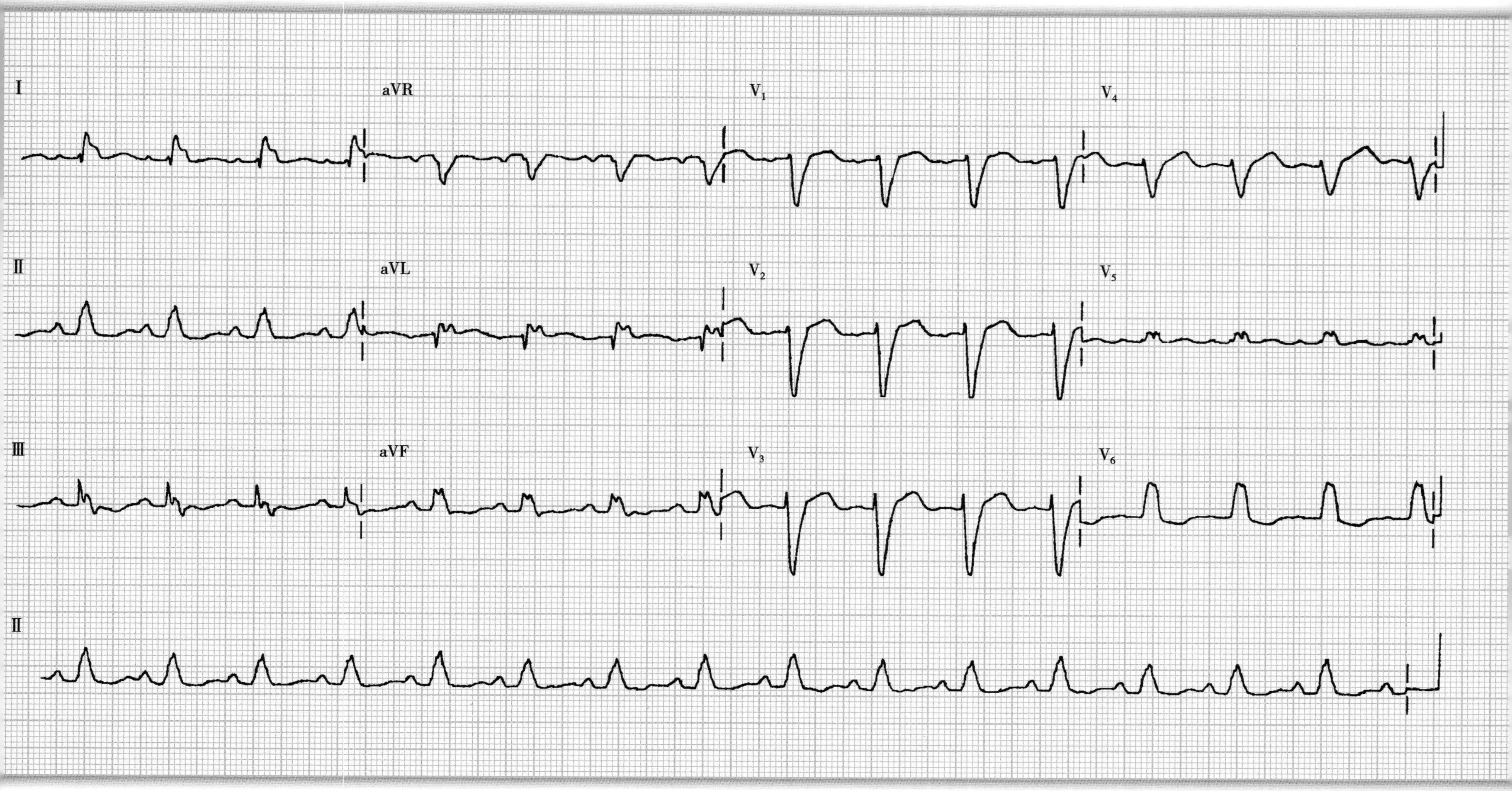


心电图13-17

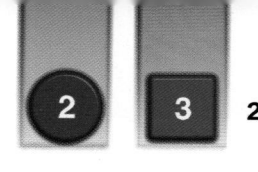

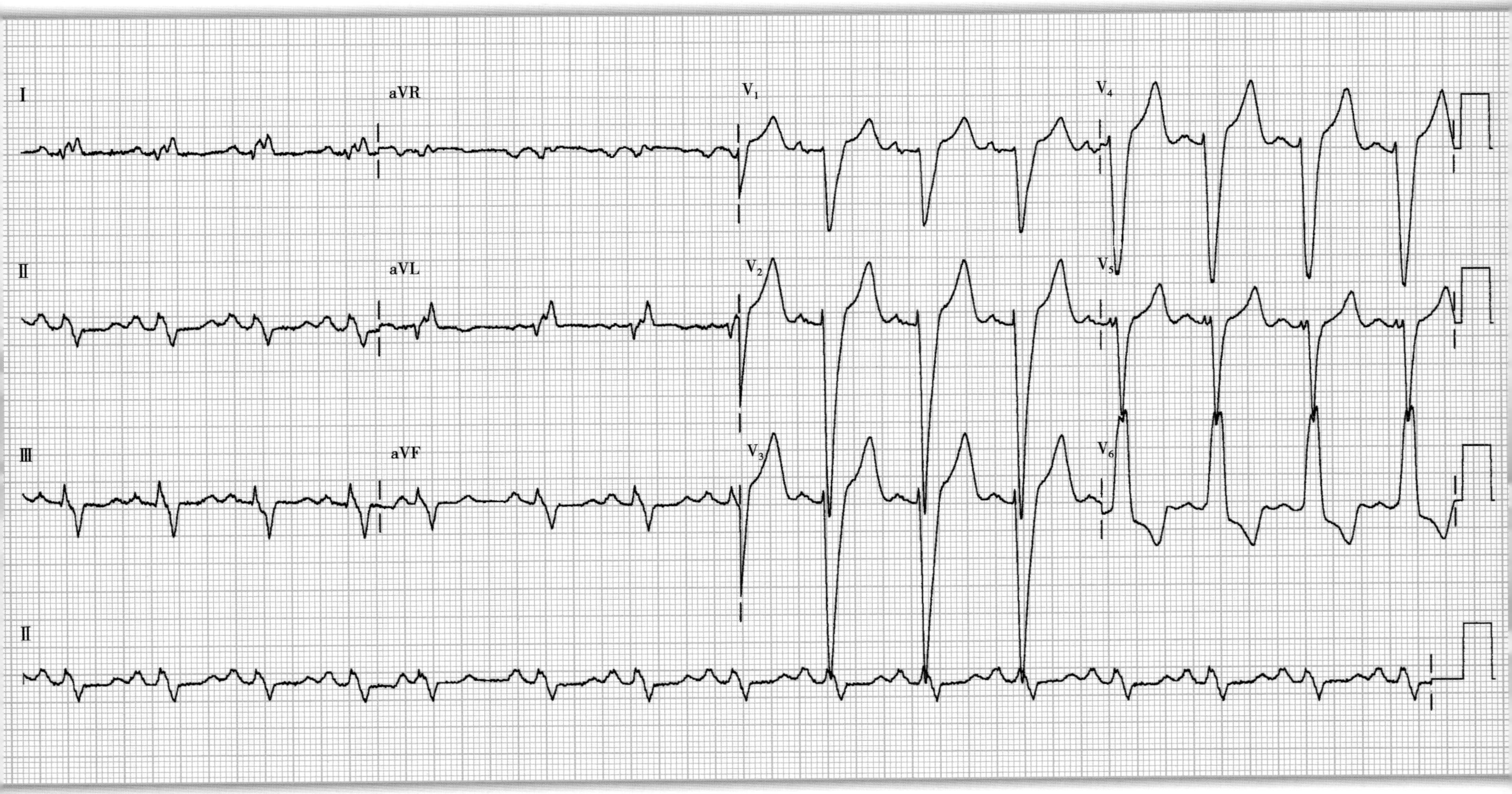


心电图 13-18

## 心电图 病例分析 续

**2**

**心电图13-19** 因为是在"左束支阻滞"这一部分，让我们从QRS波群开始分析这张心电图。(请记住，解读心电图应该从节律、心率等开始。)图中QRS波群宽度≥0.12 s吗？是的！Ⅰ及$V_6$导联可见顿挫的S波吗？不！Ⅰ、$V_1$及$V_6$导联能见到单向、全部向上或向下的QRS波群吗？是的！因此，这是一例LBBB心电图。

图中能看到P波吗？$V_1$及$V_3$导联可见小P波。这些P波看起来很小、很宽，几乎察觉不到。再看Ⅲ导联，这是一度房室传导阻滞吗？不是的！如果测量一下T波的时限，就会发现双峰只是双相T波的一部分。

**3**

**心电图13-19** 这例心电图的额面电轴也位于左侧象限，这种情况常见于LBBB患者。关于LBBB引起额面电轴偏移一直有很多争议，目前认为LBBB本身可引起电轴偏移。心室除极初始部位也是部分影响因素。如果心室最初从后壁除极，其表现类似于LAH，额面电轴左偏。如果心室从前壁或前后壁同时除极，额面电轴正常或右偏。

**2**

**心电图13-20** 这是LBBB部分最后一张心电图了。所有的重复学习都会给你带来回报：你看的愈多，记住的就愈多。这也是我们一直反复学习诊断标准的原因。LBBB的诊断标准是什么？QRS波群宽度≥0.12 s，$V_1$导联呈单向S波或rS波，Ⅰ及$V_6$导联呈单向R波。

这些形态异常的心搏是什么？图中P波均能轻松标出；在大多数形态相同的心搏中，PR间期也基本相等。其他的心搏，例如左侧第2、第4、第5个心搏形态异常(与自身主导心律心电图的QRS波群对比)，看起来像PVC或者PJC伴室内差异性传导。第5个心搏看似来源于另外不同的起搏点。

**3**

**心电图13-20** 为什么这张心电图不是室性心动过速？因为没有房室分离，这是诊断室性心动过速的必要条件。形态异常的心搏来源于心室吗？当然可能，尤其可能存在两个或两个以上心室异位起源点形成的异常QRS波群。PVC常使窦房结重整，产生长代偿间歇，而本图中PVC为什么没有重整窦房结呢？最合理的解释是：患者的房室结存在病变(一度房室传导阻滞)，激动没有经房室结逆传，因此心房及窦房结没有受PVC的影响。

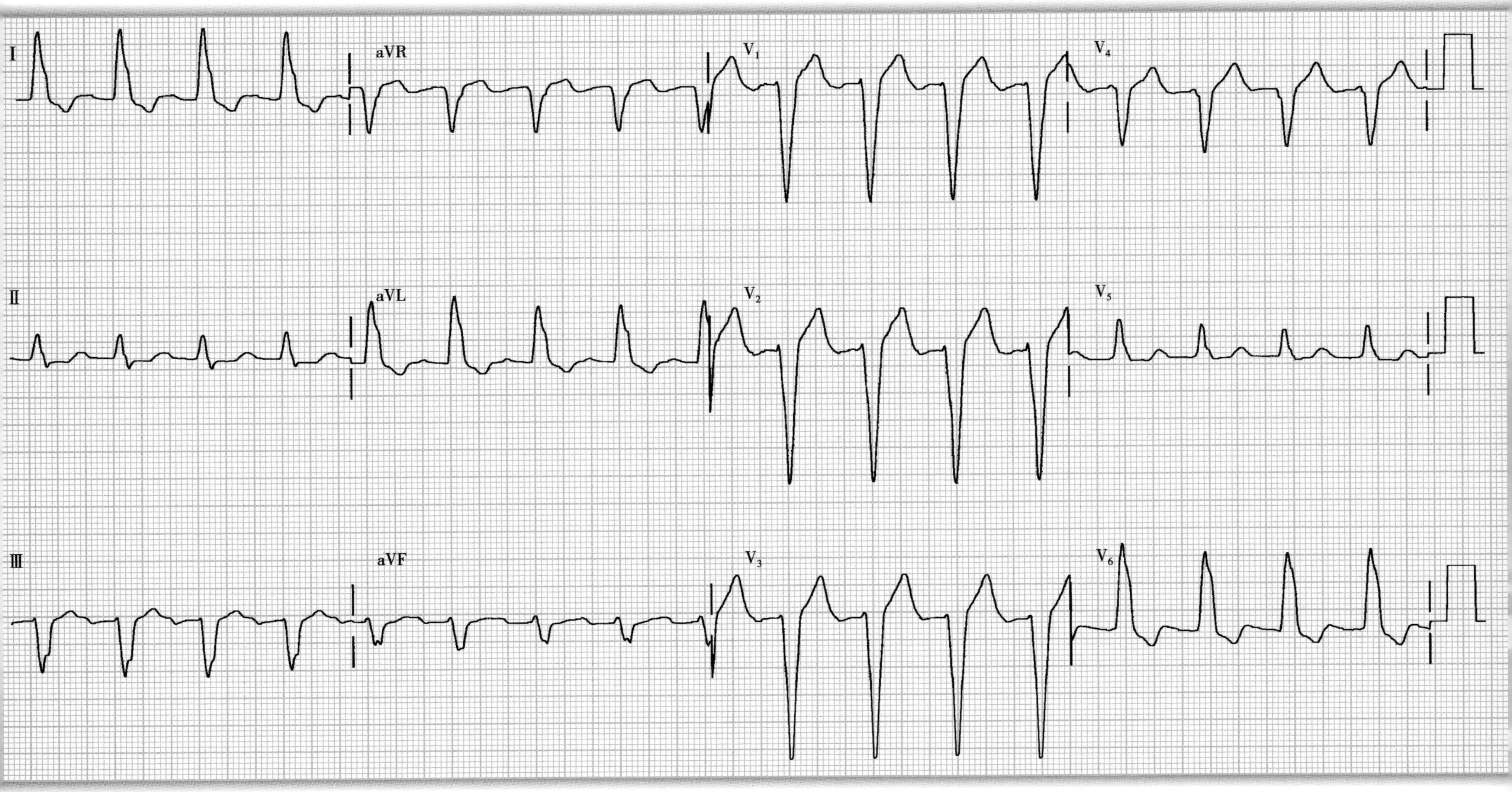
I
aVR
V1
V4
II
aVL
V2
V5
III
aVF
V3
V6

心电图 13-19

心电图 病例分析 续

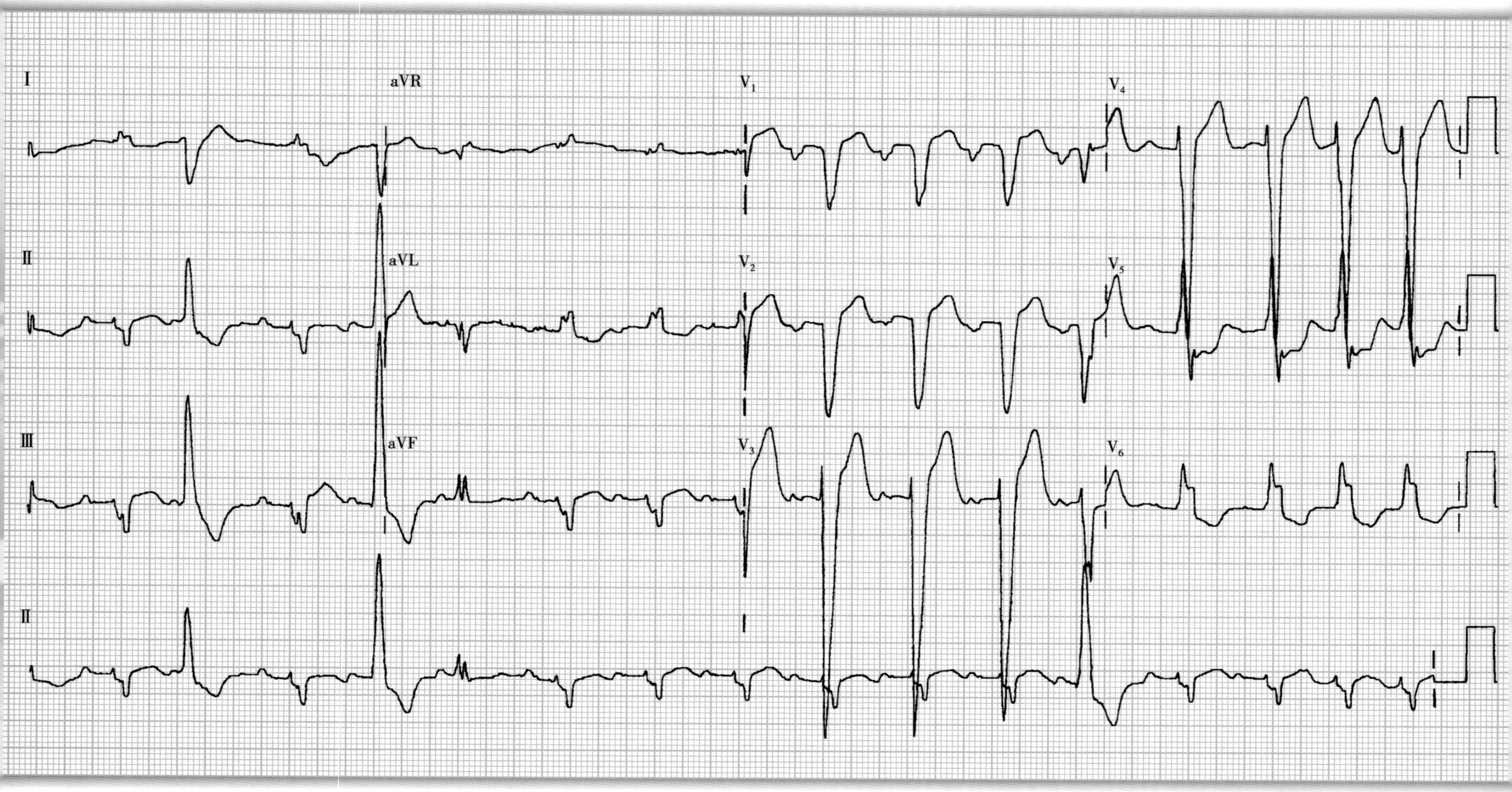


心电图13-20

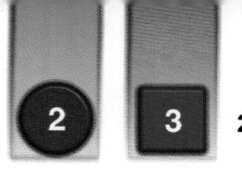

# 心室内传导延迟

心室内传导延迟(IVCD)可以仅局限于一个导联,也可以遍布整张心电图。首先,我们先谈一下局限性IVCD。局限性IVCD很常见,QRS波群看起来像有很多波峰,类似于RSR′图形,但是与正常心搏相比,并无明显增宽。要点:***局限性IVCD时其QRS波群宽度小于或等于0.12 s,常在Ⅲ导联出现***。

全部导联出现的IVCD是指心电图中QRS波群宽度≥0.12 s,但既不符合LBBB亦不符合RBBB心电图特征。其典型表现是:$V_1$导联QRS波群呈LBBB图形,而$V_6$导联呈RBBB图形。当你看到继发性IVCD时,首先应想到电解质紊乱,尤其是高钾血症。高钾血症是IVCD致死性病因,出现后应迅速处理。

**临床要点**

关于宽QRS波群的一些要点:

当你看到QRS波群宽度≥0.12 s时,要想到以下4种可能:

1. LBBB
2. RBBB
3. IVCD
4. 室性异位心搏或室内差异性传导

下一步想法应该为:

A. 如果心电图看起来像IVCD,请立即关注高钾血症及其治疗。

B. 如果心电图酷似室性心动过速,请立即开始治疗。

# 束支阻滞:小结

左束支阻滞时无法诊断LVH或RVH。这是因为QRS波群大部分是由异常传导形成的,无法测量无阻滞时QRS波群的真实幅度。大多数LBBB电轴正常,也常见电轴左偏。合并LBBB的患者可以诊断心肌梗死,我们将在“急性心肌梗死”一章中简要介绍这个内容。请记住ST段、T波与QRS波群极性一致性的概念对于评估疾病有着重要意义。心房扩大可以通过常规标准做出诊断。

右束支阻滞病例刚好相反,QRS波群的起始正常,仅终末部延迟。因此,可以通过常规标准来诊断LVH,但是无法诊断RVH。应用无阻滞时的常规标准也可以诊断心肌梗死。请记住ST段、T波与QRS波群极性一致性的概念可以评估心肌缺血。心房扩大也能通过常规标准做出诊断。

花几分钟复习一下《高级生命支持(ACLS)》一书中起搏器植入的指征,大多数指征是束支阻滞或双分支阻滞。

当你看到合并阻滞的心电图时,不要惊慌失措。请逐一解析,判断属于哪一种类型的阻滞。***请记住,LBBB和RBBB图形的形态非常有用***。当你看到“典型”阻滞的时候,请注意哪个导联ST段抬高和压低,T波及QRS波群应该呈什么形态,电轴如何,QRS波群的规整性,等等。知道典型的阻滞是什么形态,就能判断非阻滞本身引起的任何异常改变。这是你能准确判断束支阻滞的唯一方法。

## 心电图 病例分析 心室内传导延迟

**2**

**心电图13-21** 下面心电图中QRS波群时限大于0.12 s，符合某种阻滞的表现。Ⅰ及$V_6$导联的S波顿挫吗？是的！$V_1$导联R:S值增大了吗？没有！因此$V_1$导联的QRS波群形态不符合RBBB的诊断。那么这是哪种类型的阻滞呢？这是心室内传导延迟(IVCD)。其关键点是：IVCD最常见的病因是什么？高钾血症！正如你在“电解质与药物效应”一章所见：当患者进展到IVCD时，你只有几分钟的反应时间。完成这张心电图后不到5 min，患者就出现了心搏骤停。尽管这一点难以置信，但却是真的。

**3**

**心电图13-21** 这张心电图中还有其他高钾血症的征象：例如PR间期延长。另外，还可见T波振幅增高、基底部增宽及QRS波群增宽，此为高钾血症引起整个心动周期延长所致。

我们在“电解质及药物效应”一章将会看到，很多高钾血症患者(包括本例)出现QT间期延长，其原因是与高钾相关的低钙血症引起。在终末期肾透析的患者中，高钾血症合并低钙血症很常见。在心电图进展为正弦波(详见“电解质与药物效应”一章)或心脏停搏前对患者进行紧急治疗至关重要。

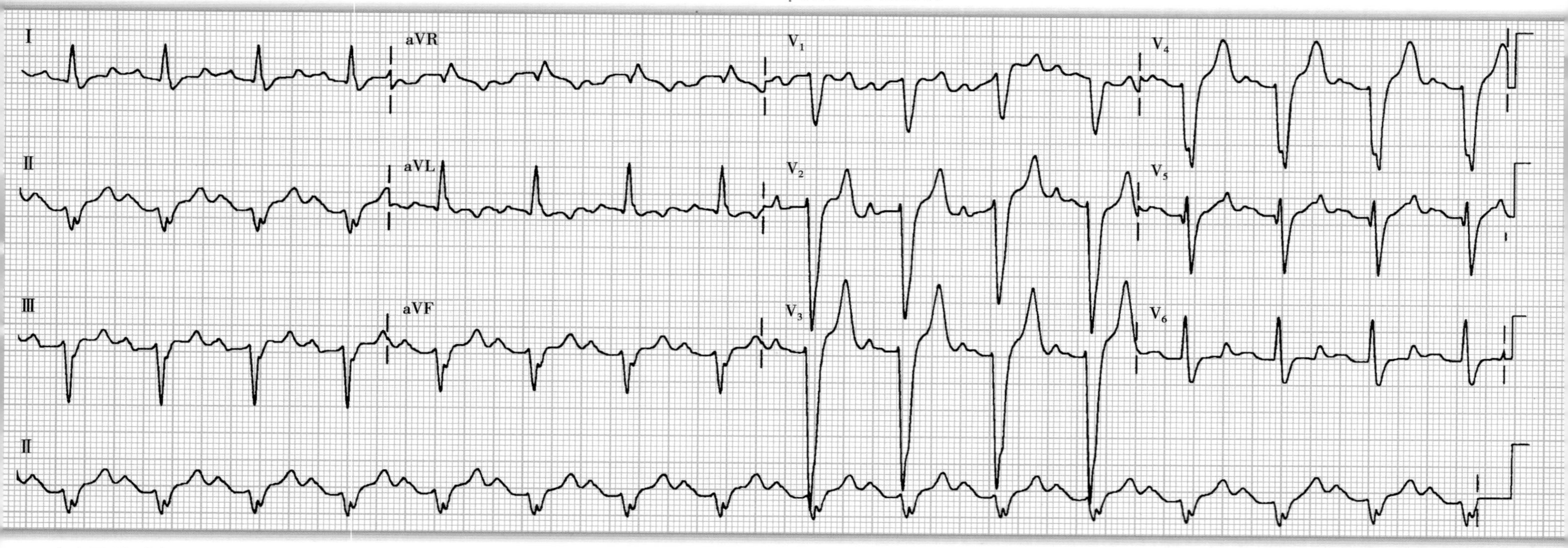


心电图13-21

## 2

**心电图13-22** 这张心电图令人深思。首先,在所有QRS波群前均无P波。图中可见多处基线波动,易误认为P波。但这种基线波动即使在同一个导联都不一致,因此考虑为小的基线伪差。实际上,在临床心电图上很难获得完美笔直的基线,除非发生导联脱落(例如,心电图14-34B)。图中宽QRS波群时限>0.12 s,不符合RBBB与LBBB图形,因此为IVCD。那么,你首先想到什么病因?高钾血症!如果你没有预先考虑到这种可能性,将无法做出最终诊断。

## 3

**心电图13-22** 这张心电图提示了IVCD的诊断证据。另外,QRS波群非常宽,无与之相关的P波。这是一例严重高钾血症的示例,已接近正弦波图形。幸运的是患者得到了及时的救治,心电图最终逆转。请注意图中并无QT间期延长,这种高钾血症通常会出现QT间期延长,这例患者是个例外。

该图必须与各种原因诱发的加速型特发性室性自主心律进行鉴别,在那些病例中还应该预测相关的QT间期延长。

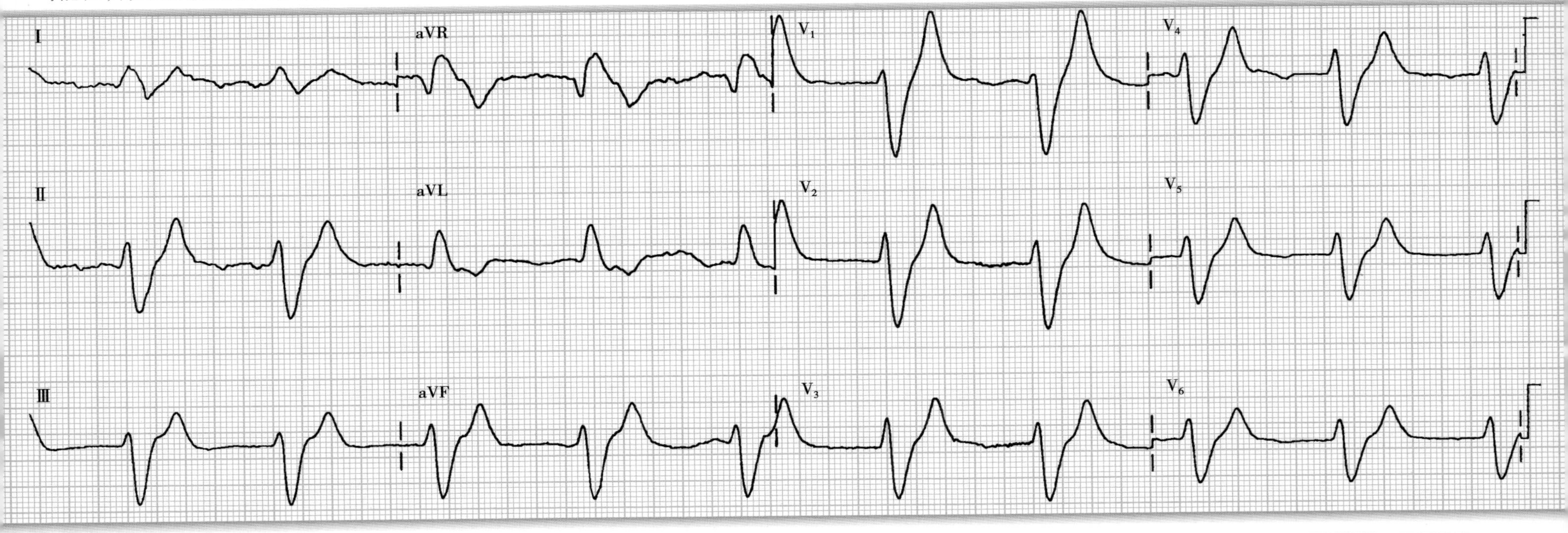


心电图13-22

心电图 病例分析 续

2

**心电图13-23** 这张“形态异常”的心电图实际非常简单。你能看到每个QRS波群前极小的竖线吗？这些是起搏器的起搏钉样信号。这张心电图来自一例心室起搏患者。起搏器电极位于室间隔(图13-13)，形成的心电图与心室细胞充当起搏点的室性异位心律非常相似。起搏钉样脉冲引起的除极波直接通过细胞-细胞接触传导，形成宽大、畸形的QRS波群。多数情况下，起搏心电图的QRS波群呈LBBB、RBBB、IVCD图形。

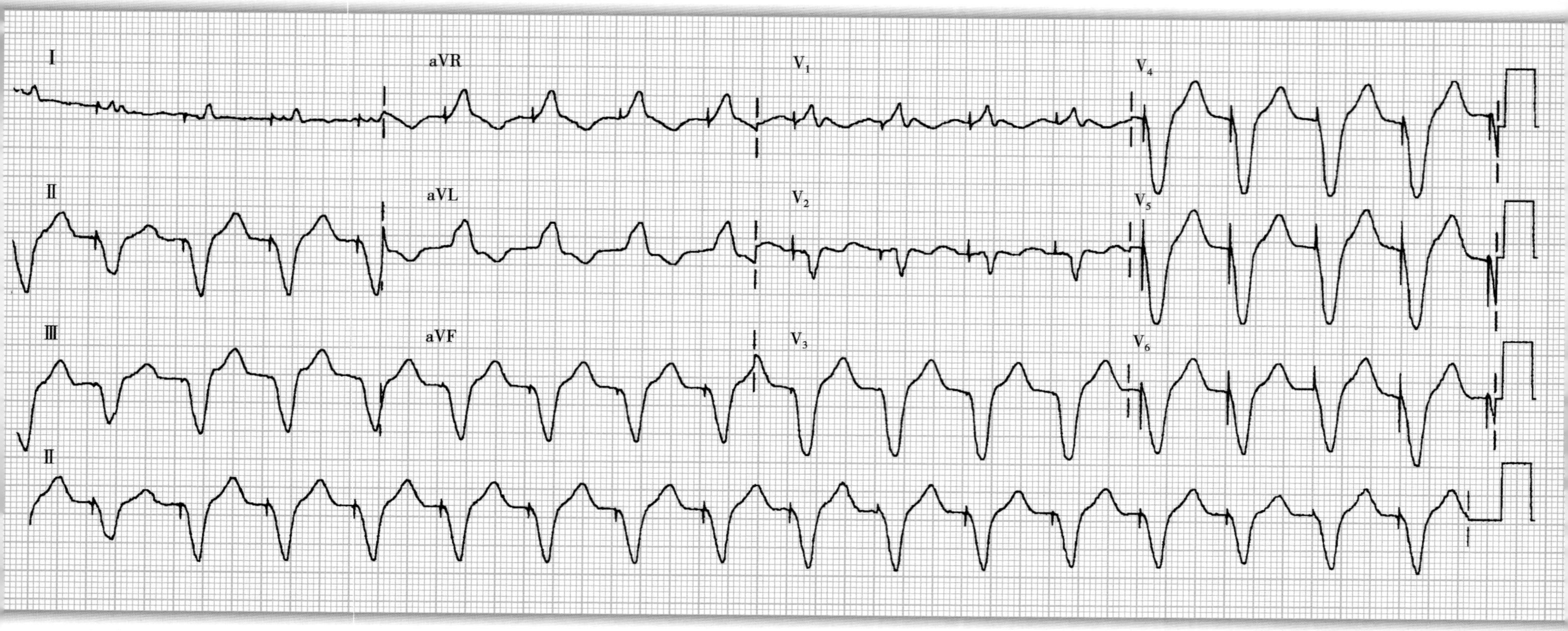


心电图13-23

## 分支阻滞

分支阻滞是指左束支分为左前分支及左后分支后发生的左束支半支阻滞。(这种分类并不是十分准确，因为它不符合解剖学命名，这不是左束支真正的一半，而是整个分支。但现在依然沿用这种传统分类法。)左前分支发生阻滞，称为左前分支阻滞(LAH 或 LAFB)。同理，左后分支发生阻滞，称为左后分支阻滞(LPH 或 LPFB)。

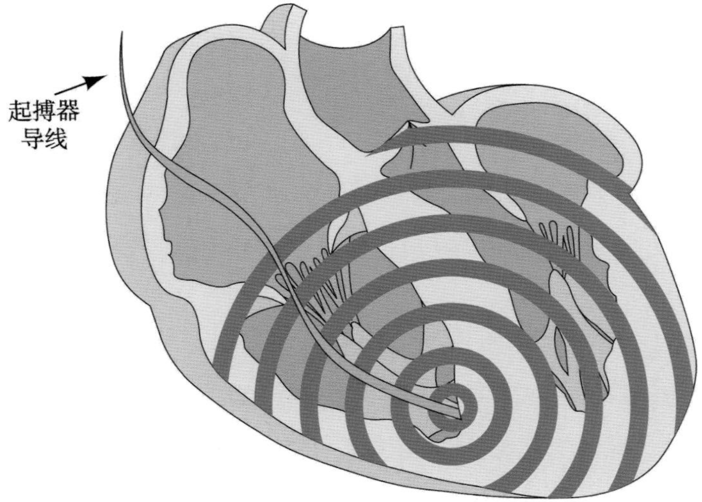


图 13-13 心脏及起搏器导线

左前分支为来源于左束支的纤细纤维束，最终形成浦肯野纤维网，分布于左心室前壁及侧壁(图 13-14 所示)。左后分支同样来源于左束支，但其纤维并没有紧密成束状分布，而是松散排列并逐步散开。左后分支主要支配左心室下壁及侧壁。你可以在“解剖知识”一章复习这些内容。

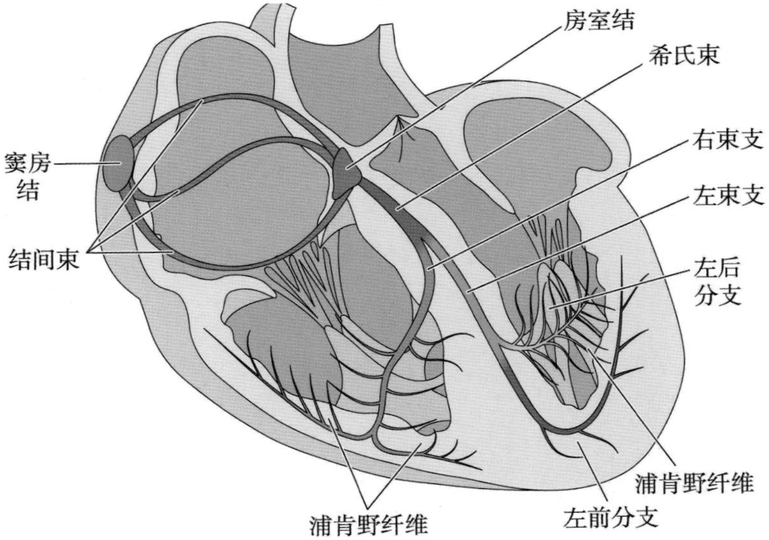


图 13-14 心脏及电传导系统

分支阻滞引起心室激动顺序异常及不同步，改变了左心室的除极向量，而不同的向量形成不同的心电图图形。我们稍后会讲述。

## 左前分支阻滞

当发生左前分支阻滞时，左心室除极顺序变为室间隔、下壁、后壁，继而前壁、侧壁。这个过程引起向上、向左的向量未被抵消（图13-15所示），使心电轴向左偏转，形成电轴左偏。心电轴位于六轴系统的左侧象限，介于-30°~-90°。

LAH引起的另一个心电图改变是：Ⅰ导联呈qR波或大R波，Ⅲ导联呈rS波。小q波与小r波由心室内未被抵消的除极向量形成。

LAH诊断标准如下：

1. 电轴左偏，-30°~-90°
2. Ⅰ导联呈qR或大R形
3. Ⅲ导联呈rS形，Ⅱ及aVF导联也可呈rS形

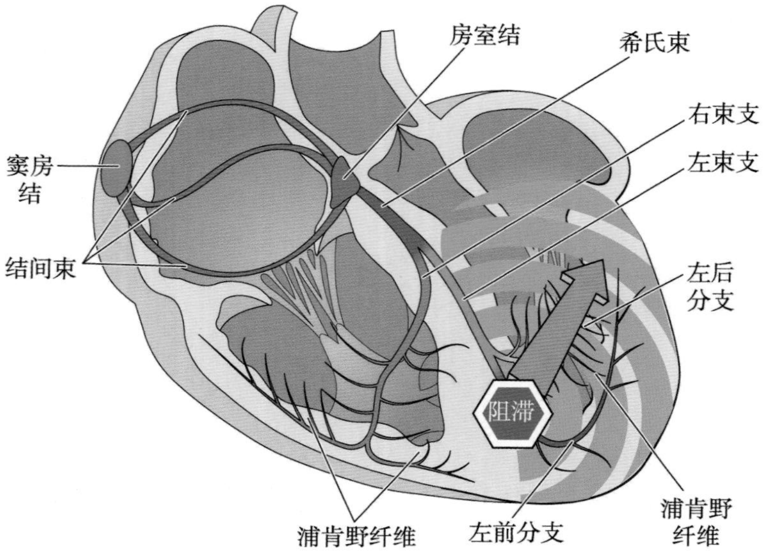

图13-15　左前分支阻滞

## 识别LAH的捷径

异常电轴左偏-30°~-90°,是诊断LAH的主要标准。这里有一个基于六轴系统的非常简单的识别方法。如果给一点提示,你是否能够判断出心电轴的位置?我们曾经讲述过应用Ⅰ及aVF导联判断象限,那么判断电轴是否落在-30°~-90°需用哪些导联?你可以用Ⅰ、aVF及Ⅱ导联;Ⅰ导联QRS波群正向,aVF导联负向,Ⅱ导联负向(图13-16所示)。很简单不是吗?心电图上,Ⅰ及aVF导联分别为正向及负向,电轴将位于左上象限。现在再看Ⅱ导联,如果是负向,结果将会是LAH。使用这种方法,你可以在2 s内判断LAH。这会给你的朋友留下深刻的印象。

许多人说急性下壁心肌梗死的患者无法诊断LAH。急性下壁心肌梗死时,Ⅱ、Ⅲ及aVF导联的Q波引起***初始***向量偏移,而不是***终末***向量偏移,这与LAH相似。我们的辩词是:请证明给我们看LAH不存在!异常的电轴左偏(LAD)-30°~-90°提示为病理性;心电图并不正常。如果Ⅱ、Ⅲ及aVF导联出现小r波,更支持LAH诊断,但是诊断LAH的主要标准仍是电轴左偏介于-30°~-90°。急性心肌梗死伴随的病理性Q波可能会隐藏小r波。当我们学习双分支阻滞时,会看到双分支阻滞患者合并急性心肌梗死时可能会进展为三度房室传导阻滞。我们宁愿误诊为LAH,也不能漏诊。如果漏诊了,患者可能会出现死亡;但如果我们过度诊断了,心电图仍然异常,却不会对患者造成伤害。以上仅为一个纯粹主义者的个人逻辑,请予以包涵、指正。

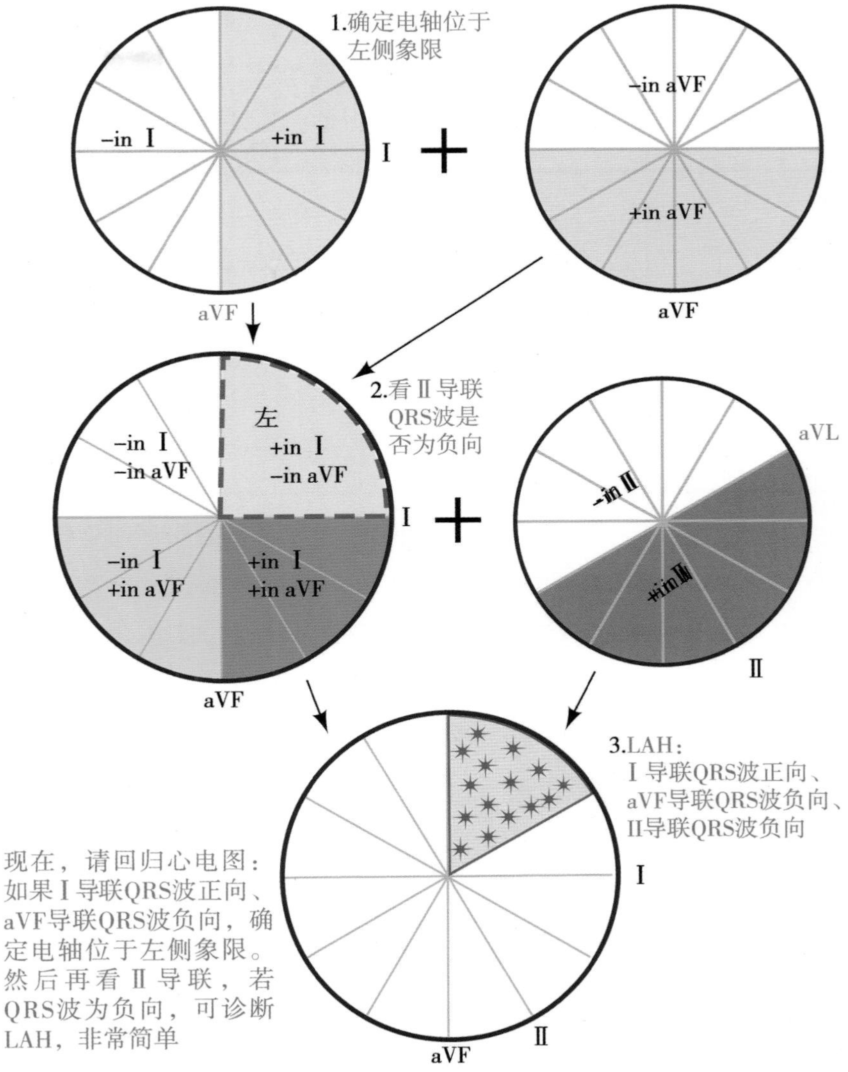


图13-16 判断电轴介于-30°~-90°

## 2

**心电图13-24** 这张心电图的额面电轴位于哪个象限？ Ⅰ导联QRS波群正向、aVF导联QRS波群负向，电轴位于左侧象限。确切地说，左侧象限范围是从90°~0°~-90°。我们需要知道电轴是位于0°~-29°的生理性偏移还是LAH引起的病理性偏移。为了迅速区分这两种可能性，我们需要观察Ⅱ导联。如果Ⅱ导联QRS波群呈正向，电轴将位于0°~-29°；反之，如果Ⅱ导联QRS波群呈负向，电轴一定介于-30°~-90°。这是额面中唯一符合LAH诊断三个条件的区域：Ⅰ导联QRS波群呈正向，aVF导联QRS波群呈负向，Ⅱ导联QRS波群呈负向。

图中其他标准也符合LAH诊断：Ⅰ导联呈qR波或R波图形，Ⅲ导联呈rS型。Ⅲ导联QRS波群起始处有很小的r波，如果辨认困难，可以用放大镜查看。这并不是讥讽，而是介绍一种解析心电图的实用工具。有时候心电图中的某些波非常小，但也是真实存在的。

**提 示**

应用快捷方法快速判断LAH。

**心电图13-25** 这张心电图也显示了诊断LAH的所有证据。首先，让我们看一下电轴。电轴位于左侧象限吗？是的！因为Ⅰ导联QRS波群呈正向，aVF导联QRS波群呈负向。Ⅱ导联QRS波群呈正向还是负向？呈负向，这些符合LAH诊断标准的第一条（图13-17）。其次，Ⅰ导联QRS波群呈qR型。最后，Ⅲ导联呈典型的rS图形。这张心电图Ⅲ导联的r波相对容易辨识，不是吗？请记住，心电图上某个波的大小并不重要，存在更重要。

这张心电图也提示了LAE。胸前导联的移行区在哪里？在$V_5$到$V_6$之间！移行区是指QRS主波从负向转变为正向的导联，$V_2$~$V_5$的QRS主波仍为负向。使用分规有助于判断移行区！

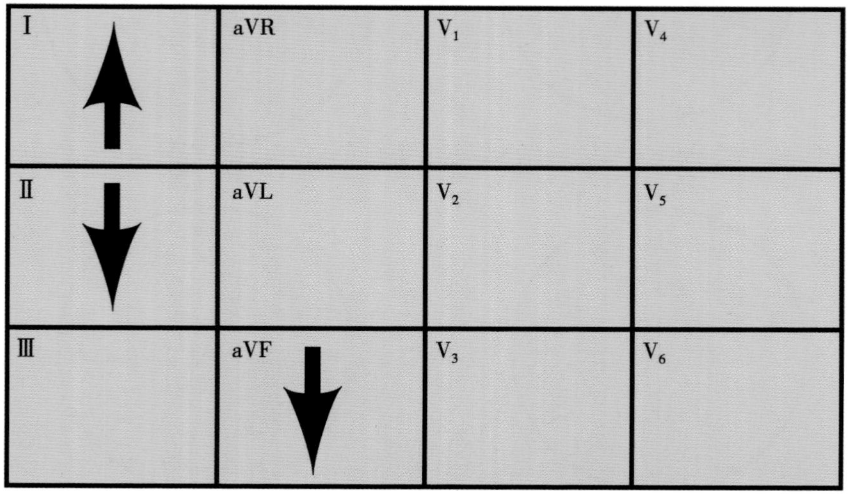


图13-17 LAH诊断标准

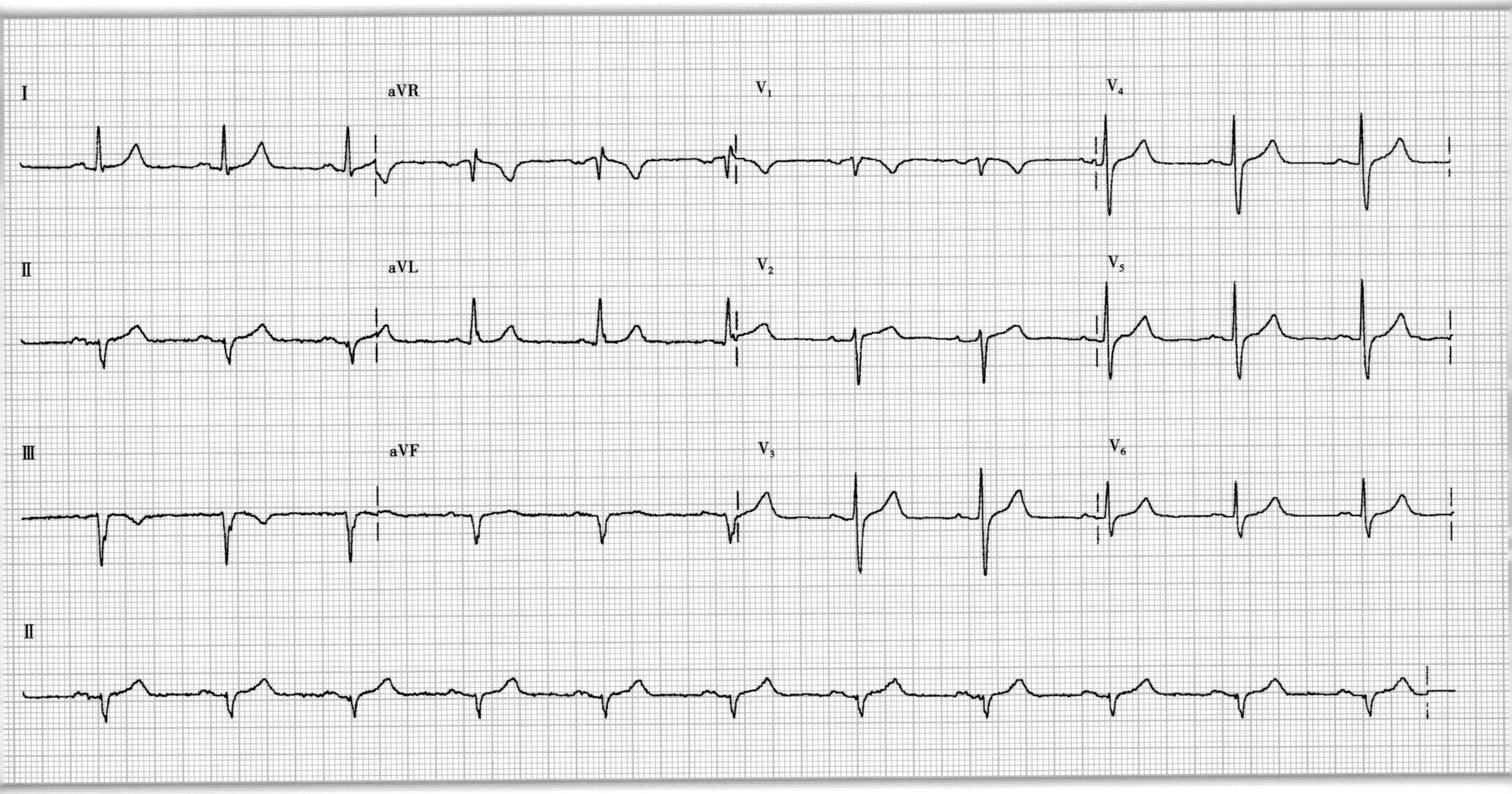


心电图13-24

心电图 病例分析 续

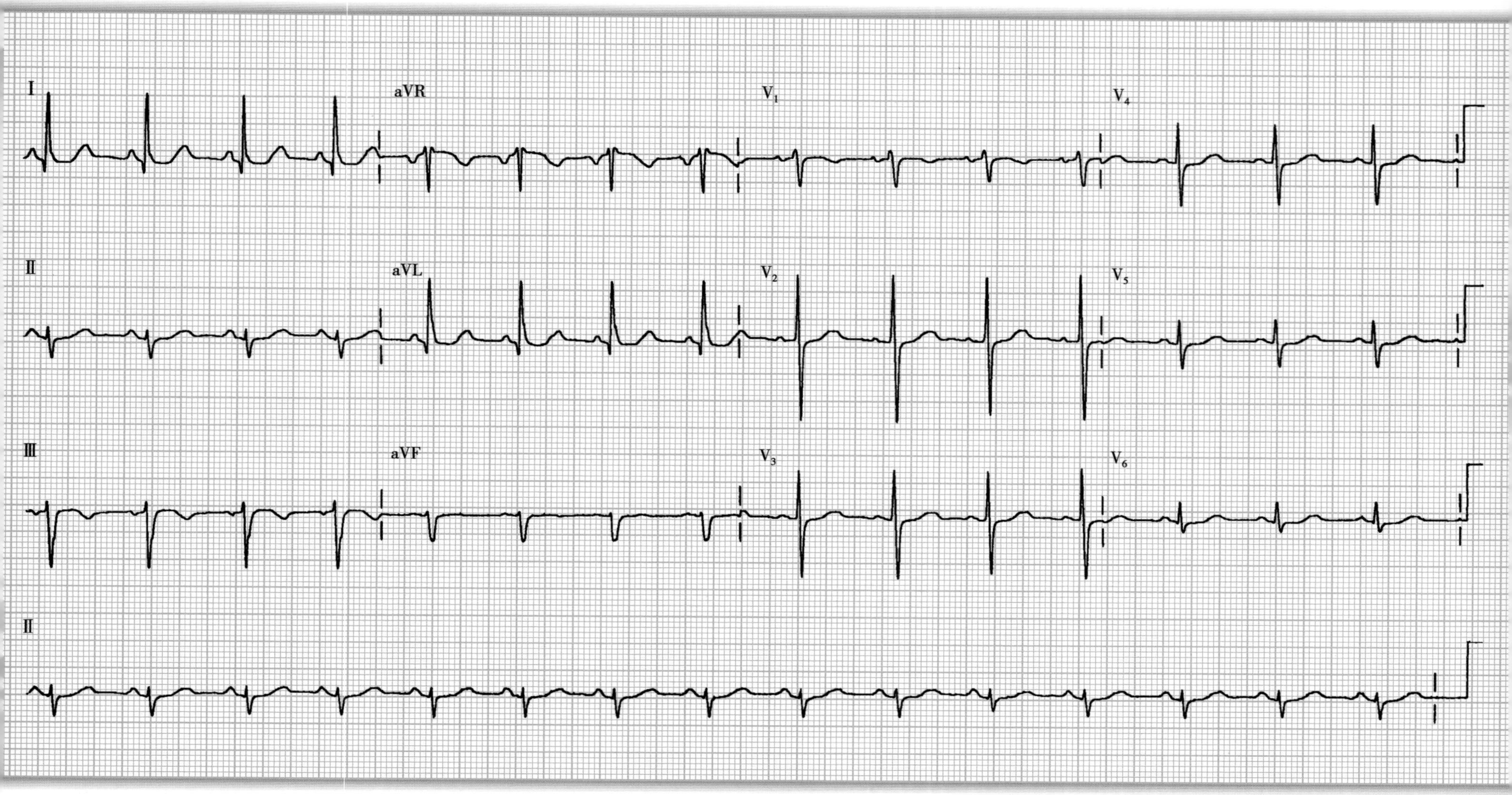


心电图 13-25

2

**心电图13-26** 这仍是一个LAH的示例，符合LAH的所有诊断标准。那么LAH的诊断标准(图13-18)是什么？如果你已经忘记了，请回到前面继续复习。这张心电图还提示低电压。事实上，它与心包积液的诊断标准仅差1 mm。Ⅱ导联有些QRS波群振幅只有5 mm，其他导联仅有6 mm。为什么同一导联的QRS波群振幅会有变化？还记得我们在"QRS波群"一章讲过呼吸会引起QRS波群的变化吗？此处再次出现了。随着患者呼吸，电轴稍微改变，QRS波群振幅及时限发生变化。这张心电图很可能来自一个体型高大的患者——肥胖患者。这类患者的QRS波群振幅通常很小，且与呼吸相关，因为他们的心脏更接近水平位。

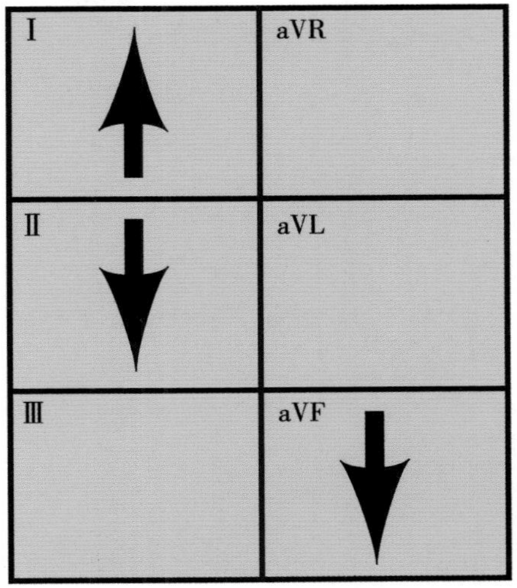


"只需要几秒钟。"

注：LAH很常见，在这里我们不会再举更多的例子，前后翻看，整本书中有很多LAH的身影。

图13-18 LAH的简易诊断标准

心电图 病例分析 续

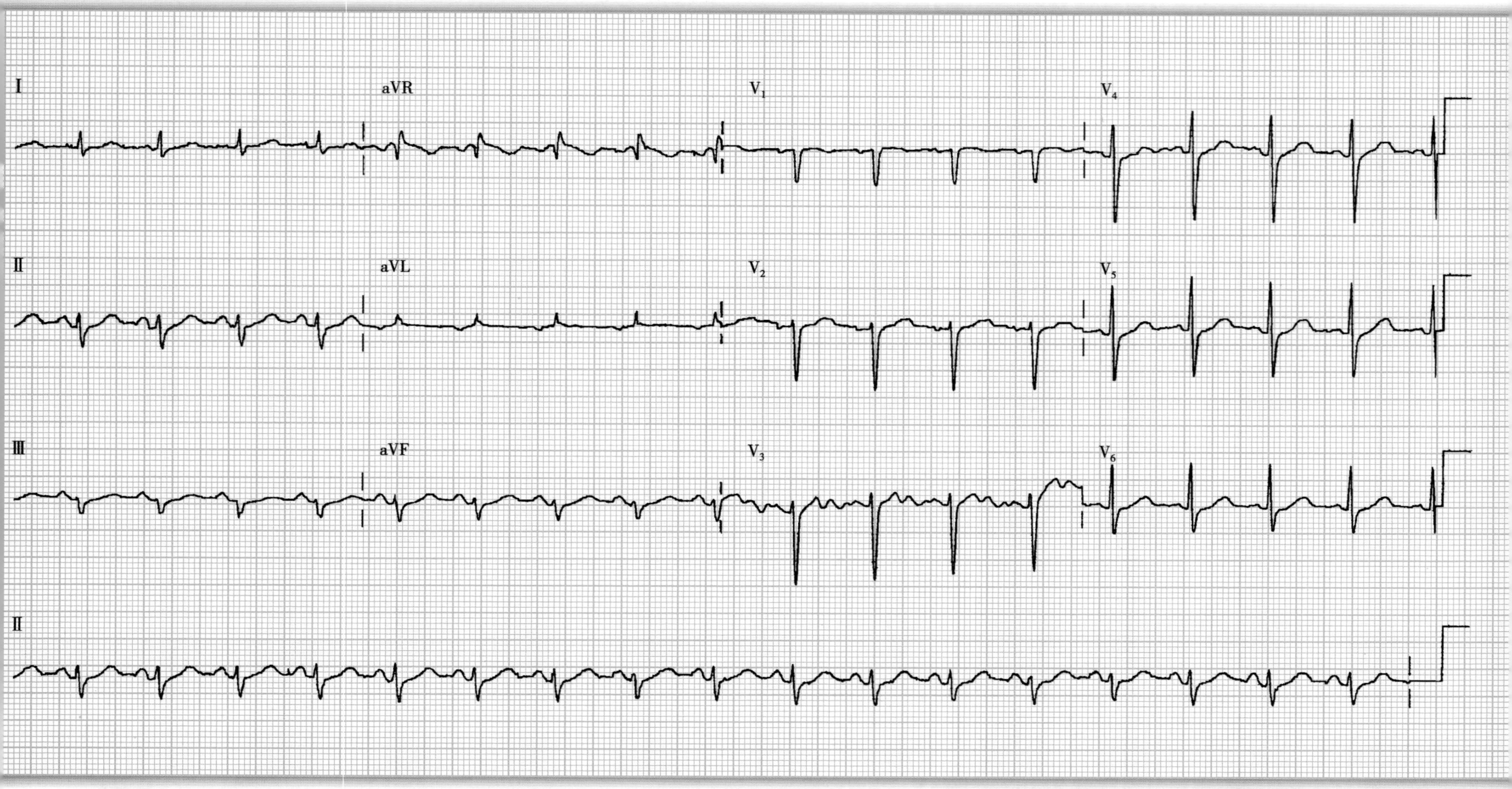


心电图 13-26

## 左后分支阻滞

左后分支很少发生阻滞，因为其纤维并没有形成独立的传导束，而是分散于左心室后壁及下壁。因为这种解剖学上的分散分布，决定了通常非常大的损伤才能够引起左后分支阻滞。因此左后分支阻滞非常少见，而且诊断相对困难。也许你解读了2 000~3 000份心电图，才能幸运地找到一张LPH心电图，这也是我们为你展示更多LPH心电图示例的原因。相对而言，LAH更常见，也更容易诊断。

当发生左后分支阻滞时，左心室下壁、侧壁的除极出现延迟，最后引起朝向下方和右侧的向量未被抵消(图13-19所示)。这个向量最终引起心电轴偏移至右侧象限，即电轴右偏。室间隔及上-前壁除极形成的初始向量也没有被抵消，因此表现为：Ⅰ导联呈小r波及aVF导联呈小q波。

LPH心电图诊断标准：

1. 电轴位于90°~180°(右侧象限)
2. Ⅰ导联QRS波群具有s波，Ⅲ导联QRS波群具有q波
3. 排除RAE和/或RVH

诊断LPH的难点在于需排除其他引起电轴右偏的原因。你要深刻理解RAH及肺型P波的诊断标准，还要理解RVH(详见"QRS波群"一章)及RVH伴损伤图形(我们将会在"ST段与T波"一章讲述)。***请记住，引起心电轴右偏最常见的原因是RVH。因此，LPH明确诊断前需先排除RVH。***同样需排除右心房扩大，因为它最常见的原因也是RVH。没有任何标准可以有效地诊断LPH，相反LPH是排他性诊断，一旦排除了其他引起电轴右偏的原因，且符合上述标准，就可以诊断为LPH。

***诊断LPH的要点是需考虑它的可能性因素！***当你阅读一份心电图时，发现图中心电轴右偏。例如：Ⅰ导联QRS波群呈负向，aVF导联QRS波群呈正向，随之你应该想到：***这是LPH吗？***如果Ⅰ导联QRS波群具有s波，Ⅲ导联QRS波群具有q波，没有任何证据表明为RAE及RVH，你可以诊断LPH。如果没有考虑这种可能性，将会发生漏诊。

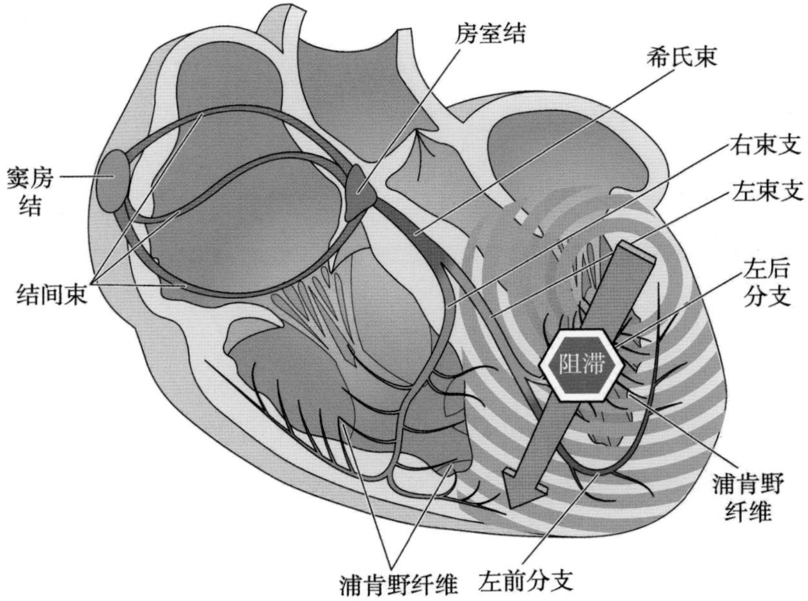

图13-19　左后分支阻滞

**提　示**

如果看到心电图电轴右偏，首先想到：这是左后分支阻滞吗？

## 2

**心电图13-27** 这张心电图是LPH的典型示例。首先，电轴右偏，***但不是极度电轴右偏***，只是普通的电轴右偏。Ⅰ导联呈S波，Ⅲ导联呈小Q波，而且没有RAE和RVH的证据。广泛侧壁心肌梗死也可以产生异常电轴右偏，这是因为所有的坏死心肌细胞都位于侧壁，导致了电轴偏移，形成电轴右偏。因此该图符合LPH的所有诊断标准，可以诊断为LPH。

该图的问题在于如何鉴别$S_1Q_3T_3$图形和LPH。$S_1Q_3T_3$图形包括：Ⅰ导联具有S波，Ⅲ导联具有Q或q波，Ⅲ导联T波倒置。$S_1Q_3T_3$图形常见于肺栓塞患者，有15%~30%的病例会出现，由急性右心室损伤引起。很多情况下，没有办法区分LPH及$S_1Q_3T_3$图形；获取患者的临床病史对于两者的鉴别至关重要。我们之前曾讲过这些，现在再说一遍：不能凭空解释一张心电图，需要结合病史及查体。这个患者并没有任何肺栓塞征象，而且病史也不符；所以可以肯定地诊断为LPH。在后文“ST段与T波”一章也会讲到$S_1Q_3T_3$图形。

## 2

**心电图13-28** 这张心电图也显示额面电轴右偏，90°~180°。Ⅰ导联具有S波，Ⅲ导联具有q波。但是，并无T波倒置构成急性右心室损伤过重的完整$S_1Q_3T_3$图形。图中出现非常严重的心动过速，可能由肺栓塞或其他原因引起，需结合病史做出诊断。图中并无RAE的证据，唯一符合RVH的标准是：电轴右偏。并未出现诊断LPH的其他心电图表现：如$V_1$导联R:S值增大，合并RAE等。

## 3

**心电图13-28** 这张心电图令人担忧。首先，这张图呈LPH图形，其最常见病因是冠状动脉疾病(CAD)；其次，QT间期明显延长；最后，很多导联可见振幅增高且几乎对称的T波。多种疾病可引起这类心电图改变：心肌缺血、失血性休克患者大量输血后的低钙血症、肺栓塞、终末期肾病(end stage renal disease, ESRD)、患者出现充血性心力衰竭(congestive heart failure, CHF)，等等。这些都是危及生命的事件，需要及时进行干预。而明确诊断需要结合临床。

**提 示**

如果仅有电轴极度右偏或者符合任何排他条件，均不能诊断LPH。

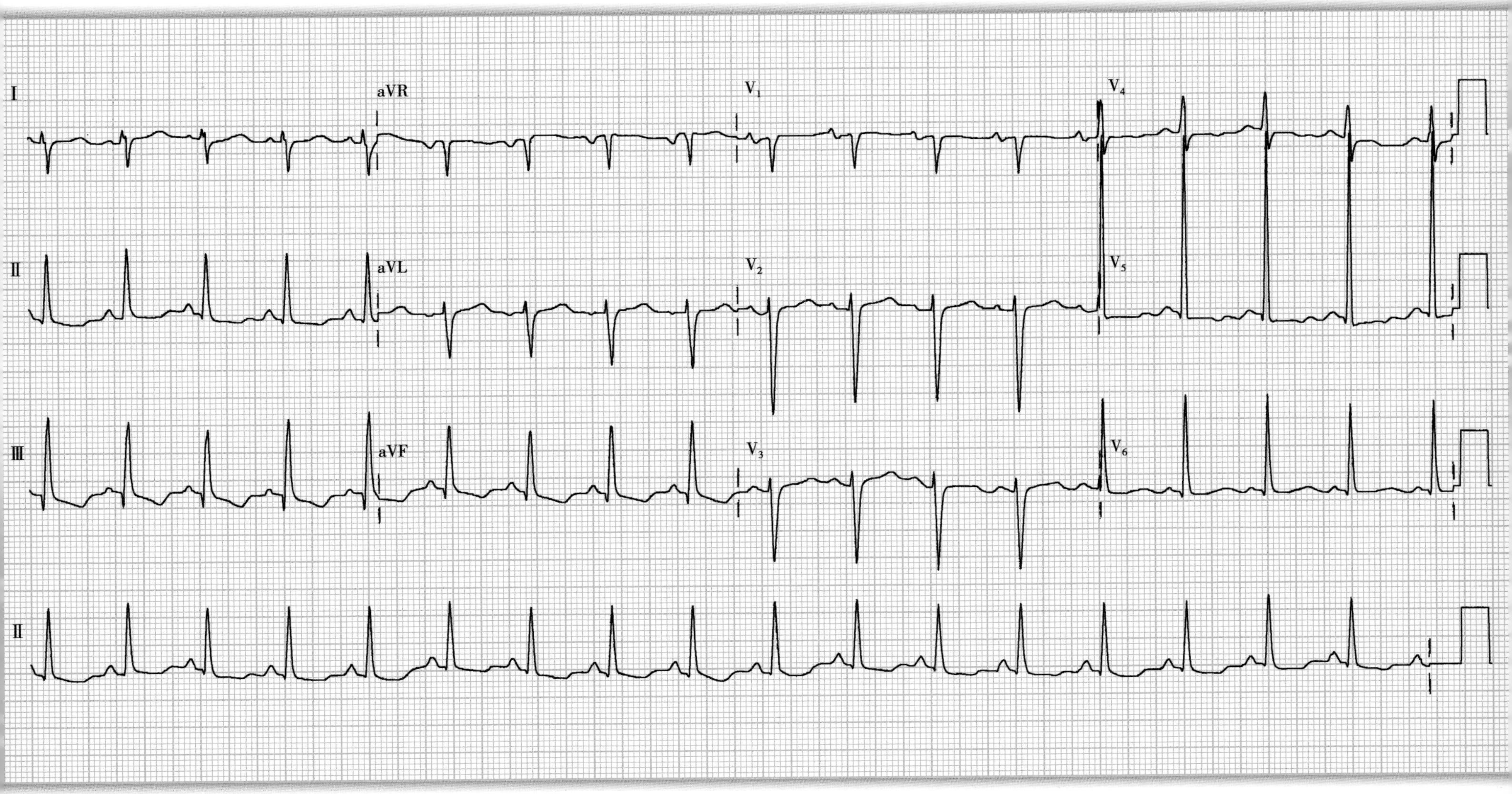


心电图 13-27

心电图 病例分析 续

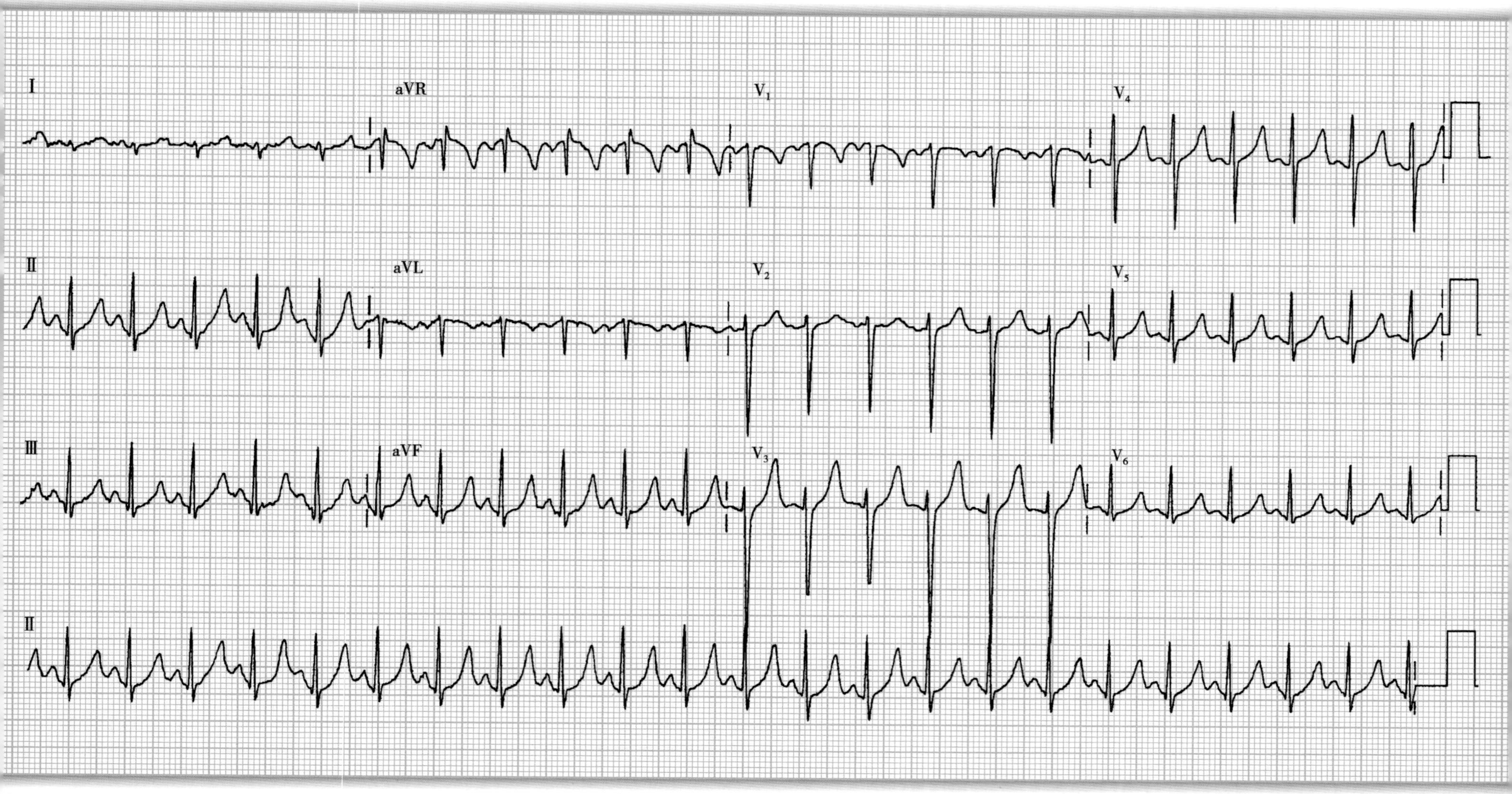


心电图 13-28

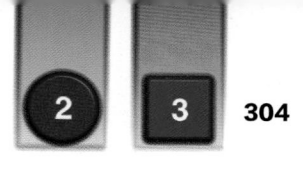

2

**心电图13-29** 这张心电图诊断什么？是否符合LPH的诊断标准或可以排除其他诊断？事实上，该图符合LPH的诊断。图中P波振幅增高，但并没有超过肺型P波2.5 mm的诊断标准。图中存在滞后性顺钟向转位(late clockwise transition)，但是并未出现提示陈旧性侧壁心肌梗死的Q波，也无RVH的证据。图中可见$S_1Q_3T_3$图形，需引起临床重视，但未出现肺栓塞常见的心动过速表现。因此，该图符合LPH的诊断标准：Ⅰ导联有S波，Ⅲ导联有小q波，额面电轴右偏。

**心电图13-30** 这张心电图提示LPH图形吗？Ⅰ导联有S波，Ⅲ导联有q波，额面电轴位于右侧象限，这些都符合LPH的诊断标准。不是吗？不要忘了，LPH是排他性诊断！明确诊断LPH必须排除其他引起电轴右偏的原因。图中有RAE的证据吗？答案是肯定的：Ⅱ导联P波振幅≥2.5 mm，符合肺型P波的诊断标准，因此可以排除LPH。另外，图中存在提前顺钟向转位伴$V_1$导联R:S值显著增大，提示RVH。上述心电图特点可以排除LPH。因此，该患者$S_1Q_3T_3$图形是由RVH引起的，而不是LPH。

**注 释**

心电图中$S_1Q_3T_3$图形并不是肺栓塞的特异性表现！只能提示肺栓塞可能。

**2 快速复习**

配对游戏：

| | |
|---|---|
| 1. 电轴 -30°~ -90° | A.LPH |
| 2. 电轴90°~180° | B.LAH |
| 3. $V_1$导联R:S值增大不是排他标准 | C. 都不是 |
| 4. Ⅰ导联呈q波 | D. 全部都是 |
| 5. Ⅲ导联呈q波 | |
| 6. 排他性诊断 | |

答案：1.B 2.A 3.B 4.B 5.A 6.A

## 心电图 病例分析 续

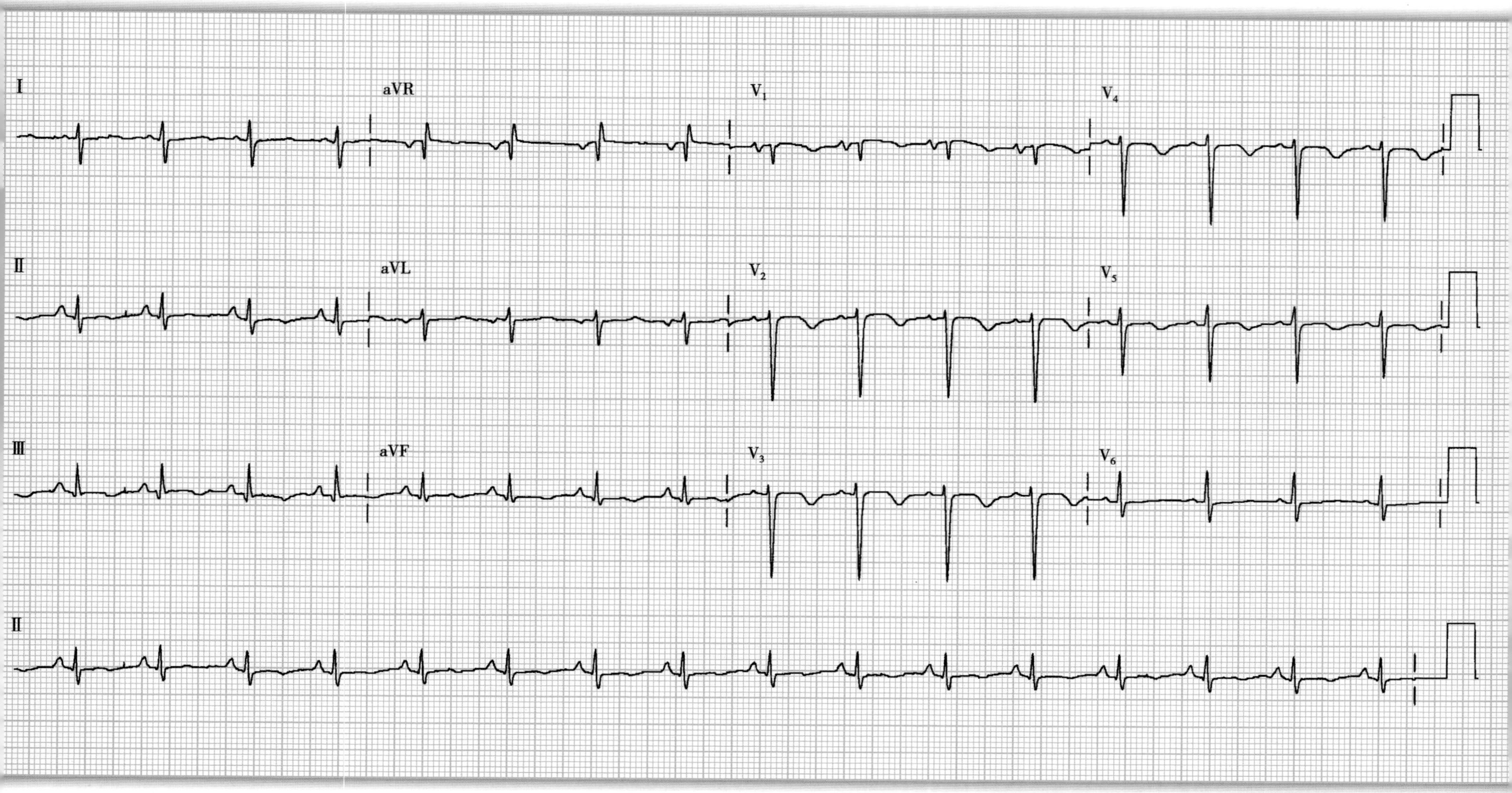


心电图 13-29

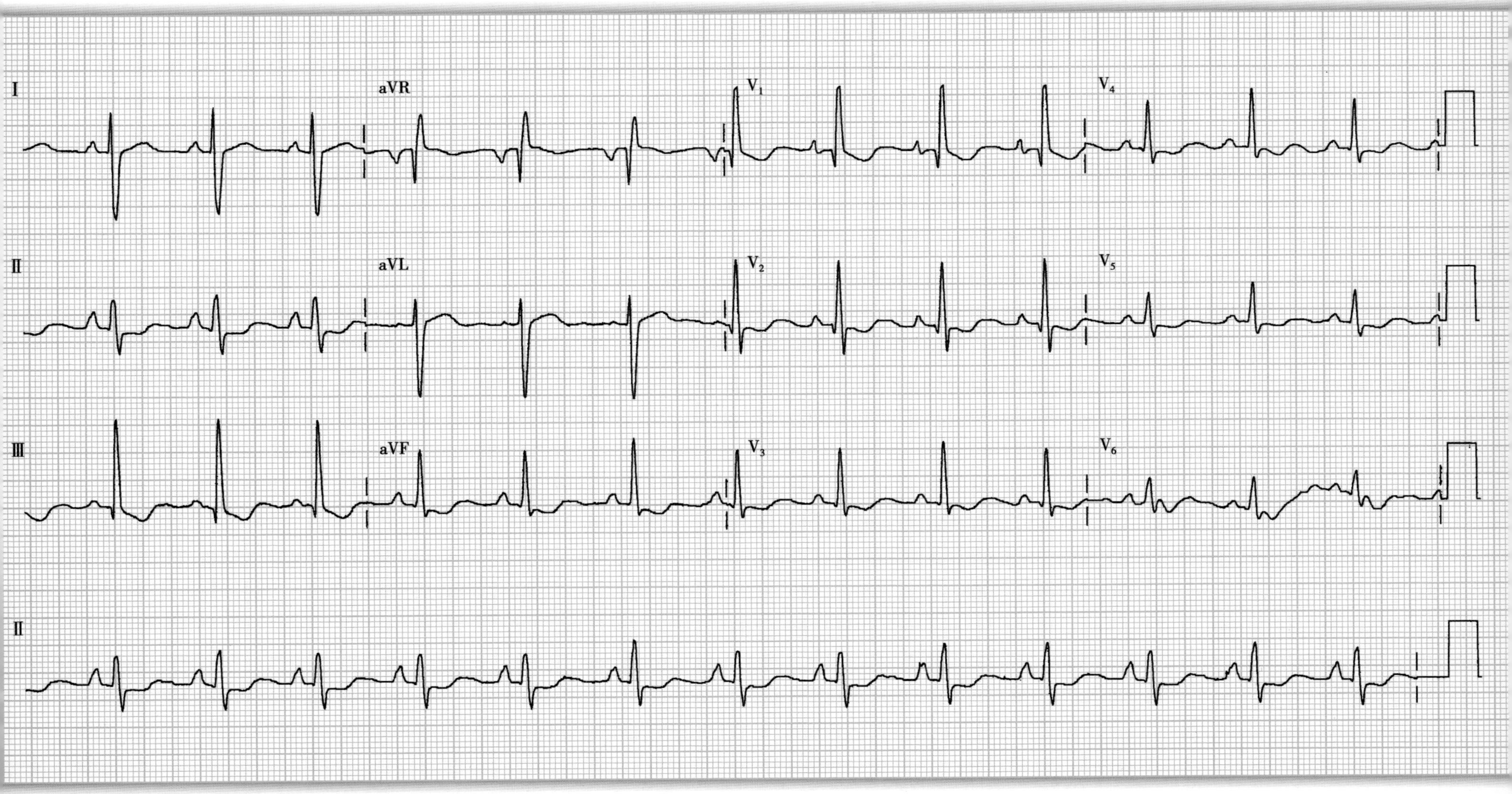


心电图 13-30

## 心电图 病例分析 续

### 2

**心电图13-31** 这也是一个LPH示例，符合LPH诊断的所有标准，而且仔细分析后也不能排除LPH。

之前曾讲过LPH本身非常少见，因此，即使有经验的医师也常会忽视。做出LPH诊断的前提是能否想到这种可能。因此无论什么时候看到心电轴右偏介于90°~180°时，马上问自己：这是LPH吗？我们一直在复述这些理念，但是根据我们的经验，这是心电图专家经常遇到的问题。

### 3

**心电图13-31** 这张心电图显示了引起LPH的可能原因：下壁心肌梗死（IWMI）。图中下壁导联ST段抬高，高侧壁导联呈对应性改变。侧壁导联ST段也轻度升高，但很难察觉。结合伴随症状，考虑为病理性（或将进展为病理性）。

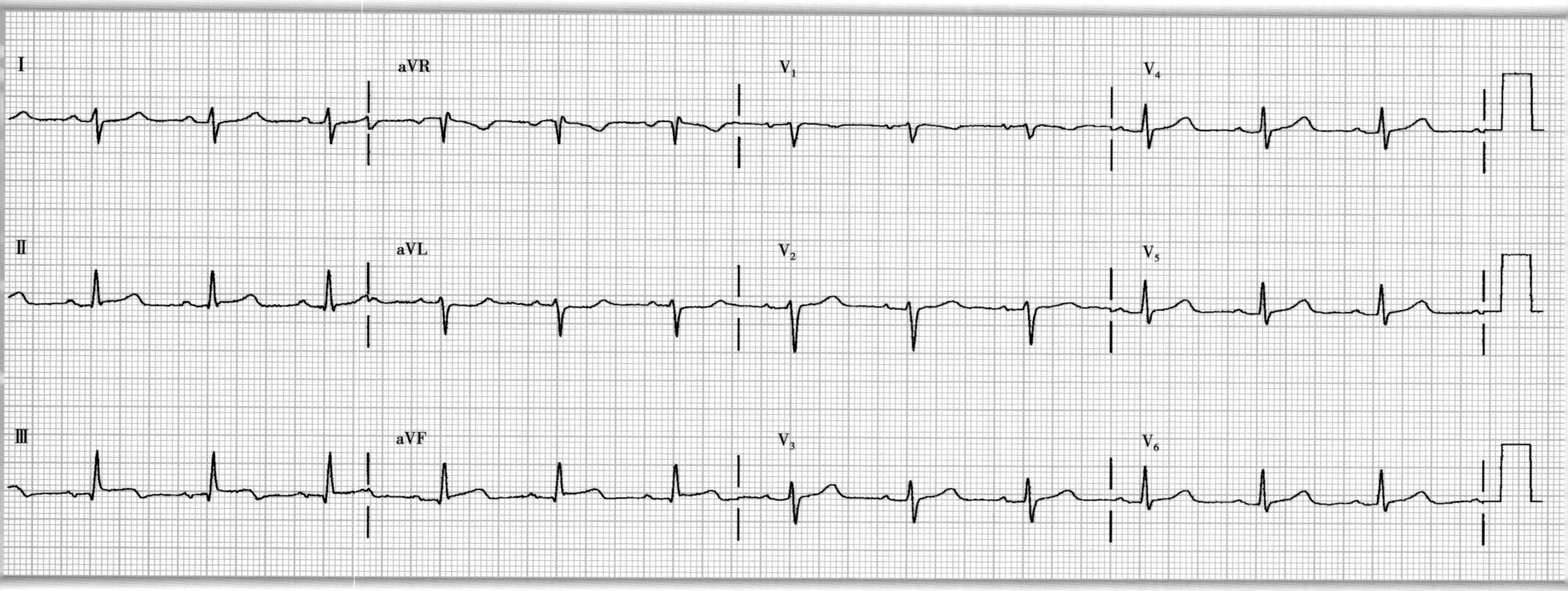


心电图13-31

2

# 双分支阻滞

到目前为止，你应该已经学会辨识束支阻滞及分支阻滞图形了。现在，我们将两者结合起来，让事情变得更有趣。有三个分支激动心室：右束支、左前分支、左后分支。当我们讨论双分支阻滞时，一般指的是RBBB同时合并LAH或LPH。有些作者区分了LBBB和LAF、LPF构成的双分支阻滞。LAF、LPF构成的双分支阻滞本质上与LBBB相同，因此我们在此忽略这种组合。

心电图中RBBB合并LAH比较常见。除缺血引起新发的双分支阻滞外，这种组合一般非常稳定。其典型心电图表现为：典型的RBBB合并典型的LAH。RBBB表现如下：Ⅰ及$V_6$导联S波顿挫，$V_1$导联呈"兔耳征"图形，QRS波群时限≥0.12 s。典型的LAH表现如下：电轴左偏，Ⅲ导联呈rS波。

RBBB合并LPH比单纯的LPH常见。(因为LPF呈散状分布，所以发生LPH时，传导纤维受损的范围较大。)由于组织损伤广泛，通常会合并其他心室传导路径损伤，尤其是右束支。RBBB合并LPH并不是一种稳定的图形，在很多病例中可恶化为完全性房室传导阻滞，尤其是在发生急性心肌梗死时，因为只需小范围的额外损伤就可以引起左前分支损伤。RBBB合并LPH心电图表现为：RBBB图形，电轴右偏，Ⅲ导联有小q波。

**提　示**

当我们讨论双血管阻滞时，我们讨论的是一个潜在的具有LAH或LPH的RBBB。

图13-20显示了两种常见的双分支阻滞图形：RBBB(黑色)合并LAH(蓝色)或LPH(绿色)。请解析这些图形，并继续进行下面的心电图学习。

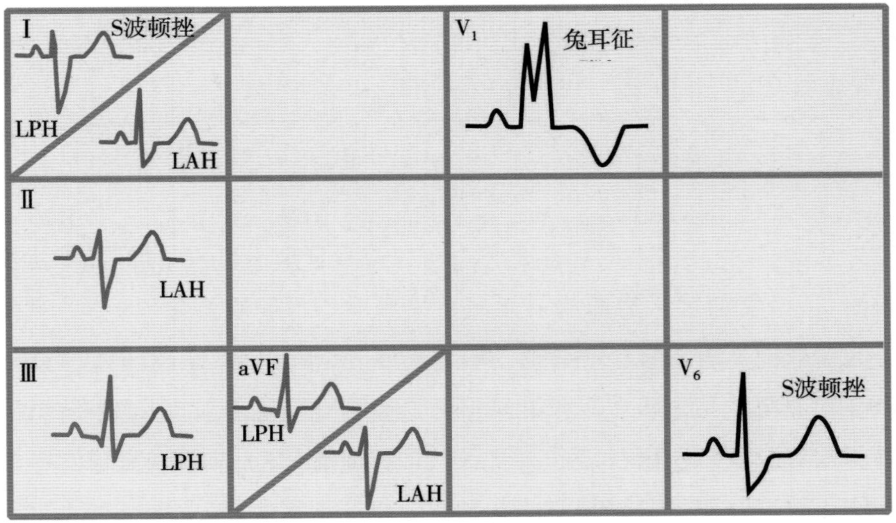


图13-20　双分支阻滞

2

**心电图13-32** 解析下面这张双分支阻滞心电图，你需要先回答几个简单问题。QRS波群时限≥0.12 s吗？是的。Ⅰ及$V_6$导联S波顿挫吗？是的。$V_1$、$V_2$导联R∶S值增大或呈RSR′图形吗？是的。现在你可以判断这份心电图为RBBB。

其次，使用象限法判断额面电轴。当QRS波群在Ⅰ导联呈正向、aVF导联呈负向时，请你计算心电轴。通过计算该电轴位于左上象限，再观察Ⅱ导联QRS波群呈负向，这意味着电轴在-30°~-90°，进一步判断为LAH。

RBBB合并LAH形成的双分支阻滞非常稳定，通常不会恶化为完全性房室传导阻滞，除非发生急性心肌梗死。这种情况可能导致剩下的左后分支出现缺血或坏死，从而发生完全性房室传导阻滞。这种情况的临床预后很差，尤其是急性心肌梗死心血管状况很差的患者。因此，RBBB合并LAH的双分支阻滞患者，突发急性心肌梗死是急诊植入起搏器的适应证。此时，要强调的是应在患者出现失代偿前植入起搏器，一旦病情进展恶化，将会增大手术难度。

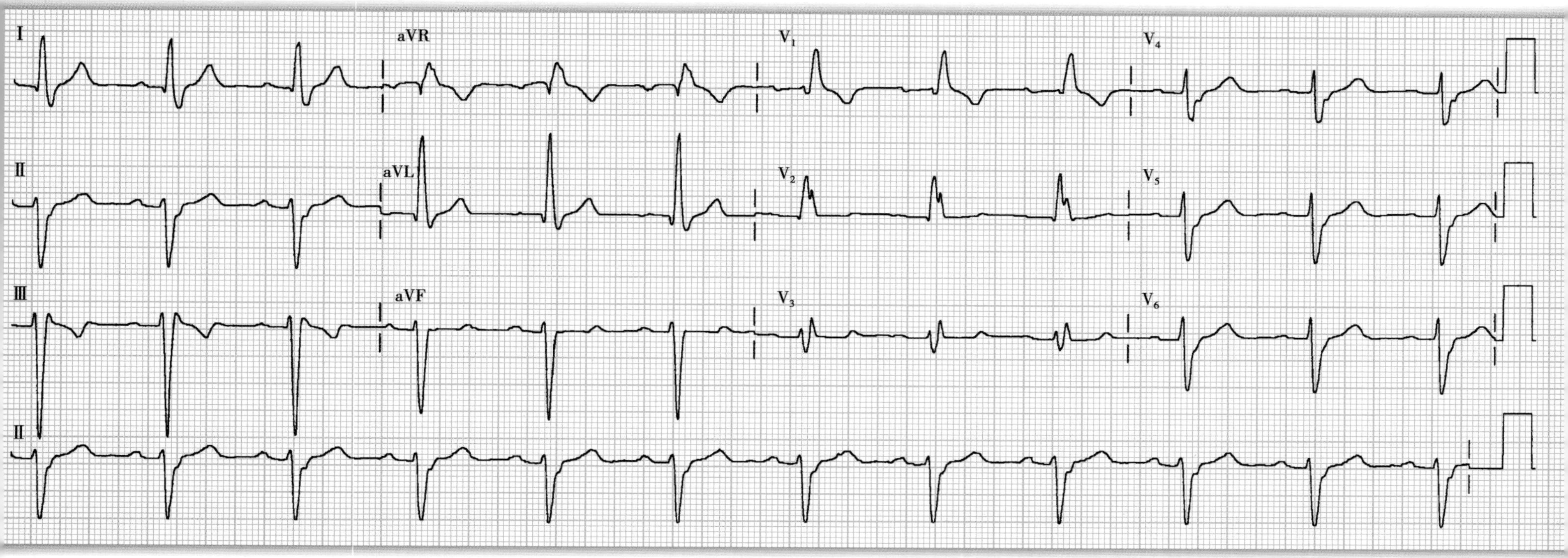


心电图13-32

2

**心电图13-33** 这张心电图也呈双分支阻滞图形，各种征象均提示RBBB合并LAH。让我们按照分析心电图13-32的步骤来解读这份心电图。图中QRS波群宽度≥0.12 s吗？是的。Ⅰ及$V_6$导联S波顿挫吗？是的。$V_1$导联R∶S值增大或$V_1$、$V_2$导联呈RSR′型吗？是的。这张心电图为RBBB。

下一步，使用象限法确定额面电轴。QRS波群在Ⅰ导联为正向，在aVF导联为负向，电轴位于左上象限，Ⅱ导联QRS波群为负向，因此电轴位于-30°～-90°，符合LAH的诊断标准。

**临床要点**

如果Ⅰ导联QRS波群为正向且S波顿挫，可能为以下两种情况：

1. RBBB伴正常电轴
2. RBBB合并LAH构成双分支阻滞

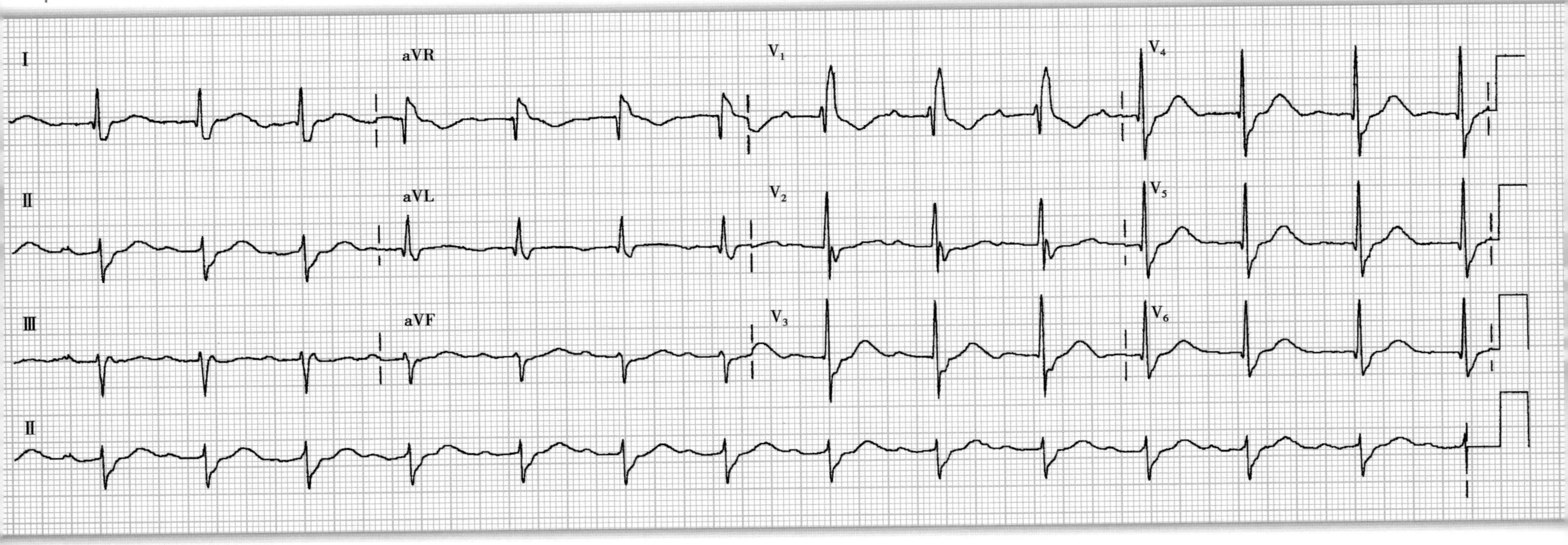


心电图13-33

**心电图13-34** 这张心电图也是RBBB合并LAH的示例,但有一点不同,该图合并心律失常。图中心律极度不规整,而且没有P波。是的,这是心房颤动。心律失常、新发或陈旧性心肌梗死、左心室肥厚、心房异常等均可能发生双分支阻滞。我们之前曾提过,RBBB合并LAH非常稳定,除急性心肌缺血外,不会发生任何问题。

房室传导阻滞和束支阻滞是两个不同的概念,两者的主要差别在于传导系统的部位不同。房室传导阻滞是由房室结病变或功能障碍引起房室结传导速度减慢,从而引起一度、二度与三度房室传导阻滞。而束支阻滞是由传导系统的束支或其分支发生阻滞引起的。因此它们完全不同,但是可以共同发生在同一个患者身上。你可以看到一度房室传导阻滞的患者伴有双分支阻滞,或者一个二度或三度房室传导阻滞的患者伴有左束支阻滞。"阻滞"这个词潜在地引起了混乱,因此你需要直接了解两者的本质差别及病理过程并尽可能多复习几次。

**心电图13-35** 请分析下面的心电图,用我们目前已经讲述过的知识点对这份心电图进行完整的解读。本图为正常窦性心律(NSR),频率约为80次/min,测量QRS波群时限≥0.12 s。你敏捷的大脑立即会问:我遇到了哪种阻滞? Ⅰ及$V_6$导联可见顿挫的S波,可以假定这是RBBB。然后看到$V_1$导联呈rsR′图形,进一步明确这是RBBB图形。

紧接着需要评估额面电轴。注意到Ⅰ导联QRS波群呈正向,aVF导联呈负向,根据象限系统可以定位到左侧象限。为了进一步确定电轴位置及明确可能的病理过程,我们还需要看一下Ⅱ导联。因为Ⅱ导联的QRS波群呈负向,所以确定电轴位于-30°~-90°。还观察到Ⅰ导联QRS波群呈Rs图形,Ⅲ导联QRS波群呈rS图形,这些心电图特点可进一步明确诊断为LAH。因此这个患者可以诊断为双分支阻滞:RBBB合并LAH。

胸前导联因RBBB呈逆钟向移行,aVL导联电压升高,QRS波群振幅>11 mm,符合LVH诊断标准。aVF导联S波振幅约为19 mm,该导联尚未达到LVH的诊断标准。

**2 快速复习**

房室传导阻滞及束支阻滞可以同时存在吗?

答案:可以。这是两种不同病理生理机制的病变,因此可以同时存在。

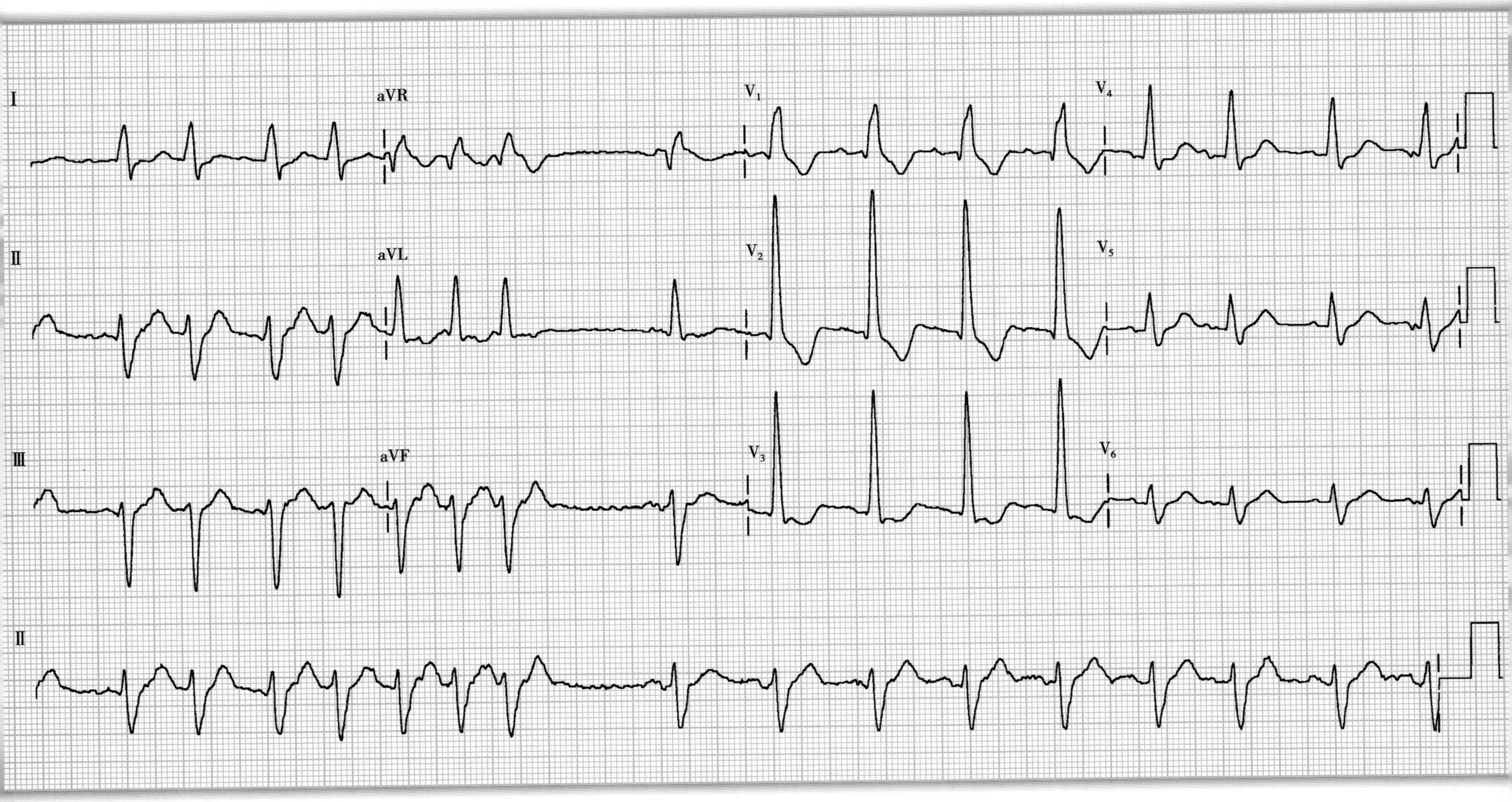
I
aVR
V1
V4
II
aVL
V2
V5
III
aVF
V3
V6
II

心电图13-34

心电图 病例分析 续

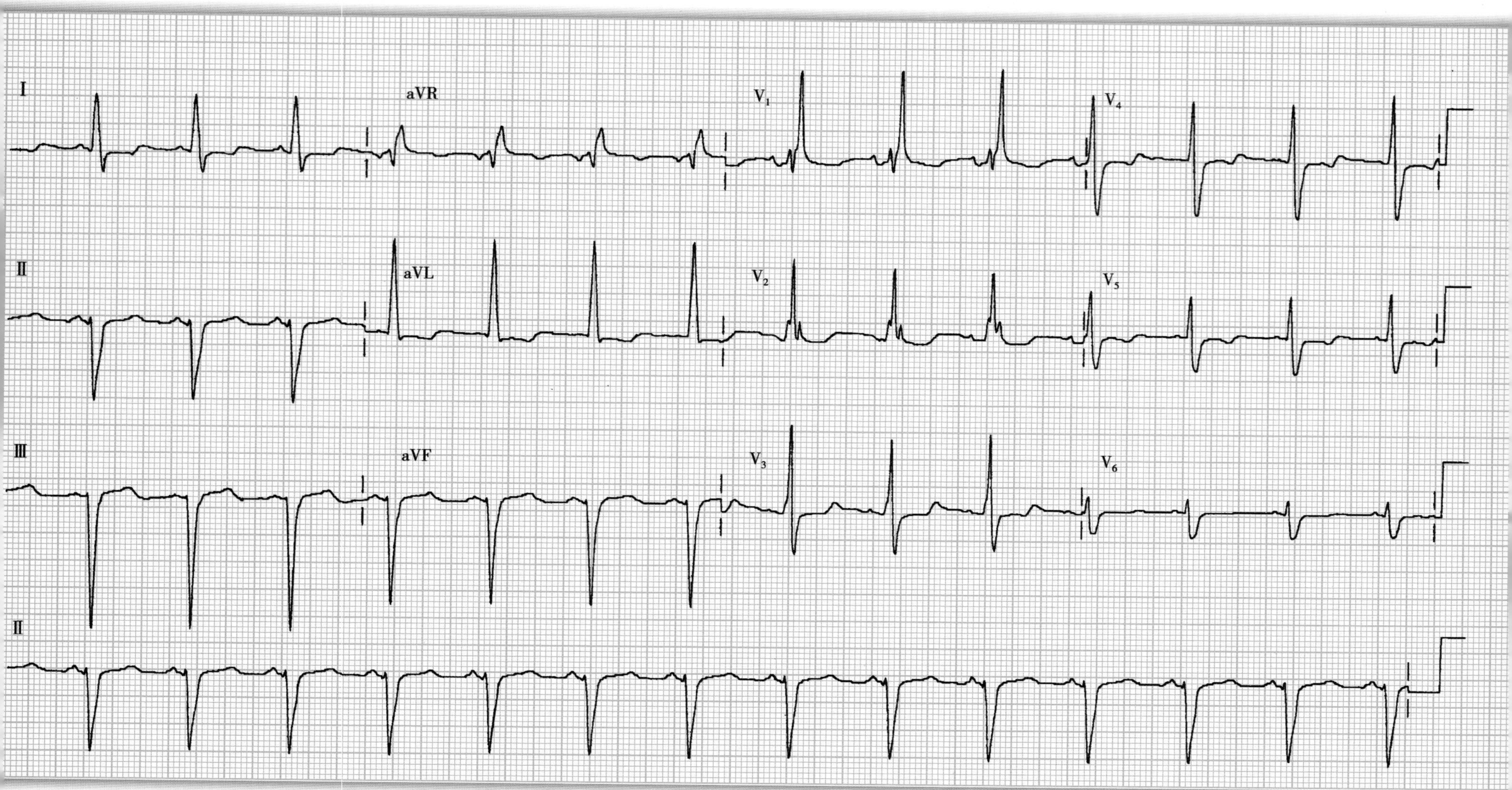


心电图 13-35

2

**心电图13-36** 按照解析心电图13-35的流程分析本图，你会发现两者的心电图解析完全相同。与心电图13-35的主要不同在于本图有心动过速；另外，本图中R波递增正常，心电图13-35中R波递增不良。

在解析心电图的过程中，脑海里总会突然浮现出一些问题。例如：当QRS波群增宽时，这是束支阻滞吗？当分析额面电轴并发现电轴左偏时，这是LAH吗？关于这些问题，我们已经给出了很多示例，以后还会有更多。请尝试回答这些问题并写出答案，你会做出正确的诊断。

## 2 快速复习

配对游戏(答案可重复选择)：

1. RVH　　A. 全部向上或向下吗？
2. LVH　　B. $V_1$导联R:S值增大，为什么？
3. LBBB　　C. PR段压低，为什么？
4. RBBB　　D. aVF导联S波振幅≥20 mm，为什么？
5. 心包炎

答案：1. B　2. D　3. A　4. B　5. C

**心电图13-37** 阅读下面的心电图并进行解析，然后回到这里检查自己的解析是否正确。(为充分利用这本书，你在阅读每张心电图时都应该这样做。)

首先，引起你注意的是心率和节律：这张心电图是NSR，心率75次/min。若测量间期，你会发现QRS波群时限≥0.12 s。寻找顿挫的S波，发现仅出现在Ⅰ导联，而$V_6$导联没有。对于RBBB这些正常吗？不正常。但是，有些情况下也会像这张心电图一样，$V_2$~$V_6$导联的QRS波群形态没有出现变化。这是由胸前导联位置放置不正确引起的。如果胸前导联电极放置不规范，而将胸导联电极放置得太紧凑，将会得到像下图这样的心电图。所有的胸前导联电极都被紧凑地贴在胸壁上，因此胸前导联图形没有任何变化。如果胸导联电极放置正确，$V_6$应该有顿挫的S波，而Ⅰ导联应该呈qR图形，且R:S值增大，这是RBBB图形。

心脏额面电轴位于右侧象限，你脑海里马上就会浮现出：这是LPH吗？答案是否定的，因为Ⅱ导联呈肺型P波，属于LPH的排他性标准。我们必须时不时地给你一张心电图，让你时刻保持警觉性。

心电图 病例分析 续

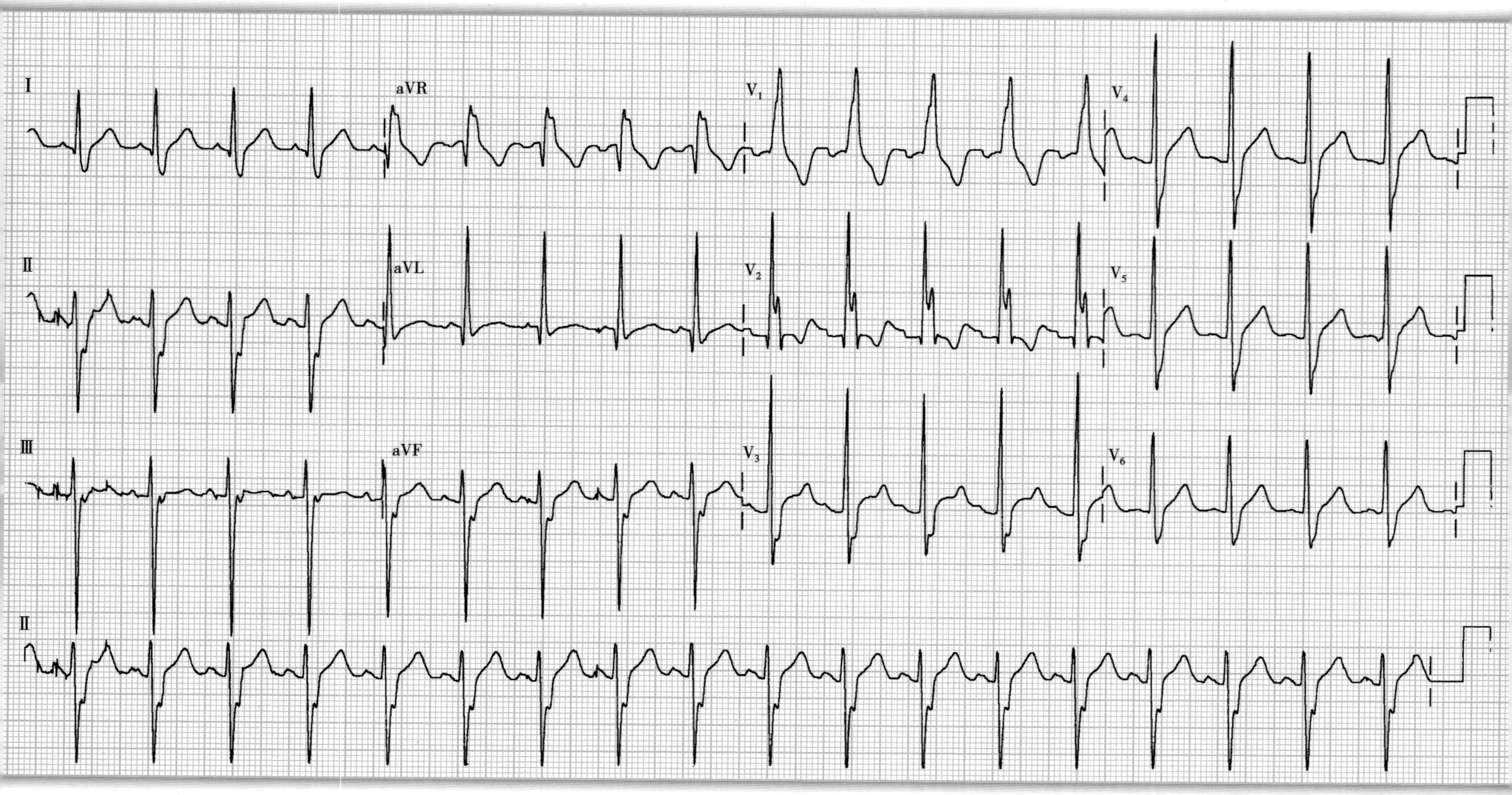


心电图13-36

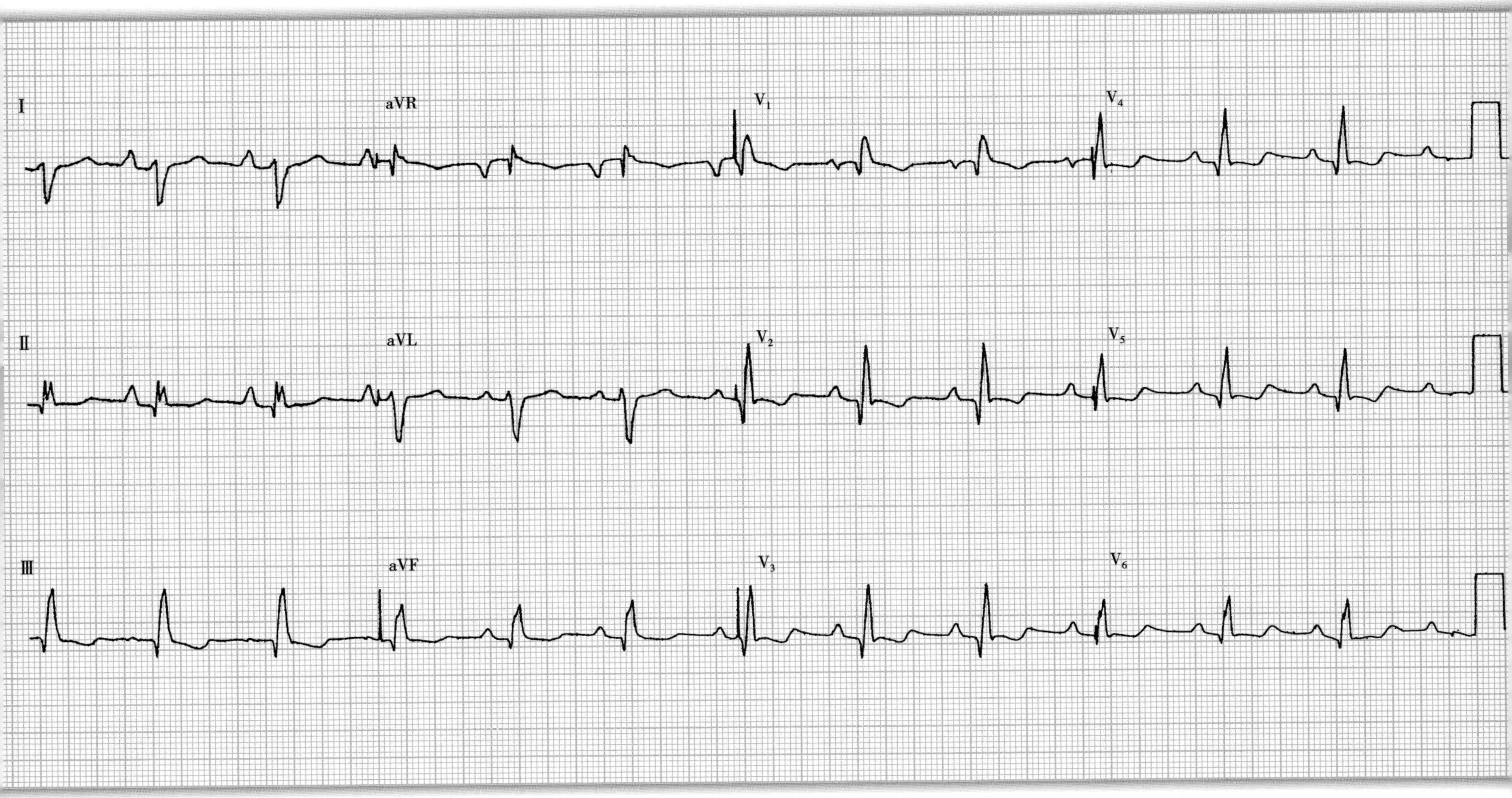


心电图 13-37

心电图 病例分析 续

**心电图13-38** 下面的心电图符合RBBB合并LPH的诊断标准。Ⅰ及$V_6$导联S波顿挫，$V_1$导联呈RR′图形，符合RBBB的诊断标准。额面电轴位于右侧象限，且Ⅰ导联具有S波，Ⅲ导联QRS波群呈qR图形，符合LPH诊断标准。图中不存在排他标准。另外，这张图中还存在一度房室传导阻滞。

之前曾经提过，RBBB合并LPH形成的双分支阻滞比单纯LPH更常见。为什么呢？这是因为能引起LPH的损伤范围通常非常广泛，也会引起其他分支阻滞。因此可能出现左束支的两个分支同时阻滞或者RBBB-LPH图形。

RBBB-LPH图形是否不如RBBB-LAH图形稳定？如果从解剖学角度考虑这个问题，你会发现RBBB-LPH更不稳定。还记得我们曾经提过左前分支是纤细、条索状的结构吗？任何累及该部位的梗死或损伤均可以引起左前分支阻滞。另一方面，呈扇状分布的左后分支发生阻滞常由广泛而严重的心肌损伤引起。导致LPH最常见的病因是CAD或缺血。此时，任何对心脏额外的细微损伤均可导致右束支或左前分支阻滞，甚至两者都有，最终形成双分支阻滞。因此RBBB-LPH非常不稳定，尤其是AMI患者。

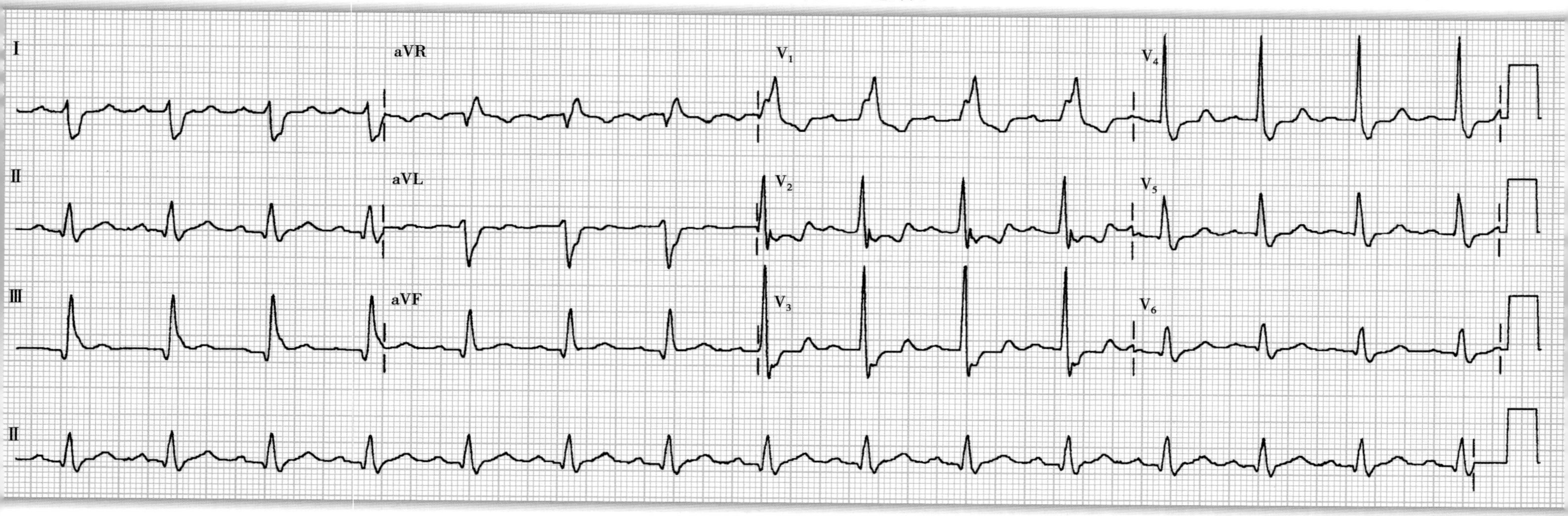


心电图13-38

2

**心电图13-39** 这张心电图也符合RBBB合并LPH的诊断标准。Ⅰ及$V_6$导联S波顿挫，$V_1$导联QRS波群呈RSR′型(虽然r波非常小，但也是存在的)，这些均符合RBBB诊断标准。图中额面电轴位于右侧象限，Ⅰ导联具有S波，Ⅲ导联QRS波群呈qR图形，这些均符合LPH，而且也不存在排除性诊断。

这是本章的最后一张心电图，我们想借此机会提出一些实用的建议。确保你能理解本章和“ST段与T波”一章的观念，这两章涉及的内容最容易引起混淆和误诊。这也是我们展示大量心电图实例及增加篇幅的原因。当你读完“ST段与T波”一章，反复复习这一章和“束支阻滞及分支阻滞”一章中的内容，然后再继续学习“急性心肌梗死”一章。我们理解你想学到有意义的知识，但是如果没有严格掌握这两章的内容，那你必然会犯错误。误诊心肌梗死会危及生命，你需要非常清晰地了解什么是心肌梗死，生理性的或继发性的，以及对生命危害较小的病因。有时候鉴别这些病理因素的道路上充满了陷阱，中、高级医师能力的差距就在于他们能否识别这些陷阱。

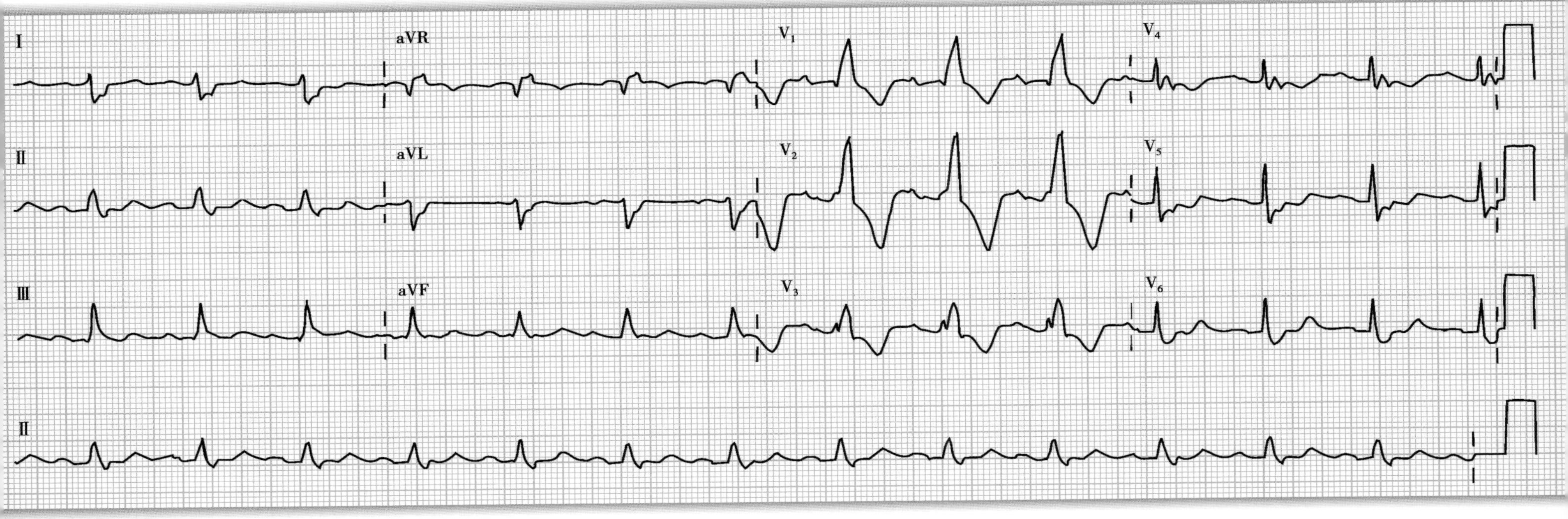


心电图13-39

## 2 章节复习

1. 因为所有的RSR′型QRS波群外观相似，所以诊断RBBB需要判断$V_1$导联的形态。 正确或错误

2. 诊断RBBB的三条主要标准包括：

A. QRS波群时限≥0.12 s

B. Ⅰ及$V_6$导联S波顿挫

C. $V_1$导联呈RSR′图形

D. 以上均符合

E. 以上均不符合

3. $V_1$导联兔耳征起始为R波。 正确或错误

4. LBBB无法做出LVH的诊断，RBBB患者可以。 正确或错误

5. RBBB中，$V_1$、$V_2$导联QRS波群可呈负向。 正确或错误

6. 诊断LBBB的主要标准包括：

A. QRS波群时限≥0.12 s

B. Ⅰ导联、$V_6$导联呈基底部增宽、单向型S波

C. $V_1$导联呈基底部增宽、单型性R波

D. 以上均符合

E. 以上均不符合

7. LBBB中，$V_5$、$V_6$导联QRS波群有切迹。正确或错误

8. IVCD最常见病因是高钾血症。 正确或错误

9. LAH的诊断标准包括：

A. 电轴左偏，位于−30°~−90°

B. Ⅰ导联QRS波群呈qR型或R型

C. Ⅲ导联QRS波群呈rS型，Ⅱ导联或aVF导联也可能出现

D. 以上均符合

E. 以上均不符合

10. LPH诊断标准包括：

A. 电轴位于右侧象限

B. Ⅰ导联QRS波群具有s波，Ⅲ导联QRS波群具有q波

C. 排除RAE及RVH

D. 以上均符合

F. 以上均不符合

11. LPH中，电轴极度右偏。 正确或错误

12. 下列哪种双分支阻滞慢性存在将会非常稳定？

A. RBBB合并LAH　　B. RBBB合并LPH

C. A和B均是　　D. A和B均不是

13. 下列哪种双分支阻滞急性出现将会非常稳定？

A. RBBB合并LAH　　B. RBBB合并LPH

C. A和B均是　　D. A和B均不是

14. $V_1$导联出现单向性的rS波，Ⅰ及$V_6$导联S波顿挫，提示哪种类型的束支阻滞或双分支阻滞？

A. RBBB　　B. LBBB

C. IVCD　　D. RBBB合并LAH

E. RBBB合并LPH

15. PVC的形态总是与下列哪种相似？

A. RBBB　　B. LBBB

C. A或B　　D. 以上均不正确

答案：1. 错误　2. D　3. 错误　4. 正确　5. 错误　6. A　7. 正确　8. 正确　9. D　10. D　11. 错误　12. A　13. D　14. C　15. C

第十四章

1

## 基础知识

ST段与T波密不可分，很难分开讲述，本章会根据需要将两者分别或一起讨论。本章还涉及“急性心肌梗死”一章中心肌损伤和梗死的内容。

ST段代表心室从除极完毕到快速复极开始的一段时间。测量起点为J点，即QRS波群与ST段的交接点，测量终点为T波的起点(图14-1)。ST段大多测量不精确，多因为J点钝圆或T波起点无法判断。J点有时尖锐，有时钝圆(图14-2)。

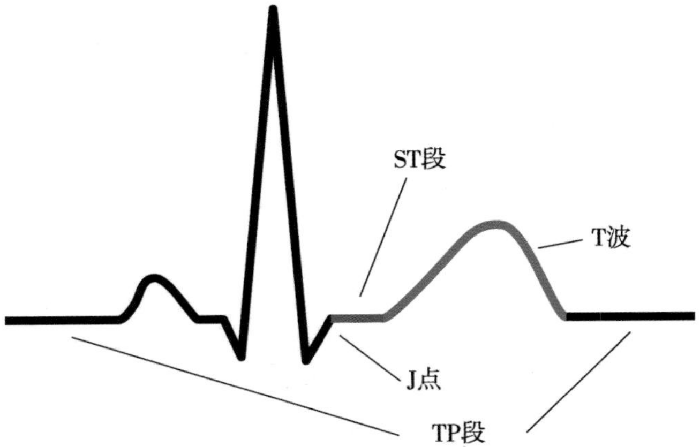


图14-1　ST段

ST段与T波是心电图中最重要的内容，可反映心肌缺血或损伤。***一般来说，ST段压低和T波倒置提示心肌缺血；ST段抬高、伴或不伴T波改变提示心肌损伤***。

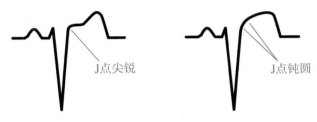


图14-2　J点尖锐和J点钝圆

**注　释**

一般来说，Ⅰ、Ⅱ、$V_3$~$V_6$导联T波直立，aVR导联T波倒置，合并左束支或右束支阻滞时除外。

## J点在哪里?

图14-3中可以清楚地看到J点的位置,在QRS波群和ST段的交接处。大多数心电图的J点清晰可辨。

图14-4就有点疑问了,确切的J点在哪里呢?好像无论把分规放在哪个位置,都不是准确的J点。用红色方框标记出J点的区域,但是想要更精准,就只能猜了。

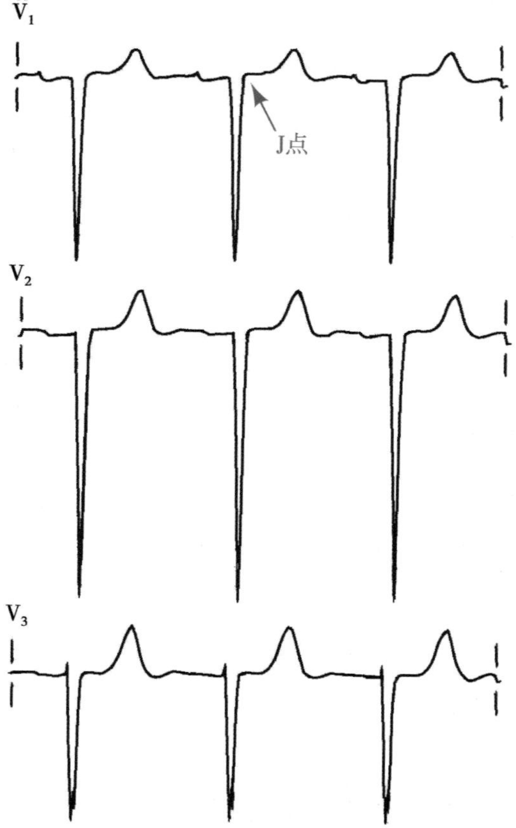

图14-3　J点尖锐

J点钝圆常与早期复极、左心室肥厚伴劳损及心包炎有关。急性心肌梗死,尤其ST段呈"墓碑"样抬高时,常见J点钝圆。稍后再详细讨论。

## ST段抬高或压低

判断ST段与基线的关系是评估ST段抬高或压低的关键。举例说明图14-5。基线以TP段确定,这是测量的关键。

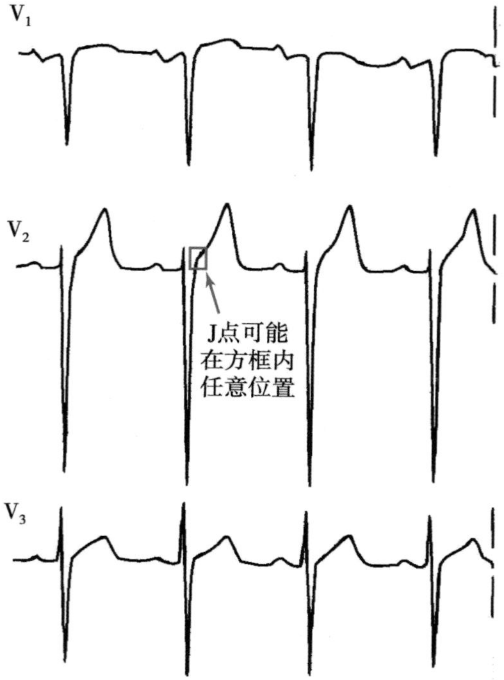

图14-4　J点钝圆

可用细线标识的刻度尺帮助确定基线。某些情况下，尤其是心动过速时，T波与P波重合，无法辨别TP段，这时可用PR间期来确定基线。

正常情况下，肢体导联ST段抬高≤1 mm。40岁以上男性$V_2$、$V_3$导联J点抬高≤2 mm，不满40岁的男性≤2.5 mm，成年女性≤1.5 mm。诊断标准需结合病史、ST-T形态及有无对应性改变（详见“急性心肌梗死”一章）。***如果既往心电图未见ST段抬高，或有心肌缺血病史，那么任何程度的抬高都应引起重视***。如果有其他缺血的迹象，任何程度的抬高都是病理性的。

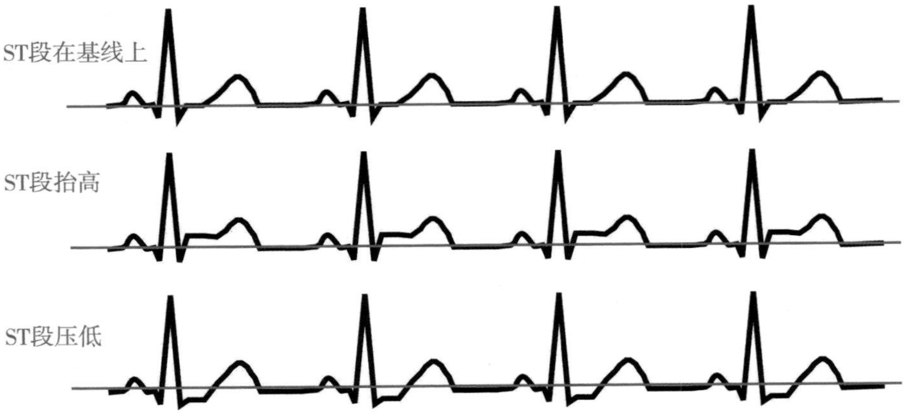


图 14-5　ST段在基线、抬高和压低

## ST段形态

ST段形态多变。某些形状的ST段比较常见，而另一些形态的ST段仅在特定情况下出现，这可以协助诊断；还有一些形态的ST段则为正常形态的不同表现形式。图14-6列举了ST-T的几种形态及可能的病因，可伴或不伴QRS波群异常。在学习本书第2阶段后可了解图中术语。

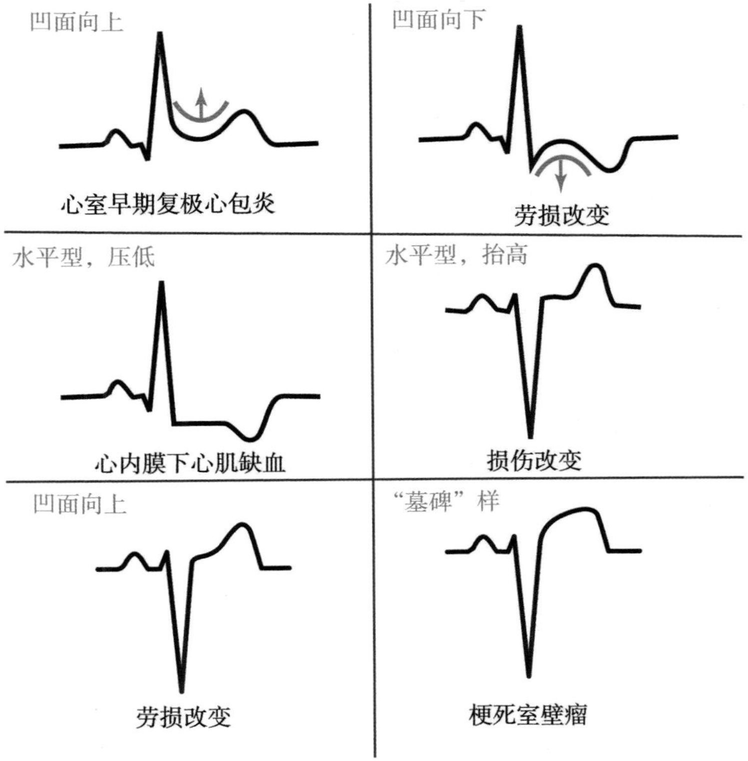


图 14-6　ST段形态及其可能原因

## T波

在基础章“基础心搏”和“束支阻滞及分支阻滞”中曾讲过T波，在此稍做回顾。本章将讨论T波的不同形态：高或低，宽或窄，对称或不对称，正向、负向或双向。注意以下三点：形状、方向、高度或深度。

### T波形态

***正常情况下T波是不对称的***。心肌缺血、电解质紊乱、中枢神经系统疾病时出现的对称性T波是病理性的。图14–7可见对称性与非对称性T波。少数正常人的T波也可对称，未证明正常之前应看作是异常的。伴随症状非常重要，可用来鉴别，排除以上疾病后才能断定对称性T波是正常的。我们通过筛查对称性T波发现了很多早期急性心肌梗死。T波高尖常见于高钾血症；T波宽大见于中枢神经系统疾病，尤其是颅内出血。

将细线标尺放在T波顶峰处作一垂线，检测其对称性，如图14–8所示。若垂线左右两边呈对应关系，则T波对称，反之则不对称。

ST段常给判断T波群对称性带来困难，如图14–8，将T波的两支向基线方向作延长直线，这个简单的技巧可使评价T波的对称性变得更容易。

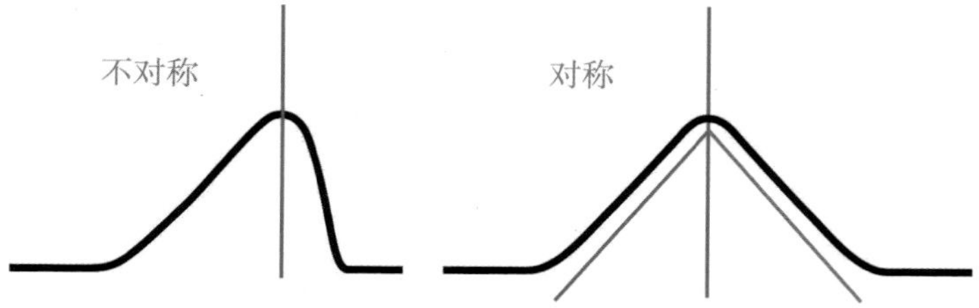


图 14–7　T波形态

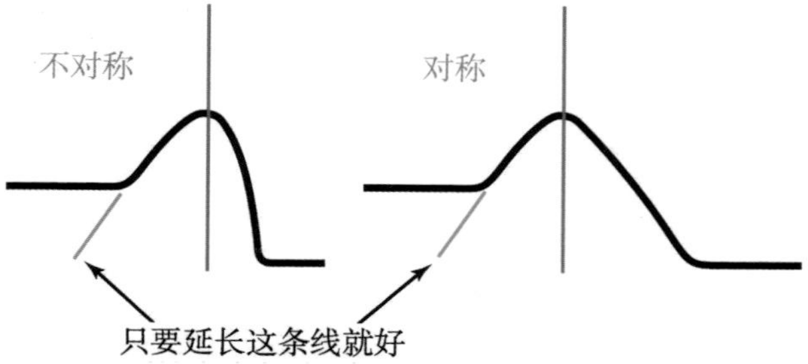


图 14–8　T波对称性

下面是一些其他的例子（图14–9）。

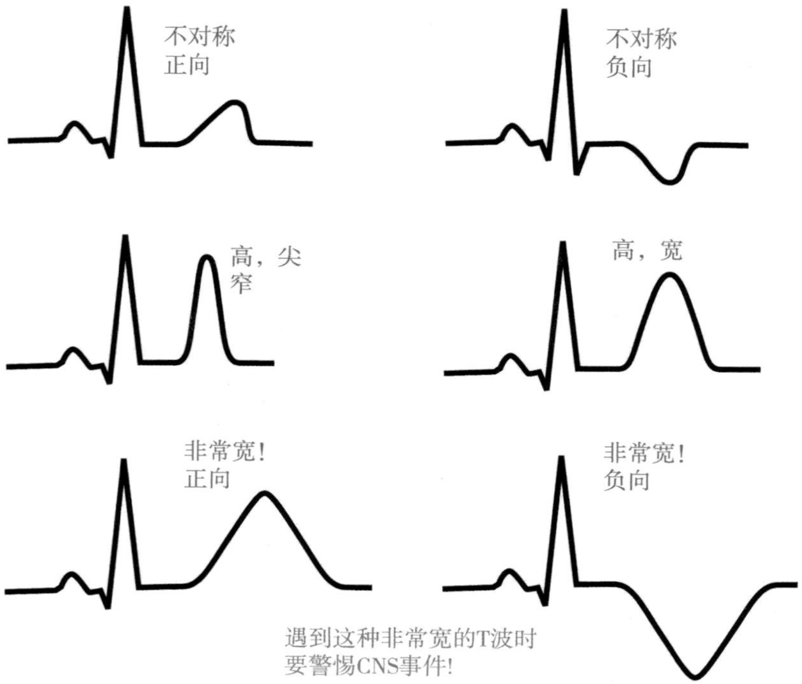


图 14–9　T波形态

## 双向T波

所有导联均可能见到双向T波，尤其在从正向T波朝负向T波移行的导联。先负后正多见于异常情况。图14-10中可见不同形态的双向T波。

## T波极性

心肌复极向量与T波向量有关，可以呈正向、负向或者双向。T波在三维空间的方向决定了T波在各导联中的方向。一般来说，Ⅰ、Ⅱ、$V_3$~$V_6$导联T波正向，aVR导联T波负向，其余导联方向具有可变性。稍后介绍特殊情况，如束支阻滞。

若T波在本应正向的导联呈负向，如Ⅱ导联，称为T波倒置。T波倒置常提示心肌缺血，也可见于心室肥厚，***束支阻滞除外***。

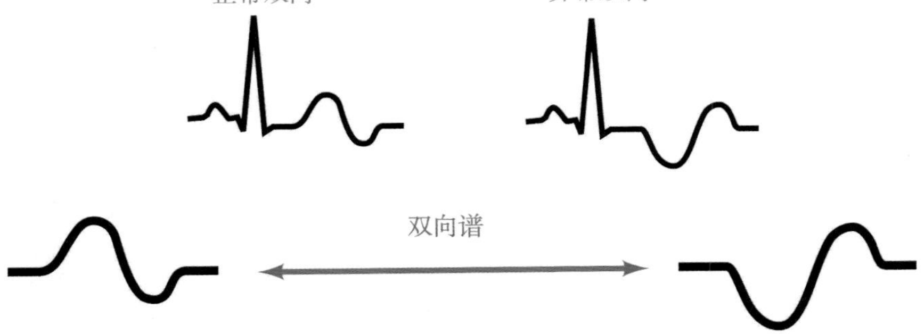


图 14-10　双向T波

## T波高度或深度

一般来说，T波在肢体导联≤6 mm，胸导联≤12 mm。***另一个标准是T波振幅<R波振幅的2/3，否则为异常***。T波高大与心肌缺血或梗死、中枢神经系统疾病及高钾血症有关。

## 关于T波

T波不是独立存在的，其形态常受ST段的影响，但请记住：所有导联各个间期都是相等的。建议首先在波形较清晰的导联测量T波的起点与终点，再移动该间期至T波比较怪异的导联上，这样就可以单独测量与分析T波。见图14-11。

把你的工具用起来！
刻度清晰精密的直尺对评估ST段和T波非常有帮助。

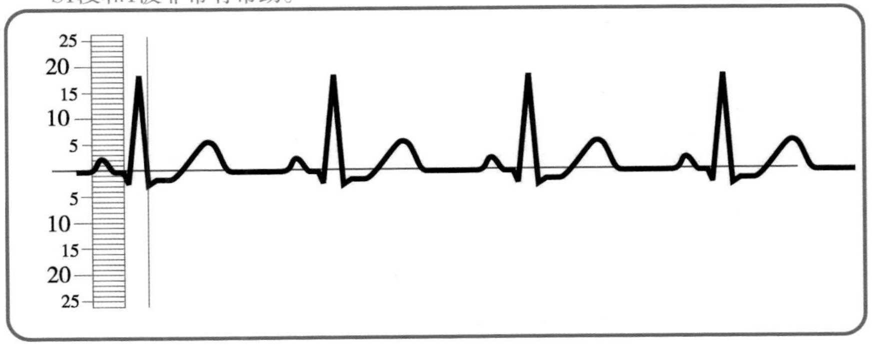


图 14-11　心电图刻度尺和节律条图

**心电图14-1** 如前所述，ST段与T波密不可分，本章将一起讨论。

ST段(或T波)是学生们最困惑的内容，因此本章会讲解大量心电图实例。正常和异常心电图差别很小，需要练就一双慧眼来识别。专家能"慧眼识图"其实很简单，就是熟能生巧。专家们因为解读了成千上万份心电图，所以能一眼发现其中的异常之处。因此，本章我们通过展示各种异常情况引起的ST-T改变，带你由浅入深地分析病例，完成本章的学习。这对于解读书中所有心电图的ST段与T波大有益处。

图中可见勺形ST段，T波高大、不对称。T波没有超过R波振幅的2/3，这不是病理性的。若T波高大、对称，则为异常。高钾血症、心肌缺血、中枢神经系统疾病时常出现高大、对称的T波。记住，心电图必须结合临床。

**提 示**

请尽可能多看、多分析心电图。对于解读ST段和T波问题，经验是最好的老师。

**心电图14-2** 可见勺形ST段和非对称性T波，T波不像心电图14-1那样高大，近似对称，但不是病理性的。Ⅰ、Ⅱ、$V_3$~$V_6$导联T波直立，aVR导联T波倒置，提示T波向量正常。

广泛导联ST段呈勺形凹面向上轻度抬高。$V_1$导联ST段较平坦凹面向下，为异常表现，但相邻导联未见异常改变，单一导联形态异常并无临床意义。诊断心电图需要结合病史及主诉，这是永恒不变的原则。如果为年轻患者，手指骨折就诊，那么本图就不必深究，诊断为心室早期复极(后面再详细讲解)。若患者主诉胸痛，就需要进一步评估了。仔细观察，可见PR段轻度压低，QRS波群终末部有切迹，可能提示心包炎早期，需进一步询问病史，行体格检查后再做出诊断。

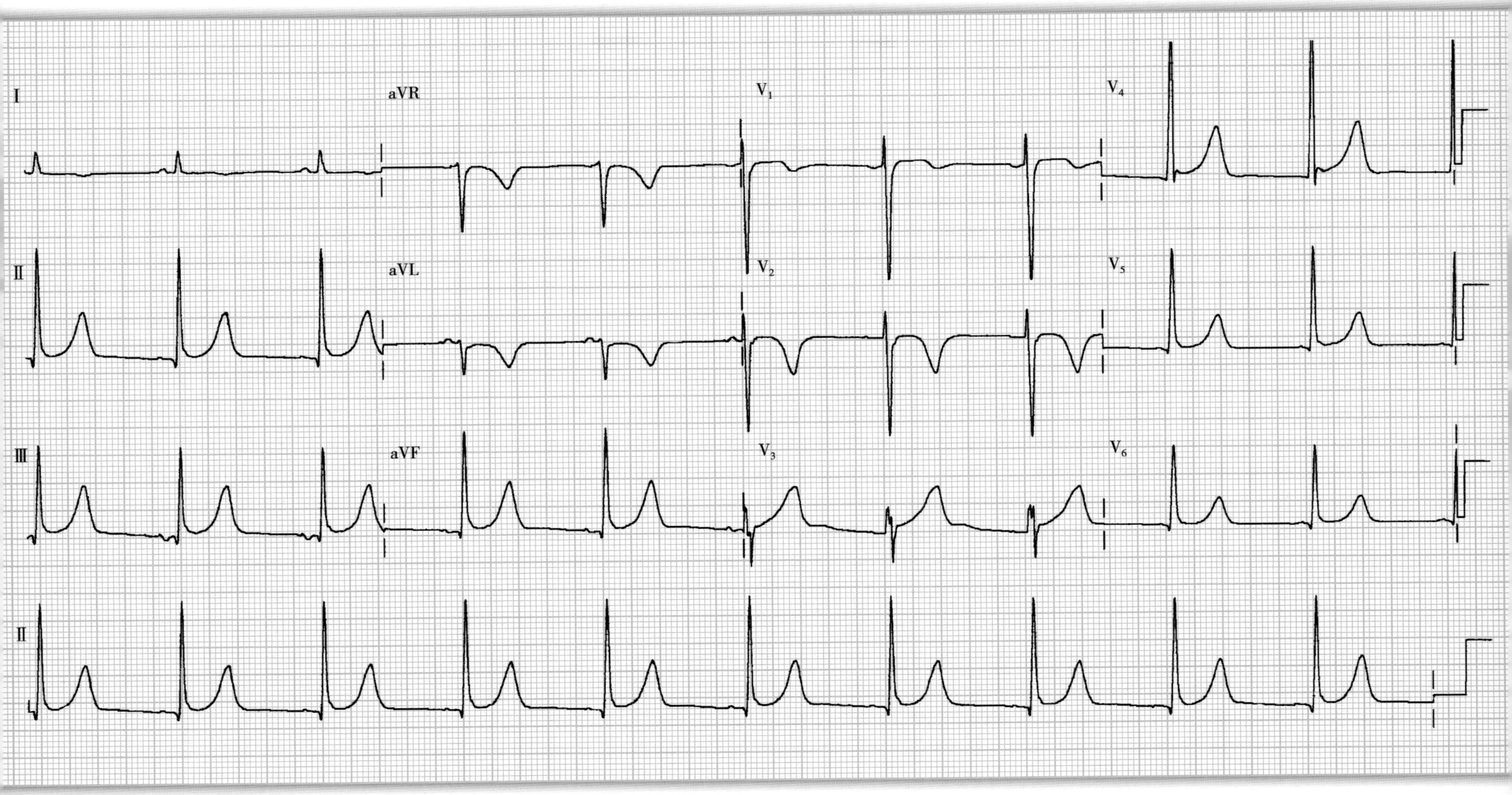


心电图 14-1

心电图 病例分析 续

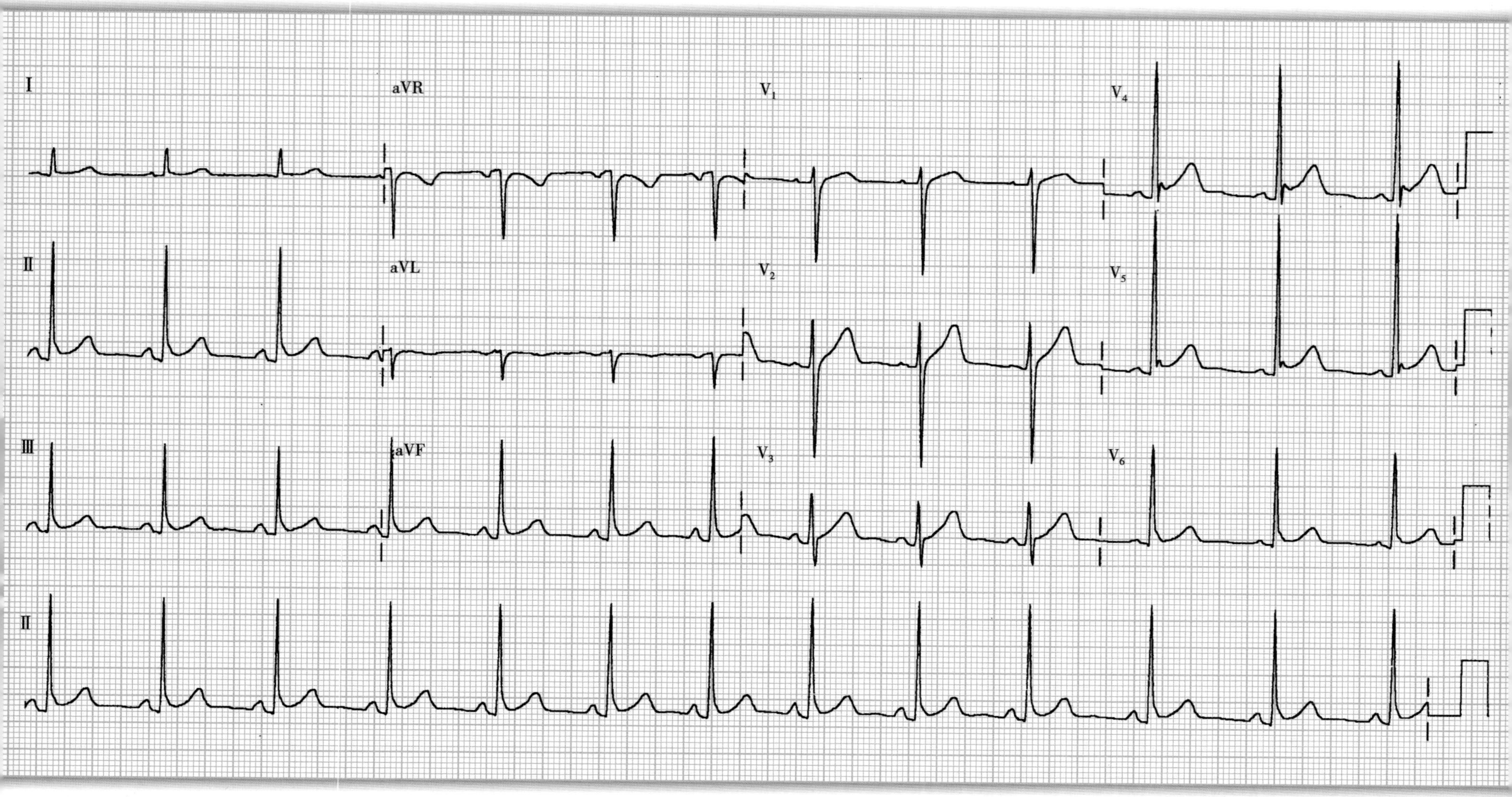


心电图 14-2

2

**心电图14-3** 请看下图并注意T波，有什么异常吗？ Ⅰ与Ⅱ导联T波直立，但是$V_3$~$V_6$导联呢？放大如图14-12，T波倒置、对称，是异常的，提示心肌缺血。

由于$V_2$~$V_4$导联ST段轻度抬高，很难判断T波是否对称，需要作延长线辅助诊断。

除此之外，肢体导联T波低平，也属异常，称为非特异性ST-T改变（nonspecific ST-T wave change，NSSTTW，Δ见“首写字母缩略词”）。

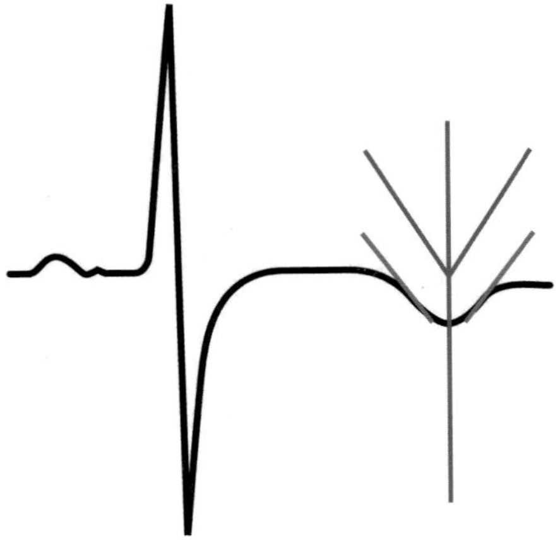
它们的确
对称，
当心视觉
误差！

图 14-12 $V_5$导联放大

**心电图14-4** 图中胸导联T波很难看。放大后（图14-13）可见T波对称、倒置，振幅超过同导联主波振幅的2/3。可利用直尺来判断T波的对称性。

Ⅰ与aVL导联T波对称、倒置，是异常的。

注意观察节律，有什么异常吗？节律不规则，P波、PR间期均在变化，提前出现的心搏为房性期前收缩。T波对称、倒置，这不是慢性阻塞性肺部疾病的心电图表现，而是与心肌缺血有关。

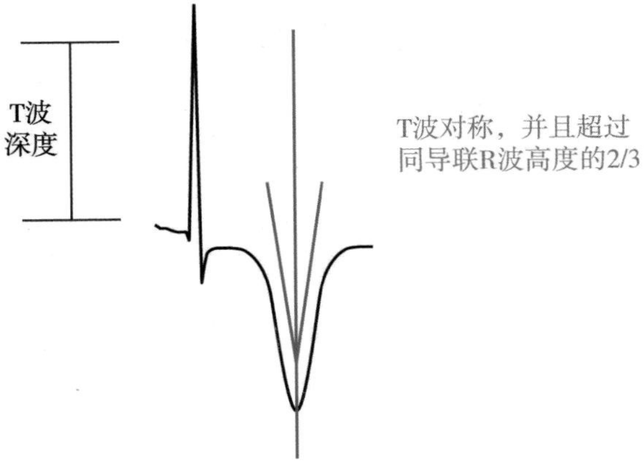
T波
深度
T波对称，并且超过
同导联R波高度的2/3

图 14-13 T波放大

## 心电图 病例分析 续

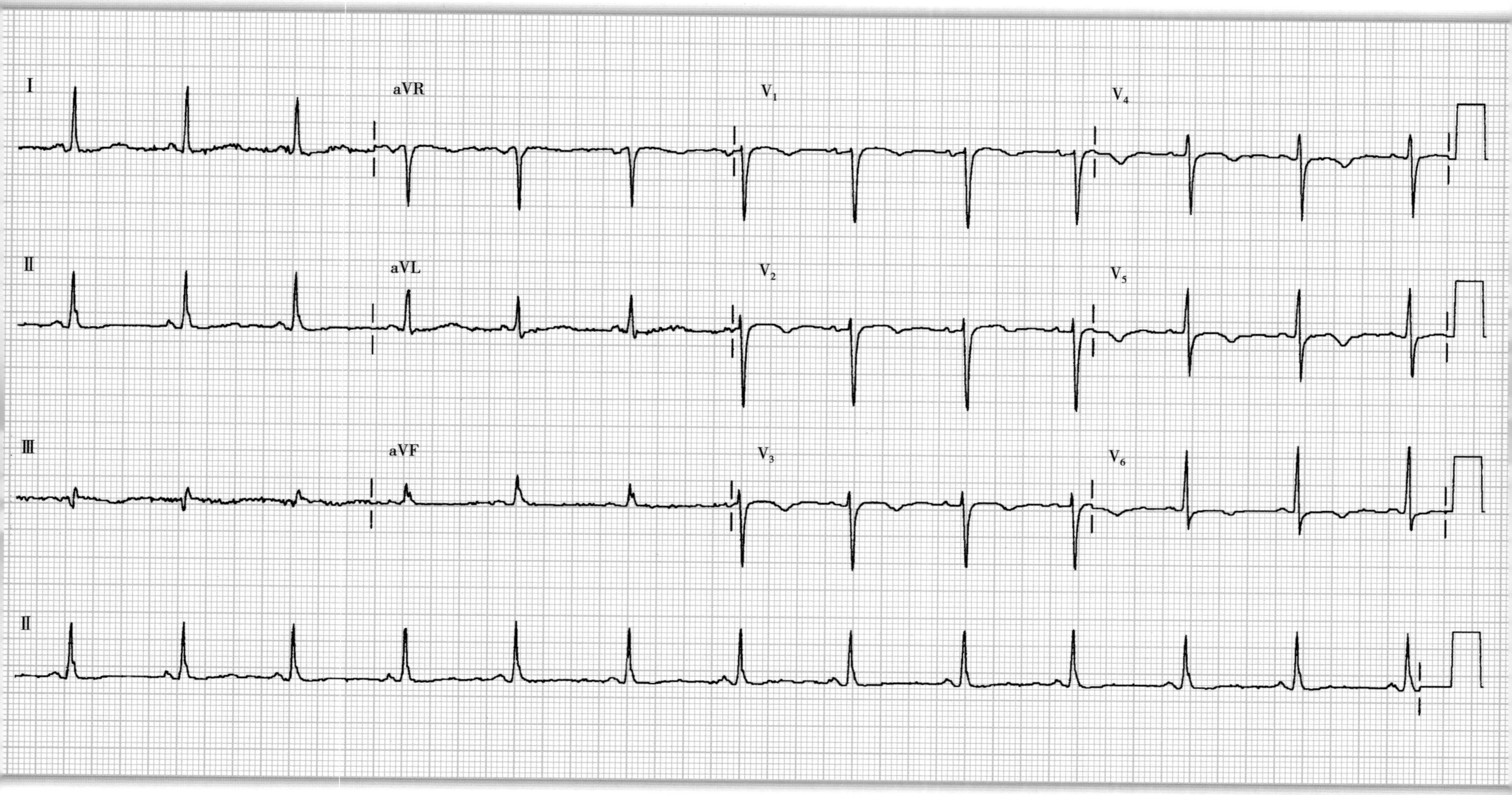


心电图 14-3

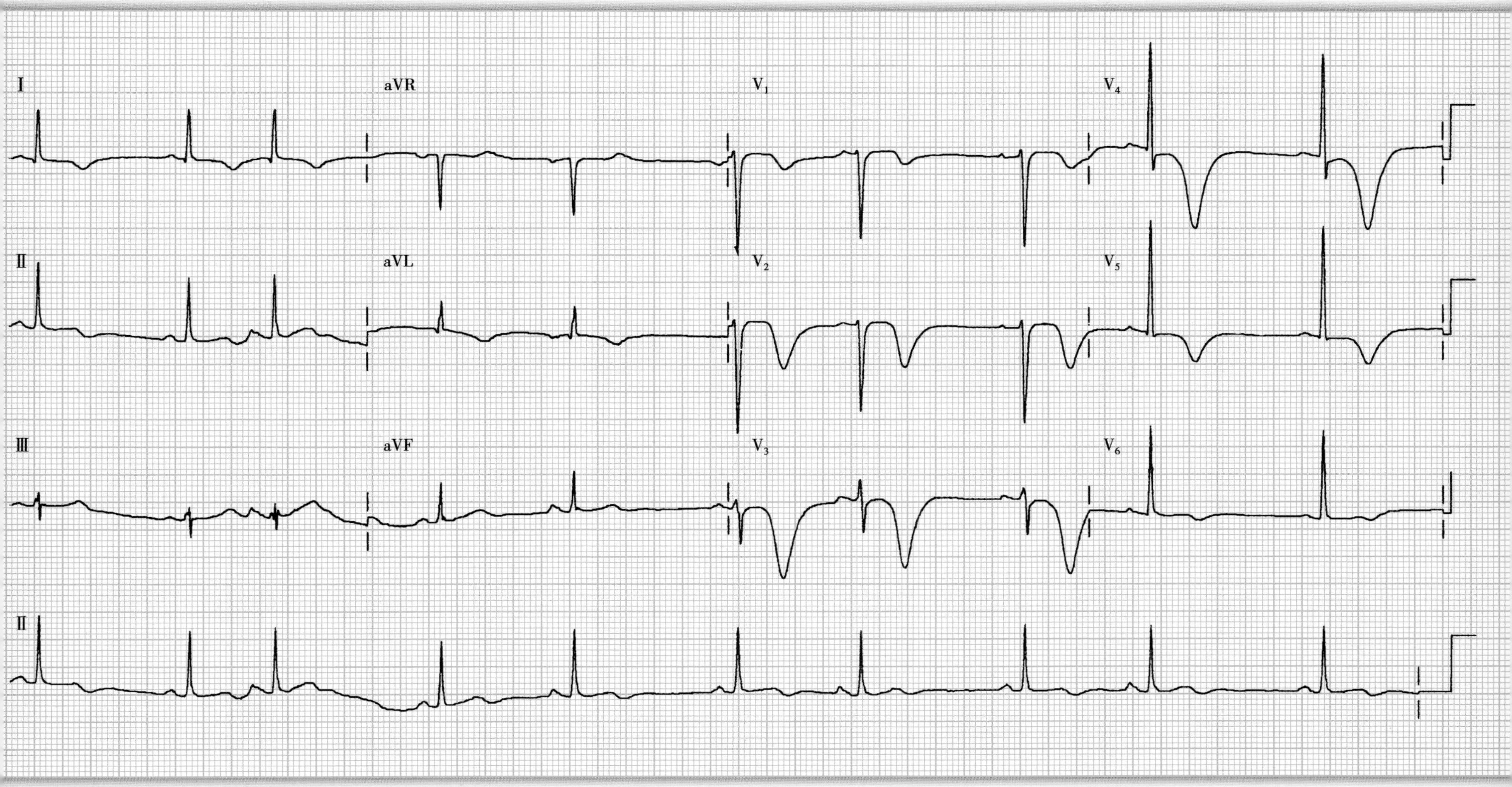
I
aVR
V1
V4
II
aVL
V2
V5
III
aVF
V3
V6
II

心电图 14-4

## 心电图 病例分析 续

### 2

**心电图14-5** 与心电图14-4相似，只是T波异常的导联更广泛，Ⅱ和aVF导联T波也异常。

还有其他异常吗？$V_1$导联符合左心房扩大的诊断标准，Ⅱ、Ⅲ及aVF导联有病理性Q波，其诊断标准为：Q波宽度超过0.03 s，深度超过同导联R波的1/3。

### 3

**心电图14-5** 该患者可见下壁心肌梗死的心电图表现。引起广泛导联T波对称、倒置的原因可能是心肌缺血、中枢神经系统疾病、电解质紊乱或陈旧性心包炎（结合下壁心肌梗死病史，很可能是心肌梗死后心包炎）。正确诊断这份心电图需结合临床。

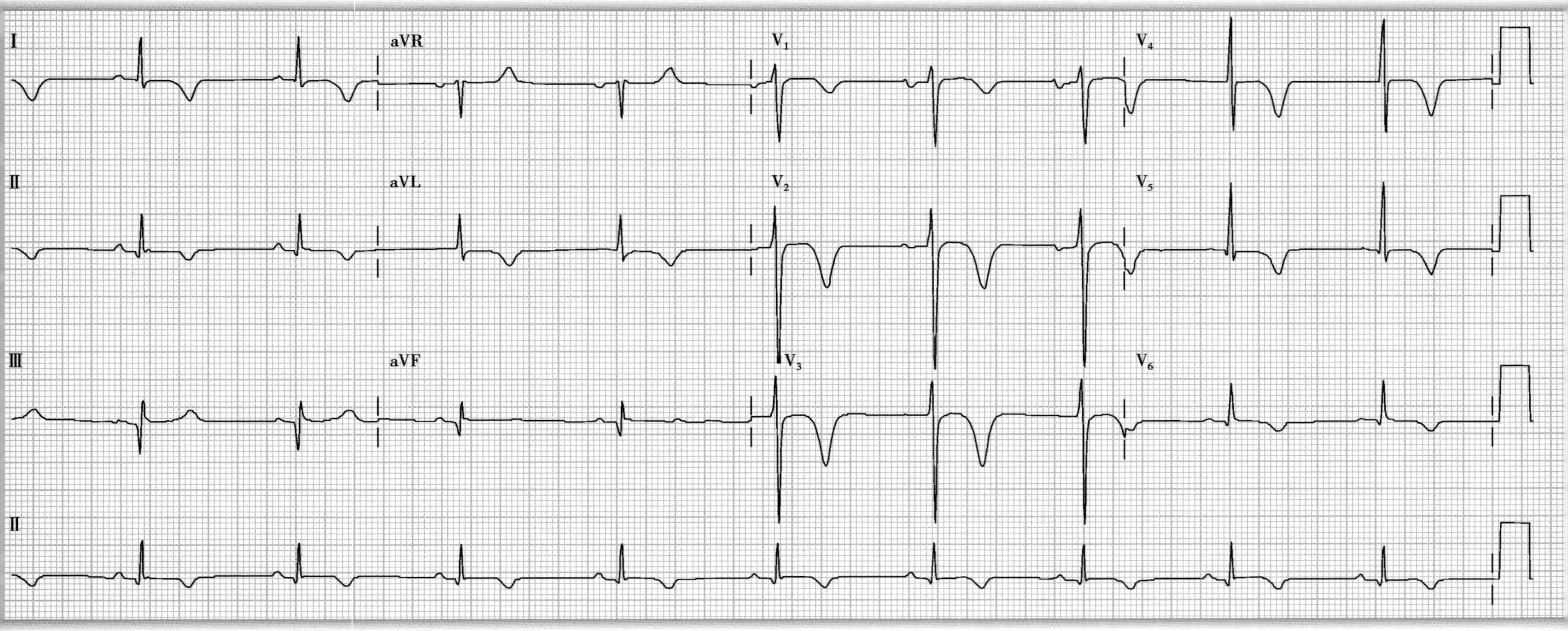

心电图14-5

2

**心电图14-6** T波正常吗？不正常！Ⅰ、Ⅱ、$V_3$~$V_6$导联T波倒置，或者仅aVL和aVR导联T波直立（aVR导联本应T波倒置），并且双支对称，广泛导联T波振幅超过同导联R波的2/3。

$V_2$导联R∶S值异常，胸前导联早期顺钟向转位，是右心室肥厚吗？可能吧。那么T波异常与右心室肥厚有关吗？稍后介绍，右心室肥厚所致T波改变是不对称的。还有心房内传导延迟，尚未达到右心房扩大的标准。

最后，还有QT间期延长：超过RR间期的1/2。

临床上什么情况会引起这样的心电图改变呢？电解质紊乱、弥漫性心肌缺血和中枢神经系统疾病都有可能，对比既往心电图，逐一排查，最后找出正确答案。请记住，分析心电图要结合病史。

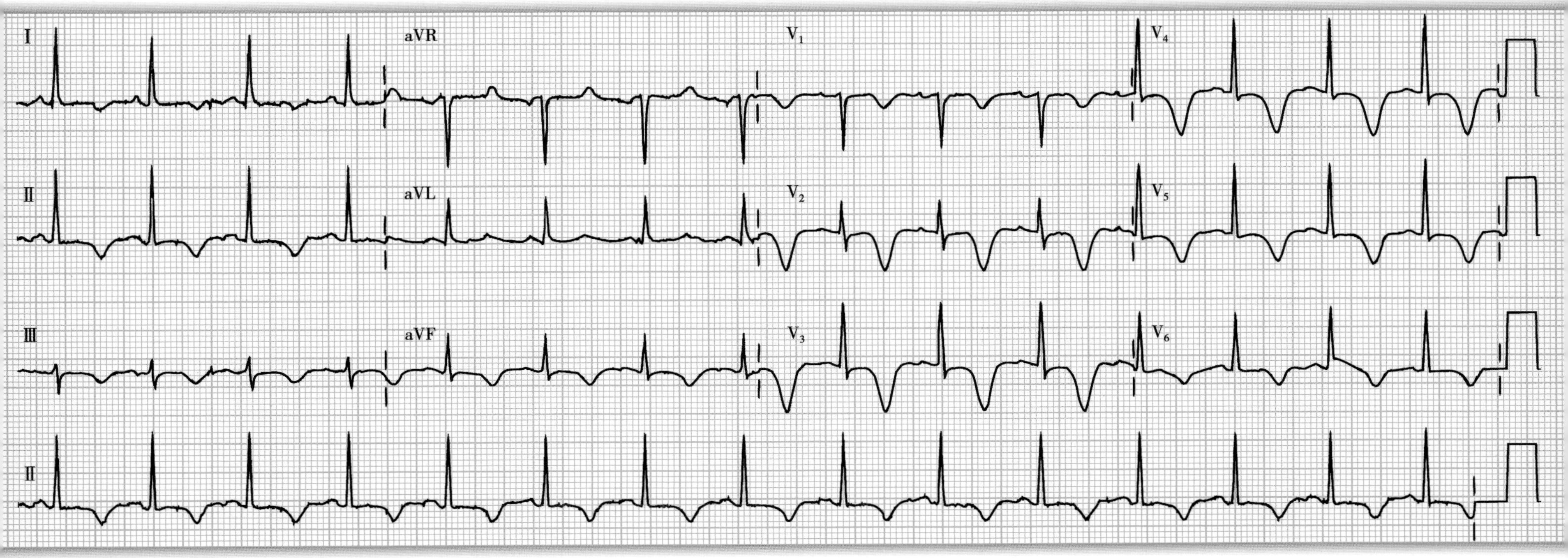


心电图14-6

心电图 病例分析 续

2

**心电图14-7** 从T波倒置转而讨论T波高尖。图中可见中胸导联T波高尖、对称，此时要介绍高钾血症的概念了，具体内容在“电解质与药物效应”一章中深入讲解。当心电图中胸导联出现高尖、对称的T波时，应首先考虑高钾血症。很多高钾血症患者可能几分钟或几小时就会出现并发症，如心律失常等，在此之前并没有足够的时间进行治疗。因此必须明确T波高尖与高钾血症的联系，从而赢得治疗时间。

**提 示**

高尖、对称的T波=高钾血症！

那么，这份心电图的诊断就是高钾血症吗？并不是，还有其他可能性，如心肌缺血。想成为心电图专家，这里还有些问题需要考虑。比如，虽然所有肢体导联振幅都超过了5 mm，但肢体导联QRS波群电压仍较低，提示少量心包积液。肾衰竭的患者会继发心包积液吗？当然。此外，QT间期延长提示低钙血症，也常见于肾衰竭。现在明白专家们是如何思考分析心电图了吗？

**心电图14-8** 讨论心电图14-7后，下一个问题是什么？血钾浓度如何！这样高尖、对称的T波，是典型高钾血症的心电图表现（图14-14）。

图中QRS波群时限超过0.12 s，但不符合左束支或右束支阻滞标准，为非特异性室内阻滞。而非特异性室内阻滞最常见的一个原因就是高钾血症。

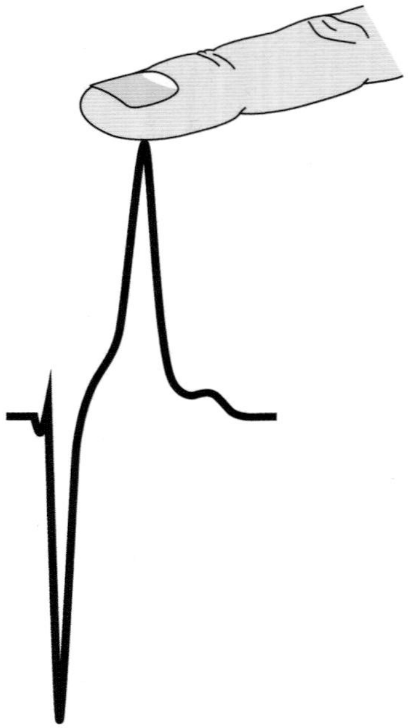

图14-14 高尖的T波

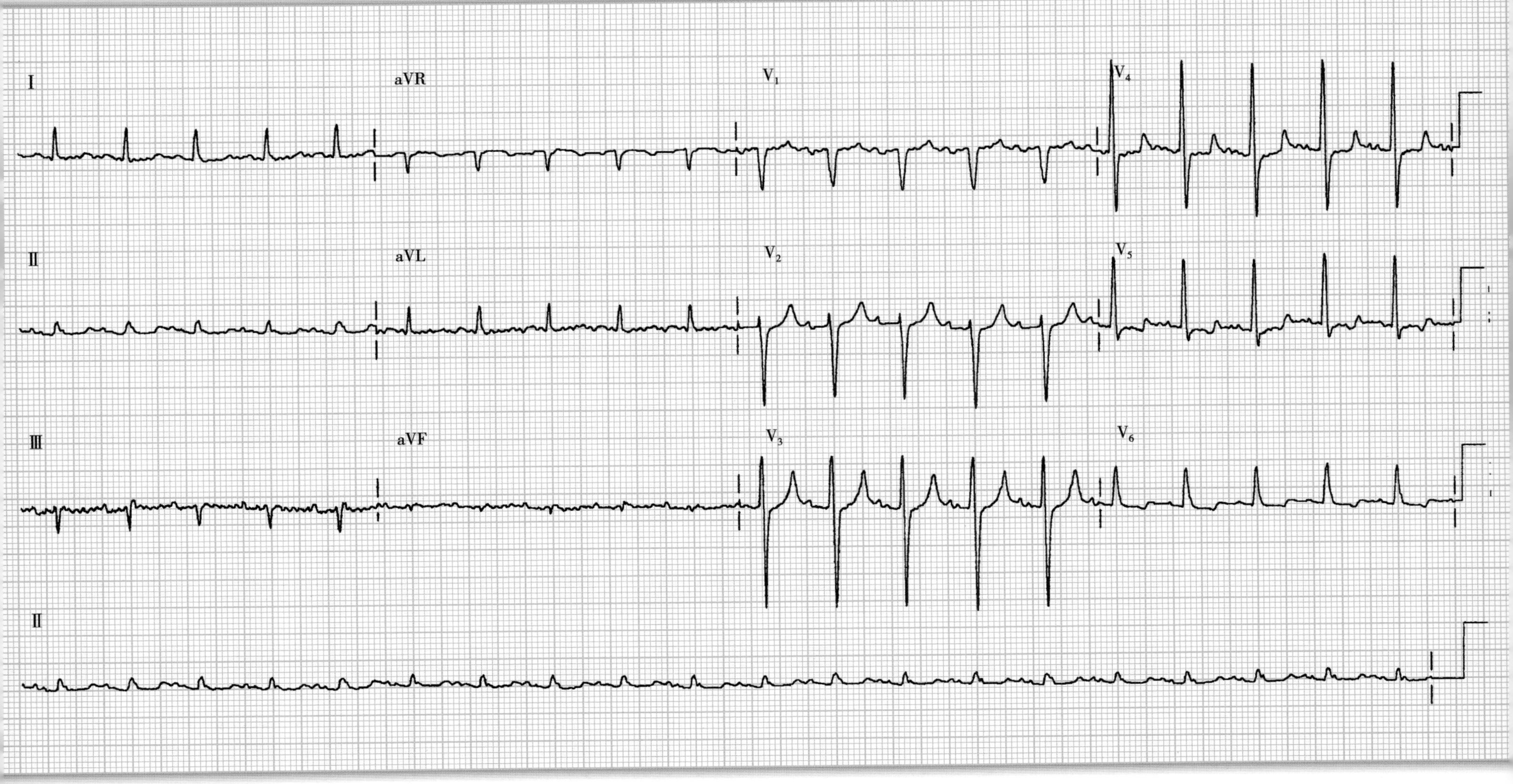
I
aVR
V1
V4
II
aVL
V2
V5
III
aVF
V3
V6
II

心电图 14-7

心电图 病例分析 续

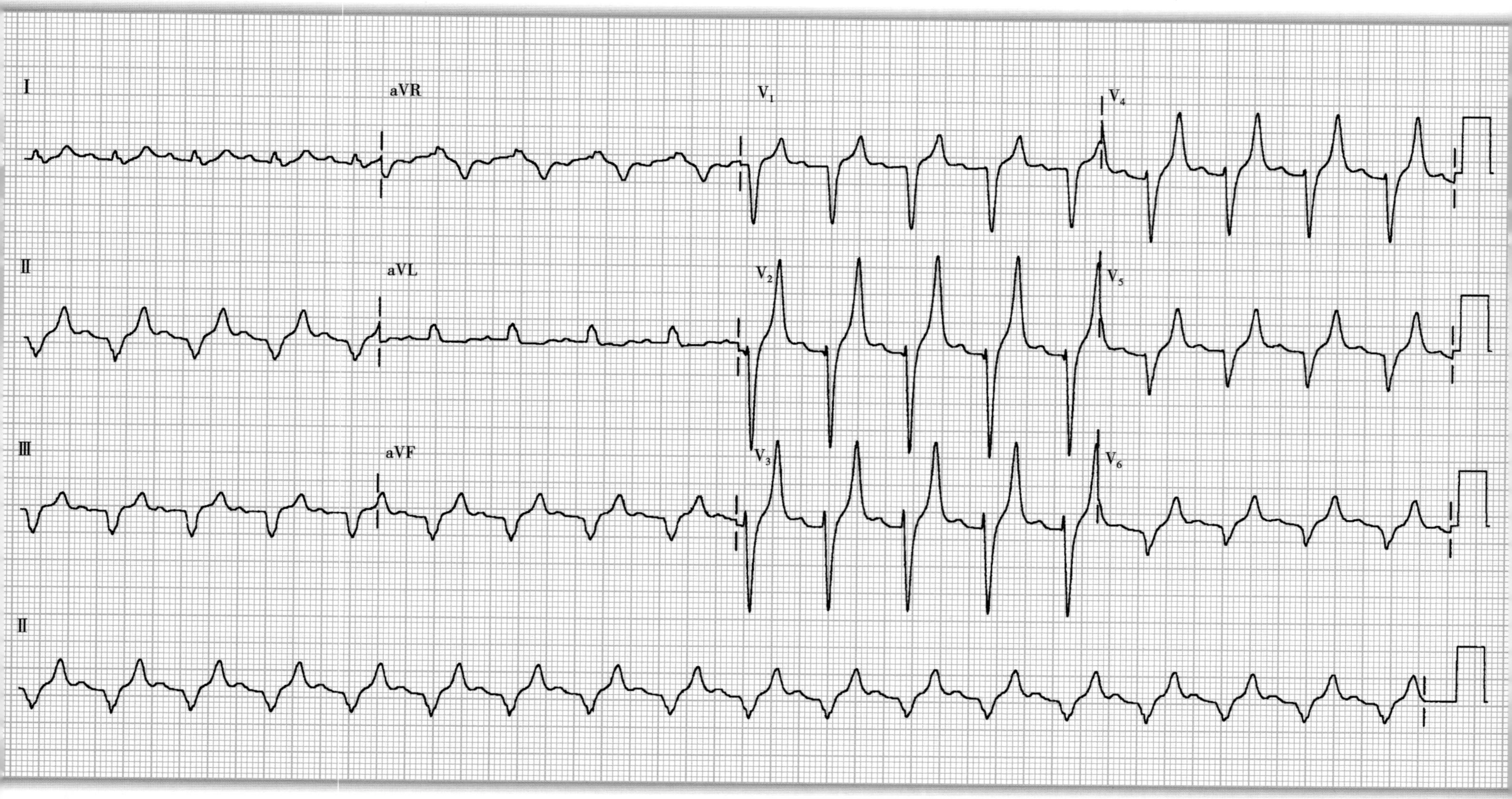


心电图 14-8

2

**心电图14-9** 本图中T波高尖、对称，但时限较宽，终末部异常。T波表现为先下降，再朝下一个波形的方向打开，底部较宽。这种表现非常罕见，病因可能是心律失常。这份心电图有点难，我们一起来分析试试。心率快还是慢？快，是心动过速。QRS波群时限是否超过0.12 s？是的，是宽QRS波群心动过速。有P波吗？有。P波与QRS波群之间有关系吗？没有。注意Ⅱ与$V_1$导联，可见Ⅱ导联的P波在QRS波群前后游走，有时隐匿在QRS波群中。

这是房室分离。P波频率并没有明显超过QRS波群频率。换言之，P波与QRS波群频率之比为1∶1，因此这不是三度房室传导阻滞。综上所述，宽QRS波群心动过速伴房室分离，应诊断为室性心动过速。如果你现在还不善于发现线索，别担心，专家们也需高度集中精力才能发现到线索。这份图有点难，却是一个非常好的教学示例，教你如何先将复杂的问题划分为简单的小问题，然后再各个击破。

**心电图14-10** 图中患者血钾水平如何？我们再次看到了高尖的、在某些导联甚至是宽大的病理性T波，首先就要联想到高钾血症，需要排除：中枢神经系统疾病、心肌缺血及其他电解质紊乱。病变过于广泛，心肌缺血不太可能，更倾向于中枢神经系统疾病和电解质紊乱。

胸导联移行区出现在$V_2$导联之前，提示早期心脏逆钟向转位。电轴正常范围。没有心房扩大。

### 2 快速复习

1. 仅单个导联出现ST段和T波异常提示为病理性。 正确或错误
2. 一般来说，J点钝圆属于生理性改变。 正确或错误
3. 正常情况下，aVR导联T波正向。 正确或错误

答案：1. 错误 2. 正确 3. 错误

心电图 病例分析 续

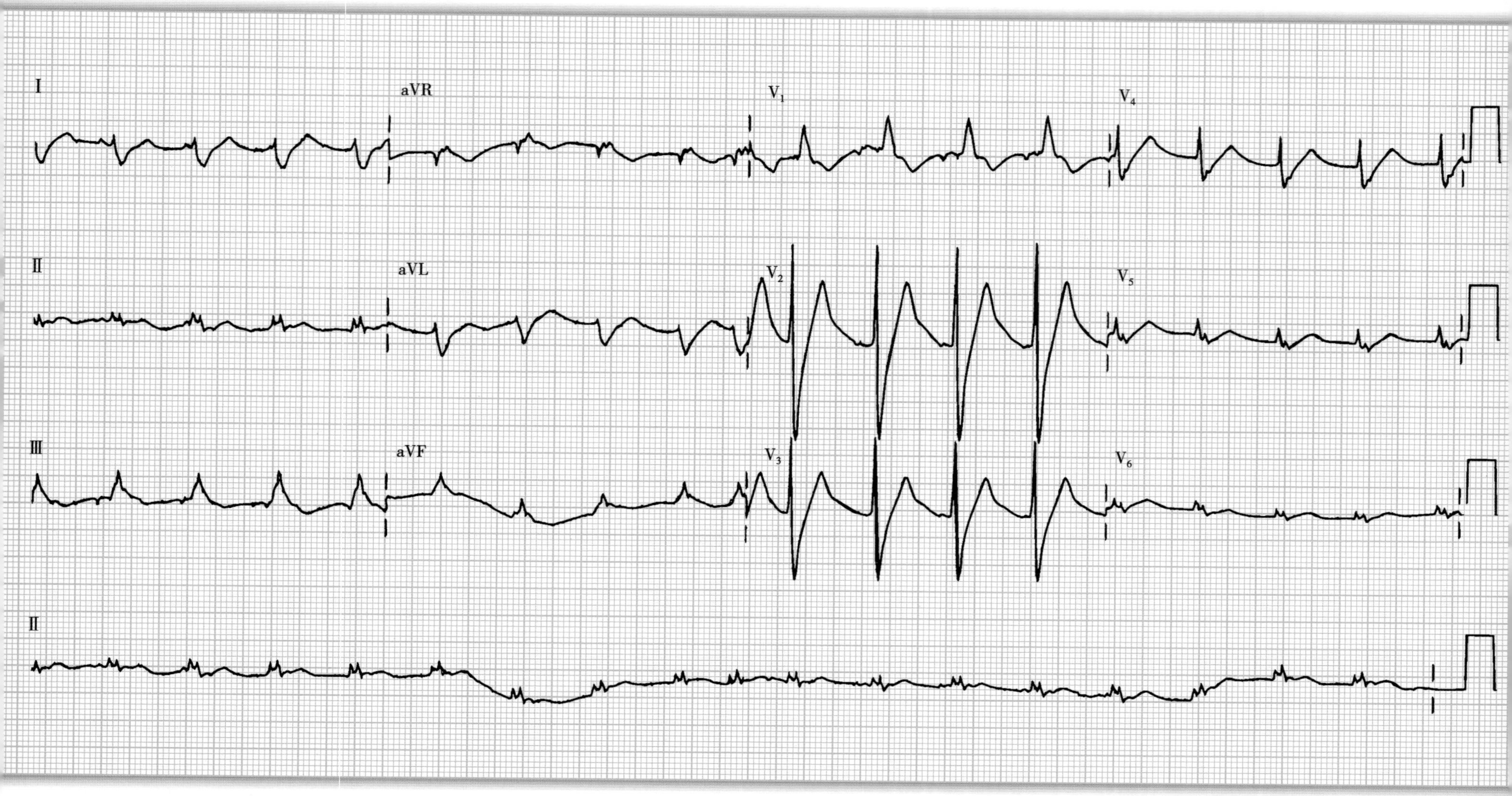


心电图 14-9

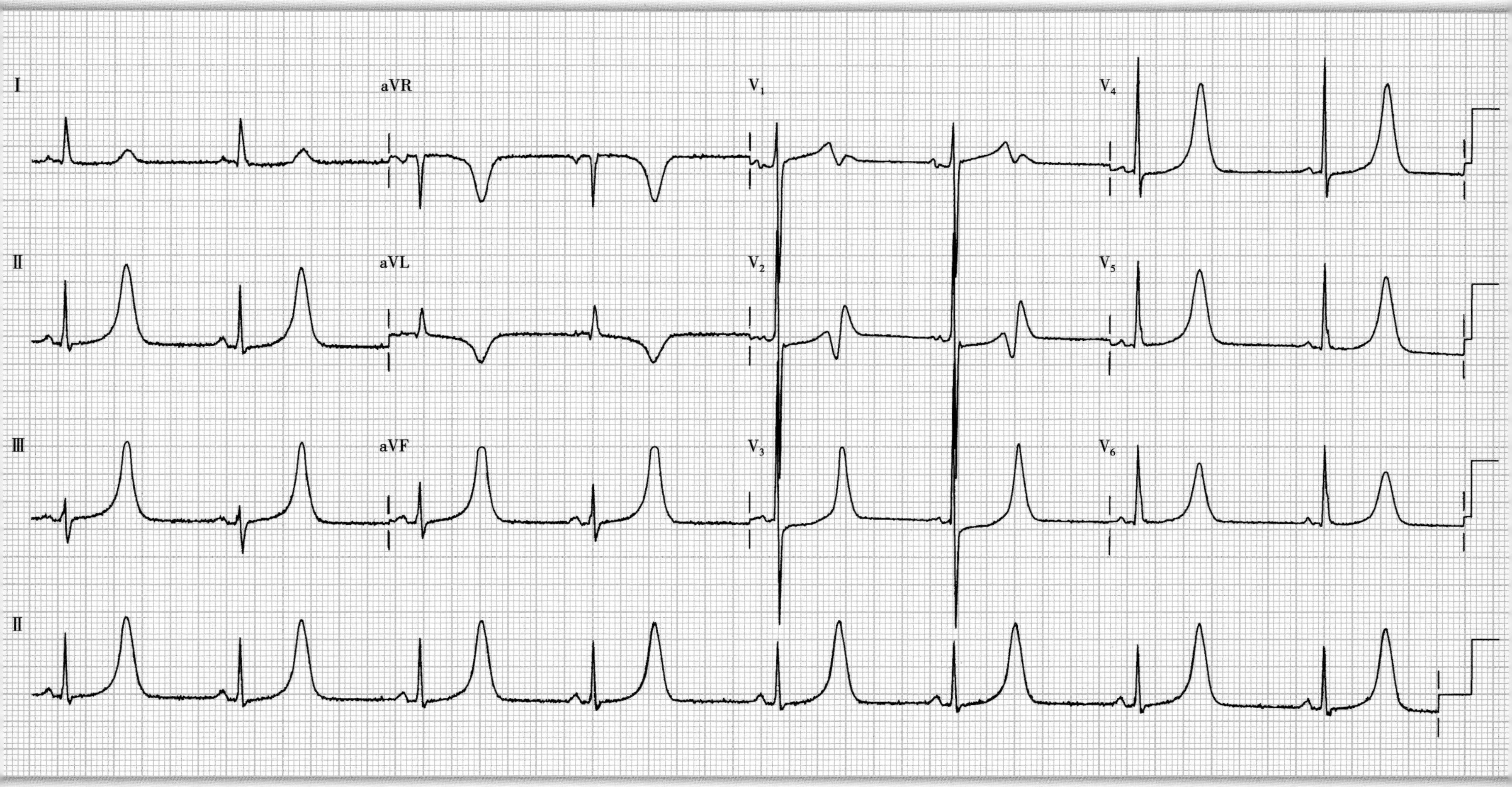


心电图 14-10

**心电图 病例分析** 续

2

**心电图14-11** 放眼望去，这份心电图满视野的异常表现！T波极高，有无血钾异常？是的，高钾血症必须放在第一位。分析的第一步，请看心率。心房率快，像房性心动过速。但是心室率非常慢，大约40次/min，P波与QRS波群没有关系。心房率快于心室率，提示三度房室传导阻滞。

再看QRS波群，宽大畸形，$V_1$导联呈单向S波，Ⅰ导联呈单向R波，$V_6$导联呈左束支阻滞图形改变。可能是左束支阻滞，或者是来自右心室的异位激动，后者的可能性更大：窦性心动过速，三度房室传导阻滞，室性逸搏心律。

遇到异常的心电图，不要惊慌。先将心电图分解，然后再进行分析，更容易发现隐藏的病理信息。

2

**心电图14-12** 这个T波真让人印象深刻，尤其是胸导联。这样的ST段与T波改变提示超急性期心肌梗死。这样的心电图病例非常难得，大多数胸痛患者到急诊室就诊时已经过了超急性期。

哪些导联ST段抬高了？大多数人可能会立刻注意到胸导联，Ⅱ、Ⅲ及aVF导联ST段也明显抬高了。Ⅰ及aVL导联ST段压低。在“急性心肌梗死”一章中我们将会讲到，这样的心电图表现提示下壁心肌梗死（IWMI）。

3

**心电图14-12** 这份心电图可以说是超急性期心肌梗死的教科书示例。心肌梗死部位是前壁还是下壁呢？很多人认为是前壁，然而这是典型的下壁心肌梗死心电图改变，伴右心室心肌梗死超急性期。图中可见：①下壁心肌梗死；②Ⅲ导联ST段抬高幅度大于Ⅱ导联；③$V_1$导联ST段抬高（在某些病例中可累及$V_6$导联）。患者超声心动图检查提示未见前壁异常，可见下壁室壁运动异常，同时符合右心室心肌梗死的图形改变。

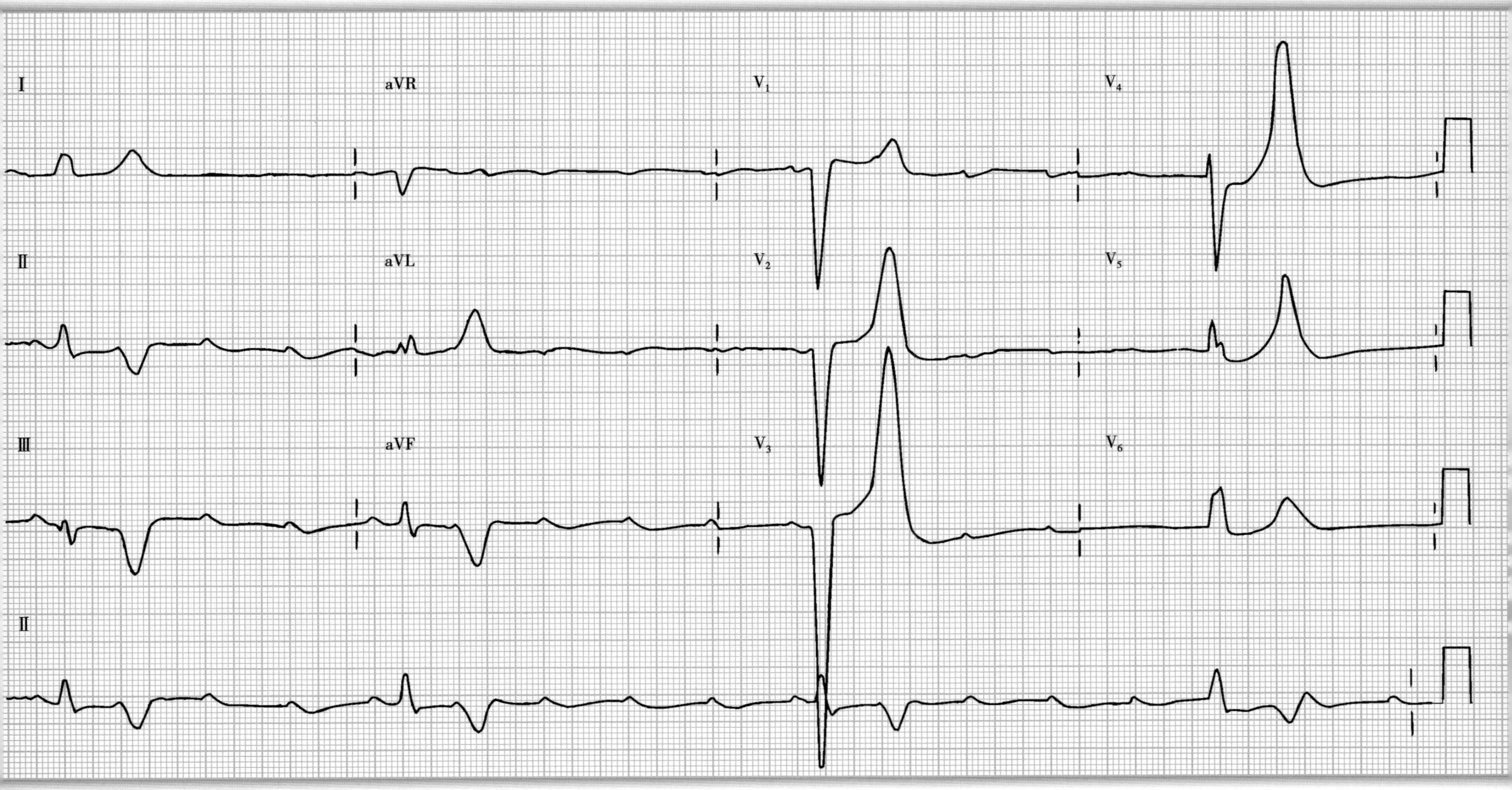
I
aVR
V1
V4
II
aVL
V2
V5
III
aVF
V3
V6
II

心电图14-11

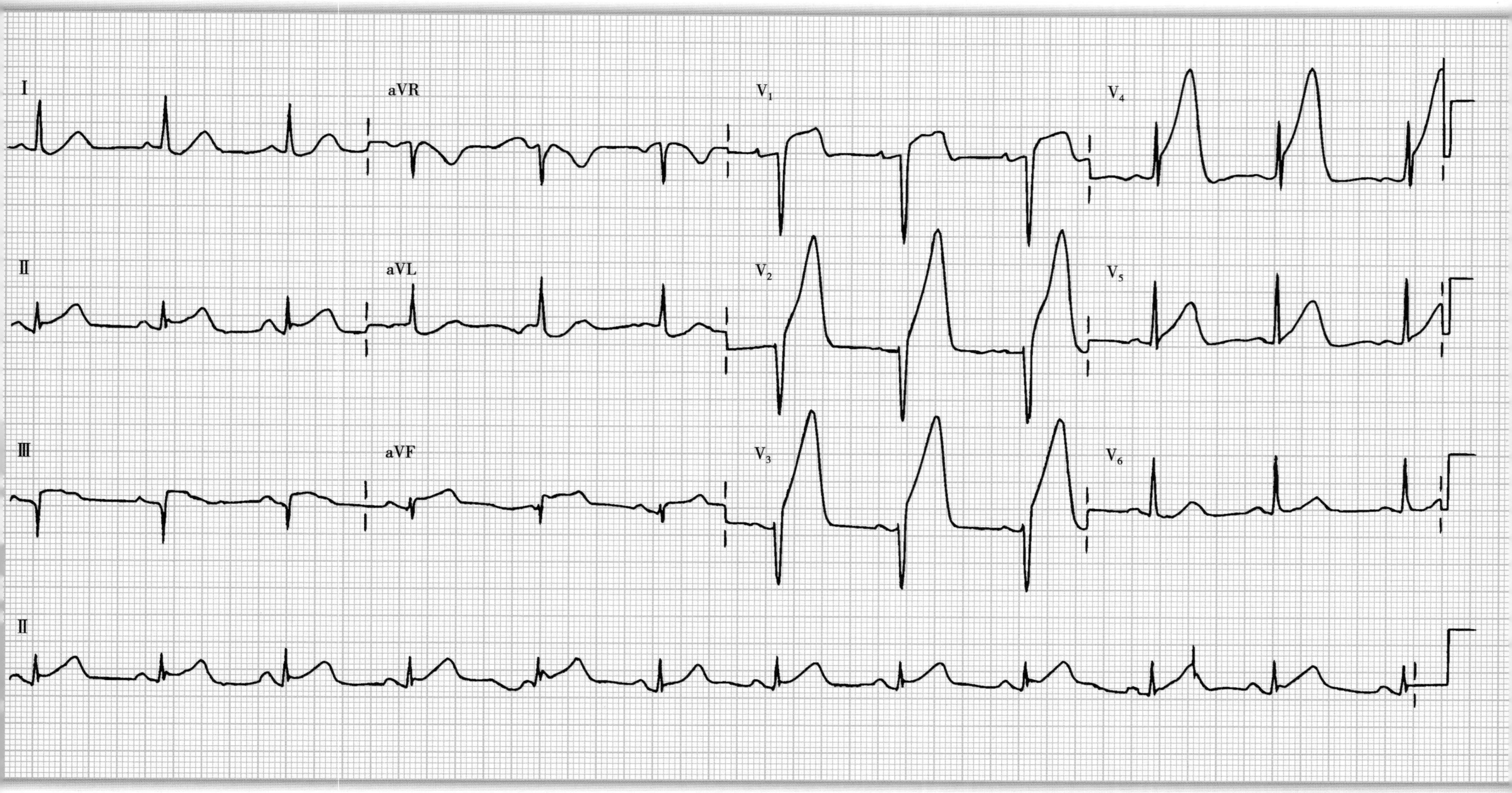


心电图 14-12

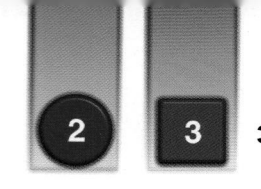

2

**心电图14-13** 再来看看宽大的T波。这份心电图的ST段较难界定。$V_1$导联T波稍不对称，其他导联T波对称而平坦，均为异常T波。此时既往心电图就非常有意义了，如果没有既往心电图供参考，只有考虑最差的情况了，心肌缺血或中枢神经系统疾病。$V_2$、$V_3$等导联可见小U波，可能还伴有电解质紊乱。

**心电图14-14** 这又是一份复杂的心电图。第一眼看去似乎正常，分析心电图各波群就发现问题了。有P波吗？有。P波与QRS波群有关系吗？没有。分析节律条图：有些P波很容易识别，如第4颗星标记的P波；有些P波不明显，因为被埋在QRS波群、ST段或者T波里了。用分规测量PP间期几乎相等，提示房室分离。这份心电图诊断为窦性心律，交界性异位心律伴房室分离。

然而本章重点是ST段与T波。$V_1$~$V_3$导联ST段呈轻度凹面向上抬高，属生理性改变。T波宽但不对称，可以借助卡尺判断T波的对称性。T波宽而不对称，让我们减轻了对T波宽度异常的担忧。因为存在房室分离，我们应该一如既往地结合患者的临床，才能对心电图的各个波与段做出准确的分析与判断。

## 2 快速复习

1. T波倒置往往提示疾病。 正确或错误
2. 如果合并束支阻滞，T波可能倒置且属正常。 正确或错误
3. ST段水平型抬高或压低往往继发于生理性改变。 正确或错误

答案：1. 错误；正常情况下aVR导联T波倒置，Ⅲ、aVL、aVF及$V_1$~$V_2$导联也可以倒置，但需谨慎。 2. 正确 3. 错误

## 临床要点

解读心电图必须结合患者的临床情况。用心电图帮你分析病情并做出临床诊断。

心电图 病例分析 续

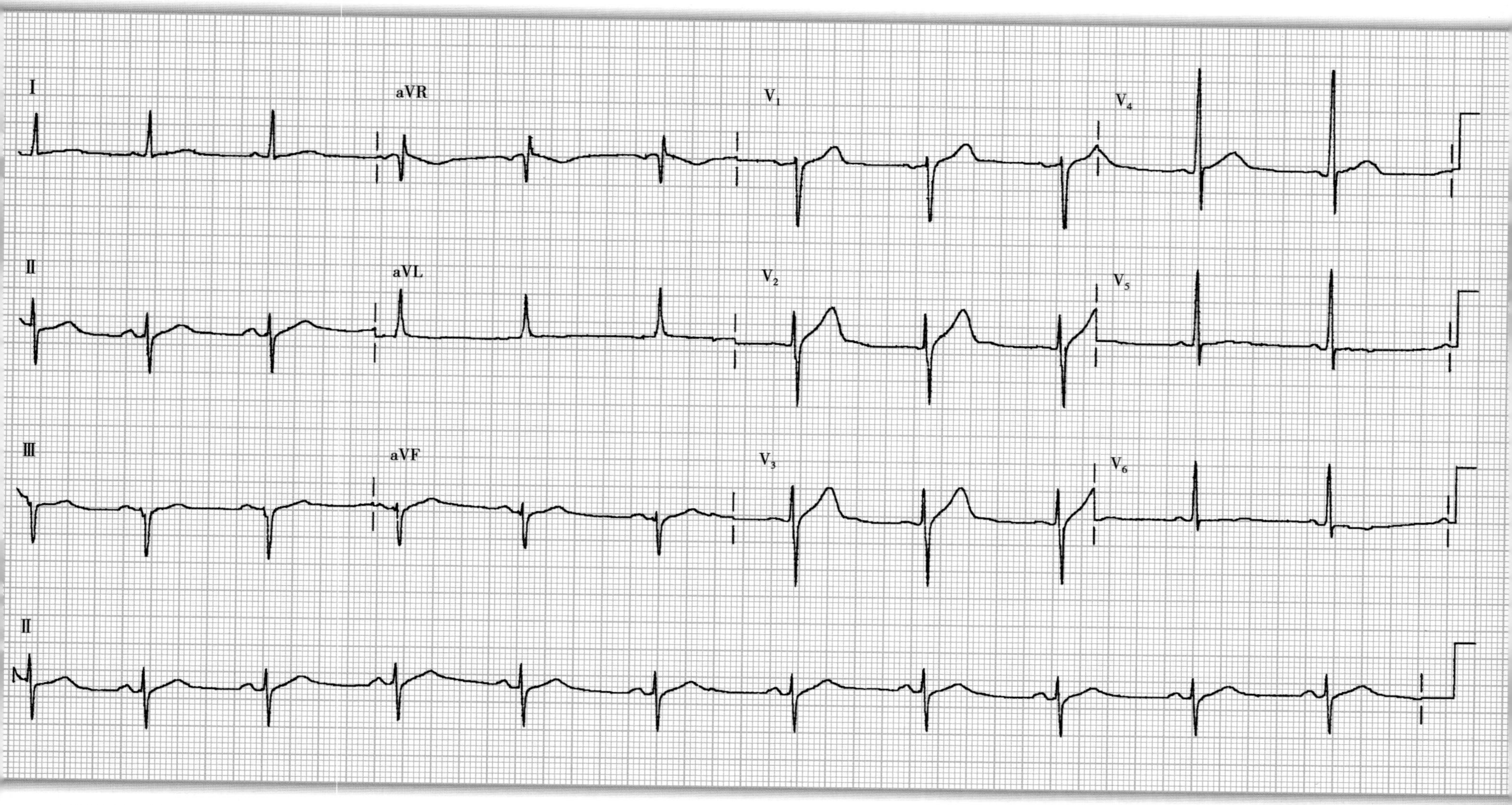


心电图14-13

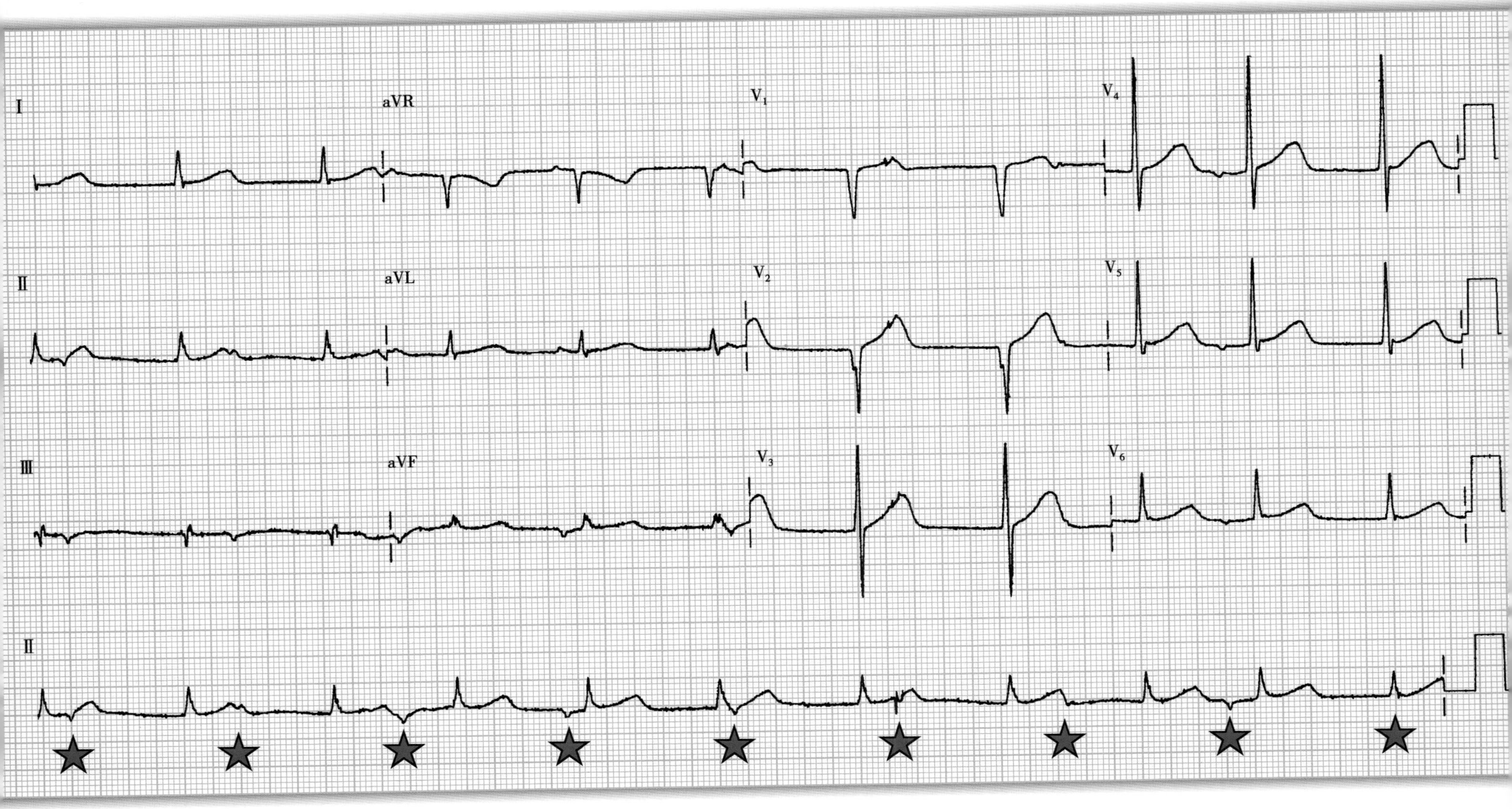


心电图 14-14

**心电图 病例分析** 续

## 2

**心电图14-15** 本图中ST段延长、T波宽大，心电图显然异常。患者病史为颅内出血、颅内高压，这是非常经典但罕见的心电图改变。你应当记住这张图，因为这例心电图的患者还来不及告知病史就会陷入昏迷。

Ⅰ、Ⅲ及aVL导联中的小钉样信号是什么？是起搏信号吗？不，起搏频率不会这么快，超过300次/min了。这是体外电子设备干扰，不必担心。

**提 示**

宽大而对称的T波是颅内出血或中风患者的典型心电图改变。

**心电图14-16** 本图中ST段延长、T波宽大，心电图异常。这也是一例颅内出血患者的心电图。

注意观察$V_1$~$V_3$导联，T波后出现了一个驼峰，是U波吗？所有导联各间期都一样，对比观察$V_5$、$V_6$导联的QT间期，发现第2个驼峰在QT间期之内，不是U波。由于一度房室传导阻滞P波被埋在T波里，驼峰是不是隐藏的P波呢？当然可能，P波在$V_1$、$V_2$导联上最容易观察，那个驼峰很可能就是P波。

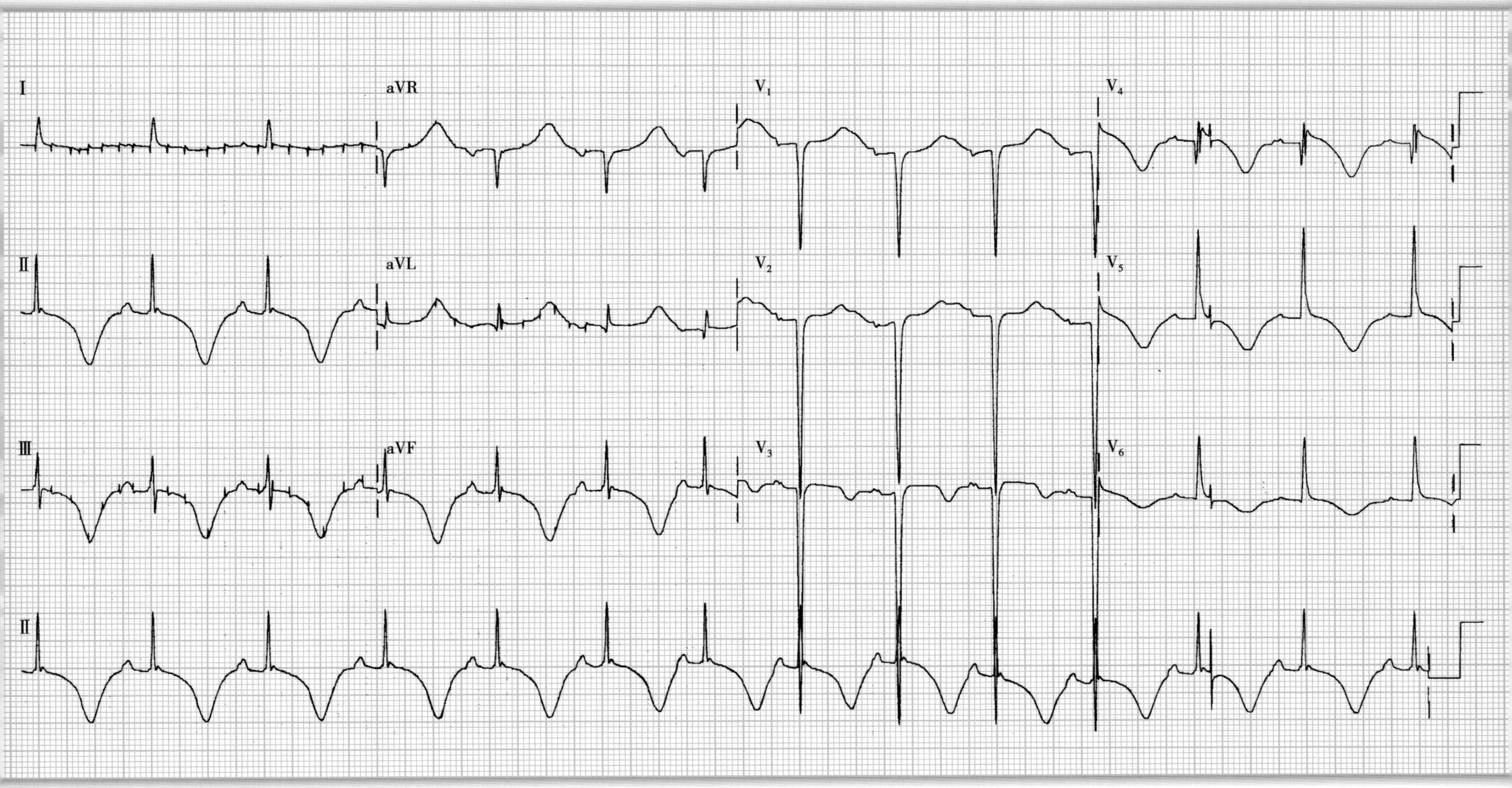


心电图 14-15

## 心电图 病例分析 续

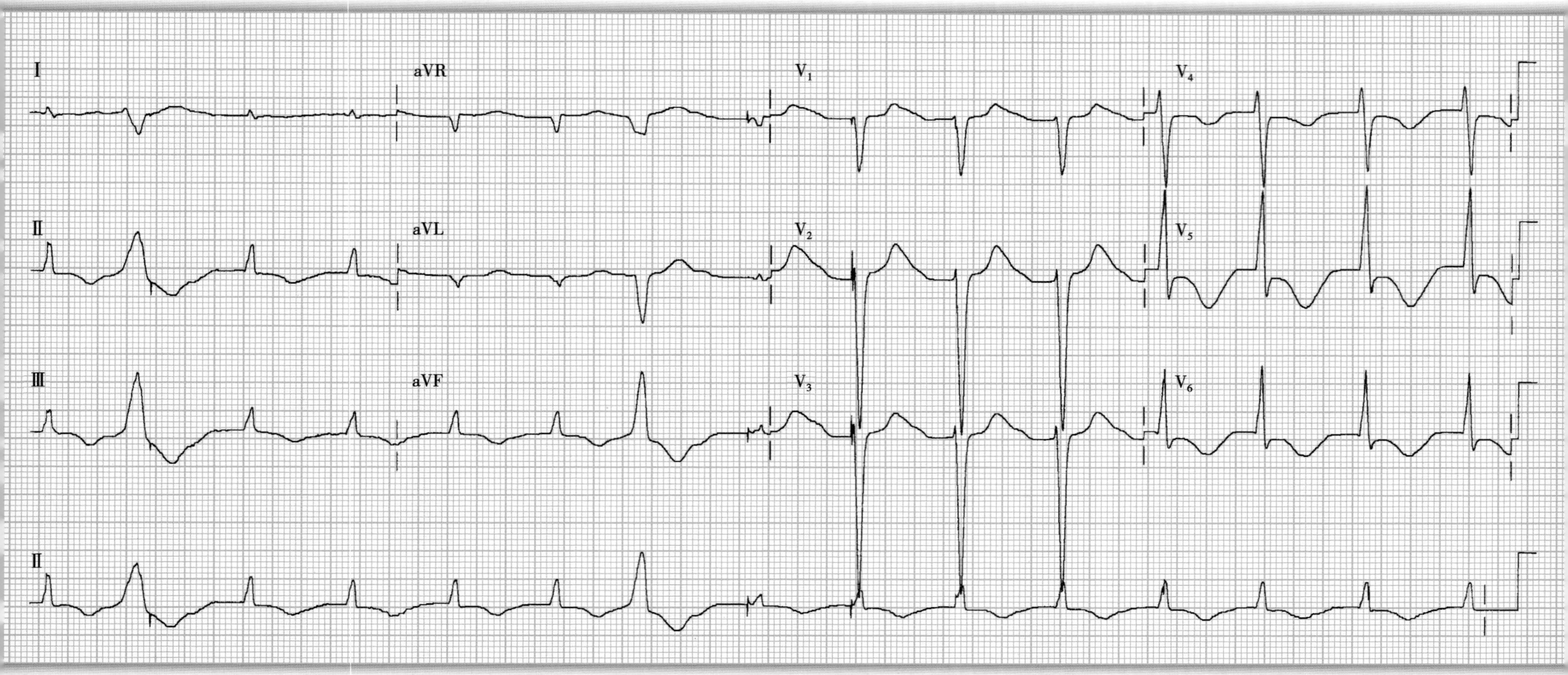


心电图14-16

2

**心电图14-17** 可见胸前导联ST段显著抬高，Ⅰ、aVL、$V_2$~$V_6$导联T波对称、倒置。如何描述这样的ST段呢？为什么如此描述？如果感到疑惑，请看图14-15。这是经典的"墓碑"样改变，提示大面积心肌梗死。我们常说明确诊断之前要对比既往心电图，一旦遇到这样的图，不需别的信息，就能明确诊断心肌梗死。这类患者会不会没有胸痛或者仅有一点胸痛呢？可能，神经损伤或神经病变的患者，其疼痛感觉异常，可能出现无症状性急性心肌梗死。

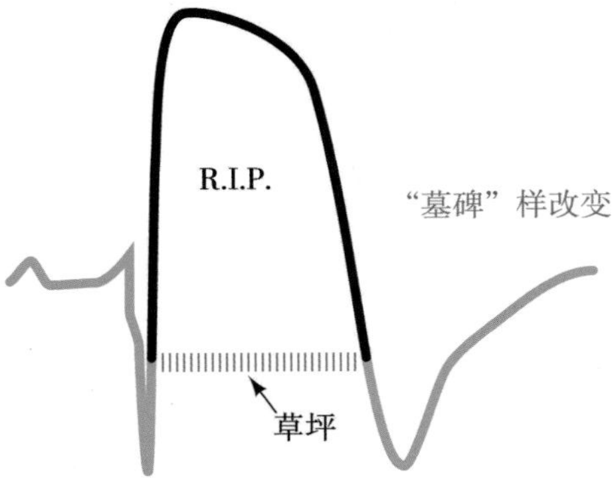


图14-15 "墓碑"样改变

**心电图14-18** 这是一例病理性双向T波患者。$V_2$导联T波先负后正，正常的双向T波应该是先正后负。

侧壁导联ST段轻度抬高，与QRS波群切迹有关。这样的切迹往往提示ST段抬高为生理性的。但本例中T波异常，需谨慎对待，通过询问病史、对比既往心电图可协助诊断。

**注 释**

将T波想象成过山车，为了获得降落时的刺激，需先到达最高点。换言之，正常的T波形态呈上升支缓慢、下降支陡峭。若T波形态呈上升支陡峭、下降支缓慢则不正常。

## 心电图 病例分析 续

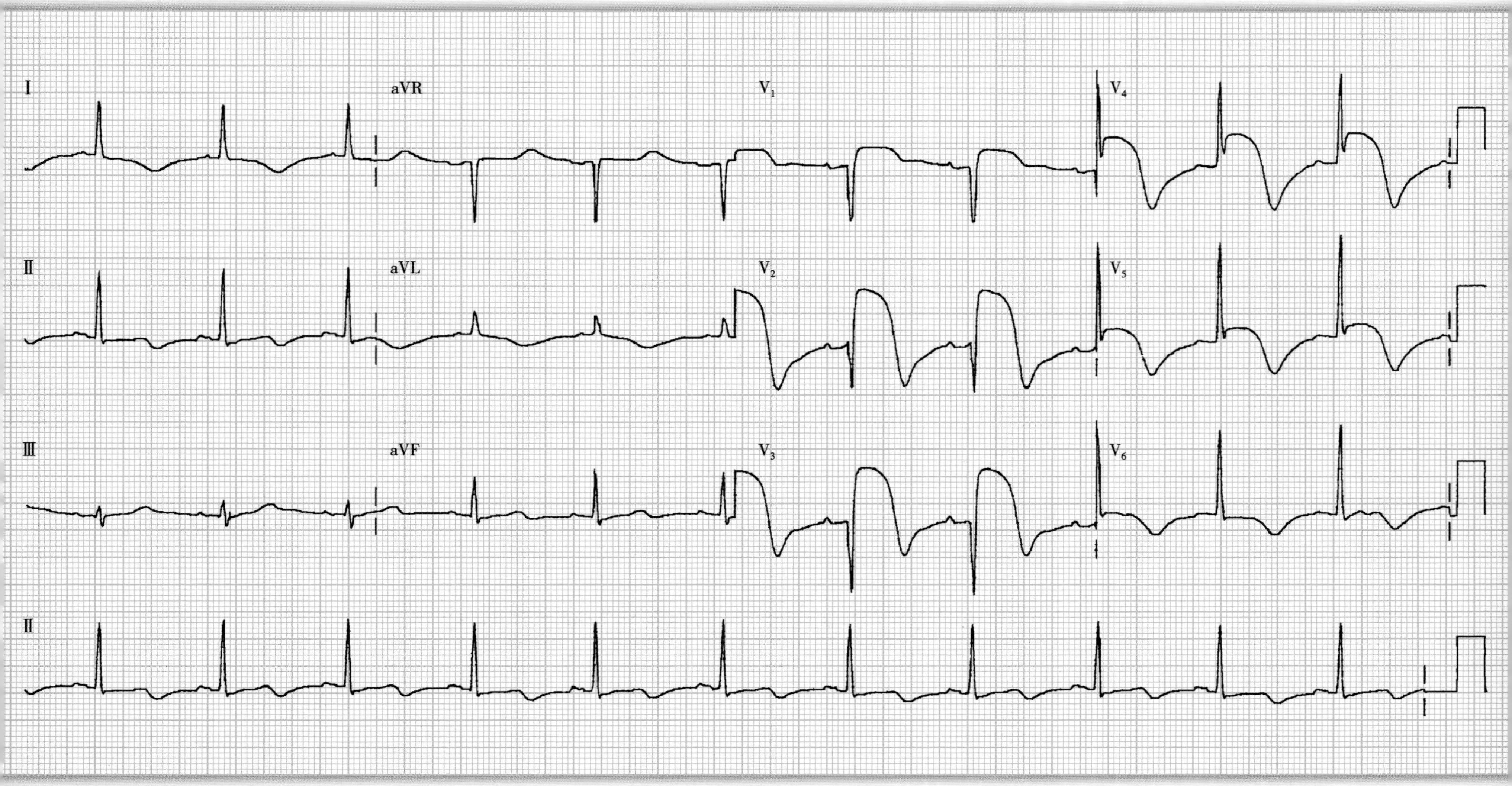


心电图14-17

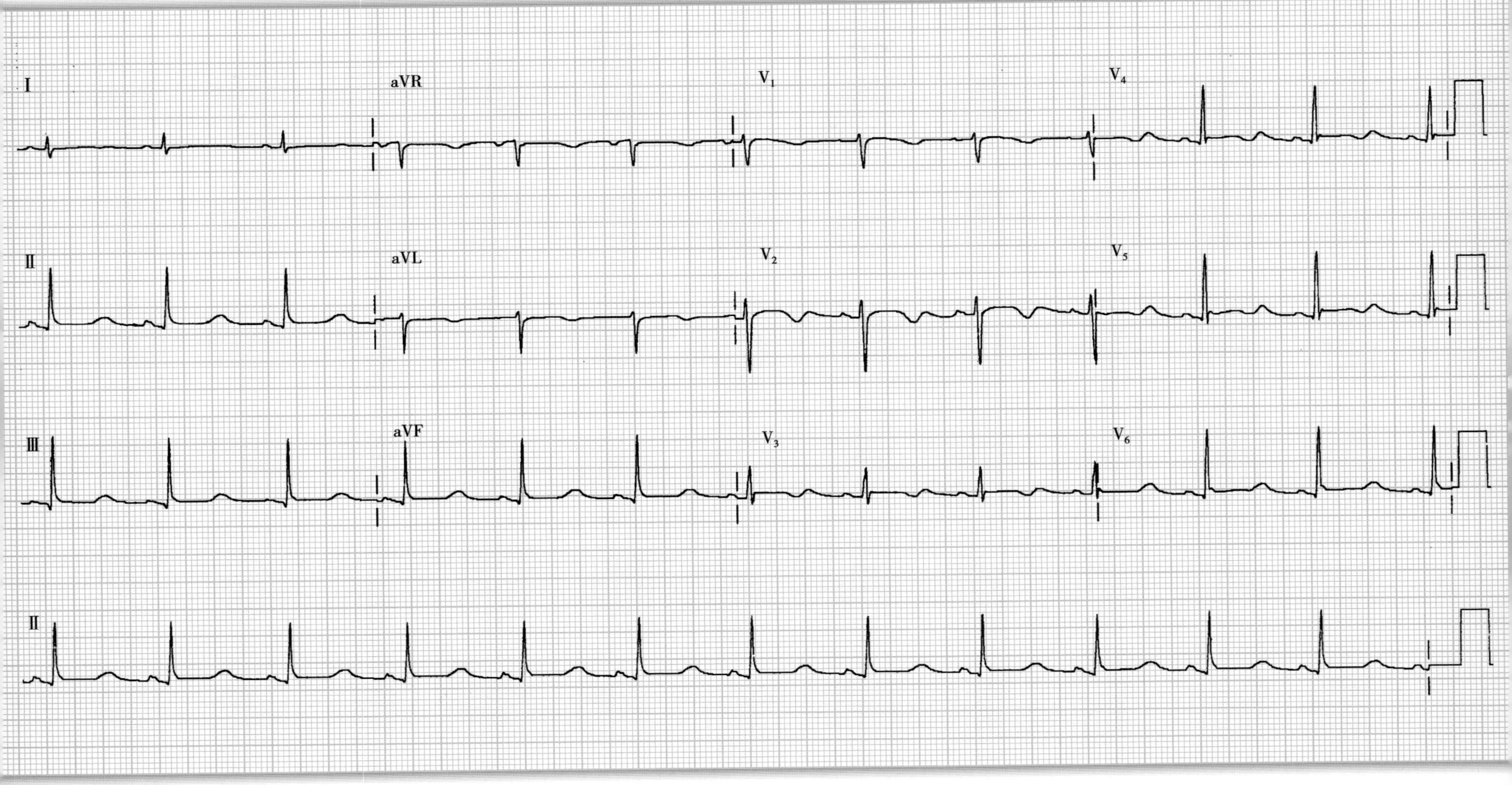


心电图14-18

# 心肌缺血和损伤

心肌缺血和损伤是ST段与T波最具价值的诊断。本章会花大量时间来讲解，更详细的解析会在“急性心肌梗死”一章中给大家介绍。

仅有ST段抬高或压低并不能说明心肌缺血，还必须满足以下特点：ST段呈水平型和/或下斜型压低（图14-16）；T波对称，如果为双向，则起始部为负向（图14-16）。除此之外，ST段抬高或压低呈一定的区域性分布，表现在对应区域的导联上。还记得讨论向量时我们提到的心电图分区概念吗？（“单个向量”一章中，局部区域：下壁）简单回顾一下，心电图定位可划分为不同的区域，间隔、下壁、后壁、侧壁及前壁，在“急性心肌梗死”一章中会详细讲述，现在应该知道，ST段的改变呈区域性分布。

ST段压低提示心肌缺血或非Q波性心肌梗死（非透壁性心肌梗死不出现Q波）。ST段抬高提示心肌损伤，常见于心肌梗死发生时（图14-17）。详见“急性心肌梗死”一章。

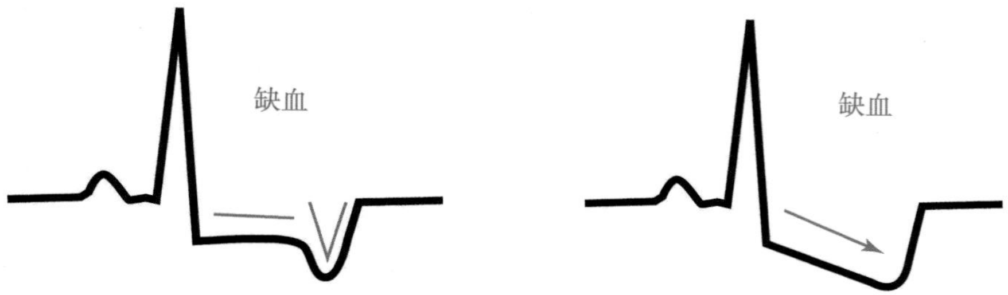

图14-16　心肌缺血

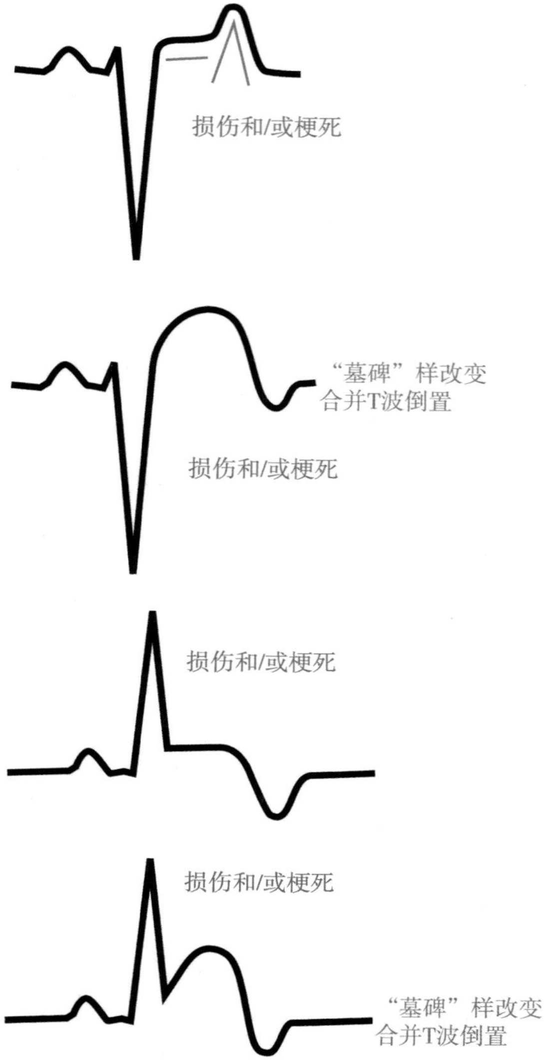

图14-17　心肌损伤和/或梗死

2

**心电图14-19** 请看下面的ST段，广泛导联ST段呈水平型压低，提示心肌缺血。接下来定位心肌缺血部位（"急性心肌梗死"一章中会详细讲解，此处仅作为一次练习）。肢体导联中下壁对应的Ⅱ、Ⅲ及aVF导联ST段压低；胸导联中侧壁对应的$V_2$~$V_6$导联ST段压低，$V_2$~$V_4$导联受到缺血区域的影响发生相应改变。综上所述，患者下壁、侧壁心肌缺血，且大部分心肌受累。

aVR导联ST段为什么会抬高呢？回顾一下心脏的六轴系统，aVR导联始终与其他导联相反。因此，如果其他导联ST段压低，那么aVR导联ST段就会抬高。aVR导联就像小宝宝，总喜欢和别人对着干，体现其不同之处！

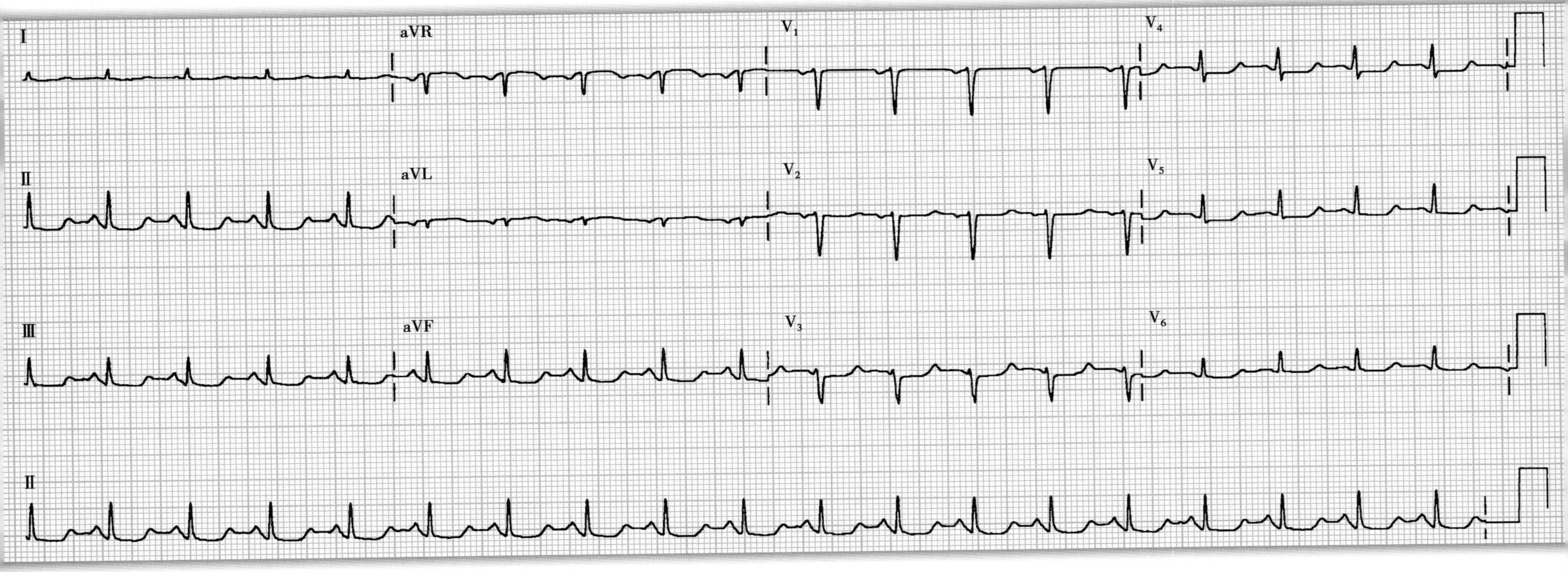


心电图14-19

心电图 病例分析 续

2

**心电图14-20** 这是一份典型的急性心肌缺血心电图。Ⅱ、Ⅲ及aVF导联ST段呈水平型抬高，伴有T波倒置，Ⅲ、aVF导联可见Q波，符合急性下壁心肌缺血的心电图改变。Ⅰ、aVL、$V_2$~$V_6$导联ST段压低（$V_1$导联似乎也轻度压低），与心肌缺血有关。此外，还有明显的左心室肥厚和一度房室传导阻滞。

3

**心电图14-20** 心电图提示下壁心肌梗死，伴右心室受累。

此图多项指标符合左心室肥厚的诊断标准，但侧壁导联ST段压低与左心室肥厚伴劳损无关，而是梗死部位心肌缺血所致。一度房室传导阻滞则可能是下壁心肌梗死引起迷走神经活性增强所致，也可能既往就已经存在。

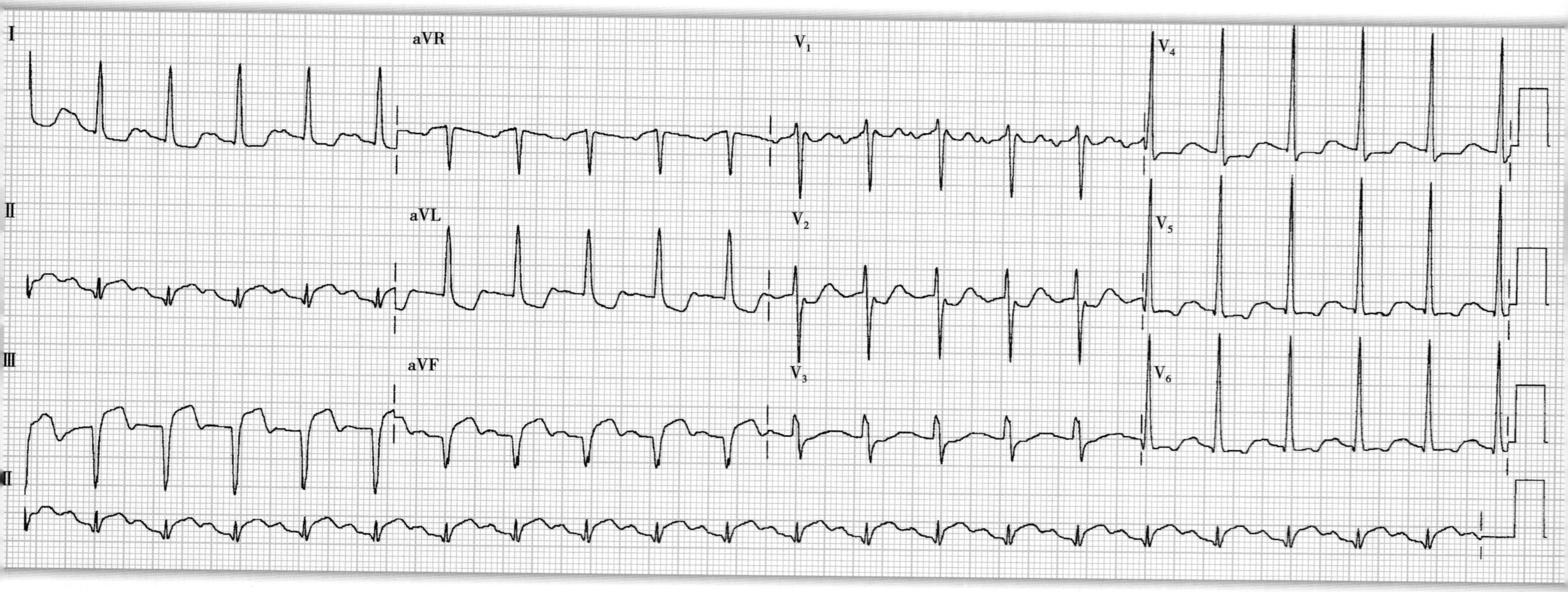


心电图14-20

2

**心电图14-21** 这份心电图是ST段改变的大杂烩。Ⅱ、Ⅲ、aVF及胸导联ST段明显抬高，其中$V_1$~$V_4$导联ST段呈“墓碑”样改变。

Ⅱ、Ⅲ及aVF导联可见明显Q波，$V_1$导联呈QS型，$V_2$~$V_5$导联r波极小，不是QS型。除此之外，前壁心肌坏死导致心脏顺钟向转位。

3

**心电图14-21** 这份心电图若不结合临床，很难进一步分析。下壁导联有明显的Q波，ST段轻度抬高，提示急性心肌梗死，但是Ⅰ、aVL导联未见对应性改变。$V_1$~$V_6$导联ST段显著抬高，符合急性心肌梗死或室壁瘤心电图改变（室壁瘤所致心电图改变通常不会累及$V_5$、$V_6$导联，故可能性较小）。患者有急性胸痛的病史。主动脉瘤是唯一能同时造成左冠状动脉和右冠状动脉系统出现急性心肌梗死的疾病，需仔细鉴别。

2

**心电图14-22** 图中$V_1$~$V_4$导联ST段呈“墓碑”样改变，T波倒置。Ⅰ、aVL与所有胸导联T波对称、倒置，Ⅱ、Ⅲ及aVF导联T波不对称。

这是一例典型的室壁瘤进展期心电图，患者既往发生了急性前间隔心肌梗死，梗死区域心肌组织全层坏死并逐渐被纤维瘢痕组织所替代，心室壁扩张变薄并向外膨出而形成室壁瘤。单看心电图几乎无法与急性心肌梗死相鉴别，必要时结合既往心电图并详细询问病史。同样，体格检查也能帮助鉴别，这些内容可在诊断学书中查找。以个人经验来说，室壁瘤时ST段呈“墓碑”样改变的可能性很小，本图中至少$V_1$~$V_3$导联呈QS型。QT间期显示正常至轻度缩短。我们希望能有一把神奇的尺子就好了，可惜并没有。若看到这样的心电图，需考虑最差的情况。如果患者无症状，需参考既往心电图并立即联系心内科医生。***请记住，必须征得心内科医生的同意，才能给无症状的患者使用溶栓药。***

## 临床要点

高级临床医师：请注意，分析心电图一定要结合患者的临床。室壁瘤患者应常规给予溶栓治疗。

心电图 病例分析 续

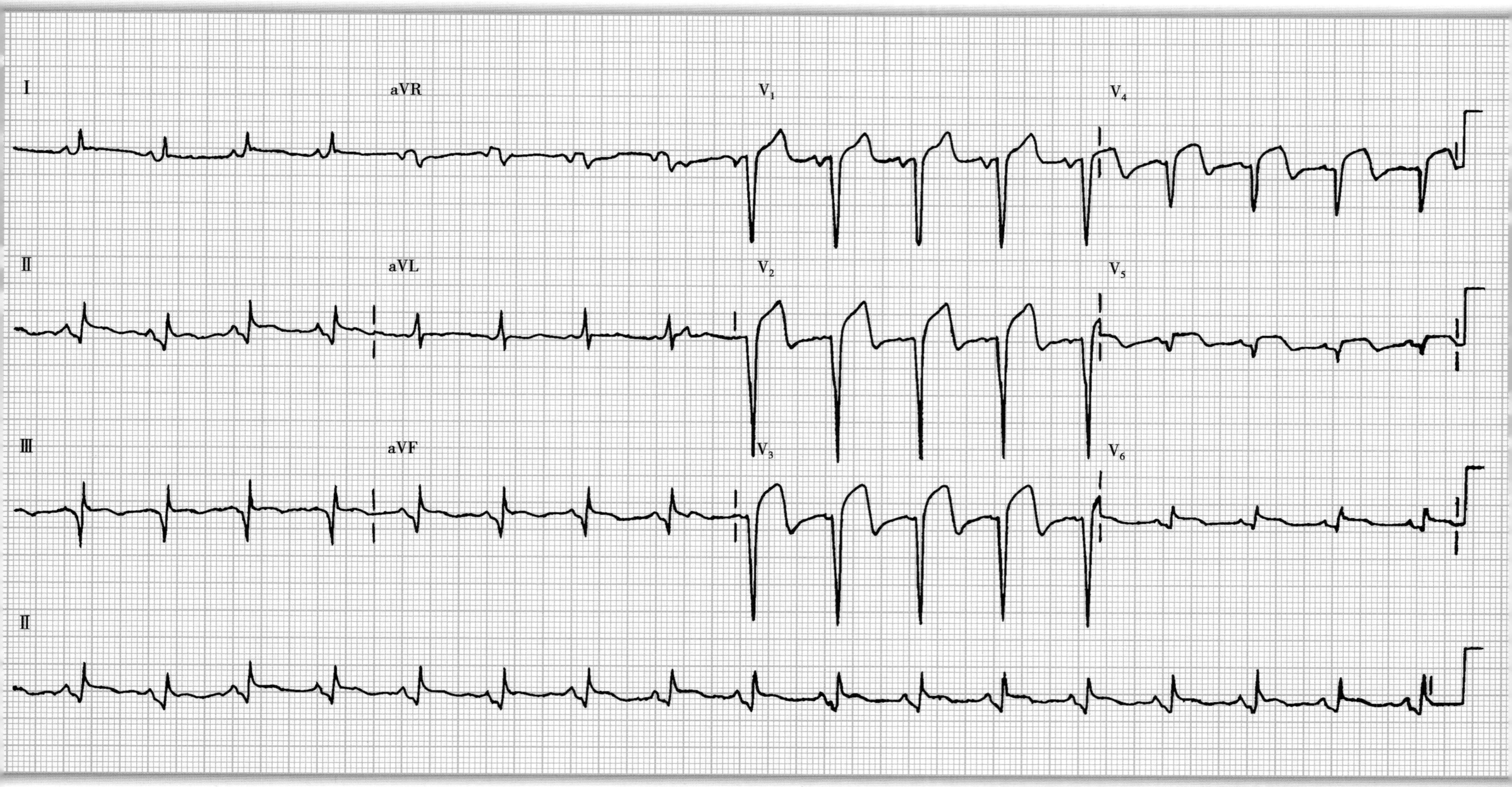


心电图14-21

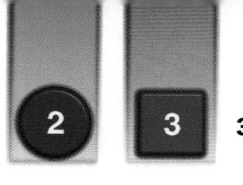

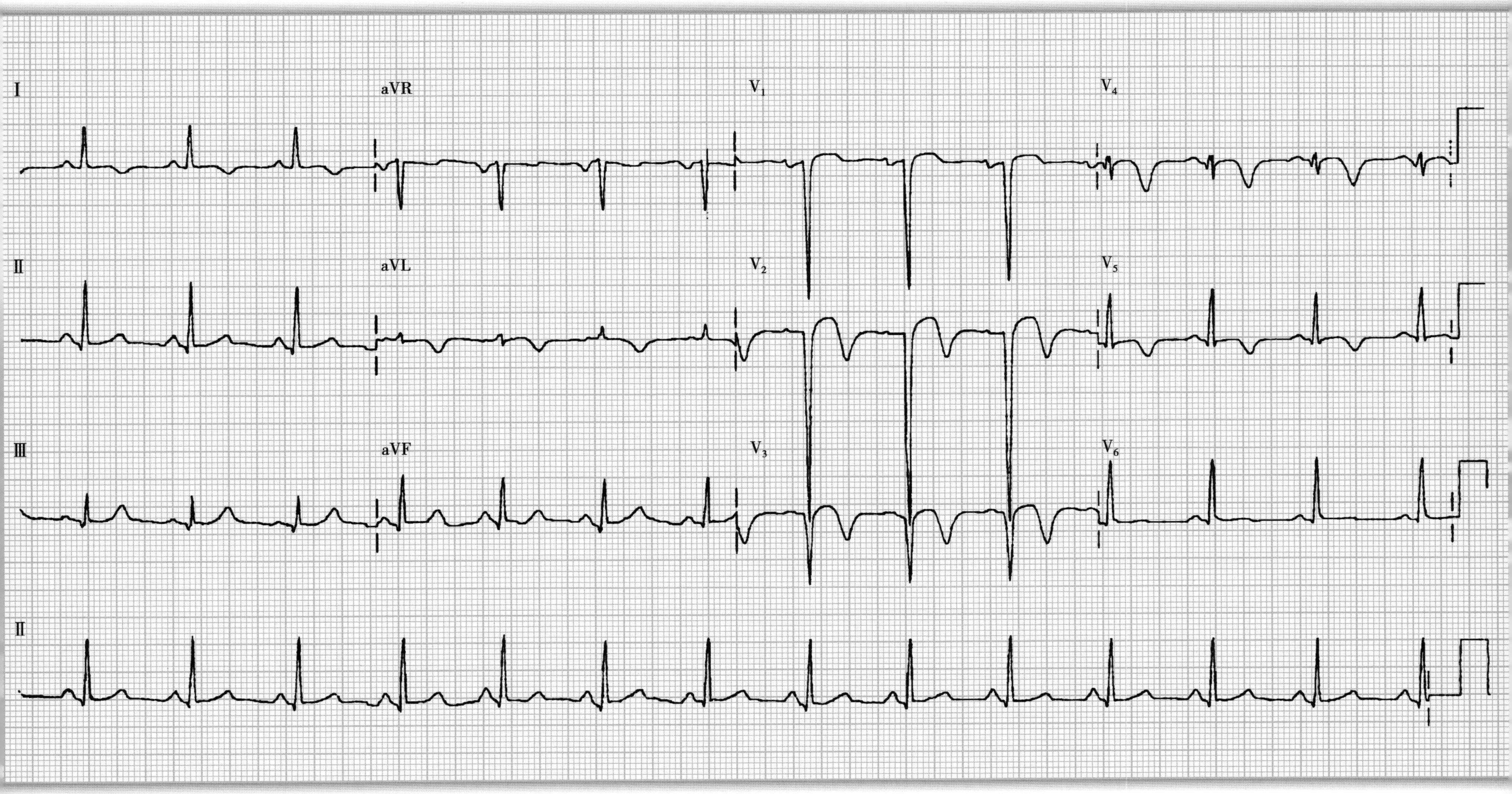


心电图 14-22

# 劳损改变

劳损改变指的是左心室或右心室肥厚引起心肌复极异常，心电图出现ST-T的继发性改变。“劳损”这一术语简洁，在临床上应用广泛，在此我们仍将沿用。请注意，“劳损”是心室肥厚继发ST-T改变的专属名词，先诊断心室肥厚才能诊断劳损。

## 右心室劳损

右心室肥厚，其向量向前向右，故右胸导联($V_1$、$V_2$)R波增高，如“心电轴”中所述。这样的R:S值增大仅见于右心室肥厚 。劳损还有其他表现：ST段呈弓背向上压低，T波呈非对称性倒置(图14-18)。

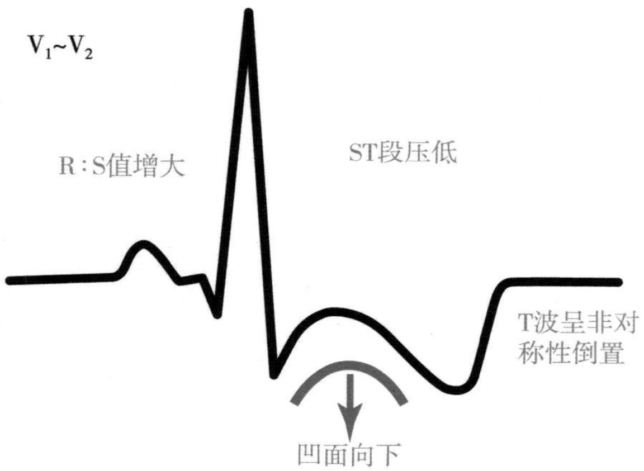


图14-18　$V_1$～$V_2$导联

右心室肥厚时，心电图表现为T波双向，先负后正，而非倒置(下壁心肌梗死如此)。如果双向T波表现为先正后负，不一定是病理性的。

肺栓塞时出现急性右心室负荷过重，可见心脏和电轴转位，形成特定的心电图特征，即$S_1Q_3T_3$：Ⅰ导联可见S波，Ⅲ导联可见Q波/q波，T波倒置。然而，$S_1Q_3T_3$并不是肺栓塞特有的表现。当然，如果$S_1Q_3T_3$心电图改变的患者怀疑有肺栓塞，需其他证据支持。

复习右心室肥厚的诊断标准，至少需满足以下标准中的两项：

1. 肺型P波
2. 电轴右偏
3. $V_1$、$V_2$导联R:S值增大
4. 右心室肥厚伴劳损改变
5. $S_1Q_3T_3$

最重要的诊断标准是R:S值增大。请尽可能在理解的基础上记忆，而不是强迫性记忆。随着心电图诊断技能的提高，你会记住更多的知识。相信不久后你会成为一名高级医师，此时再回过头来看这本书就能记住其余的次要标准了。还有几个诊断右心室肥厚的次要标准：不完全性右束支阻滞，$V_1$导联R波≥7 mm、S波≥2 mm，以及$V_1$导联呈qR型。

这部分没有第3阶段的内容。恭喜！你已经到达初学者和高级医生的分水岭了！

2

**心电图14-23** 这例右心室肥厚的心电图堪称完美，如电脑绘制一般，不过临床上它来自一名真实的年轻女性肺动脉高压患者。心电图符合右心室肥厚的全部标准，即肺型P波，电轴右偏，$V_1$、$V_2$导联R∶S值增大，右心室肥厚伴劳损改变，$S_1Q_3T_3$改变。

$V_1$、$V_2$导联R∶S值增大的原因非常重要，需要鉴别诊断。可以制作卡片，随身携带，直到完全记住。

1. 右心室肥厚
2. 右束支阻滞
3. 急性后壁心肌梗死
4. A型预激综合征
5. 儿童或年轻人

当一份心电图中出现$V_1$、$V_2$导联R∶S值增大，应立即考虑以上几种临床情况，看看符合哪一条。

**心电图14-24** 我们来做个小实验。这份心电图是右心室肥厚伴劳损吗？先仔细看看图，再继续下去。

并不是。图中可见电轴右偏、右束支阻滞。$V_4$~$V_6$导联QRS波群增宽达0.12 s或更长，提示传导阻滞。此外，Ⅰ与$V_6$导联可见粗钝的S波。为什么R∶S值增大了呢？请查阅心电图14-23中提到的鉴别诊断，心电图符合右束支阻滞的诊断。这份心电图是有点难。

3

**心电图14-24** 这例心电图的右束支阻滞呈R型而不是RSR′型。下壁和胸导联T波异常，T波形态对称，提示可能有心肌缺血，既往心电图有助于鉴别诊断。要明确诊断，需结合临床。

2

**心电图14-25** 图中可见电轴右偏，肺型P波和$S_1Q_3T_3$，$V_1$、$V_2$导联R∶S值并未增大，仍符合右心室肥厚伴劳损的心电图诊断。还有左心房扩大，显著的左心室肥厚导致$V_1$、$V_2$导联R波未能出现明显增高。综上所述，患者全心扩大，提示心肌病。

第2个心搏是室性期前收缩，一度房室传导阻滞。

2 **快速复习**

1. 完全性右束支阻滞时，无法准确诊断右心室肥厚。 正确或错误
2. 右心室肥厚时，可以诊断左心室肥厚。 正确或错误
3. $S_1Q_3T_3$改变提示右心劳损。 正确或错误

答案：1. 正确 2. 错误 3. 正确

心电图 病例分析 续

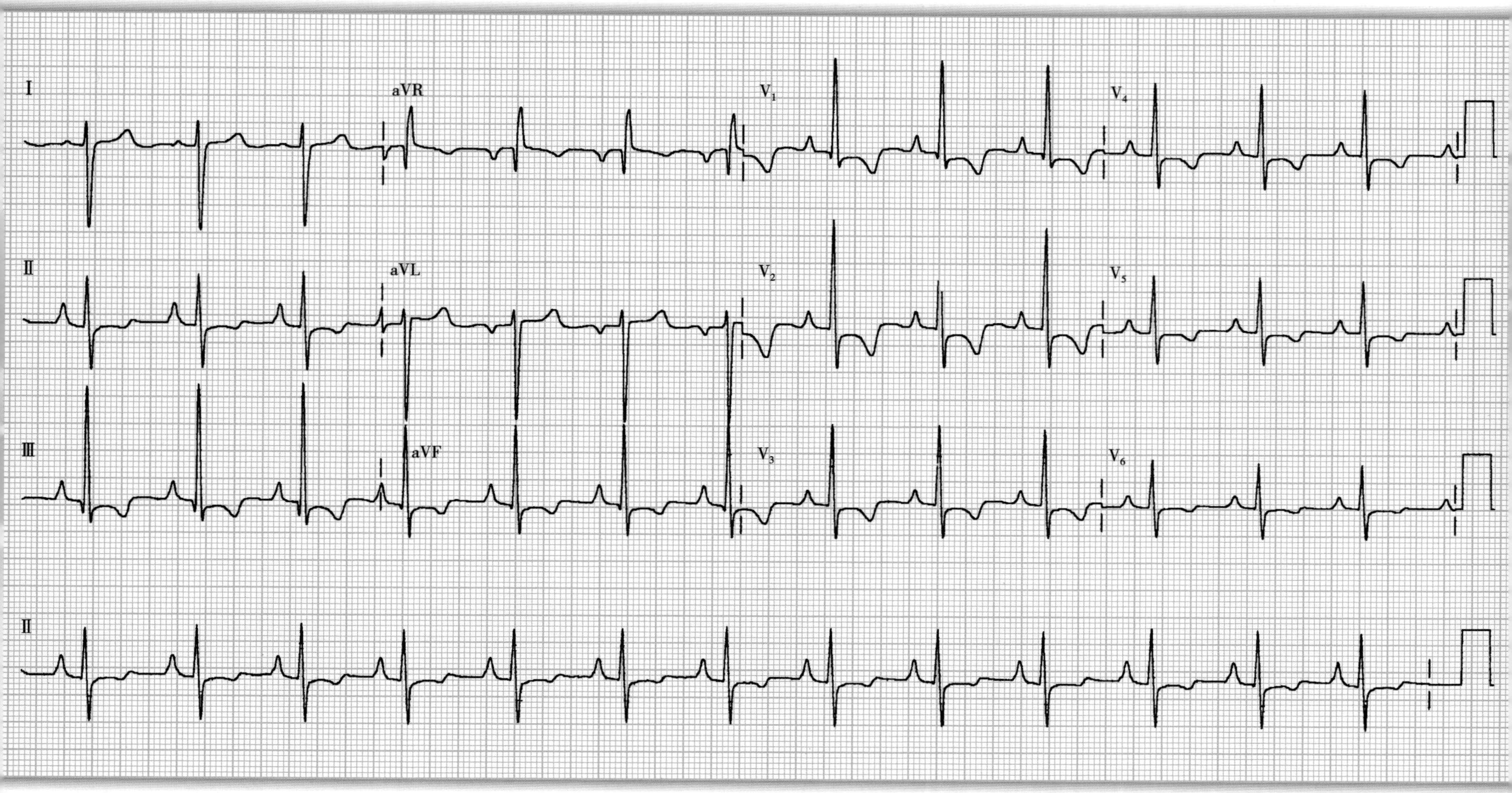


心电图 14-23

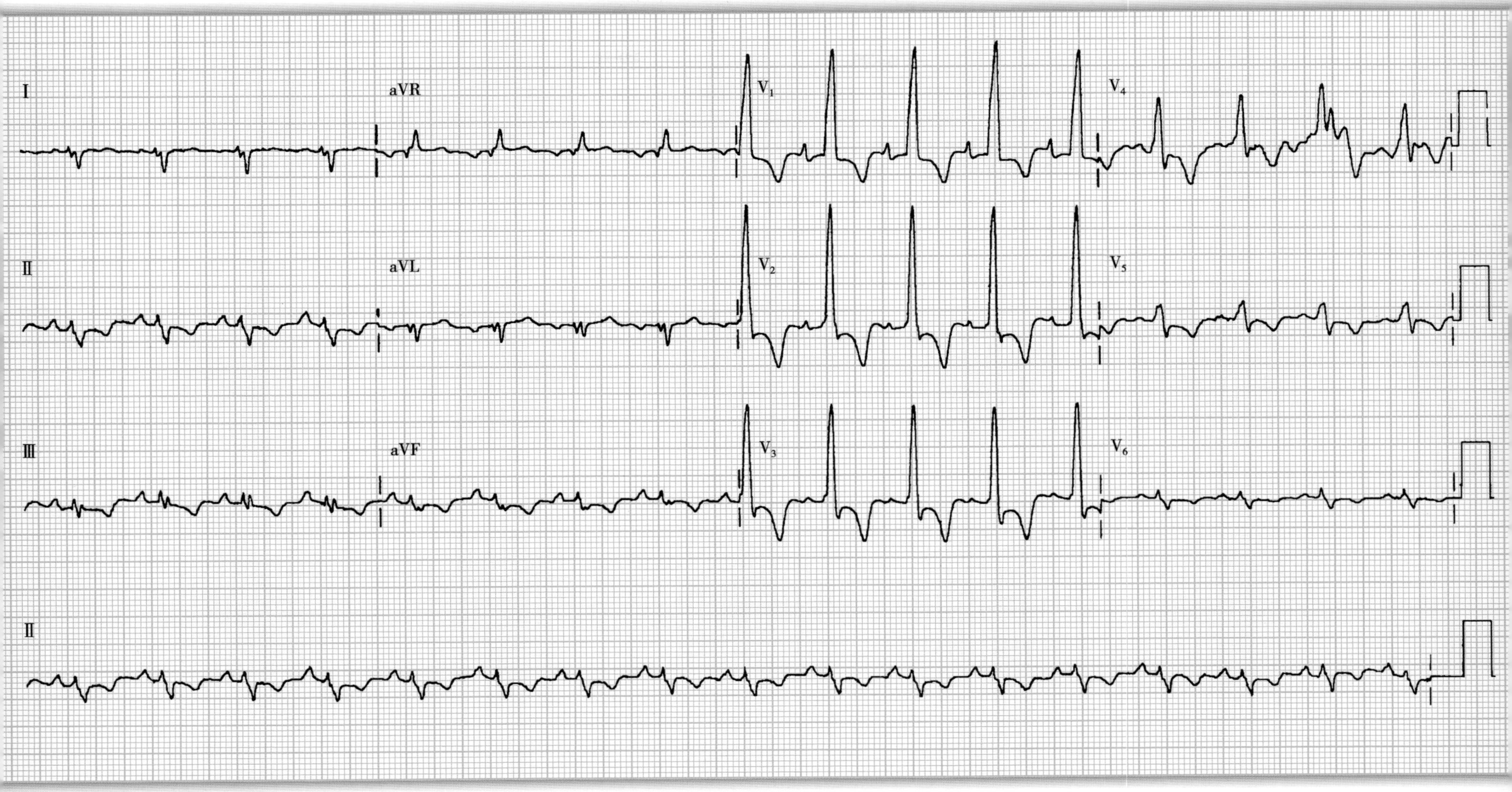


心电图 14-24

心电图 病例分析 续

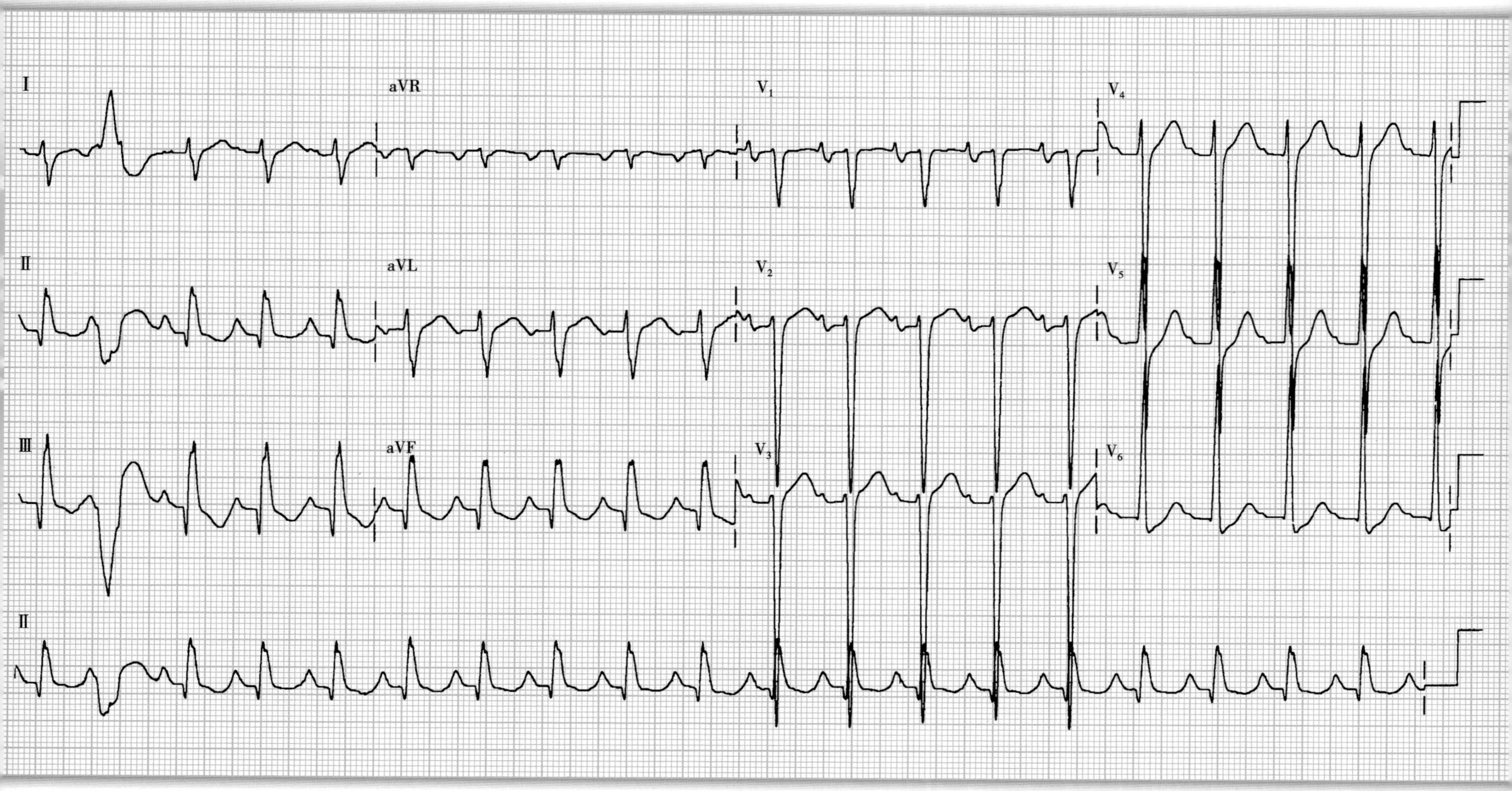


心电图14-25

## 左心室劳损

左心室显著肥厚时也可出现劳损改变，引起心肌复极异常。左、右心室肥厚的劳损改变不同。左心室肥厚伴劳损时，$V_4$~$V_6$导联ST段呈弓背向上压低，T波呈非对称性倒置（图14-19）；右胸导联则相反，ST段呈弓背向下抬高，T波呈非对称性直立（图14-20）。$V_2$、$V_3$导联ST段可抬高1~3 mm，有时超过3 mm。

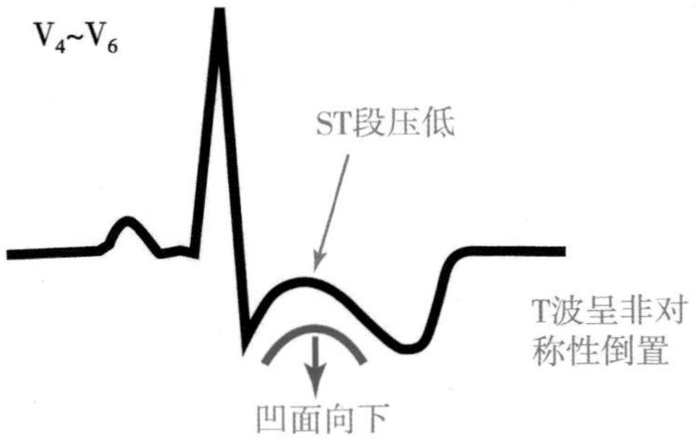


图14-19　$V_4$~$V_6$导联

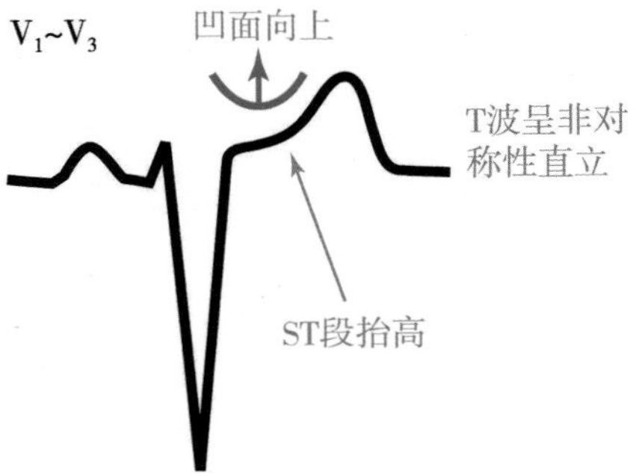


图14-20　$V_1$~$V_3$导联

关键点：***劳损在QRS波群最高最深的导联表现最显著***。如果$V_2$导联S波深度为15 mm，$V_3$导联S波深度为20 mm，那么$V_3$导联ST段抬高幅度最大（图14-21）。同样，$V_5$导联R波振幅为20 mm，$V_6$导联R波振幅为15 mm，那么$V_5$导联ST段压低幅度最大。

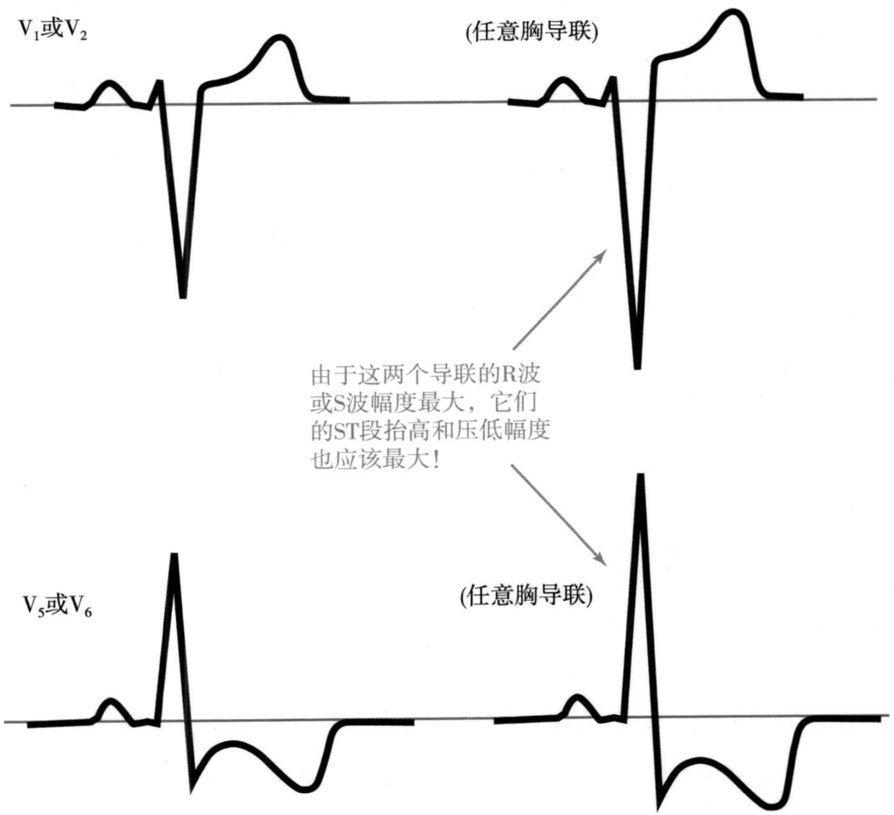


图14-21　ST段抬高和压低

## 关于左心室肥厚伴劳损

心电图中左心室肥厚(LVH)伴劳损的诊断是一个大问题,必须与心肌缺血和梗死相鉴别,这个鉴别关乎患者的生命。我们在"心肌缺血"部分中曾提到,一般来说,***心肌缺血ST段抬高或压低呈水平型而非弓背型,且T波对称***(图14-22)!有些心电图比较容易鉴别,有些就没那么简单了。

J点尖锐多提示心肌缺血或梗死。左心室肥厚伴劳损时$V_1$~$V_3$导联J点常钝圆。

劳损时,ST段在$V_5$、$V_6$导联呈水平型或下斜型压低。尤其是$V_4$到$V_5$导联,ST段呈弓背向上型压低、T波不对称(图14-23)。请记住,T波对称是不好的表现!

最后但也很重要的是结合病史。如果患者的病史为脚趾骨折,那么诊断为劳损的可能性较大;如果患者大汗淋漓并诉胸痛,血压为60 mmHg,濒临死亡,虽说也可能为劳损,但最可能是急性心肌梗死,最好按更严重的情况来对待。如果不能确定诊断,请联系心内科医师寻求帮助。最严重的错误莫过于医师因无知而导致患者死亡。

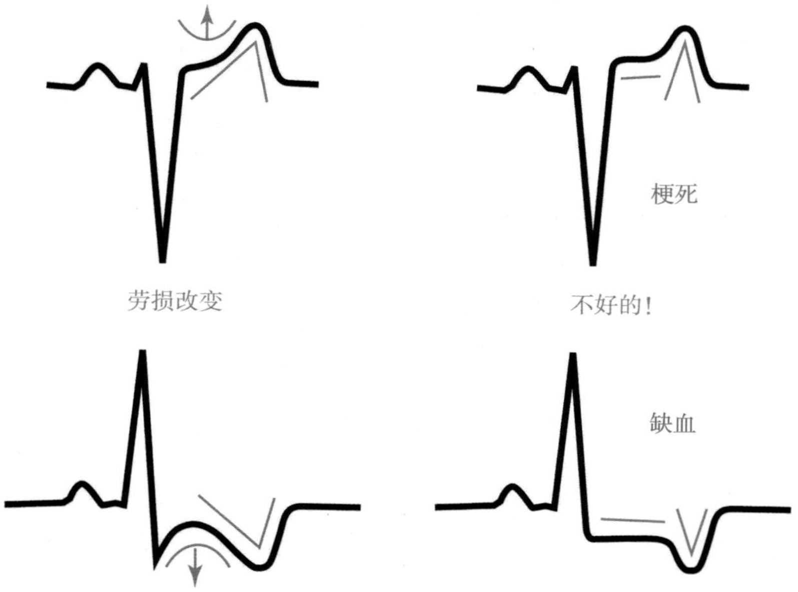


图14-22 心肌缺血时

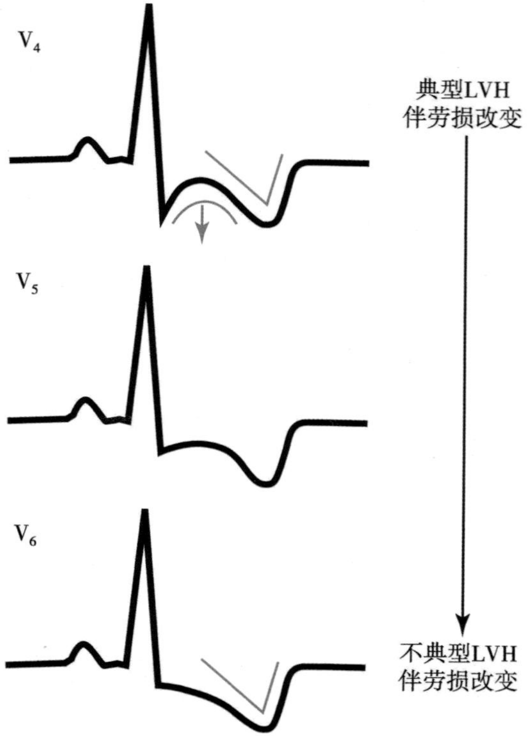


图14-23 劳损时

2

**心电图14-26** 这是典型的左心室肥厚伴劳损心电图。左心室肥厚的诊断标准包括：$S_{V1、V2}+R_{V5、V6}\geq 35$ mm，$R_{aVL}\geq 11$ mm，$R_{I}\geq 12$ mm。图中广泛导联ST-T异常，$V_5$、$V_6$导联ST段呈弓背向上型压低、T波呈非对称性倒置，符合左心室肥厚伴劳损的心电图表现。请注意，R波振幅最高的导联ST段压低幅度最大。$V_1$、$V_2$导联ST段呈弓背向下抬高。同样，S波最深的导联ST段抬高幅度最大。高侧壁导联，即Ⅰ、aVL导联也呈左心室肥厚伴劳损改变。此外，图中可见左心房扩大，是常见的伴随征象。

一般来说，ST段压低是病理性的，需要鉴别其病理情况。缺血？劳损？束支阻滞？预激综合征？陈旧性心包炎？中枢神经系统疾病？遇到异常改变，必须排除各种可能性，并找出答案。线索有时候隐藏在心电图（或既往心电图）中，有时候在患者身上。这就需要你像侦探一样去侦查！

**注 释**

一位著名的律师曾经说过："如果它是水平型的，需要治疗！"

**心电图14-27** 这份心电图ST-T改变的原因是什么呢？这份心电图的多个表现符合诊断左心室肥厚伴劳损。请注意看$V_6$、Ⅰ及aVL导联的ST段呈水平型，但通过其他线索判断并非由缺血引起。这些导联中紧随其后的波形呈凹面向下型压低，因此ST段呈水平型仅仅只反映持续的复极过程。再者，T波不对称，也不支持心肌缺血。回顾心肌缺血的心电图改变，与本图有很多不同之处。随后我们将深入学习并进行鉴别。

请记住，QRS波群最高或最深的导联ST段偏移幅度最大。心电图呈左心室肥厚伴劳损时能识别出心肌缺血吗？当然可以。心肌缺血时ST段改变与本图不同，不同的导联，ST段形态改变也不相同。左心室肥厚伴劳损时，$V_1$~$V_3$导联ST段呈弓背向下抬高，Ⅰ、aVL、$V_4$~$V_6$导联ST段呈弓背向上压低。偶尔可见$V_5$~$V_6$导联ST段呈弓背向下抬高且有q波，之后会举例说明。

心电图 病例分析 续

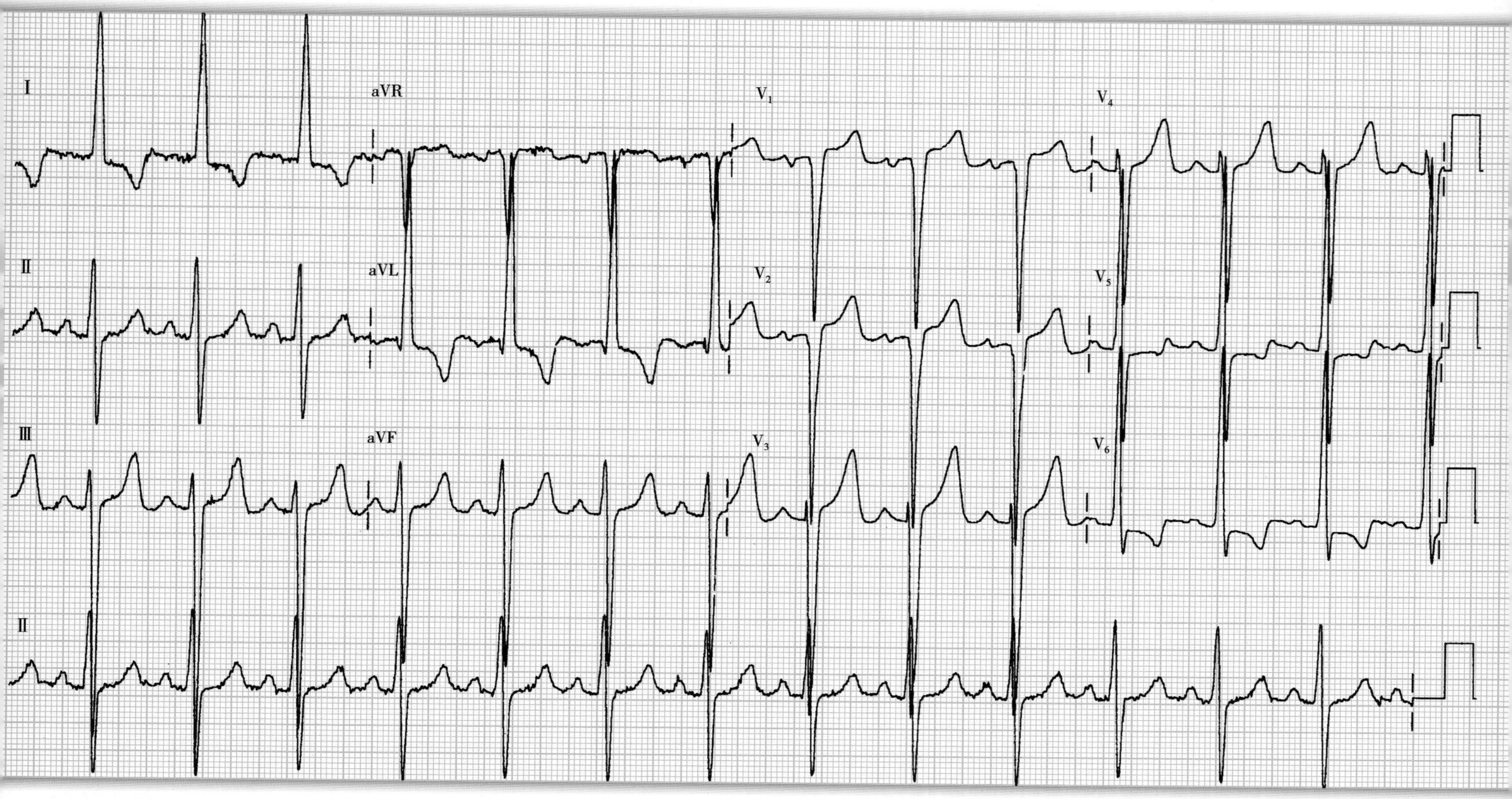


心电图 14-26

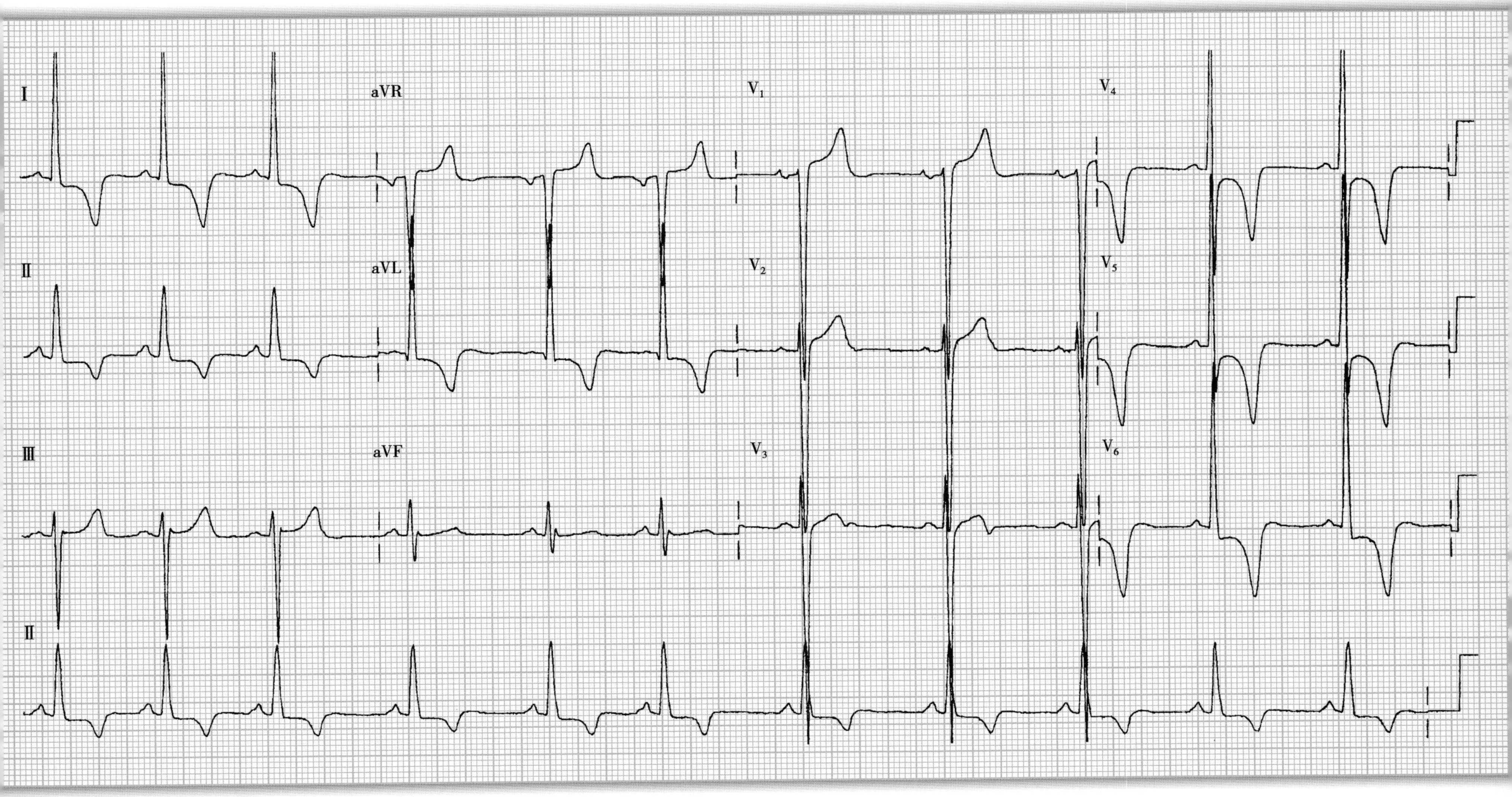
I
aVR
V1
V4
II
aVL
V2
V5
III
aVF
V3
V6
II

心电图 14-27

## 心电图 病例分析 续

**心电图14-28** 现在通过一些图例来看看侧壁导联的ST段是如何由凹面向下逐渐演变为水平型的。请观察$V_1$~$V_6$导联，ST段从凹面向上演变为$V_3$导联的水平型，在$V_4$~$V_5$导联转为凹面向下，最终下降，到$V_6$导联转为下斜型或水平型压低。图14-24是该过程的简化示意图。这一转变在显著左心室肥厚时是生理性的，请注意是显著左心室肥厚。如果左心室肥厚并不明显，那就不是生理性的，而提示心肌缺血。显著左心室肥厚时才会出现劳损型改变。***如果左心室肥厚不成立，那么左心室肥厚伴劳损也不成立。***

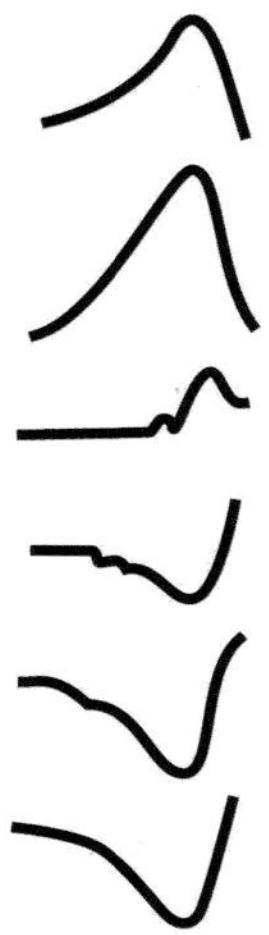

图14-24 心电图14-28中ST段和T波在胸导联上的转变

**心电图14-29** 这也是左心室肥厚伴劳损的心电图。与心电图14-27一样，ST段在$V_6$导联为水平型。左心室肥厚伴劳损导致下壁导联T波呈非对称性倒置，请注意T波不对称且ST段呈轻度凹面向下型压低。但我们仍需考虑其他可能情况，例如心动过速或冠状动脉疾病继发的心肌缺血。

这份心电图还有窦性心动过速、左心房扩大、QT间期延长。

### 2 快速复习

1. 如果左心室肥厚伴劳损的患者有大量心包积液，其电压增高可能不明显。 正确或错误
2. 左心室肥厚时不能诊断急性心肌梗死。 正确或错误
3. 左束支阻滞时不能诊断左心室肥厚。 正确或错误

答案：1. 正确 2. 错误 3. 正确

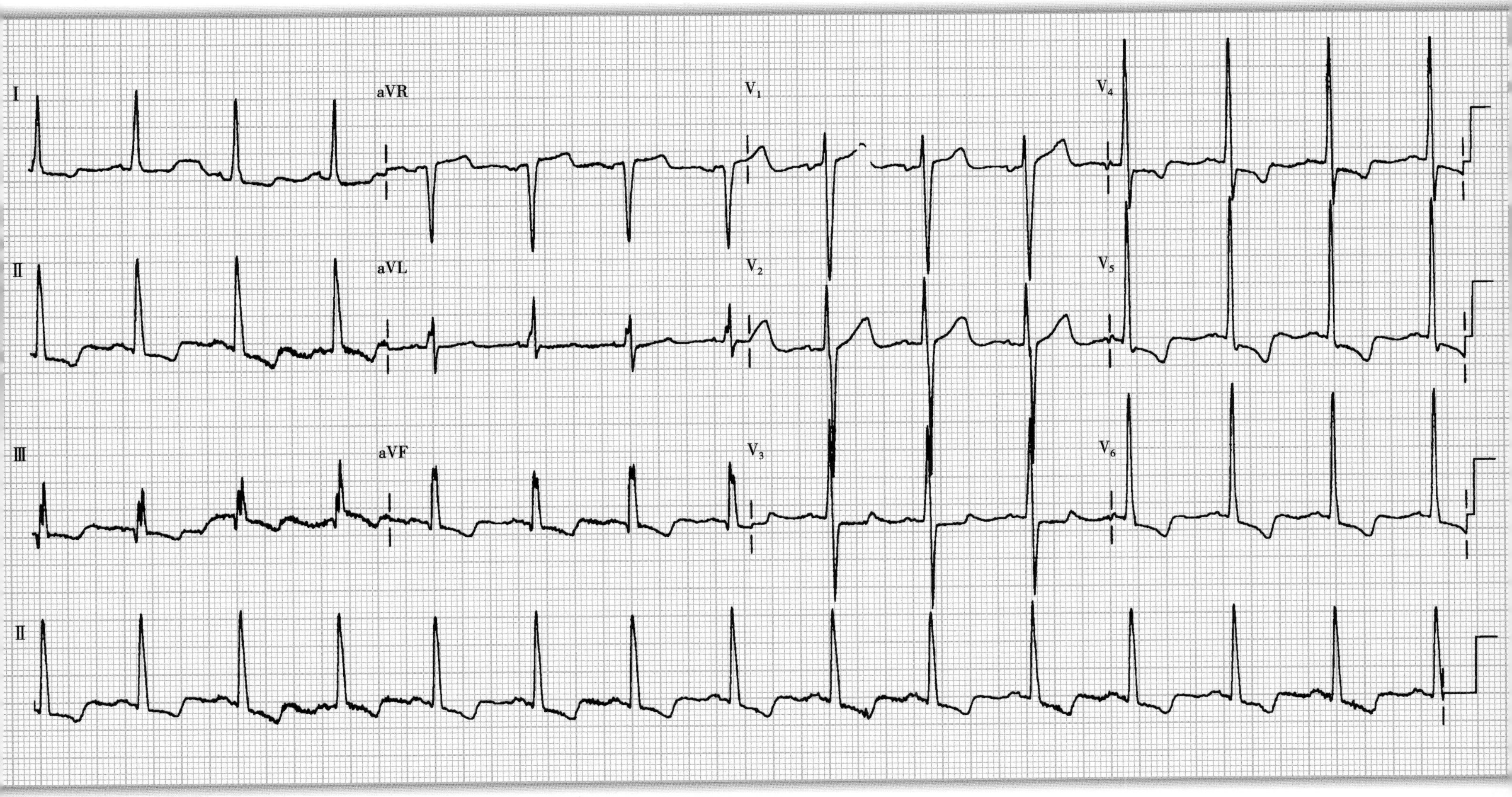


心电图 14-28

心电图 病例分析 续

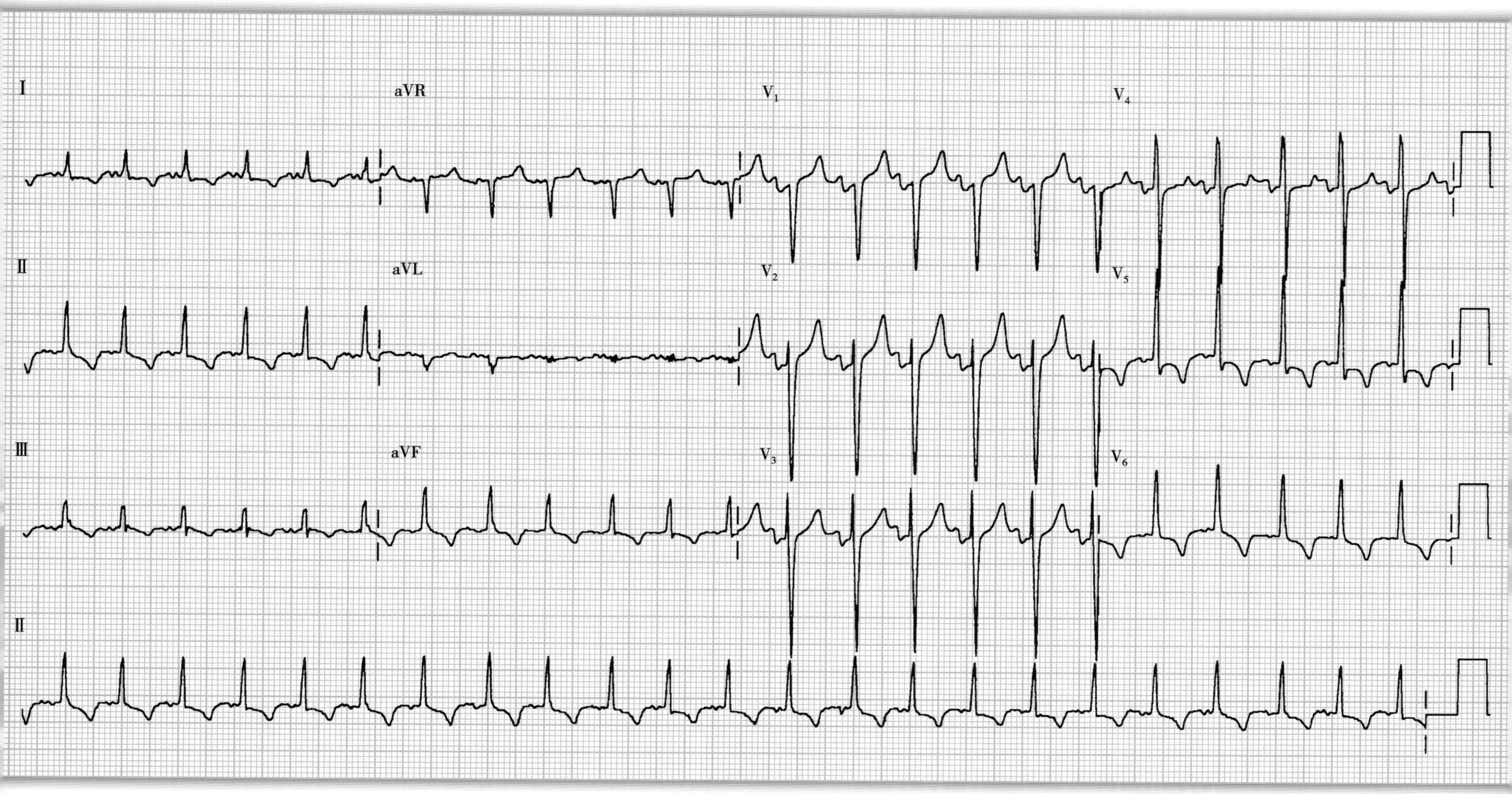


心电图14-29

2

**心电图14-30** 本图为左心室肥厚伴劳损。还有一些有意思的现象：心房颤动和室性期前收缩。无明显P波，节律绝对不整齐，诊断为心房颤动。$V_1$导联基线波动，那是心房粗颤波。波动明显才称为粗颤波（图14-25上）。对比人为干扰波，干扰波极小，呈窄的钉状（图14-25下）。干扰波需与病理性改变相鉴别。

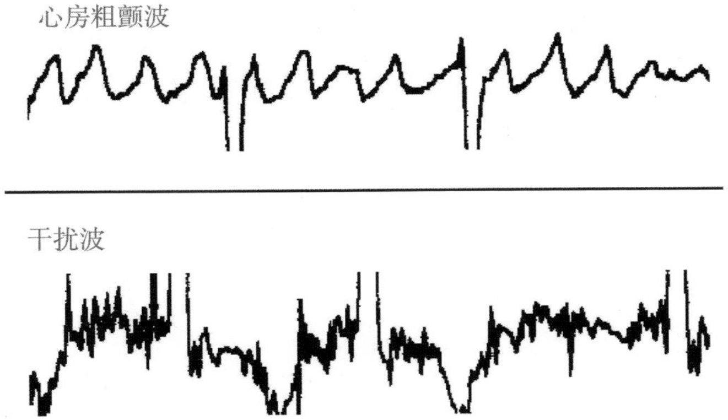


图14-25

2

**心电图14-31** 前面提到，有些左心室肥厚患者在心电图$V_6$导联可见q波，ST段凹面向上呈勺状抬高。本图即是显著左心室肥厚，但无典型的劳损型改变。这类劳损改变常见于左心室肥厚患者，由容量负荷增加（主动脉瓣反流、严重二尖瓣反流等）、而非后负荷压力增加（收缩性高血压）引起。这个概念较深奥，现在简单介绍，再遇到时无须惊慌。

3

**心电图14-31** J. Willis Hurst描述了两类左心室肥厚的心电图改变。第一类是收缩性高血压或主动脉瓣狭窄使收缩压超负荷所致，我们前面曾讨论过，心电图出现凹面向下的ST段下降与T波倒置。第二类是舒张压超负荷（严重二尖瓣反流或主动脉瓣反流）所致，本图就属于此类，可见小q波，ST段凹面向上。（详细内容见“扩展阅读”。）

## 心电图 病例分析 续

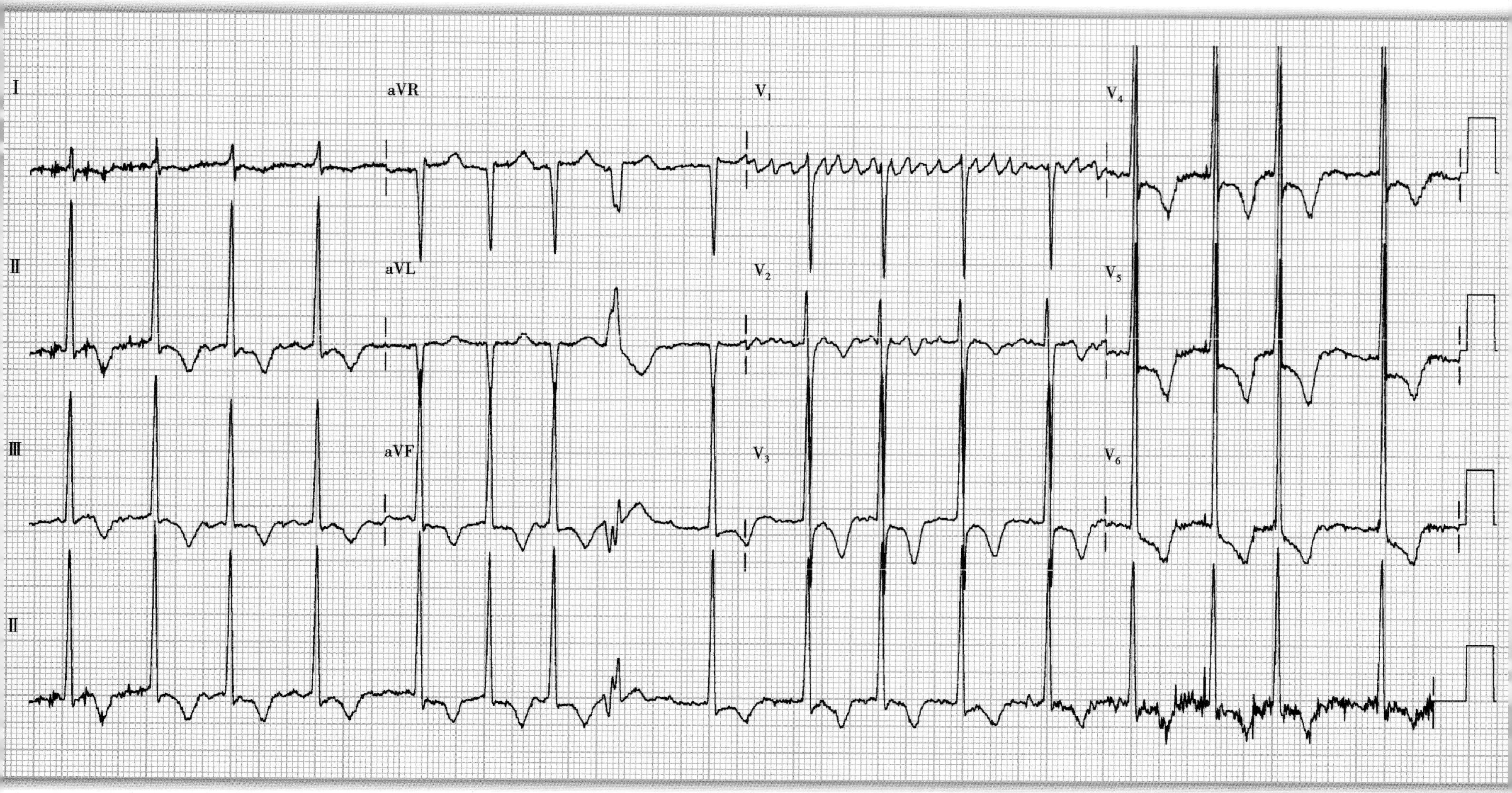


心电图14-30

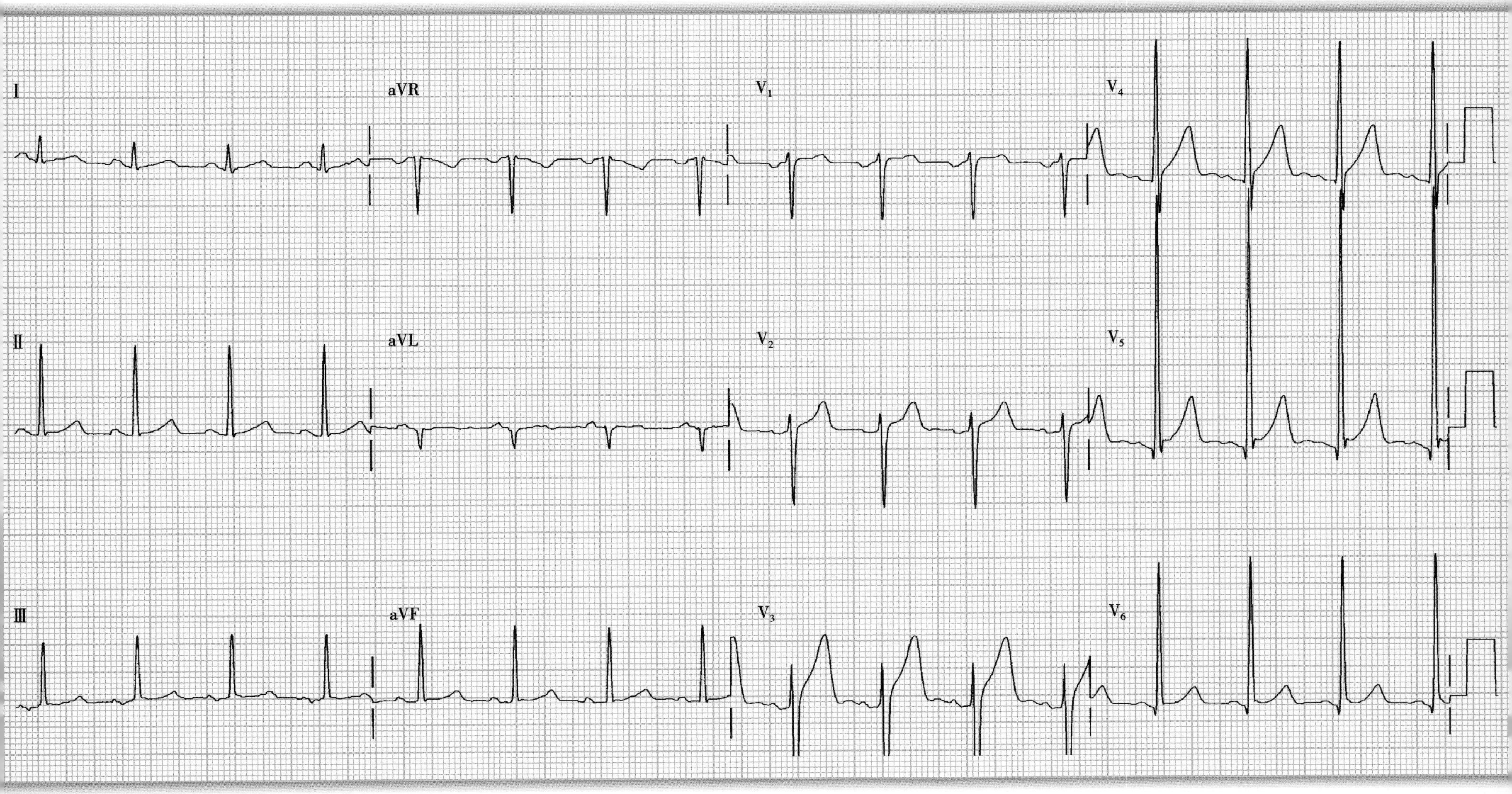


心电图 14-31

## 心电图 病例比较 生理性改变与梗死

### 2

对于中级学者来说，最困难的就是识别ST-T改变是提示心肌梗死的病理性改变还是生理性（良性）表现。我们将列举21个病例来对比分析。请注意，描述一份心电图是“良性”的，并不是指其正常，而是指不像心肌梗死那么差而已。我们开始看图吧。

**良性：心电图14-32A** 这是典型的左心室肥厚伴劳损ST段改变，所有T波都不对称。

**恶性：心电图14-32B** 相比较而言，这份图的ST段呈水平型抬高或压低，在Ⅱ、Ⅲ及aVF导联上抬高，在Ⅰ及aVL导联呈对应性压低。在“急性心肌梗死”一章将会详细讲解。在此，只需记住急性心肌梗死时，Ⅰ、aVL导联与Ⅱ、Ⅲ、aVF导联的ST-T改变是相反的。注意看Ⅲ导联还有病理性Q波。

**临床要点**

请永远记住，就像医学考试一样，心电图不是孤立存在的。想要得出诊断，必须应用所有可能的信息。如果一份心电图看起来有问题，但是患者无相关疾病，诊断就值得怀疑了。是室壁瘤吗？还是拿错了心电图？是隐匿性心肌缺血吗？是电解质紊乱吗？请记住心电图必须结合临床，如果出现矛盾，总有其原因。

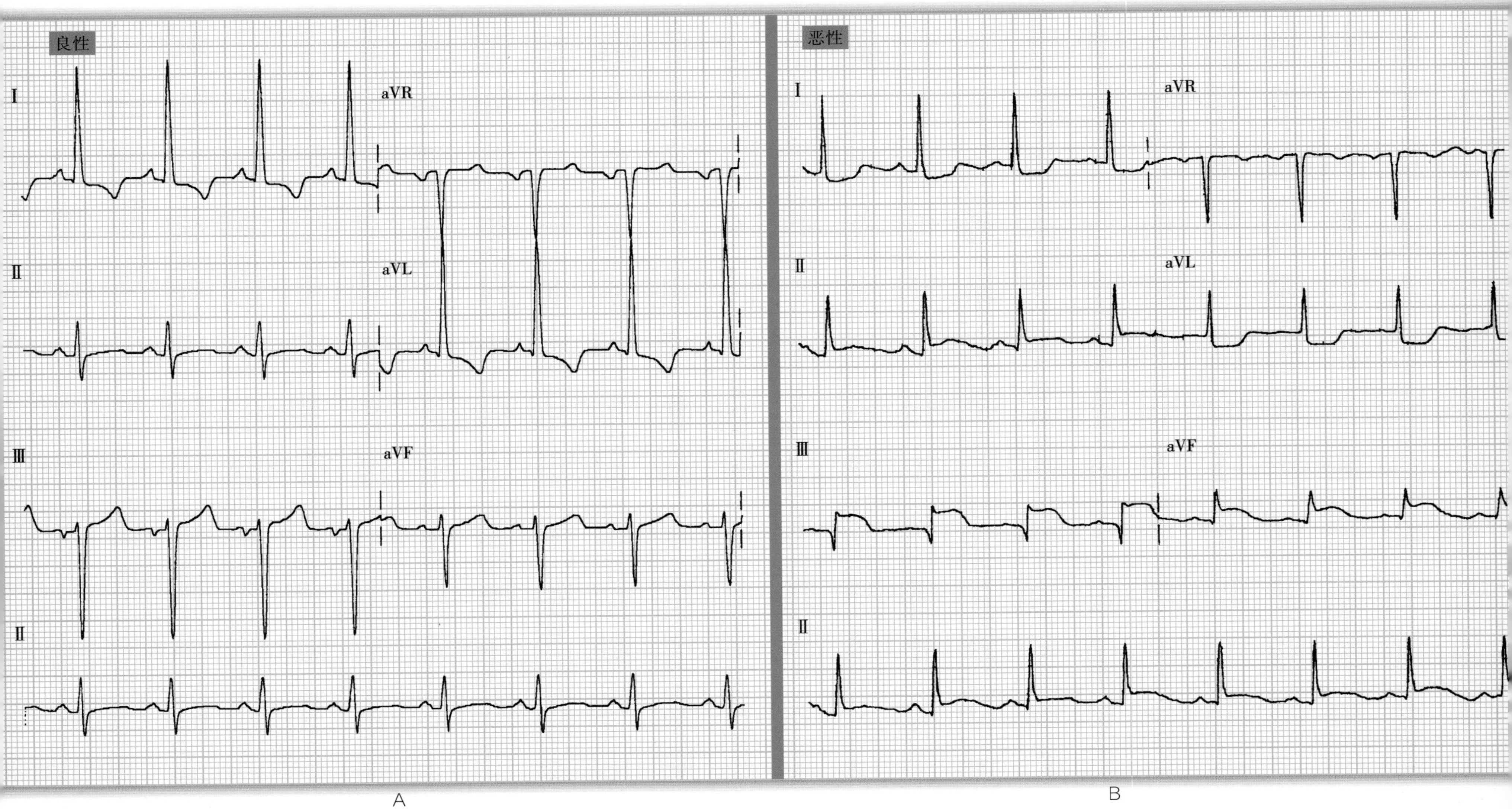


心电图 14-32

心电图 病例比较 续

2

**良性:心电图14-33A** 左心室肥厚伴劳损。注意比较A图劳损和B图"恶性"改变有什么不同。Ⅰ、aVL和Ⅱ、aVF导联T波呈非对称性倒置,也可能是病理性的。

我们希望你能够对致命性ST段改变有点认识,这是提高心电图诊断水平非常关键的一步,必须明确其中的差异。

**恶性:心电图14-33B** Ⅰ、aVL导联ST段呈下斜型压低,不是弓背型改变,也没有渐变过程,自始至终都是同一种形态。T波对称并与ST段融为一体,诊断为下壁心肌梗死。

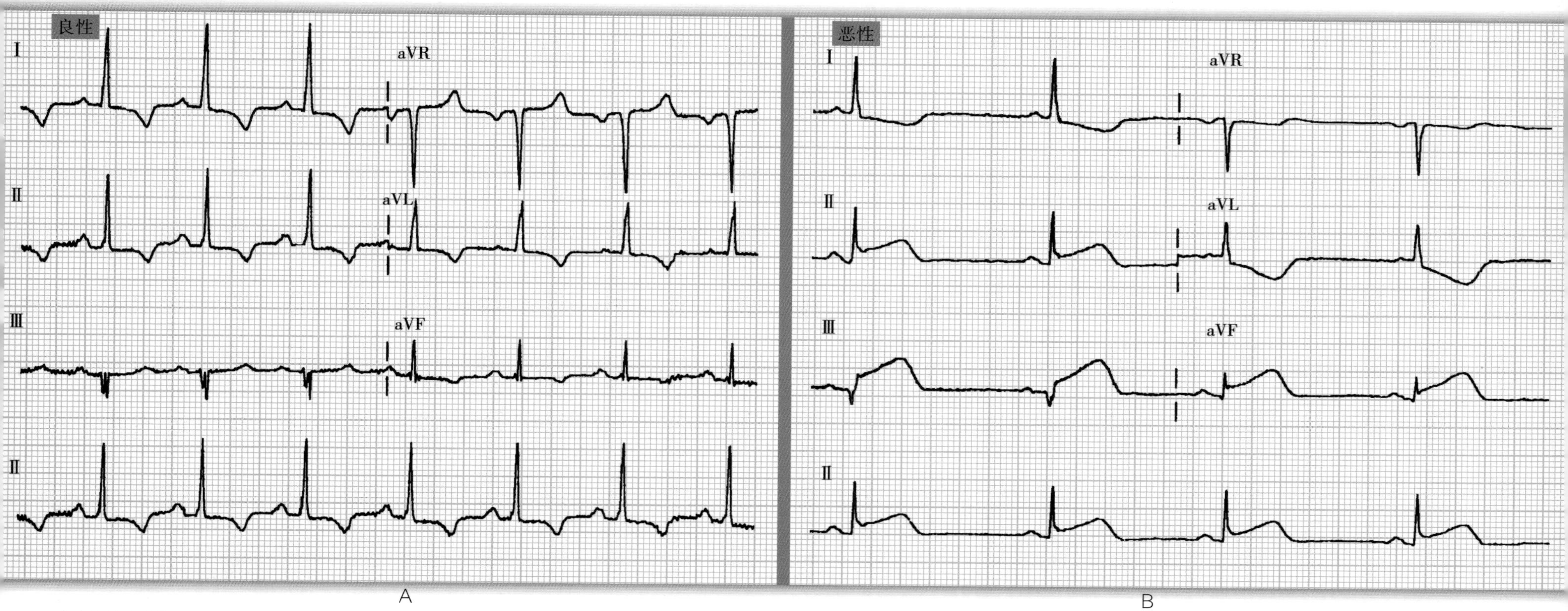


心电图14-33

2

**良性:心电图14-34A** 右心室肥厚伴劳损。ST段呈弓背形改变,T波不对称,ST段移行为T波。

**恶性:心电图14-34B** 后壁心肌梗死,ST段显著压低,呈下斜型。注意观察ST段的转变,并未经过任何弓背型抬高就回至基线且呈水平型。最后请看心律条图,Ⅱ导联ST段抬高,提示下壁心肌梗死。不必在此定位,注意形态的区别。

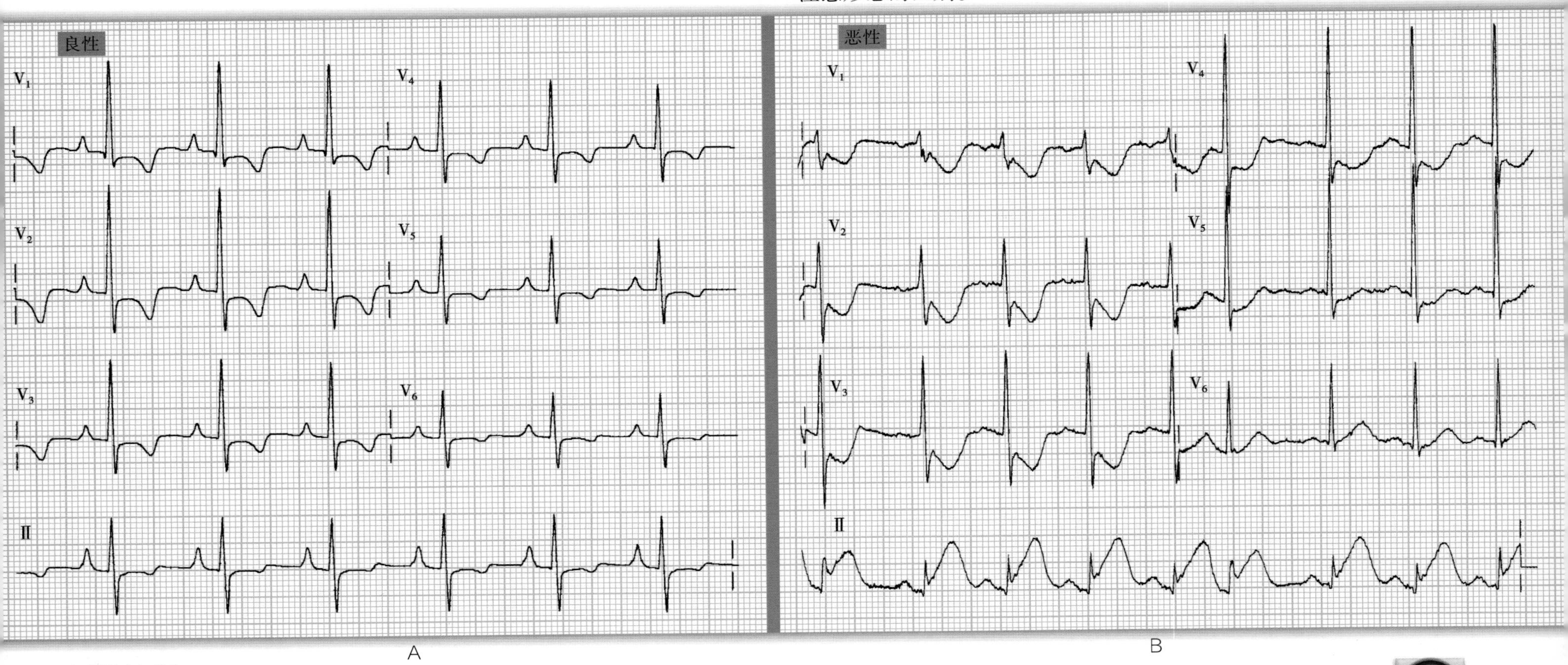


心电图14-34

## 心电图 病例比较 续

### 2

**良性：心电图14-35A** 还记得这份图吗？$V_1$导联不呈RSR′型但仍诊断为右束支阻滞，广泛导联ST段呈凹面型改变。因为右束支阻滞，$V_1$、$V_2$导联R波很宽。呈RSR′型改变。

**恶性：心电图14-35B** R波增宽超过0.03 s。$V_2$导联R∶S值增大，但不到1∶1。不是右束支阻滞，$V_1$导联R∶S值没有增大，$V_6$导联无粗钝的S波。$V_2$~$V_6$导联ST段异常压低。$V_1$、$V_2$导联R∶S值增大的鉴别诊断有哪些？回顾前面的内容，这是后壁心肌梗死。

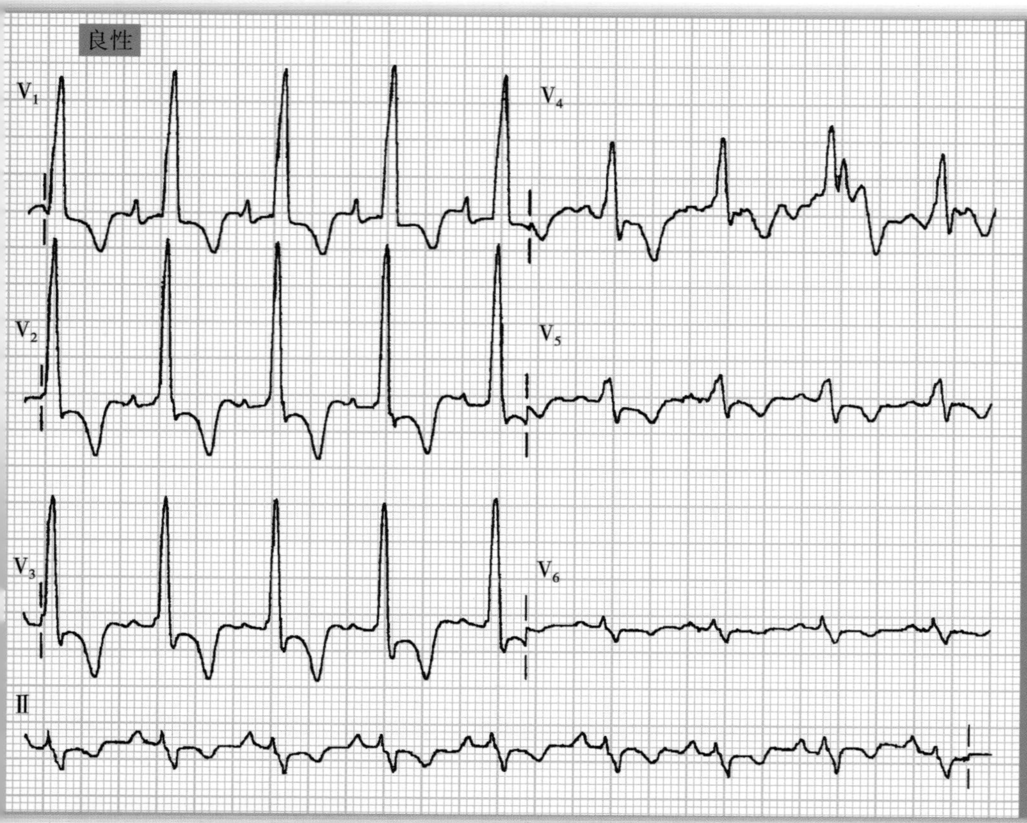


A

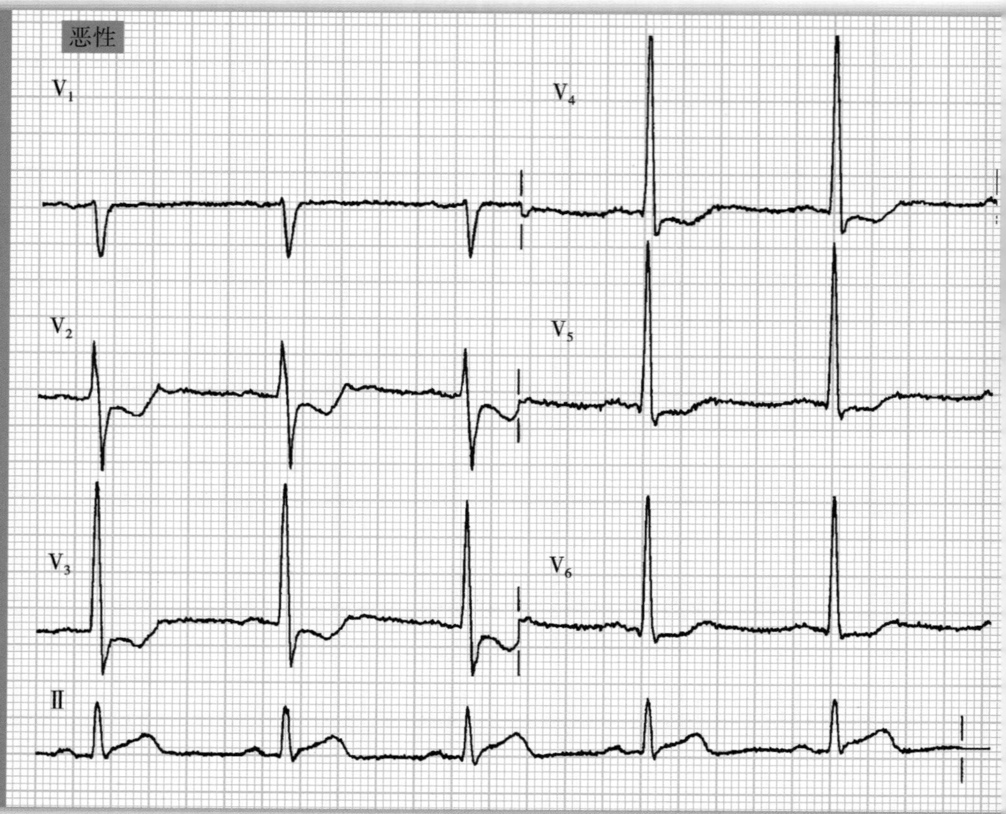


B

心电图14-35

2

**良性:心电图14-36A** 可能是轻微心包炎或心室早期复极。心室早期复极是一种正常变异的心电图改变,请注意什么样的波形是生理性的。侧壁导联QRS波群后有小切迹,因此ST段抬高是生理性的。PR段轻度压低,但在正常范围内。除$V_1$导联外,所有导联ST段都呈凹面向上型抬高。R波最高的导联上ST段抬高幅度最大。

**恶性:心电图14-36B** ST段有抬高也有压低,均呈水平型;T波宽而对称。$V_2$导联R:S值增大。回顾一下鉴别诊断,最可能的诊断是什么?急性后壁心肌梗死。侧壁导联ST段抬高,符合侧壁心肌梗死,同时与后壁心肌梗死相关。在此不要担心定位问题,重点放在心肌梗死心电图改变。

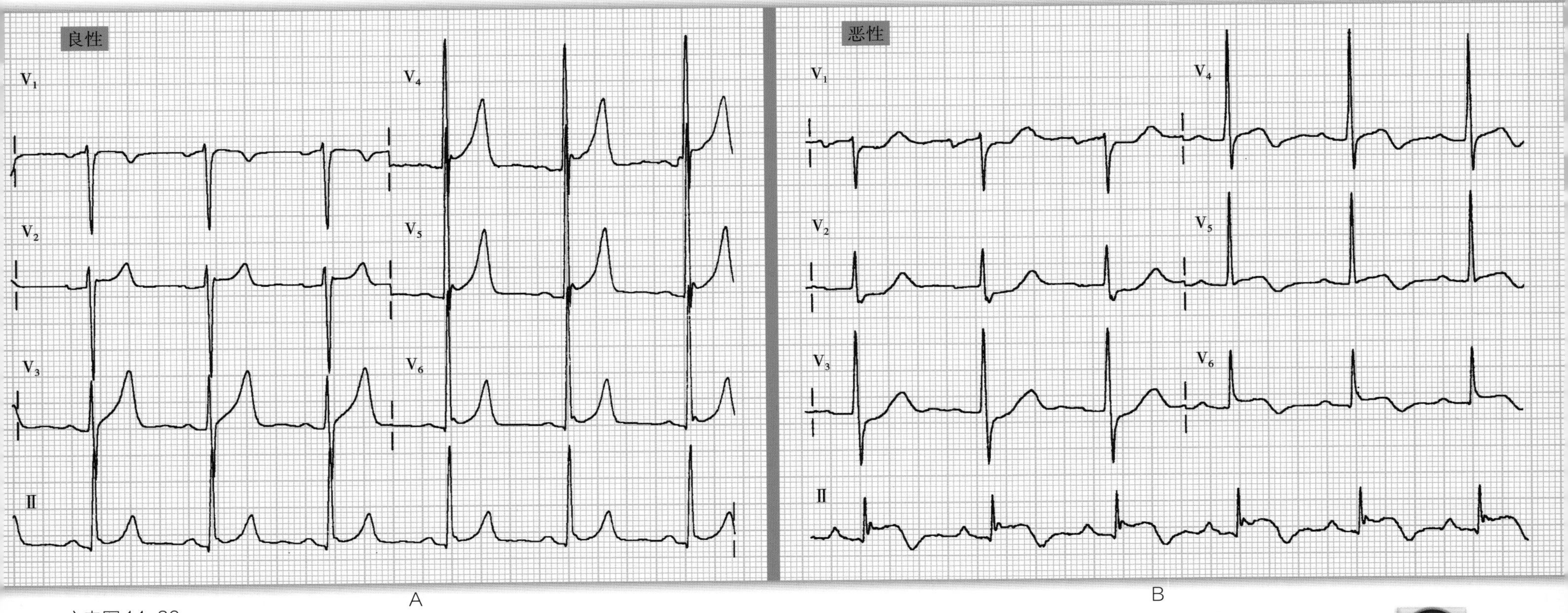


心电图14-36

## 心电图 病例比较 续

### 2

**良性:心电图14-37A** 与心电图14-36A相似,也是轻微心包炎或心室早期复极。这份心电图的小切迹较明显,ST段抬高较显著。

**恶性:心电图14-37B** ST段一开始呈水平型,$V_4$导联呈上斜型抬高,可能是心肌损伤或心肌梗死。侧壁导联受累,提示侧壁心肌梗死。注意到最下面的节律条图了吗? Ⅱ导联ST段抬高,提示下壁受累。务必弄明白这两幅图侧壁导联ST段的差别。

**提 示**

一般来说,切迹是生理性的,但是也见于心包炎和低体温症。再次强调,不要只看心电图。如果患者有胸痛,躺下时加重,站立时减轻,那么很可能是心包炎。如果没有症状且为年轻人,那么很可能是心室早期复极。如果体温低,精神状态异常,室外温度为-20℃,那么很可能是低体温症。

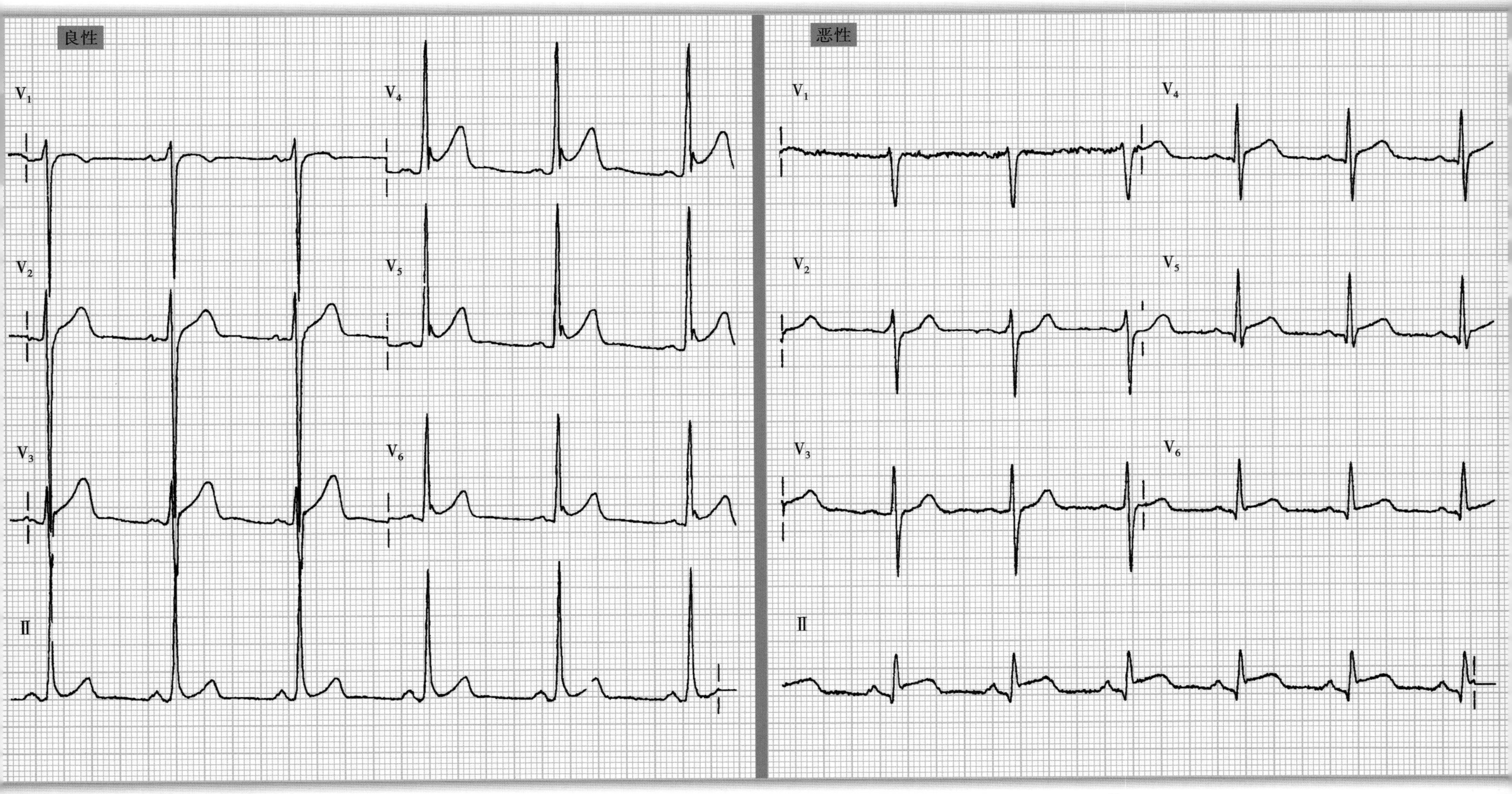
良性
V1
V2
V3
V4
V5
V6
II
恶性
V1
V2
V3
V4
V5
V6
II

A　　B

心电图 14-37

## 心电图 病例比较 续

2

**良性:心电图14-38A** 侧壁导联符合左心室肥厚伴劳损心电图改变。前壁T波不算太深,不过也符合劳损改变。除非患者没有症状,既往心电图与现在表现一致,否则需谨慎。图中可见凹面型ST段。$V_1$导联S波最深,其ST段抬高幅度最大。综上所述,可诊断为左心室肥厚伴劳损。

**恶性:心电图14-38B** 本图重点是侧壁导联。请注意,何种原因导致其ST段呈水平型压低?是侧壁心肌缺血,不是左心室肥厚伴劳损。$V_1$导联比较奇怪,仅一个导联改变,不能提示心肌梗死。

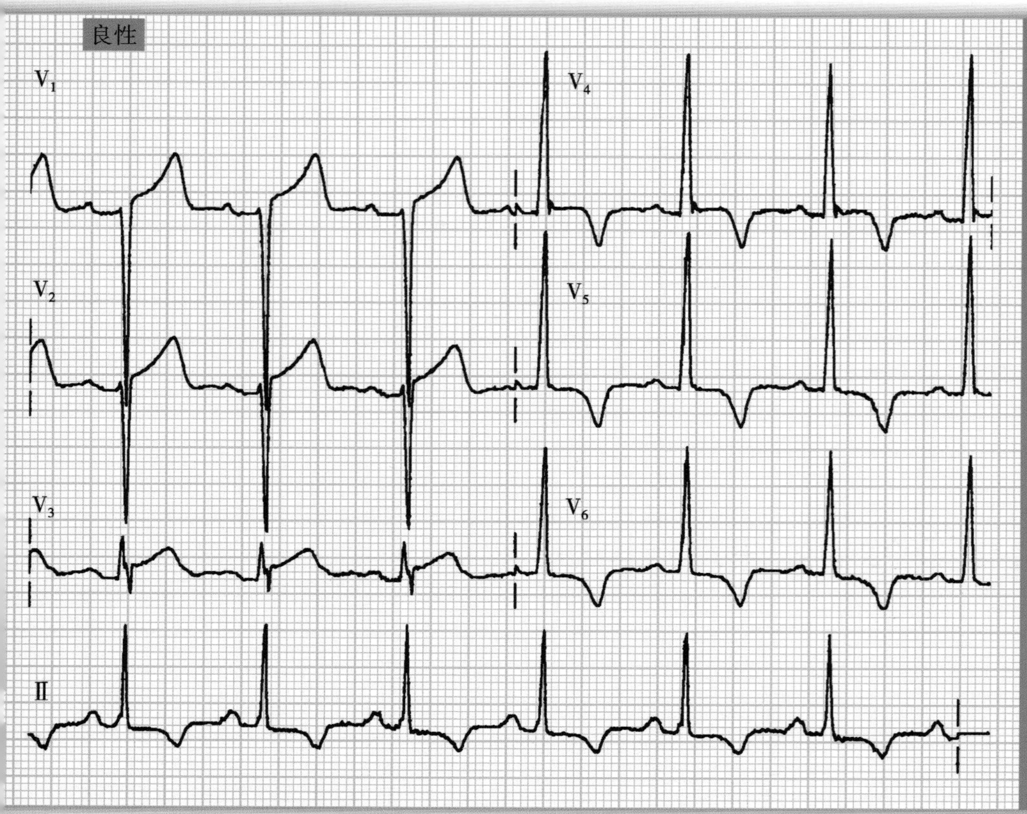

A

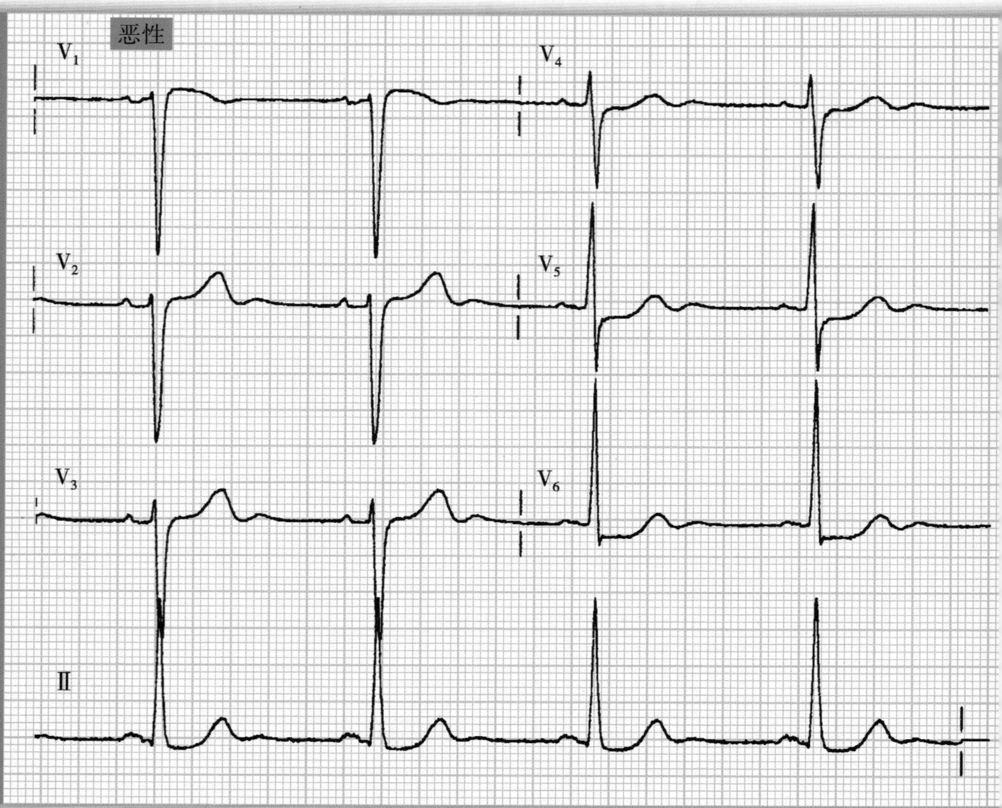

B

心电图14-38

## 2

**良性：心电图14-39A** 这又是一份劳损或早期复极的心电图。$S_{V2}$和$R_{V6}$之和达到左心室肥厚标准，ST段呈弓背样改变，S波最深的导联ST段抬高幅度最大。$V_1$、$V_2$导联J点钝圆。

**恶性：心电图14-39B** 这份图中的异常点很多。所有胸导联ST段抬高。QT间期缩短，使得QRS波群很奇怪。侧壁导联Q波没有意义。

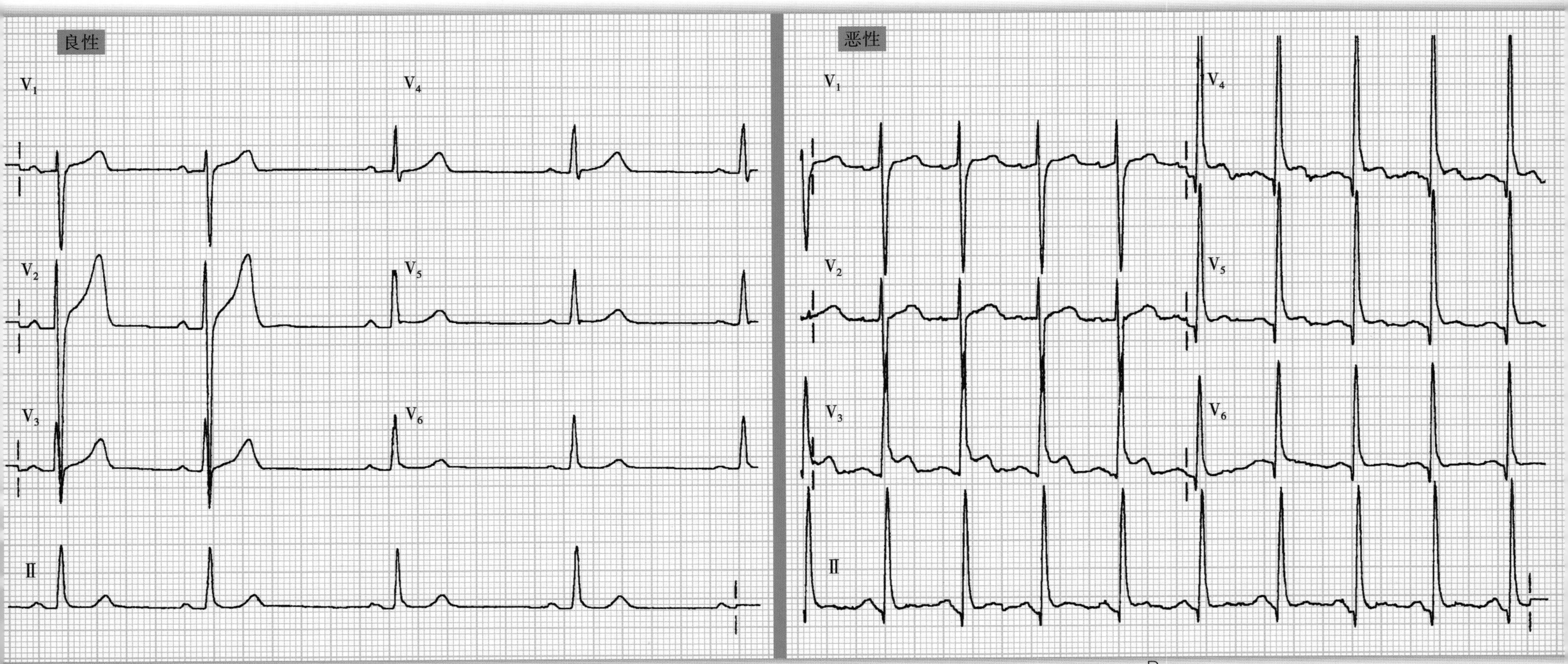

A B

心电图14-39

## 心电图 病例比较 续

## 2

**良性:心电图14-40A** 本图多个心电图表现符合左心室肥厚伴劳损的标准。还有左心房扩大。重复是为了更好地理解良性与恶性心电图的差异。只有经过图海战术,才能自信地做出判断。

**恶性:心电图14-40B** 这份图的ST段改变提示心肌缺血。R:S值增大、ST段呈水平型压低、T波先负后正,提示急性后壁心肌梗死。本图未合并下壁心肌梗死。Ⅱ导联ST段压低,提示心肌缺血。广泛导联ST段压低有时见于广泛心内膜下心肌缺血。

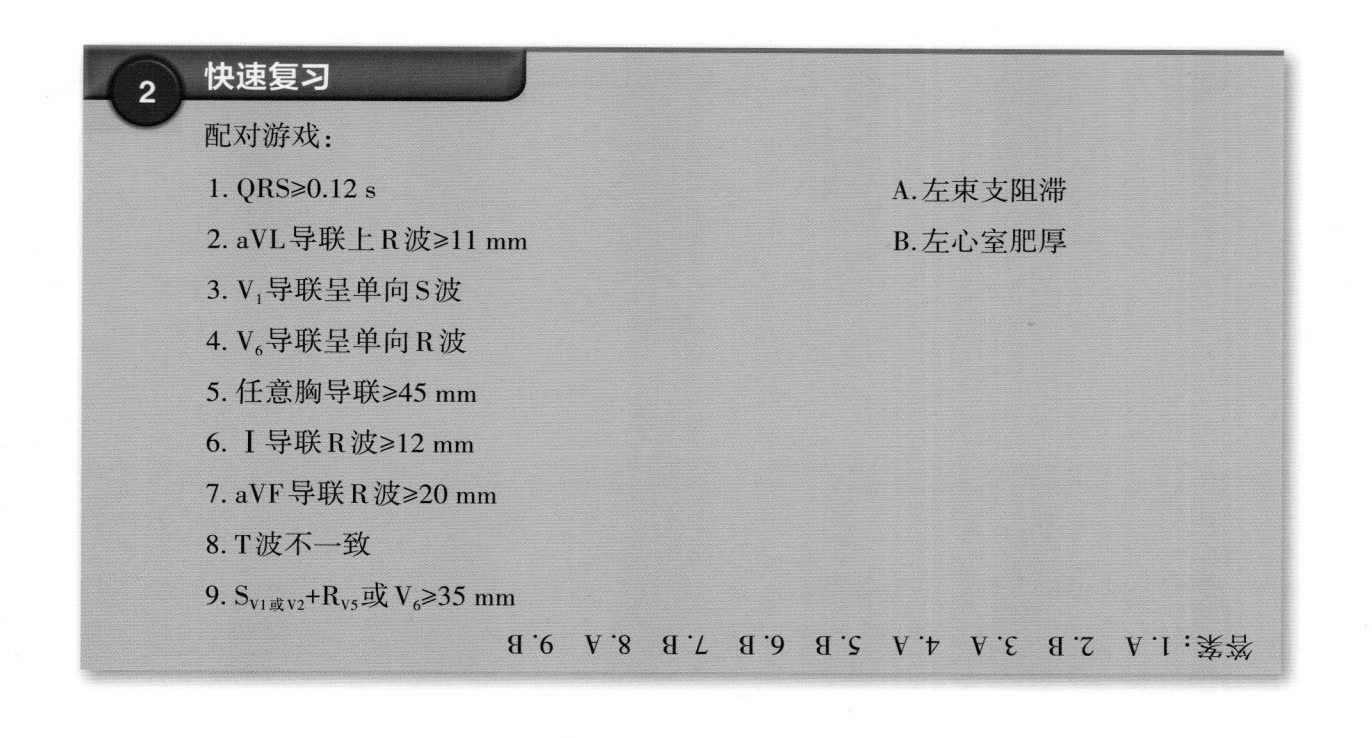

### 2 快速复习

配对游戏:

| | |
|---|---|
| 1. QRS≥0.12 s | A.左束支阻滞 |
| 2. aVL导联上R波≥11 mm | B.左心室肥厚 |
| 3. $V_1$导联呈单向S波 | |
| 4. $V_6$导联呈单向R波 | |
| 5. 任意胸导联≥45 mm | |
| 6. Ⅰ导联R波≥12 mm | |
| 7. aVF导联R波≥20 mm | |
| 8. T波不一致 | |
| 9. $S_{V1或V2}+R_{V5}$或$V_6$≥35 mm | |

答案:1.A 2.B 3.A 4.A 5.B 6.B 7.B 8.A 9.B

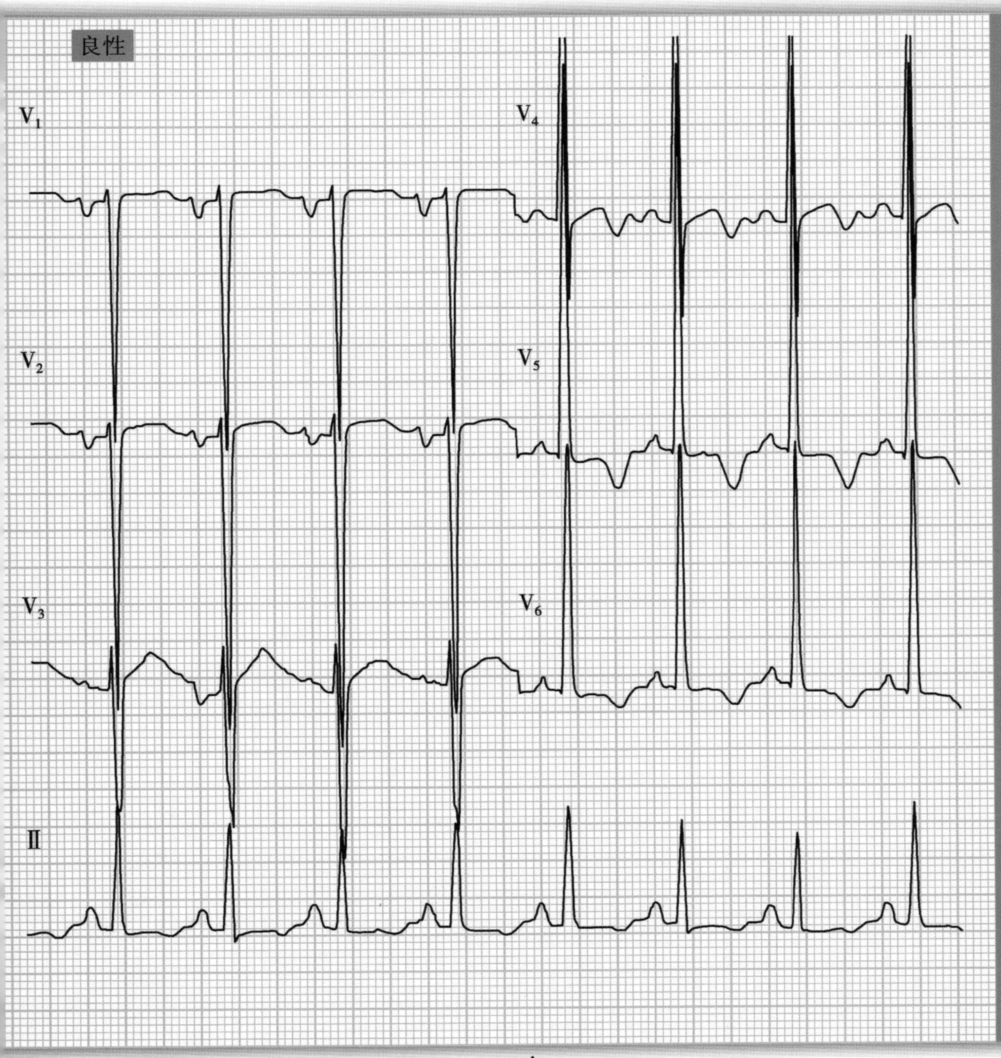


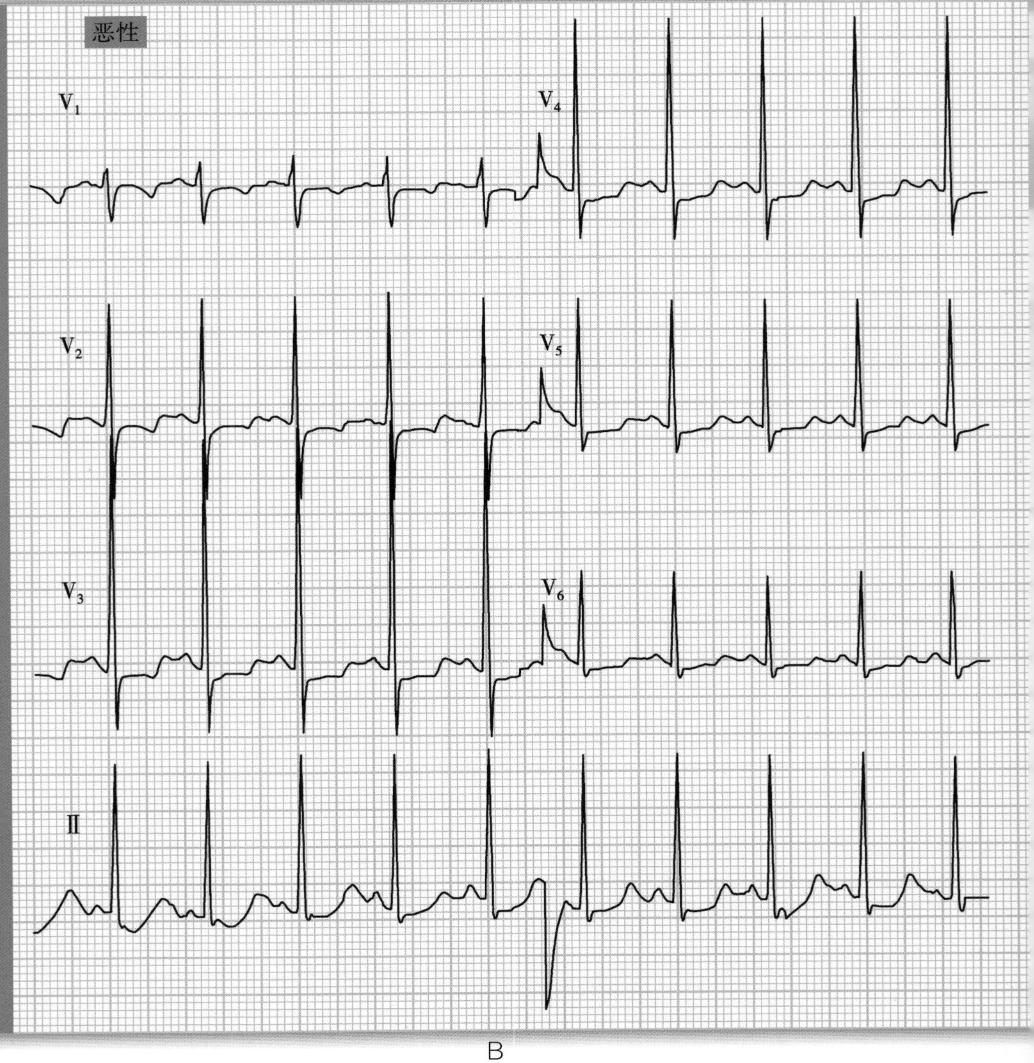


心电图 14-40

## 心电图 病例比较 续

## 2

**良性：心电图14-41A** 这又是一份左心室肥厚伴劳损的心电图。现在你应该对这一类图比较熟悉了。能否得心应手地鉴别A图与B图？应该有点感觉了，但是当没有“恶性”心电图对比时，记住鉴别点也比较困难。

**恶性：心电图14-41B** 这是一例血压显著升高、广泛心内膜下心肌缺血患者的心电图，与心电图14-40B类似，但本图的改变更显著。$V_1$导联ST段抬高也提示了心肌损伤或梗死。

**提 示**

成年人中，$V_1$、$V_2$导联ST段压低通常是病理性的，可能是右心室肥厚、右束支阻滞、后壁心肌梗死或者预激综合征。仔细鉴别，得出最符合患者的心电图诊断。

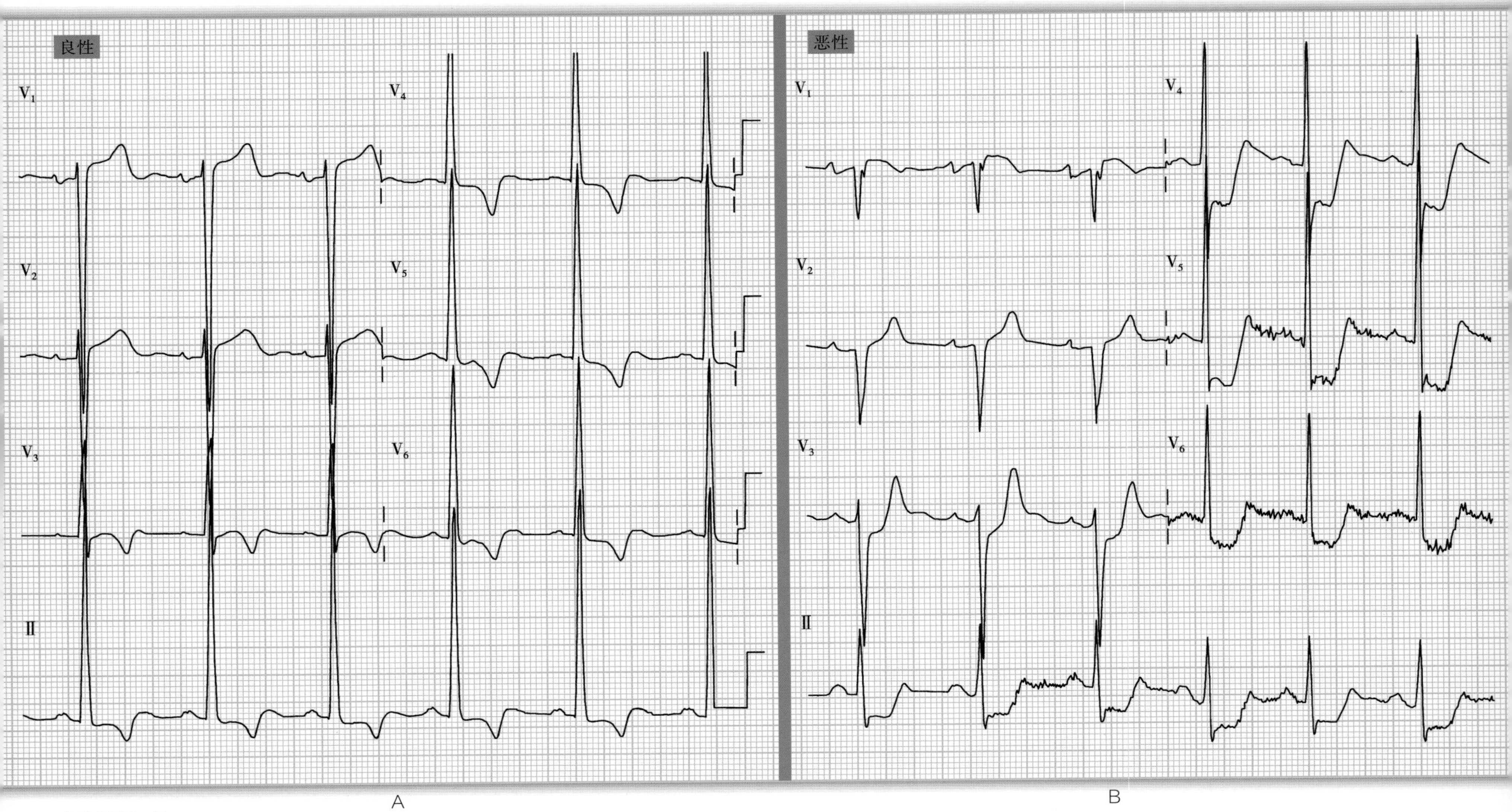


心电图 14-41

## 心电图 病例比较 续

## 2

**良性：心电图14-42A** 是左束支阻滞吗？测量QRS波群宽度不足0.12 s，因此这例心电图是QRS波群增宽的左心室肥厚伴劳损。QRS波群的幅度让人印象深刻，超过了45 mm。

**恶性：心电图14-42B** 本图ST段呈明显心肌缺血改变。同样，ST段呈下斜型压低。

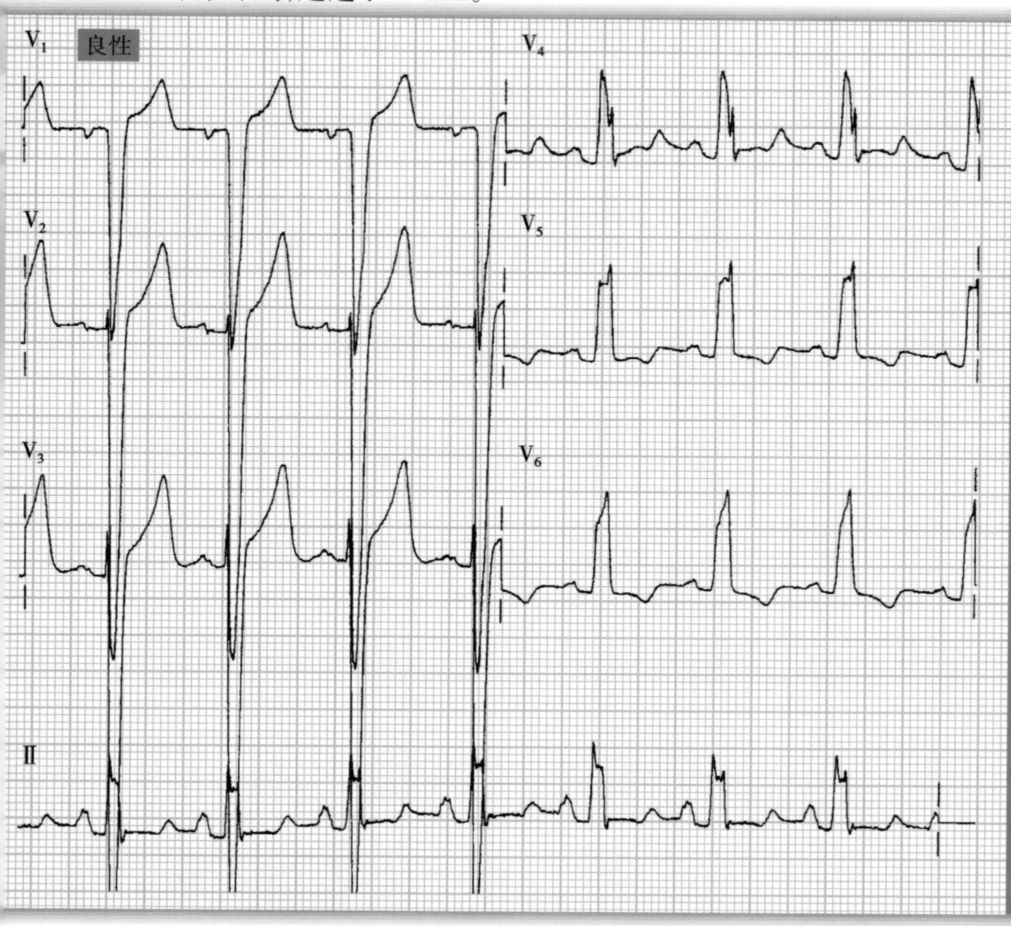


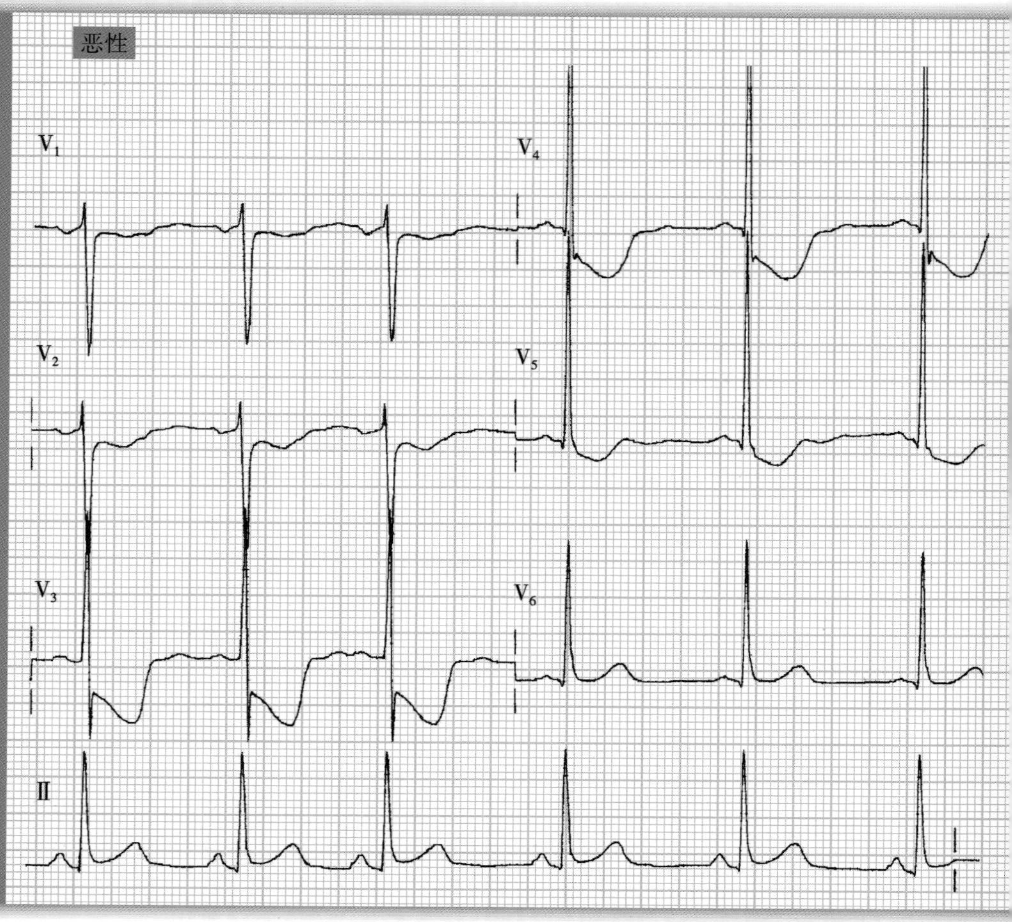


心电图 14-42

## 2

**良性：心电图14-43A** 这是显著左心室肥厚伴劳损。请注意 $V_1$~$V_3$ 导联与图B非常相似，ST段呈凹面向上型抬高，也可能是假象。如何区别？本图中侧壁导联呈现典型的左心室肥厚伴劳损改变，而图B却没有。多数情况下，侧壁导联能协助判断右胸导联。

**恶性：心电图14-43B** 这是一份急性前间隔心肌梗死心电图。J点钝圆，请注意，$V_1$、$V_2$ 导联ST段似乎呈凹面向上抬高，但实际上对称、宽大的T波从ST段就开始了。把T波的两支画出来就会明白了。$V_4$ 导联ST段也非常平坦。(注意到 $V_6$ 导联了吗？这是导联脱落。)

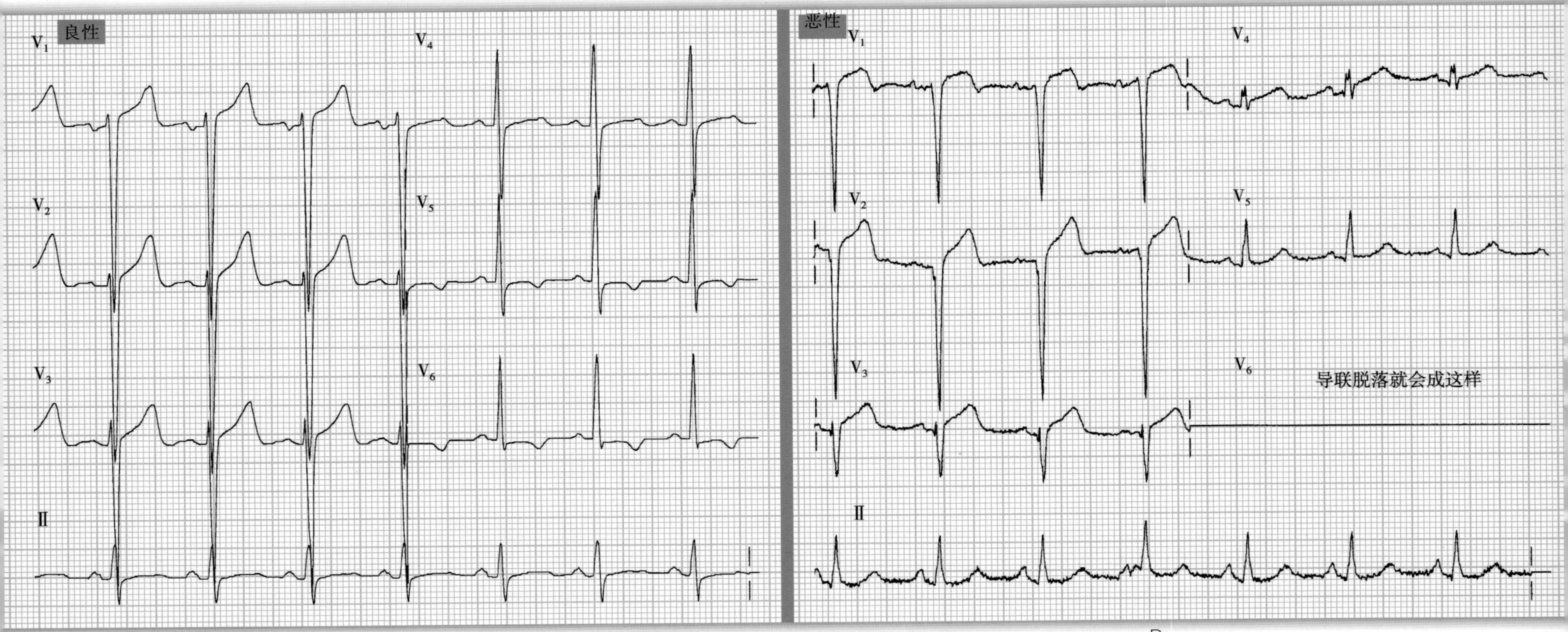

A B

心电图14-43

## 心电图 病例比较 续

## 2

**良性：心电图14-44A** 这份心电图中的ST段改变是左心室肥厚伴劳损吗？也许吧，但劳损改变并不明显。这是年轻人心室早期复极的心电图吗？是的，J点钝圆，符合心室早期复极心电图改变。$V_4$~$V_6$导联可见小切迹，T波不对称，可以判断ST段抬高是生理性的。当然，必须结合临床。

**恶性：心电图14-44B** 如果只看$V_1$、$V_2$导联，这份图很难判断，左心室肥厚伴劳损就是这样的。当看到$V_3$导联，答案就很明显了。这是急性前间隔心肌梗死累及侧壁的心电图。

本图的$V_6$导联与图A非常相似，但是结论却惊人。请记住，一定要综合分析，结合病史。

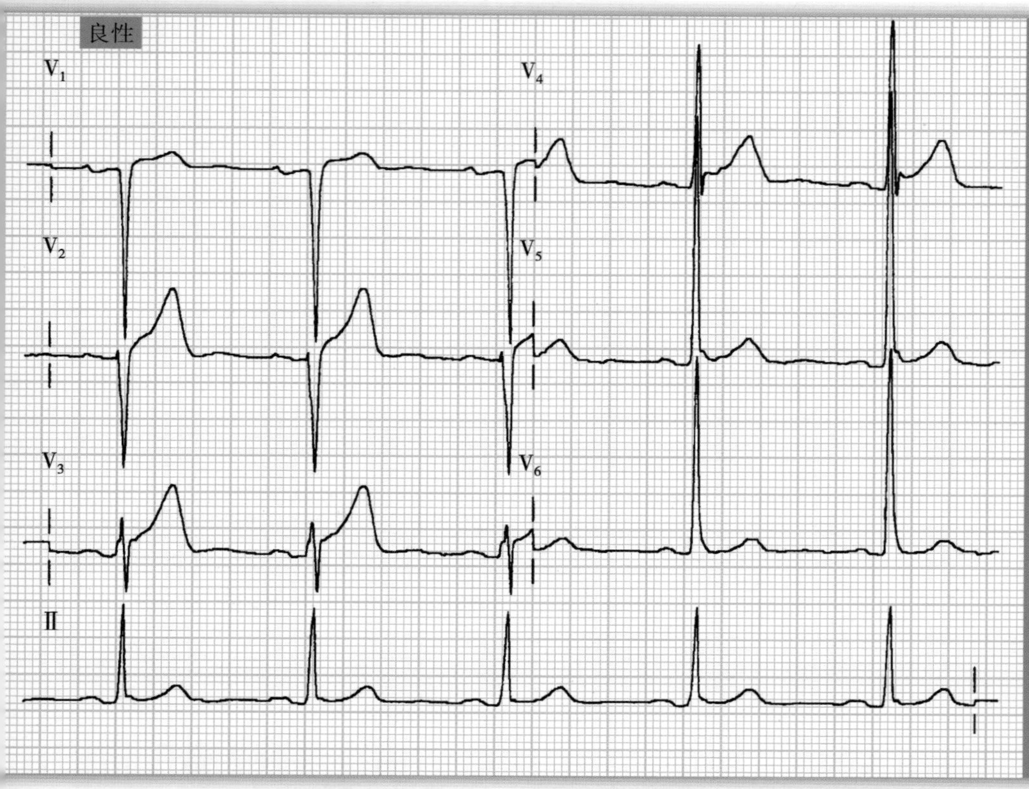


A

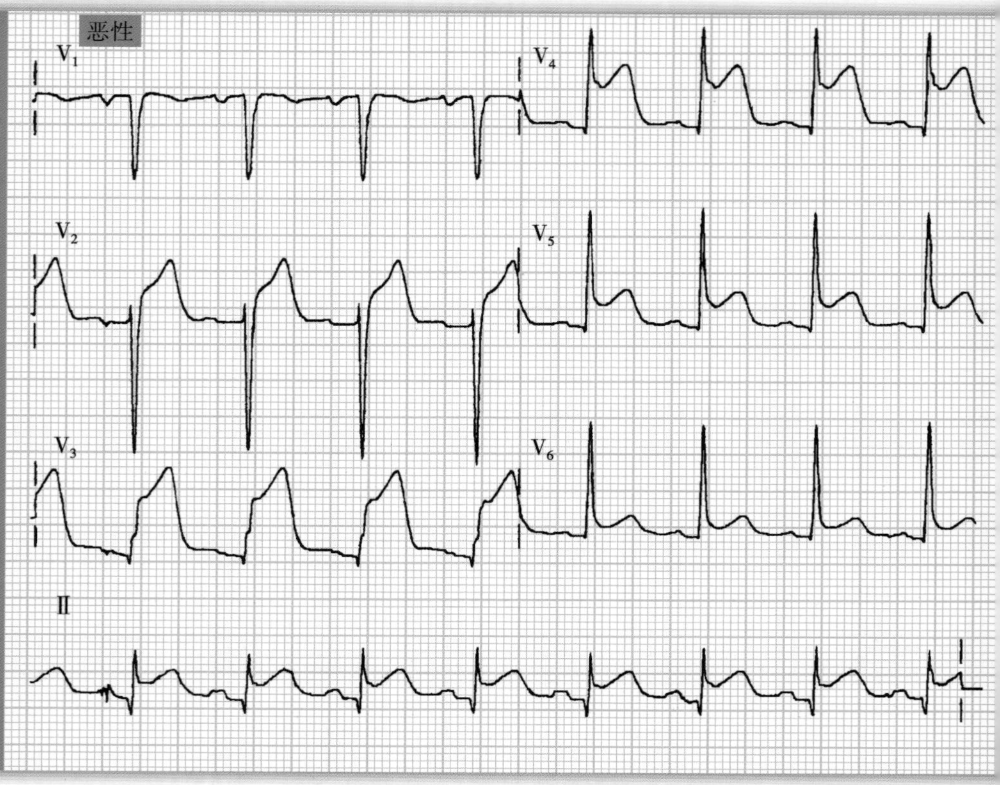


B

心电图14-44

## 心电图 病例比较 续

### 2

**良性：心电图14-45A** 这是宽QRS波群合并左心室肥厚伴劳损心电图，不是左束支阻滞。这份图还存在类本位曲折。（这个概念我们很久没讨论了，请翻到45页复习一下。）大部分导联T波之后有U波，这是良性心电图改变。

**恶性：心电图14-45B** 这是急性前间隔心肌梗死累及侧壁的心电图，ST段显著抬高，T波对称。

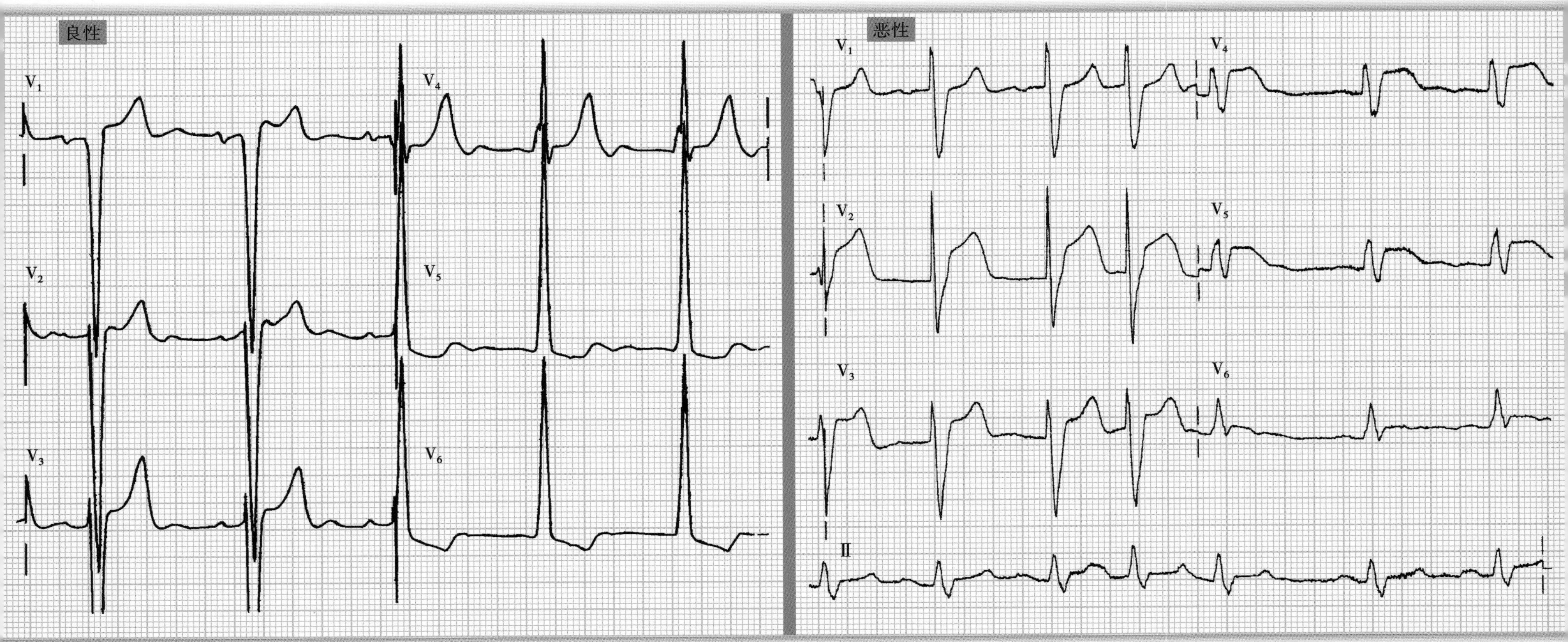


A B

心电图14-45

心电图 病例比较 续

**恶性：心电图14-46A** 这份图看起来正常，其实有问题，你发现问题了吗？$V_1$、$V_2$导联ST段呈水平型抬高，胸导联T波对称。显著左心室肥厚，却没有典型的劳损改变。应警惕这种心电图，如果没有参考既往心电图或结合患者症状，它很可能存在隐患。

**凶险：心电图14-46B** $V_1$~$V_4$导联呈QS型，伴ST段“墓碑”样改变。这是前间隔心肌梗死，Q波已经形成。注意到PR间期了吗？明显延长了。

## 快速复习

1. 很容易鉴别左心室肥厚伴劳损与急性心肌梗死或缺血性心电图改变。 正确或错误

2. 左心室肥厚伴劳损时可见ST段抬高。 正确或错误

3. 右心室肥厚伴劳损时可见$V_1$、$V_2$导联ST段抬高。 正确或错误

4. 很容易鉴别心包炎所致的ST段抬高与左心室肥厚伴劳损或急性心肌梗死所致的ST段抬高。 正确或错误

5. 一位著名的律师说过，如果它是水平型的：

A. 没问题！　　B. 需要治疗！

C. 需要溶栓！　　D. 可以忽略！

E. 没人在乎！

答案：

1. 错误；左心室肥厚伴劳损与急性心肌梗死往往难以区别，需要结合临床，与既往心电图对比。很多不幸的医师（被接诊的很多患者也是不幸的）给左心室肥厚伴劳损的患者溶栓，却没有给急性心肌梗死患者溶栓。有数年临床经验的医师都不会鉴别。记住，心电图一定要结合临床。

2. 错误；左心室肥厚伴劳损时，常见$V_4$~$V_6$导联ST段压低。

3. 错误；右心室肥厚伴劳损时，常见$V_1$、$V_2$导联ST段压低。

4. 错误！这是谬论。急性心肌梗死的患者常常会很快出现或在数周后（Dressler综合征）继发心包炎。如果不确定，去寻求帮助吧！不要假设是对的——在给予患者任何治疗之前，一定要确保是对的。

5. B

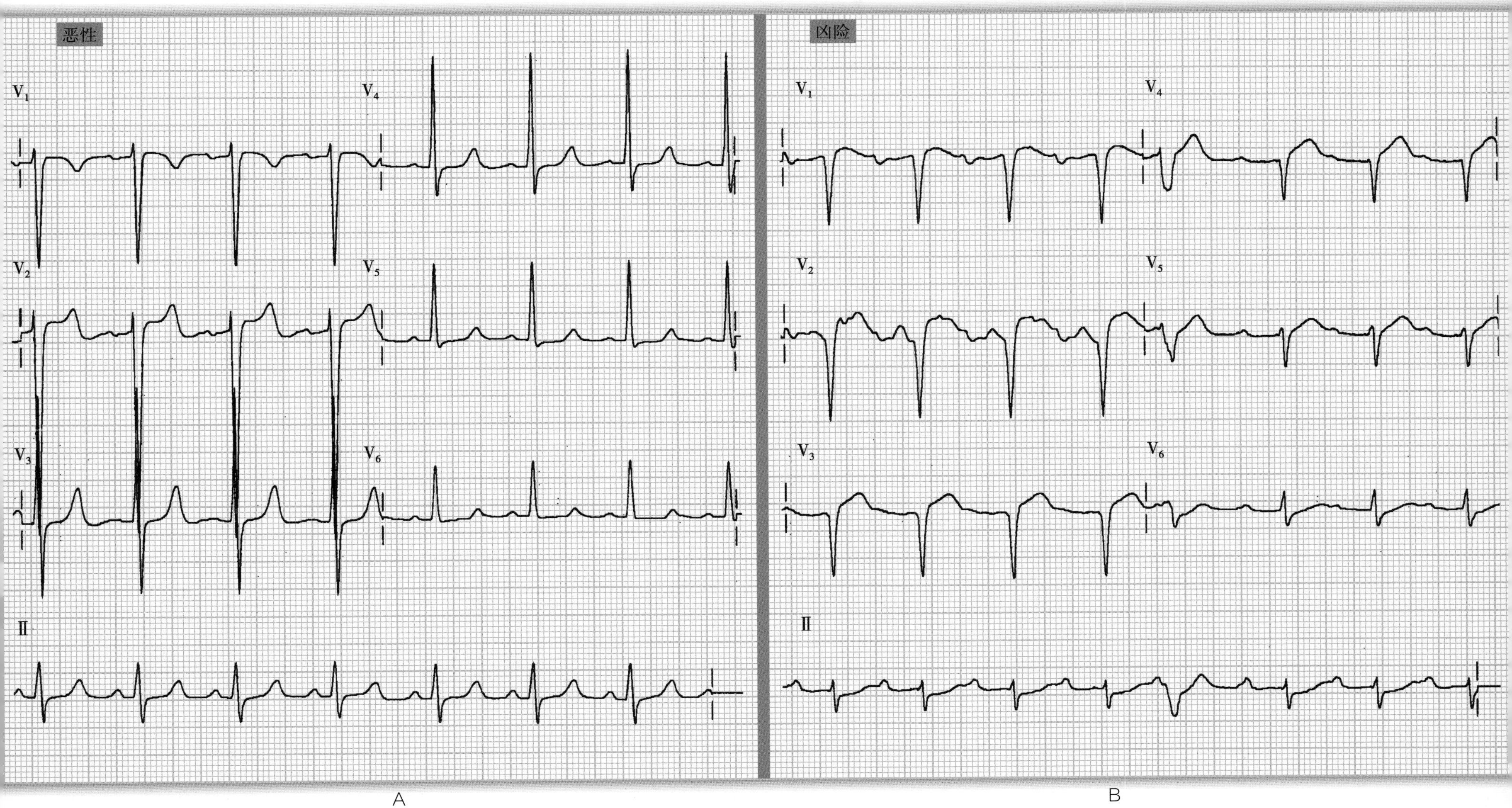


心电图14-46

## 心电图 病例比较 续

## 2

**良性：心电图14-47A** 这份图是良性心电图改变。列出心电图14-46是为了保持警惕。这份图是心室早期复极，或者左心室肥厚伴右胸导联劳损改变。

**恶性：心电图14-47B** 图中ST段呈病理性单向抬高，侧壁导联T波对称、倒置，这是急性前间隔心肌梗死延至侧壁。

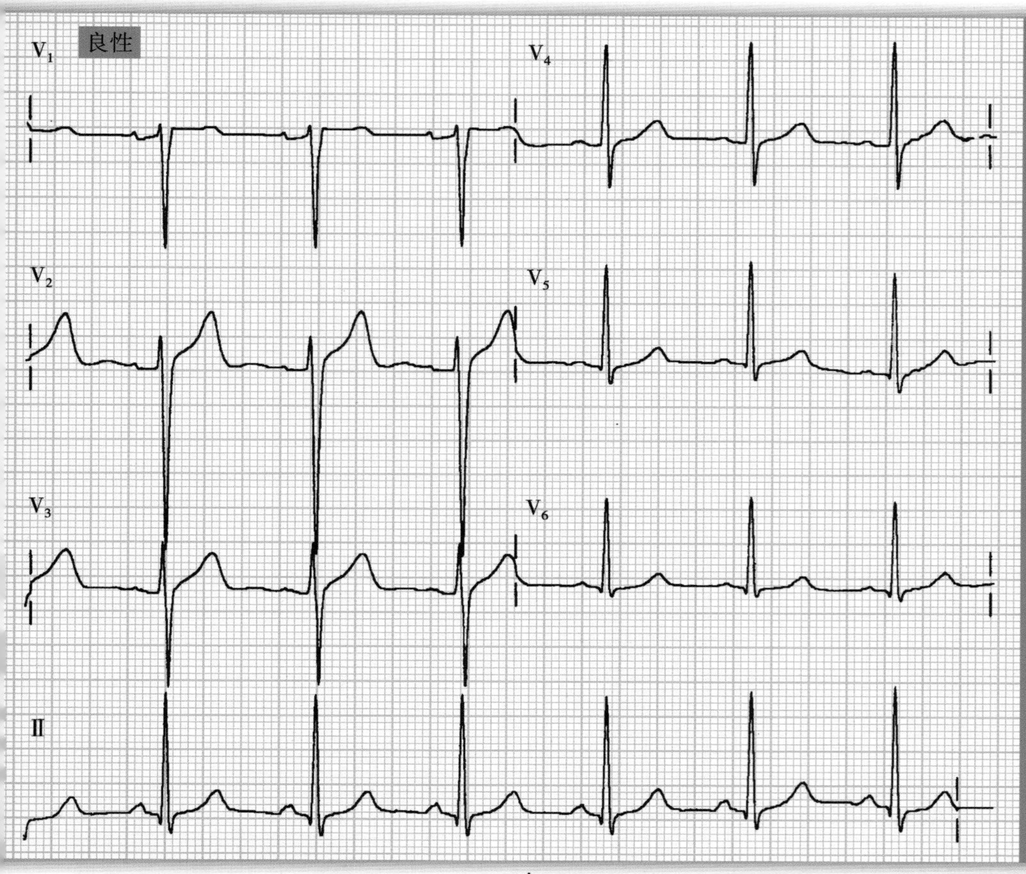

A

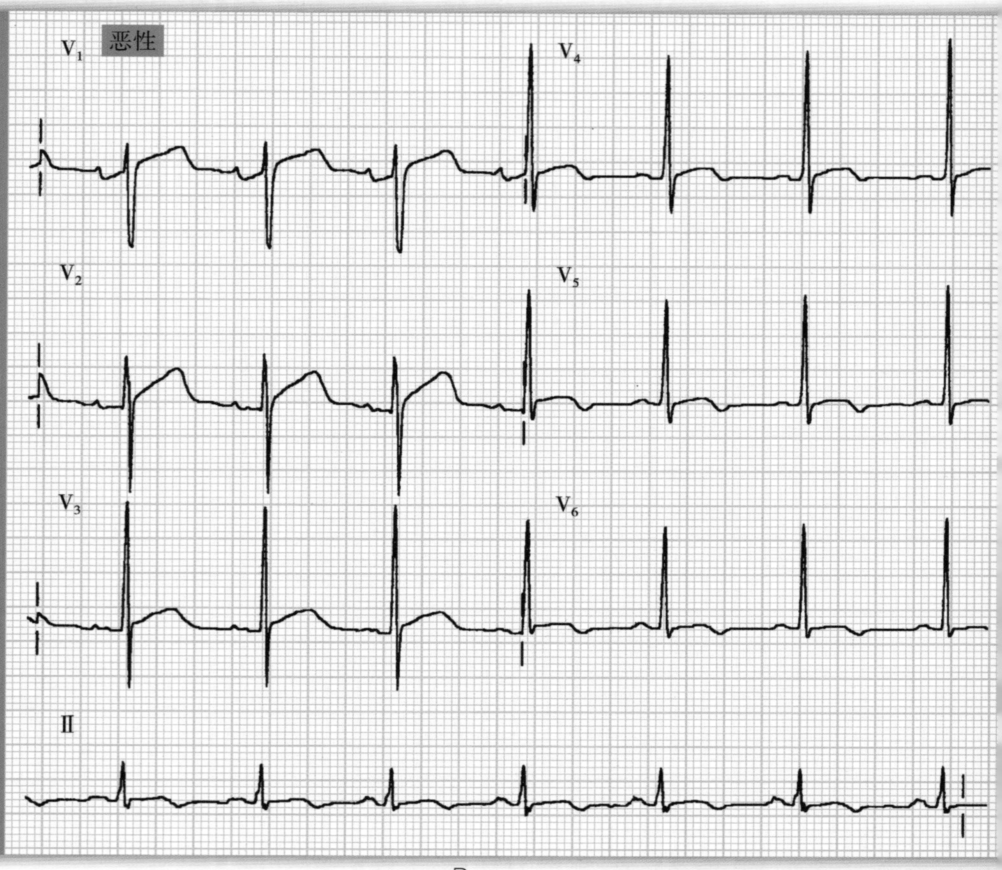

B

心电图14-47

## 2

**良性：心电图14-48A** 图中ST段属生理性抬高，为左心室肥厚或心室早期复极所致。$V_1$、$V_2$导联有点奇怪？呈rSr′型，是不完全性右束支阻滞。

**恶性：心电图14-48B** 图中ST段异常，呈水平型抬高，呈QS型且移行较晚，但不能确定急性前间隔心肌梗死的发生时间，很显然并不是刚发生的，至少经过了数小时。前壁心肌死亡必须经过足够的时间。

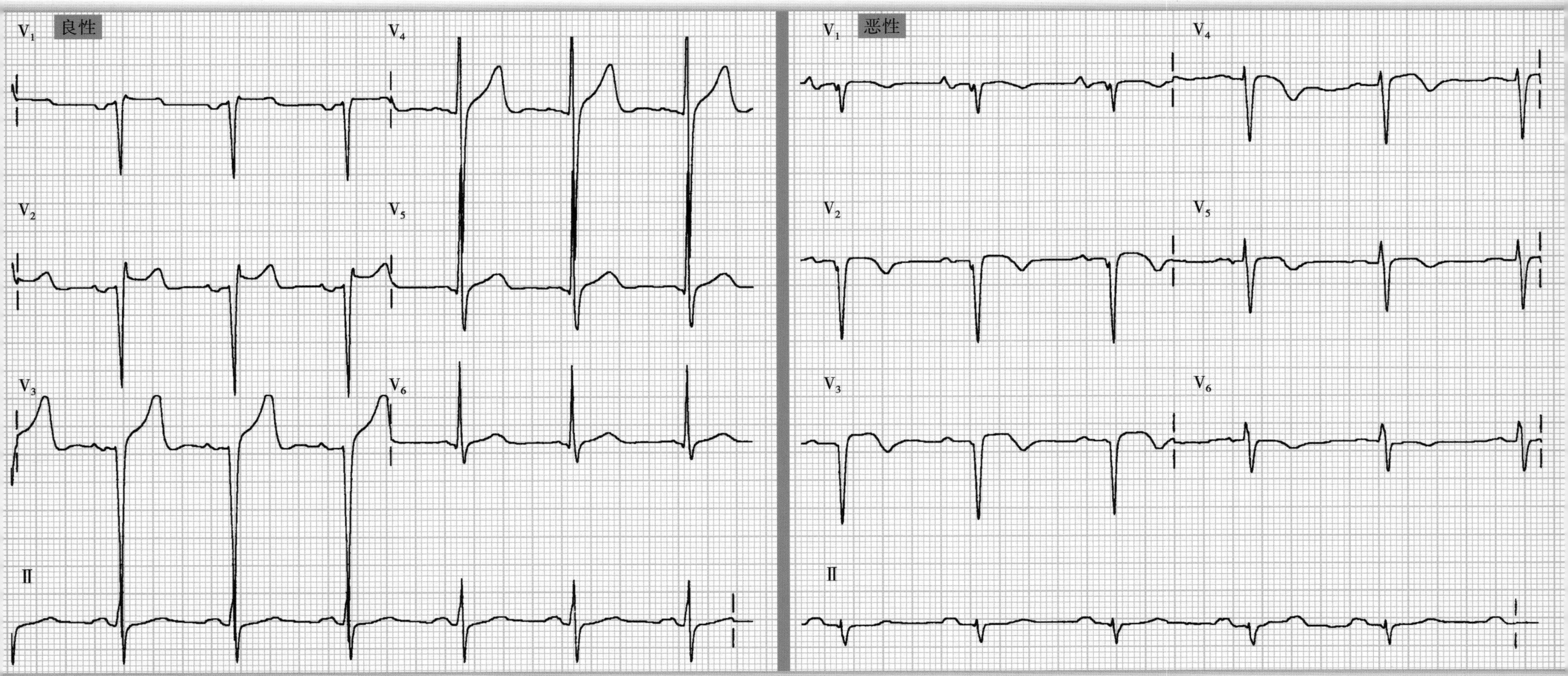

A
B

心电图14-48

## 心电图 病例比较 续

## 2

**良性：心电图14-49A** 本章内容接近尾声了，请坚持下去。相信我们，如果这不是大多数学生的主要问题，我们不会在此花这么多时间、如此大篇幅地来学习，因为本章中学生们的问题最多。

这是QRS波群增宽伴左心室肥厚及劳损的心电图，心电图特征比较典型。

**恶性：心电图14-49B** $V_1$、$V_2$导联ST段显著抬高，符合间隔心肌缺血或损伤心电图改变。

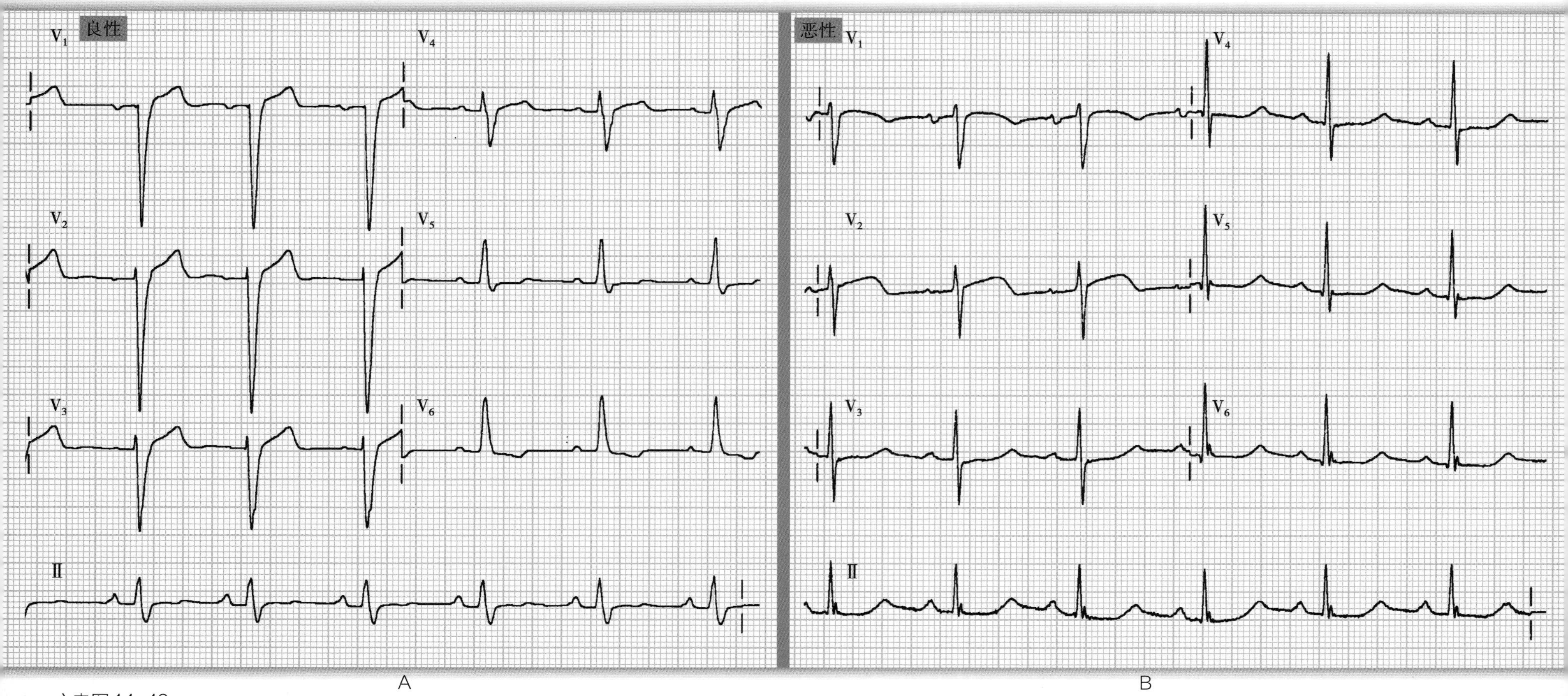


心电图14-49

## 2

**良性：心电图14-50A** 这是显著左心室肥厚的心电图，$V_6$导联T波不完全倒置。这份图移行较晚，$V_5$导联最为明显。

**恶性：心电图14-50B** 可见$V_1$~$V_4$导联ST段抬高，呈QS波，急性心肌梗死或室壁瘤，请结合临床明确诊断。

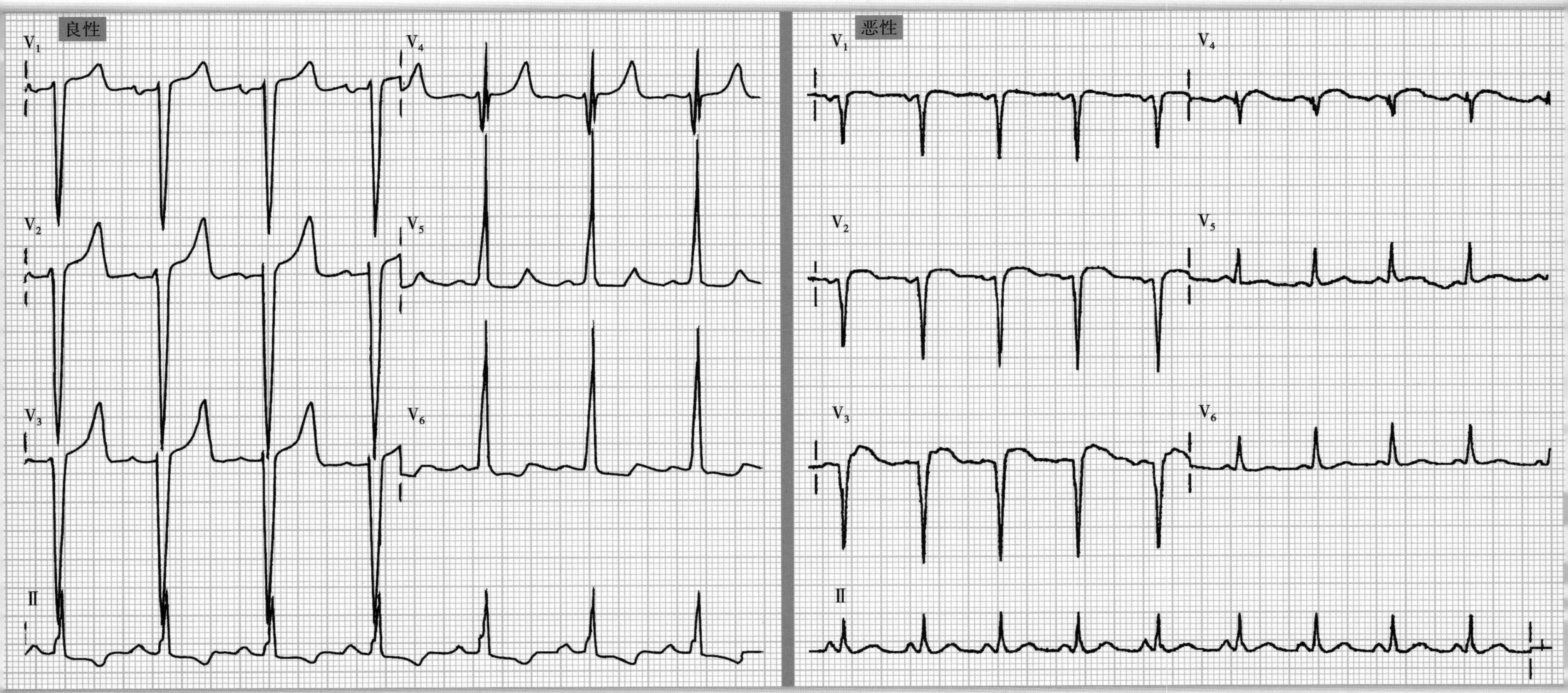


A B

心电图14-50

## 心电图 病例比较 续

## 2

**良性:心电图14-51A** 这是经典的左束支阻滞心电图,符合左束支阻滞的所有特点:宽QRS波群、$V_1$呈单向S波、$V_6$呈单向R波。注意对比图A与图B的ST段和T波,记住这个病例,可以判断是阻滞还是急性心肌梗死。

**恶性:心电图14-51B** 广泛导联ST段抬高,$V_1$~$V_6$导联T波倒置。$V_1$~$V_6$导联可见Q波,为极度顺钟向转位。请注意T波的对称性。

这份图提示发病时间不确定的急性前间隔心肌梗死累及侧壁和/或室壁瘤。如果是室壁瘤,也是继发于急性心肌梗死之后。(心肌梗死形成的瘢痕组织比正常心肌薄,心室内压力使瘢痕组织向外凸出,形成室壁瘤。)参考既往心电图,结合临床可鉴别。

**提 示**

一般来说,左束支阻滞时$V_1$导联可见小r波,左心室肥厚时$V_1$导联可有或没有小r波。当$V_1$、$V_2$导联(有些学者提出还要扩展到$V_3$导联)都没有小r波,呈QS型时,提示前间隔心肌梗死。左束支阻滞患者,$V_1$导联没有小r波也很容易诊断,因为还有宽QRS波群,其他导联符合左束支阻滞的诊断标准。

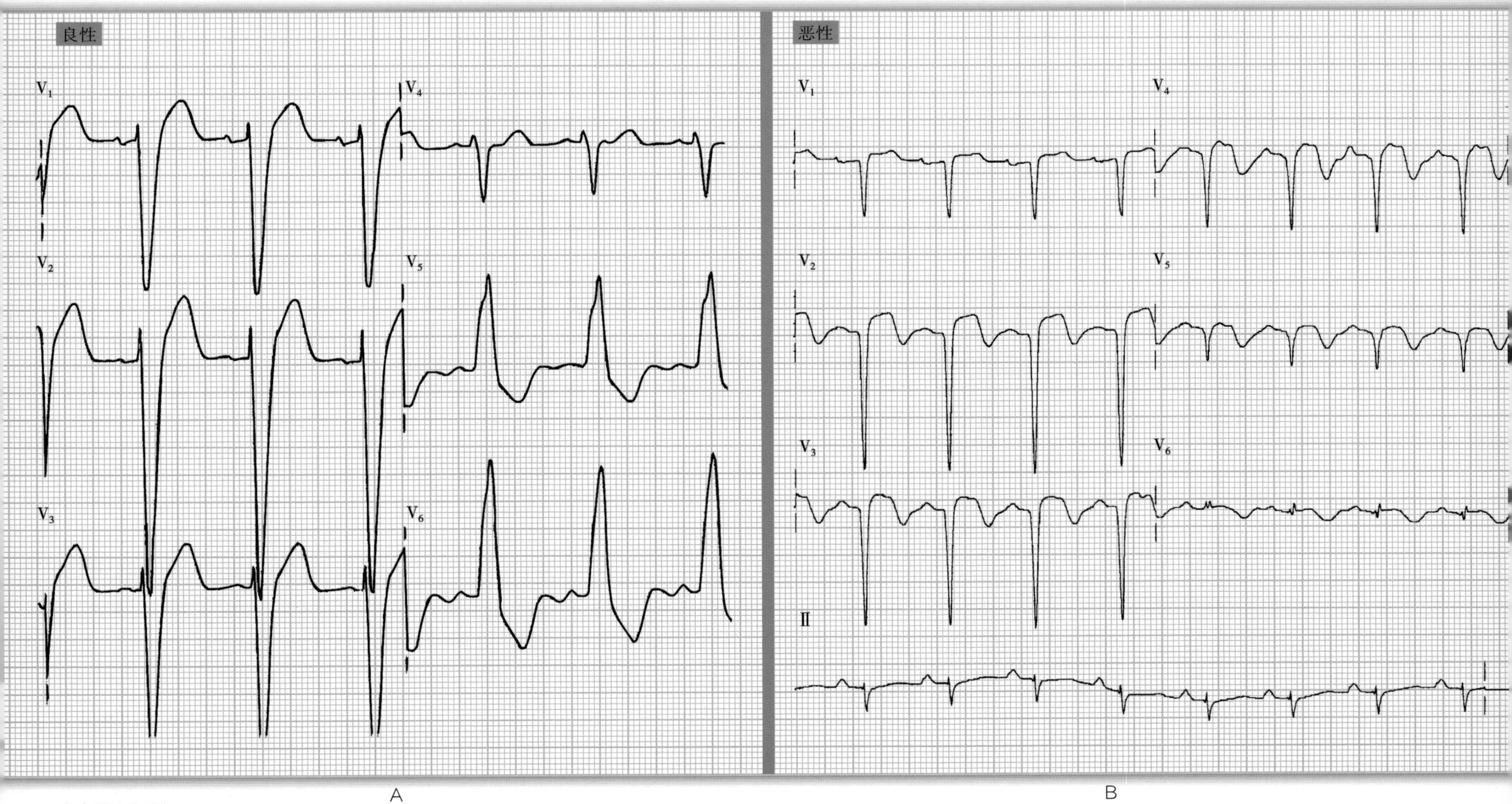


心电图 14-51

## 心电图 病例比较 续

2

**恶性：心电图14-52A** 这份图来自急诊室。患者主诉反复胸痛，症状发作与时间无明显关系，夜间曾疼醒。行心电图检查时没有胸痛。注意$V_1$、$V_2$导联呈QS型伴顺钟向转位。$V_5$~$V_6$导联ST段轻度压低、T波低平。以“不稳定型心绞痛（unstable angina pectoris，UA）”收入院。

**凶险：心电图14-52B** 20 min后，患者诉胸痛，行心电图检查得到本图。注意侧壁导联，ST段较前明显压低，呈下斜型，T波明显倒置。图A与图B是典型的不稳定型心绞痛的心电图改变，为心内膜下心肌缺血所致。

**提 示**

心电图及其表现不是一成不变的，而是动态演变的。一份图只能呈现12 s的心电活动。疾病的发展是动态的，如果病史强烈提示病理性改变，但心电图几乎没有特征性改变，别犹豫，几分钟后请复查心电图。我们曾经遇到过一个患者，第一份心电图是正常的，3 min后心电图表现出超急性期心肌梗死。如果我们仅仅只做了第一份图，就可能铸成大错。当病情或症状出现改变，或者心电监护出现节律改变时，一定要复查心电图。

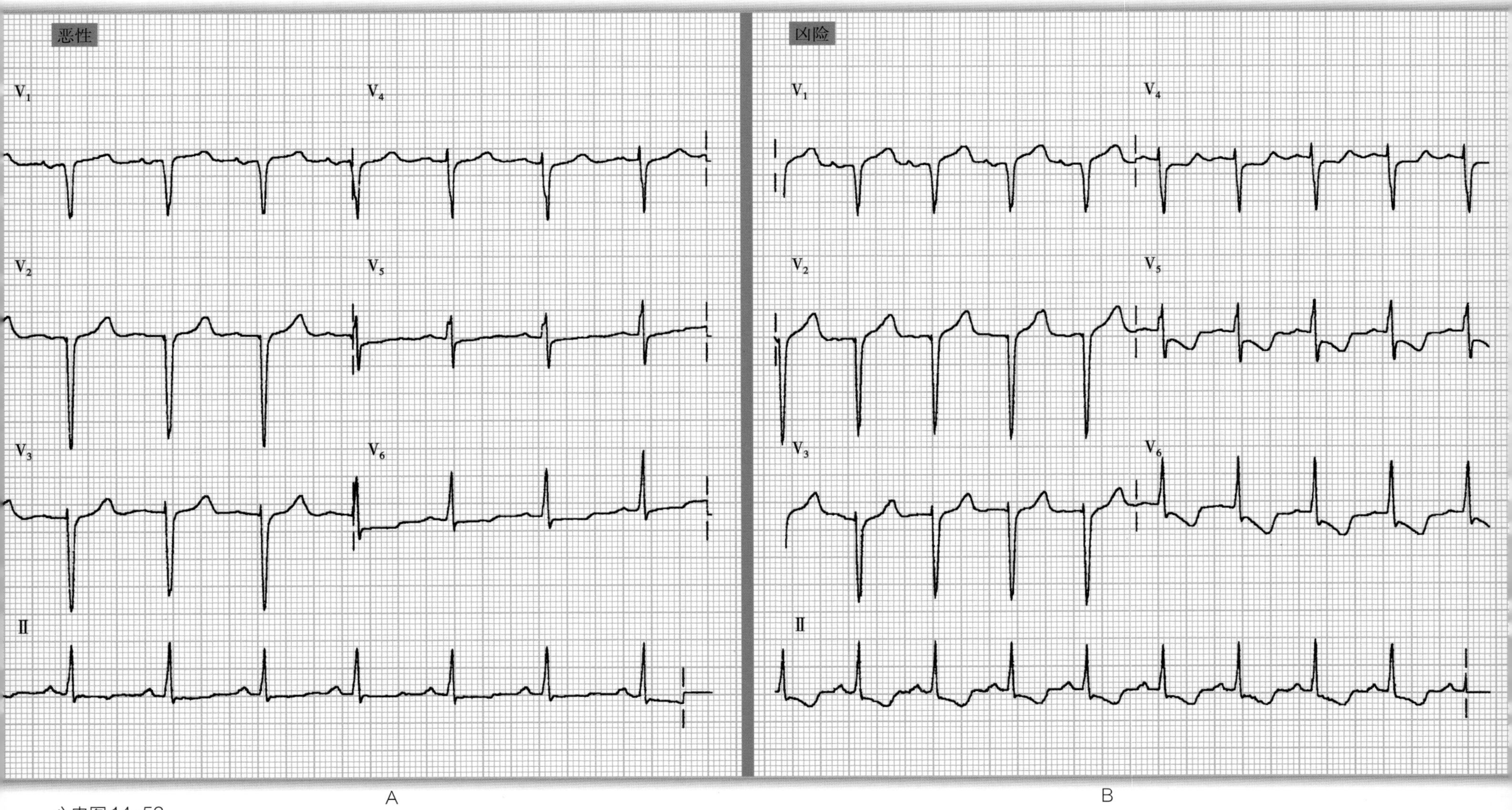
恶性
V1
V4
V2
V5
V3
V6
II
凶险
V1
V4
V2
V5
V3
V6
II
A
B

心电图 14-52

## 心包炎复习

在“PR间期”一章中，评估PR段时，我们介绍过心包炎的概念。心包炎时PR段压低。其诊断标准如下：

1. PR段压低
2. 广泛导联ST段抬高
3. ST段呈勺状、凹面向上型抬高
4. QRS终末有小切迹

第1条和第4条已经讲过了，现在来看看ST段的问题。心包炎时，ST段抬高起始于QRS后的小切迹，其幅度差异很大，有时可抬高4~5 mm，呈凹面向上。常伴心动过速。

为什么不是几个导联而是广泛导联ST段抬高呢？心包炎时，心包受炎症刺激，使心外膜或心脏表面产生净正向向量，如图14-26所示，在心电图上表现为ST段抬高。

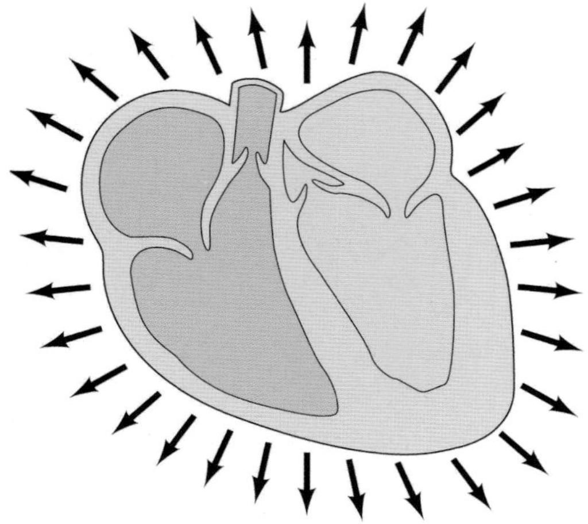

图14-26 心包炎时心包受刺激形成净正向向量

当看到心电图中Ⅰ、Ⅱ导联ST段抬高（尤其呈勺状、凹面向上型抬高）时，心包炎的可能性就很大了。再看看各导联有无PR段压低，QRS后小切迹，如图14-27所示，***大部分导联符合诊断标准***。如果以上标准都满足，诊断可靠性也只有80%，还需要询问病史，进行体格检查。与心电图结果一致，才能做出心包炎的诊断。建议查阅临床医学书籍复习心包炎相关内容。

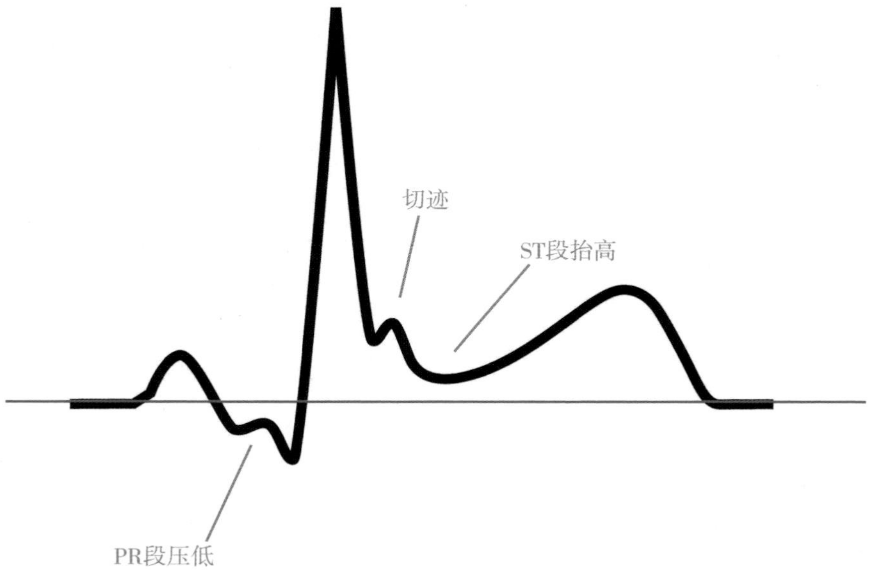


图14-27 在接下来学习心电图之前，请先回顾一下心电图10-1

2

**心电图14-53** 这是一例心包炎心电图。PR段压低不明显，Ⅰ、Ⅱ、aVF、$V_1$~$V_6$导联可见ST段抬高。QRS波群后有小切迹，提示ST段抬高是生理性的。心率90次/min，还不到心动过速的标准。患者病史符合心包炎，心电图支持诊断。

现在我们假设患者病史不符合典型心包炎，而是因为膝盖损伤就诊，心电图可能出现上述改变吗？可能，只要PR段压低幅度不超过0.8 mm，就可能是心室早期复极。心室早期复极发生于年轻人，其ST段轻度抬高是生理性的，通常呈凹面向上。早期复极也可见于中年人，但在诊断心室早期复极之前就应该获取既往心电图资料并进行对比，以确定是否之前就有早期复极改变。PR段压低超过0.8 mm就为病理性。诊断心包炎与心室早期复极时，一定要综合考虑，询问病史并仔细鉴别再做诊断，不要就图论图。

**心电图14-54** 这也是心包炎的心电图，说说理由？Ⅰ、Ⅱ、Ⅲ、aVF及$V_1$~$V_6$导联ST段呈凹面向上抬高，如同铲子，侧壁导联有切迹，但是没有心动过速。为什么不诊断心室早期复极呢？首先，病史符合心包炎，这很重要；再者，Ⅱ导联PR段压低1 mm，这是病理状态下的改变。心电图其他细节和病史均符合心包炎，我们就有答案了。

**2 快速复习**

1. PR段压低幅度应该小于0.8 mm。 正确或错误

2. 心包炎患者可有胸痛病史，且平躺时加重、站立时减轻。 正确或错误

3. 心包炎患者可出现吞咽性疼痛。 正确或错误

答案：1. 正确 2. 正确 3. 错误

心电图 病例分析 续

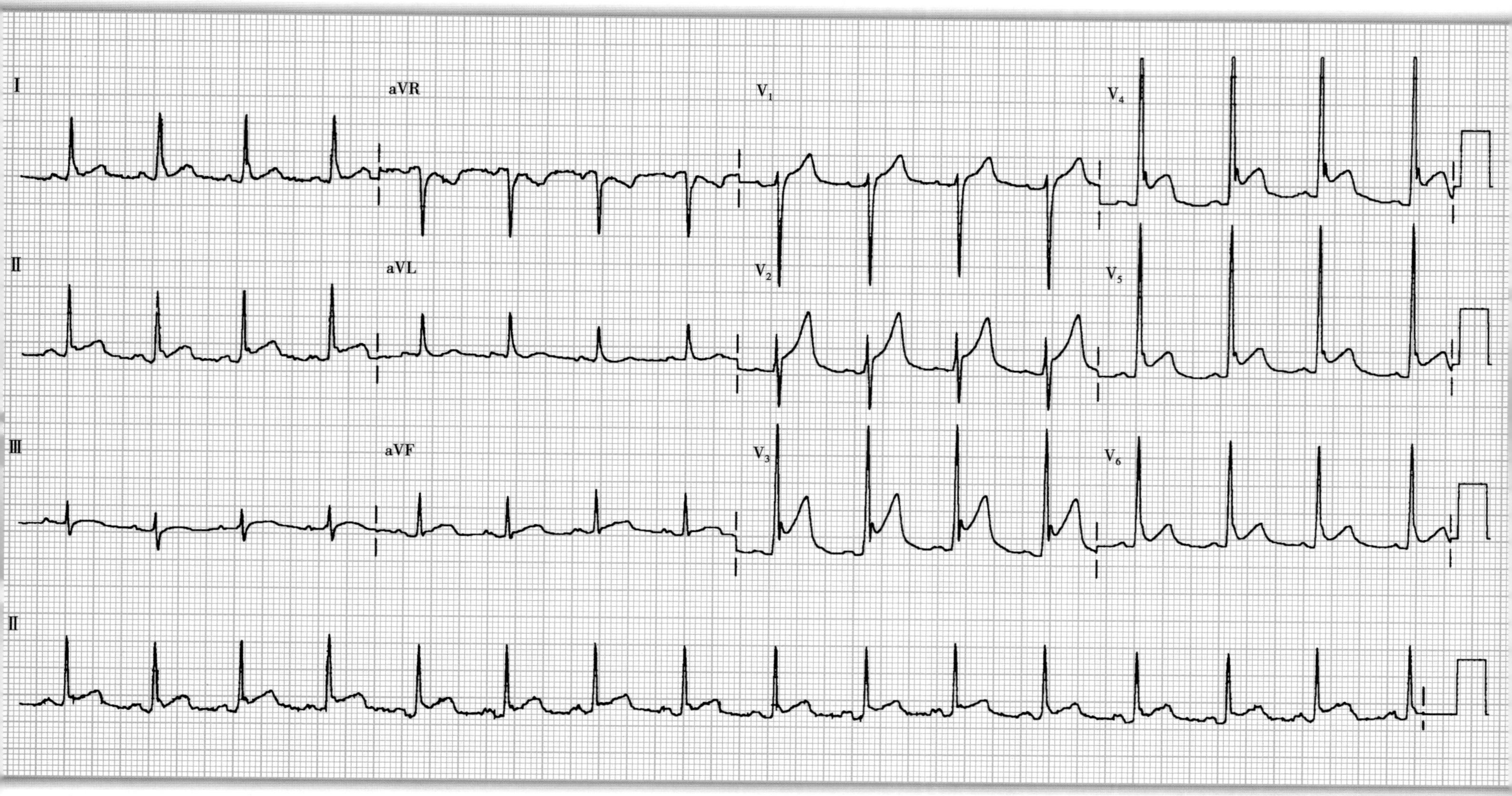


心电图14-53

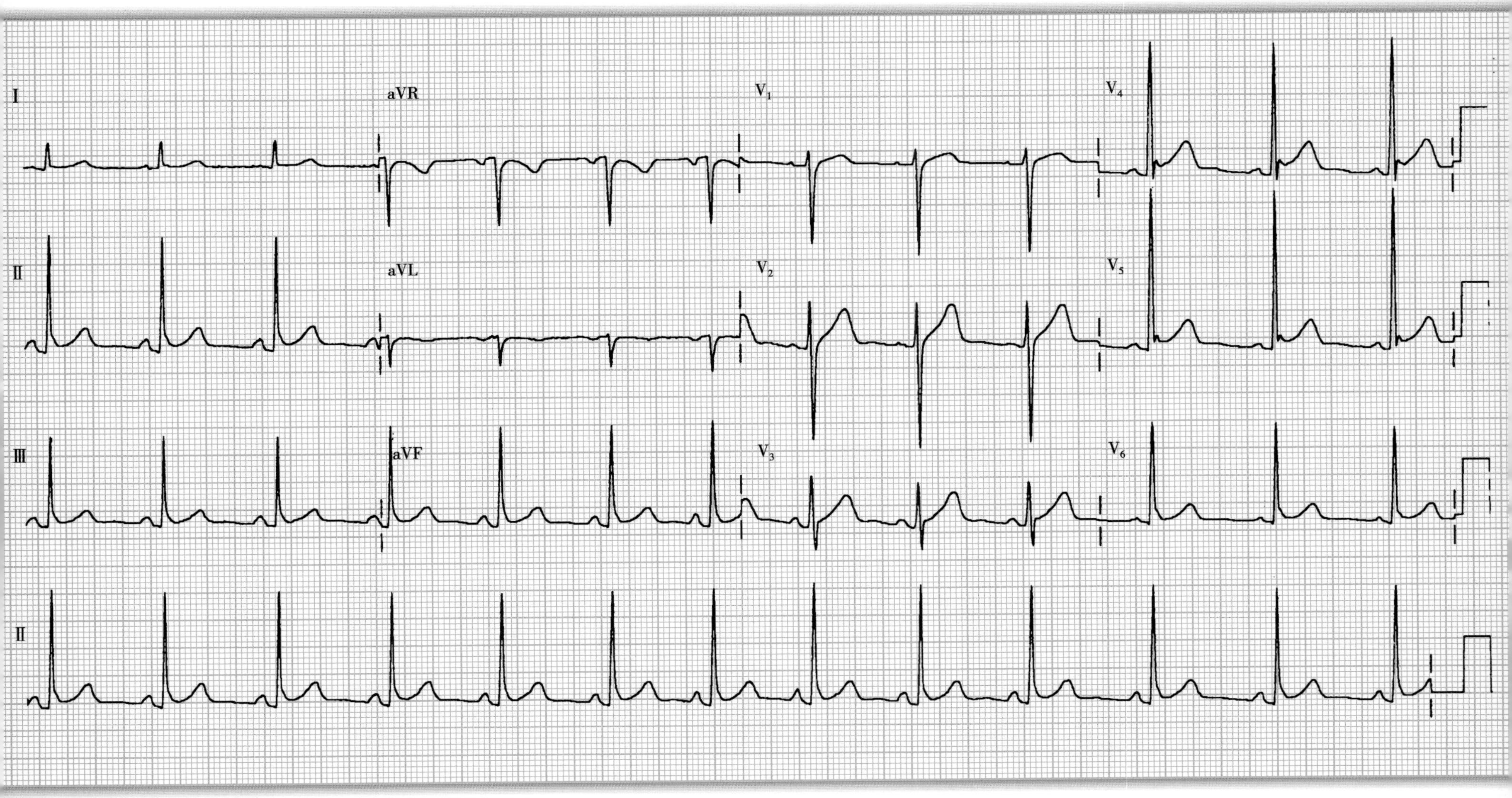


心电图14-54

**心电图14-55** 这是一例24岁男性患者的心电图，因非心血管疾病入院。如何考虑？是心室早期复极还是心包炎？答案是心室早期复极。患者没有任何心脏相关的症状且心电图符合早期复极改变。

### 快速复习

1. 年轻人ST段抬高均为心室早期复极，而非病理性。 正确或错误
2. 心包炎患者既往心电图可能有早期复极的改变。 正确或错误
3. 早期复极时ST段呈水平型抬高。 正确或错误

答案：1. 错误 2. 正确 3. 错误

### 临床要点

注意，ST段抬高都应考虑是否为病理性。年轻人吸食可卡因发生动脉痉挛，出现急性心肌梗死，就可能被误诊为早期复极。

**心电图14-56** 这份心电图同样来自一位年轻患者，但是有不适症状。心电图符合心室早期复极。患者近期服用可卡因，诉胸痛。年轻患者，无既往心电图，如何处理？让他回家？安排随访？

吸毒的患者发生胸痛，应引起重视。需排除心肌梗死才能出院。为什么呢？因为病情很容易被表象所欺骗。药物相关性心肌梗死多由血管痉挛引起，而非冠状动脉粥样硬化（斑块形成）。很多长期滥用药物者会形成明显的动脉粥样硬化或心脏病。

### 快速复习

1. 吸食可卡因或其他药物的患者诉胸痛，其ST段抬高均为生理性的。 正确或错误
2. 吸毒且诉胸痛的患者，其ST段抬高时应谨慎对待。 正确或错误
3. 心室早期复极时总有小切迹。 正确或错误

答案：1. 错误 2. 正确 3. 错误

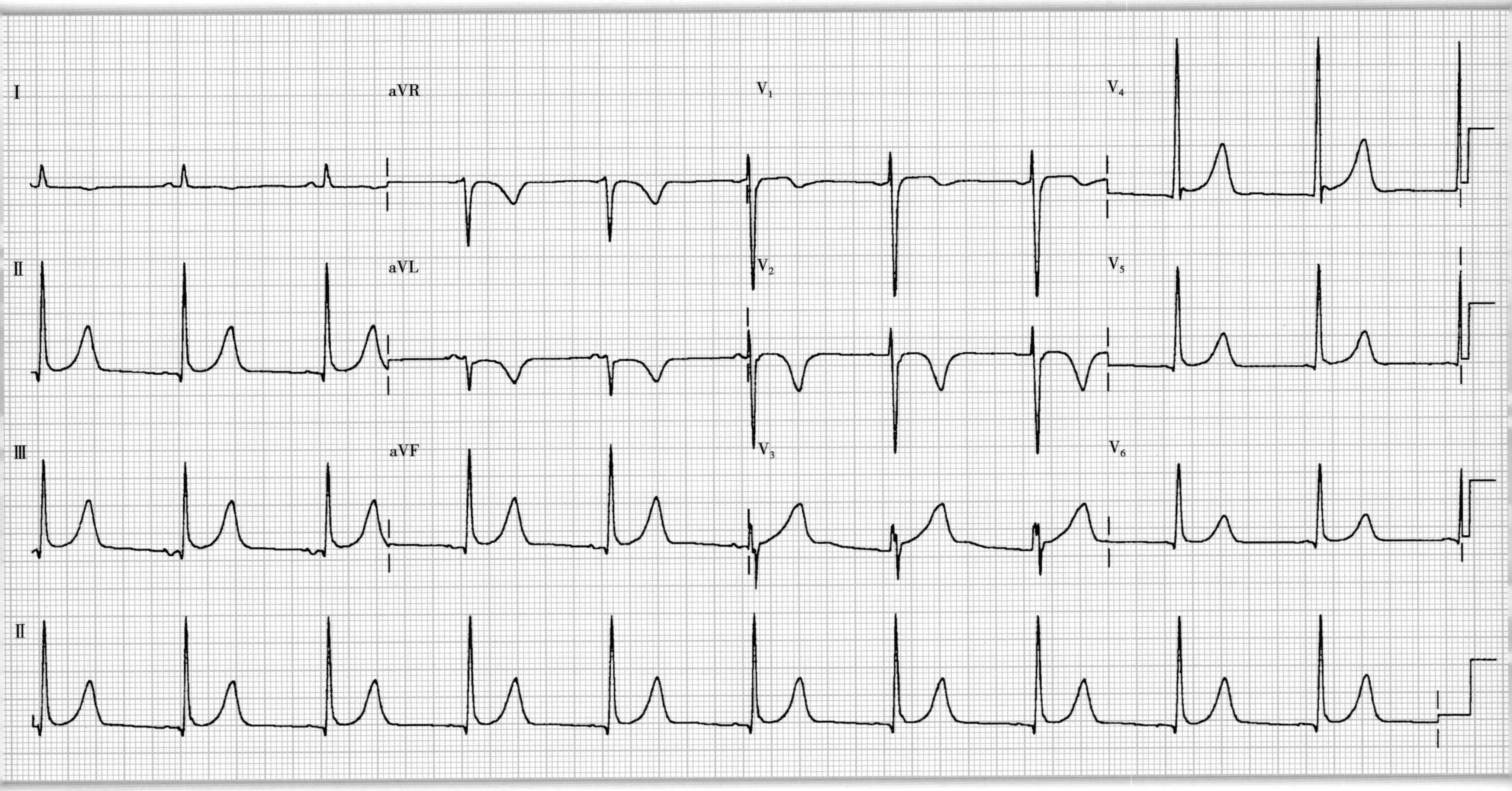
I
aVR
V1
V4
II
aVL
V2
V5
III
aVF
V3
V6
II

心电图14-55

心电图 病例分析 续

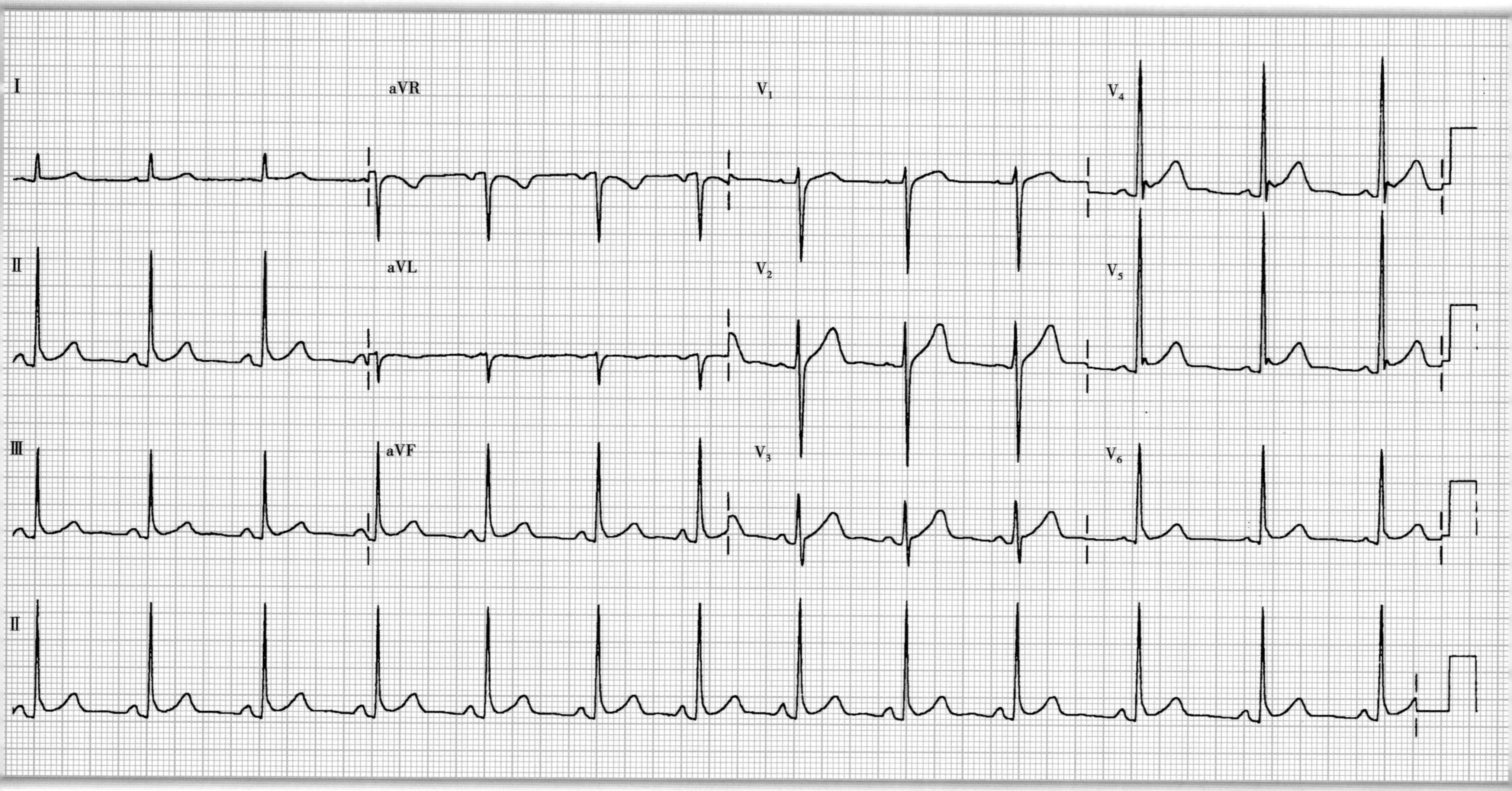


心电图14-56

# 束支阻滞与 ST-T 改变

左、右束支阻滞时心电图较复杂，为了解释这些改变，我们需要知道正常情况下、束支阻滞或其他异常情况下心肌是如何除极和复极的。在"基础心搏"一章"T 波"部分中曾提到过相关内容，建议回顾复习一下。

正常情况下，除极方向是由心内膜指向心外膜(图 14-28 黄色箭头所示)。从理论上而言，先除极的细胞应该先复极。实际上，由于心室壁内膜压力比外膜大，导致心外膜先复极，复极波由外向内(图 14-28 蓝色箭头所示)。

图 14-28示：除极时面向正电极产生正向的 QRS 波群；复极时复极波背离心外膜，即背离电极，此时负向波远离电极等同于正向波朝向电极，因此产生一个正向的 T 波。

束支阻滞或室性期前收缩时，细胞间动作电位传导异常(图中箭头所示)，使得除极和复极变得缓慢。此时，心脏复极波之前的压力梯度无法改变，复极波会紧跟除极波出现。其结果是：除极时，面向电极形成一个正向波(正向 QRS 波群)；复极时，呈负向波(负向 T 波，图 14-29)。

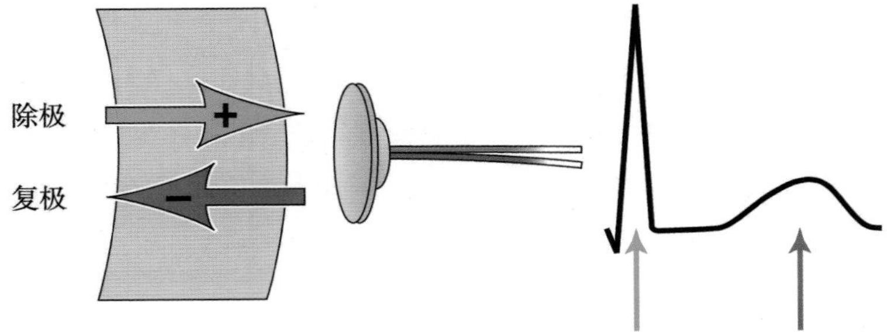


图 14-28 正向QRS波群

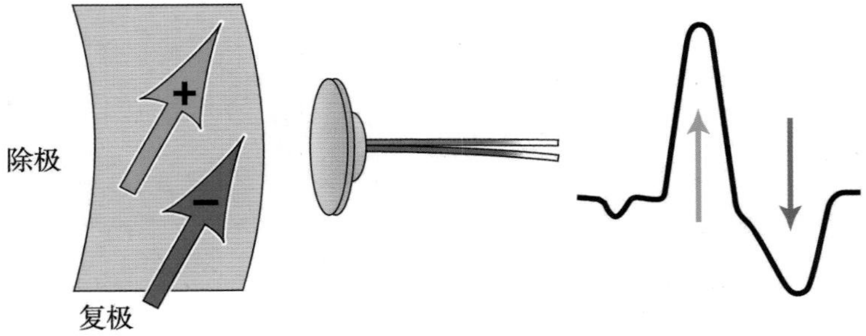


图 14-29 负向T波

总而言之：***束支阻滞时，T 波与 QRS 波群终末部方向相反，即不一致***。如果 T 波与 QRS 波群的终末部方向相同，就为一致(图 14-30)。束支阻滞时，一致是不好的，是心肌缺血的标志；如果既往心电图也表现出一致性，则提示复极异常。

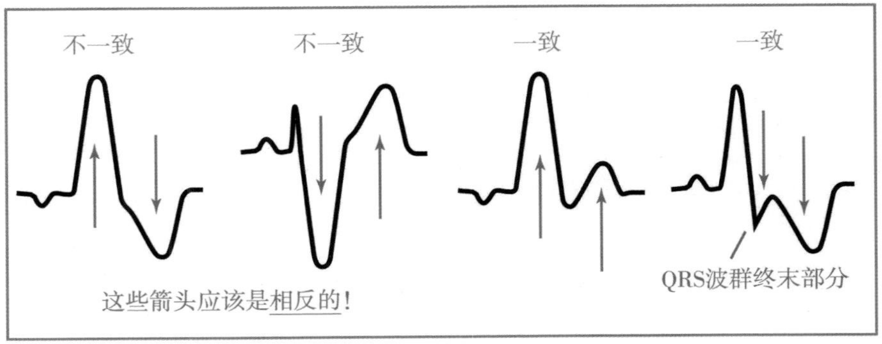


图 14-30 左束支阻滞的一致与不一致性

**2**

**心电图14-57** 首先看看是不是束支阻滞。QRS波群时限超过0.12 s了吗？是的。符合左束支阻滞或右束支阻滞改变吗？是的，除了$V_6$导联，其他都符合左束支阻滞。在诊断心室内传导延迟之前，先花几分钟时间思考一下。之前曾提到过，Ⅰ与$V_6$导联是监测心脏的同一个区域，看起来应该一样或者很接近。这份图中为何两者差别那么大呢？那就只能说是胸导联的电极安放位置不正确。$V_6$导联的电极要么太高了，要么太偏侧壁了，导致差别很大。因此，胸导联电极位置摆放是否标准至关重要。

现在，假设$V_6$导联和Ⅰ导联是一样的，是否就符合左束支阻滞了呢？是的。可见$V_3$~$V_6$导联T波与QRS波群终末部（此处即S波）方向相同。也就是T波与S波方向一致，这是心肌缺血的标志，除非既往心电图已经如此。请注意，其他导联T波与QRS波群终末部方向相反（不一致），这在束支阻滞中属于正常现象。

**心电图14-58** 这是右束支阻滞，肢体导联提示左前分支阻滞。因此这是一份双支阻滞的心电图。哪些导联方向一致，哪些不一致？可见Ⅱ、aVF、$V_2$~$V_3$导联一致，其他导联不一致。

## 2 快速复习

1. 记住一致性的简单方法是记住前缀con-表示“一致”。一致性是指T波与QRS波群终末部方向一致。 正确或错误

2. 记住不一致的简单方法是记住前缀dis-表示“相反”。不一致是指T波和QRS波群终末部方向相反。 正确或错误

答案：1. 正确 2. 正确

**心电图14-59** 这又是左束支阻滞。哪些导联是一致的？$V_3$~$V_5$及Ⅱ导联。Ⅲ、aVF导联T波先负后正，负向的部分使其不一致。另外，Ⅱ、Ⅲ、aVF导联ST段压低。虽然左束支阻滞时ST段压低是正常现象，但其他导联没有ST段压低，就要高度怀疑心肌缺血了。再结合有一致性表现，心肌缺血的可能性非常大。

## 注 释

这一章篇幅很长，下一章也是，因为反复在讲解。心电图中的困惑大多来自ST段、T波及心肌梗死标准，因此着重讲解这些内容，希望你能有所获益并且可以解答你心中的疑问。你必须理解这几章的概念，这非常关键。现在为你和你的患者多一点努力，将来会有回报。

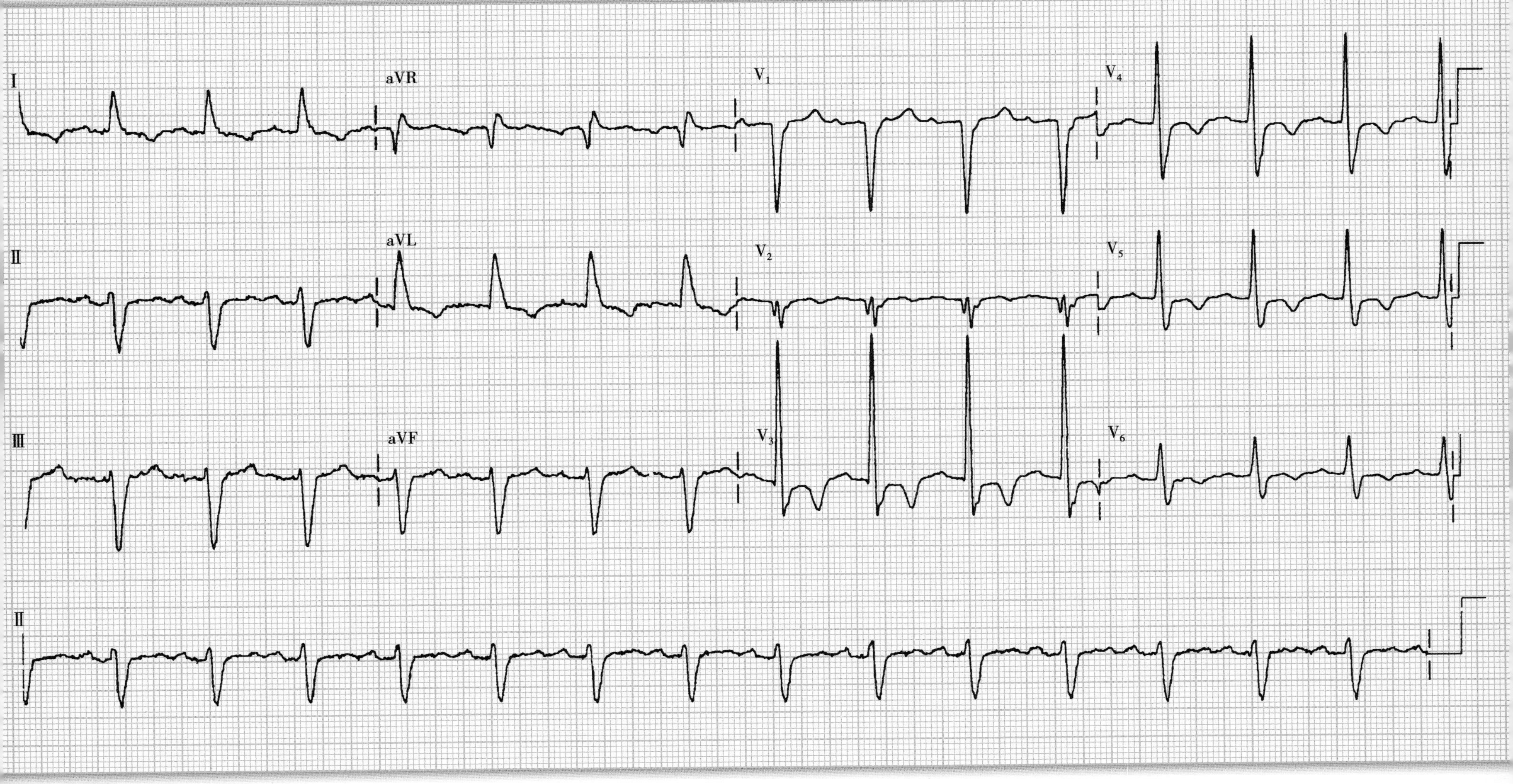


心电图14-57

心电图 病例分析 续

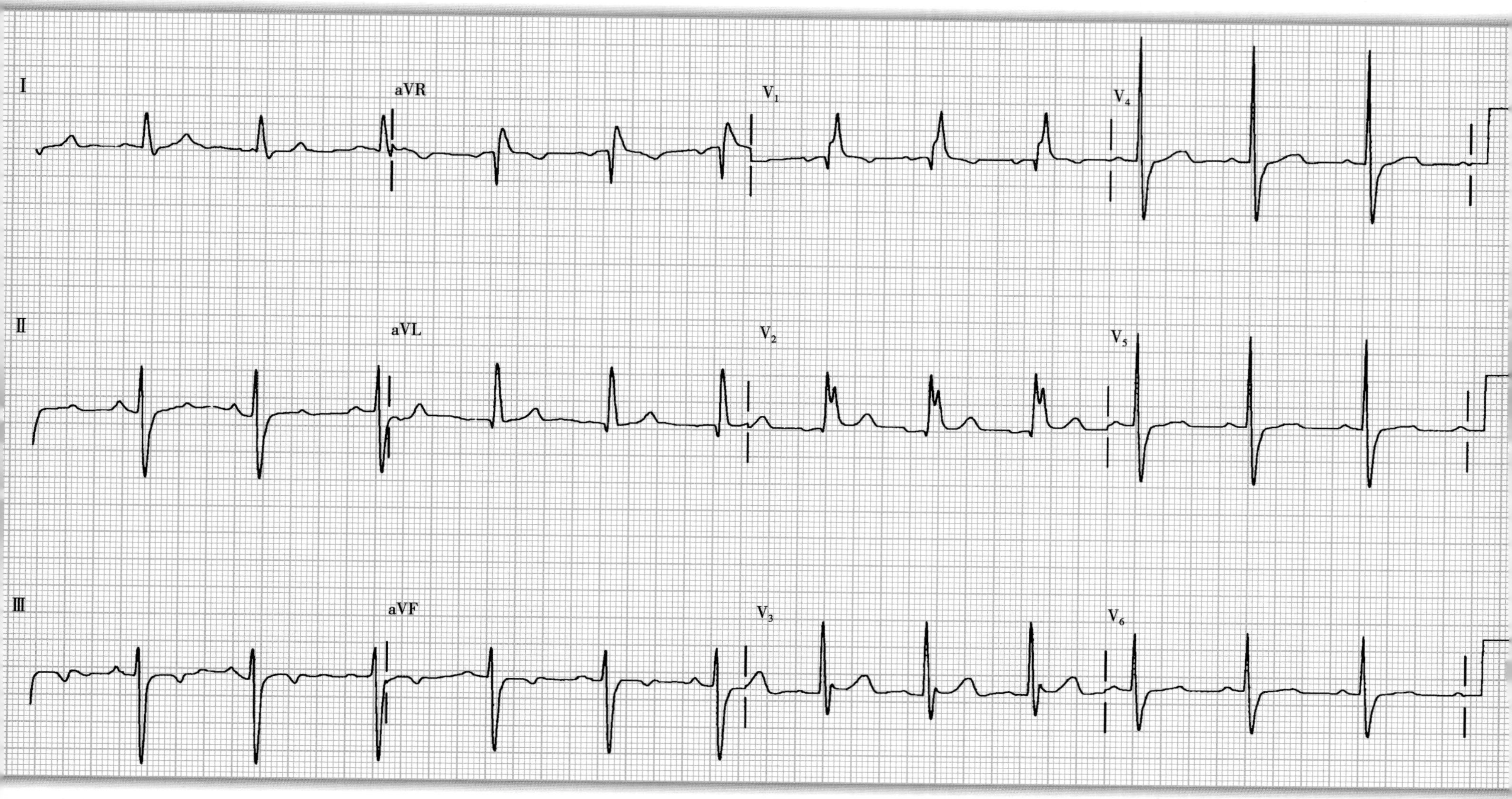


心电图 14-58

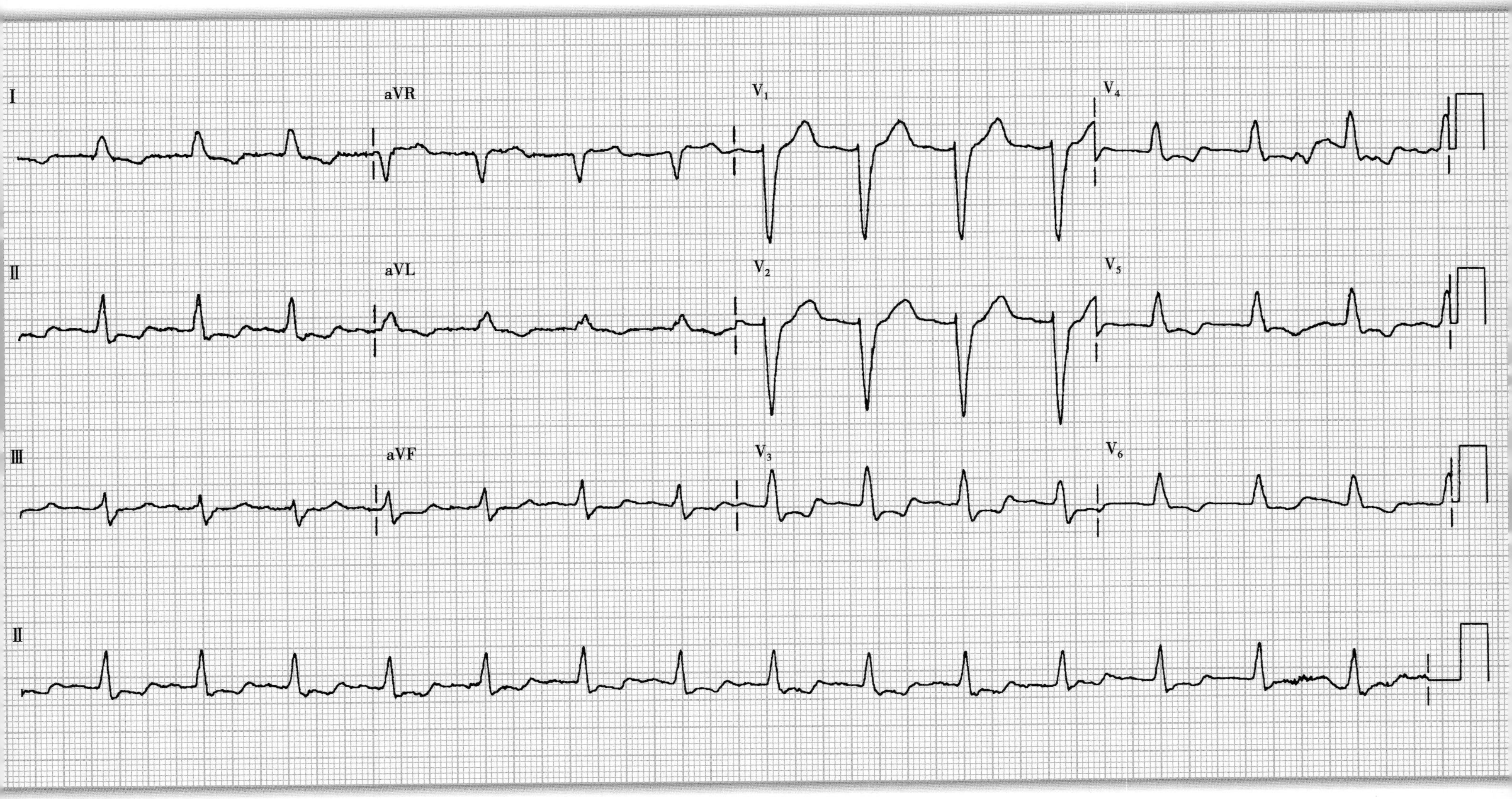


心电图14-59

## 1 章节复习

1. J点是QRS波群和ST段接合点。 正确或错误

2. 正常情况下，T波在哪些导联是正向的？

A. Ⅰ　B. Ⅱ　C. $V_3$~$V_6$　D. 以上都是　E. 以上都不是

3. 相邻TP段到TP段的基线是直的，任何ST段抬高都应该很明显，需要全面评估。 正确或错误

4. T波正常情况下是对称的。 正确或错误

5. 如果T波超过R波高度的________，则考虑为异常。

A. 1/4　B. 1/3　C. 1/2　D. 2/3　E. 3/4

答案：1. 正确　2. D　3. 正确　4. 错误　5. D

## 2 章节复习

6. T波高尖、对称常见于：

A. 心肌梗死　B. 心肌缺血　C. 低钾血症　D. 高钾血症

E. 中枢神经系统疾病

7. T波宽且对称是下列哪种情况的典型改变：

A. 心肌梗死　B. 心肌缺血　C. 低钾血症　D. 高钾血症

E. 中枢神经系统疾病

8. ST段压低常见于：

A. Q波型急性心肌梗死　B. 心肌缺血

## 2 章节复习

C. 非Q波型急性心肌梗死　D. A、B　E. B、C

9. 下列哪项不是右心室肥厚的标准：

A. "肺型"P波或右心房扩大　B. 电轴右偏

C. $V_1$~$V_2$导联R∶S值增大　D. 右心室肥厚伴劳损

E. $V_1$~$V_2$导联ST段抬高

10. $V_1$~$V_2$导联R∶S值增大的鉴别诊断不包括：

A. 右心室肥厚　B. 左后分支阻滞

C. 急性后壁心肌梗死　D. A型预激综合征

E. 小孩或青年

11. 在QRS波群最高或最深的导联上劳损改变幅度最大。 正确或错误

12. 心肌缺血时ST段通常呈水平型抬高或压低，且常伴T波对称。正确或错误

13. 即使不符合左心室肥厚诊断标准，也可以诊断ST段抬高符合左心室肥厚伴劳损改变。 正确或错误

14. 左心室肥厚伴劳损时常伴左心房扩大。 正确或错误

15. 束支阻滞时，T波常与QRS波群终末部方向相反。 正确或错误

答案：6. D　7. E　8. E　9. E　10. B　11. 正确　12. 正确

13. 错误　14. 错误　15. 正确

# 第十五章



急性心肌梗死(AMI)是你们期待的章节。诊断AMI并及时治疗可挽救患者的生命,至少可以改善患者的生活质量。暂时请静下心来,这个专题涵盖的内容较广泛,包括心脏的很多区域,如前壁、下壁、后壁、右心室及心尖部;还包括AMI发生时相互关联的区域,如下侧壁、前侧壁及下后壁;专题内容还涉及束支阻滞和不典型AMI。因此,完整讲述这些内容需要一整本书。本章将对AMI做一概述,重点探讨AMI的病理生理改变及心电图变化。

## 介　　绍

所有细胞,包括心肌细胞的生命活动都需要氧气。缺氧时,细胞为了生存,将会启动无氧代谢。无氧代谢导致有害代谢产物堆积,细胞出现酸中毒,最终细胞功能受损。除非尽快恢复正常的供氧,否则细胞最终会凋亡。如图15-1所示,这个过程是持续的。打个比方,就像一个溺水的人,他不是在下水的那一刻就被淹死,而是在机体储备的氧气耗尽后,逐渐出现头晕、谵妄、昏迷,最终死亡。我们把心肌缺血、损伤、坏死看作溺水的人相继发生的事件(谵妄表现如同心律失常和血流动力学改变)。下面我们将讨论这些事件相继出现时同步发生的心电图改变。

先简短介绍心肌缺血、损伤和坏死。心肌缺血或损伤发生时主要症状是胸痛。缺血或损伤的出现是由于各种原因引起心肌供血不足,***无论是心肌需氧增加,还是供氧减少,均可导致心肌缺血或损伤***。心肌缺血和损伤是可逆的,但是,梗死(细胞死亡)是不可逆的。

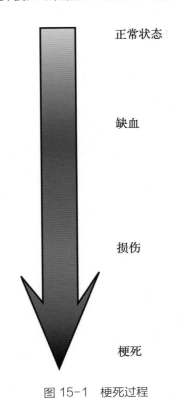

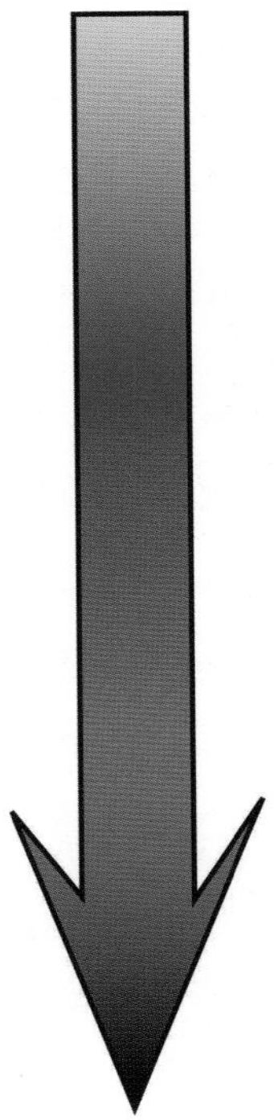


图 15-1　梗死过程

为了理解梗死的形成及其心电图表现，首先需了解心脏的血液循环过程。把心脏的血液循环看作树干，树干会长出主分支，主分支再发出大分支、中间支，直到分成末端树枝和树叶。如图15-2所示，冠状动脉主干沿心外膜走行，并逐渐渗透进入心肌中。当这些动脉到达心内膜时会分出越来越细的分支直至形成心肌的毛细血管网。从动脉的一个大分支来看，它对心肌的血液供应沿起点呈楔形展开，如图15-3所示。

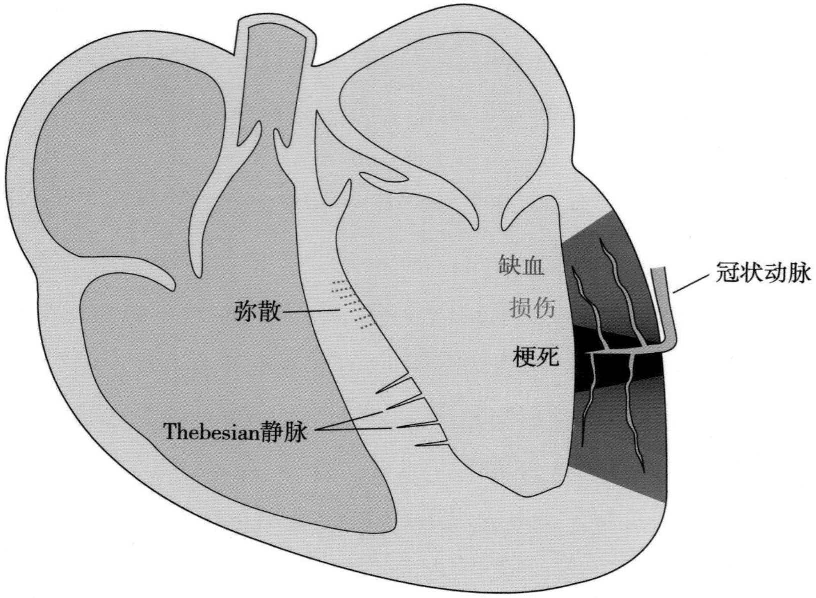


图15-2　冠状动脉主干走行

现在还记得我们上面讨论过的心肌细胞缺血内容吗？缺血会导致心肌损伤，甚至梗死。当细胞死亡时，其累及范围是沿着血管供血区域分布的，因此梗死区域是楔形的，心内膜受累范围更大。

那么为什么缺血和损伤发生时，心内膜上的受累范围较心外膜小呢（图15-2）？为了回答这个问题，我们来看看心脏的三种保护机制。

（1）不同的动脉有供血重叠区，称为侧支循环，这使心内膜一些区域由两个不同的分支系统供血（图15-3）。

（2）氧气可以直接随心室运动或气体直接扩散到达周围组织细胞。

（3）有一些小血管，Thebesian 静脉可能直接从心室分出。

这些机制为心内膜附近的细胞提供额外的氧气，使其不易发生缺血和损伤，但心外膜细胞较易发生缺血和损伤。

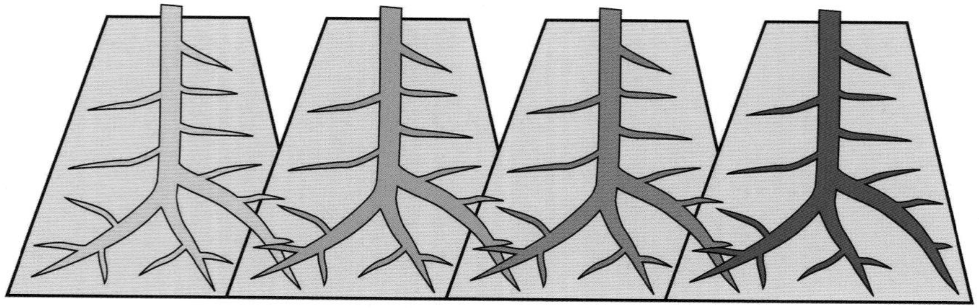

图15-3　冠状动脉灌注呈楔形重叠

# 缺血、损伤和梗死区

缺血会影响心脏灌注的楔形范围。如图15-4所示，心内膜缺血的楔形范围小，心外膜缺血的楔形范围大。缺血区域与周围正常组织相比膜电位更低，导致心电图ST段压低。由于缺血导致复极顺序发生改变，心电图表现为T波倒置。

如图15-5所示，损伤与局部缺血一样，也会影响心脏灌注的楔形范围。然而损伤区域复极异常导致膜电位比周围组织增高，从而引起心电图ST段抬高。T波倒置是心肌损伤和缺血区域的复极顺序异常所致。

梗死是指心肌细胞坏死，丧失了电活动，不再产生心电向量。坏死的心肌如同心肌壁上的一个电“窗口”，而置于这个“窗口”的电极只能记录到坏死区对侧正常心肌的除极。坏死区对侧的正常心肌因远离记录电极，因此除极形成Q波，如图15-6所示。QRS波群的其他表现来自梗死和损伤周围区域。

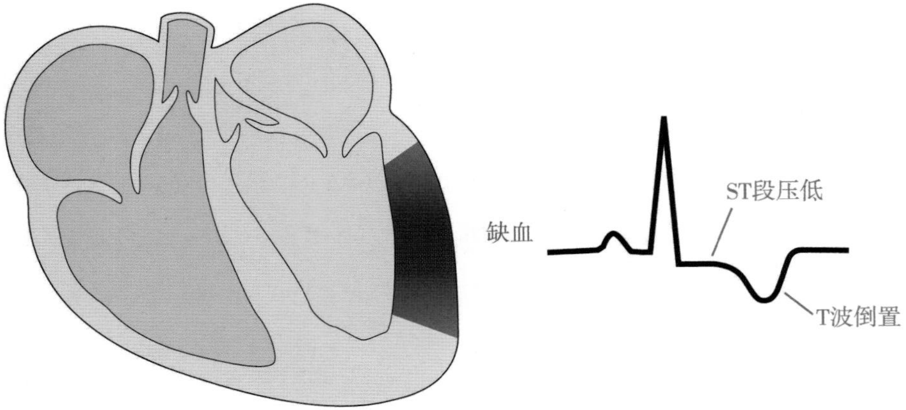


图15-4　缺血

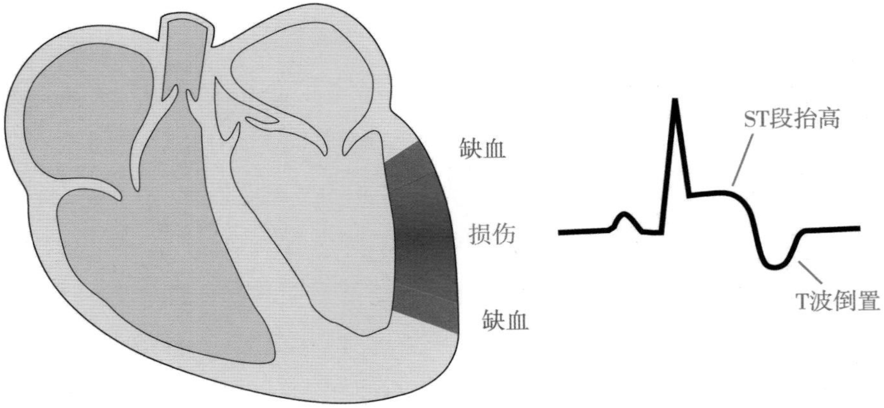


图15-5　缺血和损伤

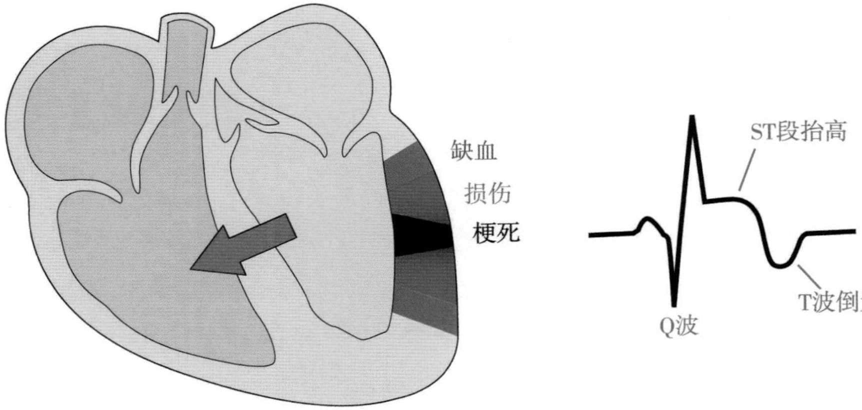


图15-6　缺血、损伤和梗死

## 急性冠脉综合征

急性冠脉综合征(ACS)是指一系列由心肌缺血引起的临床综合征，主要包括以下三类：不稳定型心绞痛(UA)、非ST段抬高型心肌梗死(non-ST segment elevation myocardial infarction, NSTEMI)与ST段抬高型心肌梗死(ST segment elevation myocardial infarction, STEMI)。下面让我们分别来看看每一类ACS的特点。

不稳定型心绞痛是一种缺血综合征，是指患者在休息或者活动时出现的伴发胸痛的心肌缺血。不稳定型心绞痛包括三种亚型：初发型、静息型、恶化型。不稳定型心绞痛的典型症状是胸痛，以及出现与胸痛相关的症状和体征(心悸、气短、出汗、恶心或呕吐)，心电图正常，或ST段压低，或T波倒置。实验室检查心肌标志物，如CK-MB或肌钙蛋白往往是阴性的。不稳定型心绞痛是严重的心肌供血不足，但还未发展成永久性心肌细胞损伤。

NSTEMI是指心肌严重缺血，有心肌梗死的症状和体征，但是心电图表现为ST段压低或者T波倒置。NSTEMI与UA临床表现相同，主要区别是实验室检查证实前者有心肌细胞损伤。

STEMI也是一种缺血综合征，其伴发的ST段抬高呈特征性改变，具体内容将在本章进一步讨论。这种综合征通常与心肌梗死相关，患者需要紧急恢复血流灌注以尽可能挽救更多的心肌组织。STEMI患者的心电图表现为ST段抬高，由透壁性缺血/梗死引起。

***目前，STEMI的心电图诊断应包括至少2个相关导联的ST段抬高。在$V_1$~$V_3$导联中ST段抬高≥2 mm，在其他导联ST段抬高≥1 mm。***

限定$V_1$~$V_3$导联ST段抬高≥2 mm，是因为正常情况下在年轻患者和男性患者中J点上抬很普遍。相关导联是指解剖学上彼此邻近的导联，我们将在本章后续部分看到心电图上不同的导联反映心脏的不同部位。

## 梗死与Q波

### Q波型心肌梗死

现在的临床医生将AMI分为ST段抬高型心肌梗死(STEMI)与非ST段抬高型心肌梗死(NSTEMI)，两者中STEMI最紧急、最危险。然而在过去，AMI分为Q波型心肌梗死和非Q波型心肌梗死。这种分类方法仍然有用，因为它有助于我们理解Q波是如何产生的，并开始关注相关导联的概念。我们认为，非Q波型心肌梗死与NSTEMI没有真正的差别。我们对不同类型AMI预后价值的评估仍然与临床息息相关。

我们过去将Q波型心肌梗死称为透壁性心肌坏死。由于全层心肌发生坏死，我们可以通过电“窗口”看到Q波的演变过程，如图15-7所示。

当尸体解剖证实非透壁性心肌梗死也能产生Q波(图15-8)时，传统的说法将被推翻。为了理解非透壁性心肌梗死是如何形成Q波的，我们需要从向量角度来分析。举例如下(这并不是唯一的解释)：假设有一块梗死区域仅累及近1/3层的心室肌，梗死区域包括浦肯野纤维网。

由于浦肯野系统在整个心肌内传导电活动很快，如果梗死区的浦肯野系统不工作了，那么受损心肌只能通过细胞间缓慢的电活动来完成去极化，如图15-9所示。这种缓慢的细胞电活动使得背离梗死区的除极向量不能被抵消，因此位于梗死部位的电极记录到的是一个与对侧部位除极向量完全相反的波形，这就是Q波。

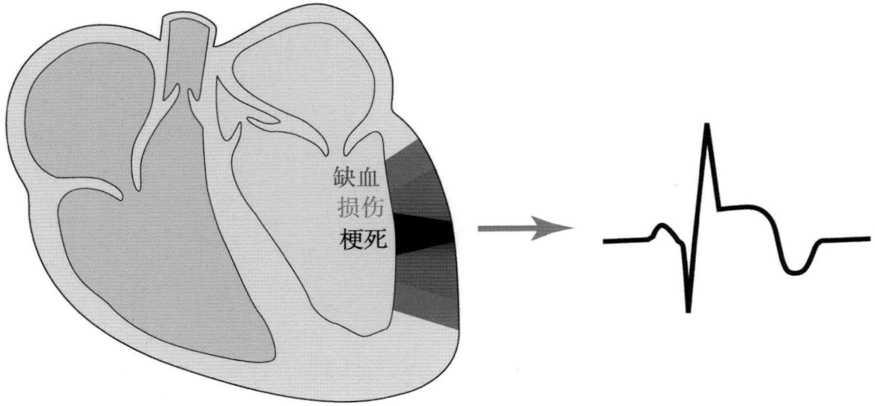


图15-7　Q波型心肌梗死

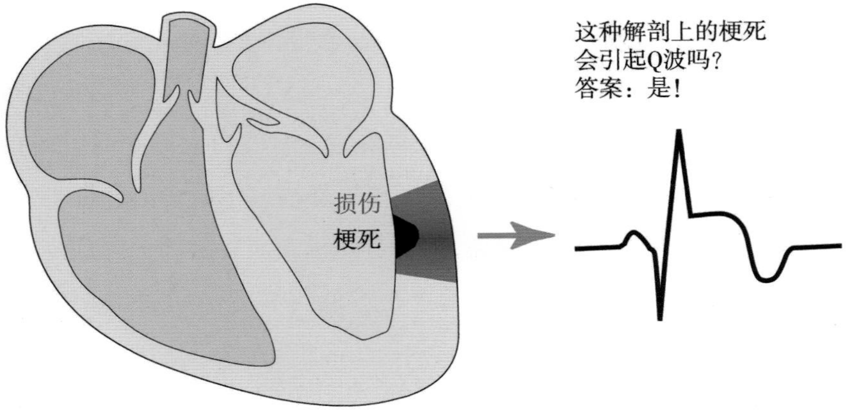


图15-8　非透壁性心肌梗死

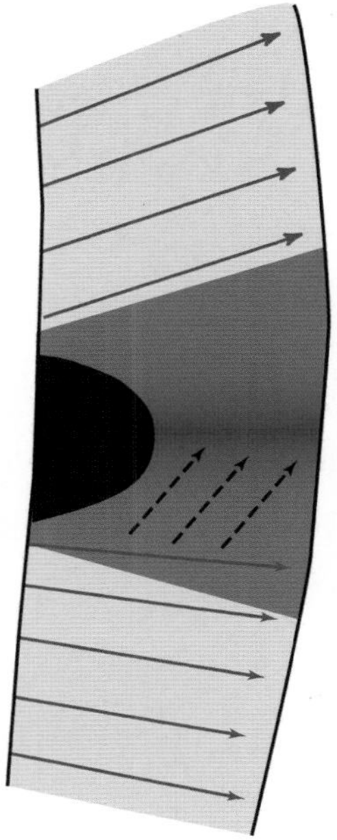

正常心肌沿着浦肯野系统传导，并从心内膜进入心外膜。梗死区的浦肯野系统是没有功能的。梗死区的传导是通过细胞间的直接接触而发生的，这种传导很慢，会导致梗死覆盖区域呈电中性。这种缓慢的细胞电活动使得背离梗死区的除极向量不能被抵消，因此梗死区的电极记录到的是一个与对侧部位除极向量完全相反的波形，我们称之为Q波。这种Q波比透壁梗死性Q波小。

图15-9　梗死区

## 非Q波型心肌梗死

现在，假设梗死区域足够小以至于不会产生肉眼可见的Q波，但大到足以引起ST段压低或T波异常改变，如图15-10所示。心电图看起来不像AMI，我们最初会将其视为缺血或者损伤。然而我们可以通过检测心肌损伤标志物来诊断AMI。这种类型的梗死不会遗留Q波，称为非Q波型心肌梗死。

过去的医学观点表明，这类梗死只局限于心内膜，但这种观点是错误的。这种小范围梗死可能发生在心内膜，也可能发生在心肌的任何地方。它可能由不连贯区域的心肌梗死引起，甚至可能是一个小范围的透壁性梗死，由于某种原因不形成Q波。此外，在溶栓治疗和血管再通的这个时代，通过紧急处理引起心肌梗死的血栓，可以将透壁性梗死转变为非透壁性梗死。需要说明的是，不能仅凭Q波的出现来确定是透壁性还是非透壁性心肌梗死，我们要摒弃这个错误的观点。

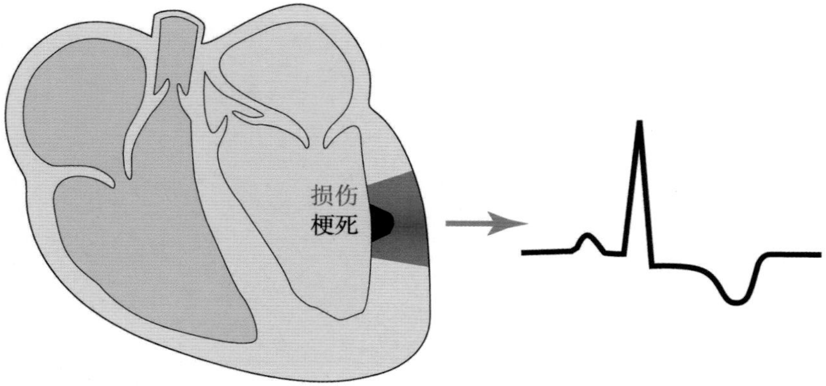


图15-10　非Q波型心肌梗死

那么为什么还要使用Q波和非Q波型心肌梗死的概念呢？主要是这样分类对患者的预后有指导意义。

Q波型心肌梗死与急性期死亡率增加、组织损伤增加及充血性心力衰竭的发生密切相关。如果不采取积极有效的治疗策略，那么非Q波型心肌梗死的长期死亡率更高。为什么呢？请看图15-11。假设在动脉#1区域存在初发梗死，这只是一个小范围的心肌梗死，不值得注意，对吗？错，即使是小范围的梗死，也有很高的风险——大约40%的心律失常会导致心源性猝死。

积极的治疗能够防止初发梗死面积延伸到图15-11中的#2、#3、#4区域。累积效应将会导致更多的心肌丢失，但是最大的危险是40%的患者出现心源性猝死。据统计，每次你往空中投掷硬币时，有50%的机会击中正面或背面，而40%接近50%。但是你有幸连续4次都能击中正面吗？

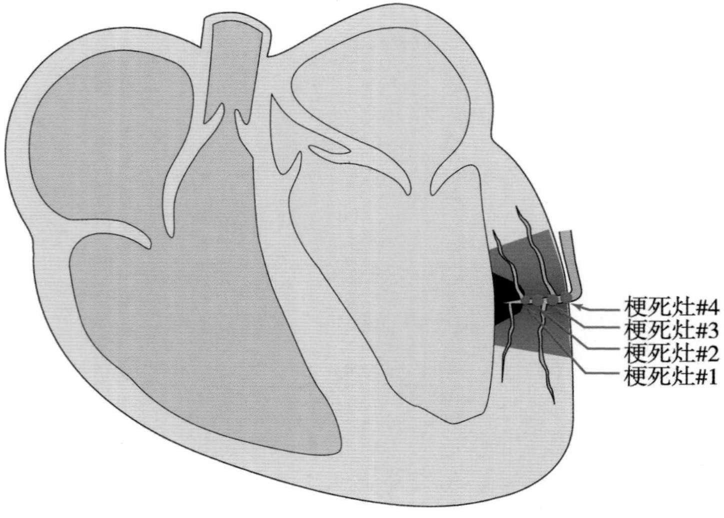


图15-11　梗死面积

# 心肌梗死的心电图演变

AMI的心电图并非静态不变的，而是可以从正常到心肌梗死发生动态变化，如图15-12所示。正如你所见，首先出现ST段抬高、T波低平或者倒置。这种早期的ST段抬高在很多情况下让人印象深刻。在这个阶段，ST段通常呈凹面向下、低平或者“墓碑”样抬高。T波在此阶段可能会短时间消失。随着梗死发展，Q波开始形成。

一旦AMI结束，就进入慢性期，陈旧性心肌梗死开始形成。首先发生的是抬高的ST段开始回落到基线水平，T波开始恢复直立。由于形成了瘢痕，Q波会持续存在。梗死后可能需要数周才会进展到这个阶段。

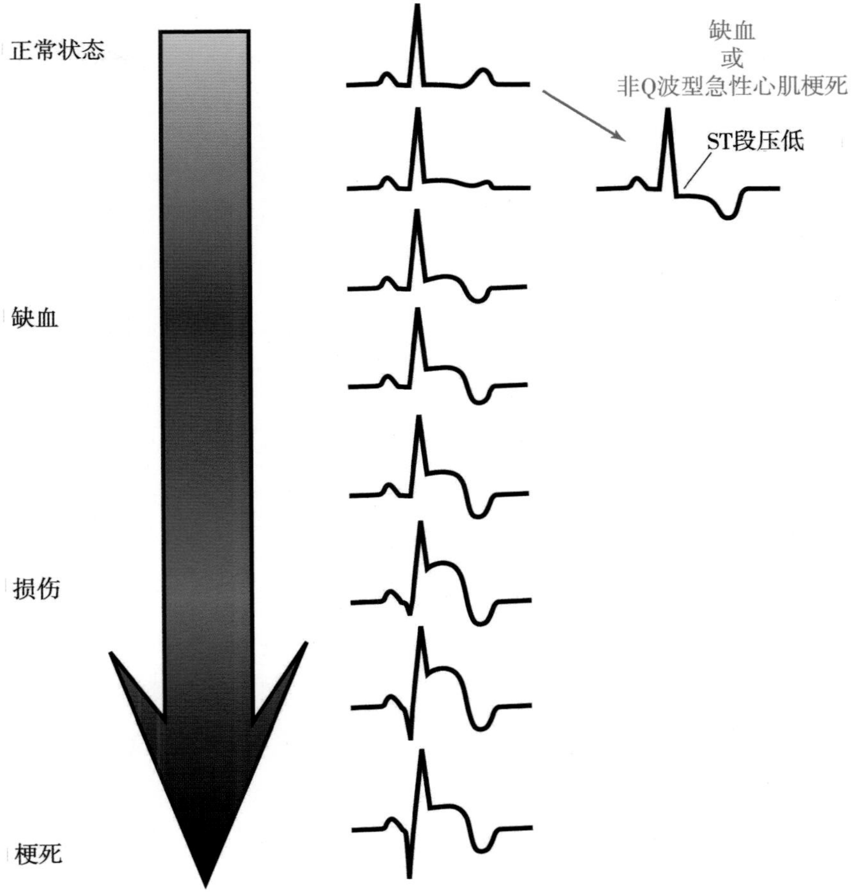

图15-12　心肌梗死的心电图演变过程

## 章节复习

1. 无论是心肌耗氧增加还是供氧减少，都可能导致缺血或梗死的发展。 正确或错误

2. 心肌细胞死亡是可逆的。 正确或错误

3. 梗死范围呈楔形，心内膜面范围较大。 正确或错误

4. 心肌侧支循环会提高梗死的发生率。 正确或错误

5. 心肌缺血和损伤是可逆的。 正确或错误

答案：1. 正确　2. 错误　3. 正确　4. 错误　5. 正确

# 对应性改变

对应性改变是解读心电图时经常用到的通俗词条，它指从两个相对电极的角度观察同一部位AMI时发生的镜像改变。如图15-13中所示的A、B两个电极，两者同时观察相同的事件，但是记录的波群却完全不同。你能弄清楚其中的原因吗？

我们先看看电极A。当电极通过电中性梗死区的窗口时，它只能记录到背离梗死区的除极向量，这样就形成了Q波。紧随其后记录到了QRS波群，以及损伤区域引起的ST段抬高。T波倒置是由缺血和损伤区域的复极化异常导致的。

对面的电极B，可以检测到反方向的除极向量产生的高R波。损伤和缺血区域在心电图上分别记录为ST段压低和T波直立。实质上这正是电极A所记录的镜面像。***AMI对侧壁上记录的正是它的对应性改变。***

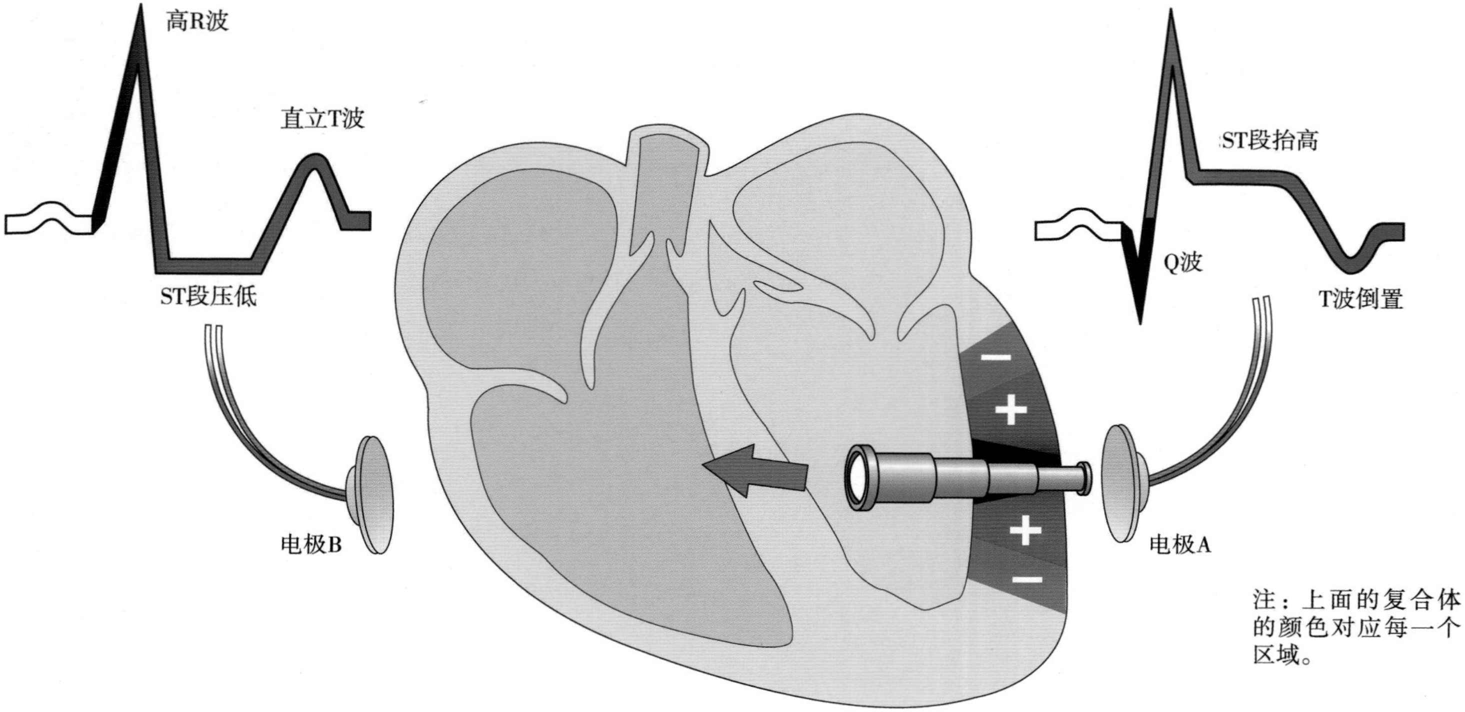


图15-13 对应性改变

那么心电图上代表各个室壁的区域有哪些，哪些导联又相互成对应关系呢？图15-14图形化解答了这个问题。

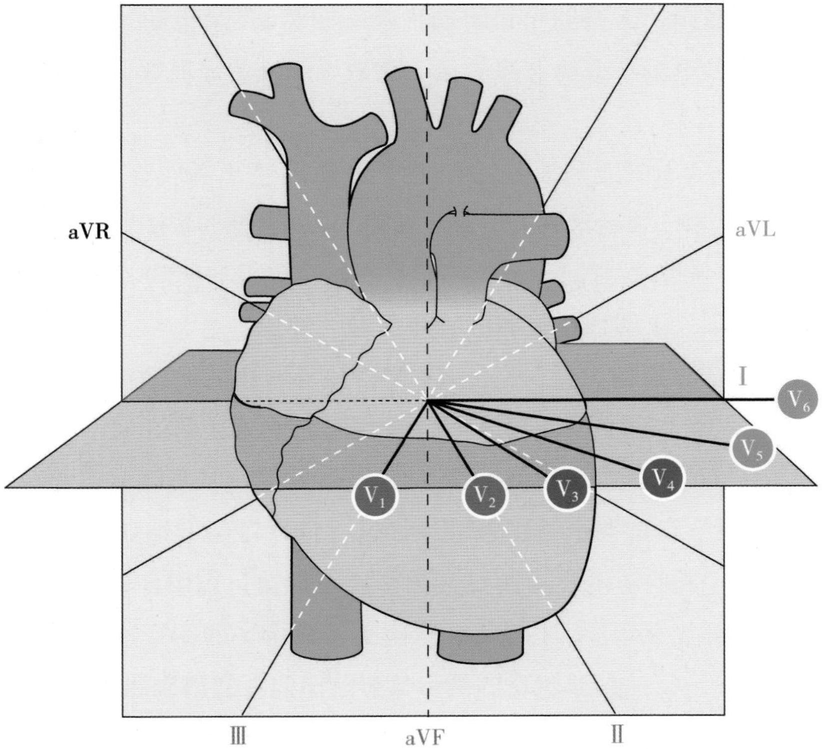


前壁=$V_3$～$V_4$　　侧壁=Ⅰ，aVL，$V_5$～$V_6$

下壁=Ⅱ，Ⅲ，aVF　　间隔=$V_1$～$V_2$

**镜像改变发生在：**

**Ⅱ，Ⅲ和aVF ⟷ Ⅰ，aVL**

**$V_1$，$V_2$ ⟷ $V_7$，$V_8$，$V_9$**

**后壁=镜像改变发生在$V_1$～$V_2$**

注：$V_7$～$V_9$属于后壁导联，在这个章节的后面部分会讨论。

图15-14　心电图区域和导联

## 心电图定位梗死区域

图15-15中特定颜色区域表示心电图上的梗死区域。请注意，这些区域反映的是图15-14中冠状面和水平面的心脏电活动。你需要在区域分布图中确定AMI或心肌缺血的真正变化。

| | | | |
|---|---|---|---|
| Ⅰ 侧壁 | aVR | $V_1$ 间隔 | $V_4$ 前壁 |
| Ⅱ 下壁 | aVL 高侧壁 | $V_2$ 间隔 | $V_5$ 侧壁 |
| Ⅲ 下壁 | aVF 下壁 | $V_3$ 前壁 | $V_6$ 侧壁 |

图15-15　心电图梗死区域

## 梗死区的组合

我们在前面章节中讨论了AMI发生的各个区域，也讲述了相应区域在心电图上所对应的相关导联。然而现实中事情并非那么简单。临床上心肌梗死是由动脉阻塞引起的，通常涉及多个区域，心电图也是如此。(冠状动脉解剖结构的全部内容可参考解剖教科书。)

梗死组织范围的大小取决于阻塞动脉的大小、位置及其灌注面积。AMI患者尸检时肉眼可以看到组织梗死范围及其相关动脉。麻烦的是，我们不能准确地分析心电图。我们虽然可以确定受累的心肌部位并据此推测其灌注动脉，但是我们无法确定组织受累的程度。

这是因为其他因素或异常改变可能会影响心电图表现。心电图是心脏向量的反映。向量异常可以由AMI引起，也可以由左心室肥厚、右心室肥厚或者传导异常引起。此外冠状动脉在心肌的走行也存在变异，因此冠状动脉的灌注区域个体差异很大，这些同样会影响心电图的表现。有些心电图改变是确定的，但要记住由于通常会有一些潜在的其他病理改变，以及动脉主干与侧支循环不同，在实际病例中心电图总会有一定的差异。

大动脉阻塞通常影响多个区域。有些梗死灶尽管很小，但心肌损伤波及的范围可能很大，或者濒危心肌数量也可能很多。因此，AMI往往涉及多个区域：下后壁、前间隔梗死可能延伸至侧壁、后侧壁等。下壁和前壁梗死尤其如此，这些部位的心肌梗死分别由右冠状动脉或左前降支动脉阻塞引起。以Q波为表现的陈旧性或者时间不确定的梗死常常出现在下壁或前壁。一部分AMI只影响一个区域，比如高侧壁、正后壁或孤立的右心室心肌梗死。在后面的章节中我们会列举一些实例，重点集中在心肌梗死的急性期。当你在其他章节积累了一定经验，成为一名心电图高级读图医生时，你会识别很多陈旧性或者时间不确定的心肌梗死病例。

记住了这些，让我们看看主要的冠状动脉及其供血区域。(RCA=右冠状动脉；LAD=左前降支；LCX=左回旋支)

| | |
|---|---|
| 下壁 | RCA，LCX |
| 下壁-右心室 | RCA近端 |
| 下后壁 | RCA，LCX |
| 右心室 | LCX |
| 后壁 | RCA，LCX |
| 前壁 | LAD |
| 前间隔 | LAD |
| 前间隔、侧壁 | LAD近端 |
| 前侧壁、下侧壁或后侧壁 | LCX |

# 前壁急性心肌梗死

前壁AMI很少单独出现。事实上，我们无法提供仅仅只有前壁AMI的病例，它通常与间隔部、侧壁或者两者都波及的梗死密不可分。$V_3$~$V_4$导联代表前壁，如图15-16和图15-17所示。当前壁和间隔部（前间隔AMI）都受到影响时，心电图$V_1$~$V_4$导联会出现变化。当梗死发生在心室前壁和侧壁时（前侧壁AMI），心电图$V_3$~$V_6$导联会出现变化，有可能Ⅰ、aVL导联也会出现变化。当前壁、间隔部和侧壁都受累时，称为前间隔AMI，会累及侧壁，心电图$V_2$~$V_5$导联会出现变化，通常$V_1$、$V_6$、Ⅰ和aVL导联也会发生变化。

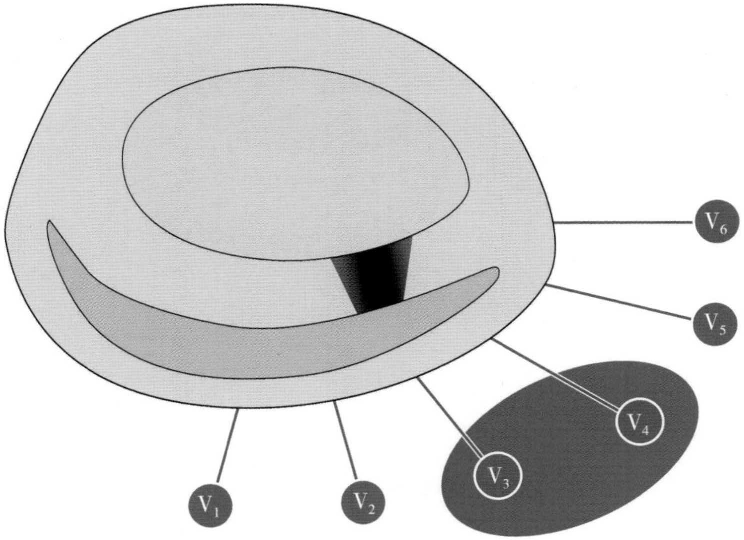

图15-16　前壁AMI=$V_3$~$V_4$

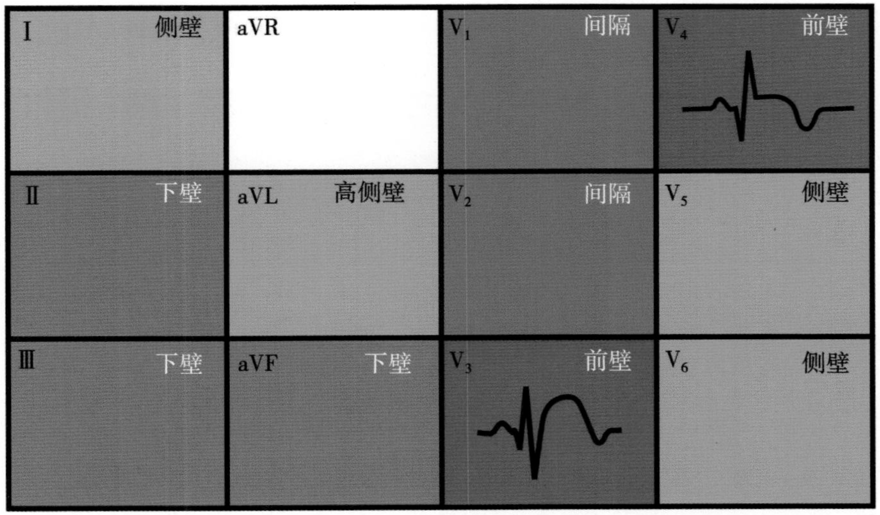

图15-17　梗死区域

**提　示**

大多数心肌梗死不只累及一个区域。心肌梗死时请关注相邻区域是否同时受累。

# 前间隔急性心肌梗死

如图15-18和图15-19所示，前间隔AMI比较常见，与前壁心肌梗死一样常伴发血流动力学障碍和心源性休克。这种类型的心肌梗死往往不会在不同平面的肢体导联引起对应性心电图改变。如果看到肢体导联变化，那是因为累及心脏外侧壁对应的导联，例如高侧壁导联。

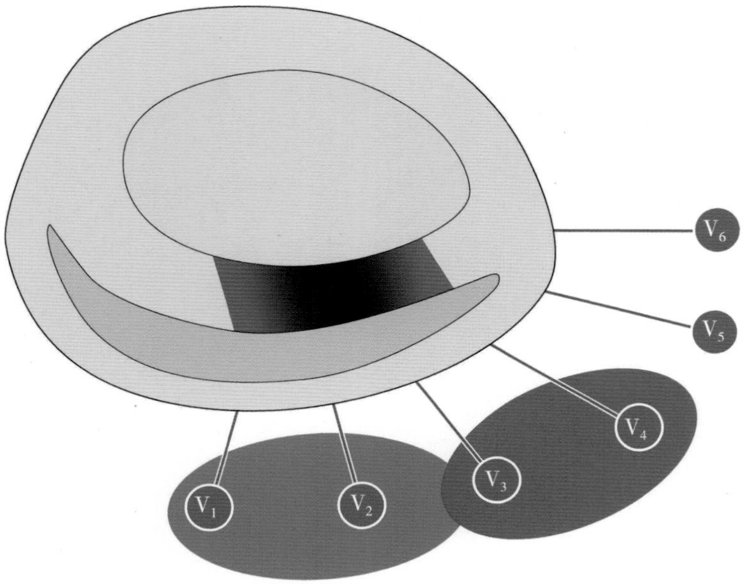


图15-18　前壁AMI=$V_3 \sim V_4$
前间隔AMI=$V_1 \sim V_2$

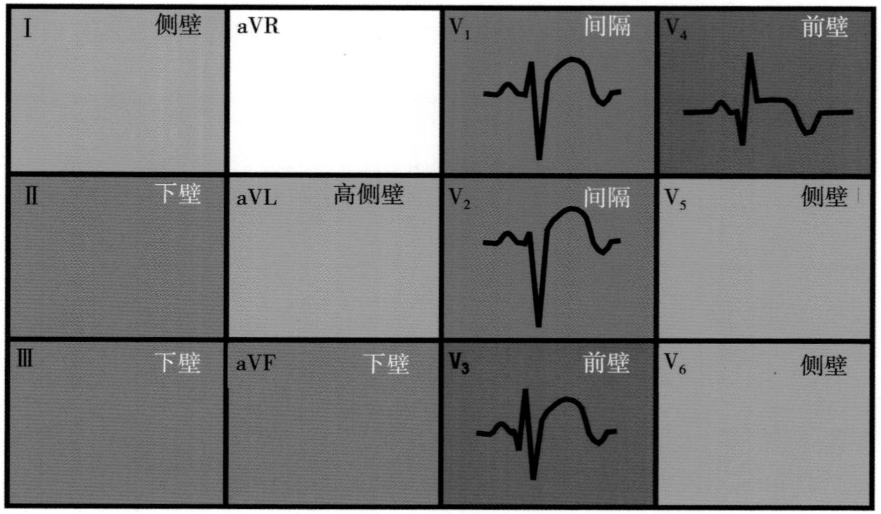


图15-19　梗死区域

**临床要点**

如果看到Ⅱ、Ⅲ、aVF导联ST段压低，梗死可能累及侧壁和高侧壁。

2

**心电图15-1** 这张图是典型的前间隔AMI，其心电图特征是$V_1$~$V_4$导联ST段呈弓背向上抬高。

在aVL导联可见ST段轻度抬高，提示心肌梗死累及高侧壁。下壁导联可见对应性ST段压低。需注意的是下壁导联对应性改变往往是心电图提示心肌梗死的初期征象。(这例患者的后续心电图记录到Ⅰ和aVL导联ST段轻度抬高，证实梗死累及侧壁。)Ⅰ和$V_6$导联ST段压低表明侧壁心肌缺血。需注意的是这些导联的变化不是前间隔梗死的对应性改变，只有与梗死区域呈180°导联的变化才能称为对应性改变。在前间隔梗死中，对应性导联应该在右前胸部，然而通常我们不会在那里放置任何电极。

对应性导联这个概念是理解问题的关键，需要仔细研究。对应性导联之间需互为180°，并且在同一平面。肢体导联和胸前导联不能成为对应性导联，是因为它们所在的平面互为90°。非梗死区对应性导联出现ST段压低的原因是非梗死区出现了缺血或者继发性缺血。

**心电图15-2** 心电图显示ST段抬高，特别是在$V_1$~$V_3$导联，显示前间隔心肌梗死。$V_2$~$V_3$导联开始形成Q波，$V_2$~$V_4$导联T波倒置。在患者到达急诊科时心肌梗死已经发生几小时了。

注意看这份心电图的T波及本章中其他心电图的T波。你看到最多的就是受累导联的T波是对称的。之前的章节也提到过对称性T波是一个危险信号。如果你观察到了对称性T波，应该想到与之相关的病理学改变及患者可能出现的临床变化。有一些对称性T波是生理性的，既往心电图能帮你分辨。但是当你看到一份对称性T波心电图时，应保持警惕。

ST段同样需要注意。心肌梗死发生时，ST段通常表现为水平、上斜或者凸面向上。如果你对此理解得不是很透彻，请你再次复习本章前面的相关内容，理解之后我们再继续。当你怀疑一份心电图有AMI时，一定要明白这一点。

**心电图15-3** 这份图同样是前间隔AMI。$V_1$~$V_4$导联ST段抬高，$V_2$~$V_4$导联Q波形成；$V_5$~$V_6$导联由于心肌梗死持续缺血形成对称性T波。请注意，心前区R波递增不良是梗死引起的前向力降低所致。

下壁心肌梗死是不是也会这样？不，注意看下壁导联QRS波群的起始部有小r波。这个小r波的形成不是由陈旧性心肌梗死而是由左前分支阻滞造成的。$V_1$导联呈不完全性右束支阻滞图形改变。下壁和侧壁导联还表现为左前分支阻滞与非特异性ST段改变。

**提 示**

对称性T波应引起警惕！

## 心电图 病例分析 续

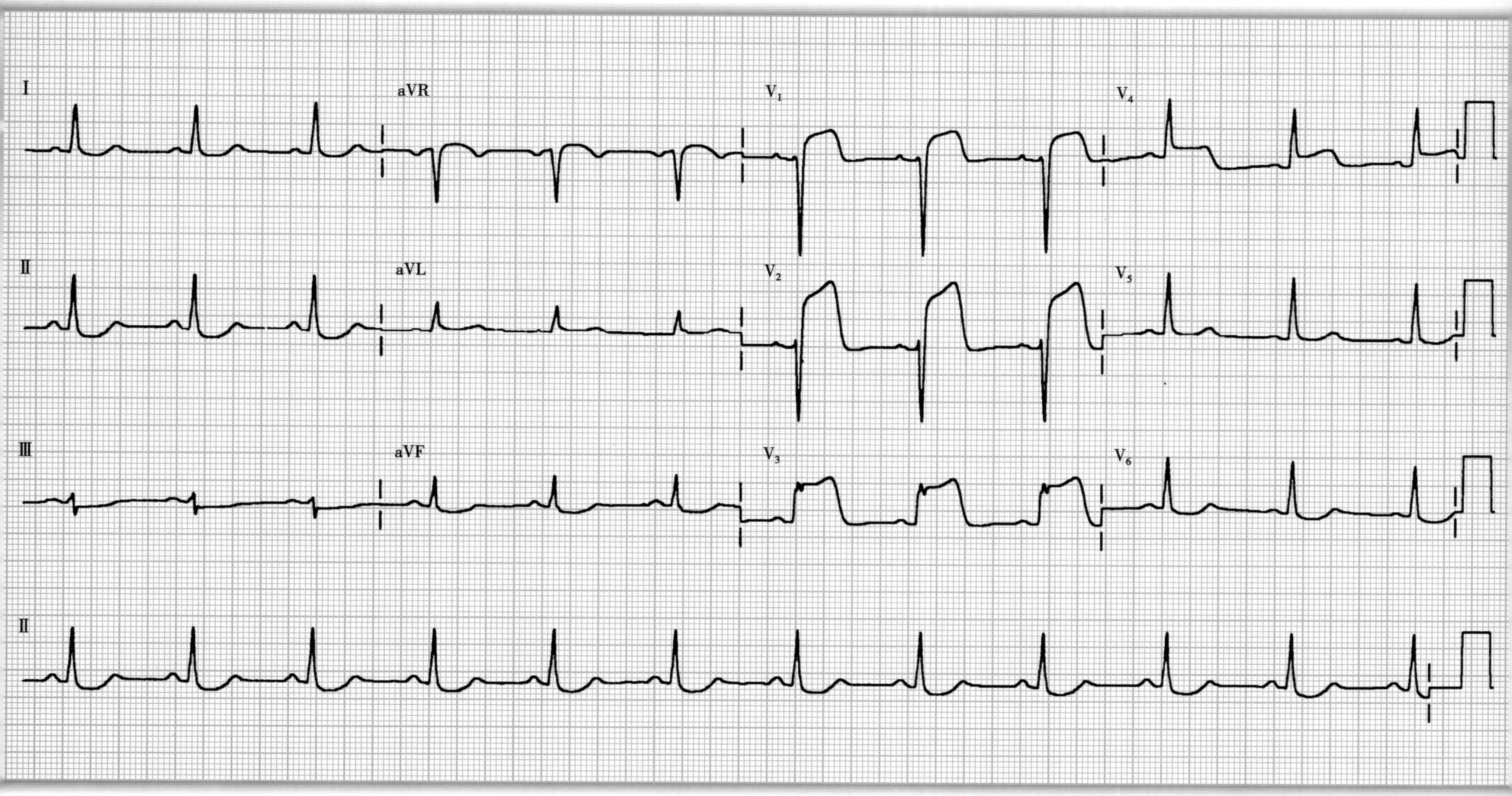


心电图15-1

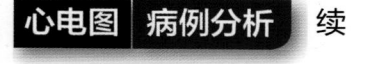

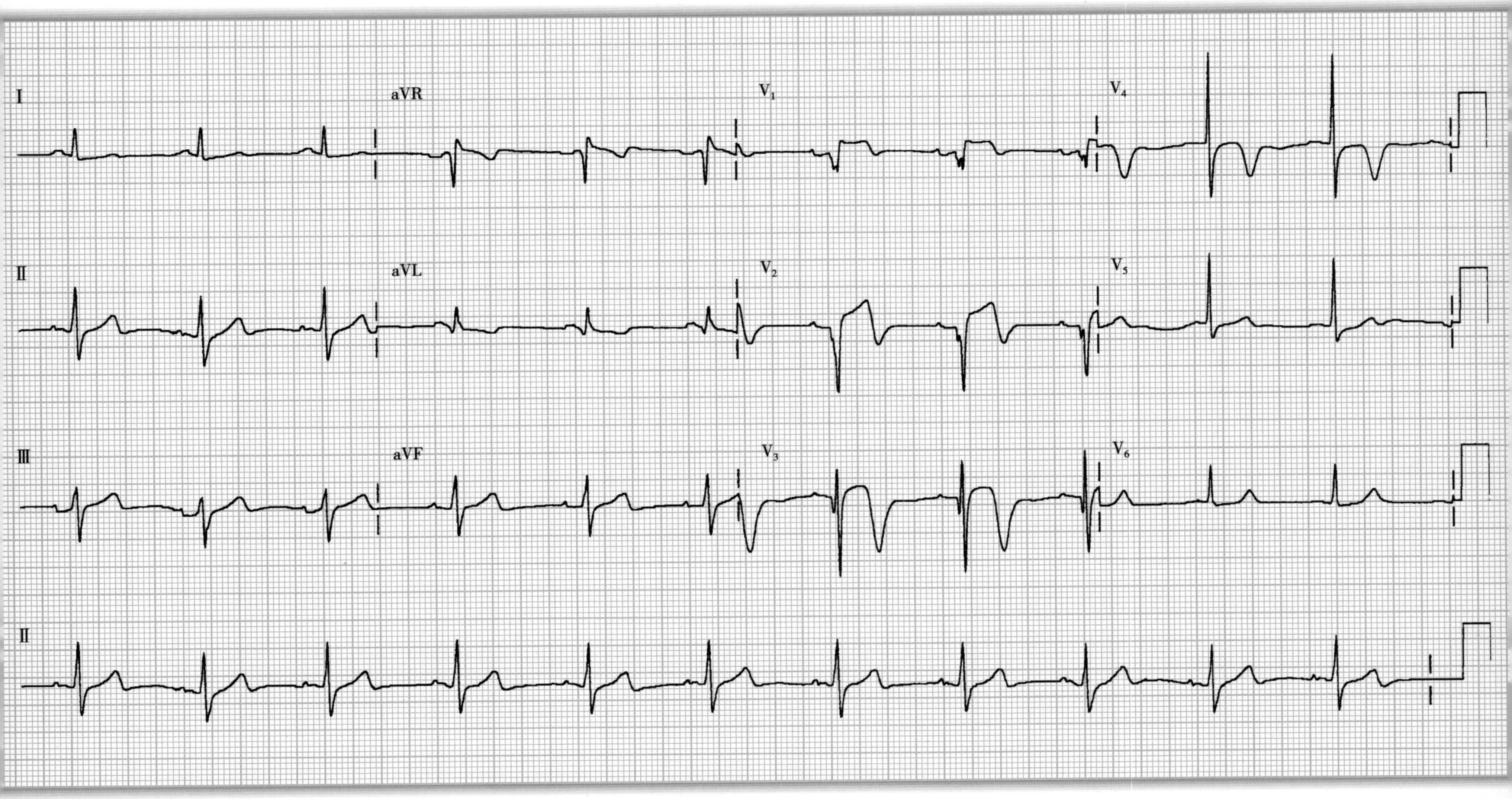
I
aVR
V1
V4
II
aVL
V2
V5
III
aVF
V3
V6
II

心电图 15-2

## 心电图 病例分析 续

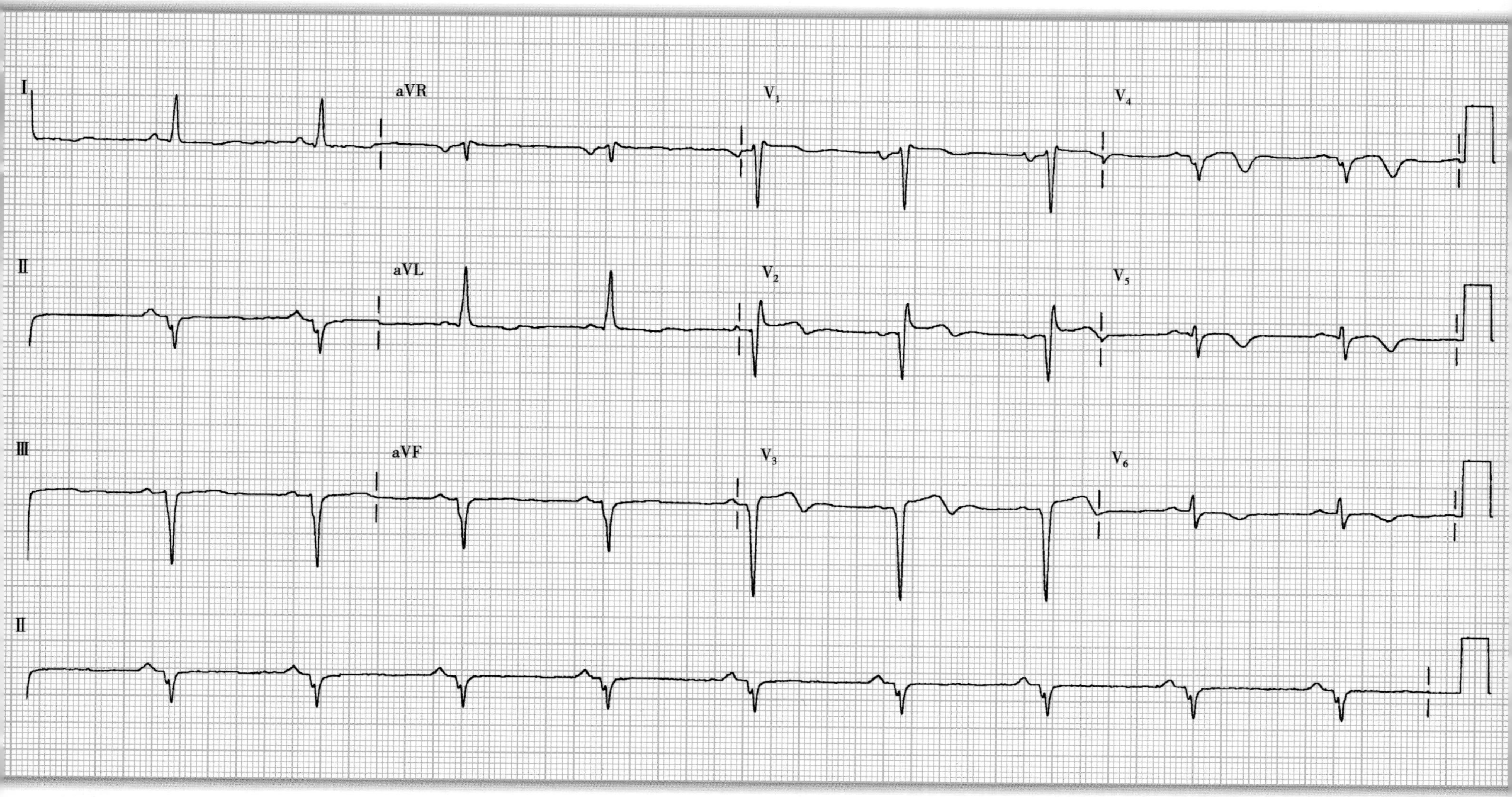


心电图 15-3

## 前间隔急性心肌梗死累及侧壁

如图15-20和图15-21所示，前间隔AMI累及侧壁时，心电图上$V_5$~$V_6$导联及Ⅰ、aVL导联会出现变化。请注意，前间隔AMI累及侧壁时，心肌会大面积受累。下壁导联会出现对应性改变。

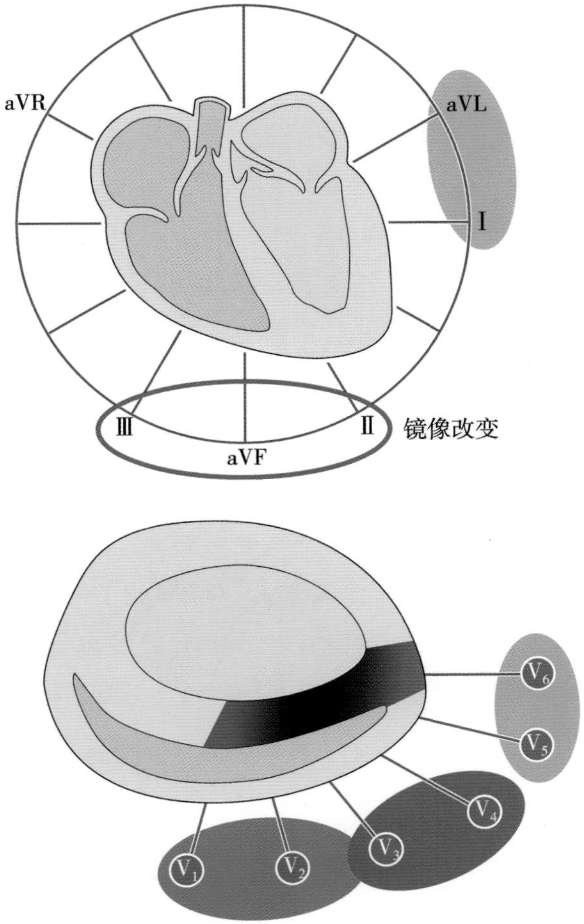


图15-20　前壁AMI=$V_3$~$V_4$，间隔AMI=$V_1$~$V_2$，侧壁AMI=$V_5$~$V_6$（Ⅰ，aVL）

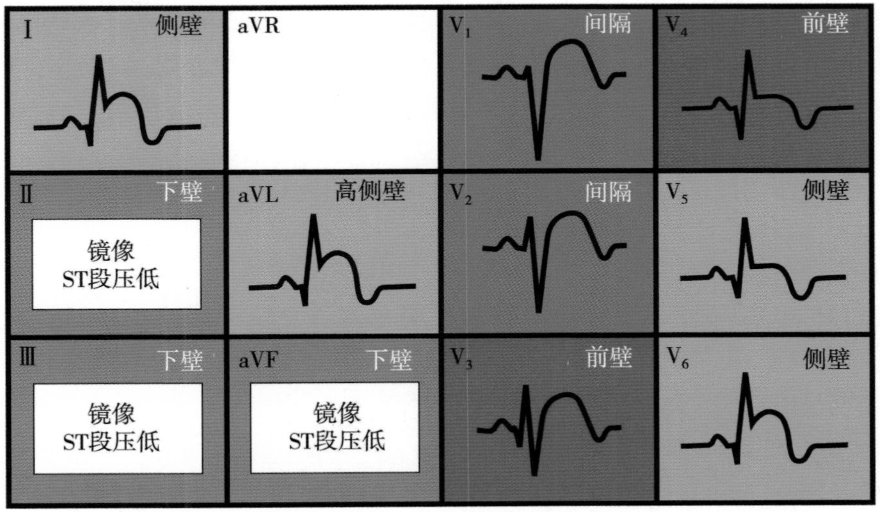


图15-21　梗死区域

## 心电图 病例分析 前间隔急性心肌梗死累及侧壁

### 2

**心电图15-4** 理解这例梗死范围大、图形异常的AMI心电图有一定的难度。前间隔AMI累及侧壁心肌很常见。大多数前侧壁AMI在$V_2$导联出现ST段改变，事实上为前间隔心肌梗死累及侧壁。一部分作者称这种心电图为广泛前壁心肌梗死，但是我们将其称为累及侧壁的前间隔AMI。

这份心电图显示从$V_2$到$V_6$导联及Ⅰ、aVL导联ST段抬高。Ⅲ、aVF导联出现对应性改变。此外从$V_3$到$V_6$导联及Ⅰ、aVL导联有Q波形成。

注意看ST段抬高和T波高尖，与AMI超急性期心电图改变一致。这些变化通常发生在AMI发病15~30 min内，而多数患者往往在胸痛发作后2~3 h才就诊，因此记录不到超急性期心电图改变。这些患者恰恰是能从早期血运重建中受益最多的患者，因为早期血运重建能最大限度地挽救心肌。由于缺血时间相对较短，血运重建可使顿抑的心肌快速恢复。当你看到这种心电图改变时，应该非常积极主动地做出正确判断。

**心电图15-5** 这是一例典型的前间隔AMI并累及侧壁心肌的心电图。$V_1$~$V_5$导联及Ⅰ和aVL导联ST段均出现改变。$V_2$导联的变化与我们上图提到的急性心肌梗死变化类似。然而由于仅在$V_2$导联中发现超急性期ST段抬高，因此将它归为“墓碑”样ST段抬高型AMI。正如预期一样，下壁导联出现对应性改变。

**注 释**

前间隔AMI累及侧壁是由左主干近端或左前降支近端闭塞引起的。

**心电图15-6** 这也是一例前间隔AMI累及侧壁的心电图。$V_1$~$V_6$导联、Ⅰ和aVL导联出现典型的AMI图形。$V_2$、$V_3$导联可见Q波，$V_4$~$V_6$导联、Ⅰ和aVL导联也可见Q波，下壁导联出现对应性改变。

为什么我们不说$V_1$导联可见QS波？因为不是！注意看$V_1$导联S波前有小r波（我们称作r波的一个ditzel）。这只能称为rS波而不是QS波。

**注 释**

胸前导联R波递增不良，通常是由大面积陈旧性心肌梗死导致向上的向量丢失而形成的。

**心电图15-7** 请注意这些异常抬高的ST段！$V_1$~$V_5$导联、Ⅰ和aVL导联的这种变化提示前间隔AMI累及侧壁。下壁导联可以出现对应性改变。

当遇到疑难复杂心电图不能确诊时，有些人会放弃解读并忽视病变的存在。恰恰相反，我们希望你能做出正确的诊断。当你遇到一份复杂的心电图时，请花时间将它分解成各个组成部分，使用你的工具——分规、卡尺等，逐条分析心电图的各个波和段。

需要指出的是，这份心电图还有QT间期延长和左心室高电压。

**提 示**

不要过分在意看到心电图的第一印象。在做出判断前应对整个图形进行逐个分析。

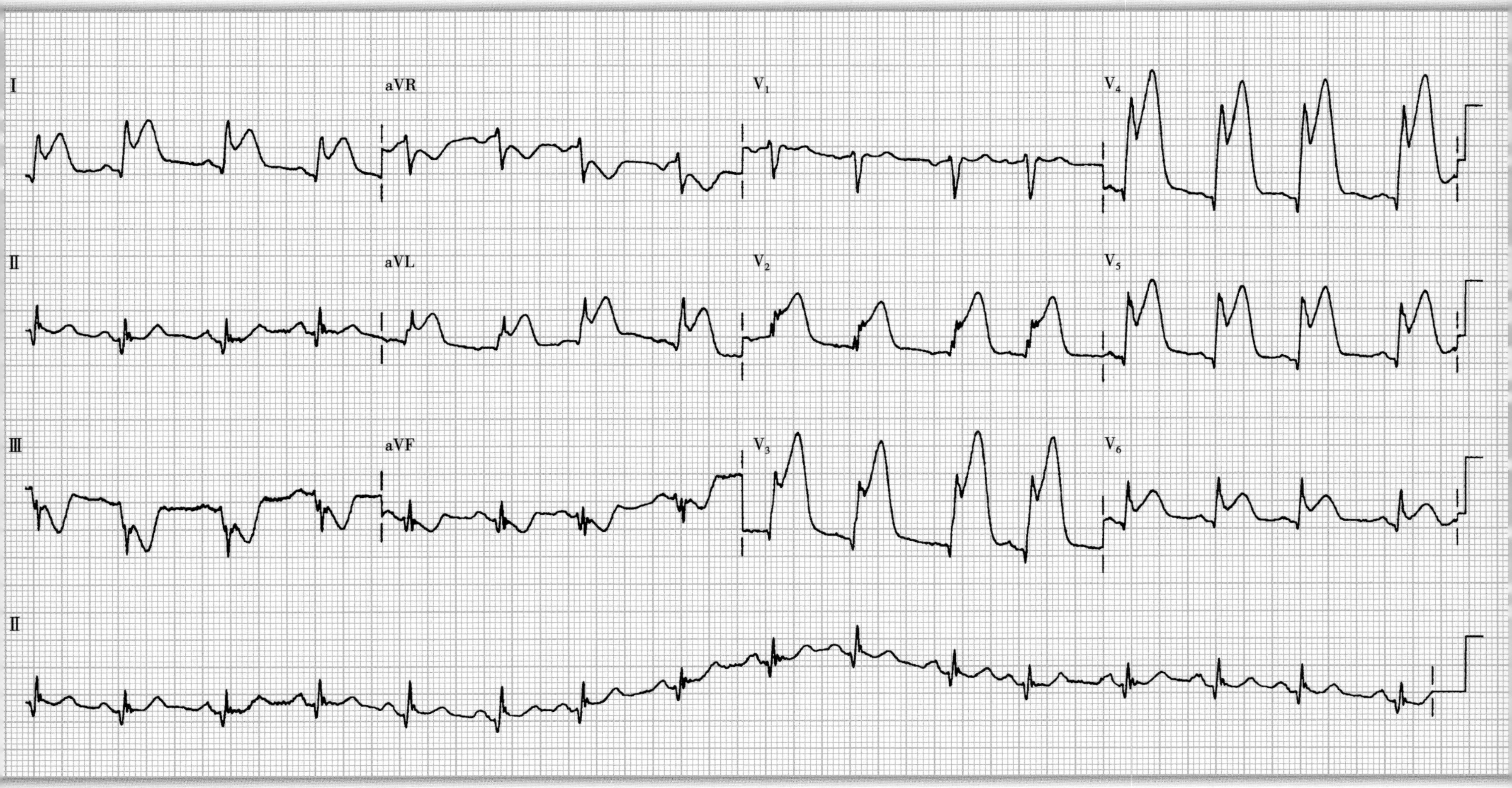


心电图 15-4

## 心电图 病例分析 续

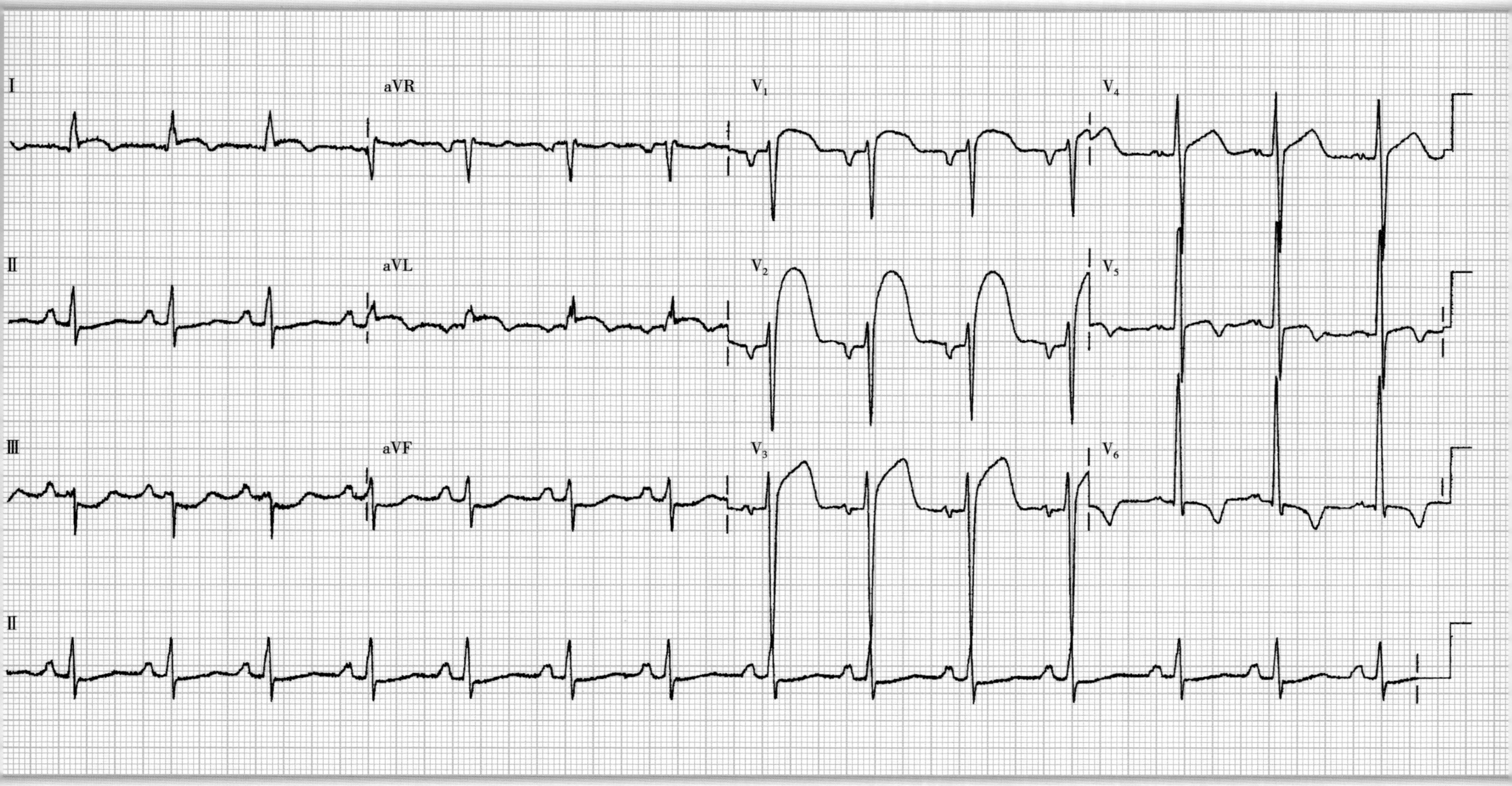


心电图 15-5

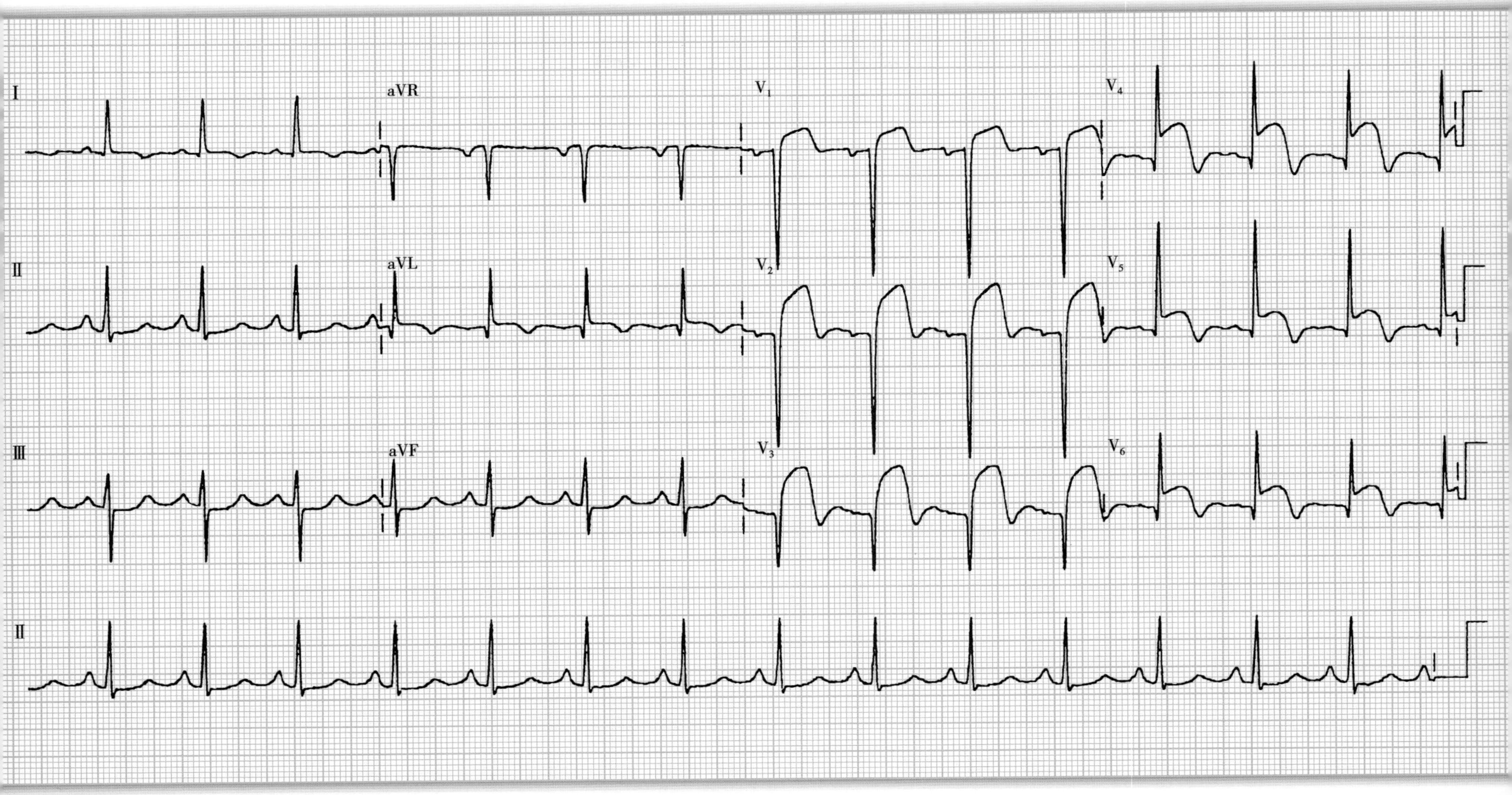


心电图 15-6

心电图 病例分析 续

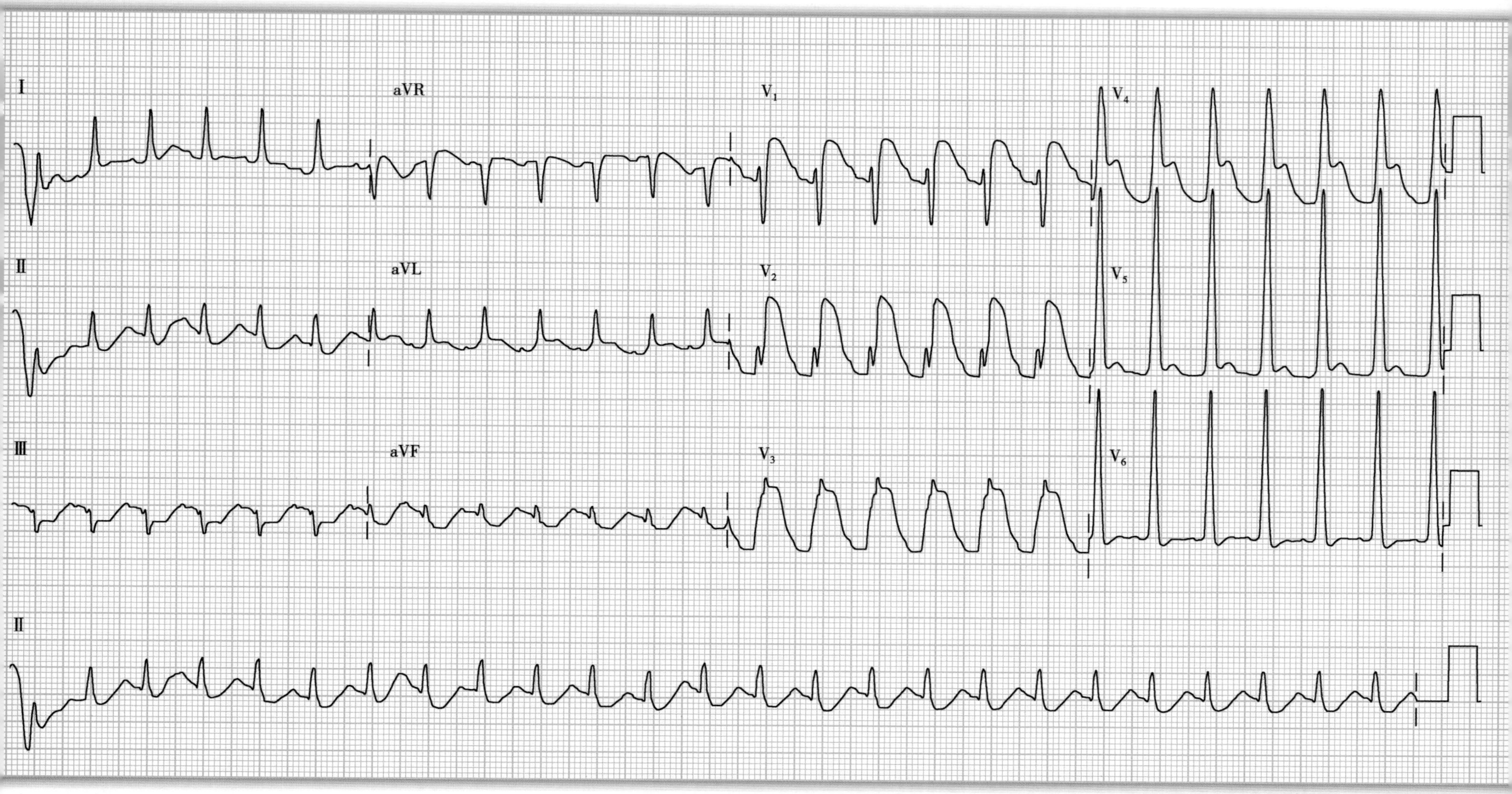

心电图 15-7

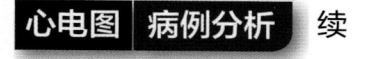

2

**心电图15-8** 这是一例经典的前间隔AMI累及侧壁的心电图。您是否注意到了这份图与其他图的不同之处？在心电图15-7中，我们提到全面分析心电图至关重要，有助于更好地解读心电图。除明显的AMI图形外，这例心电图应重点分析P波。可以看到下壁导联P波异常、倒置（为清楚起见，请看长条节律图）。倒置的P波通常是由交界区搏动或交界区以下的搏动逆传至心房，或者低位心房搏动形成的。由于QRS波群较窄，与正常QRS波群一样，因此它们都起源于房室结或以上部位。这样形成交界性心律或者低位心房心律。本图由于PR间期缩短及AMI的存在，正确的诊断应为交界性心律。

**提 示**

请注意观察每份AMI心电图有无传导与节律异常。

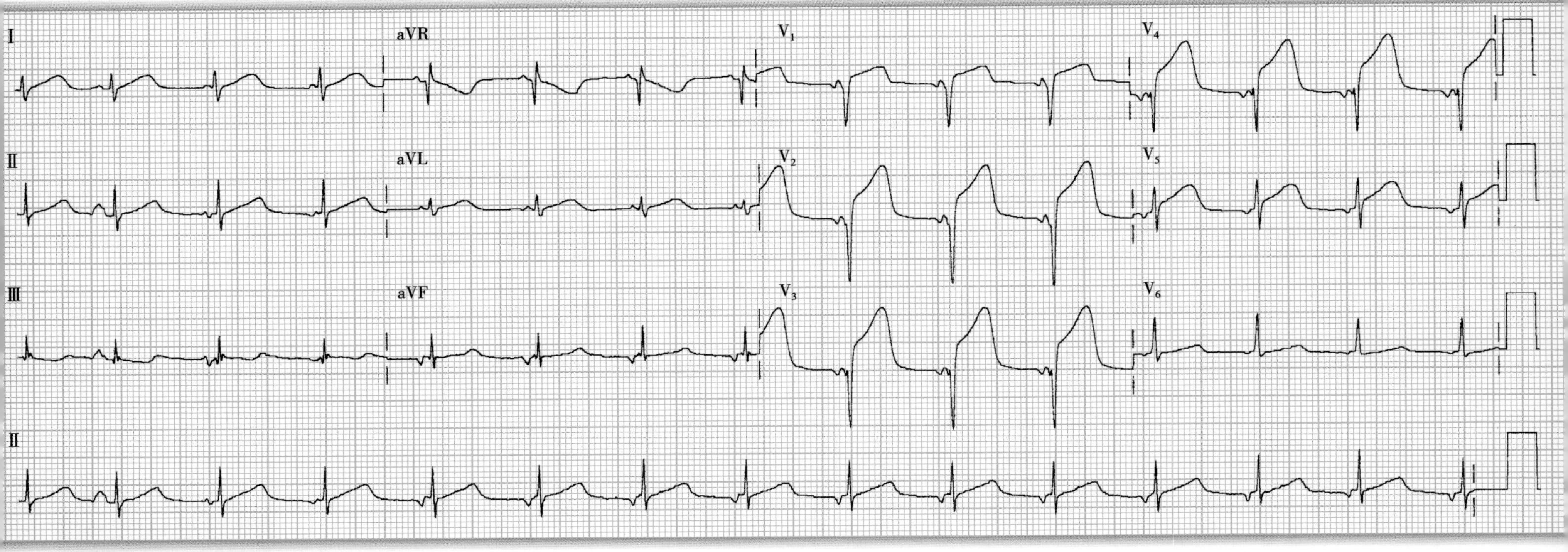


心电图15-8

## 心电图 病例分析 续

**2**

**心电图15-9** 这份心电图中$V_1$~$V_5$导联可见Q波，$V_1$~$V_5$及Ⅰ、aVL导联可见ST段抬高。下壁导联出现对应性ST段压低。因此，这例前间隔AMI也同样累及侧壁。

PR间期明显延长。当你看到如此长的PR间期时，应考虑在两个明显的P波之间可能还隐藏着另一个P波。在Ⅲ导联测量两个明显P波之间的距离约为22 mm，因此其中点是11 mm。将分规放在11 mm处，然后仔细观察心电图，找出隐藏的P波，然而这份心电图并没有隐藏P波。

### 临床要点

当你看到PR间期延长时，应考虑在两个可见的P波中间可能还隐藏着另一个P波。

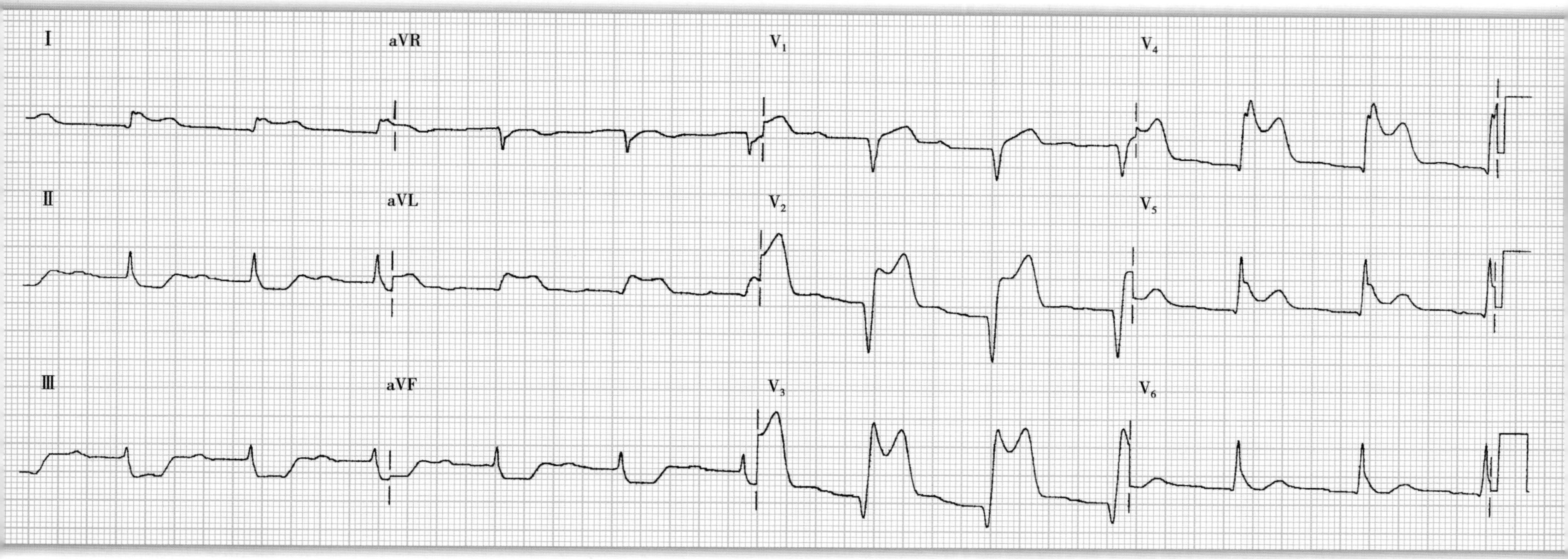


心电图15-9

2

**心电图15-10** 是的，这是另外一例前间隔AMI累及侧壁的心电图。我们希望你熟悉这种图形。我们提供了病理相同但心电图表现不同的病例，因为仅凭识别一例心肌梗死心电图的经验而妄图去解释其他所有心肌梗死心电图是有难度的。如果你解读了5~10个不同表现的心电图病例，你会发现再分析心电图会更容易——有的心率快，有的心率慢，伴或不伴有传导阻滞及诸如此类的心电图，等等。***试着去解读更多的心电图，熟能生巧***。

将这份心电图与左心室高电压心电图进行对比，见387页心电图14-41A。后者ST段平坦，且T波对称；而前者表现为I和aVL导联ST段抬高，下壁导联出现对应性ST段压低，因此这份心电图诊断为AMI。

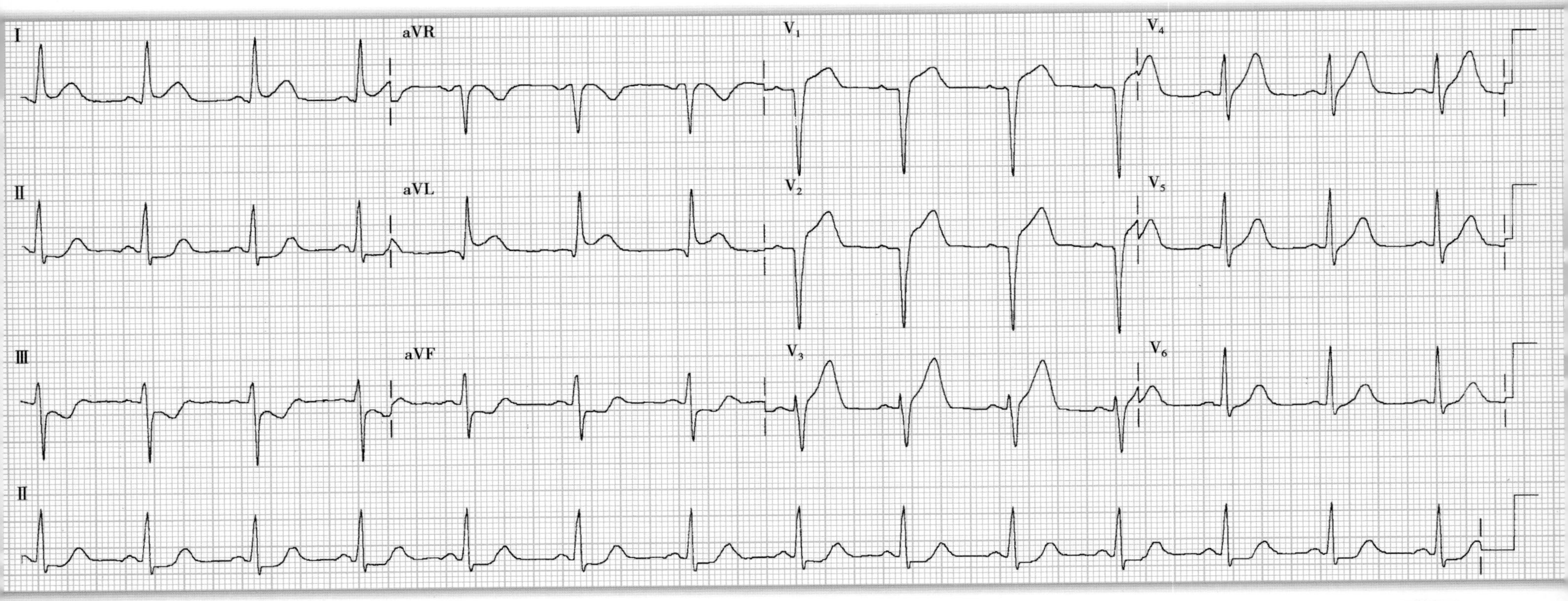


心电图15-10

## 心电图 病例分析 续

2

**心电图15-11** 本例患者气促明显并且伴有血流动力学障碍。心电图显示前间隔AMI并累及侧壁。请注意下壁导联呈对应性改变。

当你发现监护仪上心电图波形发生变化，或者AMI患者症状发生了变化，你应该再做一份心电图。不要犹豫，立即去做。AMI患者容易并发节律异常、房室传导阻滞或者束支阻滞。很多患者需要经皮或经静脉植入起搏器。做好安全之策，以备不时之需。

**提 示**

对AMI患者而言，连续记录心电图对于评估新发的传导阻滞或者并发的心肌梗死非常重要。

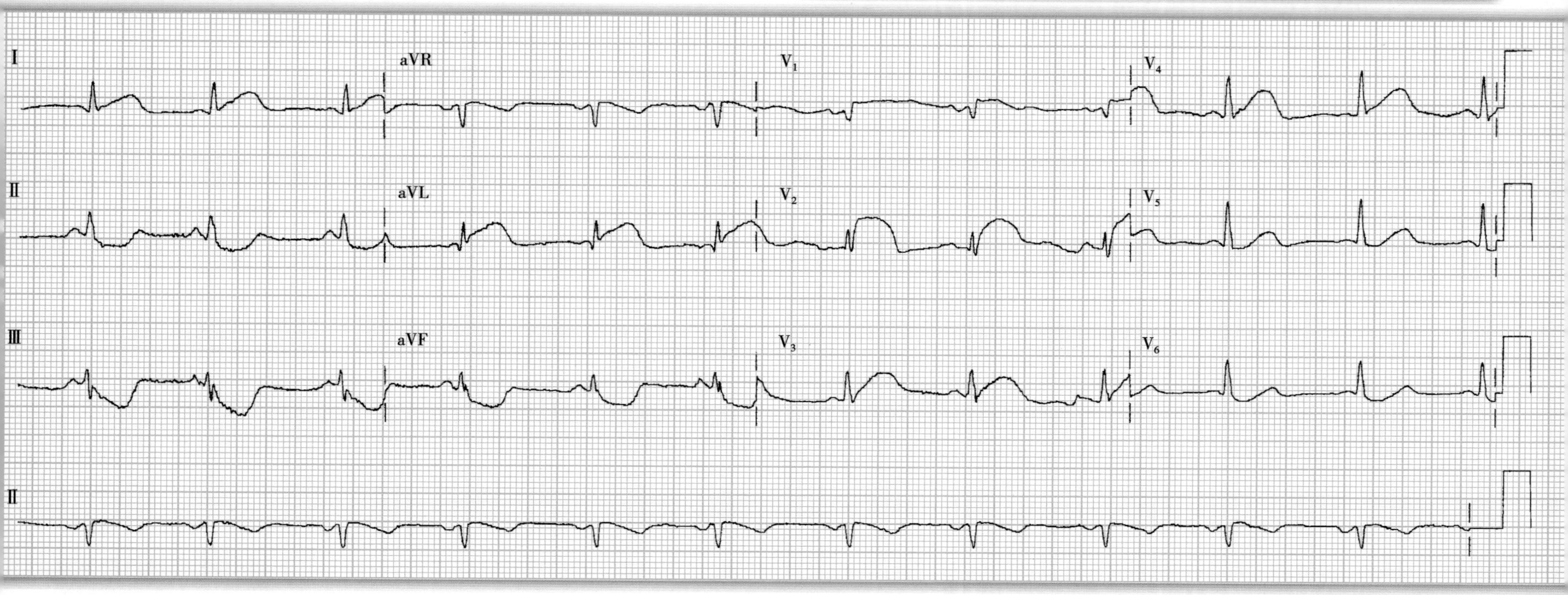


心电图15-11

2

**心电图15-12** 这份图是我们在记录心电图15-11之后10 min再次从同一个患者身上记录到的另一份心电图。这两张图看起来确实完全不同。为什么如此不同呢？对初学者而言，这份图QRS波群宽度超过了0.12 s。Ⅰ和$V_6$导联有宽S波吗？不同之处在$V_6$导联，Ⅰ导联ST段抬高、S波增宽，$V_1$导联可以看到兔耳征。这些心电图变化应考虑为完全性右束支阻滞所致。电轴因为新发的LAH同样发生了改变。新发的双分支阻滞由急性心肌梗死导致，是植入起搏器的指征。你应该快速思考并迅速做出判断，因为有时候危及生命的心电图在明显的血流动力学障碍发生前几秒钟才表现出来。

**提 示**

时刻准备好，以备发生AMI时需要植入起搏器。

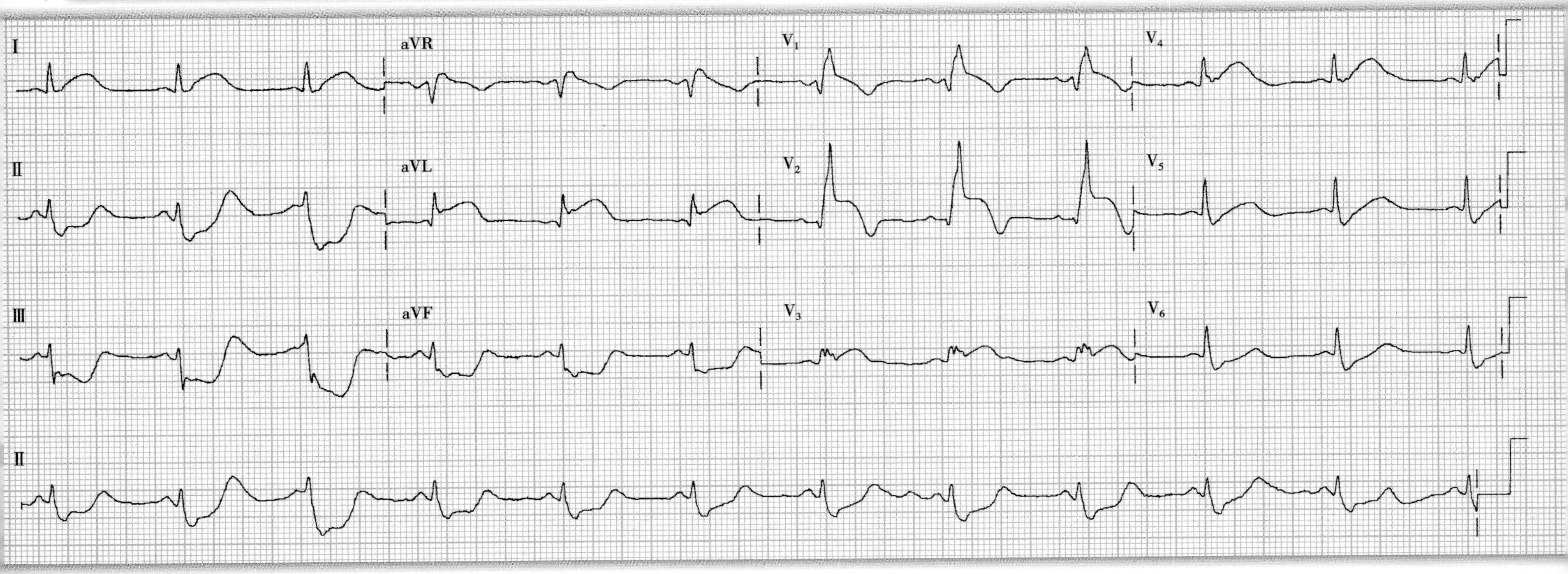


心电图15-12

## 心电图 病例分析 续

2

**心电图15-13** 这是另外一例大面积前间隔AMI累及侧壁的患者，伴有双分支阻滞。既往就有RBBB和LAH，但AMI是新发的。既往心电图可以明确看到双分支阻滞。请记住，激动只能经一侧分支传到心室，如果该分支再发生阻滞，患者就会陷入困境。我们主张将植入起搏器作为预防措施，以备不时之需。在紧急情况下，打开机器比到处寻找机器容易多了。做好准备应对最紧急的情况，不要拿患者的性命去赌博。

### 临床要点

既往的双分支阻滞通常较稳定，但仍需谨慎小心。AMI伴有双分支阻滞是很危险的。

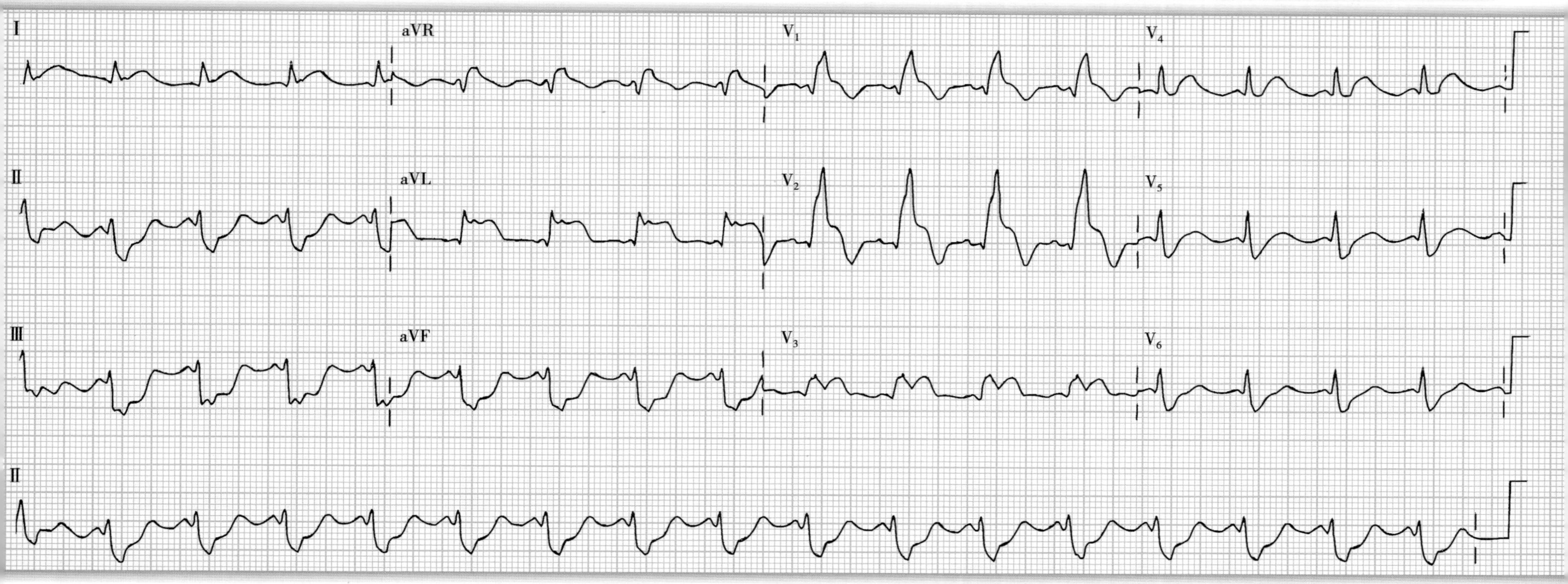

心电图15-13

# 侧壁急性心肌梗死

侧壁 AMI 也可单独发生，通过 I、aVL、$V_5$、$V_6$ 导联可以识别。最常见的组合是下侧壁、前侧壁，或者前间隔心肌梗死累及侧壁，也可与右心室和后壁心肌梗死同时发生，我们在后面的章节中还会提到。请记住，高侧壁 AMI 会在下壁导联表现出对应性改变。见图 15-22、图 15-23。

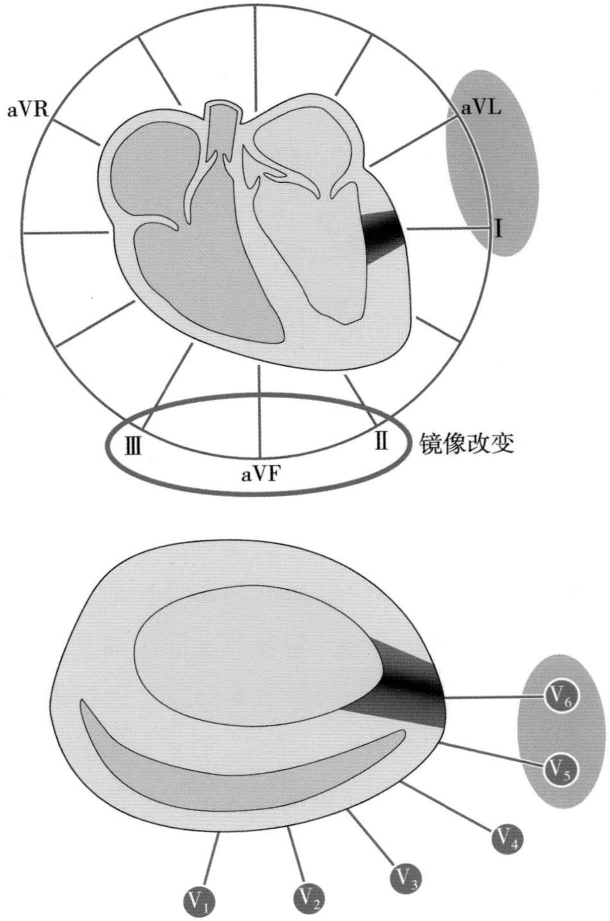


图 15-22　侧壁 AMI=$V_5$，$V_6$；高侧壁 AMI= I，aVL

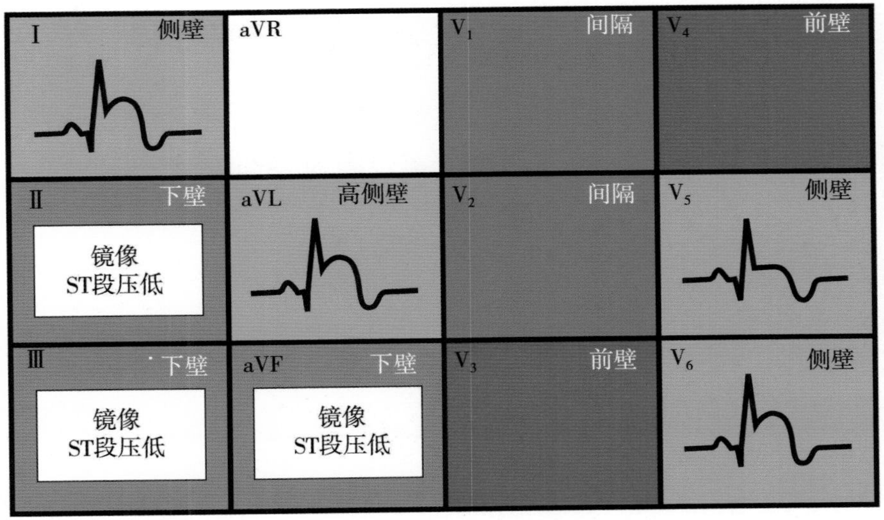


图 15-23　梗死区域

**提　示**

侧壁 AMI 可单独发生，也可与前壁、下壁、右心室或后壁 AMI 同时发生。注意观察心电图的各个导联。

## 心电图 病例分析 侧壁急性心肌梗死

**心电图15-14** 该患者发生了高侧壁AMI。注意看Ⅰ和aVL导联ST段轻度抬高。下壁导联表现出对应性改变，因而可以确诊。

心电图有左心室肥厚的表现，但仔细观察可以发现，$V_5$、$V_6$导联的T波不对称。侧壁导联中的非对称性T波与左心室肥厚伴发的ST-T改变相关。然而心电图中的对称性T波改变除能证实有其他病因外，往往继发于局部心肌缺血或心肌梗死。左心室肥厚可以引起Ⅰ和aVL导联ST段压低及非对称性T波，然而在这份心电图中，ST段抬高、T波绝对对称，证实为AMI。

**提 示**

对称性T波是病理性的，除非证明有其他原因。千万不要被骗！

### 快速复习

1. 侧壁AMI可单独发生，也可与其他部位心肌梗死同时发生。 正确或错误

2. 侧壁AMI的对应性改变发生在下壁。 正确或错误

3. 侧壁AMI的对应性改变发生在$V_1$、$V_2$导联。 正确或错误

4. Ⅰ和aVL导联出现Q波通常提示侧壁心肌梗死。 正确或错误

5. $V_6$导联ST段抬高通常是没有危险的。 正确或错误

6. 不论何时若发现任何区域心肌梗死的证据，就应当查看心电图的所有区域。 正确或错误

7. 如果你有后壁心肌梗死的证据，那就需要查看侧壁导联ST段是否抬高。 正确或错误

8. 侧壁心肌梗死可以导致$V_4$导联发生变化。 正确或错误

9. ST段抬高通常是对应变化。 正确或错误

10. 侧壁AMI可以与其他心肌梗死同时发生：

A. 前壁　　B. 后壁
C. 下壁　　D. 右心室
E. 前间隔　　F. 上述所有都对
G. 上述所有都不对

答案：1. 正确　2. 正确　3. 错误　4. 错误　5. 错误　6. 正确　7. 错误　8. 错误　9. 错误　10. F

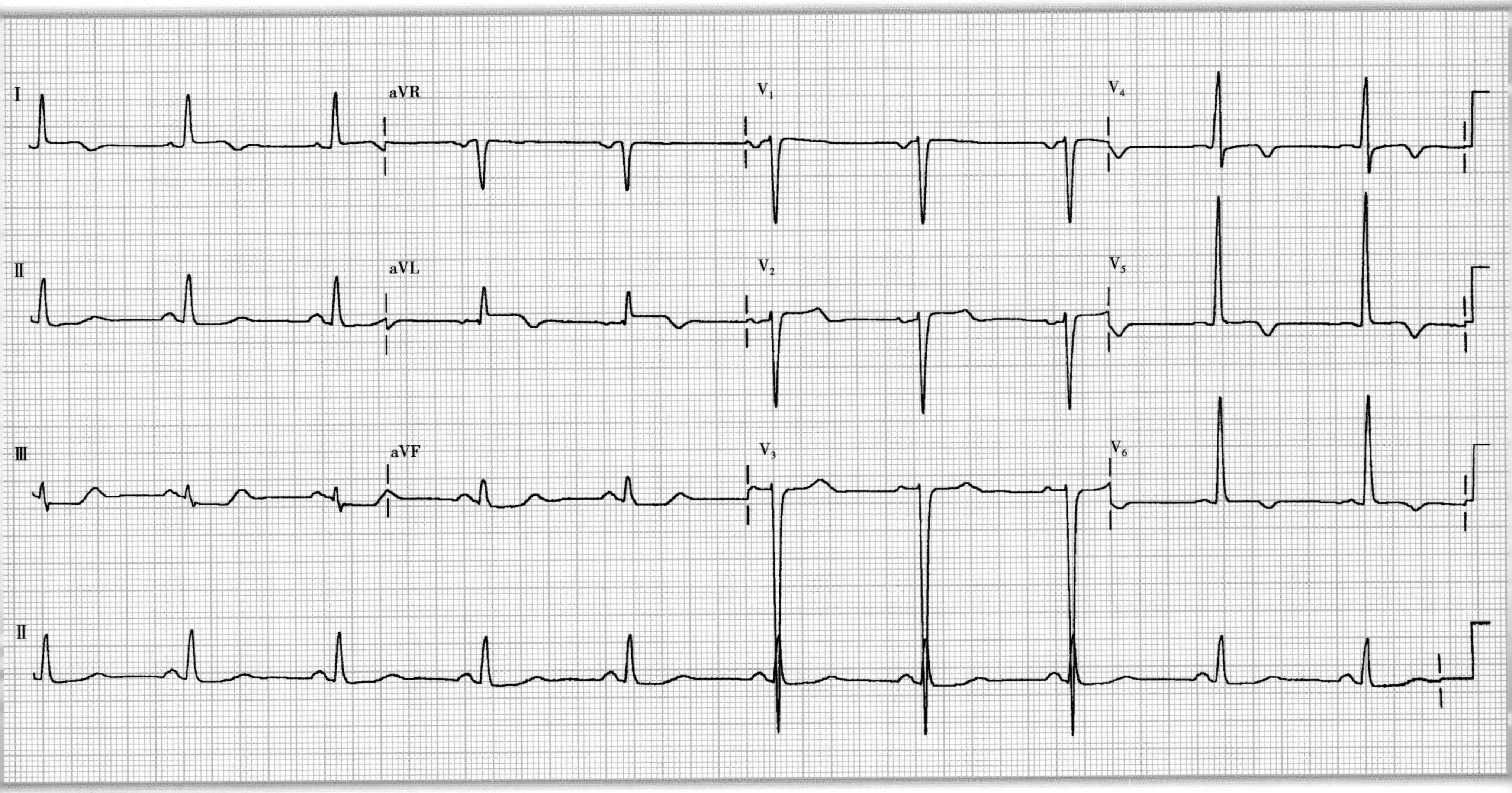


心电图15-14

## 下壁急性心肌梗死

下壁AMI通常在Ⅱ、Ⅲ、aVF导联发生改变，如图15-24所示，通常可累及侧壁、后壁和右心室。想象一下，下侧壁AMI可在Ⅱ、Ⅲ、aVF及$V_5$和$V_6$导联发生图形改变，如果累及高侧壁，那么I、aVL导联也有变化，如图15-25所示。下壁AMI的对应性改变通常表现为I和aVL导联出现ST段压低，右心室和后壁心肌梗死稍后讲述（阶段2）。

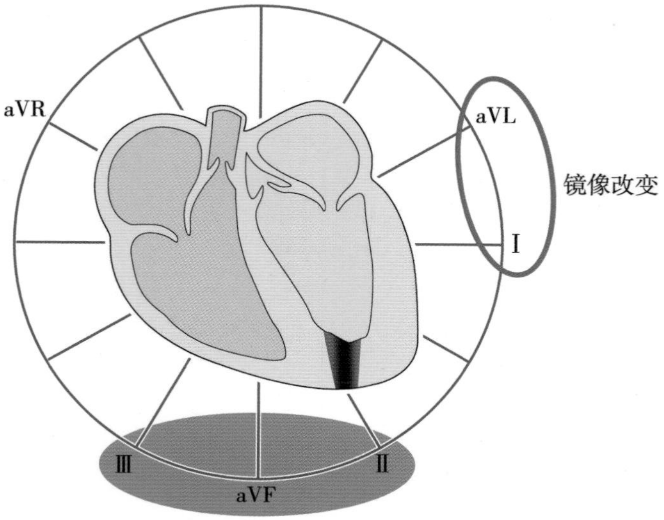

图15-24　下壁AMI=Ⅱ，Ⅲ，aVF

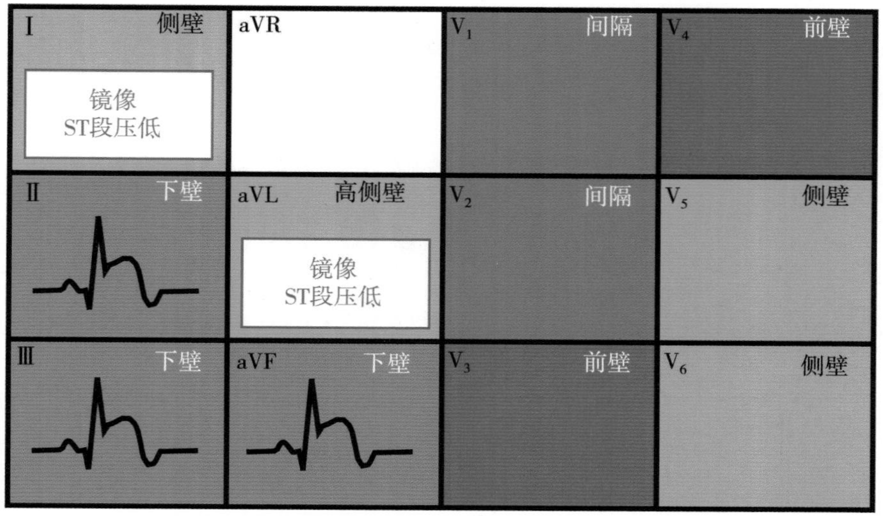

图15-25　梗死区域

**心电图15-15** 在这份心电图上你看到ST段抬高还是压低？并没有。aVF和$V_5$、$V_6$导联ST-T呈非特异性改变，包括T波倒置。那么为什么这份心电图会出现在“急性心肌梗死”这一章呢？请注意看Ⅲ和aVF导联的Q波。这个Q波是病理性的——宽度超过0.03 s，深度超过同导联R波高度的1/3。这提示既往不知道什么时候发生了心肌梗死。当我们不能确定心肌梗死发生的具体时间，但知道目前并没有发生急性心肌梗死，可称之为陈旧性心肌梗死。

孤立的下壁心肌梗死大多很难确定发生的时间。这是因为急性下壁心肌梗死通常涉及右冠，右冠灌注后壁、右心室和侧壁。因此这些区域的心电图改变将为急性下壁心肌梗死提供线索。

注意R波递增不良的问题。许多学者称这是陈旧性前间隔AMI的征象，导致前壁张力丢失。这是我们应该注意的一种情况，但请记住，R波递增不良可能还有其他原因。

第8个心搏是室性期前收缩。最后一个心搏是房性期前收缩伴室内差异性传导，因为在QRS波群前有一个P波，且QRS波群的初始向量与正常QRS波群极性相同。

**心电图15-16** 关于这份心电图，你首先想到的是什么？这份心电图的QRS波群增宽且畸形，自然应该联想到束支传导阻滞。Ⅰ和$V_6$导联有S波吗？Ⅰ导联肯定有，$V_6$导联却没有。为什么$V_6$导联呈RSR′型？LBBB时$V_5$或$V_6$导联QRS波群有时可以看到顿挫波，但这依旧不是LBBB。可能是室内传导阻滞吗？极有可能，但有一个更简单的解释。请看$V_1$、$V_2$导联形态差异巨大；再看$V_2$和$V_6$导联看起来非常相似。如果把$V_2$与$V_6$互换位置，图形是不是更合适呢？发生了什么呢？原来是操作者将$V_6$电极误放在$V_1$的位置，导联误放会干扰你的判断。正常情况下，Ⅰ和$V_6$导联图形是相似的。这份图是一个RBBB。

RBBB时下壁导联是否应有Q波？不！病理性Q波就是病理性Q波，除了Ⅲ和$V_1$、$V_2$导联，其他导联出现Q波就是心肌梗死的标志。这份心电图应诊断为RBBB伴陈旧性下壁心肌梗死。

第1个心搏是一个异位节律搏动，有可能是室性期前收缩或者异常融合波。为了弄清楚这个异常搏动，你需要查看此ECG开始记录之前的心律。

**临床要点**

下壁AMI通常与其他心肌梗死同时发生，如右心室、后壁或者侧壁。陈旧性心肌梗死可能会在下壁导联显示相应变化，其他部位在心肌梗死的急性期也会出现对应性改变。

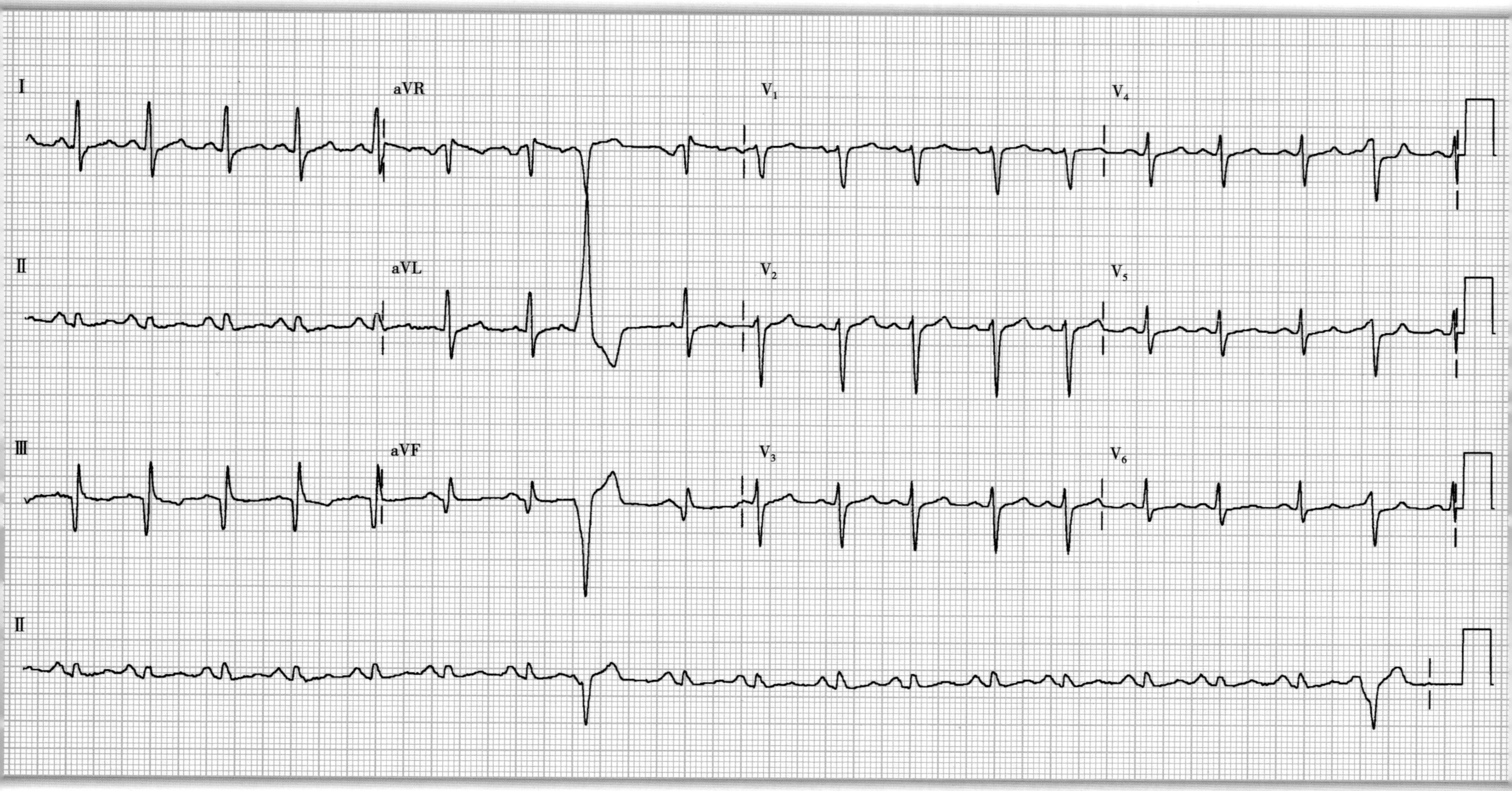


心电图15-15

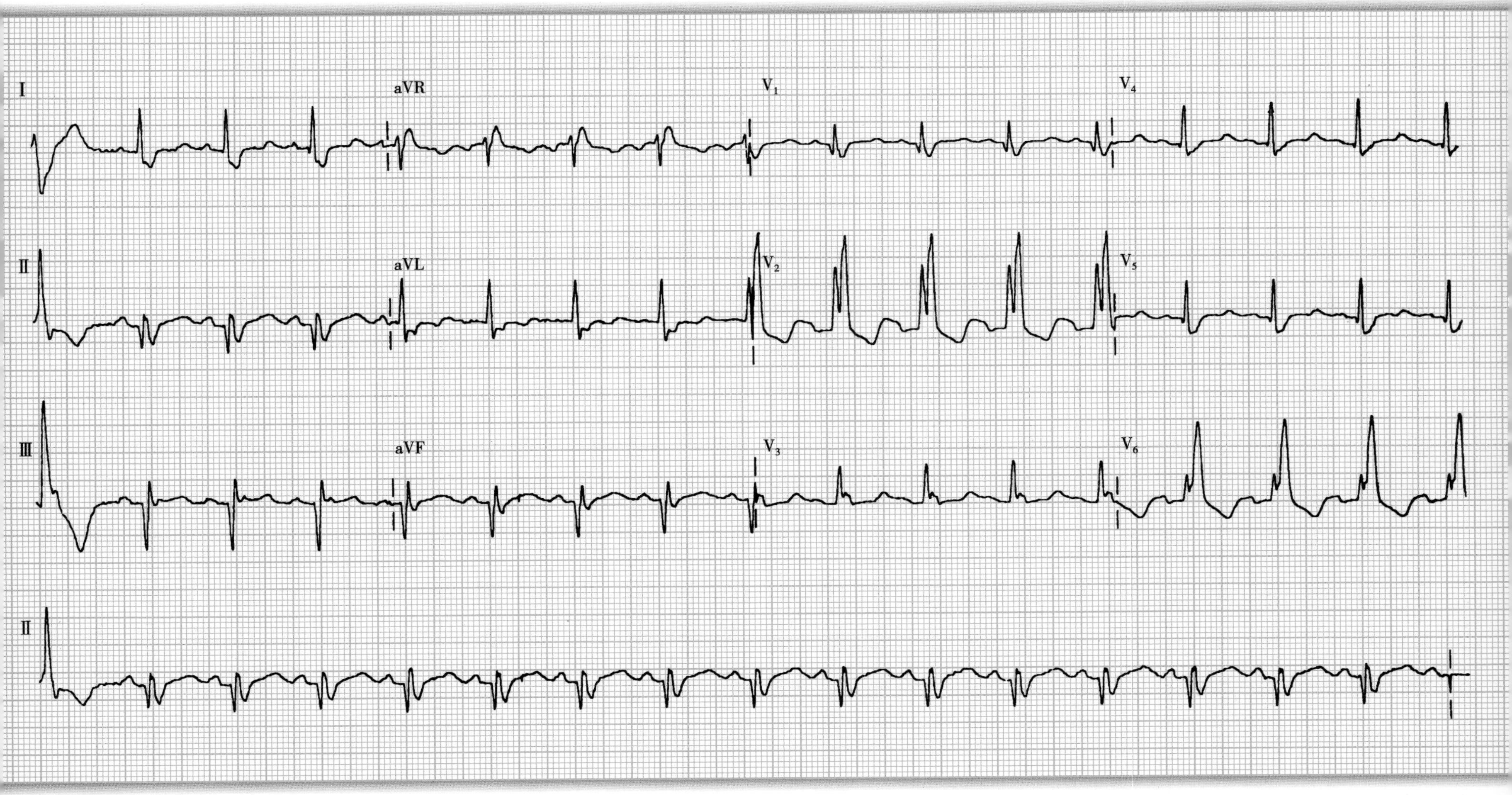


心电图 15-16

## 下侧壁急性心肌梗死

下侧壁AMI主要表现为Ⅱ、Ⅲ、aVF、$V_5$、$V_6$、I和aVL导联的变化。Ⅰ和aVL导联的变化反映高侧壁受累。注意ST段改变也可以发生在$V_2$到$V_4$导联，主要取决于受累范围有多大。然而在这里你始终会看到$V_5$和$V_6$导联的典型变化，在前胸导联也可以看到相关变化。见图15-26、图15-27。

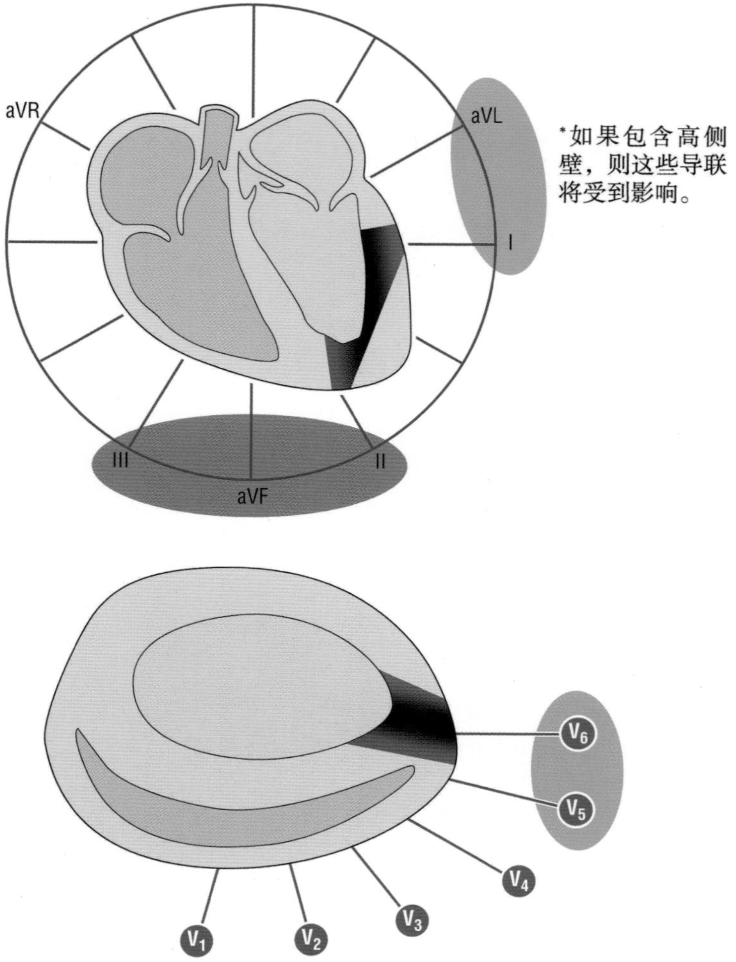


图15-26　下壁AMI=Ⅱ，Ⅲ，aVF；侧壁AMI=$V_5$，$V_6$（Ⅰ，aVL*）

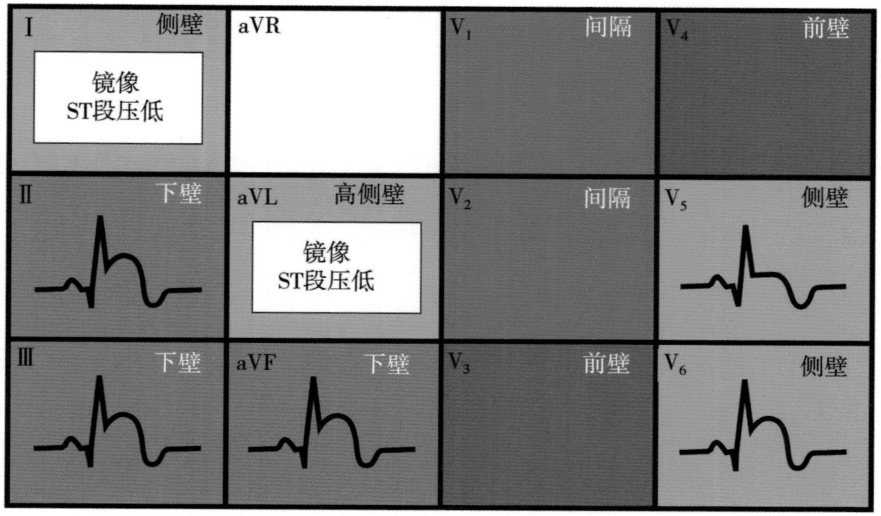


图15-27　梗死区域

2

**心电图15-17** 这是一份典型的下侧壁AMI(或者说下壁AMI累及侧壁)。可见Ⅱ、Ⅲ、aVF导联ST段抬高及Ⅰ、aVL导联ST段压低的对应性改变。此外,$V_3$~$V_6$导联ST段抬高与侧壁心肌梗死相一致。

仔细观察aVL导联,ST段呈下斜型压低,需考虑下壁心肌梗死,这通常发生在下壁导联ST段抬高之前。其他的问题也能导致aVL导联ST段压低,但是考虑良性病变之前,请先排除危及生命的情况。

3

**心电图15-17** 有经验的医生会关注右心室心肌梗死。Ⅲ导联ST段抬高的幅度大于Ⅱ导联,而$V_1$导联ST段抬高,$V_2$导联没有。这是一例典型的下壁-右心室心肌梗死图形,$V_1$导联中ST段抬高,$V_2$导联ST段正常或压低。由于侧壁心肌梗死Ⅲ导联ST段也会抬高。该患者$V_4R$导联ST段也是抬高的。(本章后面的内容“心电图附加导联”中会讨论$V_4R$导联)。本例心电图还有窦性心律不齐。

**提 示**

ST段下斜型压低可能是下壁心肌梗死的初发心电图改变。

2

**心电图15-18** 在这份下侧壁AMI图形中,下壁导联及$V_4$~$V_6$导联ST段显著抬高。注意下壁导联开始形成Q波,这可能是下壁陈旧性心肌梗死累及其他区域,更可能是几小时之前发生了心肌梗死。aVL导联有相应的ST段压低,I导联没有。

窦性心律失常表现为窦性心律不齐。注意看所有的P波和PR间期都是相同的。

3

**心电图15-18** $V_2$导联有问题,其r波等宽有临床意义。此外,$V_2$导联ST段轻度压低,这可能提示早期或正在发生的后壁心肌损伤和缺血。在本章后面的内容“心电图附加导联”中将讨论后壁和右心室导联,包括这个患者的心电图。

有时候你可以大胆地猜一猜:这个病例,你能否明确指出这个患者发生了后壁心肌梗死?说不定可以获得一些额外的信息和线索(超声心动图也有帮助)。但是,你最好为最坏的情况做准备。这份心电图下侧壁AMI是很明显的,后壁有没有参与就不是很清楚了。这有什么不同吗?当然有,下侧壁-后壁AMI的危险性远远大于下侧壁AMI。你需要与你的上级医师沟通并重点关注这类患者,以便制定最佳管理策略来尽可能挽救更多的心肌。

心电图 病例分析 续

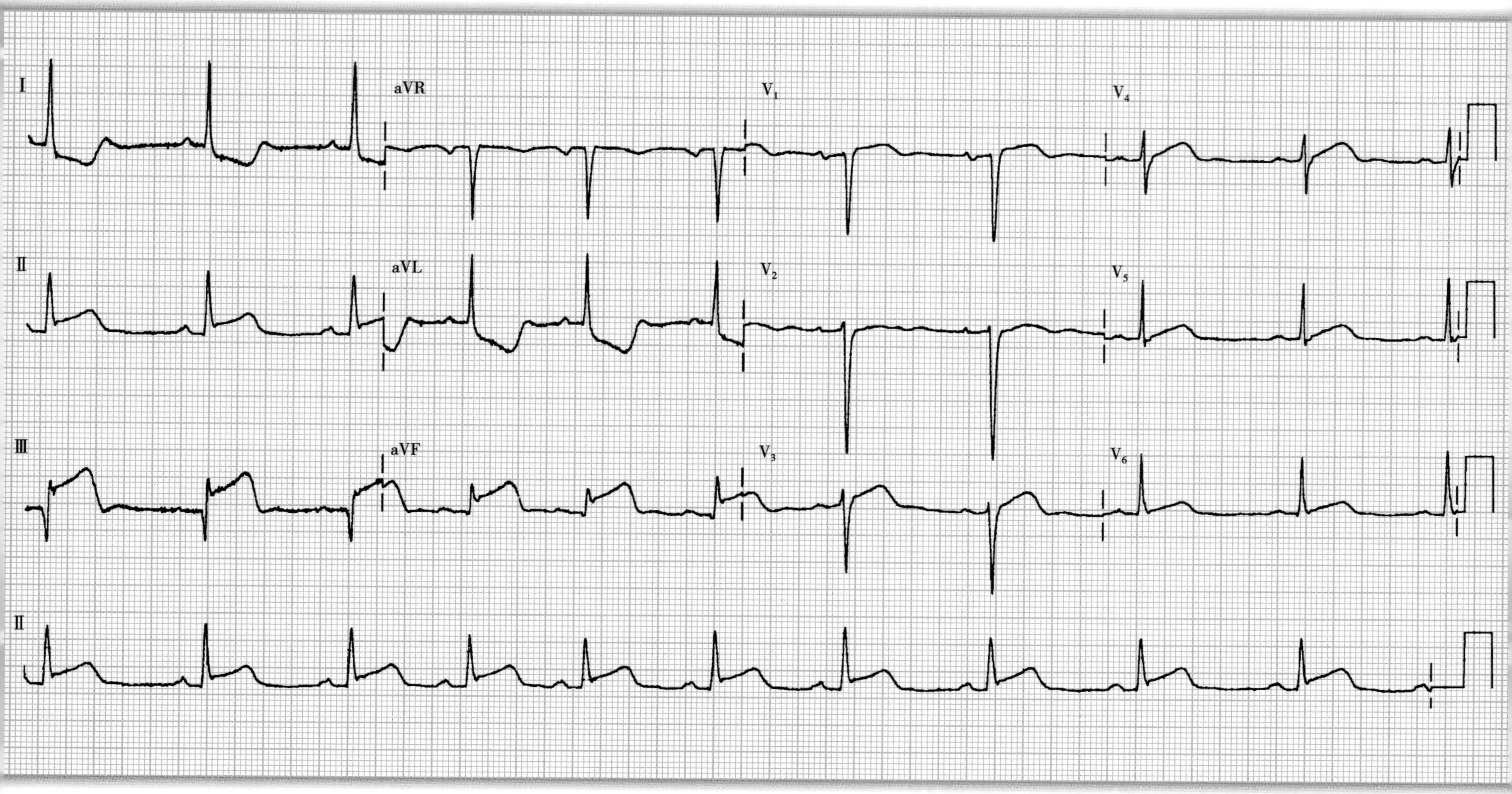


心电图15-17

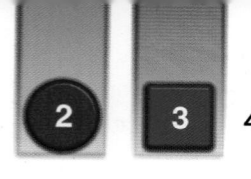

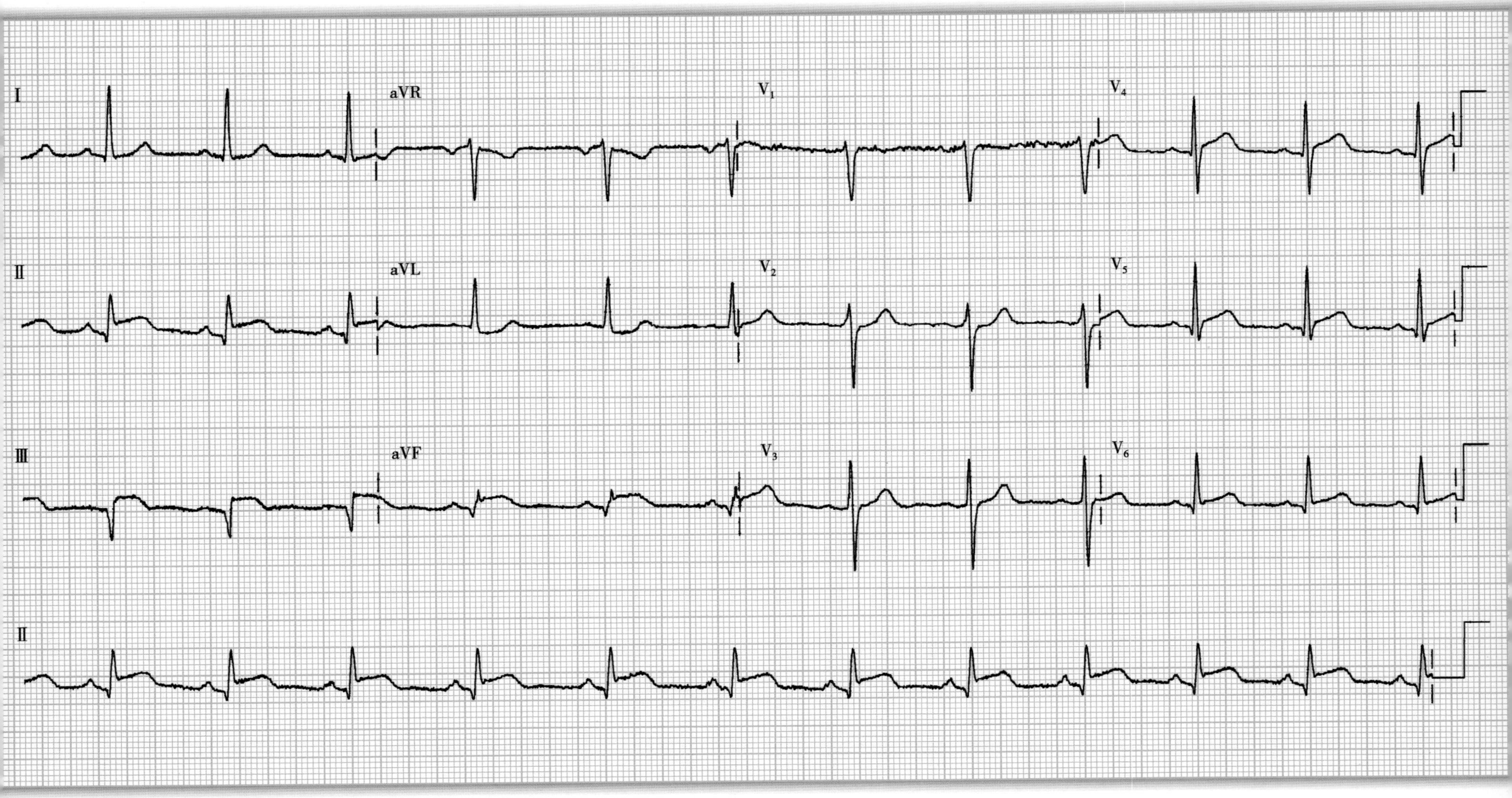


心电图 15-18

## 心电图 病例分析 续

**2**

**心电图15-19** 请先看aVL导联。这是我们之前几次提到的ST段压低。请注意，Ⅰ导联ST段压低的幅度并不明显。下壁导联ST段抬高会让你更容易做出下壁心肌梗死的诊断，但即使下壁导联ST段没有抬高，如果患者既往有心肌缺血的病史，那也应该怀疑下壁心肌梗死。$V_3$~$V_6$导联ST段抬高提示心肌梗死或缺血累及侧壁。

**3**

**心电图15-19** 我们在心电图15-17中提到过与右心室心肌梗死呈对应性改变的心电图也出现在这张图中。Ⅲ导联的ST段抬高程度超过了Ⅱ导联。$V_1$导联ST段轻度抬高，$V_2$导联ST段正常。但是$V_2$导联R:S值增大。这可能对诊断后壁心肌梗死很重要。请记住，下壁、右心室、后壁和侧壁心肌梗死常常相互组合。再强调一次，附加导联将有助于诊断。相关的临床和超声心动图检查也有助于临床诊断和选择治疗方案。

**提 示**

在预激综合征中，下壁导联有可能出现Q波。请注意观察伴随情况。

**2**

**心电图15-20** 这份心电图与下侧壁AMI图形改变一样。Ⅱ、Ⅲ、aVF和$V_3$~$V_6$导联ST段抬高，Ⅰ和aVL导联呈对应性改变。在肢体导联和$V_1$导联QRS波群起始处有上升支，有些人可能会问，这是不是WPW综合征呢？这份心电图中有一些特征与WPW不相符。首先PR间期正常，大约12%的WPW患者可能会这样，因此并不能排除这种可能性；另一个更重要的特点是QRS波群不宽。WPW会引起δ波，继而导致QRS波群增宽。这就是为什么WPW应该被列入宽QRS波群鉴别诊断的原因。

在WPW中，下壁导联通常会出现Q波。这是由下壁导联中倒置的δ波引起的，而不是心肌梗死。这份图是下侧壁心肌梗死伴明显的转位，而不是WPW伴病理性Q波。

分析心电图时需要考虑WPW。请考虑各种可能性，并应用您掌握的知识来做出合理的解释。另一个有用的工具是病史。该患者主诉压榨性胸痛，这可能是由下侧壁AMI引起的。

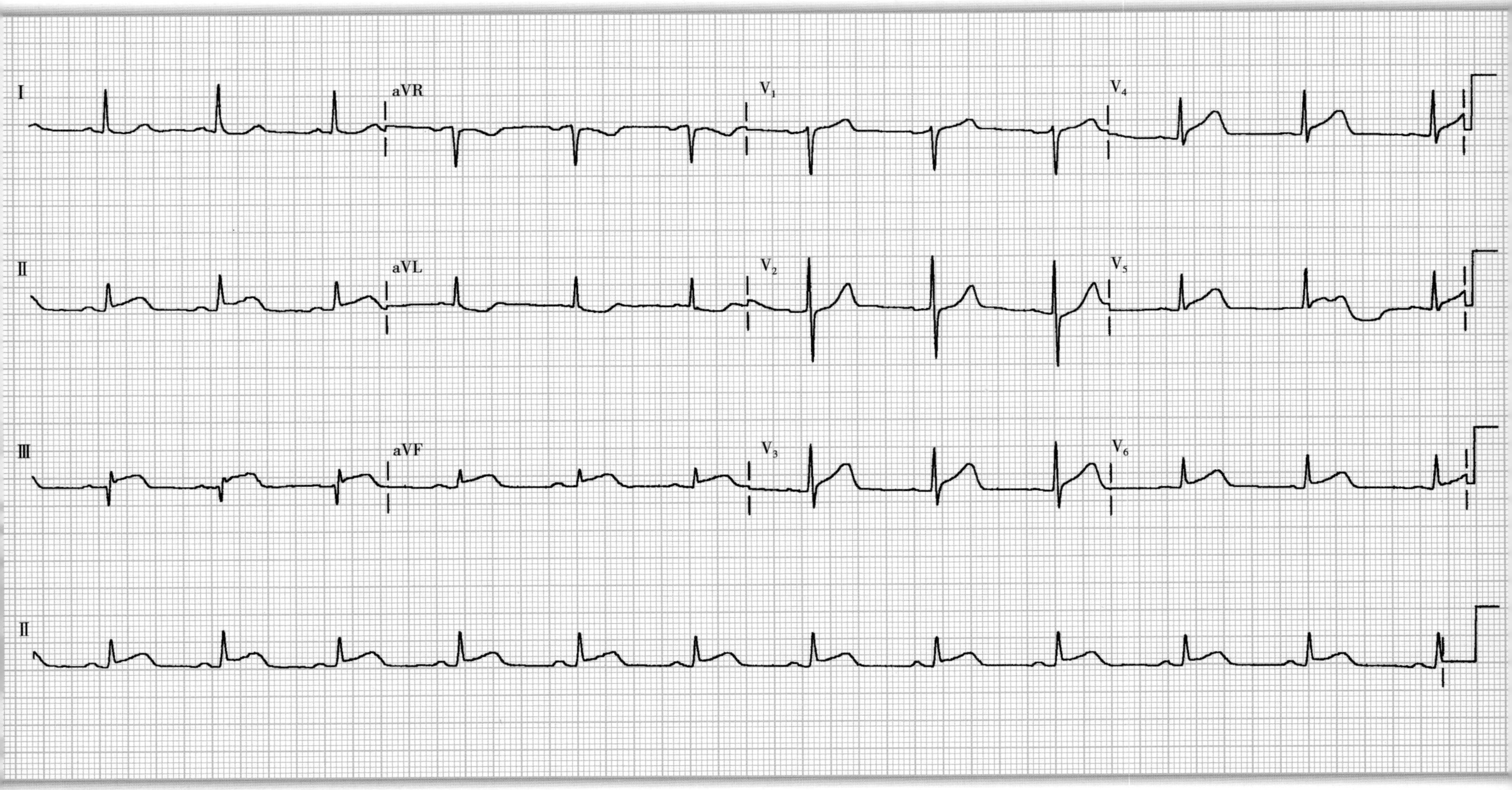


心电图 15-19

心电图 病例分析 续

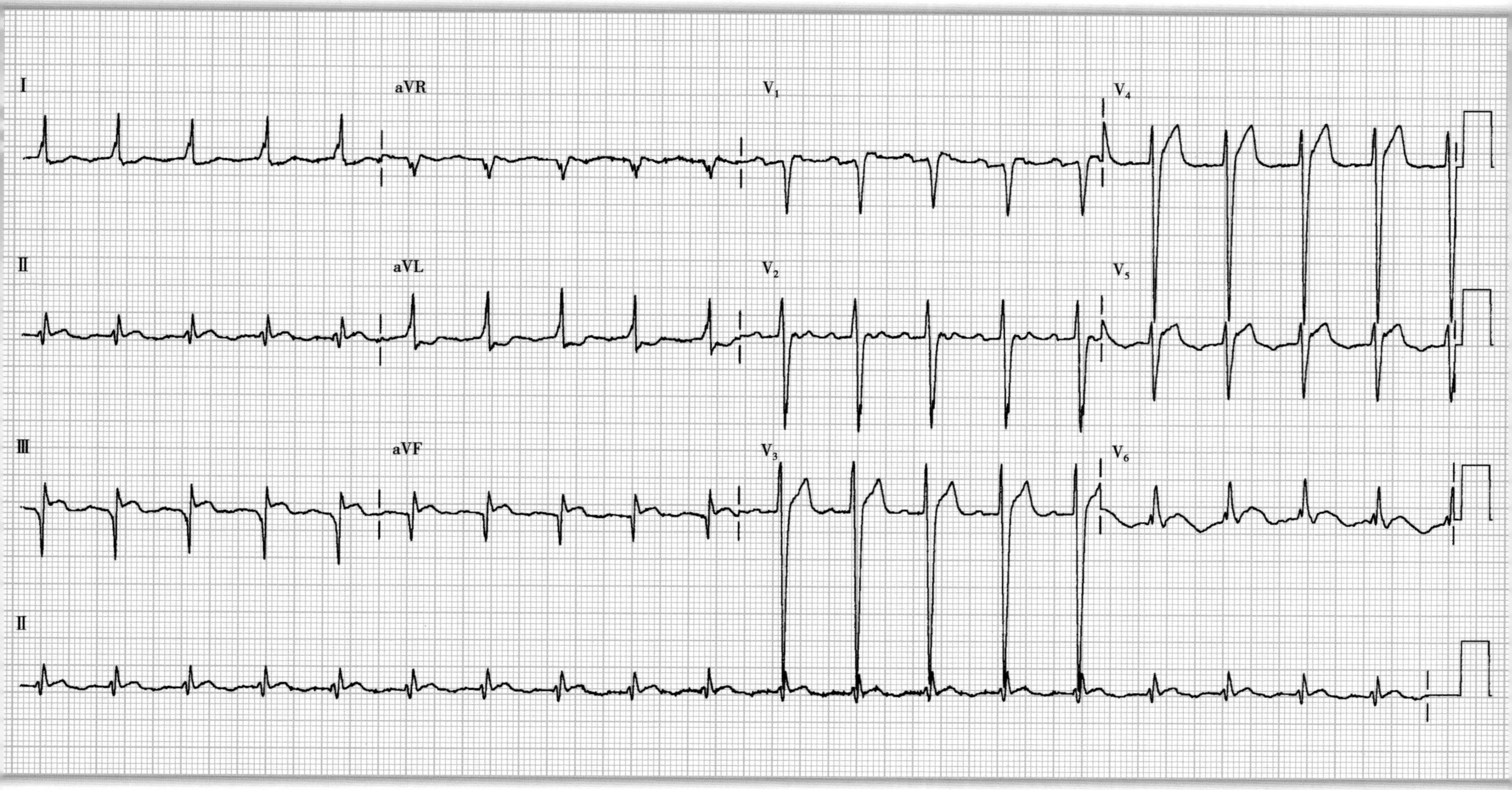


心电图15-20

2

**心电图15-21** 这份心电图分析起来比较麻烦。我们希望你能认真对待，多花时间分析，然后再多加讨论。(为了在学习中能获得最大收获，我们建议你在分析所有的心电图时都这样做。)

让我们从心率开始。心率非常快，从150次/min到200次/min。它是否正常？不正常。它规则吗？不。它是规则中的不规则吗？还是不。它是不规则中的不规则吗？是的。不规则节律的鉴别诊断包括心房游走性心律、紊乱性房速和心房颤动。心电图中没有明显的P波，因此这张图是心房颤动。这个患者被诊断为心房颤动伴快心室率反应。

QRS波群增宽了吗？没有，ST段变化会误导你，但这些波群本身不宽，没有传导阻滞。下壁和$V_5$导联ST段抬高。Ⅰ、aVL和$V_1$~$V_3$导联ST段压低。Ⅰ和aVL导联ST段压低是下壁AMI的对应变化。$V_1$~$V_3$导联的ST段压低提示后壁心肌缺血或损伤，我们稍后会介绍。哪一种病变先发生呢？是心肌梗死还是心律失常？我们无法从心电图中进行分辨，但无论如何我们一定要控制心室率。

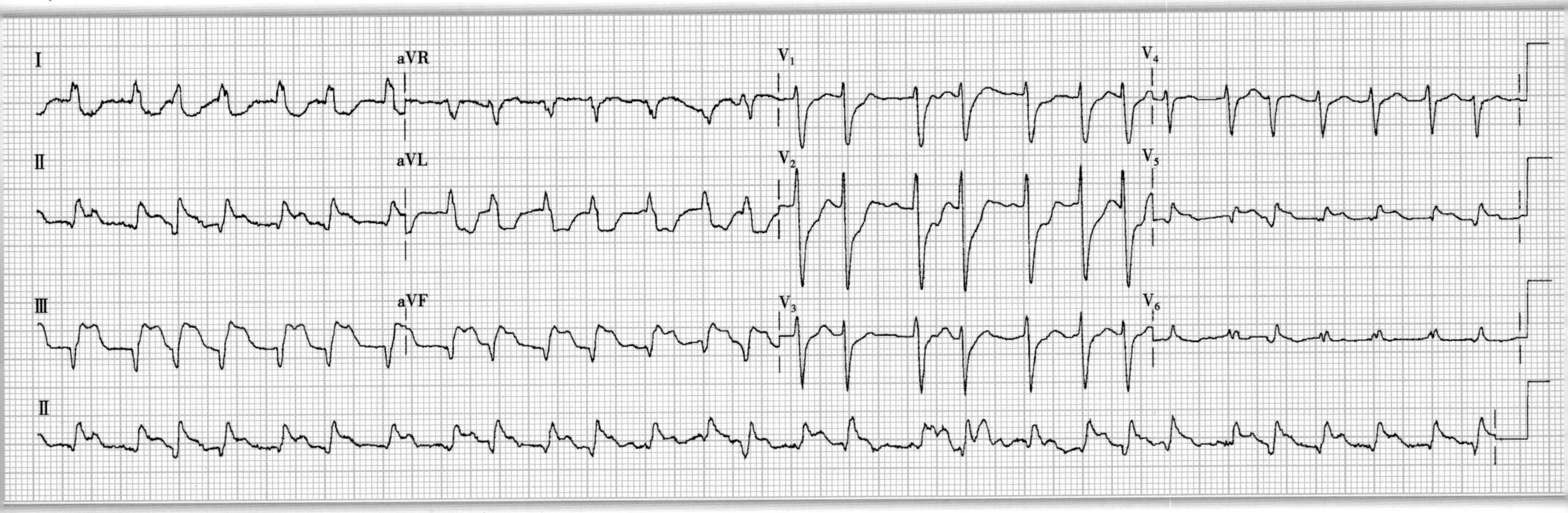


心电图15-21

# 心尖部急性心肌梗死

心尖部AMI发生于粗大的右冠状动脉主干梗死，这会直接导致Ⅰ、Ⅱ、Ⅲ、aVF、aVL和$V_2$~$V_6$导联的心电图变化。见图15-28、图15-29。

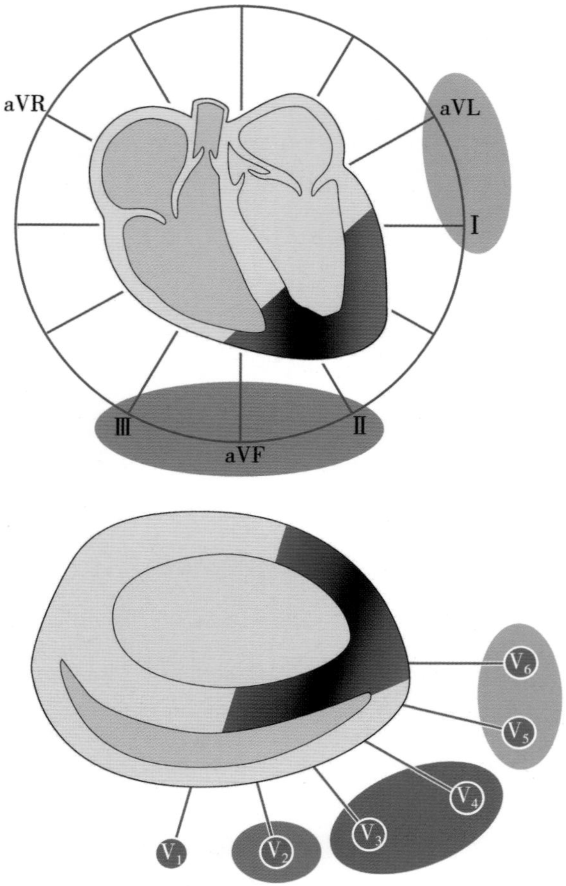


图15-28　心尖部AMI=Ⅱ，Ⅲ，aVF，$V_2$~$V_6$

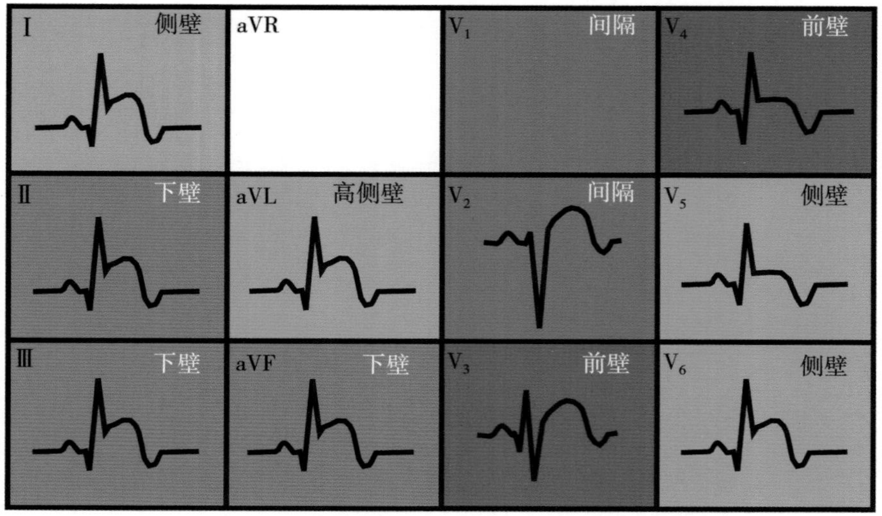


图15-29　梗死区域

**心电图15-22** 这份心电图的Ⅰ、Ⅱ、Ⅲ、aVF、aVL和$V_2$~$V_6$导联ST段抬高与心尖部AMI图形一致。心尖部心肌梗死实际上只是一个范围相当大的下侧壁心肌梗死，伴Ⅰ、aVL导联图形改变。我们称其为心尖部心肌梗死，而与其他心肌梗死加以区别，重点是应注意这类梗死所累及的大面积区域。下侧壁AMI由于心电图相关导联出现ST段抬高，通常被误认为心包炎。Ⅰ、Ⅱ导联ST段抬高通常有以下三种可能性：①心包炎；②心尖部心肌梗死；③主动脉夹层引起左右冠状窦口同时闭塞，导致广泛心肌梗死（非常罕见）。

应该用所掌握的心电图和临床医学知识来区分这三种情况。心电图PR段压低、心动过速及与心包炎相符的病史，可以做出心包炎的诊断。如果出现脉搏不齐、主动脉反流杂音以及中枢神经系统症状和影像学表现，可能提示升主动脉瘤或夹层。最后，查寻符合心肌缺血的病史、心电图表现及其演变过程，超声心动图以及心导管检查可以帮助诊断心尖部心肌梗死。最重要的是，当疑似心尖部心肌梗死时，就应立即开始适当的治疗。

**心电图15-23** 这例心电图的Ⅰ、Ⅱ、Ⅲ、aVF、aVL和$V_2$~$V_6$导联ST段抬高与心尖部心肌梗死图形一致。下壁导联已形成Q波证实也有心肌梗死。

注意看侧壁导联有轻微的PR段压低。PR段压低不显著（深度超过0.8 mm）。这个病例很容易误诊为心包炎。然而两者治疗方法完全不同：心肌梗死需要紧急开通血管，而心包炎治疗包括非甾体类抗炎药或外科手术切开心包，但绝对不能用肝素、溶栓剂或者其他抗血小板药物。

造成心尖部心肌梗死的冠脉病变是什么？主要是右冠状动脉发生了病变。右冠状动脉出现血栓，导致下壁、前壁、侧壁、高侧壁、间隔部、右心室及后壁血流灌注减少。

大范围心肌受损需要紧急血运重建。积极改善血流动力学是非常重要的。

**心电图15-24** 这是一份有难度的心电图。当面对复杂心电图时，可以将其分解成一个个最基本的组成部分，再逐一分析，最后综合分析结果并得出最终结论。请先看心电图节律条图：第3、第6、第9和最后一跳是异位搏动，可能是室性期前收缩或交界性期前收缩。让我们将视线暂时离开节律条图，看到心电图的P波了吗？并不是每个QRS波群前都有P波，并且P波的形态与PR间期都不相同。有一部分RR间期相同，但大多数不同。因此可能为心房游走性心律或者多源性房性心动过速。

Ⅰ、Ⅱ、aVF、aVL和$V_2$~$V_6$导联ST段抬高。aVF导联QRS波群形态异常。$V_4$~$V_6$导联QRS波群看起来很宽，但既不符合RBBB亦不符合LBBB的诊断标准，因此可能与缺血性心脏病有关。我们不确定为什么在Ⅱ、aVF导联有ST段抬高，而Ⅳ导联没有。$V_1$导联ST段压低可能提示后壁心肌缺血。这份心电图有一定难度，许多临床医生不同意我们的诠释，这没什么。然而，患者临床确实表现为AMI，进一步的研究证实了上述心电图分析。

## 心电图 病例分析 续

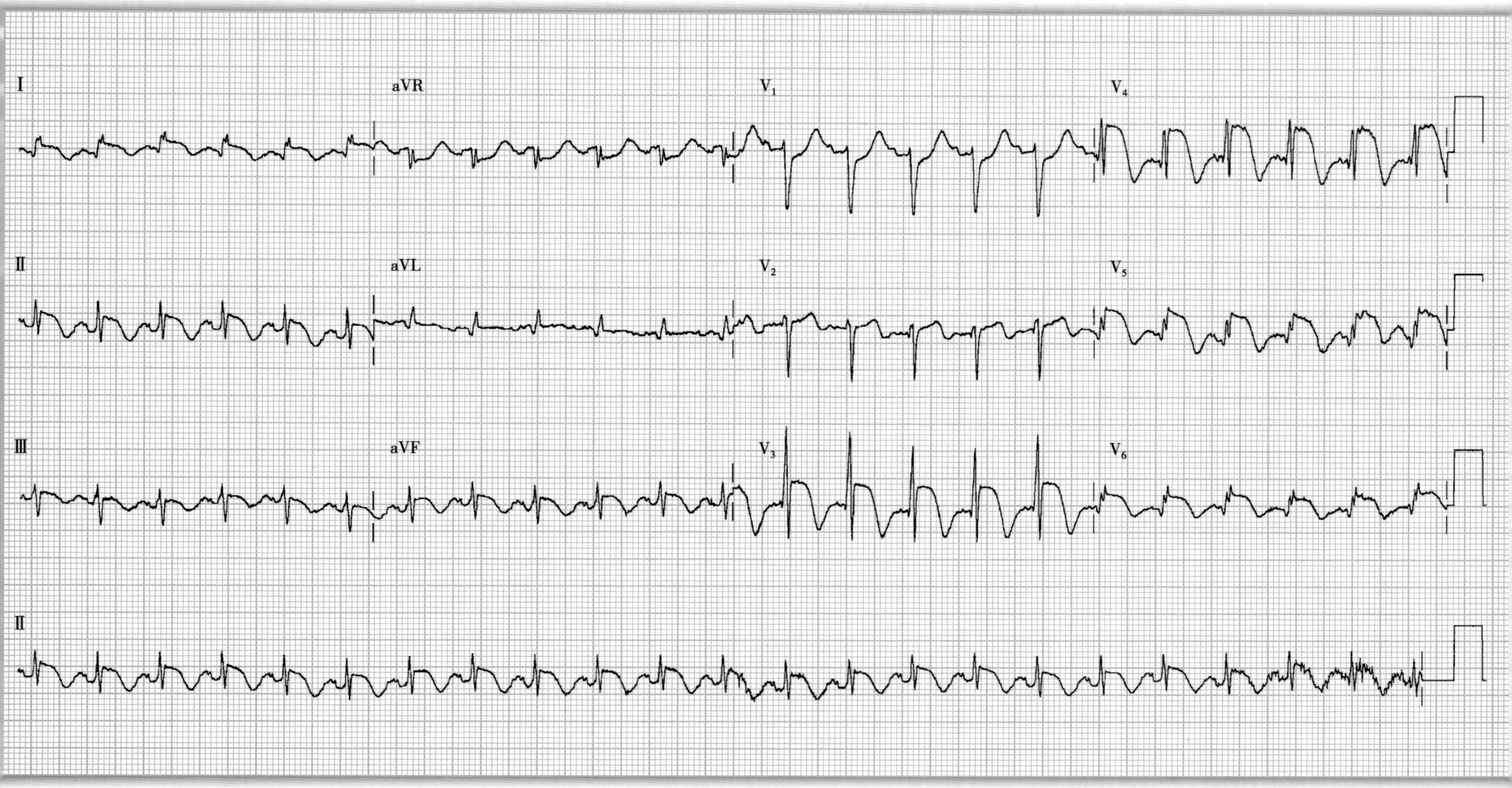


心电图 15-22

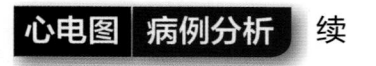

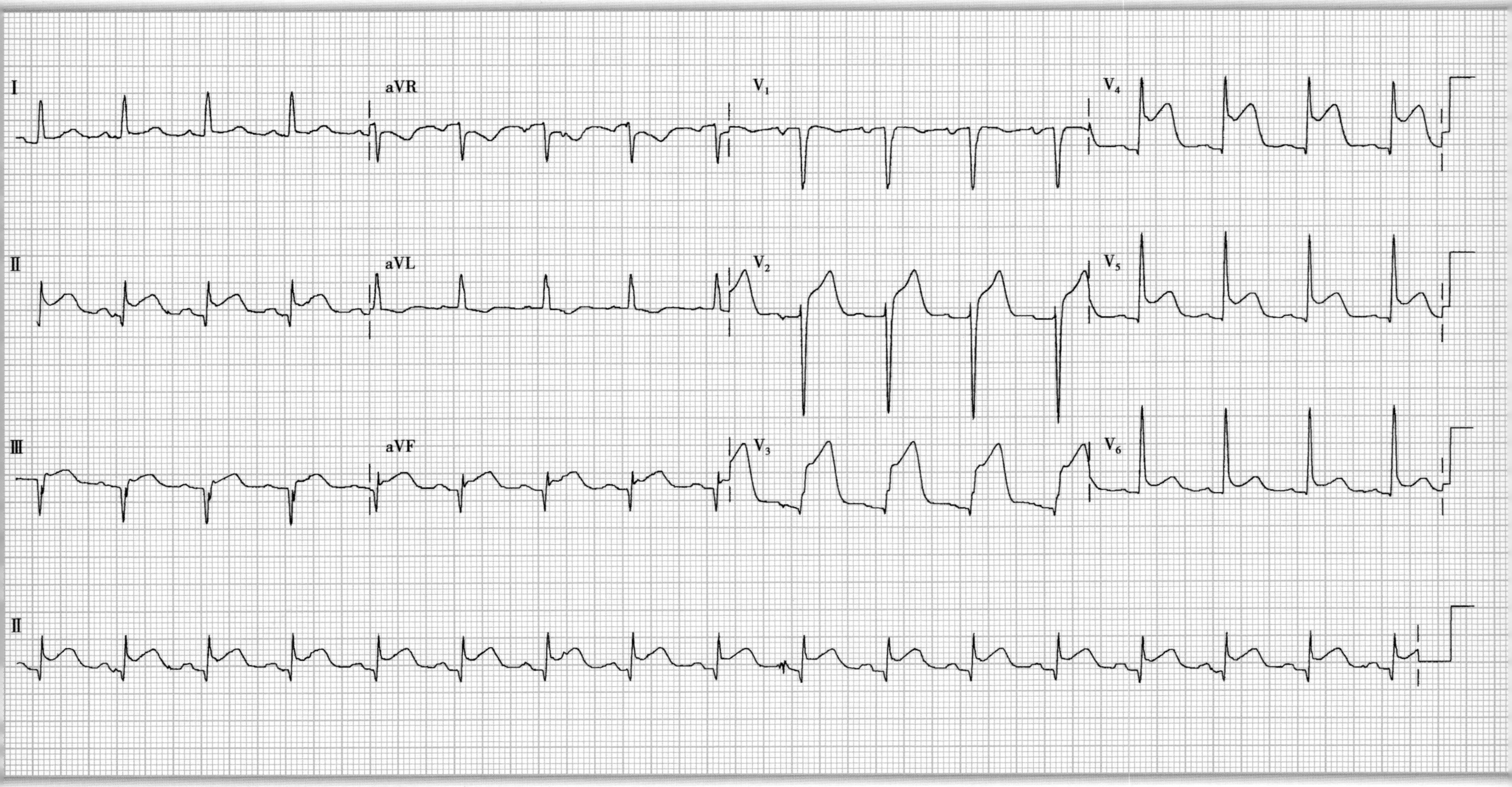
I
aVR
V1
V4
II
aVL
V2
V5
III
aVF
V3
V6
II

心电图 15-23

## 心电图 病例分析 续

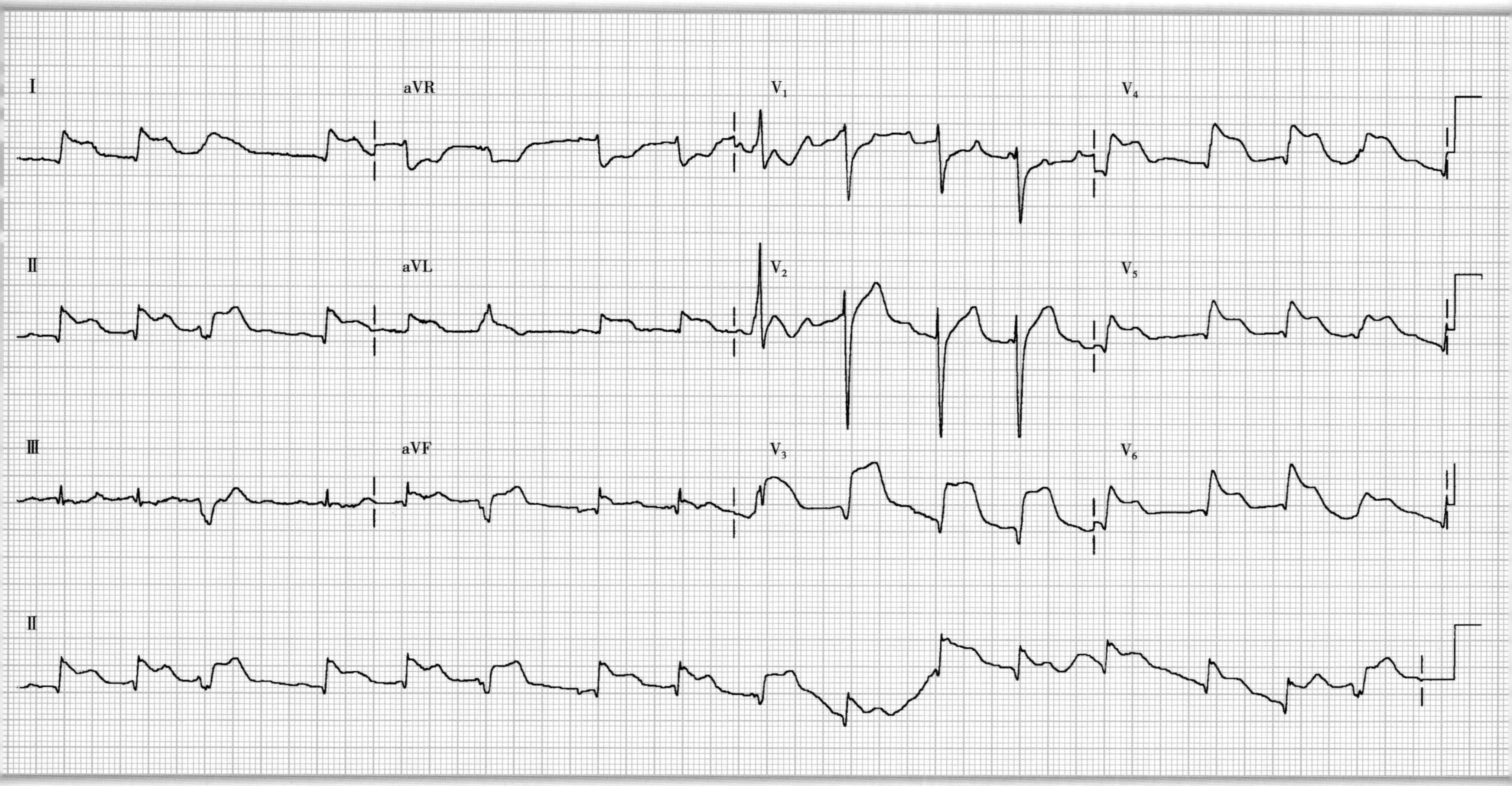


心电图 15-24

## 心电图附加导联

除了标准导联，还有一些附加导联在评估AMI时非常实用。这些导联能协助我们诊断后壁与右心室心肌梗死，它们通常与下壁心肌梗死同时发生。如图15-30所示，$V_7$~$V_9$导联对诊断后壁AMI帮助非常大。通常在标准12导联心电图上我们只能看到后壁梗死的对应性改变。这些对应性改变可见于$V_1$、$V_2$导联。增加后壁导联能让我们更清楚地看到后壁的改变。

右侧导联同样有助于诊断右心室心肌梗死。因为右心室向量指向右侧。在$V_4R$~$V_6R$导联中可清楚地看到右心室的改变。

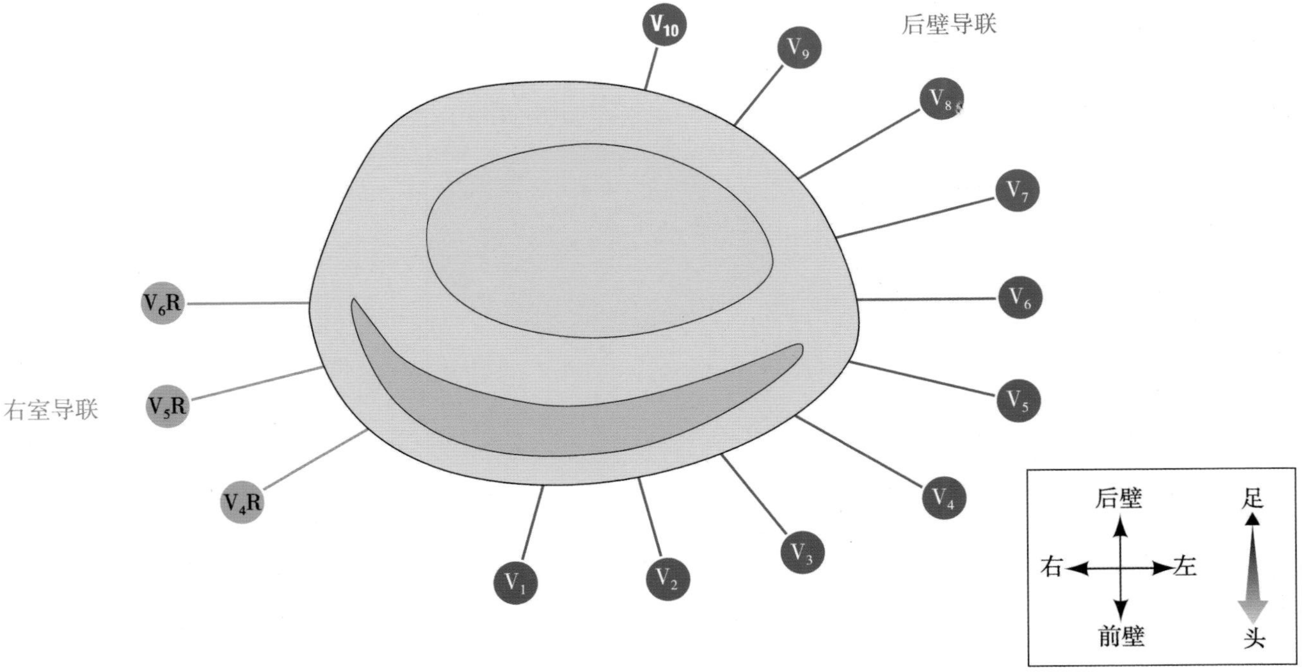


图15-30　附加胸前导联

## 右胸导联的放置

与$V_4$~$V_6$呈镜面像放置在右胸的导联分别为$V_4R$、$V_5R$、$V_6R$。按照常规放置电极的方式连接患者与心电图机，然后将$V_4$电极移到右胸$V_4$镜像位置以获得$V_4R$，如图15-31所示，$V_5$、$V_6$重复该过程，以获得$V_5R$、$V_6R$。

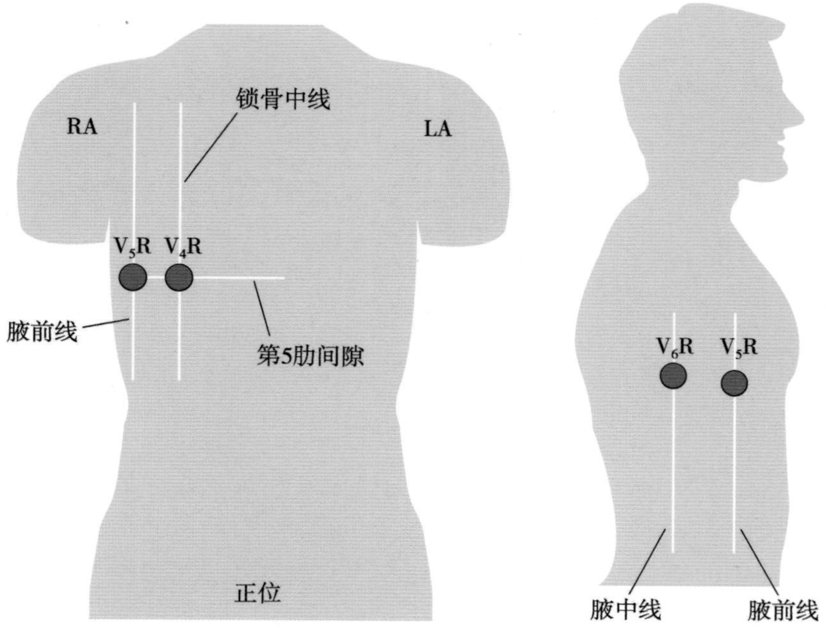


图15-31 右胸导联的放置

右胸导联显示右心室梗死区ST段抬高。***请记住，当发现下壁心肌梗死时，你应该加做右胸导联***。养成习惯，这会使你的患者受益匪浅。

## 后壁导联的放置

后壁导联用于诊断后壁AMI。后壁导联ST段抬高、T波倒置、Q波形成，可以直接诊断为后壁心肌梗死，而不是仅在$V_1$、$V_2$导联中看到的对应性改变。$V_1$~$V_3$导联的ST段压低与RBBB无关。

同样，你可以通过移动$V_4$~$V_6$导联得到$V_7$~$V_9$导联（图15-32）。

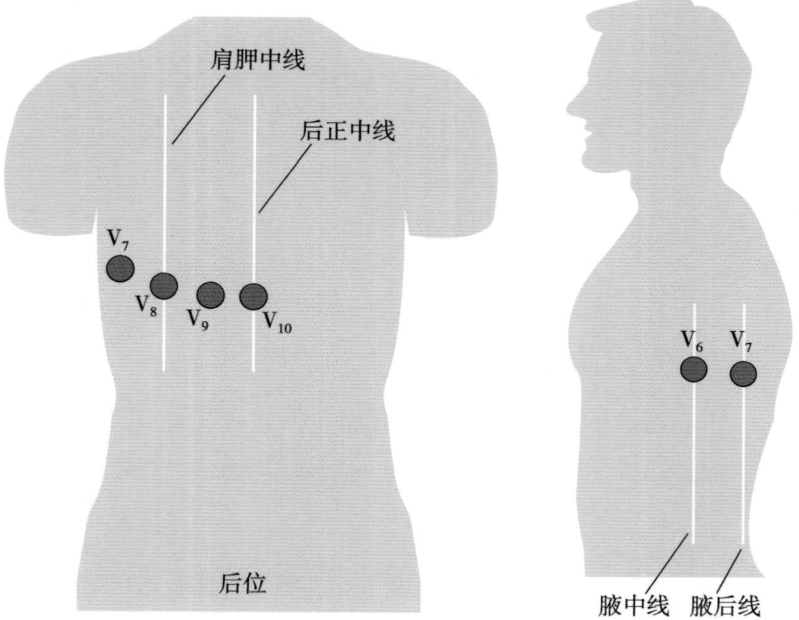


图15-32 后壁导联的放置

## 右心室急性心肌梗死

什么原因让右心室AMI变得很特别呢？请看图15-33。在右心室丧失功能的情况下，血液是如何回到左心室的呢？有什么想法吗？正常情况下血液几乎完全是通过静脉回流作用返回左心室的，心房泵产生的压力只能将静脉回流的血液泵入左心室，起到辅助作用，而起主要作用的是静脉回流作用。为什么这一点很重要？因为如果你增加静脉容量，那么就要减少静脉回流。我们用来治疗急性心肌梗死的药物包括硝酸盐、β受体阻滞剂、利尿剂和吗啡，所有这些药都有扩容作用，因此都会导致静脉回流减少。没有回流就没有血压。

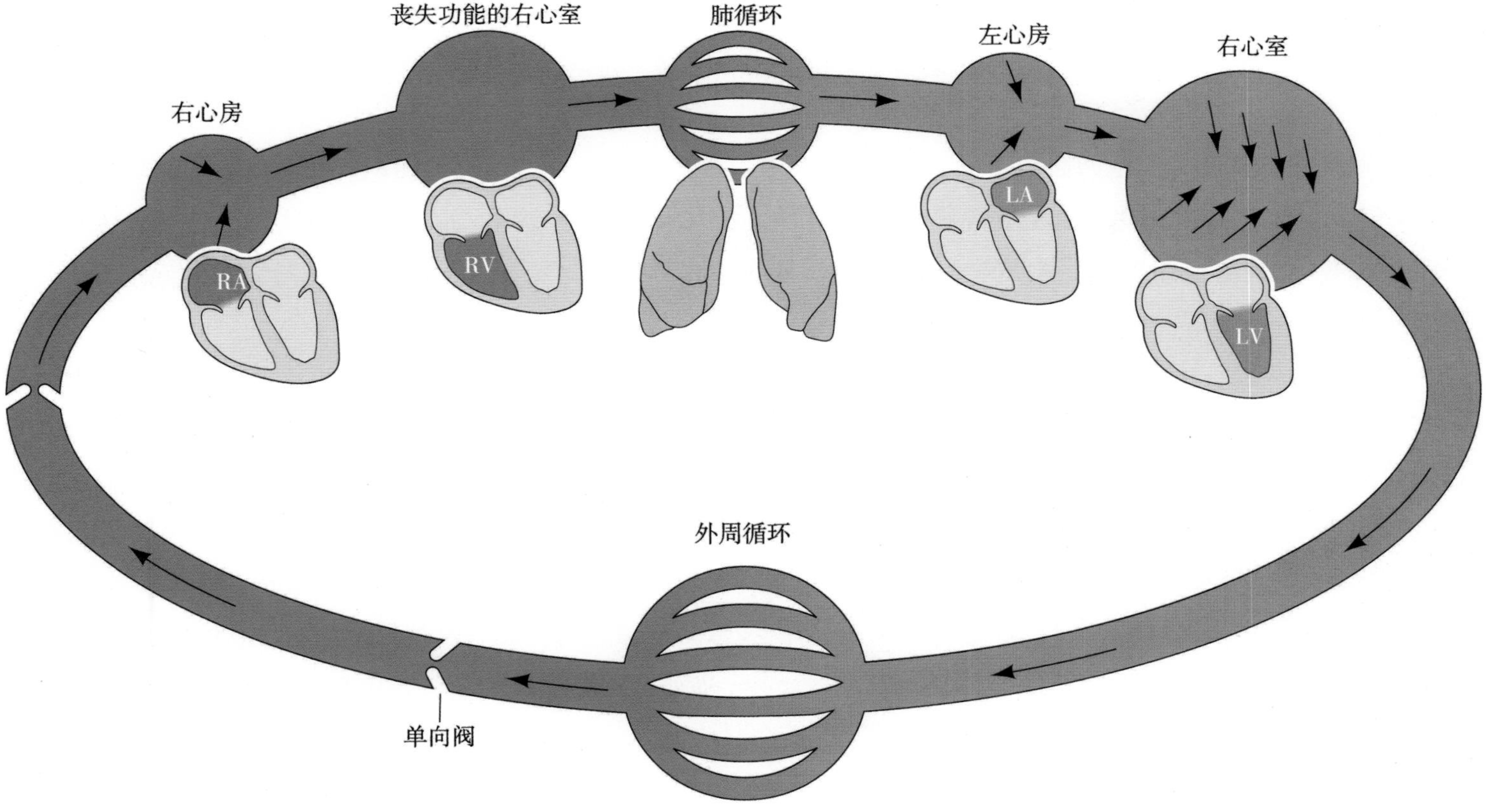


图15-33　右心室AMI

## 右心室急性心肌梗死的诊断标准

正如你从前面资料所看到的，右心室AMI的治疗与左心室心肌梗死的治疗有很大的不同。我们推荐您翻阅一本心脏病学教科书，以了解右心室AMI患者的管理和治疗原则。在本书中，着重讨论右心室AMI的诊断标准，其全部标准列表如下。请记住，与大多数心电图一样，在一份心电图中不需要满足所有的标准才能做出明确诊断，并且通常不会满足所有标准。换句话说，我们看到的大多数心电图只能满足这些诊断标准中的一部分。下面将讨论诊断右心室AMI的每一个指标：

1. 下壁AMI表现
2. Ⅲ导联ST段抬高幅度超过Ⅱ导联
3. $V_1$导联ST段抬高（可能延伸至$V_5$~$V_6$导联）
4. $V_2$导联ST段压低（除非出现上述#3所示的延伸）
5. $V_2$导联ST段压低不超过aVF导联ST段抬高的一半
6. 右心室导联ST段抬高超过1 mm（$V_4R$~$V_6R$）

### 下壁心肌梗死

大多数右心室AMI通常与下壁AMI一同发生，确切地说，其发生率为97%，因为它们通常由右冠状动脉阻塞引起，右冠状动脉也供应下壁。它们也可能起源于左回旋支，但这非常罕见（发生率为3%）。当发现下壁心肌梗死时，请检查右胸导联明确有无右心室心肌梗死。

### Ⅲ导联ST段抬高幅度超过Ⅱ导联

右心室AMI可使其对应部位的室间隔除极向量在梗死区域不被抵消。该向量指向前方、下方和右侧。Ⅲ导联的极性与该向量方向一致，因而使得ST段抬高在Ⅲ导联中更加明显，如图15-34及图15-35所示。

### $V_1$导联ST段抬高

$V_1$导联ST段抬高也是室间隔除极向量与损伤电流的反应，通常会导致$V_1$导联ST段抬高，$V_2$导联ST段压低。该向量很少引起$V_5$或$V_6$导联ST段抬高。***请记住，如果看到下壁导联和$V_1$导联ST段抬高，最可能的解释就是右心室心肌梗死***。右冠状动脉（通常供应下壁）和左冠状动脉（通常供应前间隔）同时梗死是非常罕见的。主动脉夹层引起左右冠状窦口同时阻塞，也会发生这种心电图改变，但非常罕见。

### $V_2$导联ST段压低

通常情况下，室间隔的向量导致$V_2$导联ST段压低时，$V_1$导联ST段抬高。因为该向量的方向多数情况下是指向$V_1$而背离或稍微背离$V_2$的。

### $V_2$导联ST段压低不超过aVF导联ST段抬高幅度的一半

$V_2$导联中ST段压低的程度非常重要。如果不超过aVF导联ST段抬高幅度的一半，那么它仅仅是下壁右心室心肌梗死。如果超过aVF导联ST段抬高幅度的一半，那么就是下壁右心室后壁AMI。这意味着有大量心肌处于危险中。

### 右心室导联ST段抬高超过1 mm

这是右心室AMI的特征性表现。在下壁AMI中，如果$V_4R$导联ST段抬高超过1 mm，那就可以做出右心室AMI的诊断。有时候$V_6R$导联ST段也抬高，因此习惯上加做三个右胸导联。

**提 示**

每例下壁心肌梗死都应加做右胸导联。

## 右心室急性心肌梗死：小结

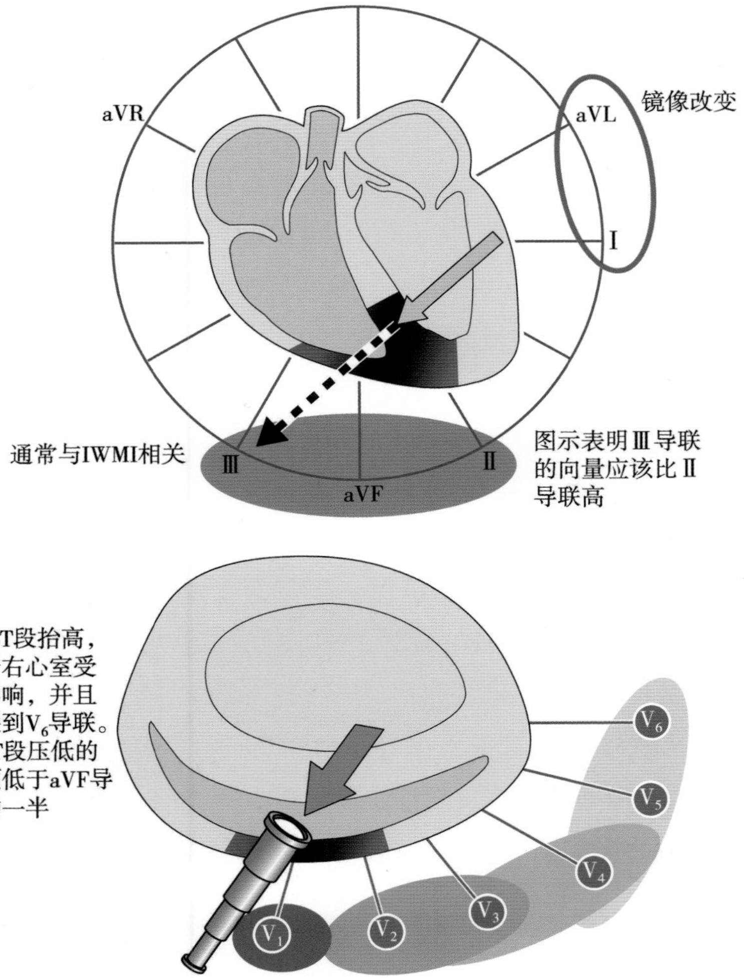


图15-34　右心室AMI=$V_5$，$V_6$，Ⅰ，aVL

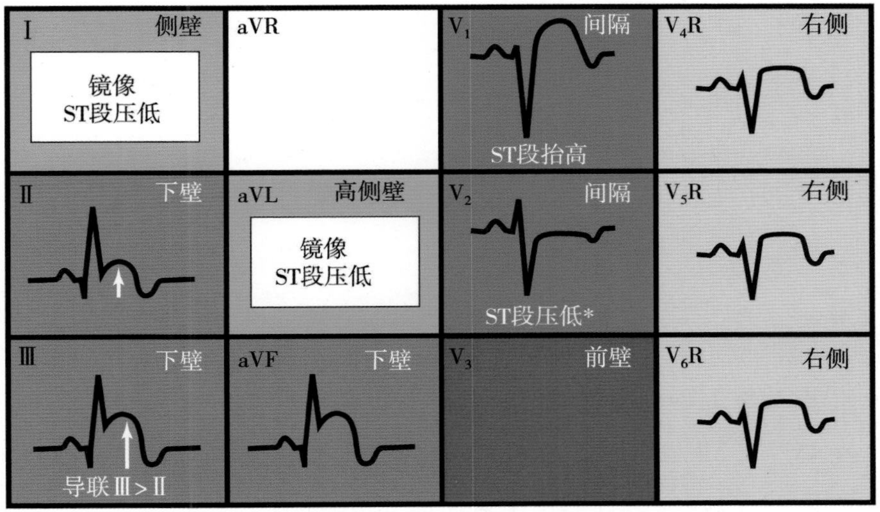


图15-35　梗死区域

2

**心电图15-25** 我们之前没有提供很多下壁AMI的病例，因为当我们提供右心室和后壁AMI病例时，可以看到很多合并下壁AMI的病例。下面就是这样一个病例。该患者有明确的下壁AMI病史，在下壁导联表现为ST段抬高和Q波形成。Ⅰ、aVL导联可见对应性改变。注意看Ⅲ导联ST段抬高超过Ⅱ导联，$V_1$~$V_3$导联ST段抬高。这些均提示AMI累及右心室。我们加做右胸导联，注意V4R导联有无ST段抬高。

P波仅见于$V_3$~$V_6$导联，但节律为非窦性心律。侧壁导联T波双向是左心室肥厚压力增高所致，它们并不是下壁心肌梗死导致的对应性改变。

**心电图15-26** 此心电图是典型的右心室AMI图形。下壁AMI可见下壁导联ST段抬高以及侧壁导联对应性变化。Ⅲ导联ST段抬高超过Ⅱ导联，与右心室AMI相符。注意看$V_1$导联ST段抬高，$V_2$导联ST段轻度压低幅度少于aVF导联ST段抬高幅度的一半。心电图符合右心室AMI的诊断标准。右心室$V_4R$导联ST段抬高符合右心室AMI的诊断。

心前区ST段抬高在右心室AMI中很常见。$V_1$导联ST段抬高，$V_2$导联ST段低平或压低，$V_3$导联ST段抬高。出现这种改变的原因尚不清楚。因此当下壁AMI发生时应加做右胸导联。

**心电图15-27** 这份心电图也符合右心室+下壁AMI的诊断标准。应清楚认识标准12导联+右胸导联对于诊断右心室AMI十分重要。因为右心室AMI的处理方式与其他部位心肌梗死不同，除非一开始就诊断出来，否则无法采取合适的治疗措施。要习惯于用标准12导联记录心电图做出诊断，然后加做右侧导联去核实确认。对于任何伴有Ⅱ、Ⅲ、aVF导联ST段抬高的患者，加做右胸导联十分重要。如果条件允许，应让标准12导联+右胸导联成为医院或者医疗服务中心的常规检查，这样就能自动记录右胸导联心电图。

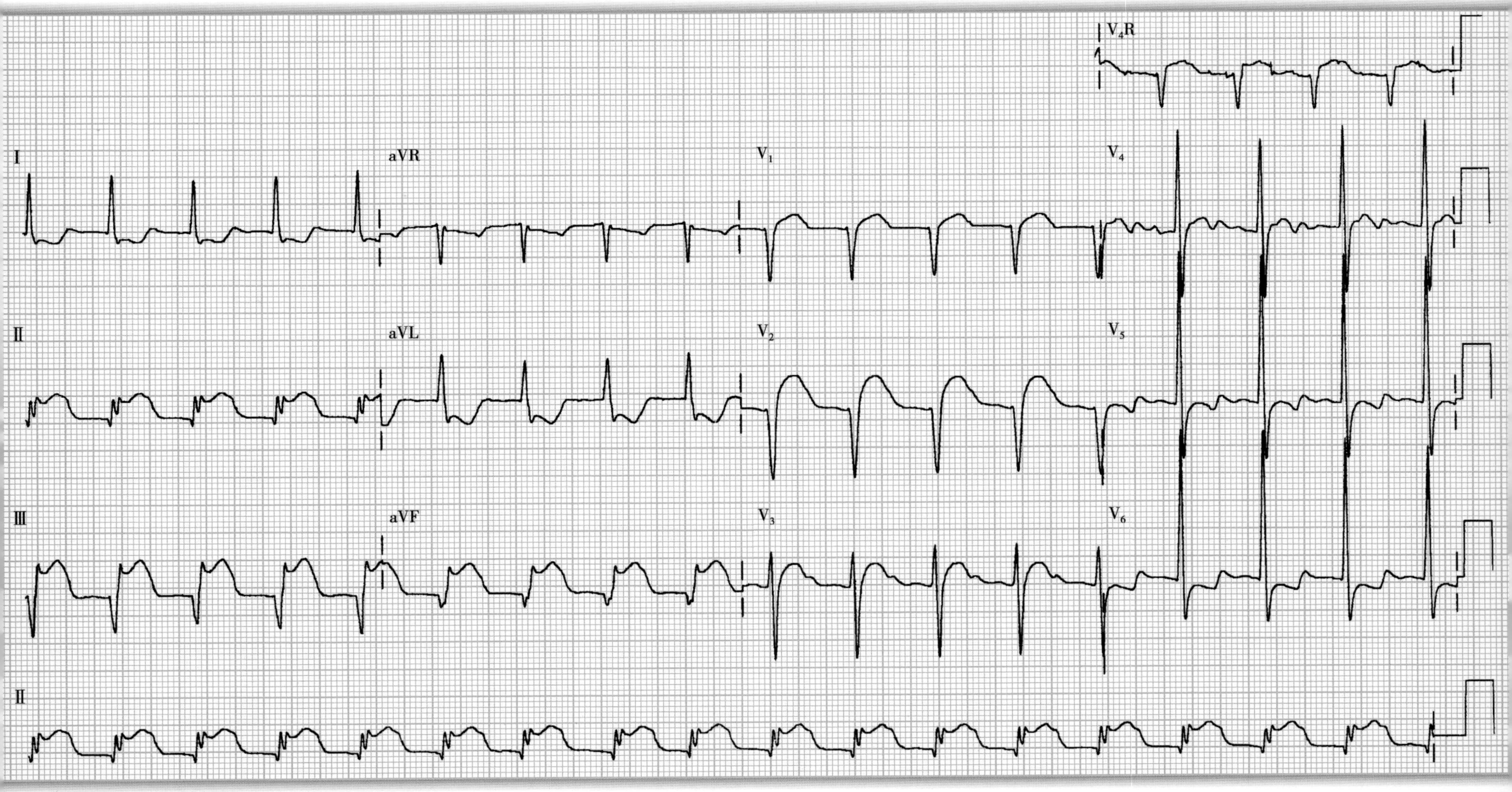
V4R
I
aVR
V1
V4
II
aVL
V2
V5
III
aVF
V3
V6
II

心电图 15-25

心电图 病例分析 续

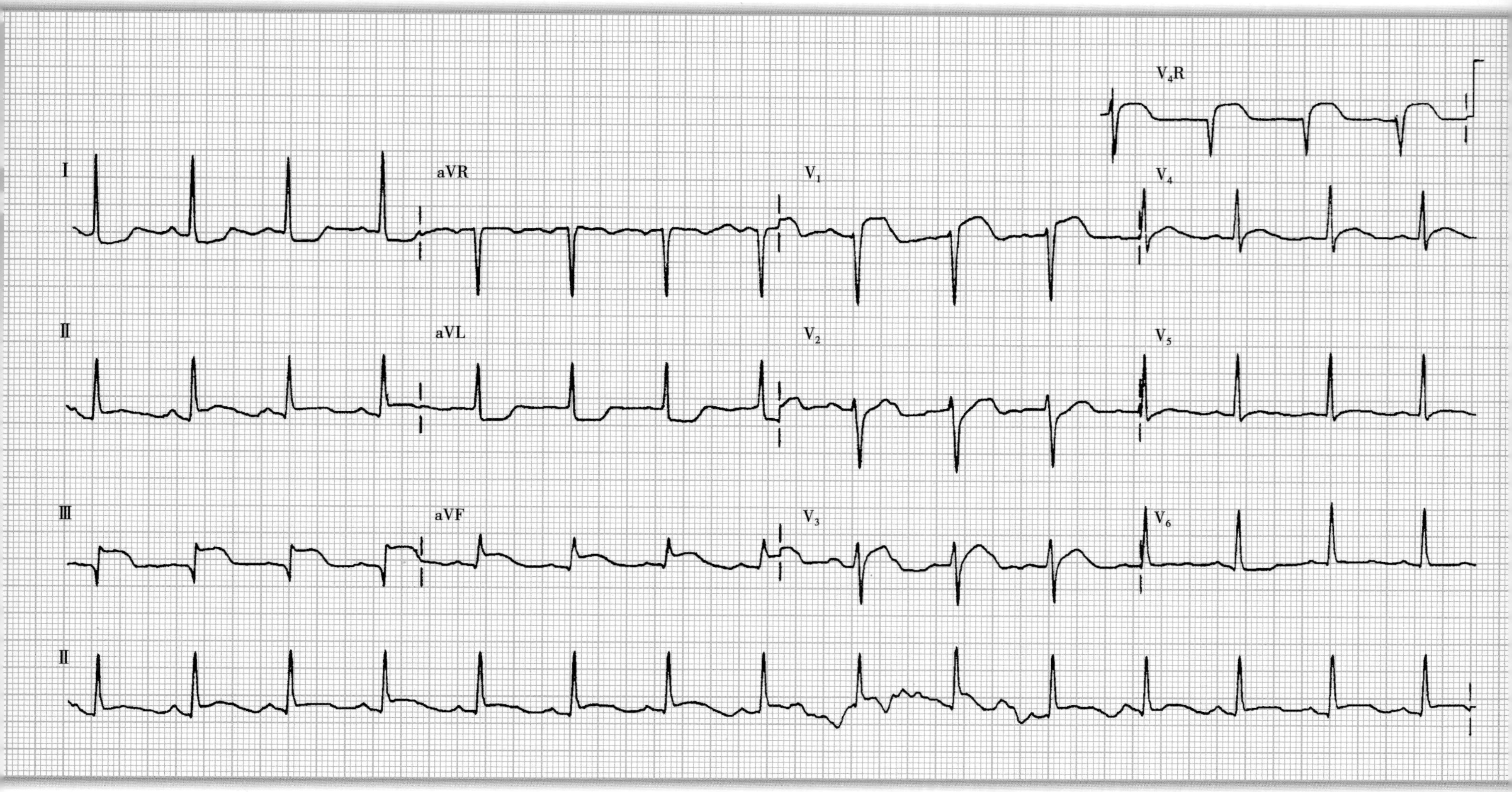


心电图15-26

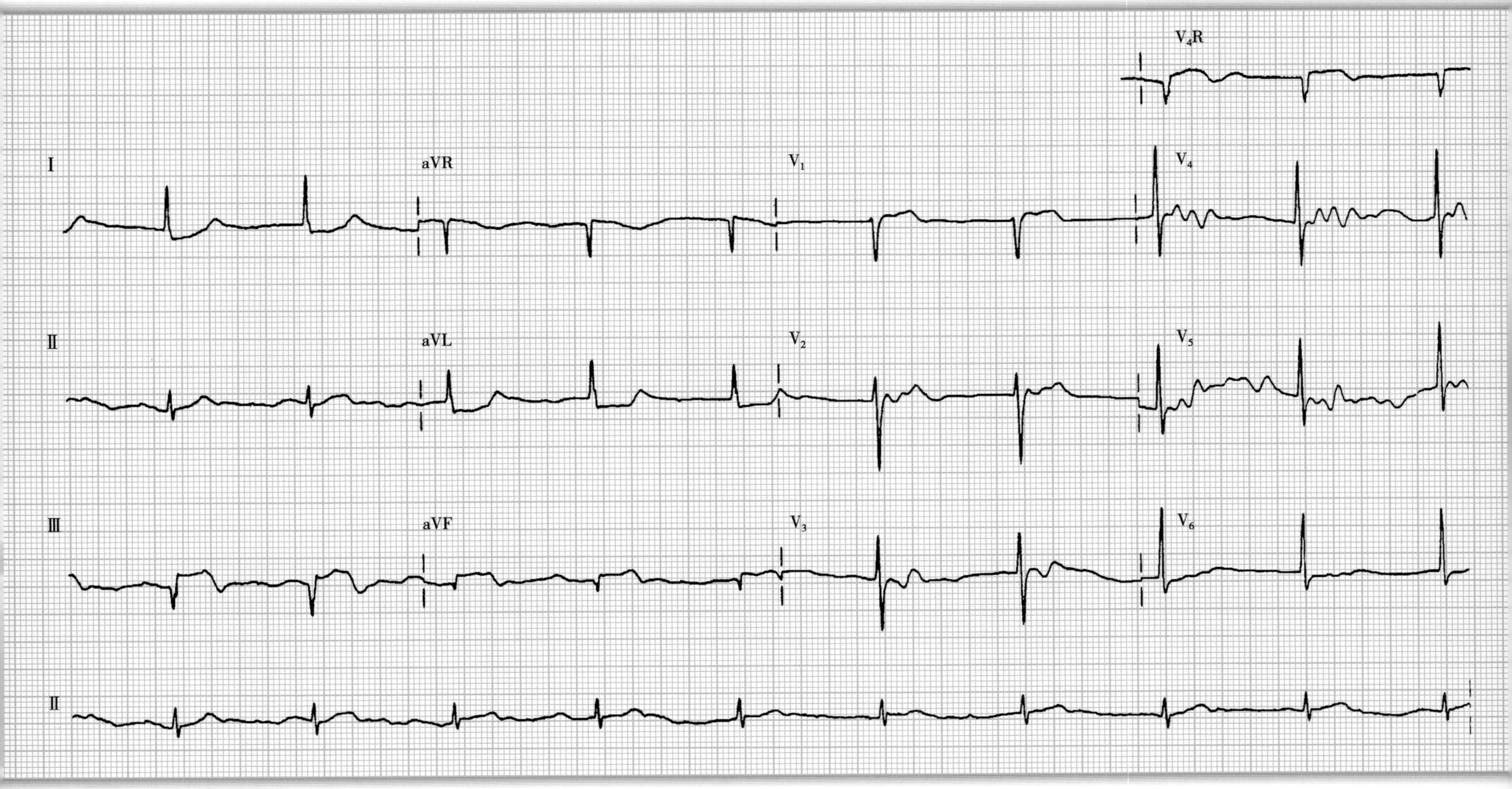
V4R
I
aVR
V1
V4
II
aVL
V2
V5
III
aVF
V3
V6
II

心电图15-27

# 后壁急性心肌梗死

常规12导联不能直接显示后壁导联。那么我们如何做出后壁AMI的诊断呢？首先，我们应正确理解对应性导联。如果你不清楚，请立即回到本章前述部分复习对应性改变。后壁AMI的诊断依据基于标准12导联心电图中$V_1$、$V_2$导联的对应性改变。对应性改变简单来说就是AMI QRS波群变化的镜面像。你可以看到$V_1$、$V_2$导联（图15-36）R波高而宽，ST段压低和T波直立。后壁AMI和下壁AMI有很多相似之处。

也许你正面临一份$V_1$、$V_2$导联ST段压低的心电图而难以做出诊断。请记住这句谚语：观人于其友。你可以通过观察其他导联，对后壁做出判断。如果看到$V_1$、$V_2$导联R∶S值正常，窄R波伴ST段压低及T波倒置，这很可能是前壁心肌缺血或非Q波AMI；如果是一个增宽（≥0.03 s）的高R波和直立T波，或已有下壁心肌梗死，那么很可能存在后壁心肌梗死。后壁导联可以看出变化，但是由于电极距离心脏较远，ST段抬高也许不明显，需提高警惕。

**提　示**

心电图中对于后壁AMI需保持高度的警惕。当看到$V_1$或$V_2$导联ST段压低时，需考虑此诊断。

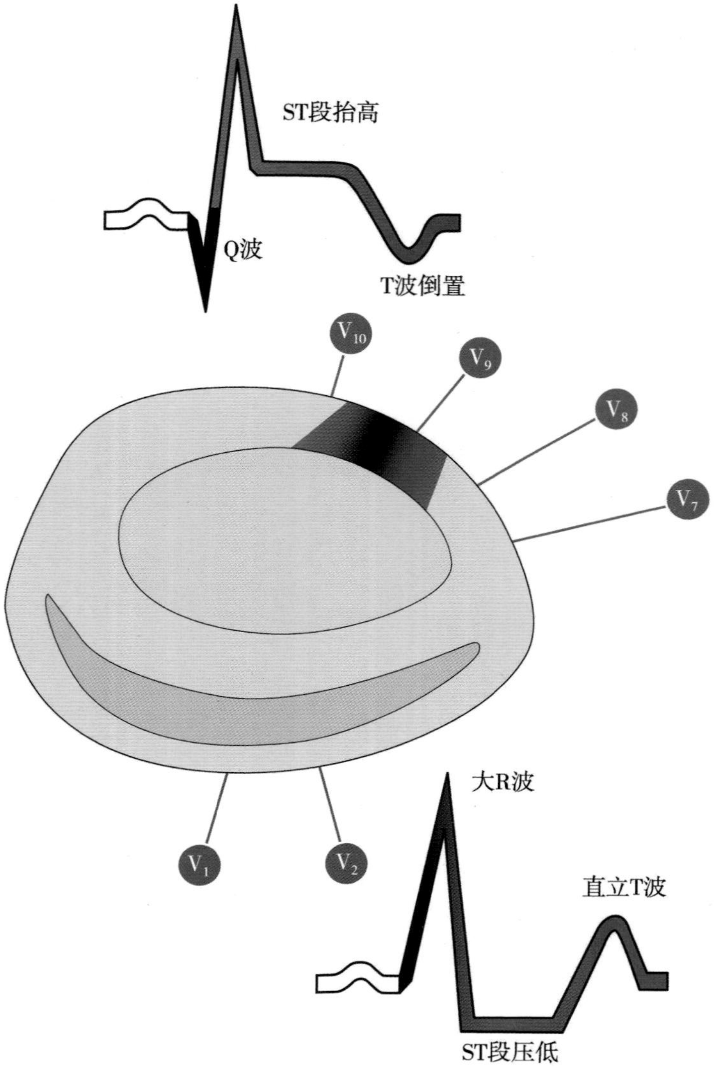

图15-36　后壁AMI

## 警惕"旋转木马"样心电图改变

想象将旋转木马的图像叠加到心电图中，如图15-37。压低的ST段是马鞍，T波位于马鞍后部，防止你滑落下来。直立的T波是做出正确诊断的重要标准。如果一份心电图可以描画出一个人坐在马鞍上将R波当作柱子抓住，这份图很可能是后壁AMI。右心室肥厚伴继发性ST-T改变也会在$V_1$、$V_2$导联产生高R波与ST段压低，但伴随的是呈非对称性倒置的T波，而不是直立、对称的T波。

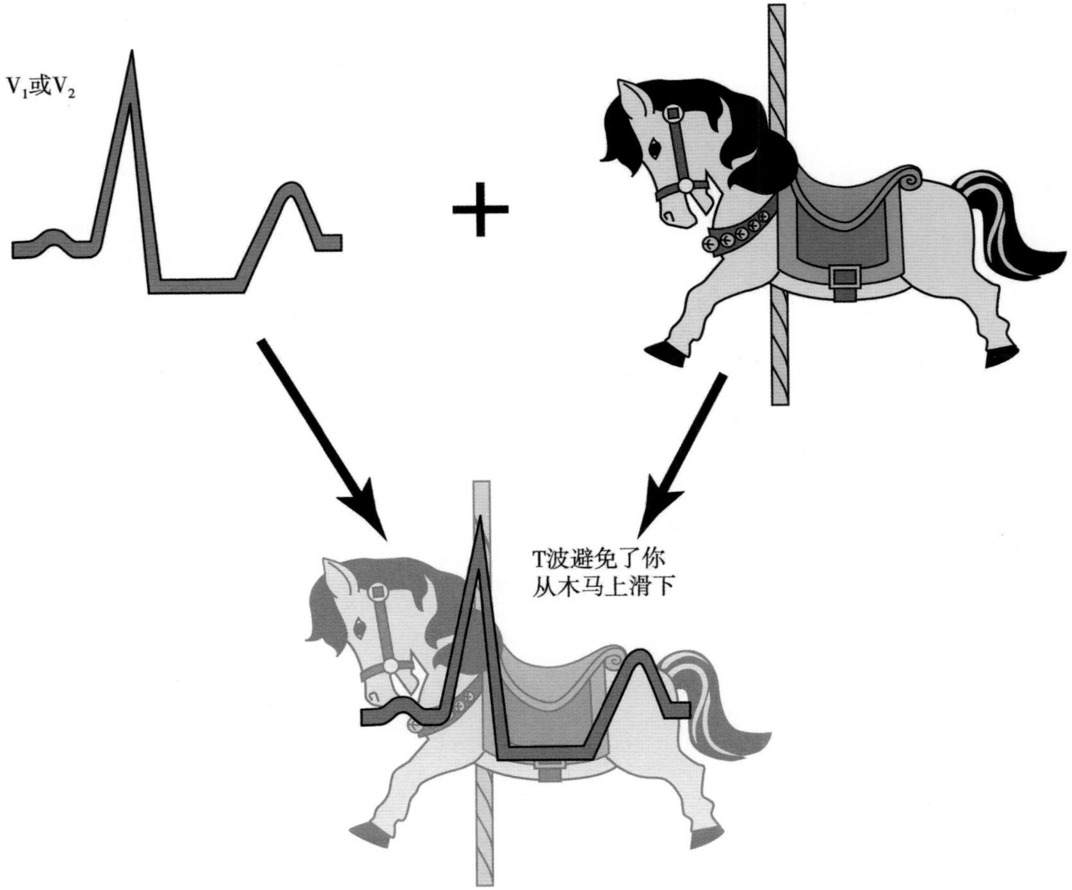


图15-37 "旋转木马"样心电图改变

## 后壁急性心肌梗死：小结

请记住，在常规12导联心电图中寻找对应性改变(图15-38)。心肌梗死急性期，$V_1$、$V_2$导联ST段压低，如图15-39。如果你确实看到上述改变，请加做后壁$V_7$~$V_9$导联。陈旧性后壁心肌梗死仅表现为$V_1$、$V_2$导联R:S值大于1。这是一个排他性诊断，排除其他引起R:S值增大的原因后才能做出诊断，如成年人的右心室肥厚，A型预激综合征和右束支传导阻滞。

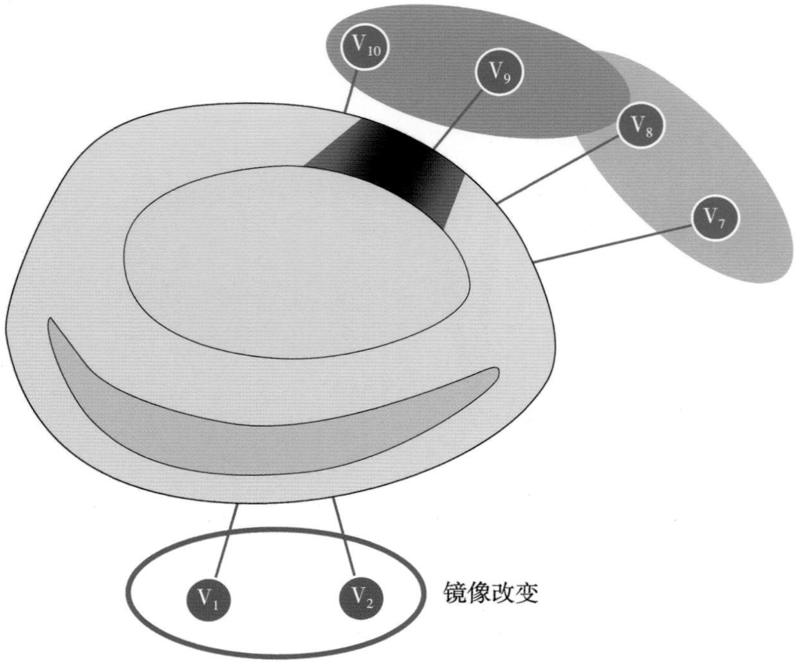


图15-38 PWMI=$V_7$,$V_8$,$V_9$;$V_1$,$V_2$的对应性改变

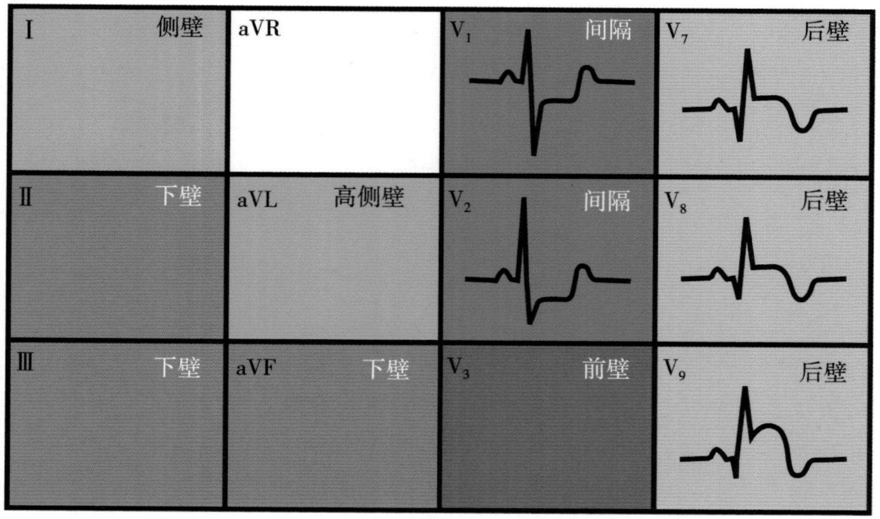


图15-39 梗死区域

后壁AMI通常与下壁AMI、右心室AMI一同发生，我们后续将会复习这些内容。

2

**心电图 15-28** 这份心电图是孤立性或真正的后壁 AMI 的典型图形。$V_1$、$V_2$导联 R:S 值增大。让我们再复习一次 R:S 值增大的不同诊断。这个患者是儿童还是青少年？都不是，他已经 50 岁了。这是右束支传导阻滞吗？不是的，Ⅰ和$V_6$导联的 S 波没有增宽，并且 QRS 波群的宽度没有超过 0.12 s。这是 A 型预激综合征吗？不，没有 δ 波。那么是右心室肥厚吗？电轴轻度垂直位，但无右心房扩大或者$S_1Q_3T_3$图形，同样没有右心室肥厚的临床表现。最可能是后壁心肌梗死。这个病例就是采用了排除法进而做出诊断。

让我们来看看后壁 AMI 的心电图变化。$V_1$、$V_2$导联 R 波明显增宽，符合病理性 R 波表现。部分学者认为，高 R 波比宽 R 波更有诊断意义，但是如果 R 波高且宽那就更有意义了。ST 段压低、T 波直立也与急性或亚急性后壁心肌梗死一致。这份心电图有下壁或侧壁 AMI 吗？不，这个病例没有。因此这是一个孤立的后壁 AMI。

这个病例若加做后壁导联会有很大帮助，通常可以加做后壁导联证实后壁 AMI。

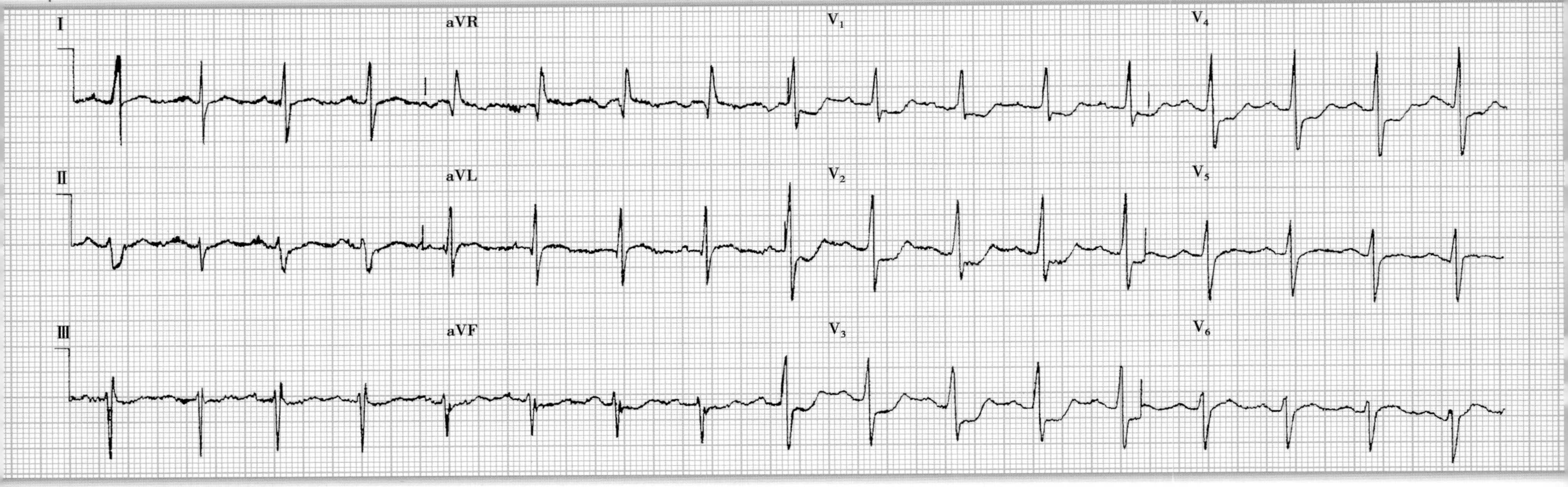


心电图 15-28

心电图 病例分析 续

2

**心电图15-29** 这份心电图中$V_2$导联R:S值同样大于1。R波宽度大于0.03 s，是病理性增宽。肉眼观察ST段压低。

这份心电图还有其他的心肌梗死表现吗？下壁和侧壁导联存在Q波，提示陈旧性下侧壁AMI。事实上，心电图ST段无改变及陈旧性下侧壁AMI，提示既往也可能发生过后壁AMI，而且有可能是与下侧壁AMI同时发生的。请记住，后壁心肌梗死常伴下壁和右心室AMI。你知道为什么会这样吗？

后壁、下壁及右心室AMI是相互关联的，因为这些病例中的梗死区域是由同一支动脉灌注的，即右冠状动脉、后降支或左回旋支。一支动脉阻塞会导致一个以上区域的心肌梗死。在后续第3阶段的学习中会有更详细的叙述。

最后，这份心电图是什么节律？RR间期绝对不规则且没有P波，心室率较慢，可以诊断为心房颤动伴慢心室率。

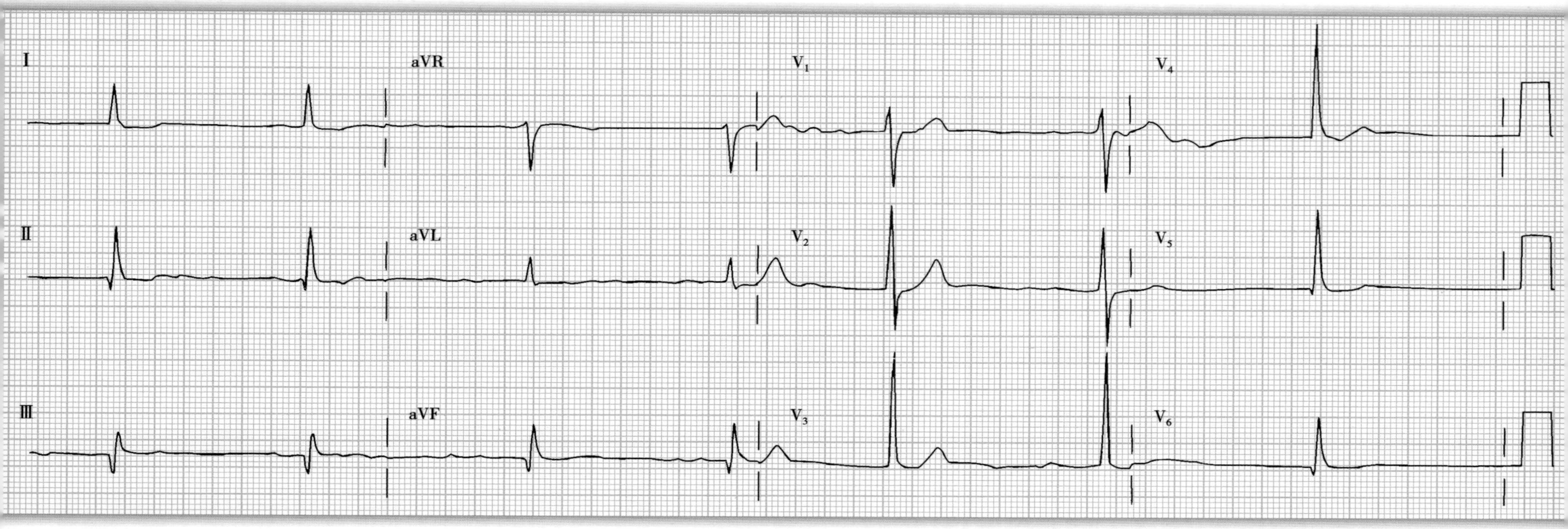

心电图15-29

## 下后壁心肌梗死

我们将尽可能详细概述下后壁AMI的更多表现。正如之前所述，后壁AMI经常合并下壁AMI，因此要联合应用诊断下壁AMI与后壁AMI的所有标准。见图15-40、图15-41。

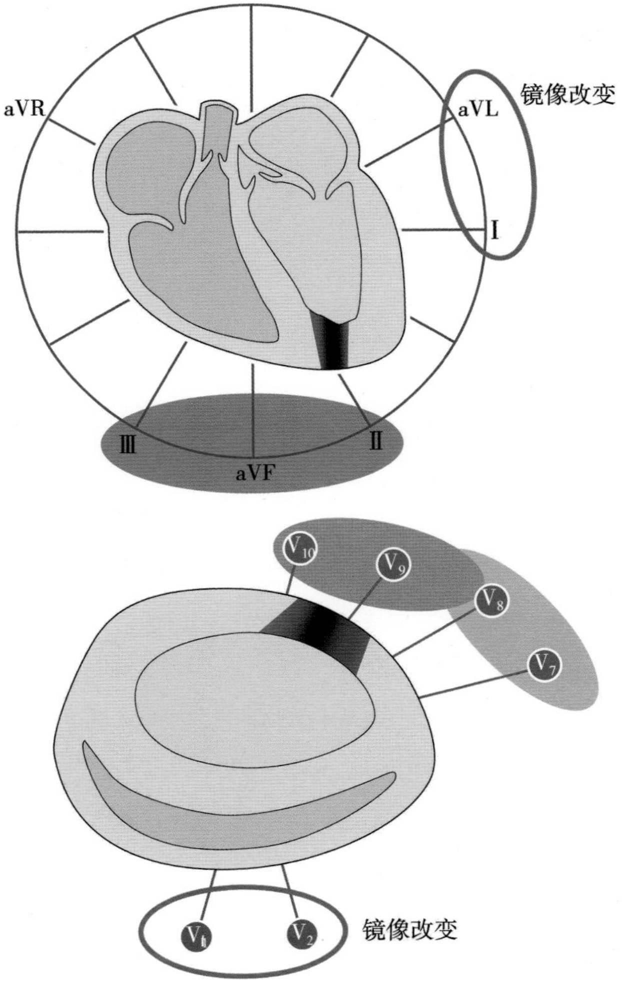


图15-40　下壁AMI=Ⅱ，Ⅲ，aVF；后壁AMI=$V_7$，$V_8$，$V_9$；$V_1$，$V_2$的对应性改变

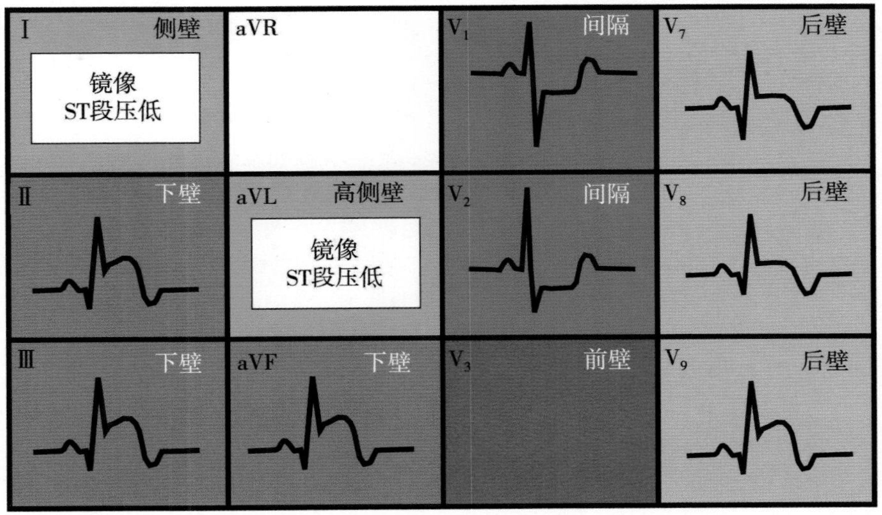


图15-41　梗死区域

## 心电图 病例分析 下后壁急性心肌梗死

**心电图15-30** 这是一例下后壁AMI伴侧向延伸的绝佳病例。请注意Ⅱ、Ⅲ、aVF导联ST段抬高。Ⅱ、Ⅲ导联ST段抬高的幅度大致相等，因此无须怀疑右心室AMI。然而，你仍需加做右胸导联以进一步证实。aVL导联可见ST段压低呈对应性改变，与急性下壁AMI一致。现在请将注意力转向胸导联，可以发现$V_1$~$V_2$导联R∶S值增大。R波宽度超过0.03 s，ST段压低与T波直立，也见于图15-42。

这些心电图表现与后壁心肌梗死一致。最后，将侧壁$V_5$、$V_6$导联ST段抬高考虑在内，完整诊断为下后壁侧壁AMI。

**心电图15-31** 这份心电图为诊断下后壁或侧壁AMI提供了有力证据。ST段在Ⅱ、Ⅲ、aVF和$V_4$~$V_6$导联抬高，在aVL导联呈对应性压低，与下侧壁AMI心电图改变一致。Ⅱ、Ⅲ导联ST段抬高的幅度大致相等，排除了潜在的右心室AMI。（发现下壁AMI即加做右胸导联，应当作一种习惯。）现在请看$V_1$、$V_2$导联，这两个导联均可见到压低的ST段与直立的T波，见图15-43。另外，这两个导联的R波均增宽大于0.03 s。$V_1$、$V_2$导联这些改变与后壁AMI心电图改变一致。不要错误地认为$V_1$、$V_2$导联ST段压低是侧壁变化的对应性改变，它们不是对应性导联。

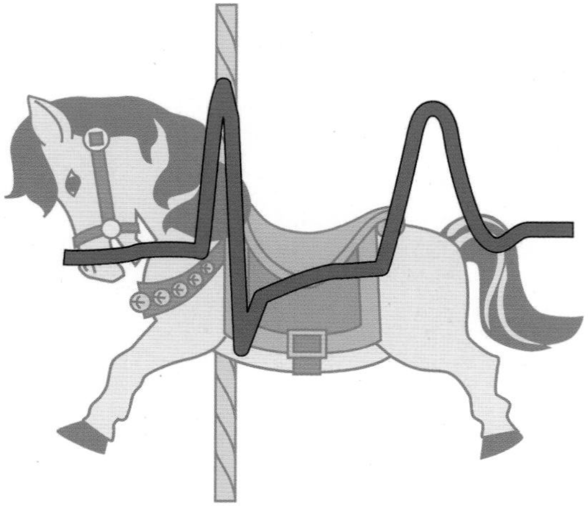

图15-42 $V_2$导联

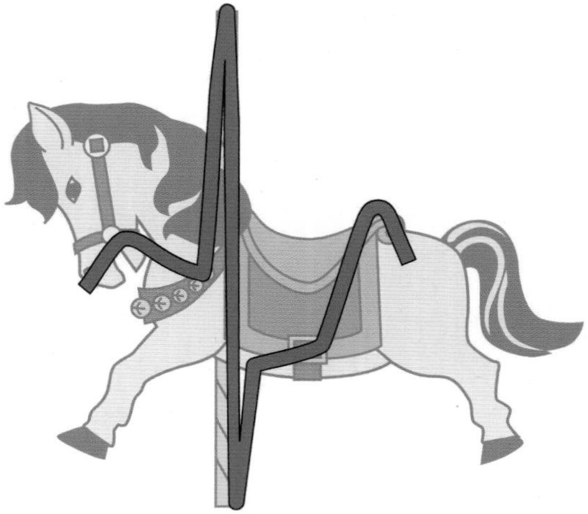

图15-43 $V_2$导联

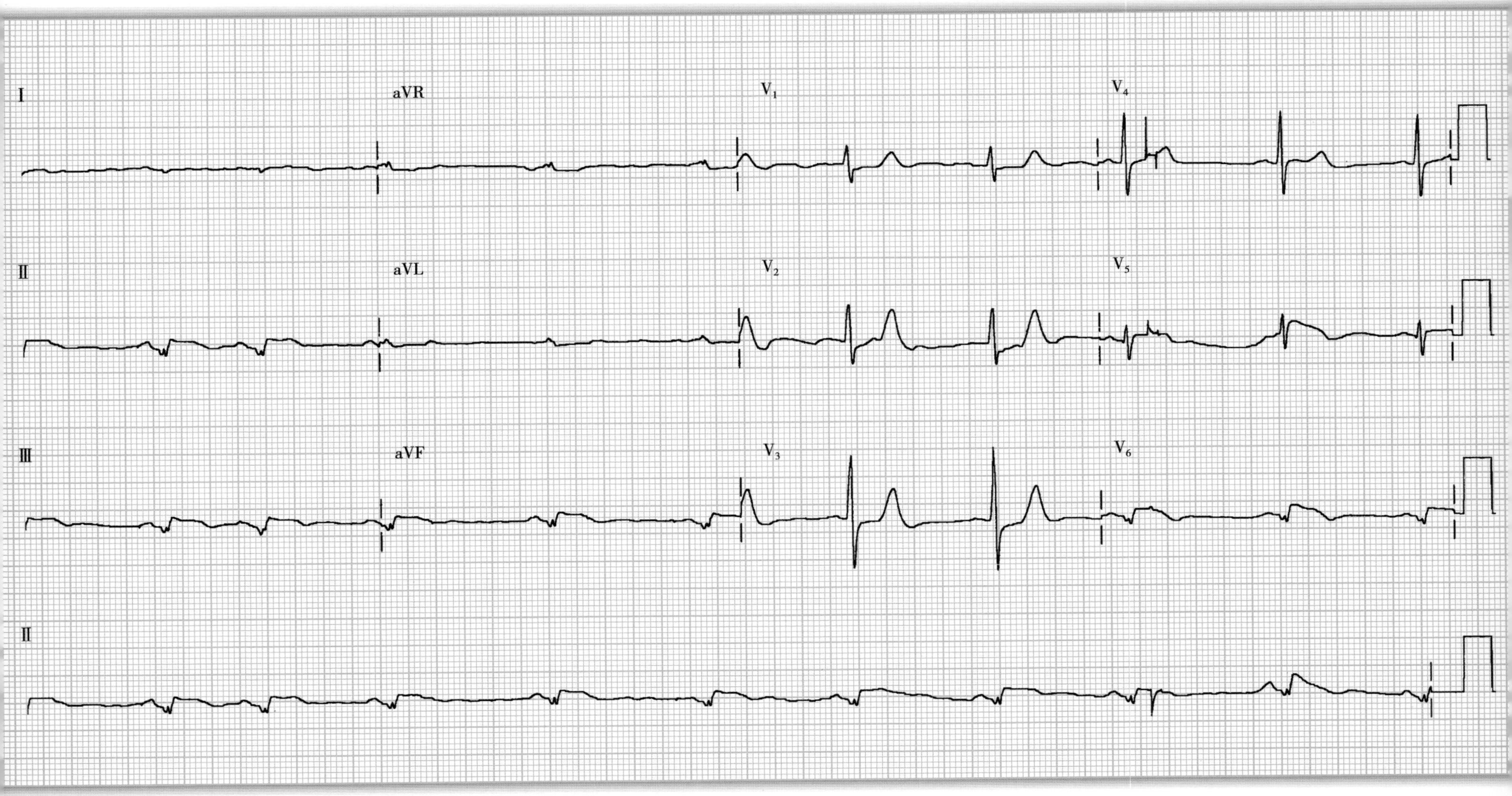


心电图15-30

## 心电图 病例分析 续

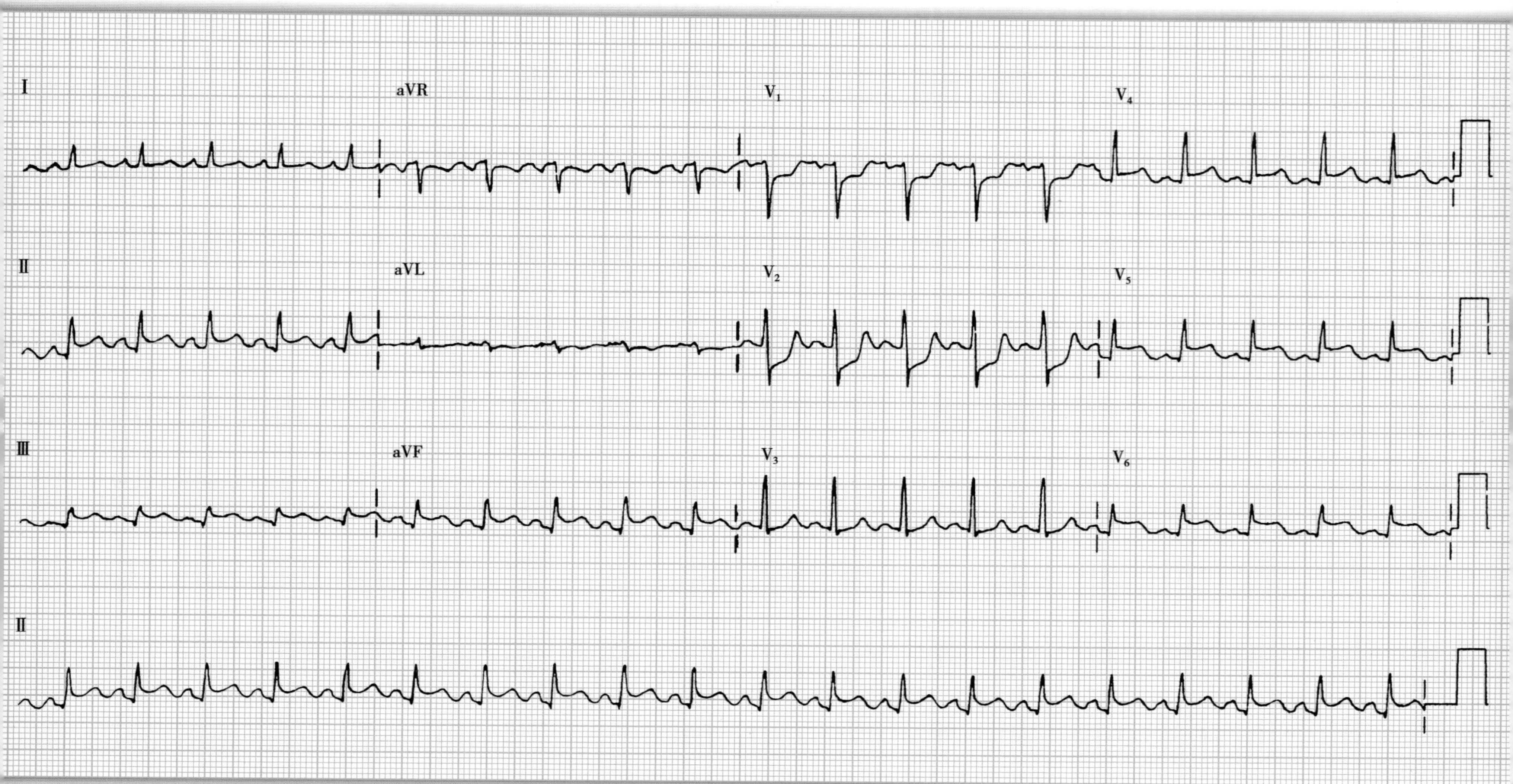


心电图 15-31

**心电图15-32** 这是一份有难度的心电图！请在讨论余下内容之前先尝试解读一下这份心电图。

因为这一部分着重讲解下后壁AMI,所以很容易就这份图做出正确的诊断。没错,这的确是一个下后壁AMI,但是这份心电图的有趣之处在于AMI发生在一个左束支阻滞的患者身上。可以看到,QRS波群宽度大于0.12 s,符合左束支阻滞的心电图改变。$V_1$导联呈rS型。此外,Ⅰ和$V_6$导联呈R型,符合左束支阻滞的波形特征。那么,$V_1$和$V_2$导联的ST段在单纯左束支阻滞中应该呈现什么形态呢？它们通常应该是继发性抬高的。

然而这份心电图中$V_1$与$V_2$导联的ST段压低,并且T波倒置。***在左束支阻滞中,$V_1$~$V_3$导联ST段下降是病理性的,提示后壁AMI。***而且这份图中$V_1$~$V_3$导联的R波增宽超过0.03 s,这些异常改变提示存在后壁AMI。

还记得我们之前提到的病理性Q波吗？这份心电图下壁导联的Q波符合下壁AMI心电图改变。$V_6$导联显示ST段抬高。通常左束支阻滞在$V_6$导联有ST段压低而不是抬高。本图中$V_6$导联ST段抬高符合侧壁心肌损伤的心电图特点。

**心电图 病例分析** 续

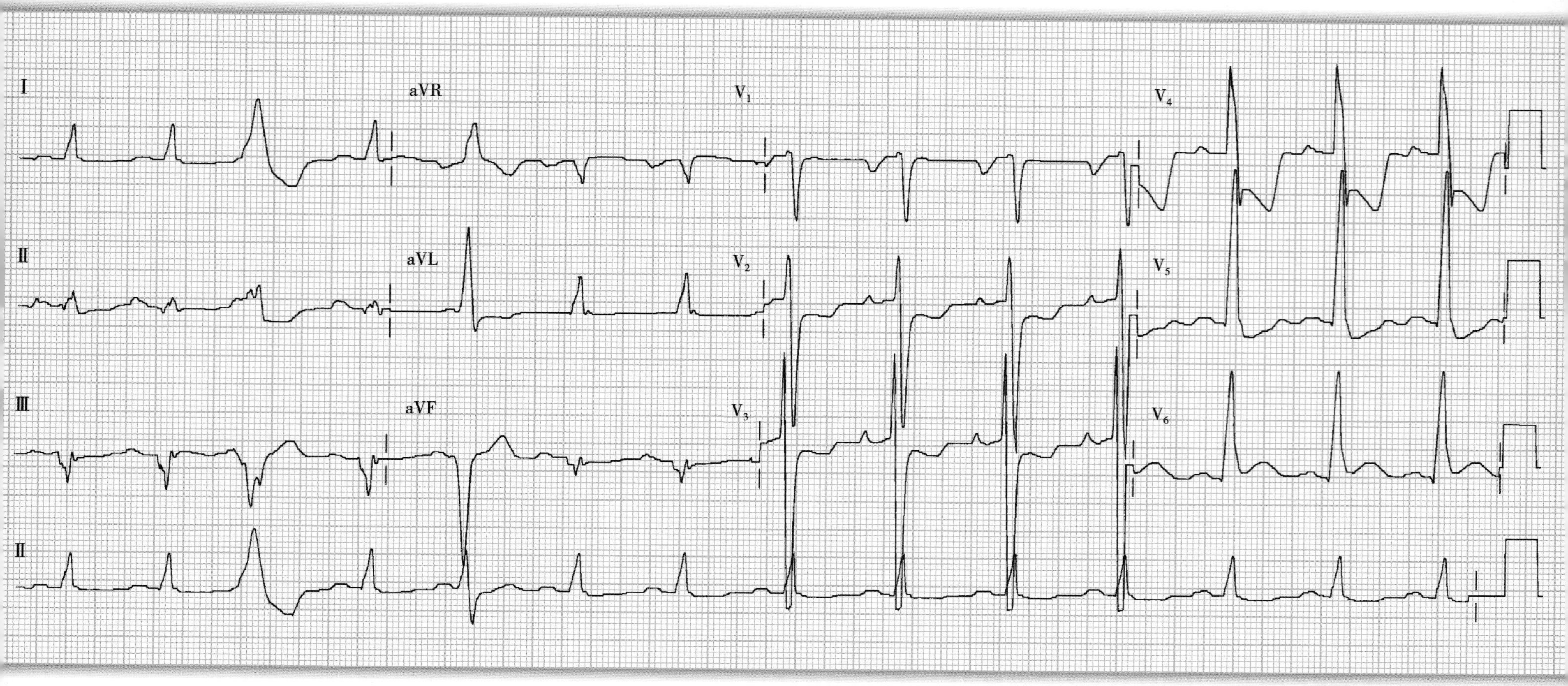


心电图 15-32

## 下壁-右心室-后壁心肌梗死

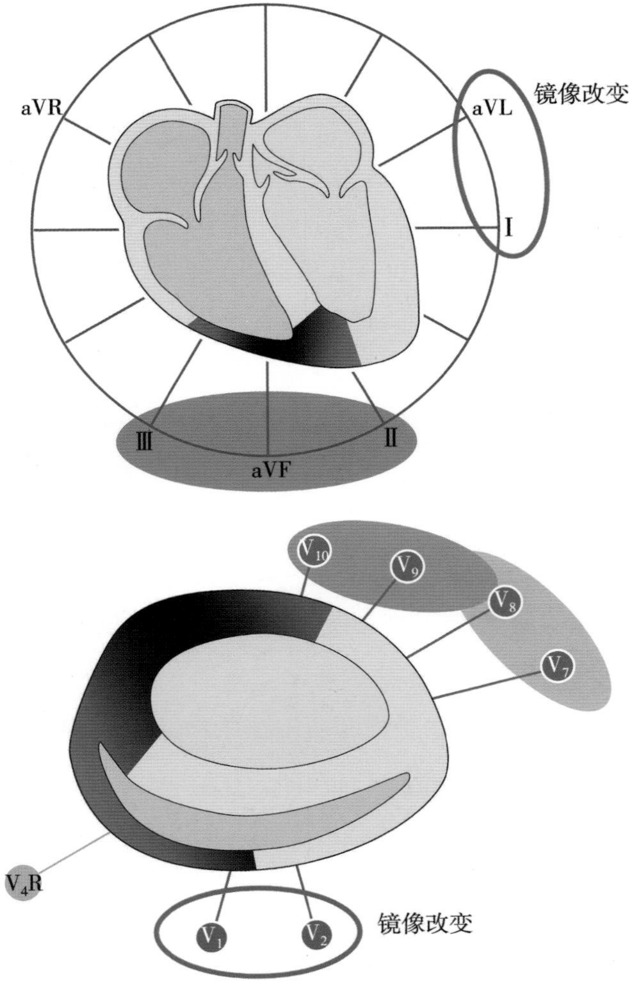


图 15-44 IWMI的联合诊断标准：Ⅲ导联的ST段抬高超过Ⅱ导联，$V_2$导联ST段压低超过或等于aVF导联抬高幅度的一半

让我们来看看下壁、右心室与后壁AMI的组合，通常也会累及侧壁。这类心肌梗死反映了大量心肌组织濒临危险需要及时干预治疗。因此应尽早请心血管专家会诊。见图15-44、图15-45。

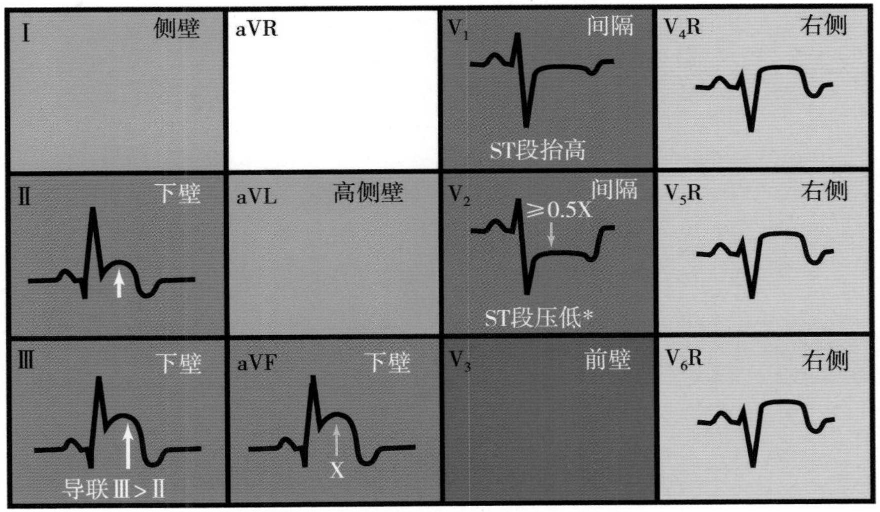


图 15-45 梗死区域

**心电图15-33**　这份心电图展示了心脏三个梗死区域并存的心电图变化：下壁、右心室和后壁。Ⅱ、Ⅲ、aVF导联ST段抬高与aVL导联的对应性改变是典型下壁AMI的特点。Ⅲ导联ST段抬高幅度超过Ⅱ导联，提示可能还发生了右心室AMI。右侧附加导联可确定存在右心室AMI。后壁AMI可依据$V_1$和$V_2$导联R∶S值增大及ST段压低确定。2 min后做心电图显示T波直立，R波增宽超过0.03 s。$V_2$导联ST段下降幅度大于aVF导联ST段抬高的一半，事实上，已经与aVF导联ST段抬高幅度几乎相同。

**心电图15-34**　这是另一个有关下壁-右心室-后壁AMI的典型病例。在肢体导联，下壁AMI发生时下壁导联ST段抬高常与侧壁导联ST段下降的对应性改变同时出现。Ⅲ导联ST段抬高幅度超过Ⅱ导联，而且$V_4R$导联ST段抬高，提示伴右心室AMI。即使R波异常在$V_1$、$V_2$导联并不明显，但ST段压低显著。比较$V_2$导联ST段下降与aVF导联ST段抬高的幅度，我们看到$V_2$导联ST段压低的幅度更明显，提示后壁AMI。遗憾的是，图中没有显示后壁导联。如同我们一直强调的一样，对每个下壁AMI患者要习惯性加做右侧胸导联和后壁导联。这些导联提供的额外信息对诊断右心室与后壁AMI非常有用。

**心电图15-35**　这份心电图显然存在心肌梗死。这是一个下壁-右心室-后壁AMI并累及侧壁的病例。浏览全图后发现这些心电图变化符合心脏四个区域梗死的每一个特征。这个患者由于单支动脉阻塞导致大面积心肌坏死。我们这里强调"单支动脉"是因为每次阻塞通常只发生于一支血管。(可使如此之多的心肌处于危险状态的唯一血管是右冠优势型冠脉系统中的右冠状动脉。)但请注意，因累及右心室，应尽一切可能维持心脏的前负荷。解除血管阻塞是患者存活的关键。

**临床要点**

治疗右心室心肌梗死患者要小心，维持心脏前负荷很重要。

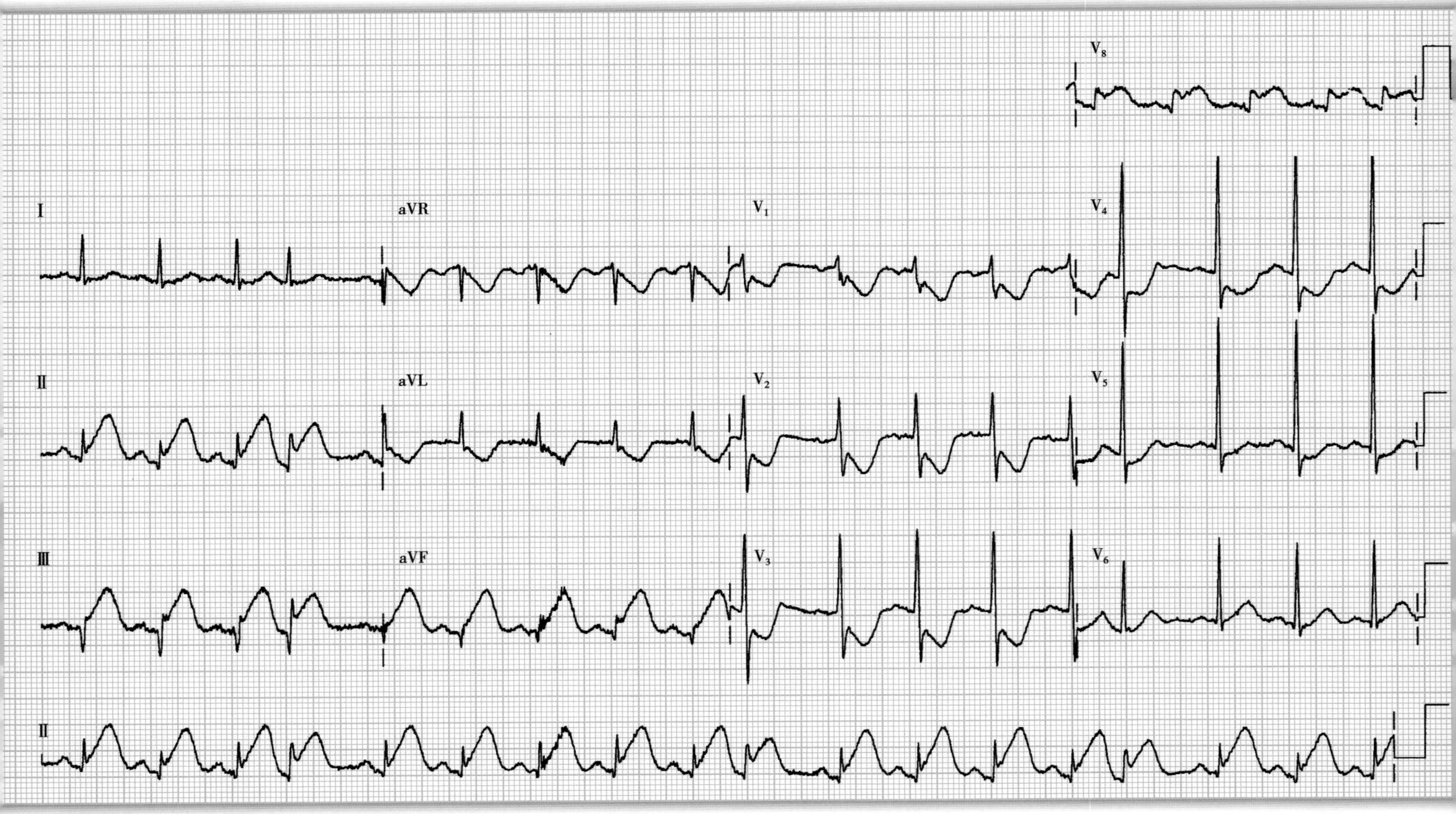
V8
I
aVR
V1
V4
II
aVL
V2
V5
III
aVF
V3
V6
II

心电图 15-33

**心电图 病例分析** 续

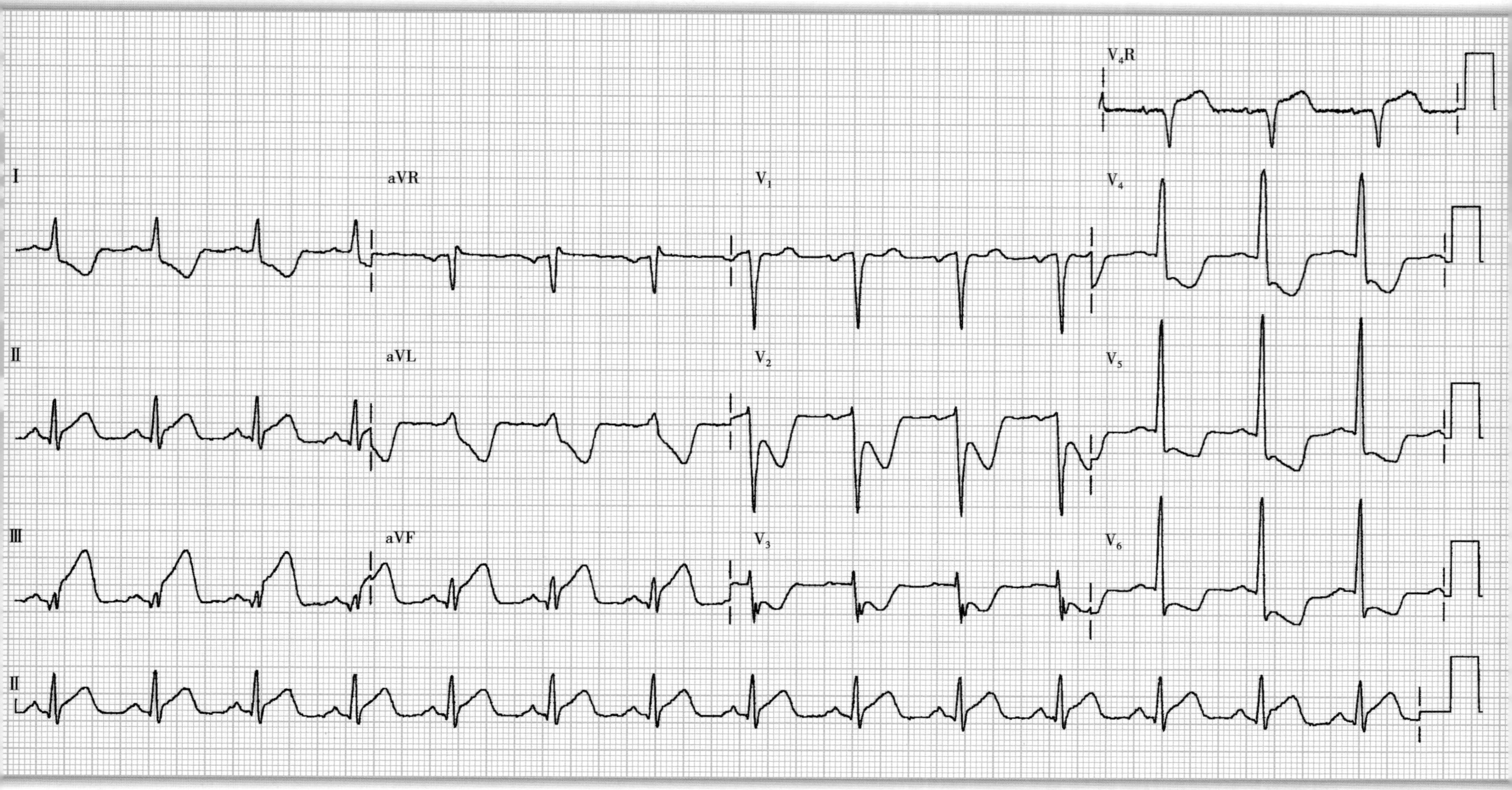


心电图15-34

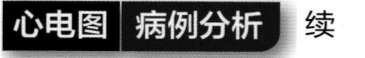

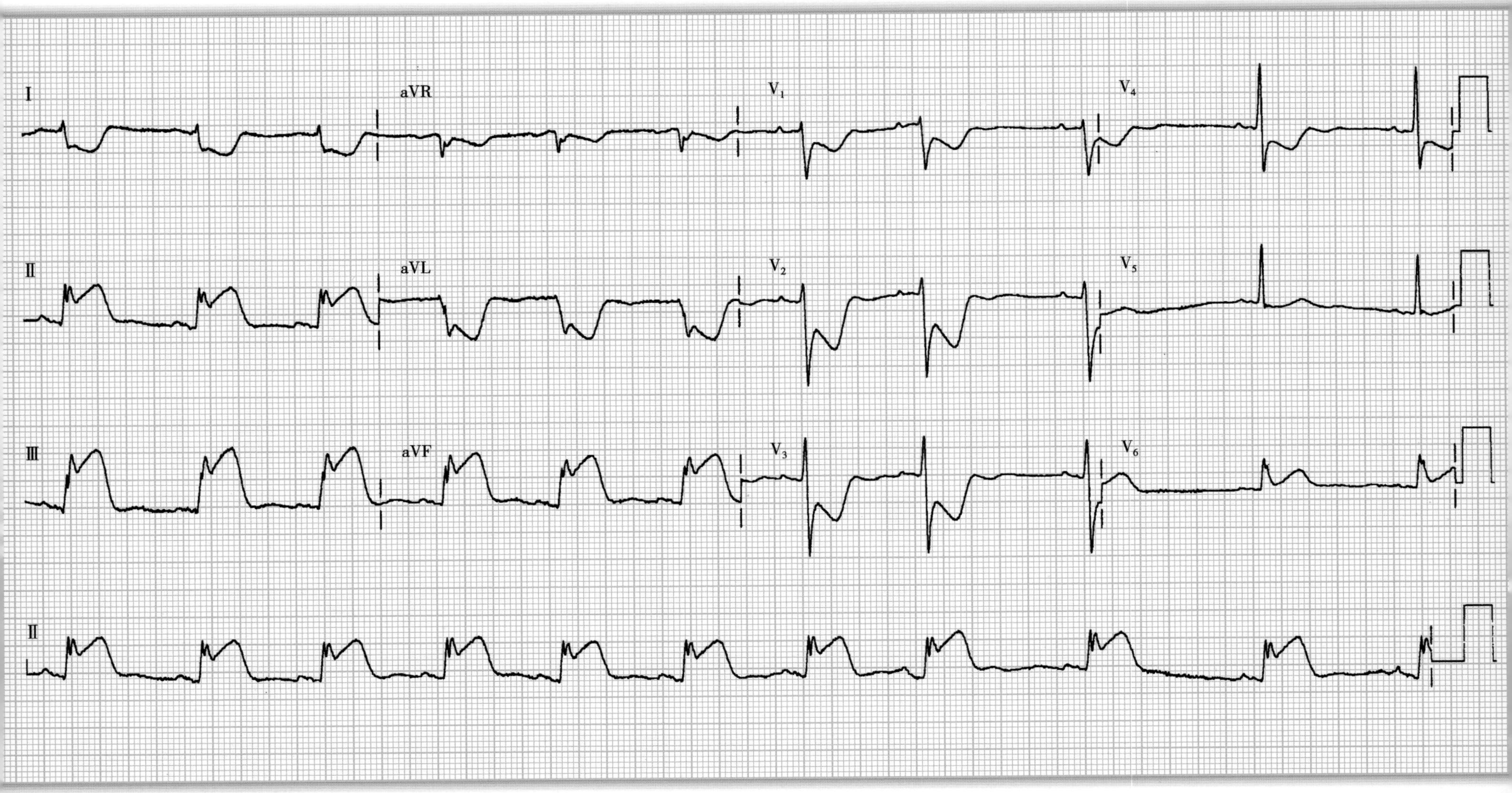


心电图 15-35

**心电图 病例分析** 续

**心电图15-36** 这是另一例下壁-右心室-后壁AMI并累及侧壁的病例。***患者心电图中两个相邻导联出现ST段抬高超过1 mm，为有意义的改变。若无禁忌证，可以行溶栓治疗。***请看$V_6$导联ST段抬高的程度。这是病理性ST段抬高还是生理性变异？由于心电图上发现了其他心肌梗死的心电图特征，因此这种轻度的抬高可能是病理性的。然而，仅凭这一点并不能支持采用溶栓治疗，因为ST段抬高程度不够而且只发生在一个侧壁导联。但下壁导联ST段抬高确实符合溶栓治疗的指征。请记住，心电图病理性改变并不总是符合溶栓指征，但这种心电图变化仍属危险之列。

**临床要点**

任何ST段抬高都可能有意义，需仔细解读，甚至可能需要临床处理。但是，不是所有的病理性ST段抬高都符合溶栓治疗的指征。

**心电图15-37** 这个病例又是下壁-右心室-后壁AMI的心电图。尽管AMI的心电图改变比前几个病例轻，但仍具有充足的理由支持溶栓治疗，并且符合溶栓治疗的指征。观察aVL导联的ST段，这是前面章节提到过的下壁AMI的对应性改变。

## 小　结

我们希望本章能够为你完整介绍AMI的心电图诊断标准。我们建议你尽可能回顾性复习大量心电图，特别是AMI心电图。在诊断和治疗任何一个急性冠脉综合征患者时均应该保持高度的谨慎。同时请记住，右心室AMI的临床表现和处理与其他类型AMI不同。除非一开始就考虑到，否则容易漏诊右心室AMI。只有把这种思维过程变成本能，你才能在“实战阶段”回想起来。当你诊断下壁AMI时，一定要记得考虑右心室和后壁AMI。

最后，你应尽可能多地复习本章和“ST段与T波”一章。这两章内容涵盖一部分你将面对的最紧急情况。任何失误都可能以患者的生命为代价，并会使你极度地心痛和难过。

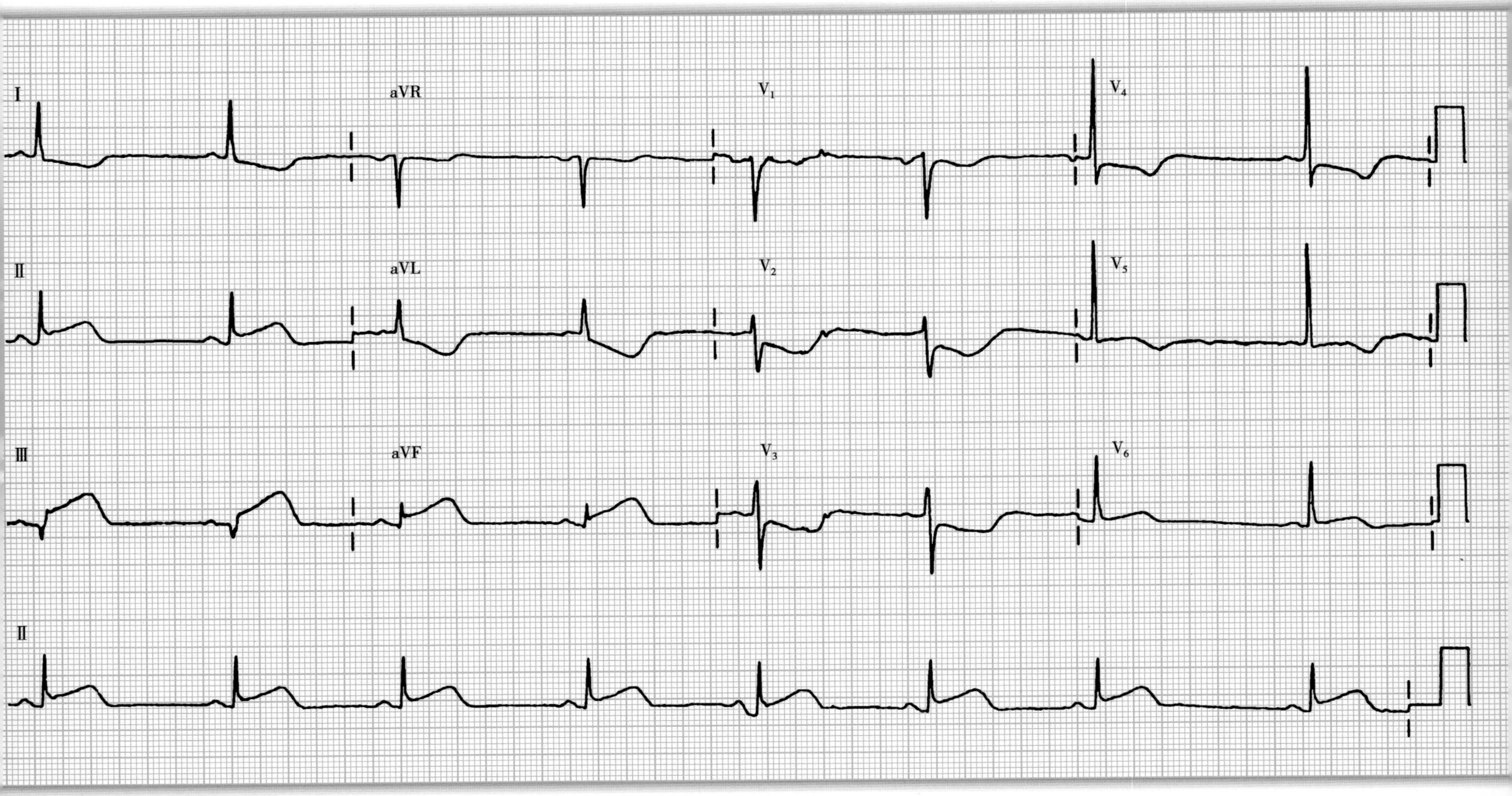


心电图 15-36

心电图 病例分析 续

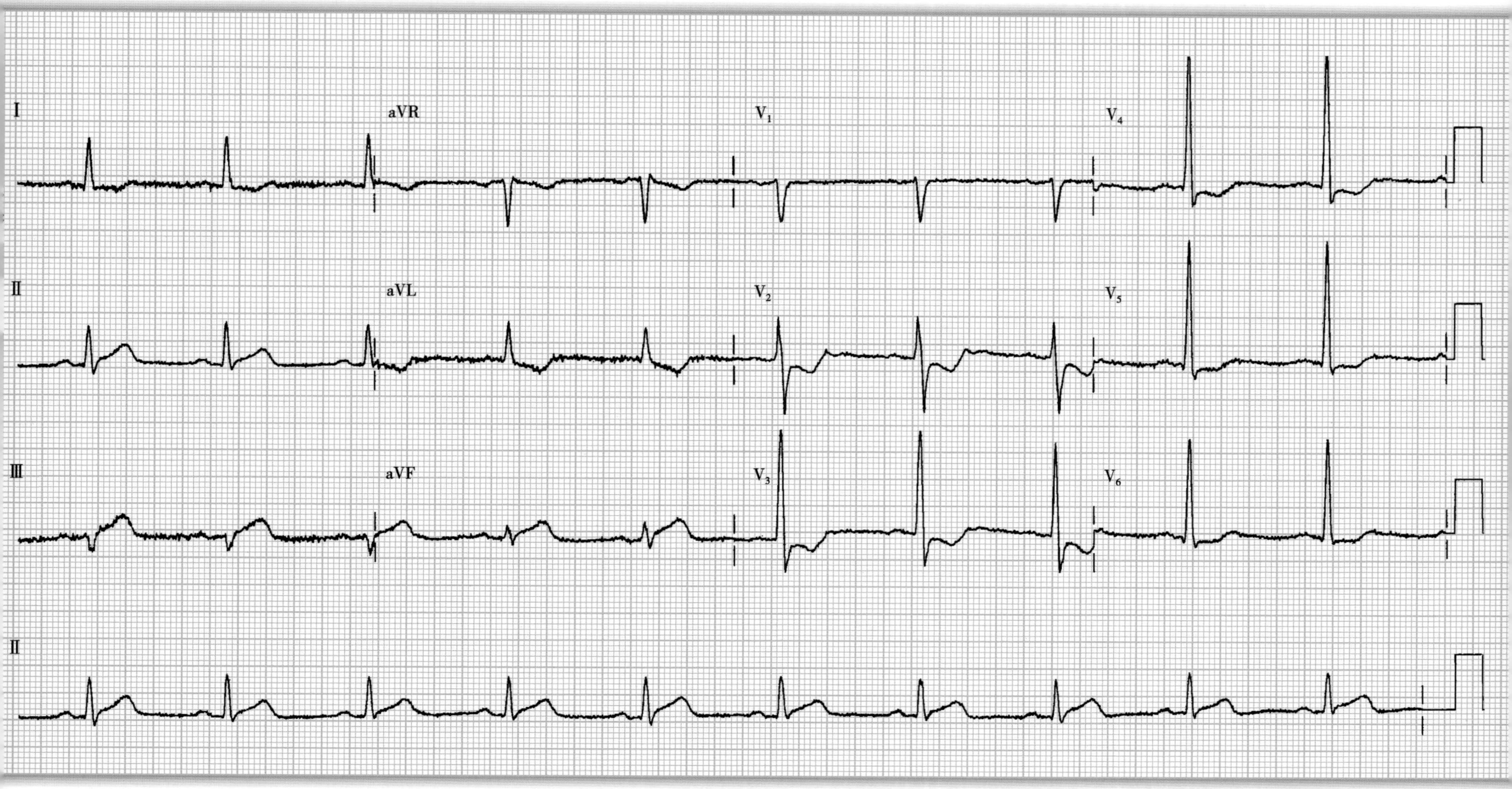


心电图15-37

## 章节复习

1. 心肌缺血、损伤和梗死都是不可逆过程。 正确或错误

2. 与心外膜相比，心肌梗死在心内膜的分布范围更广。然而缺血和损伤在心外膜的分布较心内膜更广泛，原因是：

A. 侧支循环

B. 扩散机制

C. 心最小静脉

D. 以上全部都对

E. 以上全部错误

3. 损伤区域电位比周围组织高，这是心电图ST段抬高的原因。 正确或错误

4. 梗死区域像是电极“窗口”，放置在这个窗口的电极记录到的是梗死对侧部位除极向量形成的波形，称为Q波。 正确或错误

5. 非ST段抬高型心肌梗死是透壁性的。 正确或错误

6. AMI病例中，从心律失常发展至猝死的概率是多少？

A. 20%

B. 40%

C. 60%

D. 80%

E. 100%

7. 哪一种类型梗死要求紧急血管再通治疗？

A. ST段抬高型心肌梗死

B. NST段抬高型心肌梗死

C. 两者都是

8. 梗死区对面的电极或导联记录的心电图改变，我们称之为急性心肌梗死的对应性变化。 正确或错误

答案：1. 错误 2. D 3. 正确 4. 正确 5. 错误 6. B 7. A 8. 正确

## 2 章节复习

9. 一支冠状动脉往往只给心脏的一个区域供血。 正确或错误

10. 下壁导联显示的是急性前间隔心肌梗死的对应性变化。 正确或错误

11. 急性前间隔心肌梗死累及侧壁说明大量心肌处于危险状态。 正确或错误

12. 获取多个导联心电图对任何急性心肌梗死患者都很关键。 正确或错误

13. 急性下壁心肌梗死即使合并右心室和侧壁心肌梗死通常也不会危及生命。 正确或错误

14. 房室结由哪一支动脉供血?

A. 右冠状动脉

B. 左前降支

C. 第一钝缘支

D. 左回旋支

E. 以上都不是

15. 急性下壁心肌梗死最初征象是:

A. ST段在Ⅱ、Ⅲ、aVF导联抬高

B. ST段在Ⅰ、aVL导联抬高

C. ST段在Ⅱ、Ⅲ、aVF导联下斜型下移

D. ST段在aVL导联下斜型下移

E. 以上都不对

16. 下壁心肌梗死常与心包炎混淆。 正确或错误

17. 只要有下壁心肌梗死,就应当加做右胸导联。 正确或错误

18. 在右心室心肌梗死中,血液回流入左心室主要因为:

A. 右心房收缩力

B. 左心房收缩力

C. 静脉回流

D. 重力

E. 蠕动

19. 哪一项不是右心室心肌梗死的诊断标准:

A. 下壁心肌梗死

B. Ⅲ导联ST段压低比Ⅱ导联严重

C. $V_1$导联ST段抬高

D. $V_2$导联ST段压低

E. $V_2$导联ST段压低小于aVF导联ST段抬高幅度的1/2

F. 右侧胸导联$V_4R$到$V_6R$的ST段升高1 mm

20. 心电图表现为“旋转木马”样图形是不乐观的。 正确或错误

答案:9. 错误 10. 错误 11. 正确 12. 正确 13. 错误 14. A 15. A 16. 错误 17. 正确 18. C 19. B 20. 正确

# 电解质与药物效应

第十六章

1

本章将讨论临床实践中经常遇到的两个重要问题，即电解质与药物。本书在第1阶段与第2阶段均讲解了心电图基础知识，当你达到第3阶段水平时，应该对这两个阶段学习有了全面了解。如果你处于第3阶段水平，可以参考本章内容并更新相关知识点。

电解质存在于大部分细胞的内外液中（参考“电生理学”一章），其中最重要的是钠、钾、钙和镁。这些离子的跨膜运动为细胞去极及复极过程提供能量，从而使心脏产生收缩。细胞内液及细胞外液中的电解质水平会影响离子流及心电图形态。

药物作用于细胞膜上的离子通道从而影响电解质流入和流出细胞，同时还可以影响心脏的传导从而影响心电图上各波的形态。

在本章中，我们将主要讲述能使心电图产生诊断性和特征性改变的两种离子，即 $K^{+}$、$Ca^{2+}$。镁离子及其他微量电解质虽能引起心电图改变，但不具有特异性及诊断意义。我们希望读者能够专注于有临床意义的心电图，本章不会涉及其他心电图改变，并推荐参考其他参考书籍。

将心电图结果与药物效应联系起来也很重要。例如，心动过缓患者正在服用β受体阻滞剂，那么β受体阻滞剂可能是造成心动过缓的原因。结合临床是解析心电图的关键。大多数药物对心电图的作用没有诊断意义，因此我们不在这里逐一展示。但地高辛除外，它可以导致多种心电图改变及心律失常，我们将重点讲述。

## 高钾血症及其影响

在所有的电解质紊乱中，高钾血症最凶险，可在数秒钟内致死，并能阻碍抢救药物发挥疗效。高钾血症可引起QRS波群形态改变，这不仅表示细胞功能发生了改变，还可引发各种甚至所有类型的心律失常。***迅速识别并采取治疗措施来稳定心肌细胞膜及逆转其病理过程是有效治疗高钾血症并发症的关键***。我们之前曾讲过，如果没有考虑到这些问题，你将永远不会做出诊断。

高钾血症时，随着血钾水平升高，心电图将呈现一系列的变化（图16-1），因此心电图可以协助评估血钾水平。高钾血症的心电图表现主要包括：

1. T波改变，尤其是高尖的T波
2. 心室内传导延迟
3. P波消失或者振幅降低
4. 类似心肌损伤样ST段改变
5. 任何或所有类型的心律失常

作为初学者，需要关注T波形态，谨记任何宽QRS波群心律均应考虑可能由高钾血症引起。如果你已经达到中级水平，那就需要考虑心电图可能出现的其他改变。我们建议你复习高钾血症的治疗，而诊断是有效治疗的重要前提。

## 2

## 高钾血症的心电图演变

高钾血症呈动态演变的过程，不仅体现了实际的血钾水平，还体现了与血钾病理生理过程相对应的心电图变化（图16-1）。想象一下这些变化在连续记录的心电图导联上逐渐发生：当血钾水平从正常开始升高，心电图的T波开始变得高尖；随后，所有的间期开始变宽、波幅下降，P波振幅也开始下降，直到消失。随着血钾水平继续升高，所有波的形态逐渐消失，并变为正弦波，最终……变为一条直线。

在出现高钾血症心电图改变的任何时段，心电图节律都可能转为正弦波图形并出现停搏（如图16-1中的红色箭头）。高钾血症是导致心电图短时间内极快进展并发生恶性心律失常的主要危险因素。

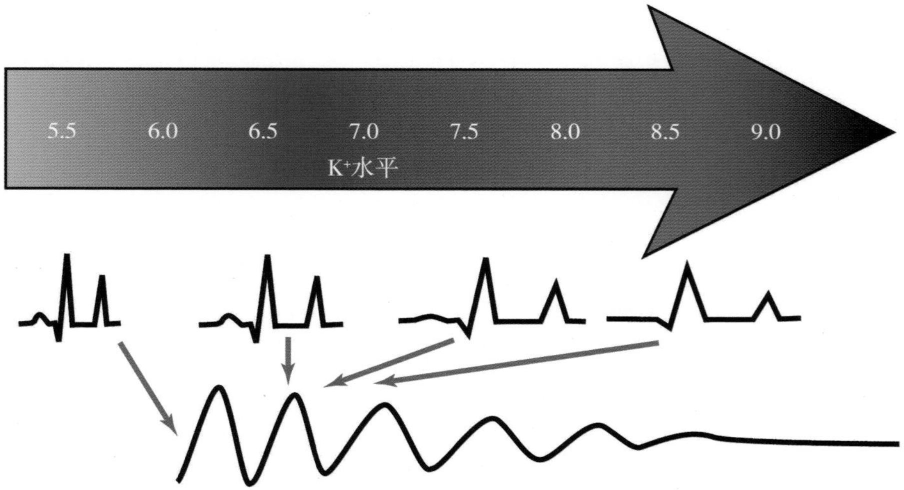


图 16-1　高钾血症的心电图演变

## 高钾血症的T波异常

心电图T波异常是高钾血症患者出现的首要心电图变化，当血钾超过5.5 mEq/L时，T波开始出现改变。

高钾血症最常见的T波改变是振幅升高、顶端变尖、基底部变窄。曾有个古老的医学谚语说道："你不会想坐在高钾血症的T波之上。"当你看到下面的病例，你就会明白其中的缘由了。***然而，这些高、尖、窄的T波改变在高钾血症患者中仅占22%***。其他78%的患者，T波可能是高、尖、窄或宽的任何一种组合。例如：高耸伴宽基底T波、尖锐伴宽基底T波等。但不论是哪一种组合，T波都是对称的。

关于T波的另一个要点是：随着血钾水平升高，T波形态可能会发生改变。如图16-1所示：T波增宽的同时振幅在下降。血钾水平为5.5 mEq/L时，T波高、尖、基底部狭窄，QT间期正常或轻度延长。但是，随着血钾水平进一步升高，T波时限、PR间期、QTS波时限及QT间期增宽或延长，而且振幅变小。这些均会影响T波的形态。

许多临床医生认为：全部导联T波变高才能提示高钾血症。我们希望能纠正这个错误观点。***T波改变通常最先出现在$V_2$~$V_4$导联***。为什么呢？我们尚不能阐述其原因，也许因为这些导联在体表最接近心脏。不要错误认为：仅出现在$V_2$~$V_4$导联的高、尖、窄T波可排除高钾血症。

## 临床要点

高钾血症T波改变

（1）T波改变是高钾血症最早出现的信号。

（2）它们在血钾水平超过5.5 mEq/L时出现。

（3）典型的T波改变为高、尖、基底部狭窄，但是仅出现在22%的病例中。

（4）严重高钾血症时可出现心室内传导延迟，此时T波形态可能出现继发性改变。

（5）T波改变可能仅局限在胸前导联，也可能是弥漫性的。

## 快速复习

1. 多数情况下诊断高钾血症非常困难。 正确或错误

2. 应该用钙剂作为肾衰竭患者的常规治疗，这样用药是安全的。 正确或错误

3. 在高钾血症进展至危及生命之前仅有数秒钟至数分钟时间去干预。 正确或错误

4. 心室内传导延迟在Ⅰ导联、$V_6$导联呈现类左束支阻滞图形，$V_1$导联呈现类右束支阻滞图形。 正确或错误

答案：1. 正确 2. 错误 3. 正确 4. 错误

## 心电图 病例分析 高钾血症的T波改变

**心电图16-1** 很难忽视该心电图$V_2$~$V_4$导联中出现的巨大T波。这些T波高、尖、基底部狭窄，是典型的高钾血症T波改变。

我们希望你能同时注意下壁导联T波改变。虽然并不明显，但是Ⅲ及aVF导联T波仍高于同导联R波振幅的2/3，这些改变均为病理性的，也是由高钾血症引起的。由于受心电图其他因素的干扰，你需要仔细观察心电图的细微变化。很多时候这些微小的发现会帮助你做出最终诊断。

**注 释**

**高钾血症的弦线理论**

以下比喻应该能帮你理解高钾血症T波形态的改变。设想由一根弦线形成了心电图的全部波形。将自己置于这个画面中，一只手抓住P波起始前的弦线，同时另一只手抓住T波的顶端。缓慢地提起T波顶端的弦线，T波开始变得高尖。如果从两侧继续拉弦线，所有的间期开始变宽，振幅变小，P波消失，最终以直线结束。这就是高钾血症心电图的具体改变！

**心电图16-2** 这张心电图中T波改变是否符合高钾血症？是的，非常符合！这个高钾血症T波看起来并不像心电图16-1中那么明显，但是与同导联R波对比，T波振幅升高，并且双支对称。在Ⅰ、Ⅱ、Ⅲ、aVF、$V_2$~$V_6$导联中T波改变呈病理性，这种T波改变波及心电图的大多数导联。

对称性T波改变通常是病理性的。当你在心电图上看到对称性T波时，首先应排除危及生命的病因之后，才能判断是生理性的。

**2 快速复习**

高钾血症常发生于哪种疾病患者中？

答案：终末期肾脏疾病。

**临床要点**

仅有22%的高钾血症患者出现高、尖、基底部狭窄的T波，需注意其他可能的变化。

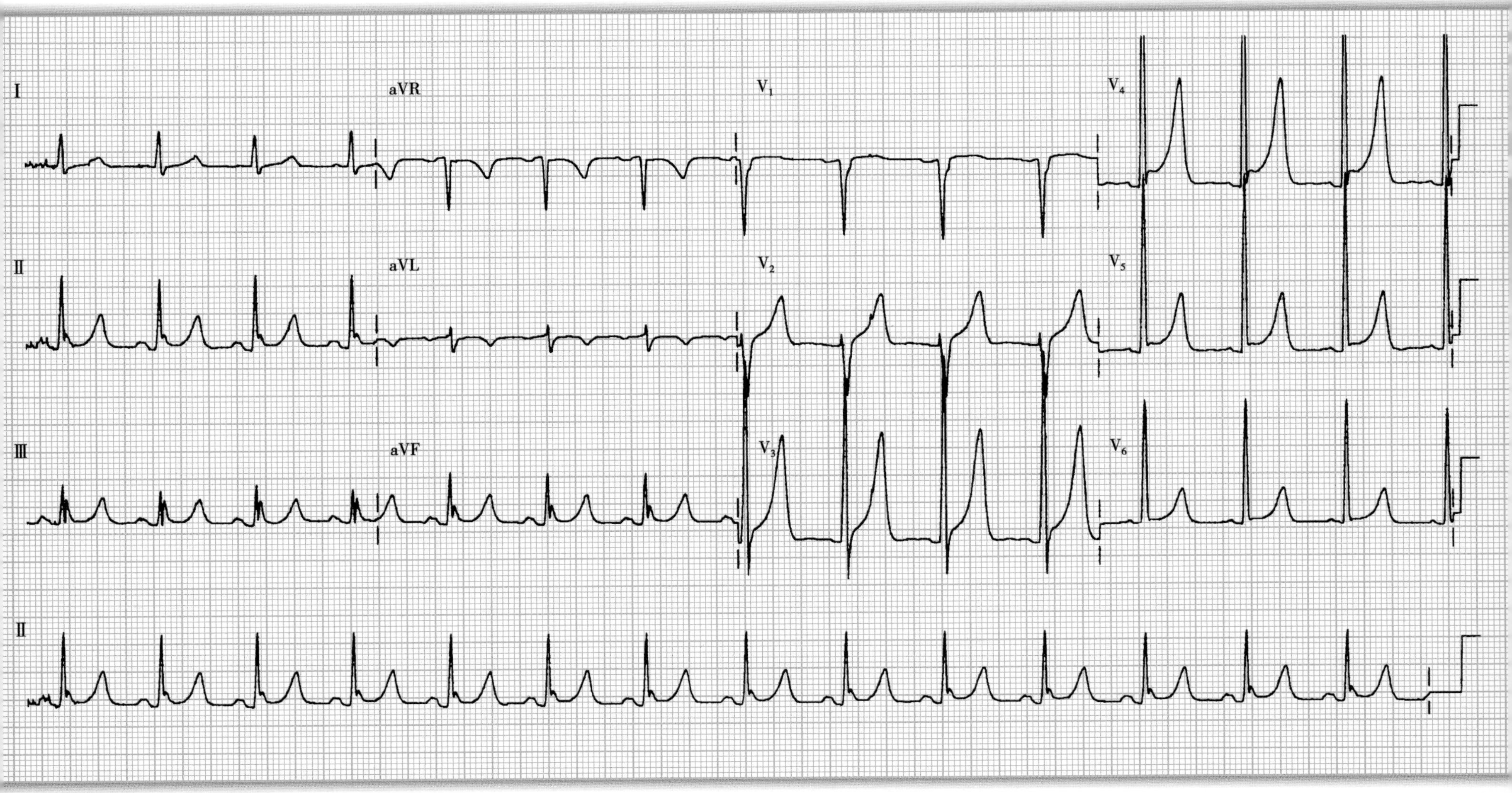


心电图 16-1

心电图 病例分析 续

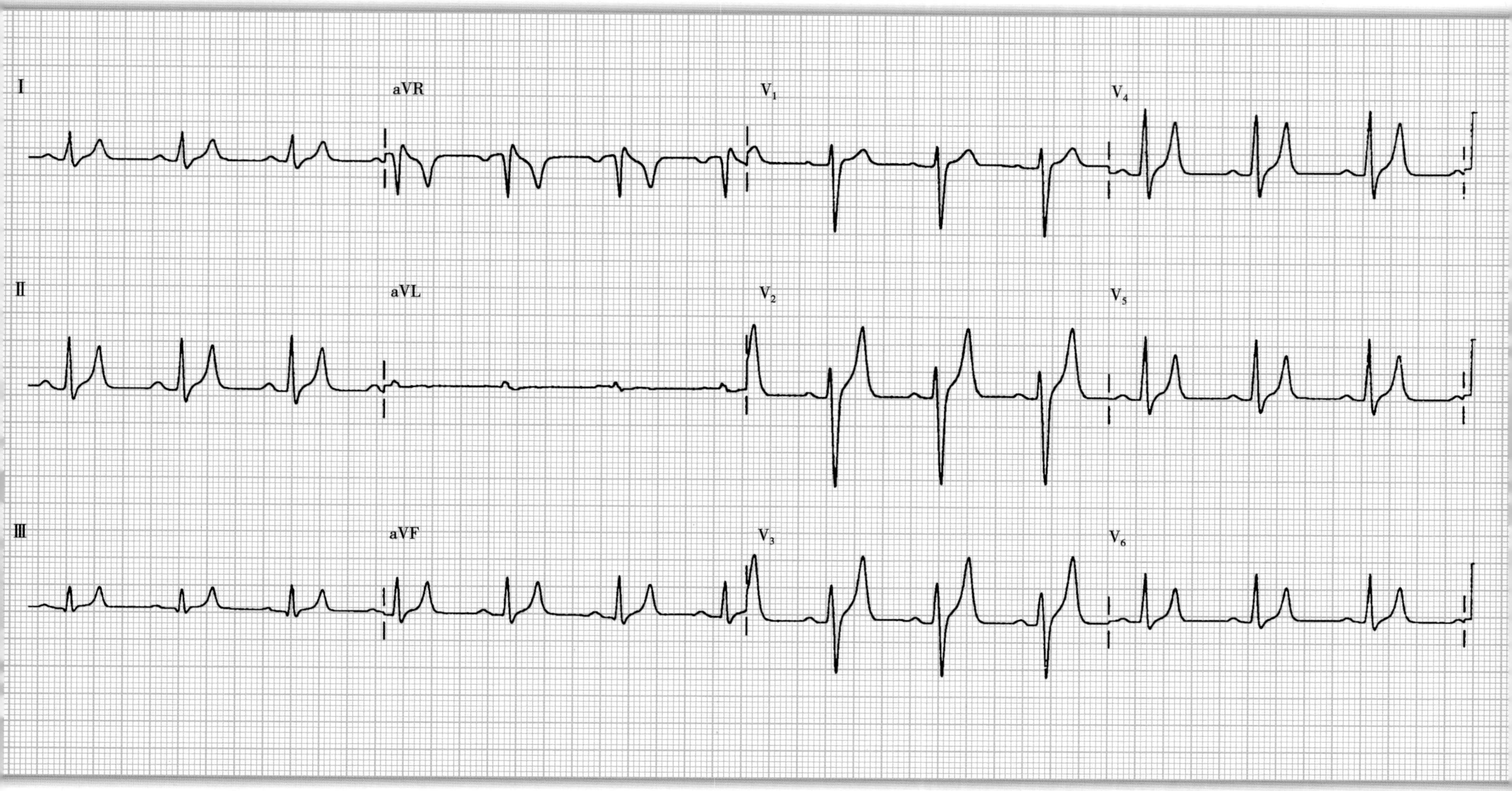


心电图16-2

## 2

**心电图16-3** 这张心电图显示：$V_2$~$V_4$导联具有高、尖、基底部狭窄的T波，$V_5$、$V_6$导联T波改变是前间隔变化的延续，同时注意下壁导联T波也出现了明显改变。QT间期延长相对于心电图中其他间期的增宽不成比例，为什么会这样？因为肾衰竭！肾衰竭是引起高钾血症最主要的原因，常同时合并低钙血症。而且低钙血症（本章后面会讲述）同样会引起QT间期延长，图中QT间期延长是高钾血症和低钙血症共同作用所致。这类患者通常还会发生心包积液，心电图表现为低电压。

### 2 快速复习

终末期肾病患者除高钾血症外还会发生哪些改变？

答案：低钙血症及心包积液。低钙血症（后面会讲述）也会引起QT间期延长，与高钾血症共同作用引起QT间期进一步延长。

**心电图16-4** 要是坐在这些T波上一定很疼，不是吗？除T波明显改变外，图中还出现了QT间期显著延长。这些心电图变化也是高钾血症及低钙血症共同作用所致。***请记住，处理终末期肾病合并轻度高钾血症时，应积极处理血钾异常，而不是血钙异常***。由于钙剂与磷酸盐结合生成磷酸钙，因此过多的钙剂治疗会导致软组织钙化。肾衰竭患者通常合并高磷血症，如果此时急着使用钙剂，易形成结晶。

### 临床要点

肾透析患者，除会发生危及生命的紧急情况外，应谨慎使用钙剂，但钙剂仍是治疗危及生命高钾血症的一线用药。因此钙剂应当用于危及生命的任何心律失常及血流动力学异常的患者。

**心电图16-5** 这张心电图的T波轻微改变、难以察觉，但T波改变的确存在。$V_2$~$V_5$导联T波改变为病理性的，高度提示高钾血症。***不要因为改变轻微而忽视了高钾血症。从轻微改变发展到心律失常前，没有太多的时间***。也许仅数秒钟或数分钟患者就会出现死亡，只是无法明确其发生时间。因此不要忽视高钾血症！这是我们反复强调的要点之一，因为大家总是抱有侥幸心理。在本章结束前我们将提供一些证据。但是现在你需要反复提醒自己："你只有很短的时间！"有一天你会因此受益，不要让我们说："我们曾经提醒过你！"我们很讨厌这种说法。

### 提 示

T波改变并不一定会发展成危及生命的心律失常或正弦波形，它们的出现仅仅提示我们需要注意病情的危险性。

心电图 病例分析 续

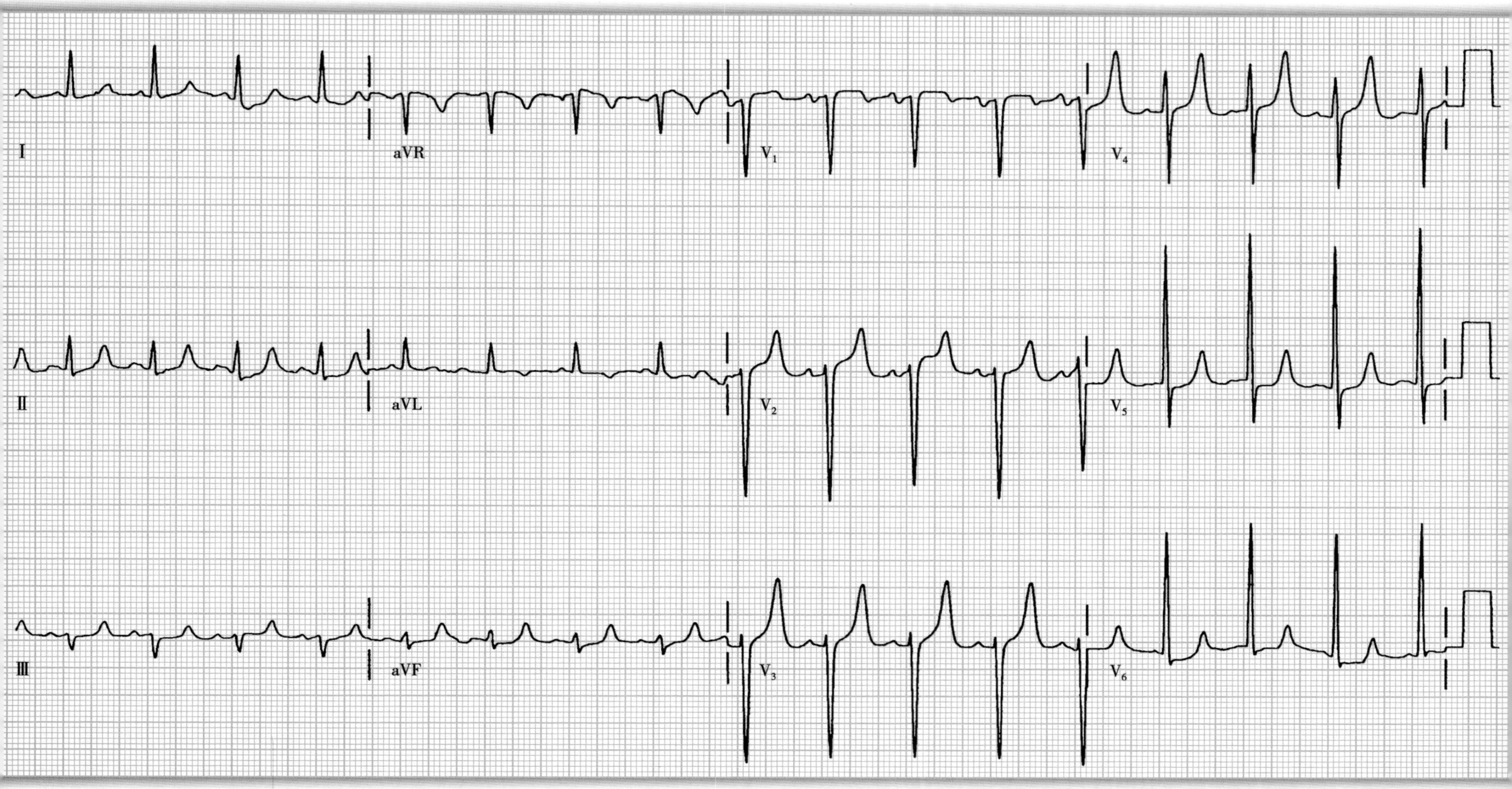


心电图 16-3

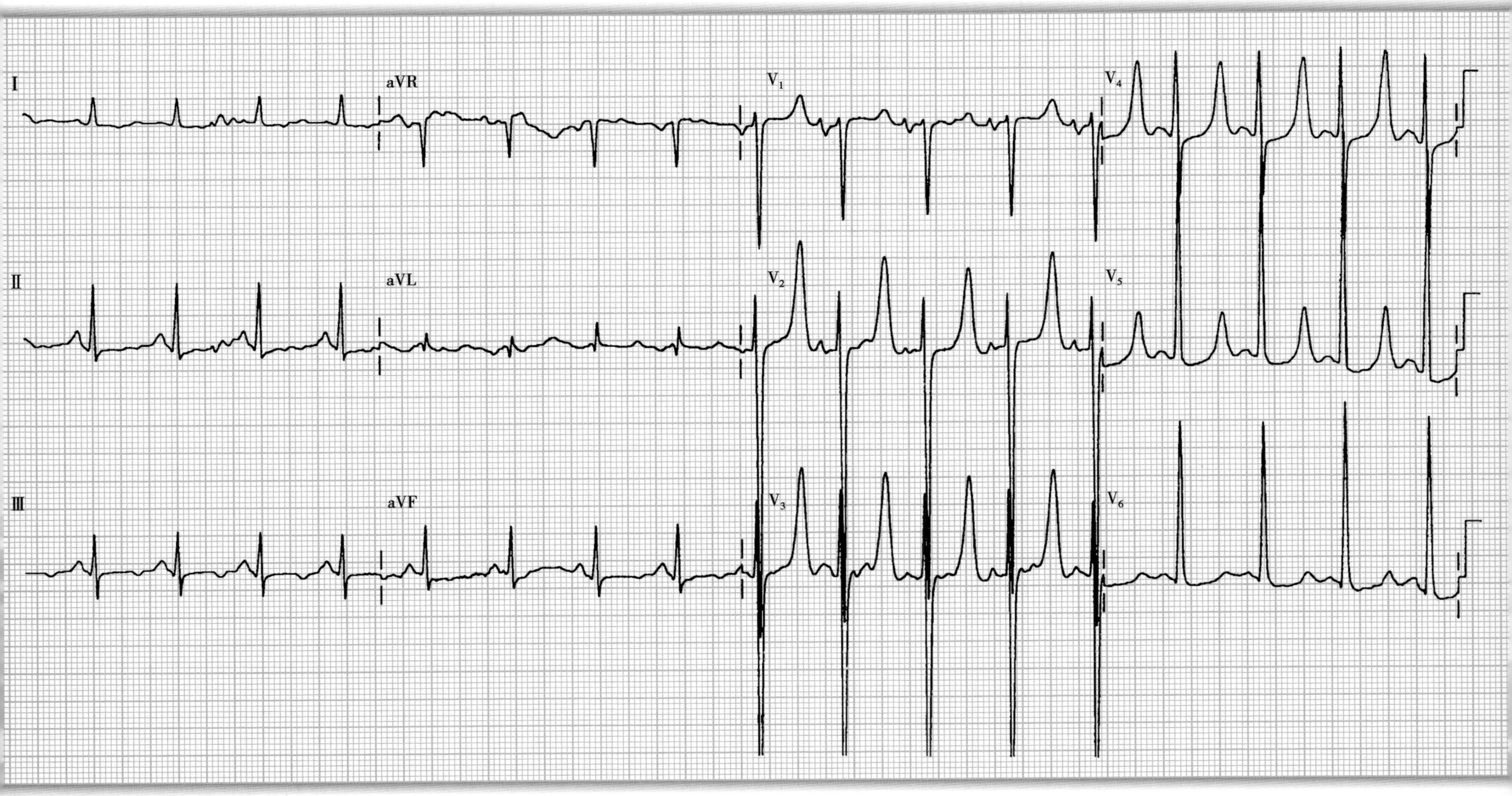
I
aVR
V1
V4
II
aVL
V2
V5
III
aVF
V3
V6

心电图 16-4

心电图 病例分析 续

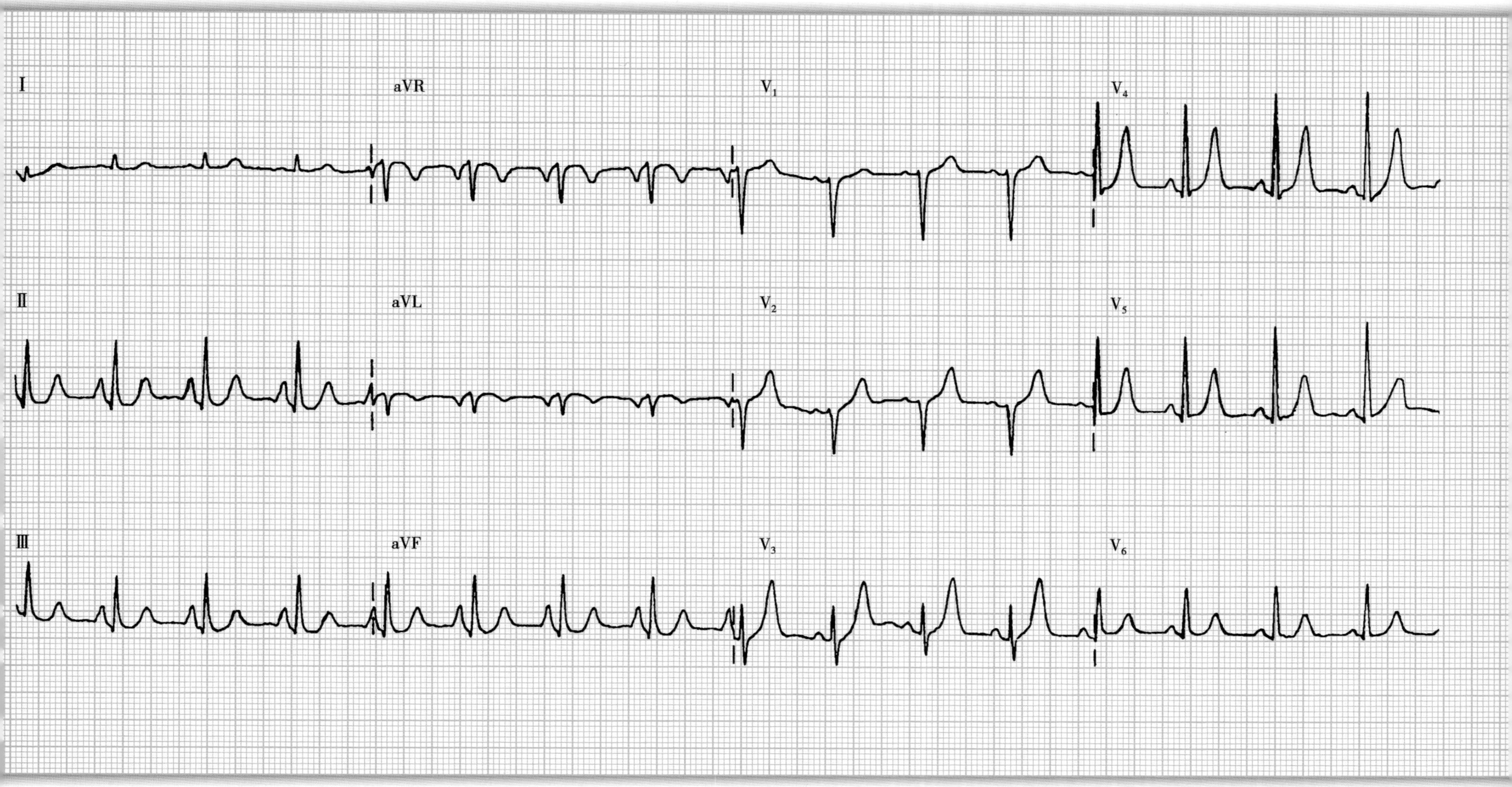


心电图16-5

## 心室内传导延迟与高钾血症

我们曾在“束支阻滞及分支阻滞”这一章中讲述过心室内传导延迟(IVCD),这里进行一个简单的回顾。当QRS波群时限大于0.12 s,且心电图既不符合LBBB也不符合RBBB的诊断标准时,应考虑IVCD。大多数IVCD心电图表现为:$V_1$导联呈类LBBB的单相S波或rS波,Ⅰ、$V_6$导联呈类RBBB图形,有典型的顿挫S波。***无论何时看到IVCD,首先应想到高钾血症***。高钾血症是引起IVCD最致命的病因,而且预留的治疗时间十分有限。通常,结合临床及既往心电图对明确临床诊断意义重大。如果有条件,动脉血气分析中的血钾水平能快速给出初步答案。实验室出具常规血钾报告需要30~90 min,在治疗开始前,你大概没有时间等待血钾报告。

当血钾浓度大于6.5 mEq/L时,QRS波群开始增宽。随着血钾水平继续升高,QRS波群将继续增宽,其振幅或高度随之缓慢下降。随着IVCD进展,Ⅰ、$V_6$导联开始形成显著的S波,并随时可能出现正弦波图形。

出现IVCD时,T波仍然是尖的,但其振幅可能比轻度高钾血症时略微降低,通常IVCD是尖锐、对称、基底部增宽的T波。心电图电轴可能变为左偏(LAD)或右偏(RAD)。然后,新的LBBB或RBBB图形将取代IVCD。最终,随时可以发生任何心律失常。

**提　示**

当你诊断IVCD时,应该想到高钾血症。

## P波与高钾血症

随着血钾水平升至7.0 mEq/L,PR间期延长、P波振幅降低。最终将无法看到P波。实际上P波依然在那里,只是无法看到它们。为什么呢?随着血钾水平升高,窦房结及心房特殊传导系统可维持正常功能,而心肌细胞却不能,心房肌细胞将会停止除极。而心房肌细胞除极产生的心房向量投射到心电图上为P波。因此我们在心电图上看不到任何心房活动,但仍是窦性节律,这是因为QRS波群仍起源于窦房结,而窦房结电活动无法在心电图上体现出来。难点在于如何区分“P波缺如”的窦性心律与室性自主心律。通过治疗高钾血症会使P波戏剧性地重现。

本书不涉及治疗方面。但是,当你面对高钾血症所致心律失常时,使用抗心律失常药物治疗可能无反应,这可能是因为抗心律失常药物无效。因此你应该先处理高钾血症。此外,升压药物及儿茶酚胺(如肾上腺素)在高钾血症患者中可能无法正常发挥作用。因此治疗原则为:***先治疗高钾血症!*** 首先给予患者钙剂及碳酸氢钠药物治疗,如果血流动力学仍不稳定,再给予升压药物。更重要的是,有证据表明,起搏器对高钾血症患者无效,也就是说,它们无法夺获(心肌)。

当动静脉造瘘患者出现心搏骤停时,你应该想到高钾血症可能。动静脉造瘘常用于终末期肾衰竭患者的透析治疗,而这部分患者最容易发生高钾血症。

**临床要点**

当你遇到高钾血症引起的室性逸搏心律患者时,在用起搏器及阿托品治疗前请首先用钙剂及碳酸氢钠。

心电图 病例分析 高钾血症时心室内传导延迟及P波改变

2

**心电图16-6** 当你第一眼看到这张心电图时，一定会惊呼："高钾血症！"首先，PR间期延长，该图中PR间期显著延长，由于PR间期太长，P波落在前一个心动周期的T波上。其次，QRS波群时限增宽，符合IVCD图形。$V_1$导联呈典型的LBBB图形，具有宽大的单相S波。$V_6$导联存在伪差、难以分析，因此分析Ⅰ导联。Ⅰ导联具有宽大、顿挫的S波，符合RBBB图形。第三，QT间期也显著延长，大于RR间期的1/2，因此这是IVCD伴广泛的QT间期延长。看到这里，你应该马上想到高钾血症。如果你仍存有疑惑，请看T波。图中T波宽大、对称，与同导联R波对比出现病理性振幅升高。例如Ⅰ、Ⅱ、Ⅲ、aVL及$V_3$~$V_6$导联T波振幅高于同导联R波振幅的2/3，这些T波改变均由高钾血症引起。

你能猜到该患者的血钾水平吗？通常，血钾水平>5.5 mEq/L时，T波开始呈尖峰状；血钾水平>6.5 mEq/L时，所有间期开始变宽；血钾水平>7.0 mEq/L时，PR间期延长，P波振幅开始下降。因此该患者血钾水平应该大于7.0 mEq/L。最终，血钾水平大于8.8 mEq/L时，P波消失。据此推测本例患者的血钾水平在7.0~8.8 mEq/L。

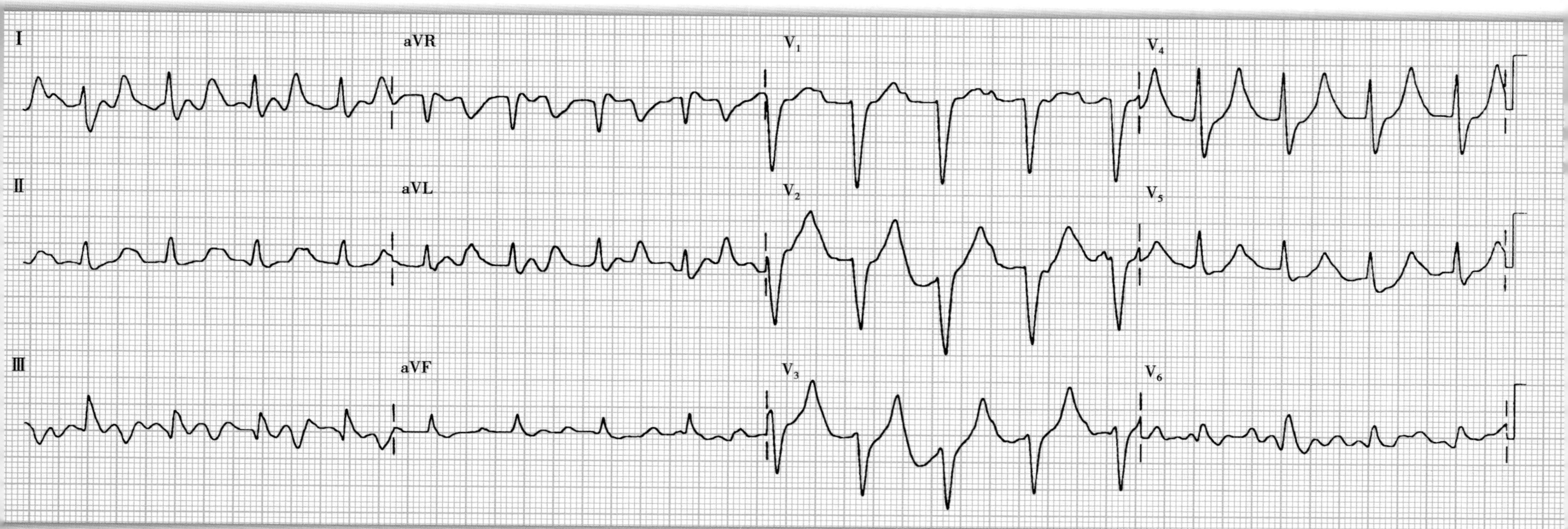


心电图16-6

2

**心电图16-7** 这张心电图也显示了高钾血症的特征性心电图改变。最先引起注意的是QRS波群的宽度与IVCD图形。请注意，整张心电图中所有间期都增宽。T波高尖并不明显，但形态增宽、对称。图中能否看到P波？ $V_1$导联第3个QRS波群前的小波看起来像P波，但这是唯一能看到的地方，因此答案是无P波。倒数第二个心搏是什么节律？期前收缩伴完全性代偿间歇，因此这是交界区期前收缩或者房性期前收缩。你见过没有P波的房性期前收缩吗？在高钾血症患者中的确可以看到。请记住，严重高钾血症时P波会消失。为增深印象，你可以复习前几页的讨论部分（P波与高钾血症）。

**提 示**

| | |
|---|---|
| ≥5.5 mEq/L | T波异常 |
| ≥6.5 mEq/L | 间期变宽 |
| ≥7.0 mEq/L | 开始出现P波改变 |
| ≥8.8 mEq/L | P波消失 |

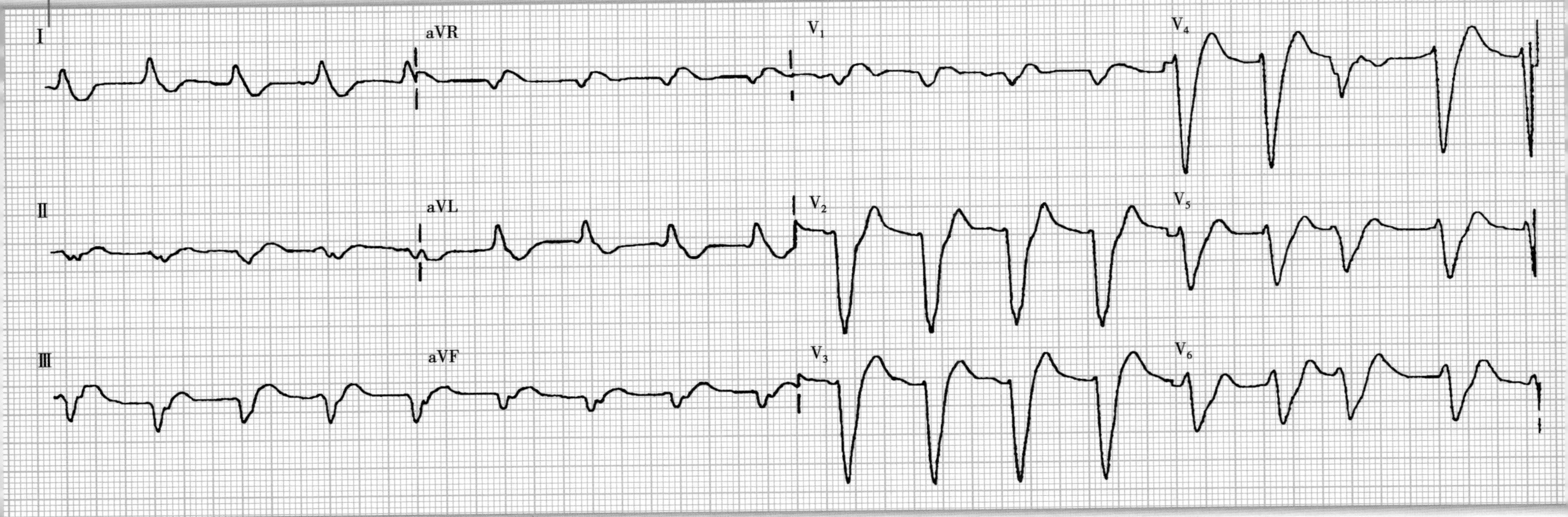


心电图16-7

心电图 病例分析 续

2

**心电图16-8** 这张心电图显示宽QRS波群节律，这种情况很难排除室性自主心律，但有一点应该高度怀疑——高钾血症是其常见原因。更重要的是，大多数室性自主心律呈LBBB或RBBB图形，而本图是IVCD。引起IVCD的可能病因中首先应想到高钾血症，我们应尽力证明高钾血症是其病因。事实上，这张心电图来自一名肾透析患者，他的血钾水平为10.4 mEq/L，积极治疗高钾血症后，病情迅速好转。

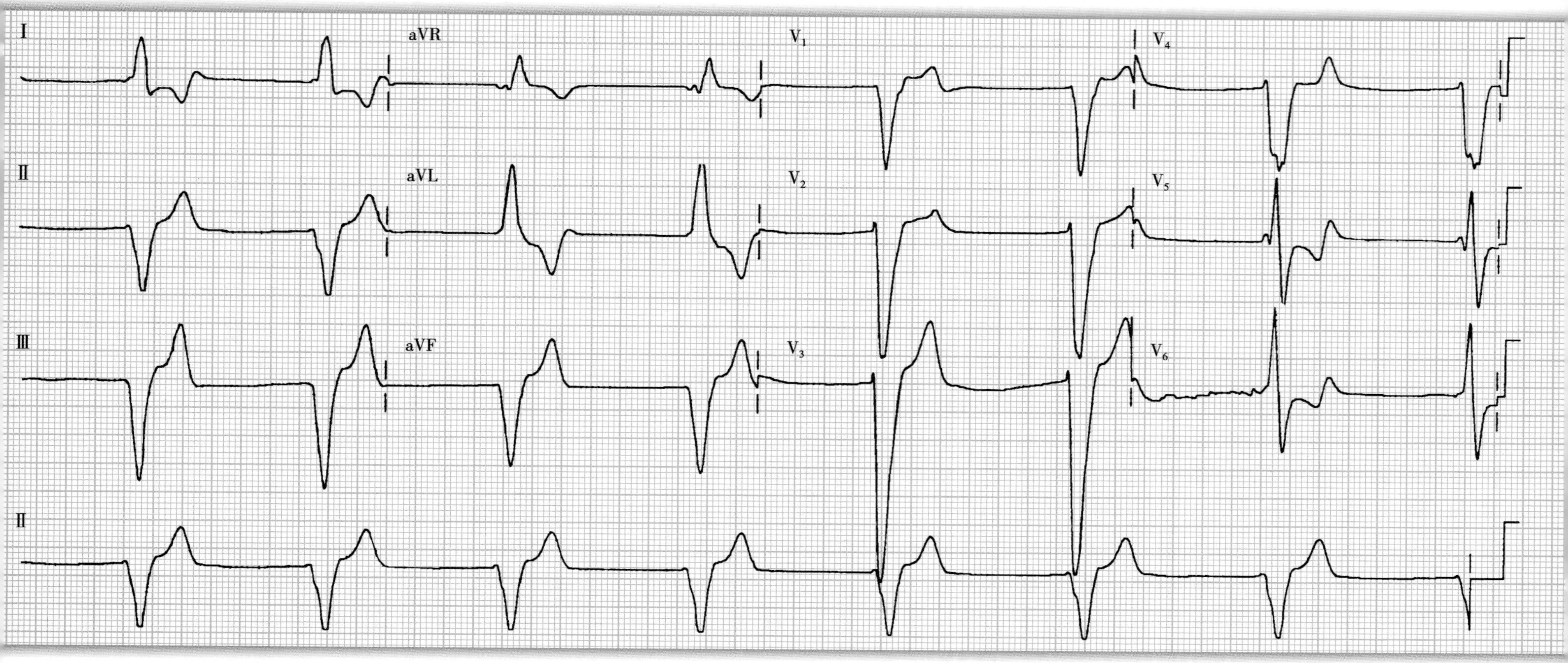


心电图16-8

2

**心电图16-9** 这张心电图也表现为宽QRS波群节律，而且P波无法辨认。进一步提示高钾血症的证据有：IVCD、所有间期增宽、T波高尖。所有这些心电图表现使你想惊呼："这个人的血钾水平是多少？"***谨记，诊断高钾血症的前提是需考虑临床是否存在致高钾血症的病因***。

## 临床要点

儿茶酚胺（例如肾上腺素）、升压药（多巴胺或其他药物）及起搏器对高钾血症心搏骤停患者可能无效。

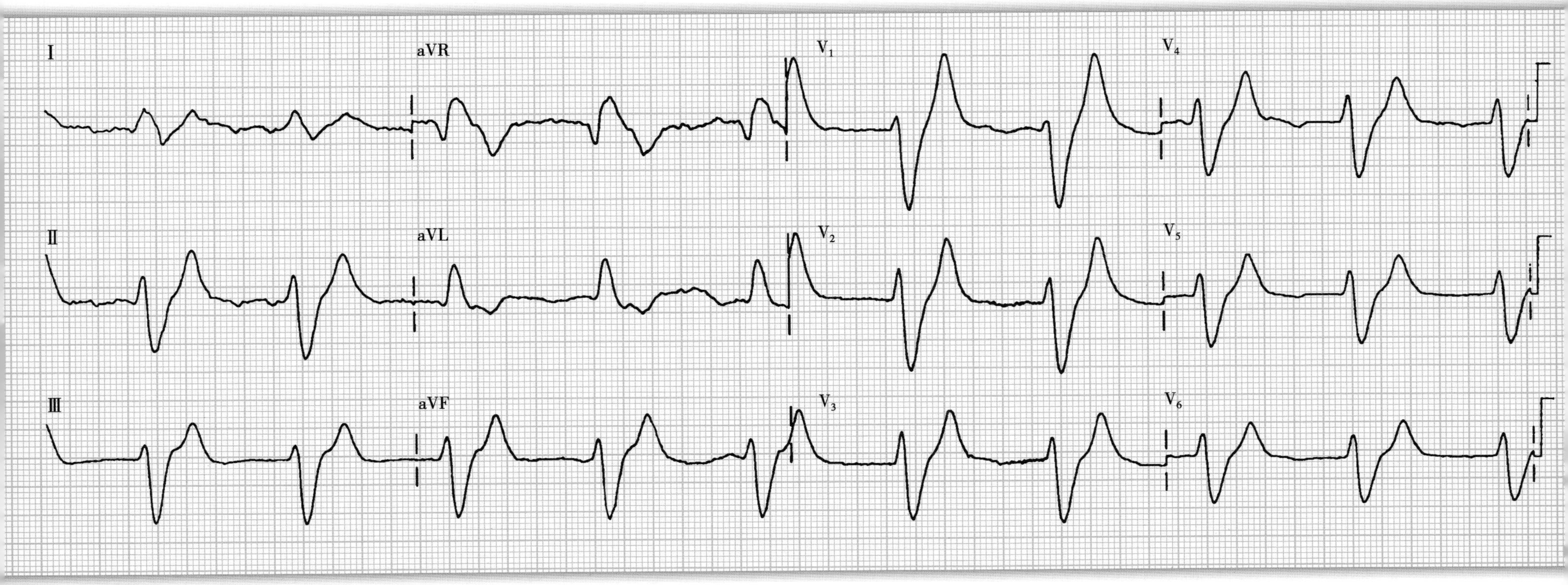


心电图16-9

心电图 病例分析 续

2

**心电图16-10** 这张心电图显示宽QRS波群节律，符合IVCD图形，这一次，IVCD图形有兔耳征及$V_6$导联呈顿挫S波，但是Ⅰ导联呈单向R波。QT间期明显延长，T波明显变尖、变宽。这张心电图还有另外两点很有趣：第一，这张心电图的节律是什么？图中有很多形态不同的P波，而且PR间期也不等，同样心律也非常不规整，提示心房游走性心律。第二，这个患者存在急性前间隔心肌梗死吗？并不存在，高钾血症可出现类似急性心肌梗死的ST段抬高。当血钾降至正常时，ST段也会回落。这种情况非常罕见！解析心电图需结合患者临床情况。

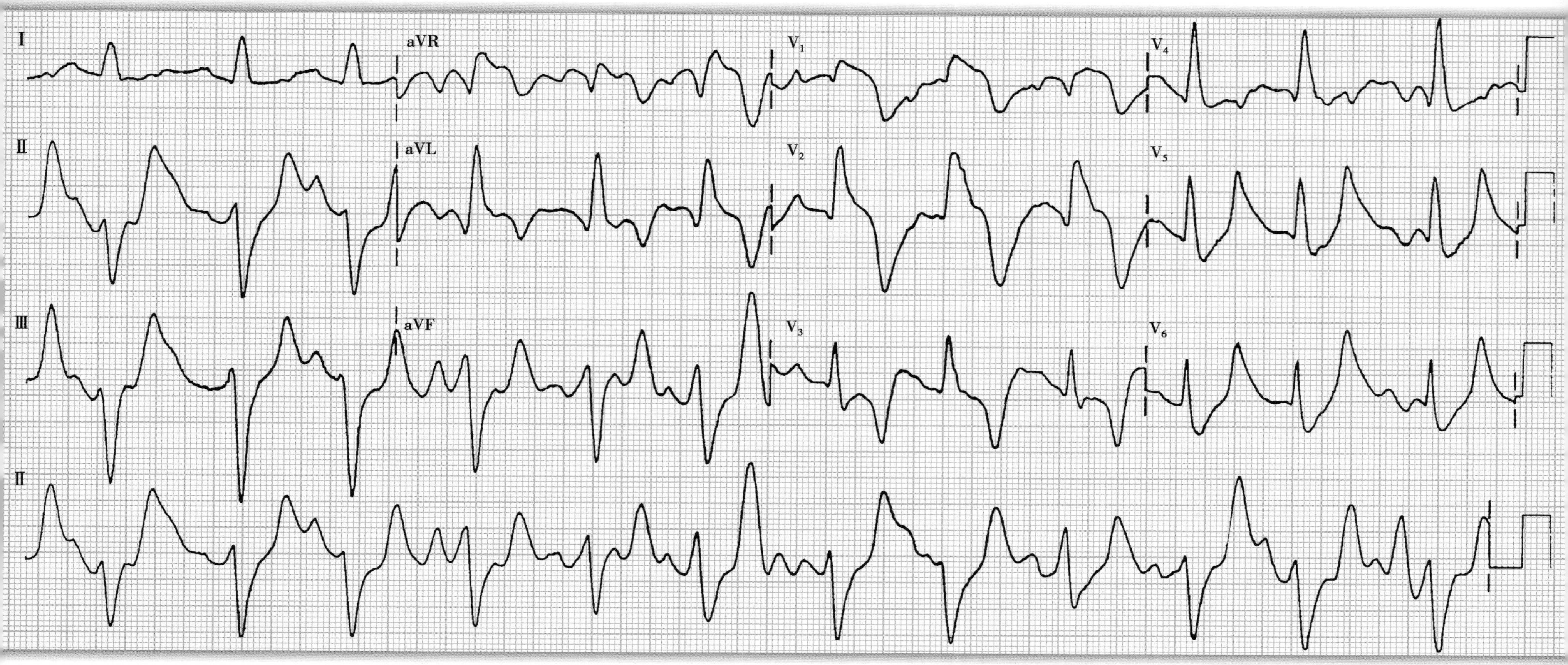


心电图16-10

2

**心电图16-11** 现在你应该开始熟悉高钾血症的心电图表现了。这张心电图似乎在四处炫耀:"看我！我就是高钾血症!"这张图中能看到尖而宽的T波、IVCD、QT间期延长、PR间期延长。如果你还没有100%地学会识别这些特征,请重新回顾本章的开头部分。

你是否注意到,不同的作者在他们的书中都会强调自认为重要的内容。目前我们集中总结了3点:①ST段;②急性心肌梗死,尤其是非典型部位;③高钾血症。

ST段是最容易引起争议的部分。目前在判断是病理性还是生理性ST段改变方面,存在很多临床分歧。左心室肥厚伴损伤或梗死也存在很大争议。在"ST段与T波"一章中,我们试着回答了其中的一部分问题。在"急性心肌梗死"一章中,我们不仅讲述了如何识别"简单"的心肌梗死,还讲解了非典型区域心肌梗死,例如:后壁及右心室心肌梗死。而在本章中我们讨论了高钾血症。高钾血症是高危但可治愈的疾病,但你首先需要做出诊断。

这张心电图来自一个因呼吸困难而就诊的患者。因为没有做出诊断,患者被留观。心电图提示IVCD、QRS波群时限增宽及T波异常。患者既往无任何肾脏病病史。这张心电图完成后不久,心电监护提示心电图图形发生改变,因此再次行心电图检查。让我们先看一下心电图16-12,再继续讨论这个问题……

**心电图16-12** 尽管连续记录的长导联节律图提示病情很严重,但患者当时并无症状。初步诊断是血流动力学稳定的室性心动过速,并立即给予利多卡因治疗。当完成心电图检查、移除肢体导联时,患者出现了心搏骤停。之后检验报告提示血钾水平高达9.4 mEq/L。该病例给我们的提示是:牢记高钾血症的心电图表现及治疗方法;尽可能想到此诊断,尽早明确其诊断,并及时制定治疗方案。对于高钾血症患者,你没有时间可浪费,需尽早快速治疗。

这张心电图呈正弦波图形,但仍能从图中辨认出每个独立的QRS波群。有时候QRS波群会相互融合在一起,如果患者进展为这种心电图,要迅速治疗高钾血症。此时,除治疗高钾血症外还需要同时治疗室速。***你只有几秒钟时间,请明智地使用这几秒钟***。

心电图 病例分析 续

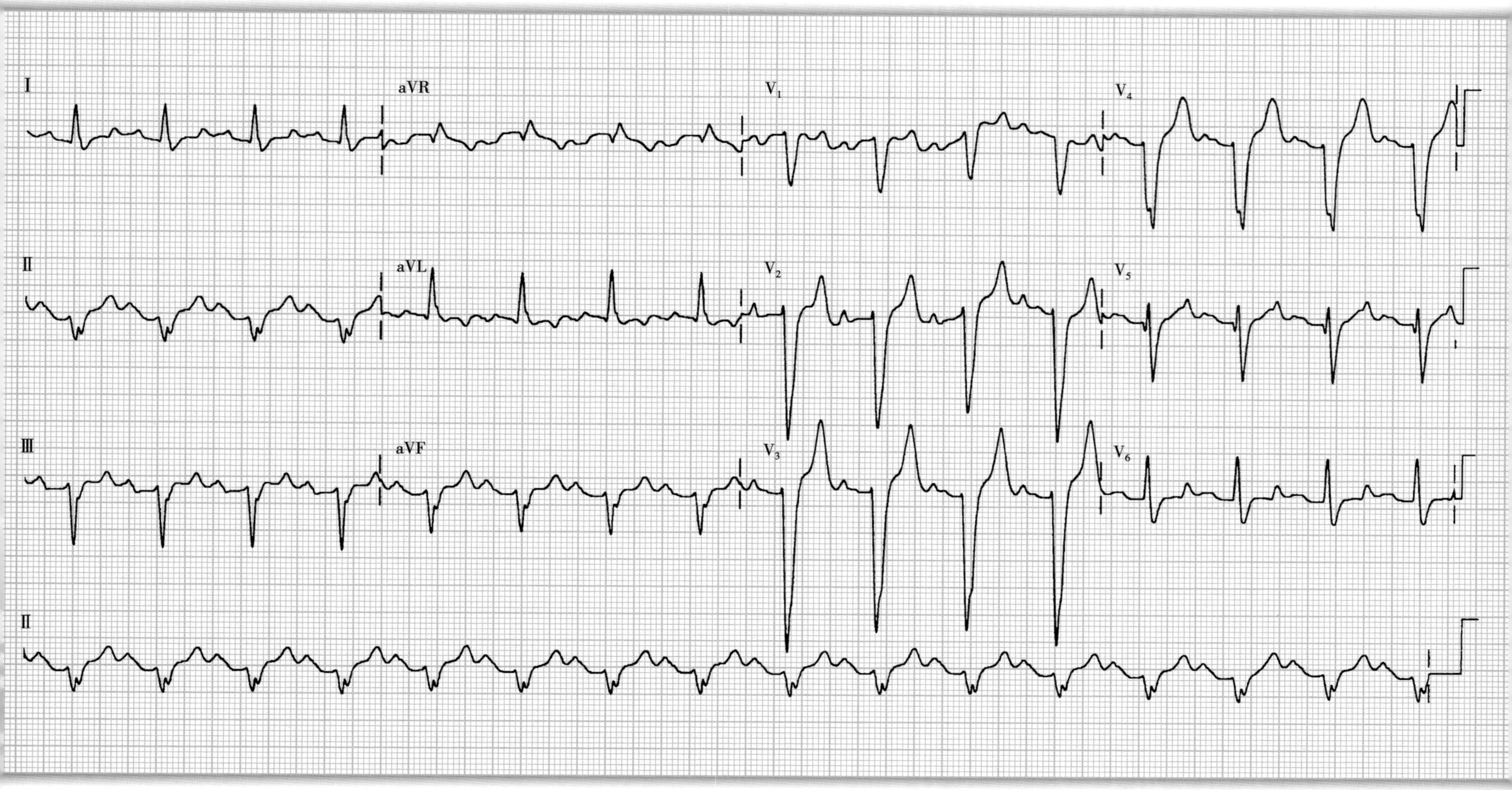


心电图16-11

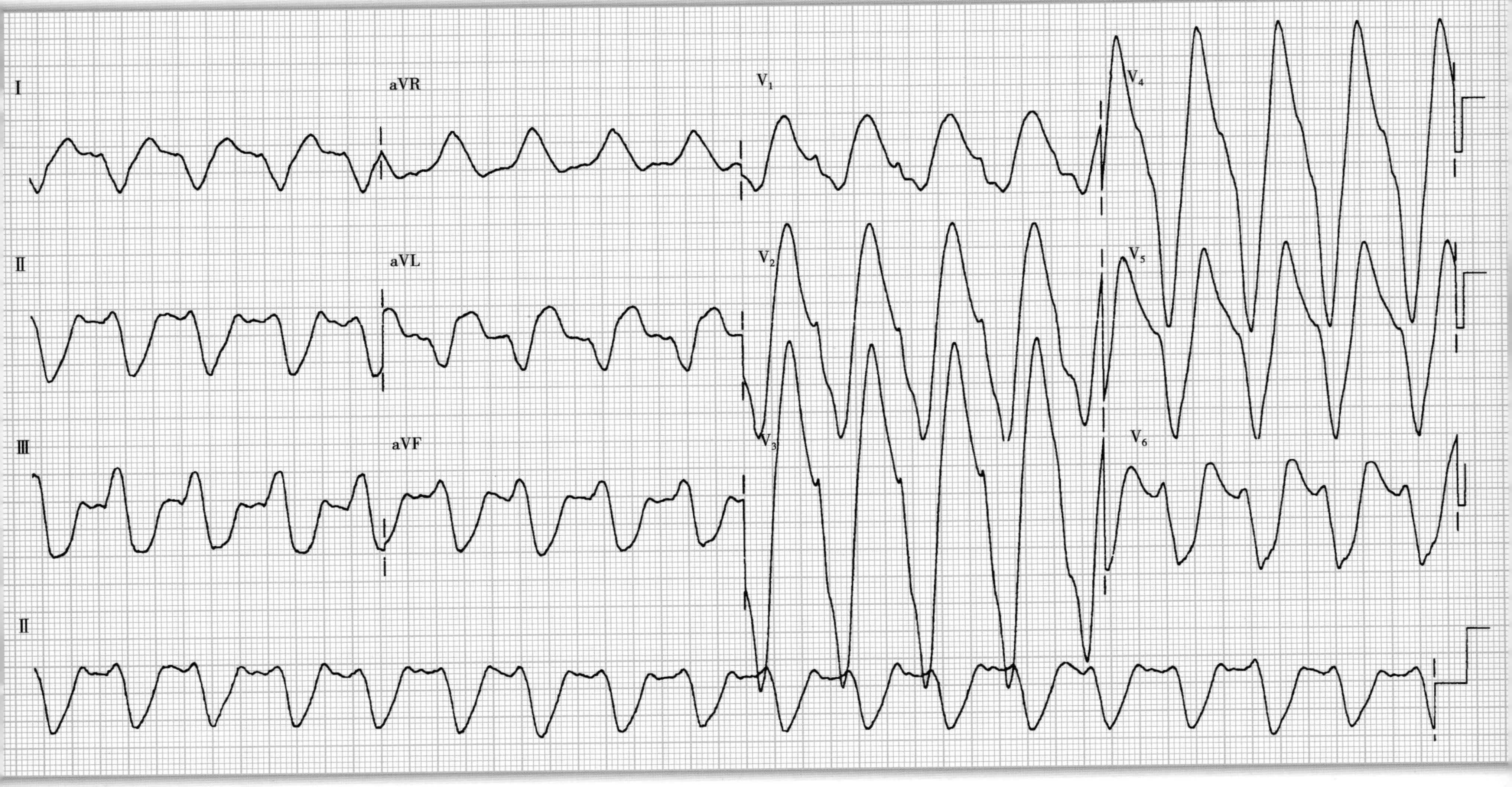


心电图 16-12

## 心电图 病例分析 续

**心电图16-13** 如果你对这些仍持怀疑态度，请看下图，只需几分钟病情就会进一步恶化……

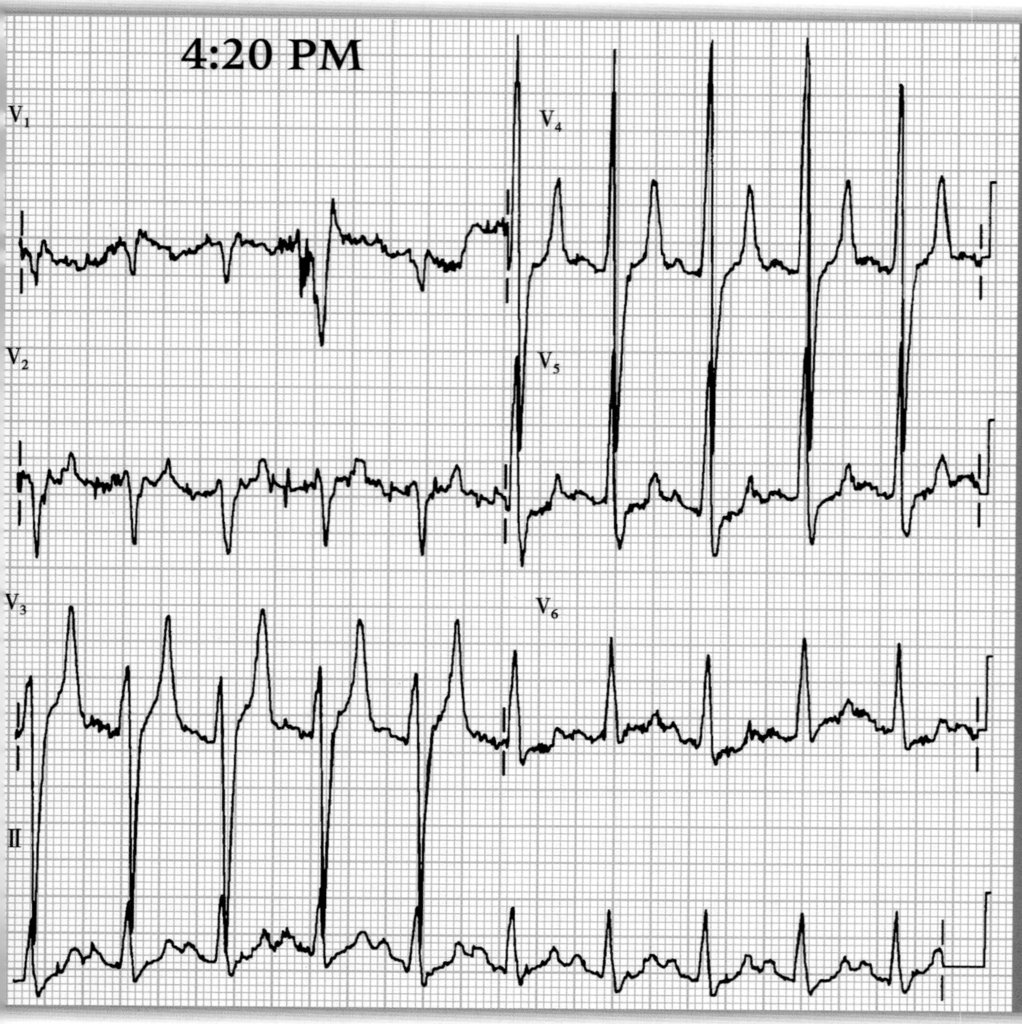


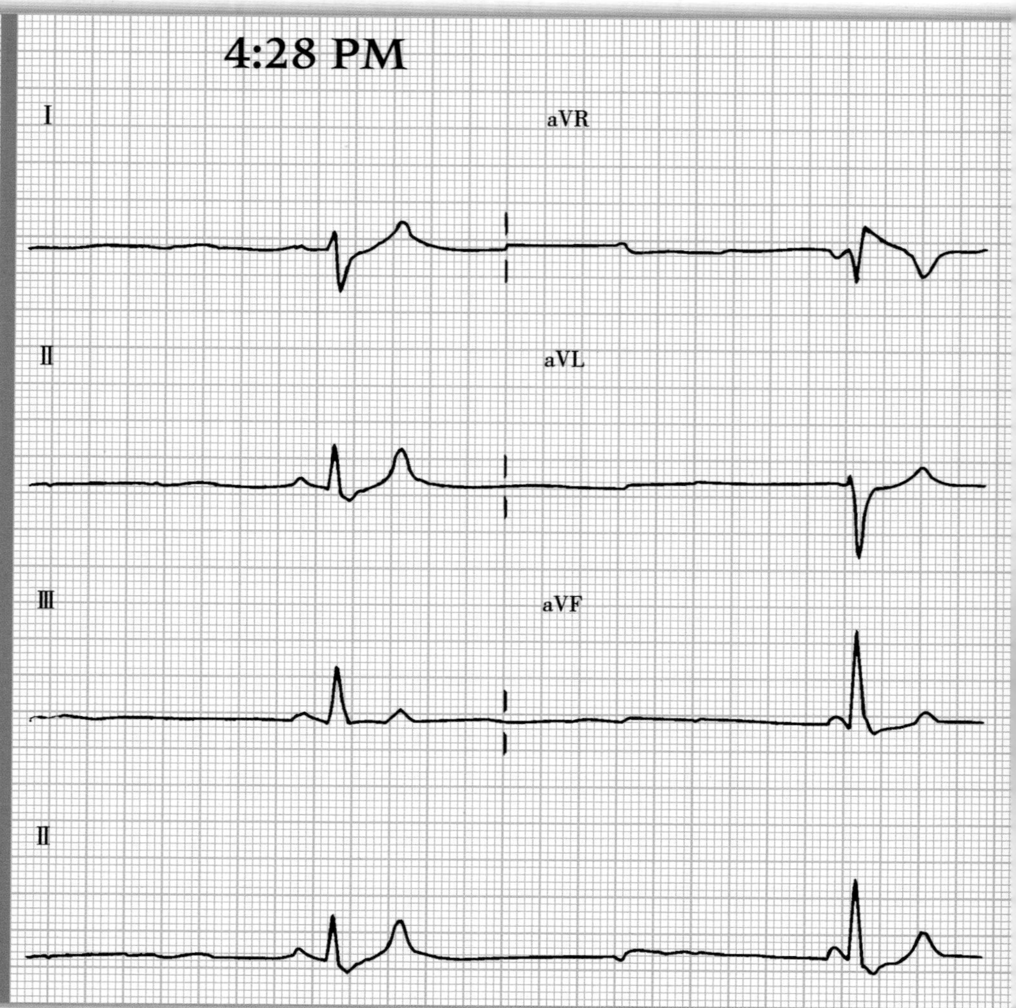


心电图16-13

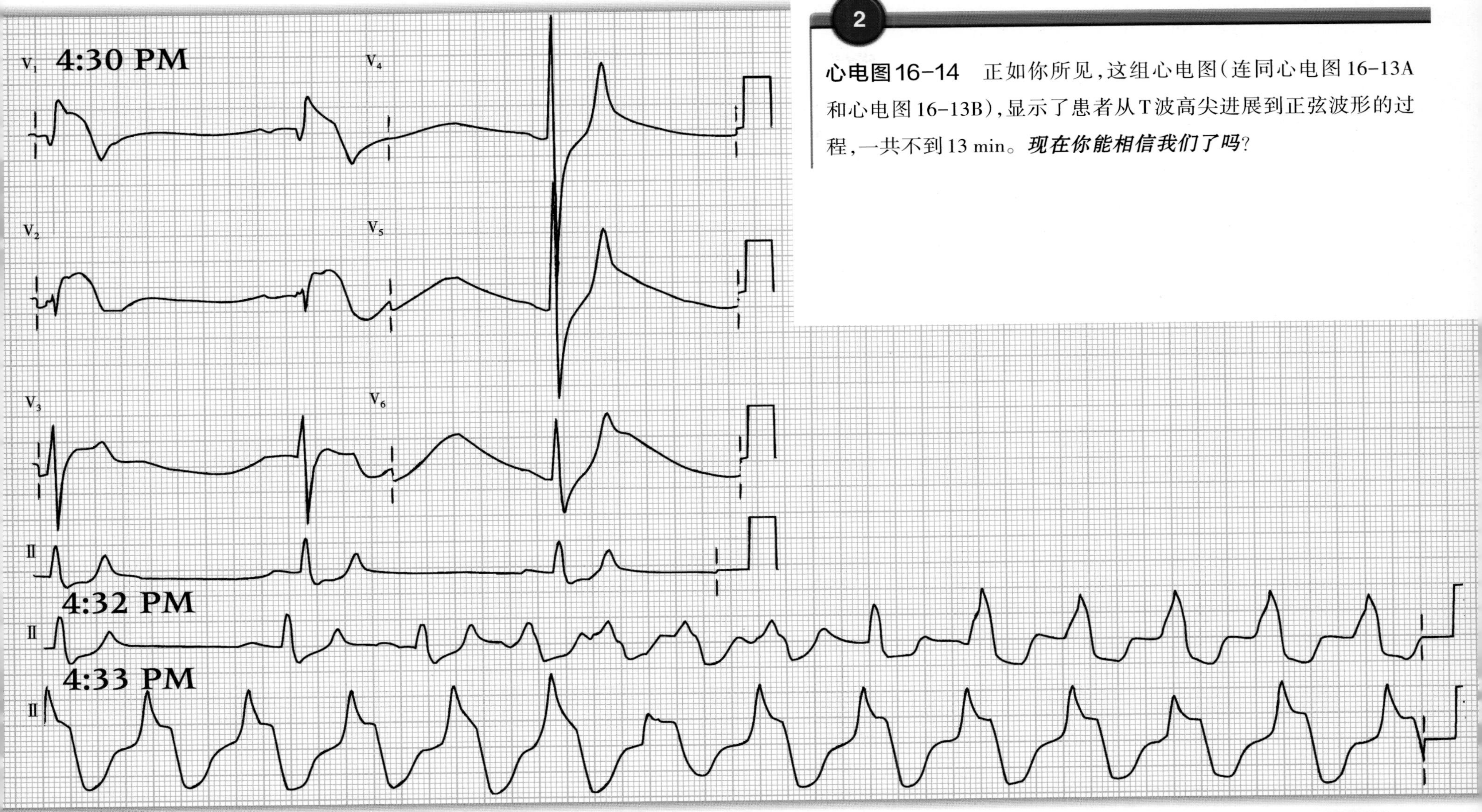


心电图16-14

2

**心电图16-14** 正如你所见，这组心电图（连同心电图16-13A和心电图16-13B），显示了患者从T波高尖进展到正弦波形的过程，一共不到13 min。***现在你能相信我们了吗？***

# 其他电解质异常

## 低钾血症

低钾血症时心电图变化不是很明显，有几个非特异性变化，例如：轻度ST段压低，T波振幅轻度下降，QRS波群时限轻度延长。但低钾血症时心电图最常见的异常表现是出现明显的U波。U波是紧随T波之后出现的振幅低小的波，其振幅通常小于T波高度的1/10(图16-2)。U波可由很多不同的病因引起(详见下面的鉴别诊断表)。低钾血症引起心律失常的概率非常低，但服用地高辛的患者合并低钾血症时十分危险，两者联合增加了致命性心律失常的发生率。

U波的鉴别诊断：

1. 低钾血症
2. 心动过缓
3. 左心室肥厚
4. 中枢神经系统疾病
5. 药物所致：地高辛、I类抗心律失常药物、噻吩嗪

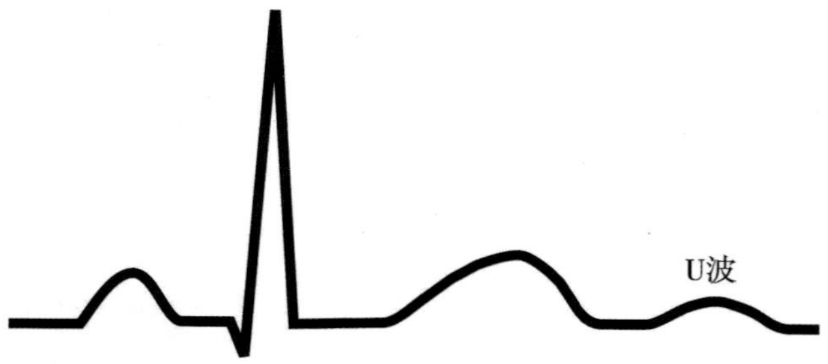


图16-2 U波

## 高钙血症

高钙血症的心电图变化也非常轻微，主要变化是ST段缩短，表现为QT间期缩短(或QTc间期缩短，QTc间期是QT间期通过心率校正所得)。但是，QT或QTc间期缩短很难与患者的血钙水平或临床表现相关联。高钙血症鲜有心律失常发生。

## 低钙血症

低钙血症的心电图变化与高钙血症正好相反，主要变化是ST段延长，表现为QTc间期延长。记忆的小窍门是："高个子"行动迅速，因此他的运动时间比较短；相反，"矮个子"需要更长时间去运动，因此需要更多时间去形成T波。同样，低钙血症也鲜有心律失常发生。

不论什么原因导致的QT间期延长，都可发展为尖端扭转型室性心动过速，而尖端扭转型室性心动过速可引起猝死。

QT间期延长的鉴别诊断：

1. 心肌梗死或缺血
2. 低钙血症
3. 药物所致：Ia类抗心律失常药物、胺碘酮、噻吩嗪、三环类抗抑郁药物
4. 中枢神经系统疾病
5. 低体温
6. 甲状腺功能减退
7. 先天性或特发性长QT间期综合征

a. Romano-Ward 综合征

b. JLN综合征

c. 散发性LQTS

**心电图16-15** 第一眼看这张心电图并未感觉十分异常。Ⅱ导联可见明显的肺型P波，且符合LVH的诊断标准，电轴是垂直的，所有导联存在非特异性ST-T改变(NSSTTW)。

然后观察$V_2$导联，可以看到两个明显隆起的波。第二个隆起波与$V_1$、$V_3$导联中的P波明显不同步。这个隆起波是什么呢？是ST段的一部分吗？如果是，那么这张心电图中QT间期显著延长。但是，T波形态通常不会像过山车一样上下起伏，然后再上升、下降。继续观察其他导联，在其他大多数导联上也发现了相同的小隆起，只是相对平坦一些。

位于T波和下一个心动周期的P波之间的隆起波是什么呢？我们唯一能想到的就是U波。但是图中的U波比T波振幅高！是的，这的确是U波。这张心电图来自血钾水平1.6 mEq/L的患者，血钾水平非常低。与你预料的一样，这种严重的低钾血症患者会出现T波低平和U波振幅增高，还会出现NSSTTW。纠正低钾血症后，这些异常改变最终消失。

很多情况下可以出现U波，仔细考虑所有的鉴别诊断，确保没有任何遗漏。

**心电图16-16** 患者因流涕就诊于急诊室，她告诉护士自己还感到呼吸急促。这位护士刚参加工作，谨慎起见，为患者预约了心电图检查。这张心电图首先引起我们注意的是显著延长的QT间期。假如你没见过QT间期延长的心电图，这是一个很好的病例。患者描述在她年轻时，出现过不明原因晕厥，她看了很多医生，但是并没有找到晕厥的原因或明确诊断。最终她被贴上了“疯子”的标签，并强制性给予抗抑郁、抗精神病药物。因为这些药物，患者最终失去了工作并无家可归。她唯一想表述的是：“我真的没有疯，我只是摔倒了。”

这一次医生选择相信了她，尤其是看过她的心电图后。医生为患者进行心电监护后，开始检查她的心脏。当患者摔倒时，医生抬头发现她意识丧失，此时心电监护显示尖端扭转型室性心动过速。此后大约1 min，在工作人员准备抢救设备的过程中，患者自行恢复意识，并说：“医生，我告诉过你我晕倒了。”因为忽视了QT间期延长，这个可怜患者的生活就这样被毁了。后来她被确诊患有Romano-Ward综合征，最终结局很好。

心电图 病例分析 续

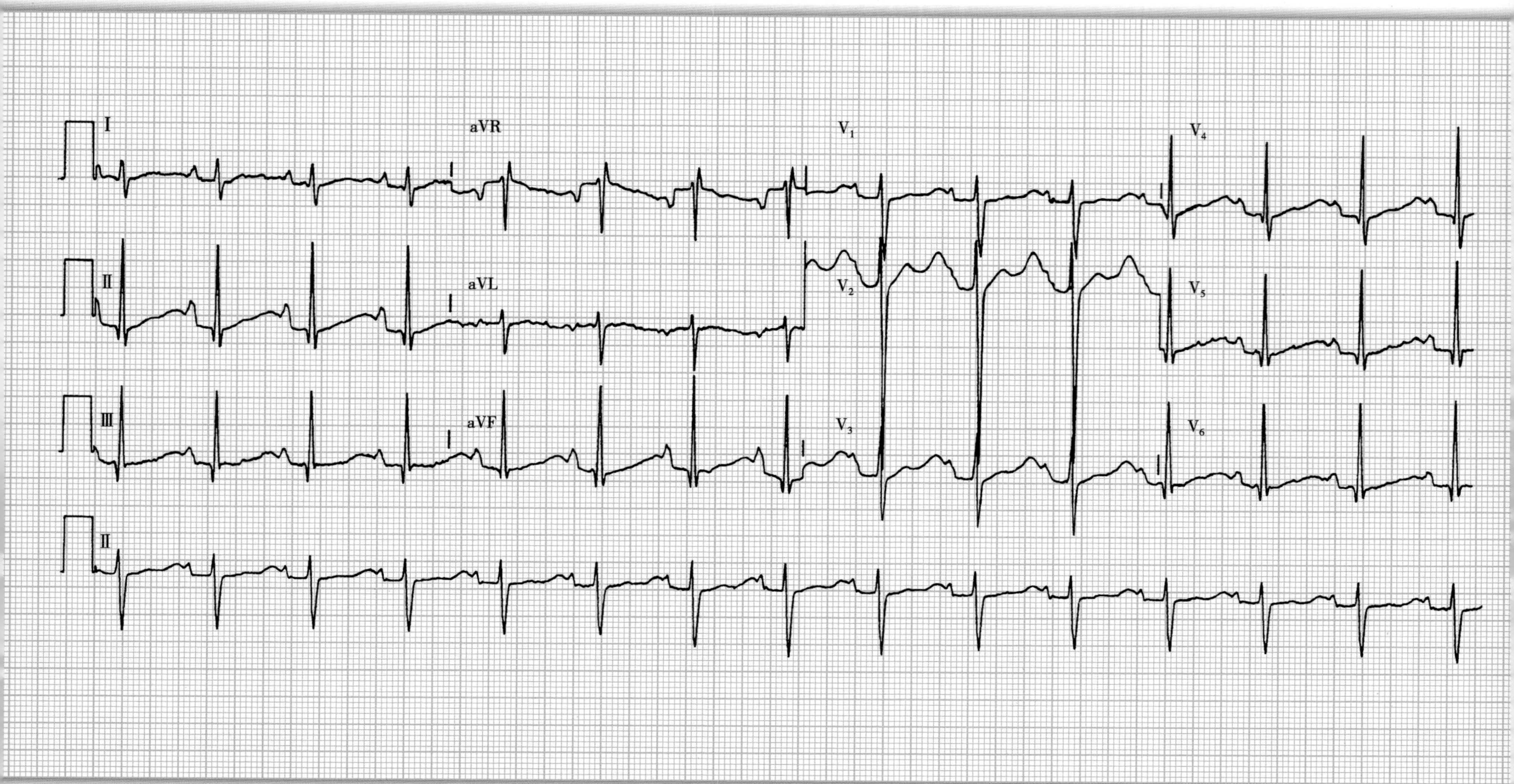


心电图16-15

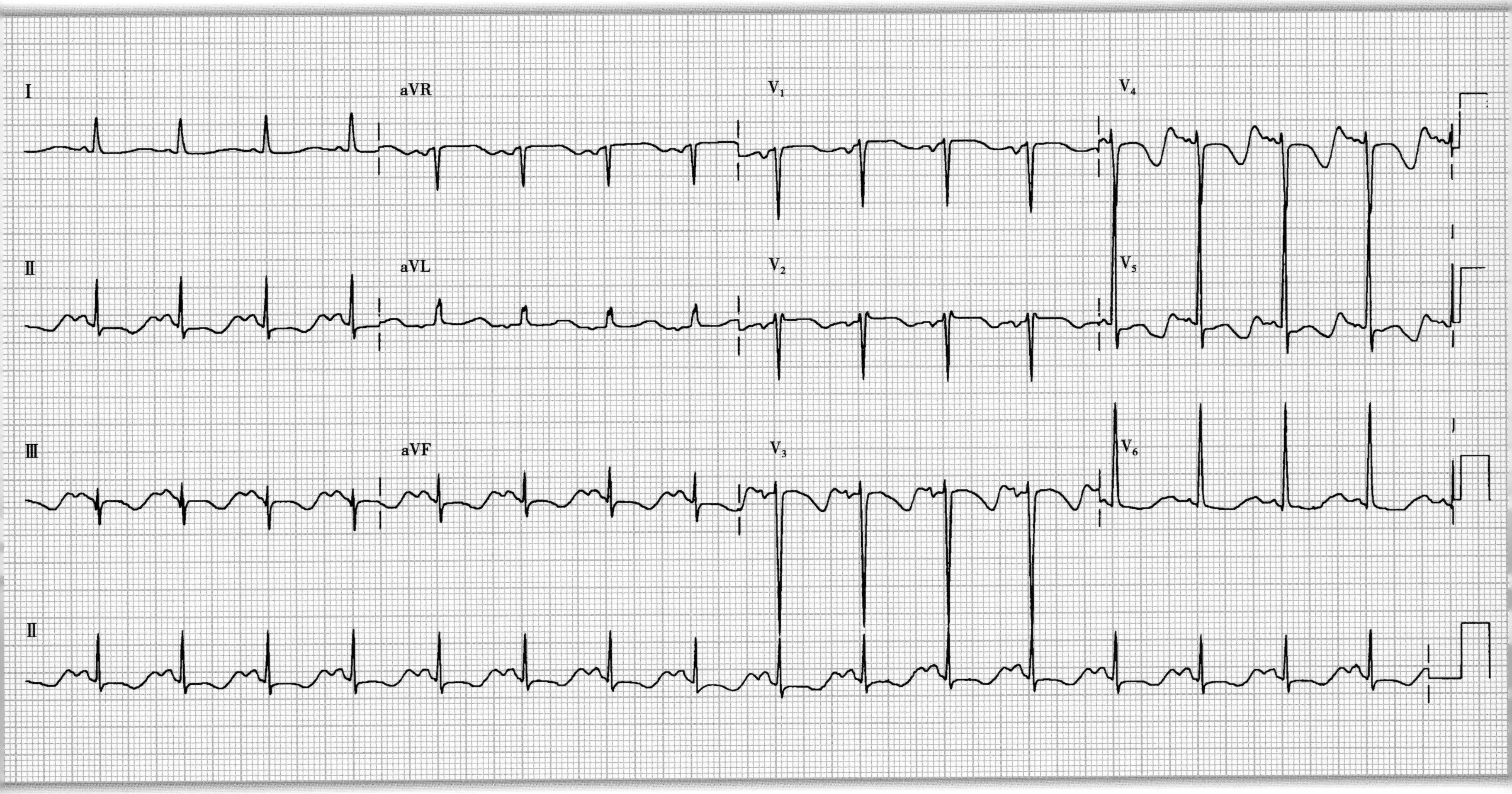


心电图16-16

## 心电图 病例分析 续

2

**心电图16-17** 这张心电图显示：QT间期延长，因此QTc间期也延长。在QT间期延长的病例中，通常ST段及T波外形正常，仅出现QT间期大于RR间期的1/2。本张心电图中，ST段显著延长，T波看起来正常，这是低钙血症的常见表现。

这张心电图也符合LVH的改变，可能为LVH伴损伤，因为侧壁导联的T波呈非对称性倒置。下壁导联存在ST段下移，可能由缺血引起。心电图解析通常需要结合临床，临床上QT间期延长最常见的原因是缺血和急性心肌梗死。但是，这种病例中ST段和T波通常同步延长。

**心电图16-18** 这张心电图源自一位QTc间期延长的患者。患者开始有频繁心悸，心电图检查过程中出现了尖端扭转性室性心动过速。不用说，整个过程让技术人员有些吃惊。

尖端扭转性室性心动过速是QTc间期延长最可怕的并发症，常发生于继发性QTc间期延长的患者，例如急性心肌梗死、药物过量。治疗尖端扭转性室性心动过速主要用镁剂及超速起搏，而不是单纯治疗心律失常。通过治疗潜在的病因来避免并发症，如果看到QTc间期延长，应先寻找病因。

### 注 释

检测QT延长的快速方法是用分规测量QT间期。如果QT间期长于前一心动周期RR间期的1/2，则提示QT间期延长。

### 临床要点

多形性室速，又称为尖端扭转性室性心动过速，是QT间期延长最危险的并发症。

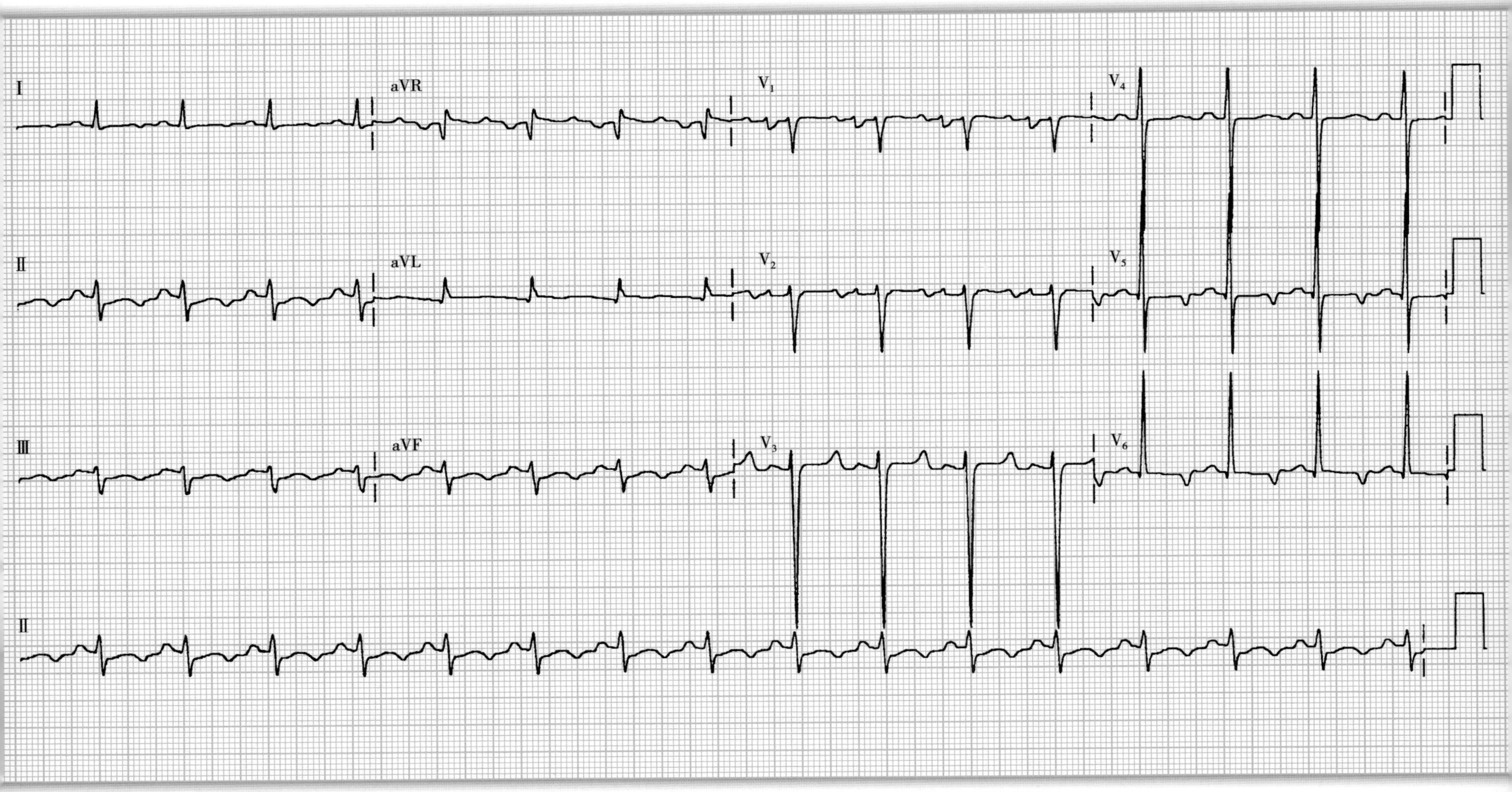


心电图 16-17

心电图 病例分析 续

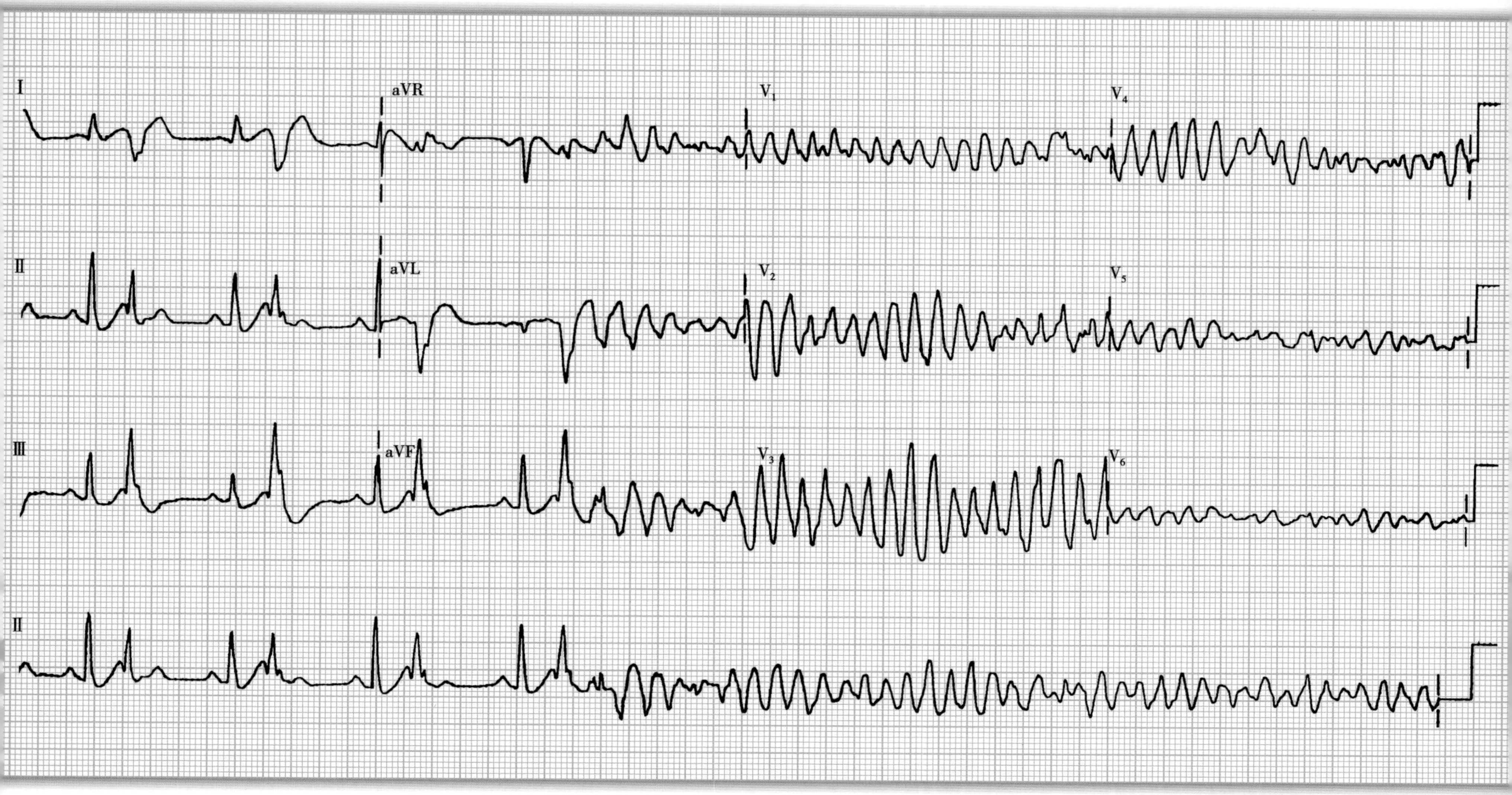


心电图16-18

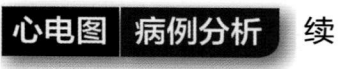

# 药物效应

药物也会影响细胞及离子通道功能。这样反过来又改变了细胞除极、复极，以及影响周围组织的电传导，最终通过改变向量，引起心电图改变。这一部分，我们主要讲述地高辛的作用，但同时也列出了一个简单的表格讨论其他药物的毒性作用（表16–1）。如果要进行详细的讨论，请参考药物学教科书。

表16–1　常见药物毒性作用

| 药物 | 可能的毒性作用 |
| --- | --- |
| Ⅰ类抗心律失常药物 | • 延长QRS波时限及QTc间期<br>• 房室传导阻滞<br>• 减慢或阻断窦房结功能<br>• 致心律失常 |
| 钙通道阻滞剂 | • 主要阻断房室结，但此类药物不同阻断作用明显不同 |
| β受体阻滞剂 | • 减慢窦房结及浦肯野纤维的自律性<br>• 阻断房室结 |
| 胺碘酮 | • 减慢所有部位的传导：窦房结、心房、房室结、浦肯野纤维及心室 |
| 噻吩嗪及三环类抗抑郁药物 | • QRS波增宽、QTc间期延长<br>• T波异常<br>• 过量可致心律失常 |

注：心电图16–21显示了三环类抗抑郁药物过量患者的心电图。

## 地高辛

在某些情况下，地高辛及其他心脏强心苷类药物是非常有效的。但是，从治疗量到中毒量的安全窗很窄，在临床上引起了大量问题，甚至引起死亡。在医学院的课堂上老师会告诉我们，任何一个医生的职业生涯中，都会用地高辛至少杀死一个患者。凭借在各种学术机构急诊室的工作经验，可以说这种说法是正确的或者近乎正确。庆幸的是，新的治疗方法使得这种药物的应用机会减少。但它还是会导致严重甚至危及生命的并发症，因此你仍需要了解这些。我们再一次向你推荐阅读有关这个专题详情的其他书籍，在这里我们仅讲述心电图变化。

需要了解的第一件事是：过度使用或过量服用地高辛，可能导致各种或所有类型的心律失常。有关地高辛中毒最常讨论的心律失常是阵发性房性心动过速（PAT）伴阻滞。PAT伴阻滞的诊断是指完全性房室传导阻滞伴基础窦性心动过速（心率达到150~200次/min）。逸搏心律可以是交界性或室性的。

地高辛可以在心电图上引起十分独特的勺型ST段改变。就像有人拿冰激凌勺从基线处挖了一个洞，因此又被称为“勺形”外观（参阅第144页图10–11，第145页心电图10–8）。T波振幅降低，并可呈双相；QT间期通常缩短，U波更加明显。说到U波，请记住低钾可能增强洋地黄类药物效应，同时也会增加其致心律失常和毒性作用。在低钾情况下，任何剂量的地高辛都可能导致中毒。

**心电图16-19** 请看下面的心电图，可以看到很多导联都具有勺形ST段。这是地高辛或洋地黄类药物中毒的典型表现。T波振幅也较正常降低。心电图10-8是勺形ST段的另一个示例。

人们经常讨论勺形ST段，但我们认为"长柄汤勺"描述更加贴切。看到图16-3，你就会明白原因了。

这张心电图显示房性期前收缩及双房扩大。心房扩大是心房颤动(AFib)的重要原因，而地高辛常用于治疗心房颤动。

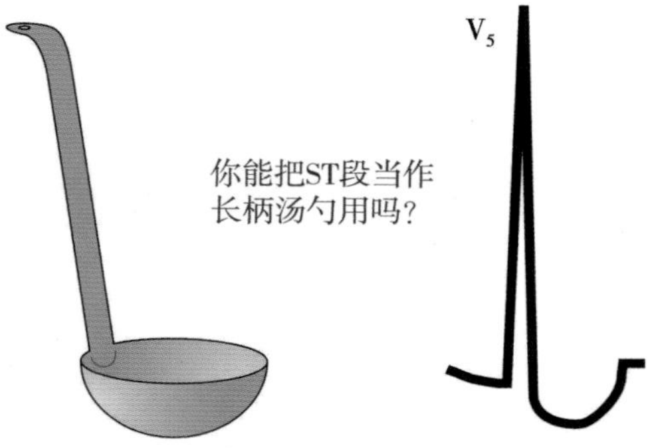


图16-3

**心电图16-20** 这张心电图显示为完全性房室传导阻滞伴交界性逸搏，心率约60次/min，基础心房率150次/min。因此这张图的节律是阵发性房性心动过速(PAT)伴房室传导阻滞。患者正在服用地高辛，证实其血药浓度为3.5 ng/ml，已达到中毒水平。

阵发性房性心动过速伴房室传导阻滞常见于地高辛中毒，但并不具有特异性，也可见于其他情况或自发产生。因此，当你见到阵发性房性心动过速伴房室传导阻滞时，建议检测地高辛浓度。如果证实是由地高辛中毒引起的，该如何处理呢？你应该处理最根本的原因：对于严重的中毒，应用抗体是最主要的治疗方法。

**提 示**

阵发性房性心动过速(PAT)伴房室传导阻滞是指完全性房室传导阻滞时，基础窦性心动过速的频率达到150～200次/min。

**心电图16-21** 这张心电图显示IVCD。我们想到了高钾血症可能，但并没有确实的证据。图中PR间期延长、QRS波群时限增宽、QTc间期延长。患者因过量服用三环类抗抑郁药物来就诊，虽经积极抢救，但最终死亡。

三环类抗抑郁药物中毒时心电图表现并无特异性。重要信息是：如果是因过量服药而昏睡的患者，应考虑到三环类抗抑郁药物可能。这类药物是真正的杀手，越早给予治疗预后越好。这些患者很容易出现致命性心律失常，因此需要密切监护。

**临床要点**

如果你遇到患者过量服药出现IVCD，应怀疑为三环类抗抑郁药物。

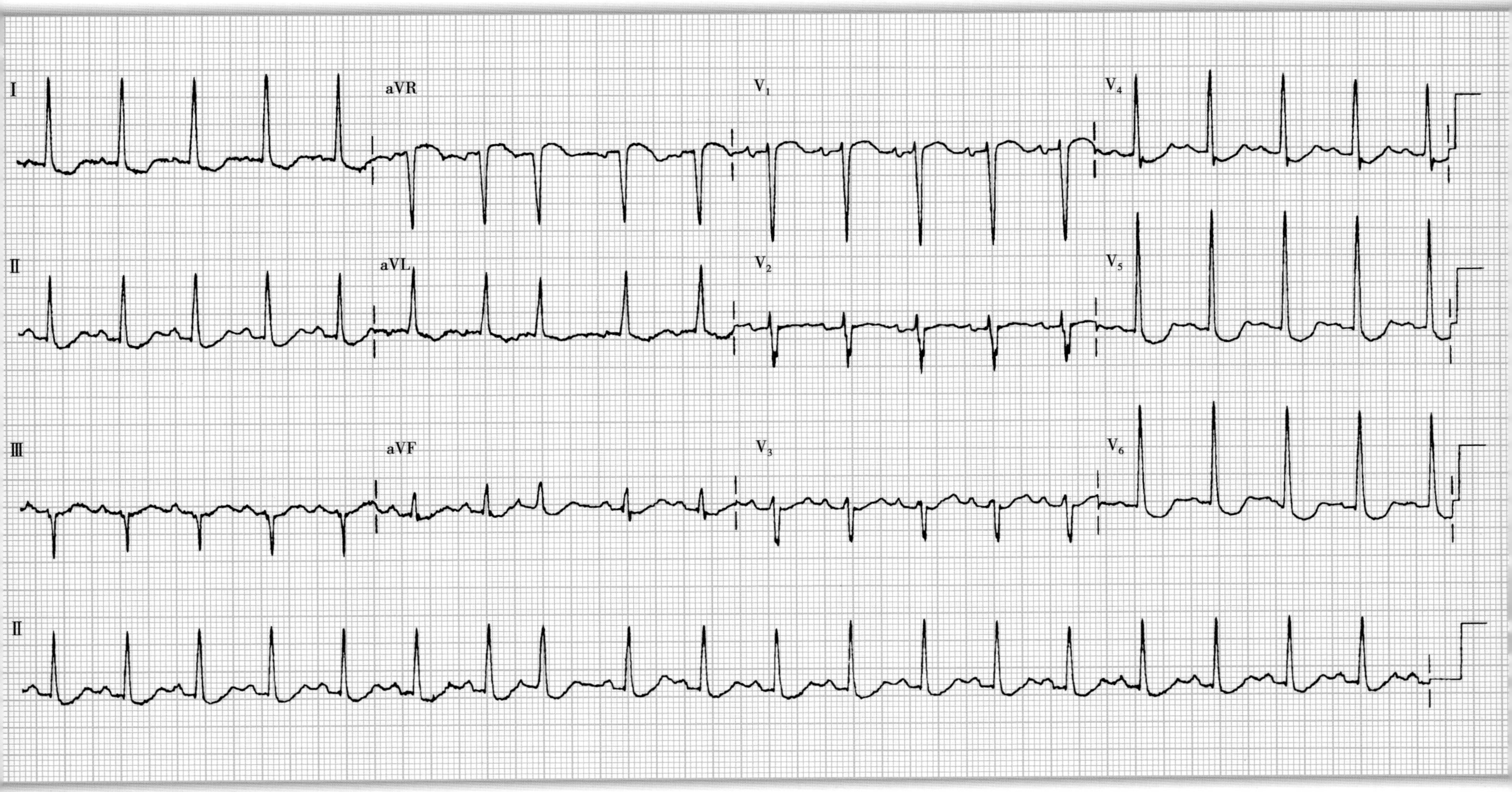
I
aVR
V1
V4
II
aVL
V2
V5
III
aVF
V3
V6
II

心电图 16-19

心电图 病例分析 续

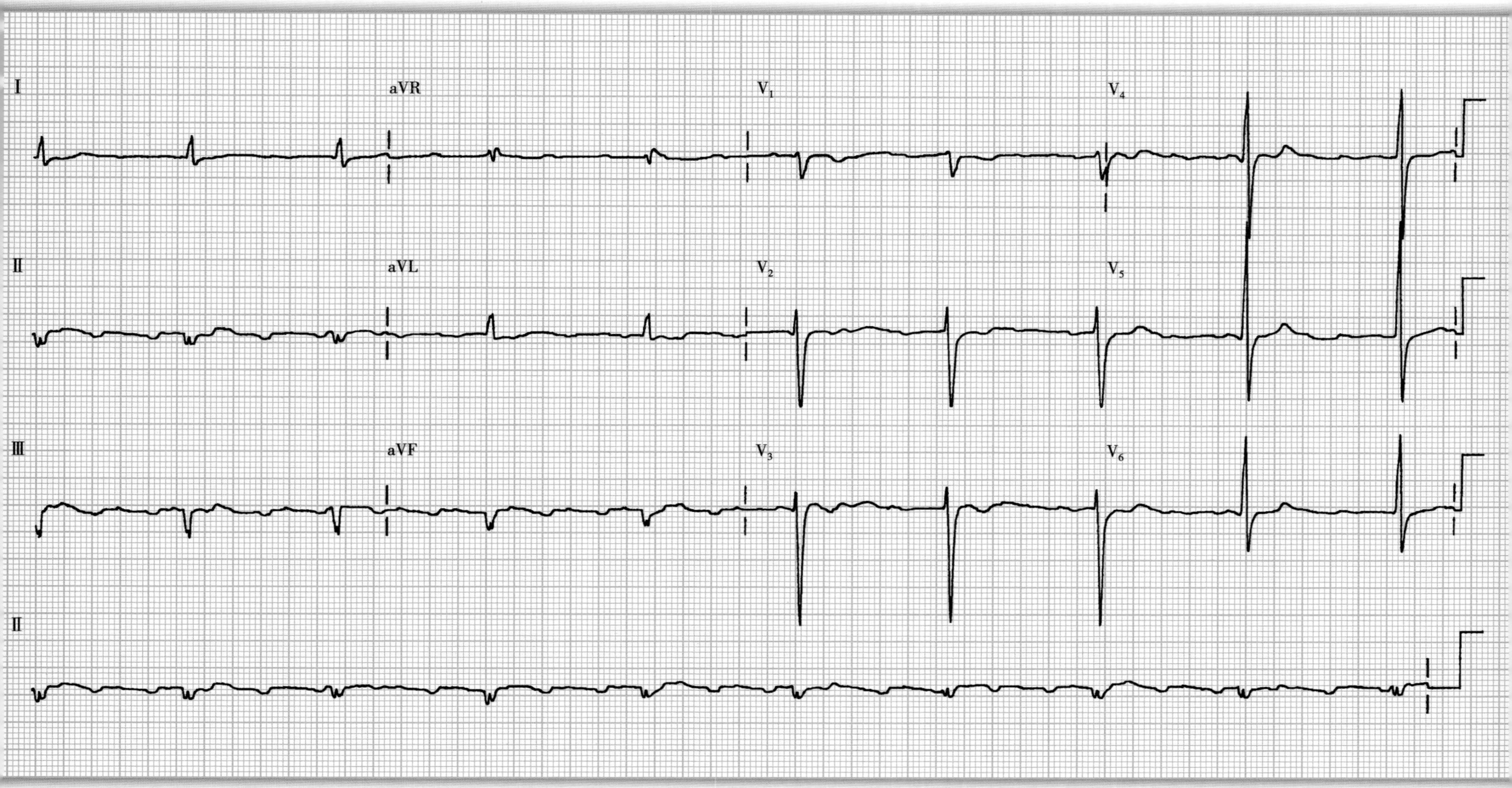


心电图16-20

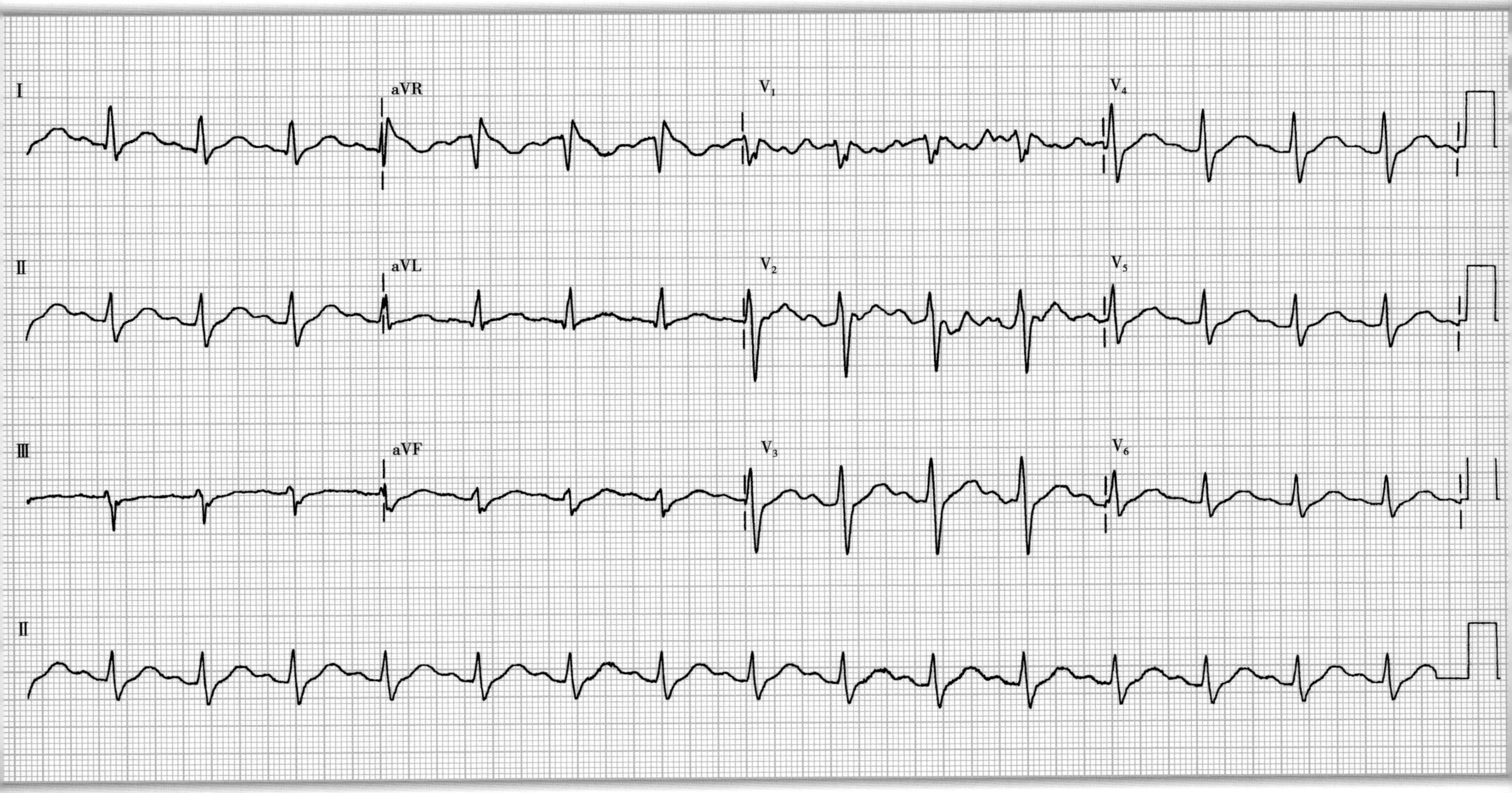


心电图16-21

## 1 章节复习

1. 高钾血症不仅可致死，还可在数秒钟内致死，并且可以使患者对抢救药物无反应。 正确或错误

2. 治疗高钾血症并发症的关键在于：尽早识别高钾血症，并应用药物稳定心肌细胞膜并逆转其病理过程。 正确或错误

3. 如果没有考虑到某种病理情况诊断的可能性，你将永远不能做出正确诊断。 正确还是错误

4. 心电图不能用于评估血钾水平。 正确或错误

答案：1. 正确 2. 正确 3. 正确 4. 错误

## 2 章节复习

5. 高钾血症最主要的心电图表现包括：

A. T波异常，特别是高尖T波　B. 心室内传导延迟(IVCD)

C. P波消失或振幅下降　D. ST段改变，呈损伤图形

E. 任何及所有类型的心律失常　F. 以上全是

6. 下面关于高钾血症的T波改变，不正确的是：

A. 是高钾血症最早出现的征象

B. 当血钾水平超过5.5 mEq/L时出现

C. 典型的T波改变是高、尖、基底部狭窄，但仅出现在22%的病例中

D. 严重高钾血症IVCD时可出现T波形态改变

E. 这些改变总是呈广泛性分布，出现在所有导联

7. 不论何时看到IVCD，你应迅速想到高钾血症。 正确或错误

8. U波的鉴别诊断应排除：

A. 低钾血症　B. 心动过缓　C. 左心室肥厚

D. 中枢神经系统疾病

E. 药物所致：地高辛、I类抗心律失常药物、噻吩嗪类

F. 以上均正确

9. 低钙血症表现为：

A. QT间期缩短　B. QT间期延长　C. 以上均不是

10. 低钾血症可以增加洋地黄类药物的效果，引起心律失常及毒性作用，因此在这类病例中任何地高辛浓度都可以引起中毒。 正确或错误

答案：5. F 6. E 7. 正确 8. F 9. B 10. 正确

## 新天地

本章我们进入了一个基本未知的领域。很少有书籍向外界展示解读心电图的思考过程。很多人认为，一旦掌握了心电图基础知识，就可以凭直觉去解读心电图。但是，解读心电图并不是大自然为确保人类生存而嵌入 RNA 或 DNA 上的本能，而是需要花费大量心血去学习才能掌握的。一旦掌握了解读心电图的窍门，你就会知道为什么以前不能正确解读心电图，就像骑自行车和阅读一样，需要不断地加强训练才能真正掌握技能。

下面是学习心电图的一个秘诀：首先应熟知正常心电图的图形。如果你看到的心电图与正常心电图的图形不一样，那么就能判断异常的心电图了。

## 解读心电图的10个问题

你应当掌握一种解读心电图的系统方法。本章请紧跟我们的步伐，按部就班地学习与理解作者解图的基本步骤。***解读心电图的 10 个问题***如下：

1. 整体印象如何？
2. 有什么关键信息？
3. 心率是多少？
4. 间期是多少？
5. 节律是什么？
6. 心电轴如何变化？
7. 有无房室肥大？
8. 有无心肌缺血或梗死？
9. 鉴别诊断有哪些？
10. 如何总结心电图特征？

用此方法可以极大地简化心电图分析步骤，若能解答以上每个问题，你就能完整地解读心电图。

初始应用上述心电图分析步骤时，请记下你看到的异常之处。在没有熟练掌握此方法之前，仅凭大脑记忆，难免会漏掉一些重要内容。当你回答了上述所有问题后，答案随即呼之欲出。心电图的解读过程事实上是一种艺术形式——诠释的艺术。这门艺术主要反映了按步骤分析心电图并结合患者临床情况得出结论的过程。请记住：***采集心电图以人为本***。心电图虽是一项简单的检查方法，却能提供很多关于心脏解剖、病理、生理、药效学的信息，但你只需要从图纸中选取有用的信息。

## 1. 整体印象如何?

首先大致浏览一下心电图,然后提出主要问题。梗死? 肥厚? 还是心律失常? 但多数情况下人们会忘了整体浏览心电图而只关注某个小问题,这样往往会造成错误的诊断。

那么我们如何进行初步判断呢? 首先熟知正常心电图的图形,并将有问题的心电图与正常的心电图进行对比。***如果你看到的心电图与记忆中正常的心电图不一样,就能发现病理问题***! 回顾整本书,找一张正常的心电图(92页心电图9-4)、一张典型的右束支阻滞心电图(263页心电图13-5)和一张典型的左束支阻滞心电图(285页心电图13-18)。(这类心电图有一些“正常”变异,这些变异在本书各个章节中均有提及。)现在你要做的就是详细研究这些细节,查看每一个导联和波形。当你熟悉了正常的心电图,再查看异常的心电图,仔细比较并找出差异。

先来看看正常的心电图,注意观察QRS波群形态:高或低? 宽或窄? 观察P波与QRS波群的关系。再观察T波:大致对称还是轻度不对称,或者振幅较低? 波形应该直立的导联都是直立的吗? 然后看各个间期,太长或太短。电轴呢? 在正常范围吗? 胸前导联或$V_3$、$V_4$导联之间是否有移行区?

这部分看起来要花很长时间,但请先花5 min时间来看看正常心电图。

因为束支阻滞波形明显异常,了解其整体印象显得尤为重要。不要因为束支阻滞的图形“丑陋”而惊慌。记得丑小鸭的故事吗? 当你做出正确诊断时,丑陋会变成美丽。

现在,让我们看看正常的右束支阻滞:QRS波群时限是否超过0.12 s? Ⅰ与$V_6$导联的S波是否粗钝? $V_1$导联是不是呈兔耳征? 所有导联的T波倒置吗? 请注意QRS波群起始处先窄、后变宽,有无ST段抬高? $V_1$、$V_2$、$V_3$导联ST段正常吗? 还是压低? 这些导联通常有无ST段压低? 你看到的下壁导联有无ST段抬高? 还是QRS波群的一部分看起来像ST段抬高? 有异常Q波吗? 任意一种束支阻滞时Q波在哪? 在束支阻滞中出现Q波正常吗?

现在,用同样的方法来分析左束支阻滞心电图。$V_1$、$V_2$导联ST段抬高了吗? 所有的T波与QRS波群都不一致吗? 注意哪些导联抬高、哪些导联压低。$V_1$、$V_2$导联ST段是抬高还是压低? 左胸$V_5$、$V_6$导联ST段是压低还是正常? 其他胸导联有无ST段压低? $V_1$或$V_2$导联是否有明显的R波? 左束支阻滞心电图中,除了胸前导联,其他导联出现Q波正常吗? 左束支阻滞是新出现的还是既往心电图就已存在? 新出现的左束支阻滞提示可能是急性心肌梗死、传导异常或者室性心律。此时患者的情况是稳定或者不稳定?

应确保能在理解上述问题中得到答案,并形成一个整体印象,不要被细节吓倒! 有时候,你可能会被这些细节困扰而因小失大。千万不要犯这种错误!

## 2. 有什么关键信息?

在此将讨论心电图的明显异常表现。问题1主要关注整张心电图。要解答问题2,需要关注更小的细节。可能是一个波或者一组波,或者有几个导联看起来不太对劲,是否位于心脏的特定区域(如下壁、侧壁或前壁)?还是在宽大畸形的QRS波群中偶尔穿插正常的P-QRS-T?(如果是,排除其他可能性后方可诊断为室性心动过速。)

若能快速判断主要的病理特征,就能协助评估心电图的其他改变。反过来说,如果知道患者的潜在病理特征,就可以在心电图上找到相应的变化。例如,患者服用过量的地高辛,心电图可见与中毒相关的心律失常,如阵发性房性心动过速伴传导阻滞。

心电图表现可以协助诊断临床疾病,即心电图表现可以为潜在病理特征提供线索。假如你看到一张心电图,立即诊断为无P波的心室内传导延迟,QRS波群很宽,非常非常丑。应立即考虑到的下一个问题就是:“血钾多少?”然后观察处于昏迷状态的患者,检查双臂是否有动静脉瘘。如果有,那么最可能的病因就是终末期肾病。如果没有动静脉瘘,伴有呼吸深快,神志改变,腹软,结合手指血糖和血气分析结果,诊断为糖尿病酮症酸中毒(DKA)。周围的人可能会惊讶于你的快速诊断能力。但你还是通过临床验证了自己的判断,“结果一直都在那儿”,马上又继续下一个病例。诊断技能真是令人赞叹不已!

## 3. 心率是多少?

这是一个简单的问题。但是我们要的不仅仅是一个简单的数字,而是要将心率与患者的临床情况相结合。例如,患者呼吸频率快,伴有大汗淋漓、呼吸窘迫。一般来说,不适会导致心率加快。然而,患者实际心率只有42次/min 。根据从本书中学到的知识点,问问自己,“患者的心率为什么这么慢?”我们注意到部分导联ST段压低,在aVL导联可见ST段呈下斜型压低约0.75 mm。紧接着你敏锐的头脑展开以下推理:是高侧壁心肌缺血吗?是的,但一般来说,侧壁心肌缺血并不会伴有心动过缓。那么什么类型的心肌缺血/心肌梗死与心动过缓有关呢?下壁心肌梗死可刺激迷走神经导致心动过缓。ST段压低是镜像改变吗?是急性下壁心肌梗死的早期表现吗?最好相信是的!请立即联系心内科医生,将患者送到导管室。因为诊治及时,你成了一名英雄,患者会因此而感谢你。这个病例听起来似乎有点平淡,是的,我们的故事同时还包含了知识与乐趣。希望你能理解这个故事所表达的理念。做出正确诊断需要的不是高精的科学知识,而是需要将所有的线索综合起来进行思考。可能你并不了解所有的临床医学知识,但是,如果你坚持应用所学到的每一个知识点,你最终会掌握更多的知识。

## 4. 间期是多少?

准确测量各个间期是正确诊断心电图的关键。通常选取最宽的间期进行测量，并用于估算其他导联波群。需要测量的间期有PR、RR和QT间期(分别见图17-1、图17-2和图17-3)。

PR间期可能正常、缩短或延长。若正常最好了。若PR间期固定延长，则为一度房室传导阻滞。不能止步于此。若PR间期在随后的心搏中出现不固定延长，则考虑莫式Ⅰ型房室传导阻滞(文氏现象)。如果PR间期无规律地出现不规则的延长，则可能是多种异常节律。

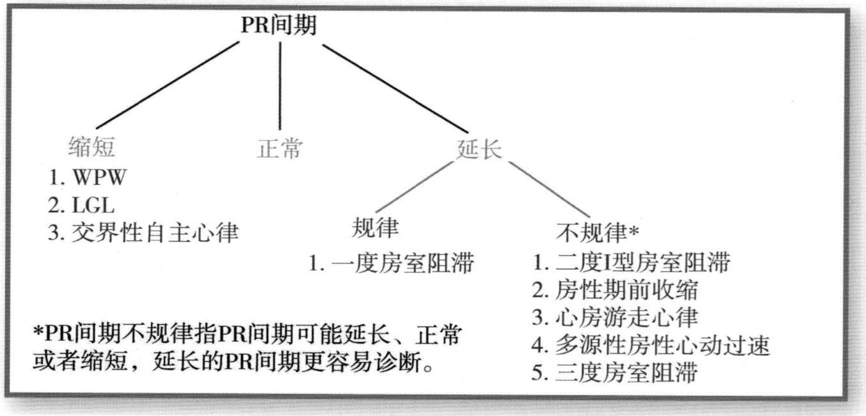


图17-1　PR间期

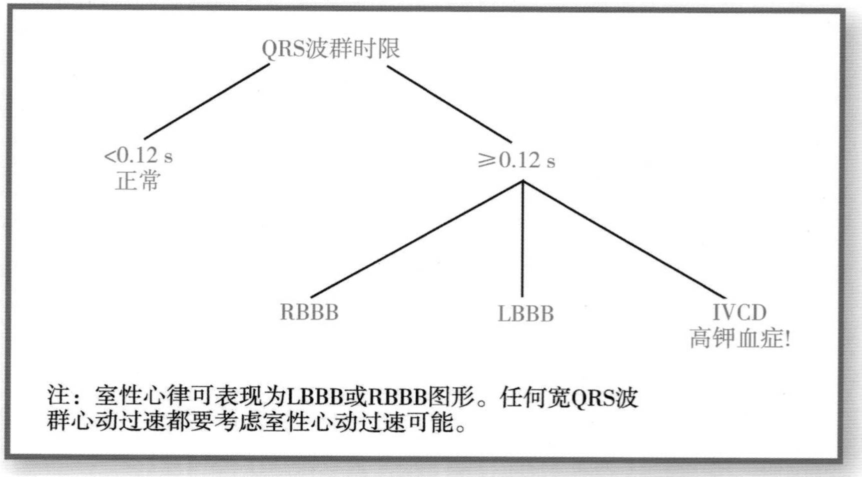


图17-2　RR间期

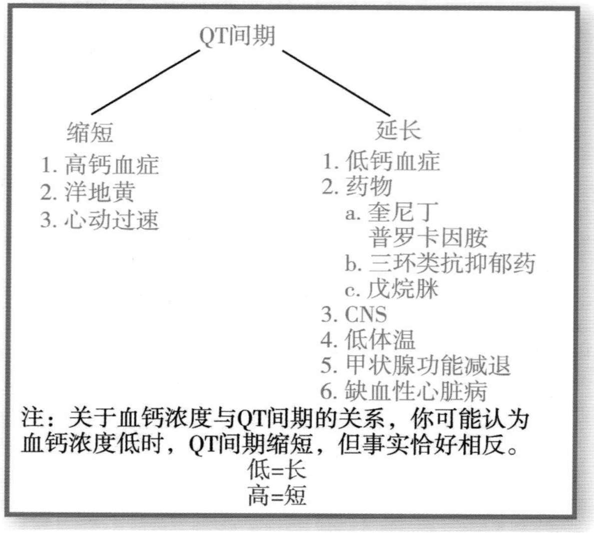


图17-3　QT间期

## 5. 节律是什么?

“节律”这一章用较大篇幅让大家了解了如何评估节律,在此强调一些解读心电图的相关要点。评估节律时,请注意以下问题:

**一般问题:**

1. 节律快或慢?

2. 节律是否规整?如果不规整,是有规律的不规整还是无规律的不规整?

**P波:**

3. 有P波吗?

4. P波形态是否一致?

5. 每个QRS波群是否有相关P波?

6. PR间期是否一致?

**QRS波群:**

7. P波与QRS波群是否相关?

8. QRS波群宽或窄?

9. QRS波群是否成组?

**节律快、慢或正常?**

很显然,快节律的鉴别诊断与慢节律不同。我们会给出各种节律的病例(表17-1)。不必都记住,这个列表并未包含所有类型节律。

表17-1 各种节律的病例

| 慢 | 正常 | 快 | 可能慢、正常、快 |
|---|---|---|---|
| 窦性心动过缓 | 窦性心律 | 窦性心动过速 | 心房颤动 |
| 交界性逸搏 | 非阵发性心动过速 | 阵发性心动过速 | 心房扑动 |
| 室性逸搏 | 交界性 | •交界性 | 三度房室阻滞 |
| 室性自主心律 | 室性 | •室性 | 二度房室阻滞 |
| 心房游走性心律 | 心房游走性心律 | 室性心动过速 | 一度房室阻滞 |
| | | 阵发性室上性心动过速 | 房性期前收缩 |
| | | 多源房性心动过速 | 交界性期前收缩 |
| | | 室上性心动过速伴差异性传导 | 室性期前收缩 |

**有P波吗?形态是否一致?**

是否有P波可以缩小节律的诊断范围。若无P波,则节律起源于交界区或房室结以下部位,但逆行P波可以起源于心房下部、交界区或房室结以下部位。

若见到不同形态的P波也能协助诊断。若心律不规则伴P波形态不同,可根据P波出现的早晚来判断是期前收缩还是逸搏。如果有三种以上不同形态的P波和PR间期,则需考虑心房游走性心律(WAP)或多源性房性心动过速(MAT)。

除了清晰可见的P波,还要注意隐藏在前一个QRS波群或T波之中的P波。若T波中埋藏了P波,可导致其形态不同于其他T波;T波若埋藏了P波,可能出现驼峰样改变或较其他T波振幅增高。***因此看到形态不同的T波,需要分析其原因!*** 这一点非常关键。遵循这个建议会省去很多麻烦。

关于埋藏的P波，还有另一个关键点。就是当心率为150次/min时，需考虑心房扑动呈2:1下传。这个要形成条件反射。当心率150次/min时，注意观察QRS波群振幅最低的导联，可以在两个P波中间找到埋藏的P波。

**临床要点**

当心率为150次/min时，若排除了其他可能性，应考虑心房扑动伴2:1下传。

### 节律是否规整？

这是一个简单的问题，但节律规整与否对解读心电图有很大的帮助。若起搏点本身的节律规整，起搏点可以是心房、交界区或心室。节律不规整，可以是因为有两个或两个以上的起搏点，也可以是房室结不规律下传引起的。后一种情况见于心房颤动、心房扑动伴不同比例下传。

若节律不规整，需进一步评估***是有规律的不规整还是无规律的不规整***。有规律的不规整节律是发生在特定的时间或周期，还是在预测的模式中。这是无序中的有序，这种节律见于二度房室传导阻滞、期前收缩和逸搏。后者并无规律性，但其基本节律是规整的。

仅有三种节律是真正无规律的不规整：心房颤动、心房游走性心律和多源性房性心动过速。因此一旦确定为此类无规律的不规整节律，诊断就变得容易多了。再找P波，如果有P波，则诊断为心房游走性心律或多源性房性心动过速，两者的区别在于是否有心动过速。如果没有P波，那就是心房颤动。

**提　示**

节律不规整：

·心房颤动·心房游走性心律·多源性房性心动过速

### QRS波群宽或窄？

这个问题需要立刻回答。因为各种原因导致的宽QRS波群节律都可能危及生命。列举其原因包括室性心动过速、高钾血症、药物效应、室性逸搏心律、中枢神经系统（CNS）疾病，等等。很多人会认为束支阻滞看起来就像宽QRS波群心律，此种情况下，传导阻滞可能掩盖了严重的病理改变。总而言之，在看到宽QRS波群时需要时刻保持警惕。

请记住，***排除其他可能因素后，宽QRS波群心动过速可按室性心动过速处理***。室性心动过速是致命的，室上性心动过速伴室内差异性传导不会危及生命。宽QRS波群心动过速一开始就应该按照室性心动过速来处理，只有找到了非室性来源的证据，才能改变治疗策略。

窄QRS波群，是沿着正常传导途径下传形成的，必然起源于希氏束或以上部位。而宽QRS波群既可以来源于室上性激动伴束支阻滞，也可以来源于心室。***少数情况例外，房性心律失常的临床重要性低于室性心律失常***。因为心房仅将血液泵入心室，而心室血液供应全身。若心室泵出了问题，那将是致命的。

如果不能排除室性心动过速（VT），有几点可以用来鉴别室上性心动

过速(SVT)伴差异性传导与室性心动过速(VT):

1. 每个QRS波群之前有相关P波,支持SVT。

2. 在SVT伴差异性传导时,异常节律QRS波群的起始部与正常心律主波方向一致。

3. VT可见房室分离。

4. VT可见窦性夺获和室性融合波。

如果心电图正好采集到了突发的心律失常,可以追踪室上性心动过速的进展或室性心动过速的起源。

**提 示**

如果在一连串宽QRS波群中可见正常的QRS波群,则诊断室性心动过速。

### 是否出现停搏?

如果出现停搏,需要寻找其原因。可能是提前出现的QRS波群引起的长代偿间期。也可能是逸搏伴PP间期延长或者伴房室传导阻滞,如二度莫氏Ⅰ型(文氏现象)或莫氏Ⅱ型房室传导阻滞。如果可见PR间期逐渐增长,直至出现QRS波群脱落,可诊断为文氏现象。

**提 示**

分规可用来评估停搏和心律失常。

### P波与QRS波群是否相关?

P波与QRS波群最常见的关系是1:1下传。P波与QRS波群之间有特定距离即PR间期。

那么两个P波对应一个QRS波群是什么呢?来看看PR间期,如果PR间期长短不一且与QRS波群没有固定关系,则诊断为室房室分离和/或三度房室传导阻滞。如果PR间期保持一致,最可能的诊断为二度房室传导阻滞呈2:1传导。能否看出我们如何将心电图各种信息整合在一起而最终得出结论?

假设在一张心电图中可见宽QRS波群,其中部分P波与QRS波群无关;同时可见两种形态QRS波群,表现为一宽一窄。那么诊断是什么?答案是,室性心动过速。有时候阅读教材中对室性心动过速的描述比解读一份心电图再做出诊断要容易得多,这就是为什么一开始就让你写下答案的原因。当你回顾记录的信息时会更有意义。最终你同样能解析心搏骤停过程中的信息,即使没有记录下来任何信息也能快速做出诊断。

### 如何整合信息?

记下所看到的不同信息。坚持下去!不要漏掉任何异常。"真理在细节中"这个说法非常适用于解读心电图。很多时候,一小段波群甚至一个波就能做出诊断。如果你不会判断,大胆地请教他人或查阅资料。记住各种异常心电图的鉴别诊断。找出共同点。例如,节律是什么:

(1) 节律快或慢?慢。

(2) 有P波吗?有。

(3) QRS波群宽或窄?宽。

(4) 节律规整或不规整？规整。

(5) 是否出现停搏？没有。

(6) P波与QRS波群有相关性吗？部分QRS波群前有两个P波，部分之前只有一个P波，P波与QRS波群无关联。

(7) 如何将信息整合起来？你的答案：

答案应该很简单，节律缓慢，QRS波群增宽，时限大于0.12 s，要么是完全性左束支阻滞、完全性右束支阻滞、心室内传导延迟、室性逸搏，要么是室内差异性传导。上述七个问题中最重要的是什么？是第6个问题的答案，P波与QRS波群无关联。房室分离且节律慢，可能是室性逸搏心律。最终诊断为三度房室传导阻滞伴室性逸搏心律。我们再看一些病例（例如，167页心电图10-22）。

**提 示**

请关注心电图中的每一个波与段！

## 6. 心电轴如何变化？

很多人认为电轴不重要。大错特错，电轴可以是急性心肌梗死心电图中唯一发生变化的项目。它反映了大部分心脏组织在除极过程中的全部向量之和，对于诊断疾病有着重大意义，因此应尽可能准确地计算电轴。当你再次温习通读本书时，你将成为一名优秀的医生。恭喜你！当你看到"心电轴"这一章时，需学习Z轴并掌握全部内容，这会让你的视角拓展到三维空间。就像在计算机中添加新的3D游戏卡一样，可以通过增加3D视角而看得更多、学得更多。

当心电轴偏移时，需考虑以下几点：心电轴相反的区域是否发生过心肌梗死？是否出现了新的束支阻滞或分支阻滞？是否伴有心室肥厚？如果有，为什么？回答了这些问题，会更清楚地了解心脏。并逐渐形成

**临床要点**

当心电轴右偏时，需考虑左后分支阻滞。

关于心电轴，还有一点非常重要需重点强调。当$V_1$或$V_2$导联中（图17-4）R∶S值增大时，即胸前导联移行提前，诊断可能为以下五种情况之一：

(1) 右束支阻滞；

(2) 右心室肥厚；

(3) 后壁心肌梗死；

(4) A型预激综合征；

(5) 儿童或青少年患者。

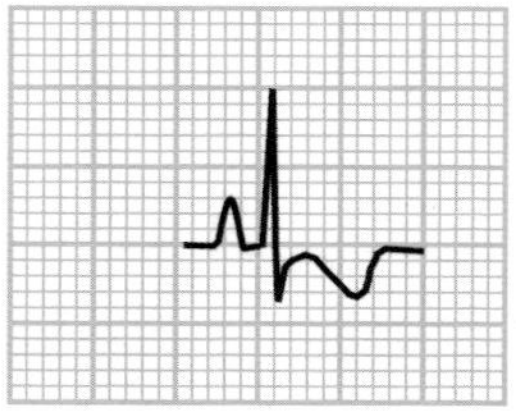

图17-4　$V_1$或$V_2$导联

右束支阻滞可伴有特征性的兔耳征，但也可能带有欺骗性，需看Ⅰ和$V_6$导联有无增宽且粗钝的S波；预激综合征可见δ波和短PR间期；右心室肥厚的图形类似图17-4，伴T波倒置；后壁心肌梗死也可类似图17-4，但R波增宽且T波直立。

## 7. 有无房室肥大?

如果不记得心房扩大、心室肥厚的诊断标准，请花几分钟时间复习一下前面第2阶段相关内容并牢牢记住。右心室肥厚时，心电轴和心房可受到影响。

当考虑房室肥大时需在脑海中将心脏可视化。如果心电图提示左右心房扩大及右心室肥厚，脑海里应呈现出心脏的画面，一个小的左心室和其他三个腔室的扩大。

什么原因可引起这种病理改变呢？高血压吗？不是，高血压导致左心室肥厚。要根据血流动力学影响去寻找一个在左心室之前就出现了病理问题的组织结构。左心室之前的组织结构包括什么？左心房？它也扩大了。左侧房室之间的组织结构是什么呢？二尖瓣！二尖瓣关闭不全会导致三腔扩大吗？不会，血液先流入左心室后再反流进入左心房，这将引起左心室肥厚，因为左心室血容量增加。二尖瓣狭窄呢？是的。二尖瓣狭窄阻碍血液进入左心室，左心房扩大，进而肺循环压力增加，导致右心室肥厚和右心房扩大。完美的诊断，不是吗？这源于对心电图的深刻认识而不仅仅是简单地就图论图。

请记住，左心室肥厚的原因有两种：容量负荷过重与压力负荷过重，可以帮助你可视化心脏结构及其病理特点。现在，我们将之前的问题汇总，就能看到结论指向什么，这一过程就是解读心电图的过程。心电图是一种语言，如同象形文字，通过翻译让每个人都能读懂。这需要长期持之以恒，如果你有耐心就能做到。

## 8. 有无心肌缺血或梗死?

我们花了大量篇幅来讲解急性心肌梗死，希望对你有所帮助。在此不再赘述，这里只强调局部改变，即使是较小的局部改变也很重要。既往心电图对诊断心肌缺血或梗死有很大帮助，与既往心电图相比可提供有力的诊断依据。早期复极有多种改变，去极-复极异常，左心室肥厚伴ST-T改变，室壁瘤及其他改变都可能与心肌梗死相混淆。当遇到此类问题时，既往心电图就显得尤为重要，如果6个月之前心电图就存在此类改变，那就与新出现的事件无关。然而，需注意的是，心肌缺血或梗死是一个临床诊断，可以在心电图上不出现急性改变，因而不能只靠心电图做出诊断。***不可因心电图无异常而不进行治疗，也不能由于心电图无变化而认为疼痛是良性的，要考虑最糟糕的病理情况。***

当心电图伴束支阻滞时，要记住最标准的阻滞图形，任何异常和新出现的束支阻滞都是可疑的，要注意室内阻滞。

冠状动脉供血区域因人而异。尝试将动脉阻塞引起心电图异常的画面可视化。右心室心肌梗死的治疗与任何其他类型心肌梗死的治疗方法不同，如果不记得，请立刻复习，这关系到患者的生命。

## 9. 鉴别诊断有哪些?

这是我们最钟爱的部分，医学的秘诀就是鉴别诊断。这是一门丢失的艺术。鉴别诊断无论是对学生、技术人员、护工、护士、实习护士、助理医生，还是对医生或各级临床工作者都很重要，这一原则普遍适用于有特定需求与处于培训水平阶段的医务工作者。下面是Garcia博士亲自讲述的一个故事，他讲述了他的临床思考过程，以及他是如何完成这个过程的。把关注点放在过程上，而不是医疗事实，这才是本次讨论的重点。我见过的最伟大的临床医生是迈阿密大学的Julio博士。我曾问他是如何做出那些令人难以置信的临床诊断的，他的回答既谦虚又出乎意料，你能猜到吗？对，那就是鉴别诊断。

Julio博士通过询问病史、体格检查来评估患者的疾病特征，然后在大脑中搜寻每种症状和体征的鉴别诊断，找到一个符合以上所有临床表现的疾病。没错！这就是最终诊断。

在此我们将这个方法运用到一个特定的患者身上。一位50岁的修女来到急诊室，她呼吸急促、面色苍白、腹部肿胀、全身弥漫性水肿，窦性心动过速心率达135次/min，血压100/50 mmHg，呼吸频率28次/min，浅而费力。你怎么判断？为了简化内容，在此只给2~4个鉴别诊断(表17-2)。

表17-2 常见鉴别诊断

| 面色苍白 | 呼吸急促 | 全身水肿 | 心动过速 | 腹水 |
|---|---|---|---|---|
| 贫血 | 贫血 | 低白蛋白 | 充血性心力衰竭 | 低蛋白贫血症 |
| 低血压 | 充血性心力衰竭 | 贫血 | 贫血 | 肝脏疾病 |
| 迷走神经相关性 | 肺炎 | 肝脏疾病 | 脓毒症 | 恶性肿瘤 |
| 血管张力降低 | | 恶性肿瘤 | 低氧血症 | |

表17-2中列出的最常见的情况是什么？贫血。其他较常见的呢？两项：癌症和肝脏疾病。它们会引起贫血吗？是的，都会导致低蛋白血症和全身水肿？是的。都会引起腹水吗？是的。在美国肝脏疾病最常见的原因是什么？是酒精性肝病。那么修女喝酒吗？通常不会。因此，最可能的诊断是癌症，贫血引起高排出量性心力衰竭。癌症类型又是什么呢？可能是肺癌、肠癌、乳腺癌、卵巢癌或肉瘤，它们都可出现以上表现。结合患者腹部明显肿胀，高度怀疑卵巢癌。给患者进行体格检查时，发现其腹部有巨大的活动性包块，后来通过CAT扫描证实了诊断。

初始你很难快速得出结论，达到这个水平至少需要几年时间，但它本质上是一个简单的过程。请放下笔，认真思考同样能做出诊断。Julio博士的谦虚回答是正确的。

日常情况下，把心电图和医学鉴别诊断写在卡片上并随身携带。课间、坐公交车的空闲时间拿出来及时复习，你将终身受益。

表17-3是便携式鉴别诊断卡片示例，注意大写字母的助记符，可以帮助我们记忆。

表17-3 便携式鉴别诊断卡片

| 房扑和房颤的鉴别诊断 | | |
|---|---|---|
| 房扑和房颤的鉴别诊断 | R（风湿性心脏病） | P（肺栓塞） |
| A（动脉粥样硬化心脏病） | A（酒精性心脏病） | P（肺炎） |
| D（地高辛） | T（甲状腺毒症） | P（心包炎） |
| （MAD） | （RAT） | （PPP） |

### 10. 如何总结心电图特征?

回答其他问题时,已经涵盖了这个主题的大部分内容,但重点是如何把它变成自己的问题。在这里你经历的所有训练都是为了给患者提供最好的治疗。心电图只是一个评估患者病情的工具,但是,像心电图这样既方便又实惠、信息量又大的检查非常少。有人说心电图是失落的艺术,很少有人花时间去了解它。开出超声心动图的医嘱、采集心脏实时图形看起来更容易,但它并非总是那么容易。心电图是一项床边检查,在任何临床条件下都能快速、轻松地完成。有时候等待专业人员和设备所花费的时间对于部分患者来说可能是致命的!

解读心电图时应在大脑中建立一个患者心脏的记忆影像,注意将病理征象与患者的临床情况联系起来,然后就能快速地制定适当的治疗方案。如何将这一切与患者联系起来呢?需认真思考这个问题。

评估心电图时要注意鉴别诊断。发现异常时,要像猎犬一样去寻找原因。***你漏掉的细小信息有可能就是最重要的病理改变,这是心电图的墨菲定律***。

## 小　结

我们来回顾一下如何阅读心电图。首先,有一个整体印象;然后开始评估,记下异常变化,并考虑每一项异常情况的鉴别诊断;最终得出答案。现在,去网站上做一些心电图练习。完成第一次阅读之后,快速复习一遍,然后再做一遍练习。图海战术,就是你成为心电图专家的秘诀。

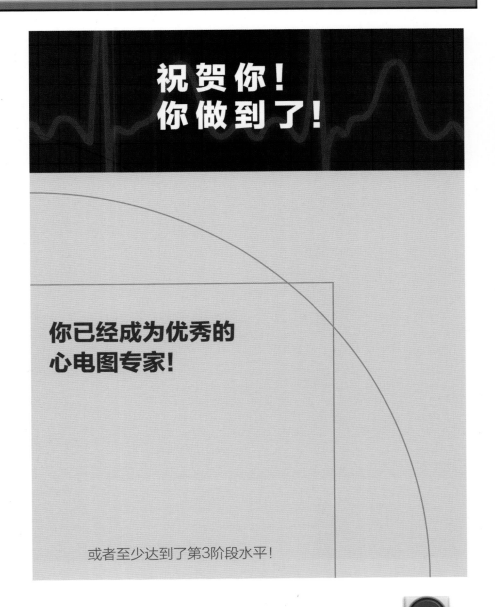

**祝贺你!**
**你做到了!**

**你已经成为优秀的**
**心电图专家!**

或者至少达到了第3阶段水平!

# 第三部分

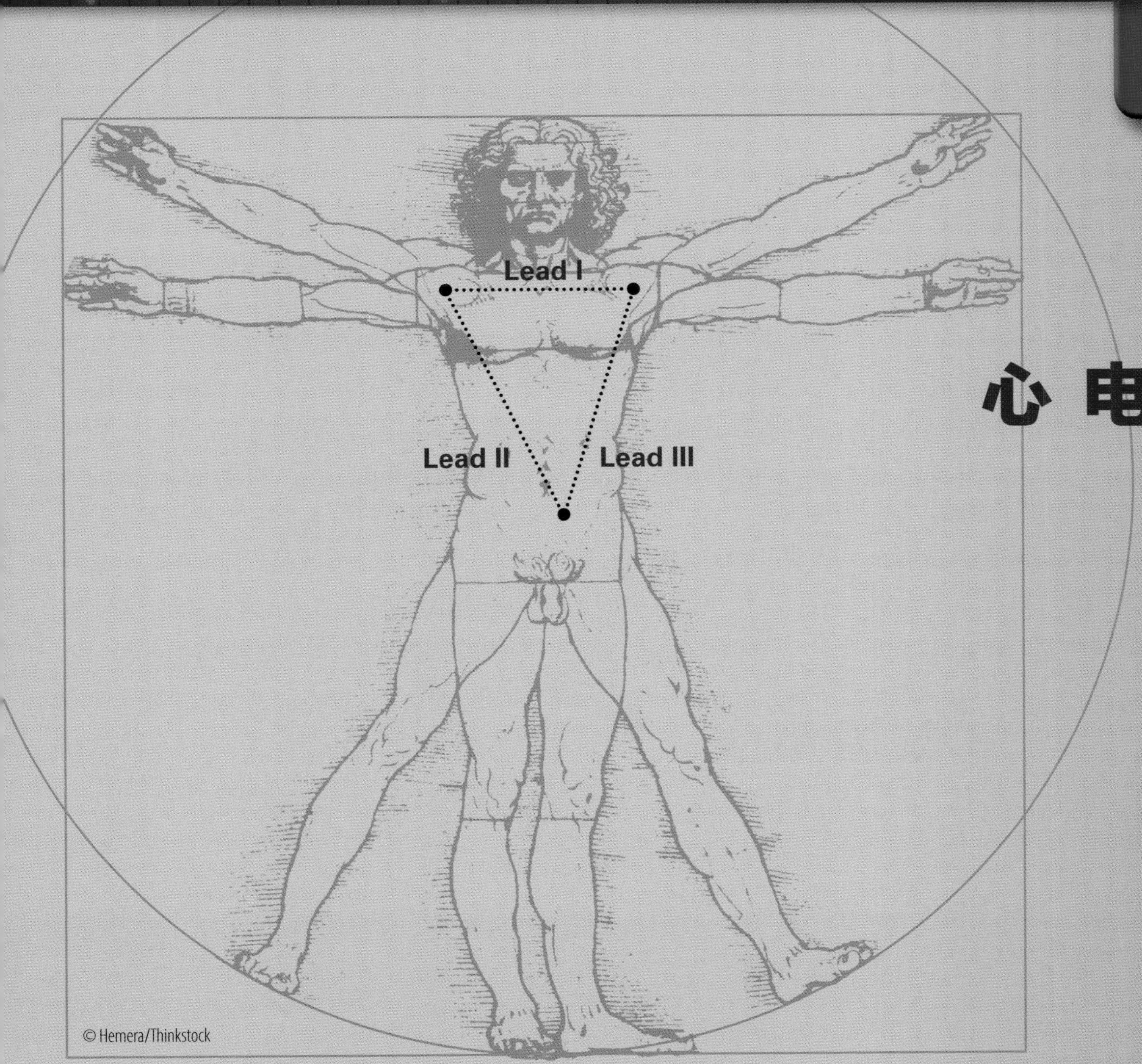

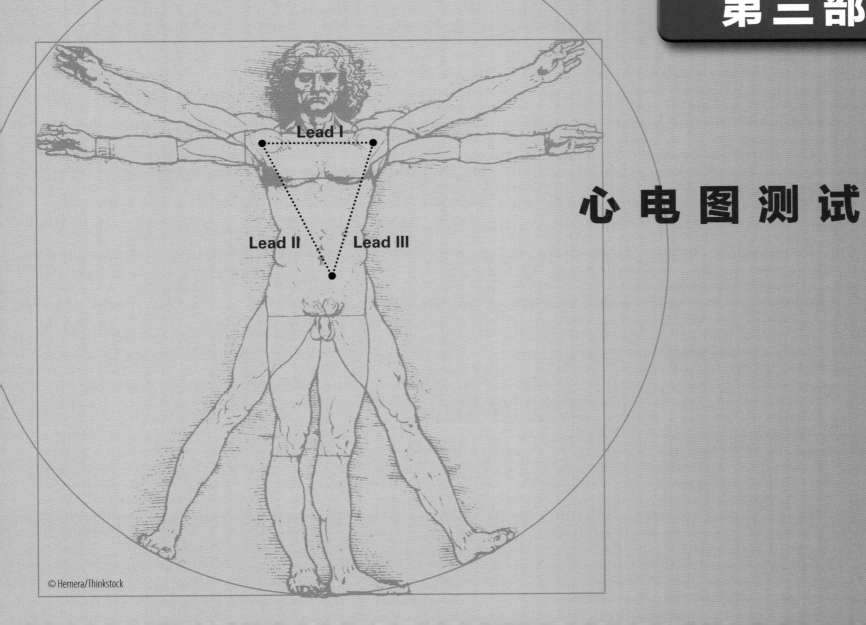

# 心电图测试

# 第三部分

## 心电图测试

在这一部分，我们为你提供了临床解读心电图所需的系统方法。现在，你应该看看该方法是否适用，是否便于临床使用。这部分内容包括了50例非常有挑战性的心电图。这些图都非常精美，仪器准确无误地记录下了这些心电图，没有任何干扰，也没有错接。临床工作中，高质量的心电图更容易解读，它可以让你快速确定哪些图形与临床情况相关、哪些无关。这一部分我们主要关注常见的异常心电图及那些严重危及生命的事件和其心电图表现，而这些你在临床实践中很可能经常遇到。心电图本身并不是特别复杂、也不一定非得有相关性。如果你从一个波形中未发现异常，可继续观察下一个波形。

每例心电图的结尾都有一小段内容，总结你在临床上开始解读心电图时提出的一些基本问题。请用分规、心电图尺与轴轮尺采集心电图相关数据，然后提出你的临床意见。请注意，不同的人测定心电图的特定间期值有很大的主观性，你测定的间期值可能会与我测的不一样——相差一两毫秒，这与分规放置的位置有关。这种差异在测量心电图时很常见。不要误判主要的诊断，了解不同波与间期的正常值与异常值范围，这才是最重要的。

按照这本书的排版，从第591页开始将以通俗易懂的方式对心电图的诊断结果进行分析与讨论。教你掌握临床解读心电图的技能是我们的指导原则。为了让心电图分析讨论过程简便易行、通俗易懂，我们不会使用各种管理部门为了形式化测试目的而收集的大量数据或工作表。关于文件资料请咨询各管理机构，因为这与你的个人实践和需求有关。最后，你可能需要多次复习这些内容。重复是一件好事，有助于你将知识融入日常实践。分析心电图会让人变得非常谦虚，甚至对高资临床医生也是如此。解读心电图需要有耐心，有条不紊，尽最大努力，你会惊讶于自己熟练掌握心电图的程度与速度。

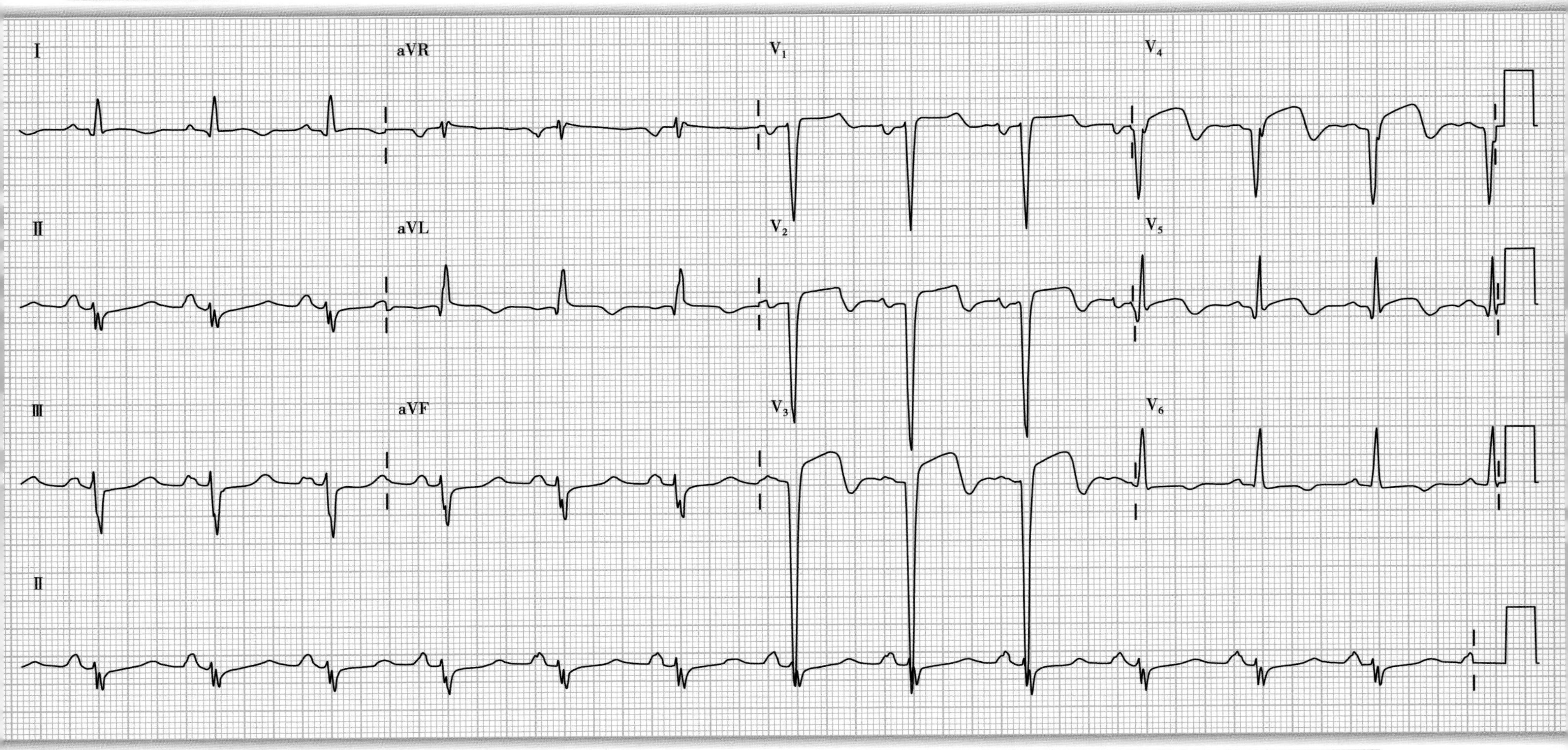


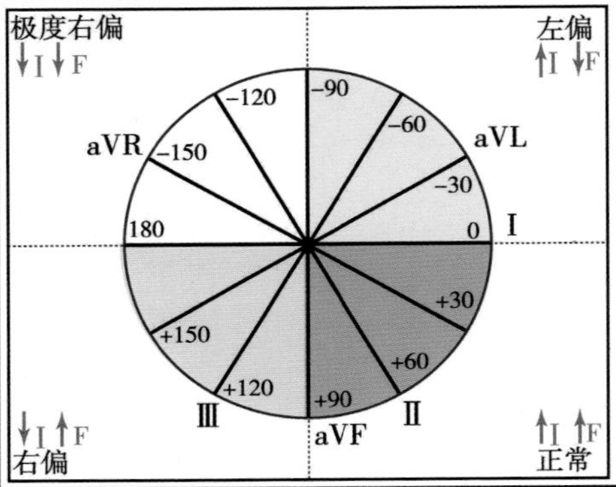


| | | |
|---|---|---|
| 1.整体印象： | 5.节律： | 9.鉴别诊断： |
| 2.是否有关键信息： | 6.电轴： | 10.总结： |
| 3.心率： | 7.房室肥大： | |
| 4.间期：<br>PR间期：<br>QRS时限：<br>QT间期： | 8.缺血或梗死： | |

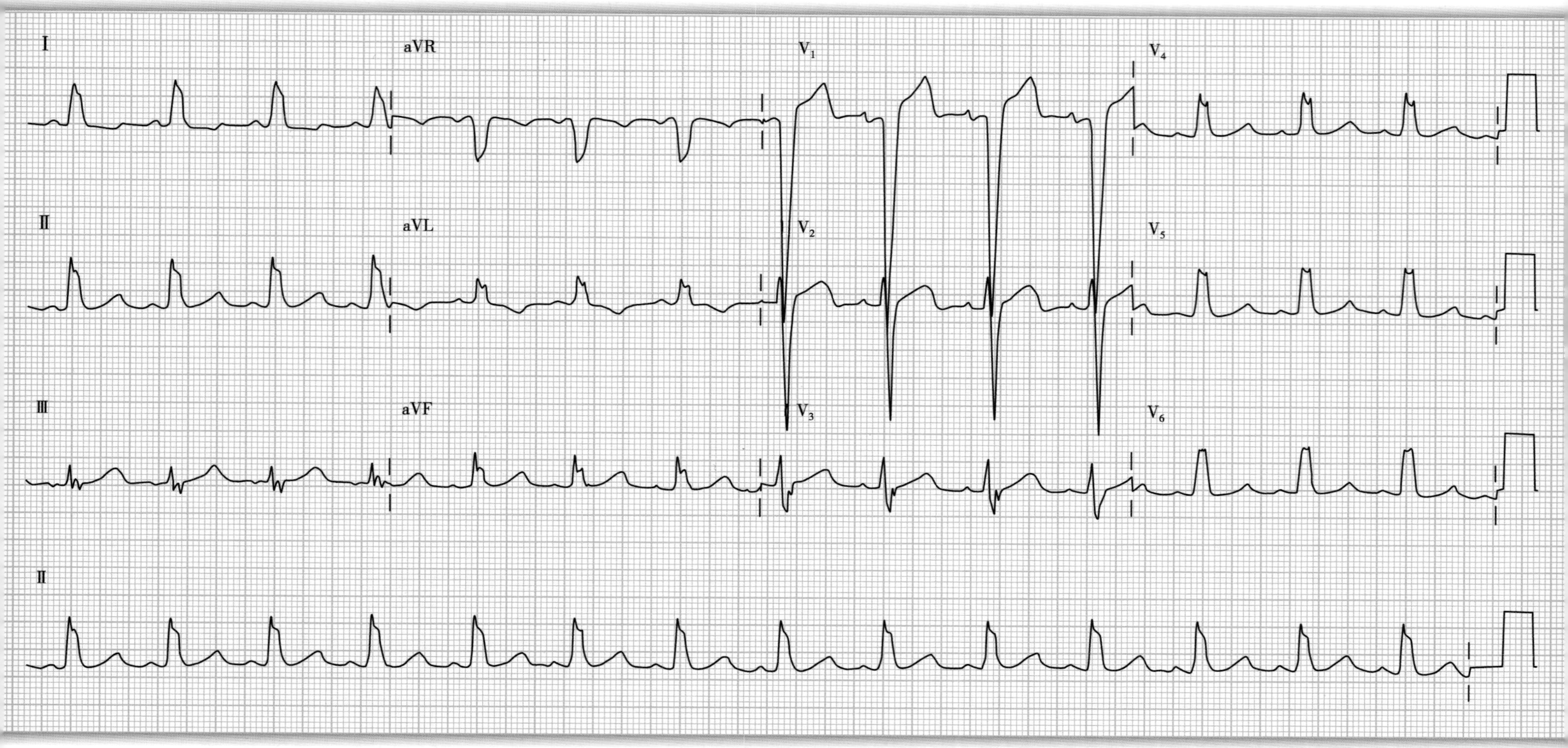


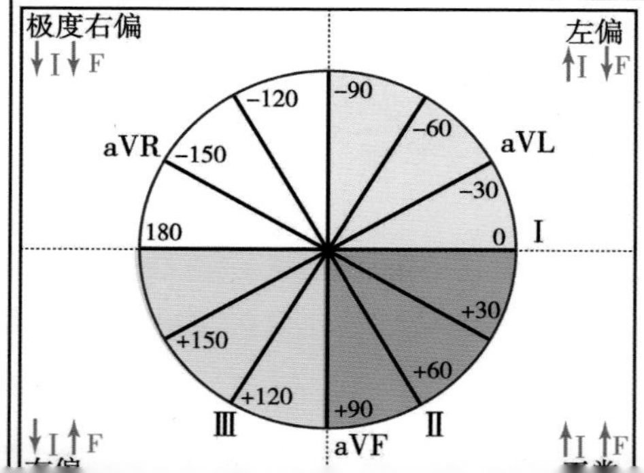


| | | |
|---|---|---|
| 1.整体印象： | 5.节律： | 9.鉴别诊断： |
| 2.是否有关键信息： | 6.电轴： | 10.总结： |
| 3.心率： | 7.房室肥大： | |
| 4.间期：<br>PR间期：<br>QRS时限：<br>QT间期： | 8.缺血或梗死： | |

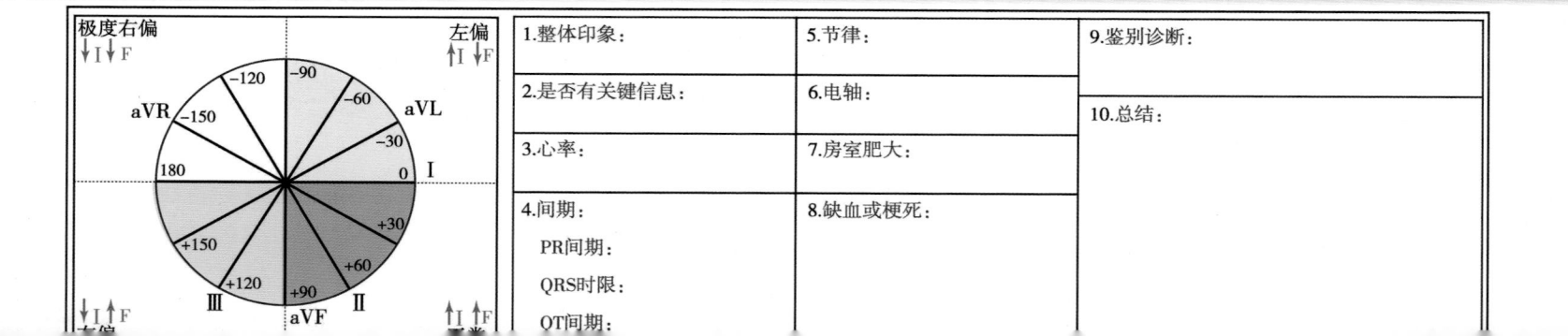

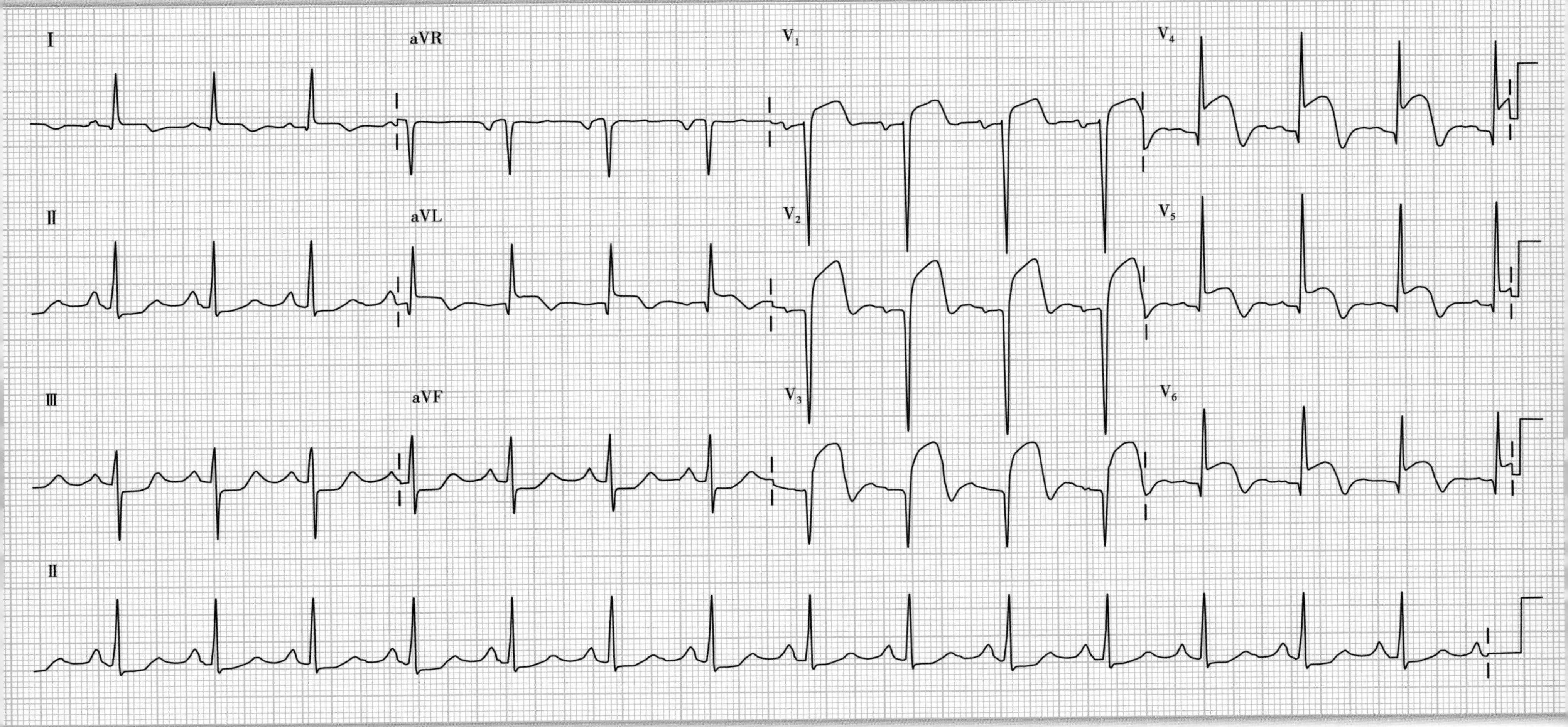


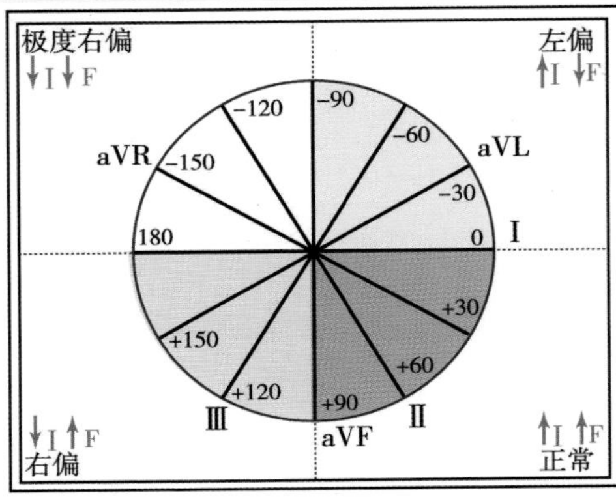


| | | |
|---|---|---|
| 1.整体印象： | 5.节律： | 9.鉴别诊断： |
| 2.是否有关键信息： | 6.电轴： | 10.总结： |
| 3.心率： | 7.房室肥大： | |
| 4.间期：<br>PR间期：<br>QRS时限：<br>QT间期： | 8.缺血或梗死： | |

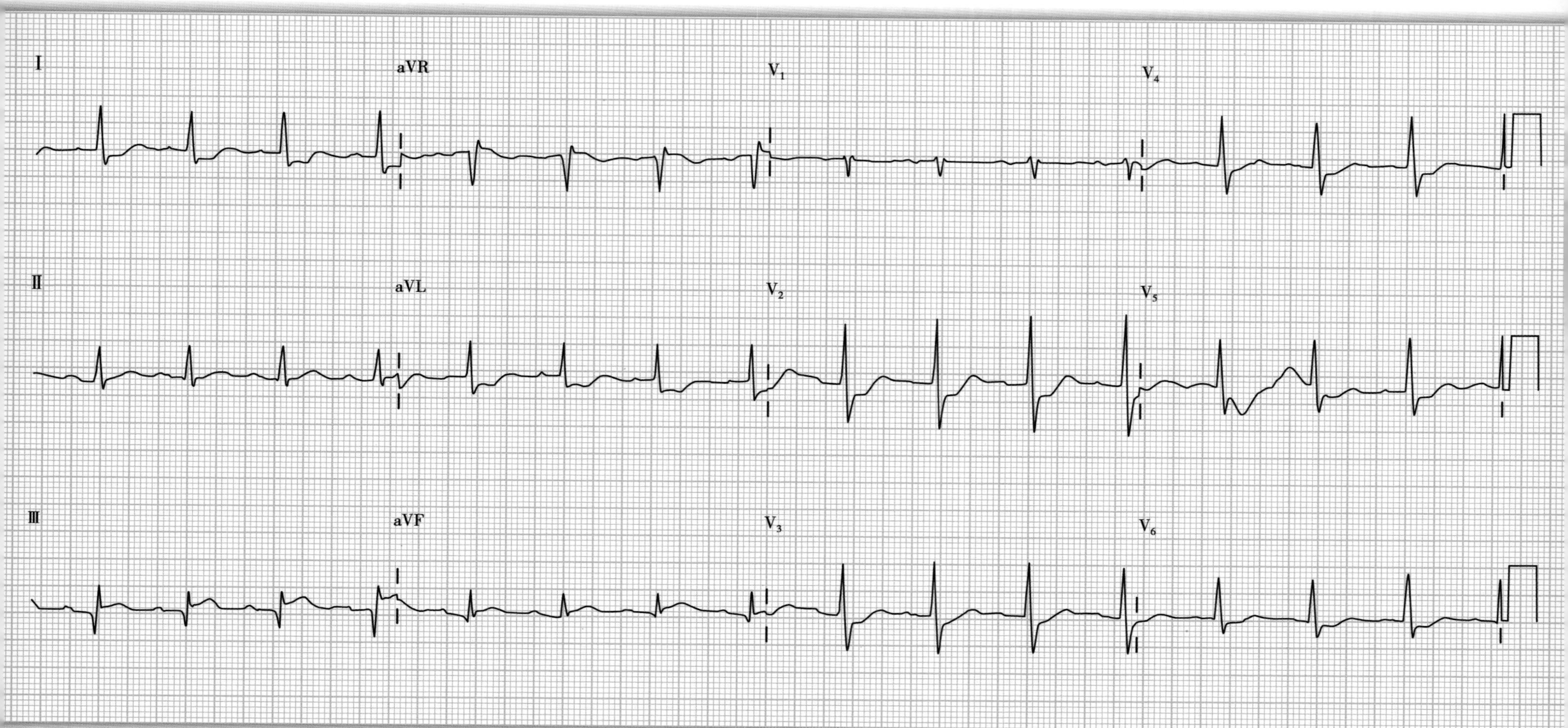


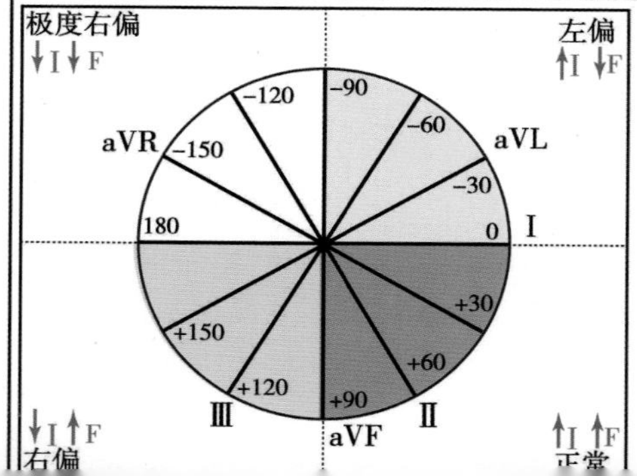

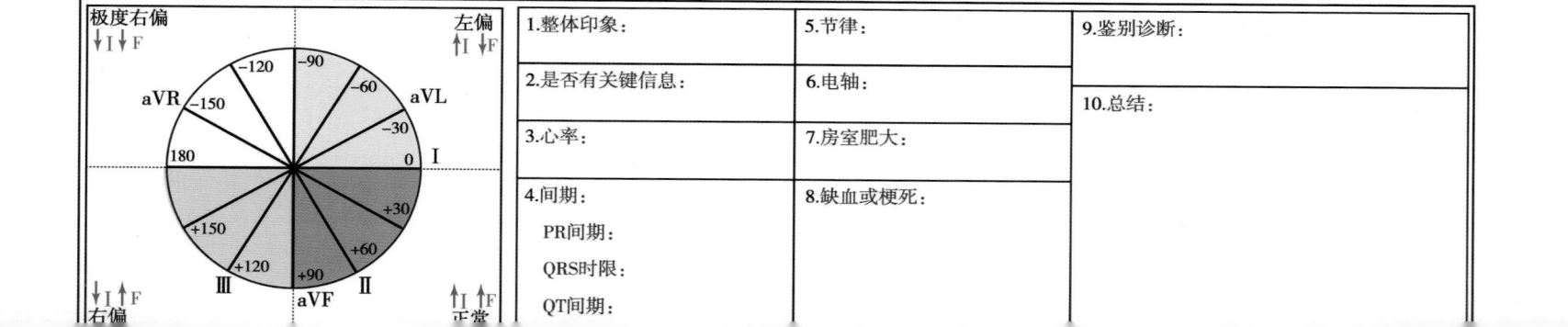

| | | |
|---|---|---|
| 1.整体印象： | 5.节律： | 9.鉴别诊断： |
| 2.是否有关键信息： | 6.电轴： | 10.总结： |
| 3.心率： | 7.房室肥大： | |
| 4.间期：<br>PR间期：<br>QRS时限：<br>QT间期： | 8.缺血或梗死： | |

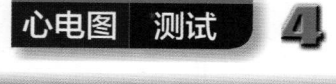

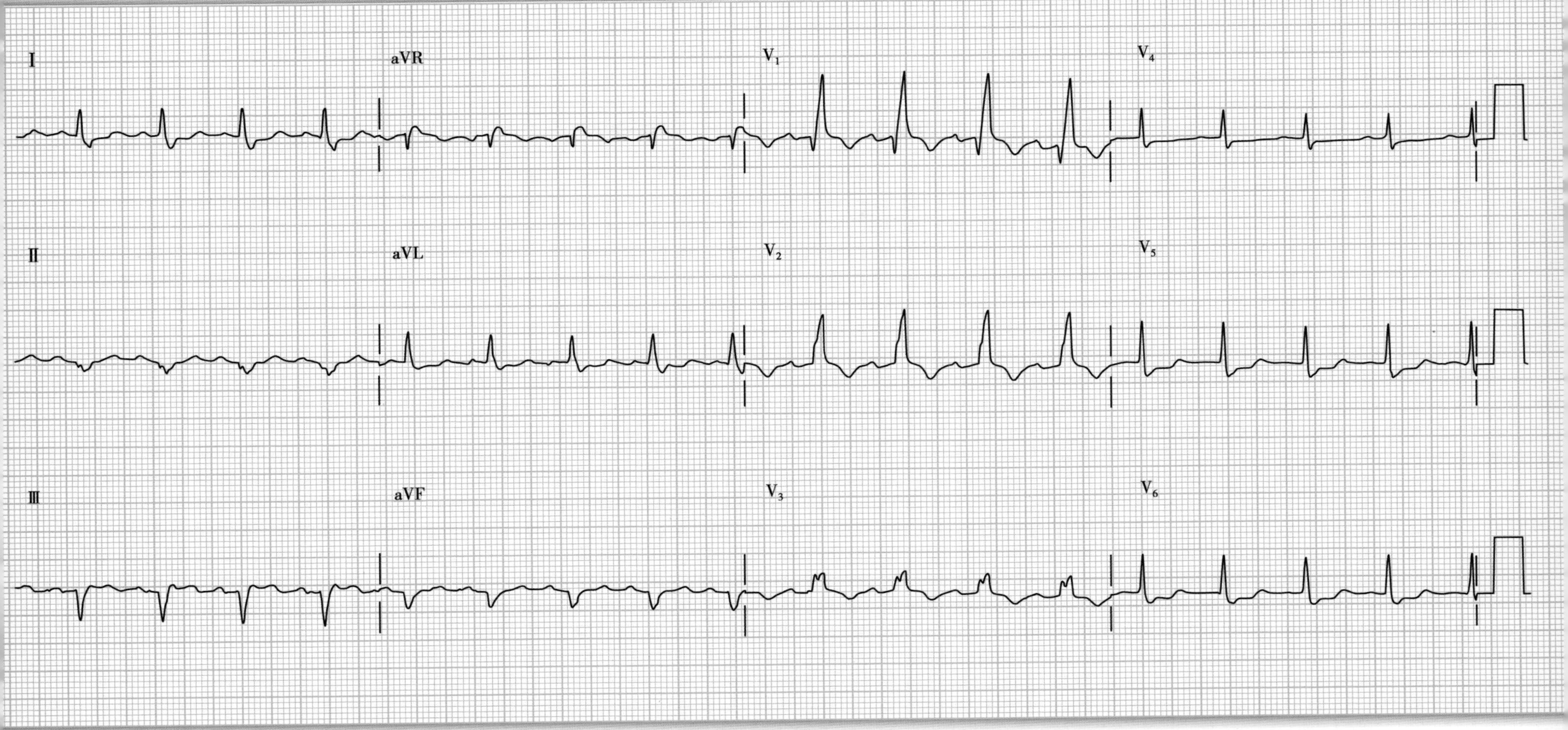


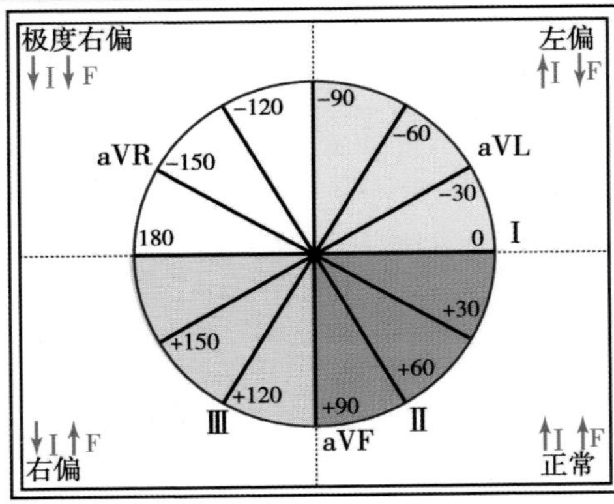


| | | |
|---|---|---|
| 1.整体印象： | 5.节律： | 9.鉴别诊断： |
| 2.是否有关键信息： | 6.电轴： | 10.总结： |
| 3.心率： | 7.房室肥大： | |
| 4.间期：<br>PR间期：<br>QRS时限：<br>QT间期： | 8.缺血或梗死： | |

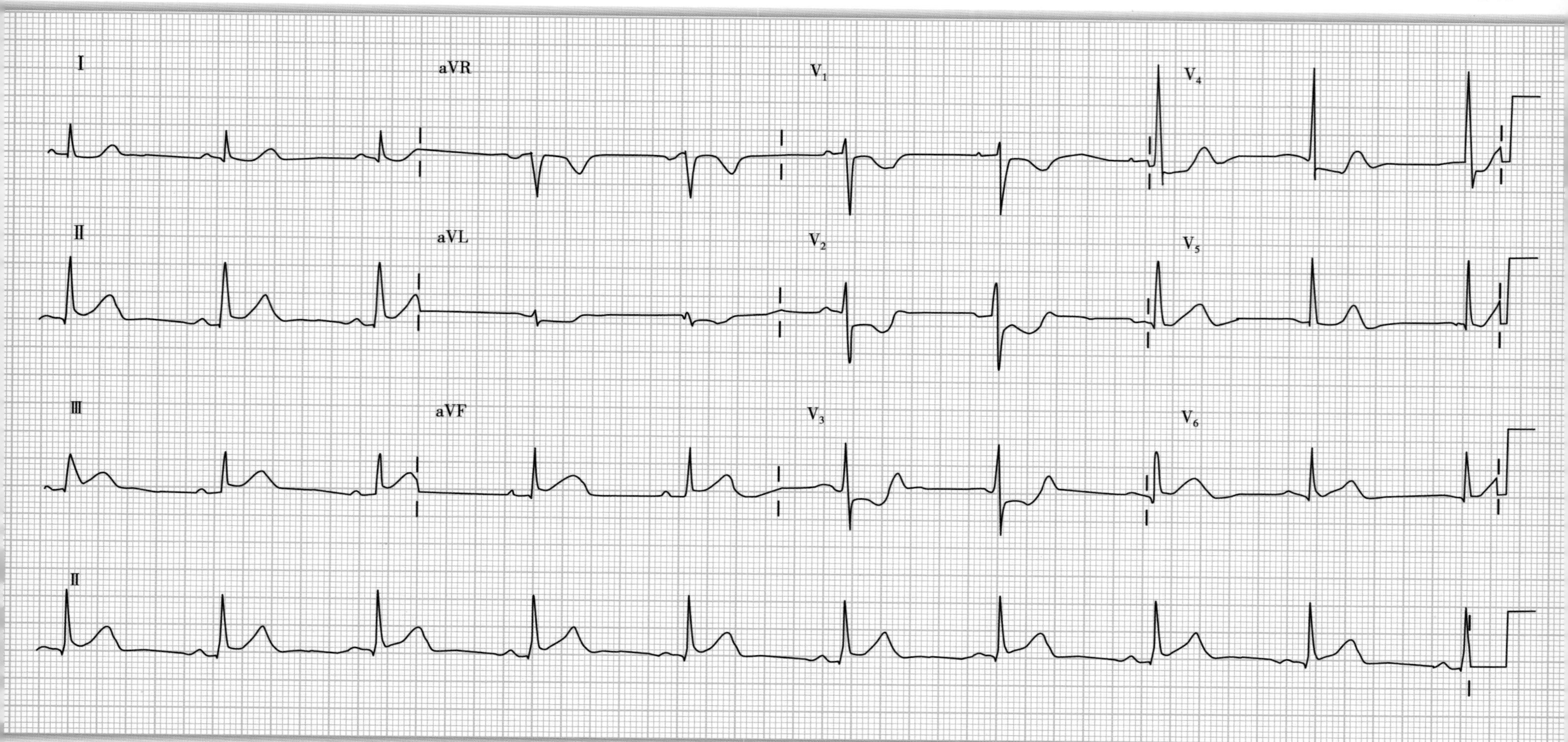


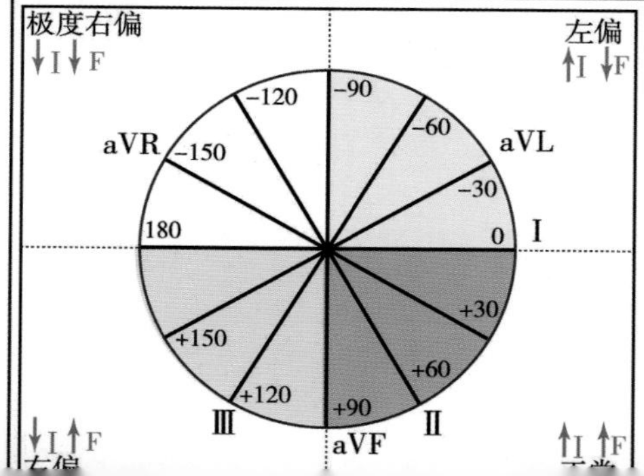


| | | |
|---|---|---|
| 1.整体印象： | 5.节律： | 9.鉴别诊断： |
| 2.是否有关键信息： | 6.电轴： | 10.总结： |
| 3.心率： | 7.房室肥大： | |
| 4.间期：<br>PR间期：<br>QRS时限：<br>QT间期： | 8.缺血或梗死： | |

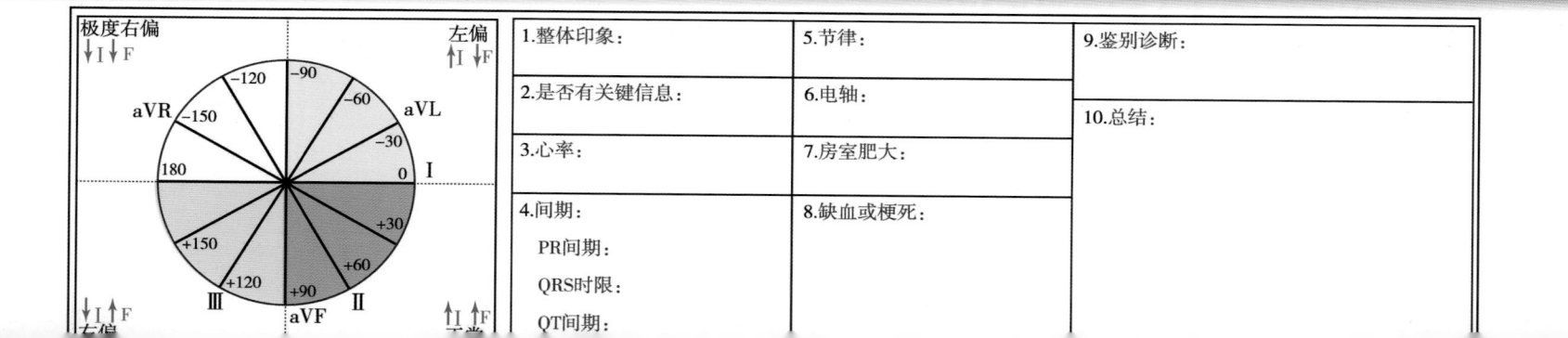

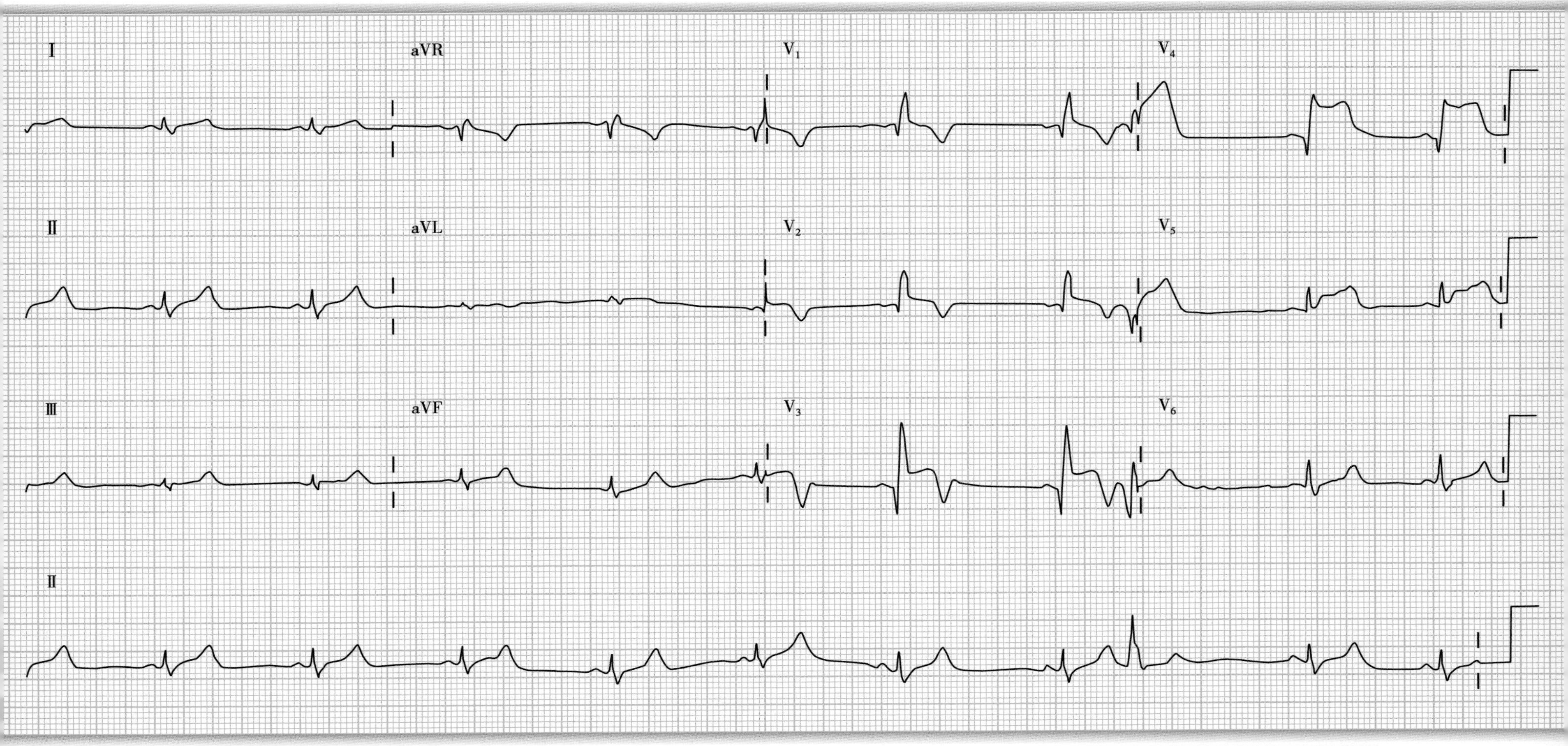


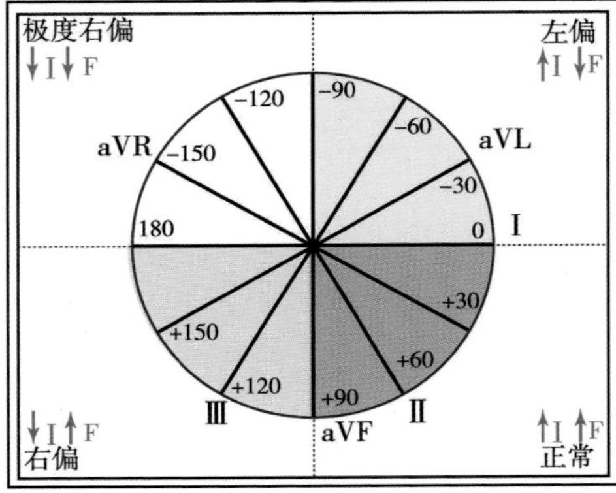


| | | |
|---|---|---|
| 1.整体印象： | 5.节律： | 9.鉴别诊断： |
| 2.是否有关键信息： | 6.电轴： | 10.总结： |
| 3.心率： | 7.房室肥大： | |
| 4.间期：<br>PR间期：<br>QRS时限：<br>QT间期： | 8.缺血或梗死： | |

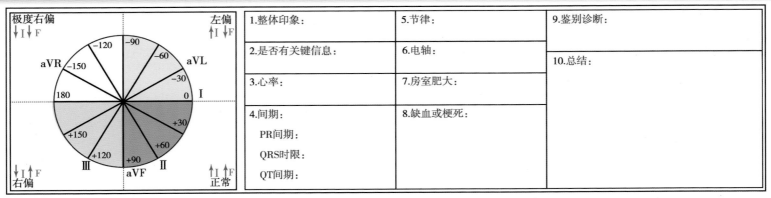

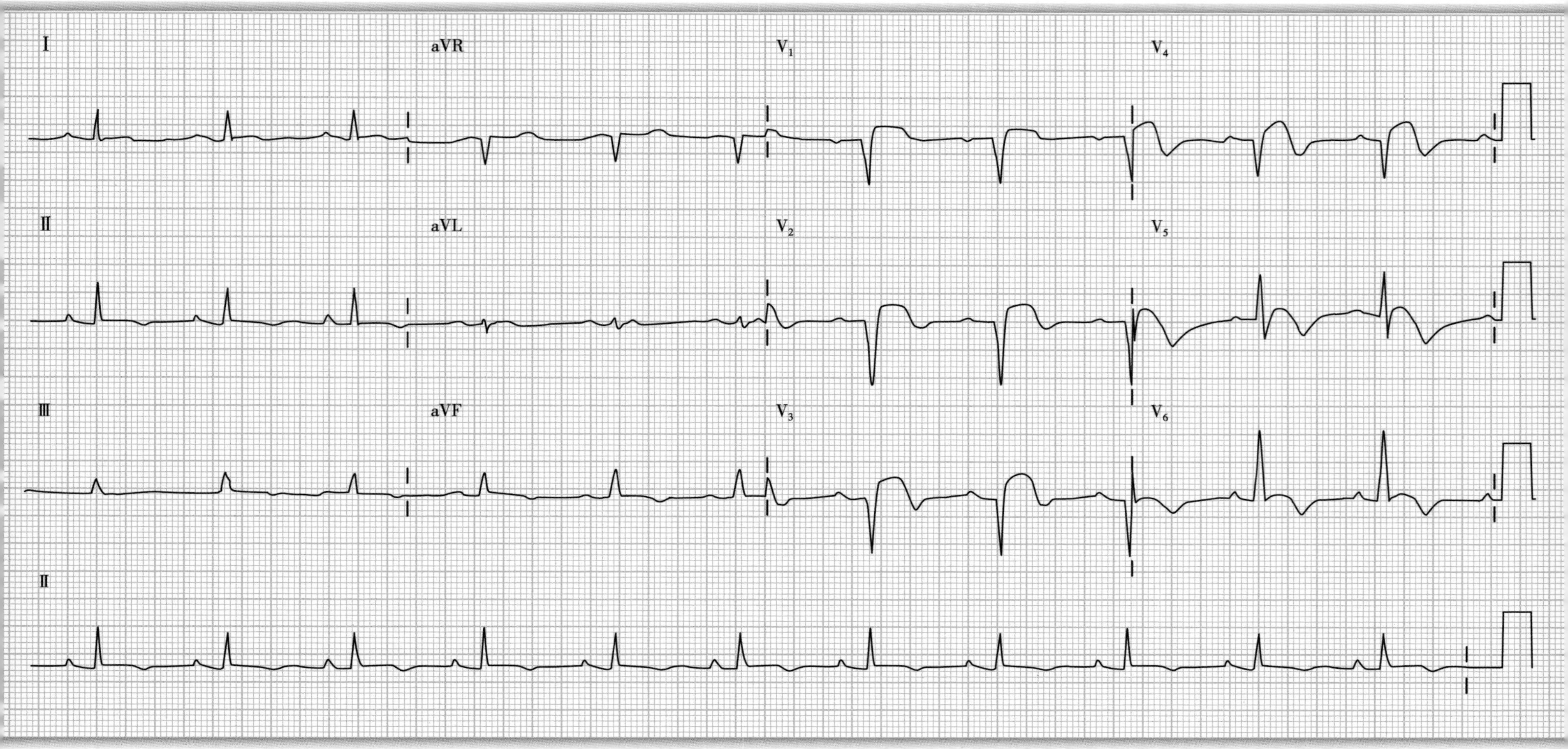


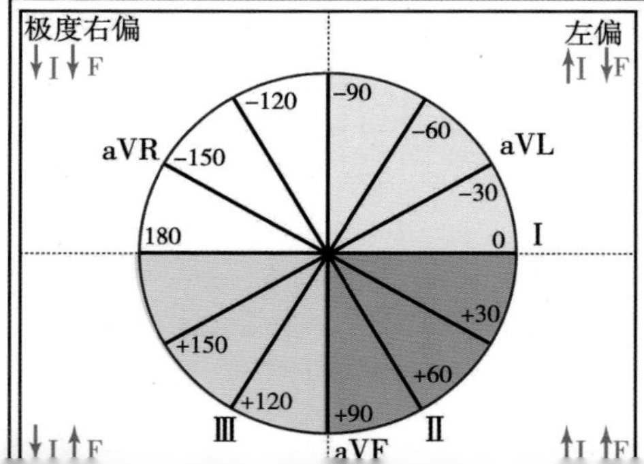


| | | |
|---|---|---|
| 1.整体印象： | 5.节律： | 9.鉴别诊断： |
| 2.是否有关键信息： | 6.电轴： | 10.总结： |
| 3.心率： | 7.房室肥大： | |
| 4.间期：<br>PR间期：<br>QRS时限：<br>QT间期： | 8.缺血或梗死： | |

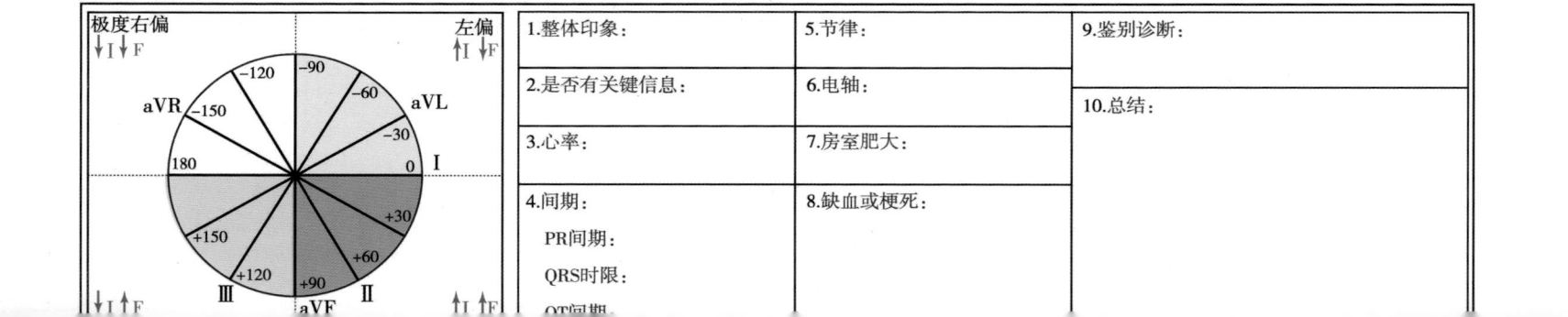

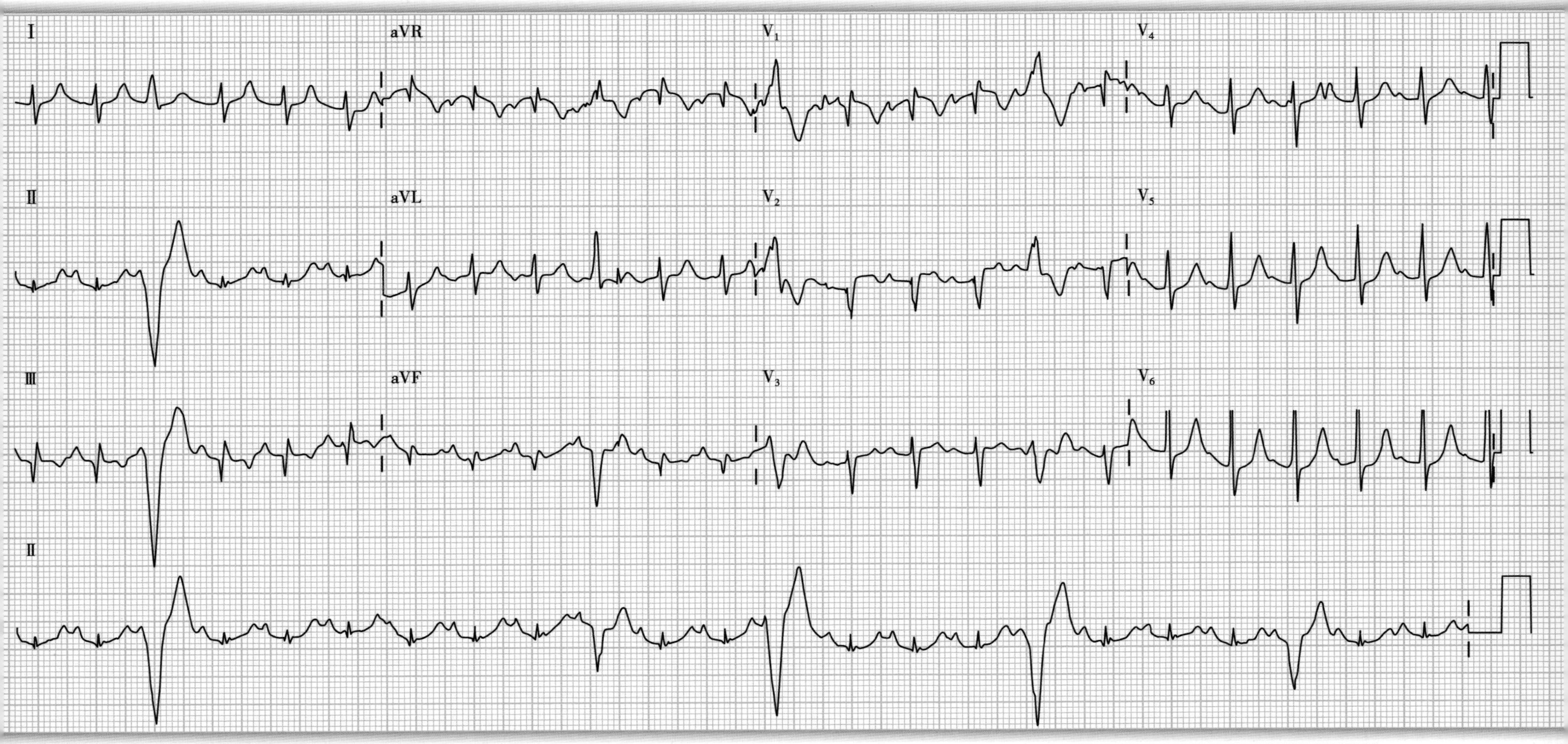


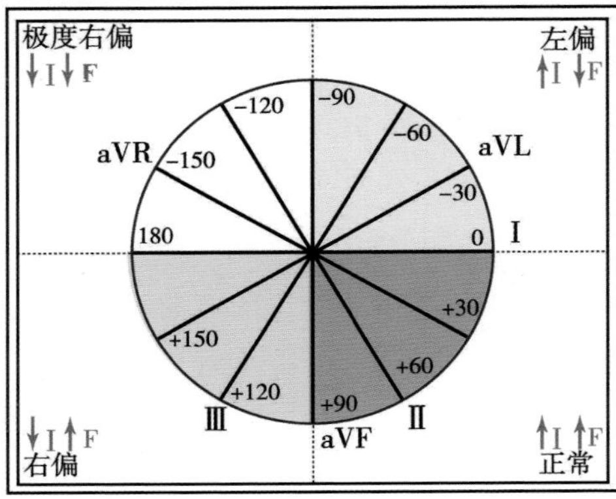


| | | |
|---|---|---|
| 1.整体印象： | 5.节律： | 9.鉴别诊断： |
| 2.是否有关键信息： | 6.电轴： | 10.总结： |
| 3.心率： | 7.房室肥大： | |
| 4.间期：<br>PR间期：<br>QRS时限：<br>QT间期： | 8.缺血或梗死： | |

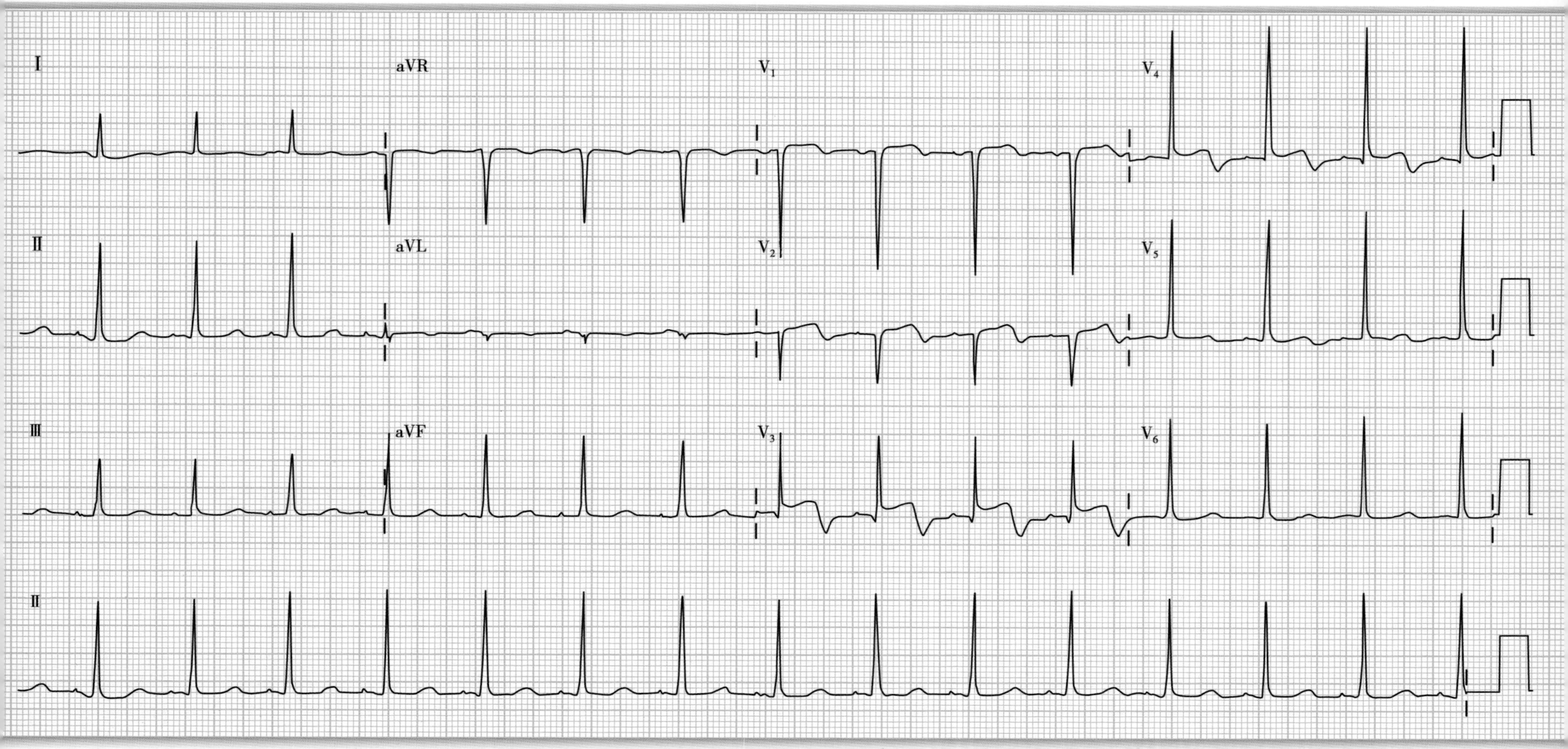


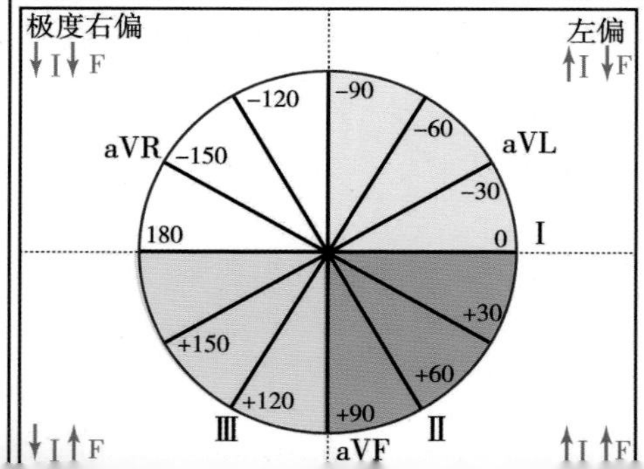


| | | |
|---|---|---|
| 1.整体印象： | 5.节律： | 9.鉴别诊断： |
| 2.是否有关键信息： | 6.电轴： | 10.总结： |
| 3.心率： | 7.房室肥大： | |
| 4.间期：<br>PR间期：<br>QRS时限：<br>QT间期： | 8.缺血或梗死： | |

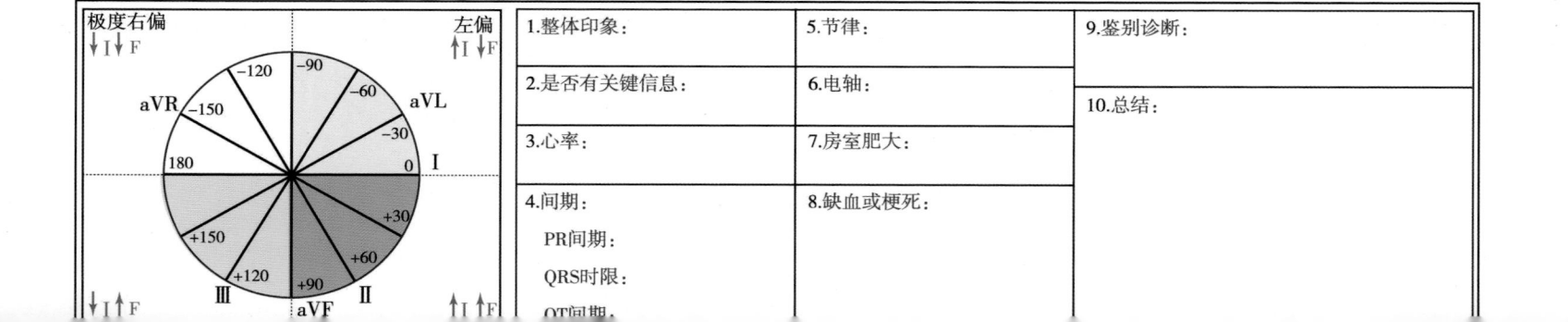

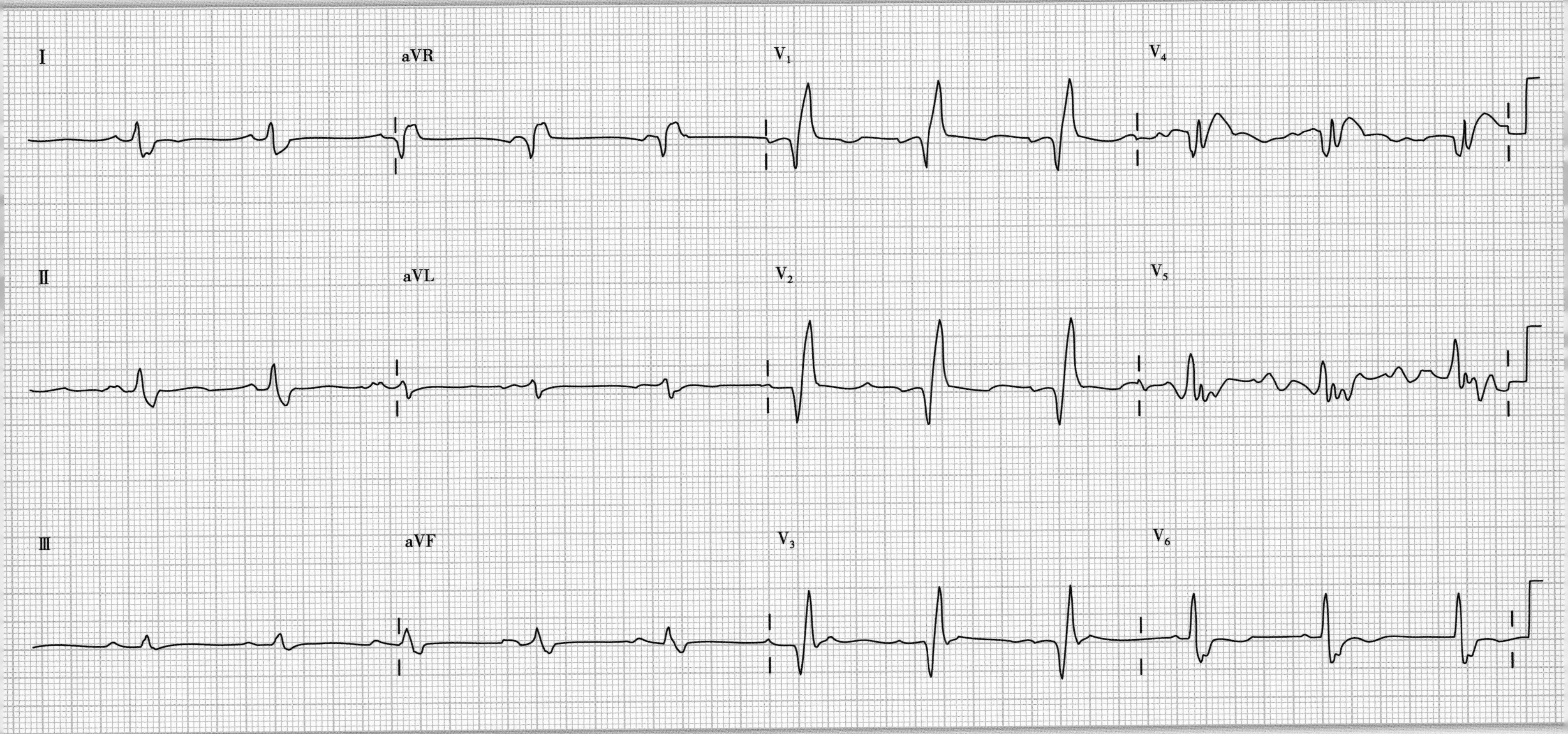


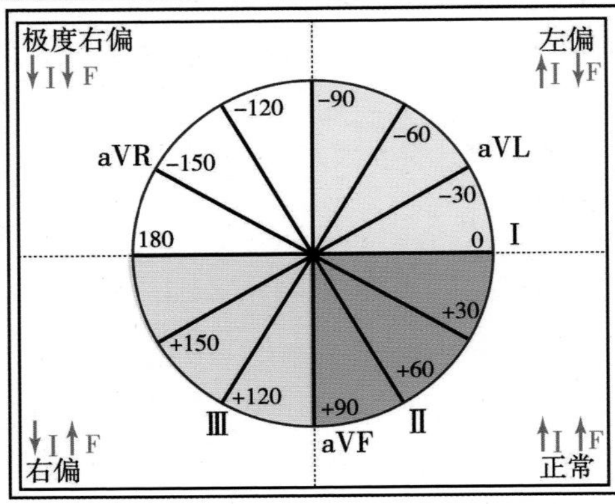


| | | |
|---|---|---|
| 1.整体印象： | 5.节律： | 9.鉴别诊断： |
| 2.是否有关键信息： | 6.电轴： | 10.总结： |
| 3.心率： | 7.房室肥大： | |
| 4.间期：<br>PR间期：<br>QRS时限：<br>QT间期： | 8.缺血或梗死： | |

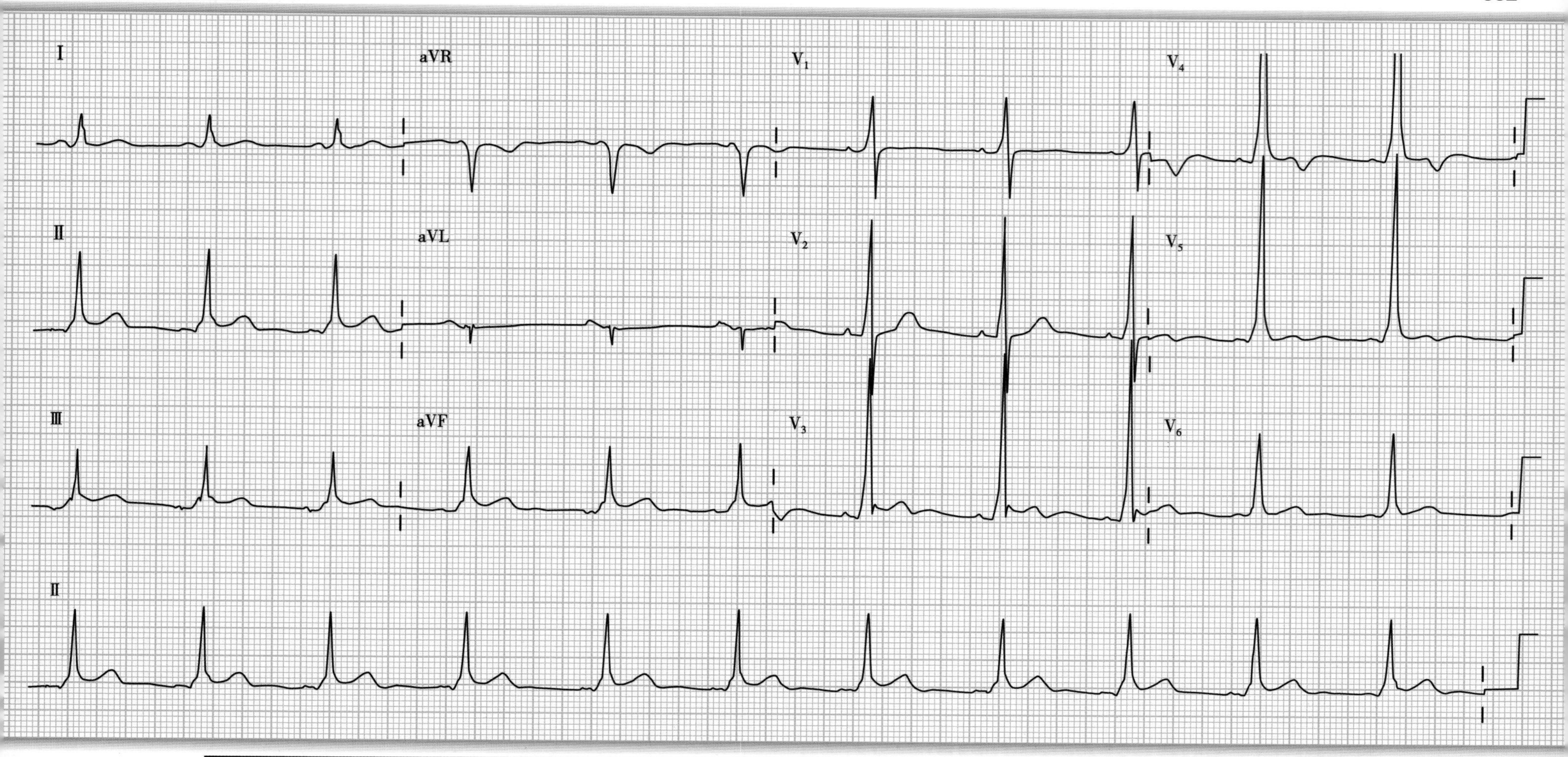


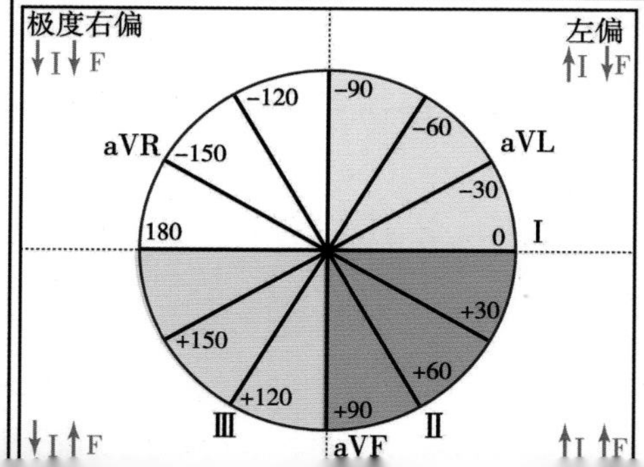


| | | |
|---|---|---|
| 1.整体印象： | 5.节律： | 9.鉴别诊断： |
| 2.是否有关键信息： | 6.电轴： | 10.总结： |
| 3.心率： | 7.房室肥大： | |
| 4.间期：<br>PR间期：<br>QRS时限：<br>QT间期： | 8.缺血或梗死： | |

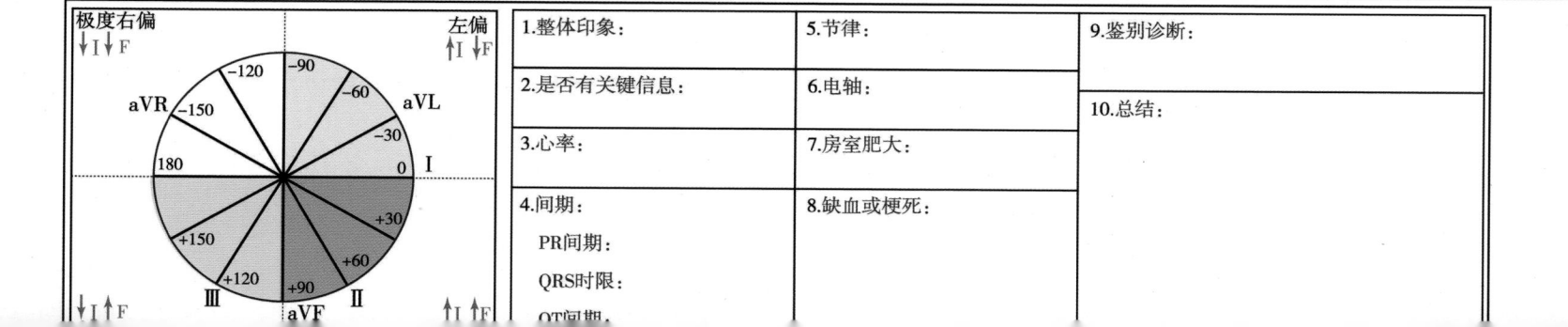

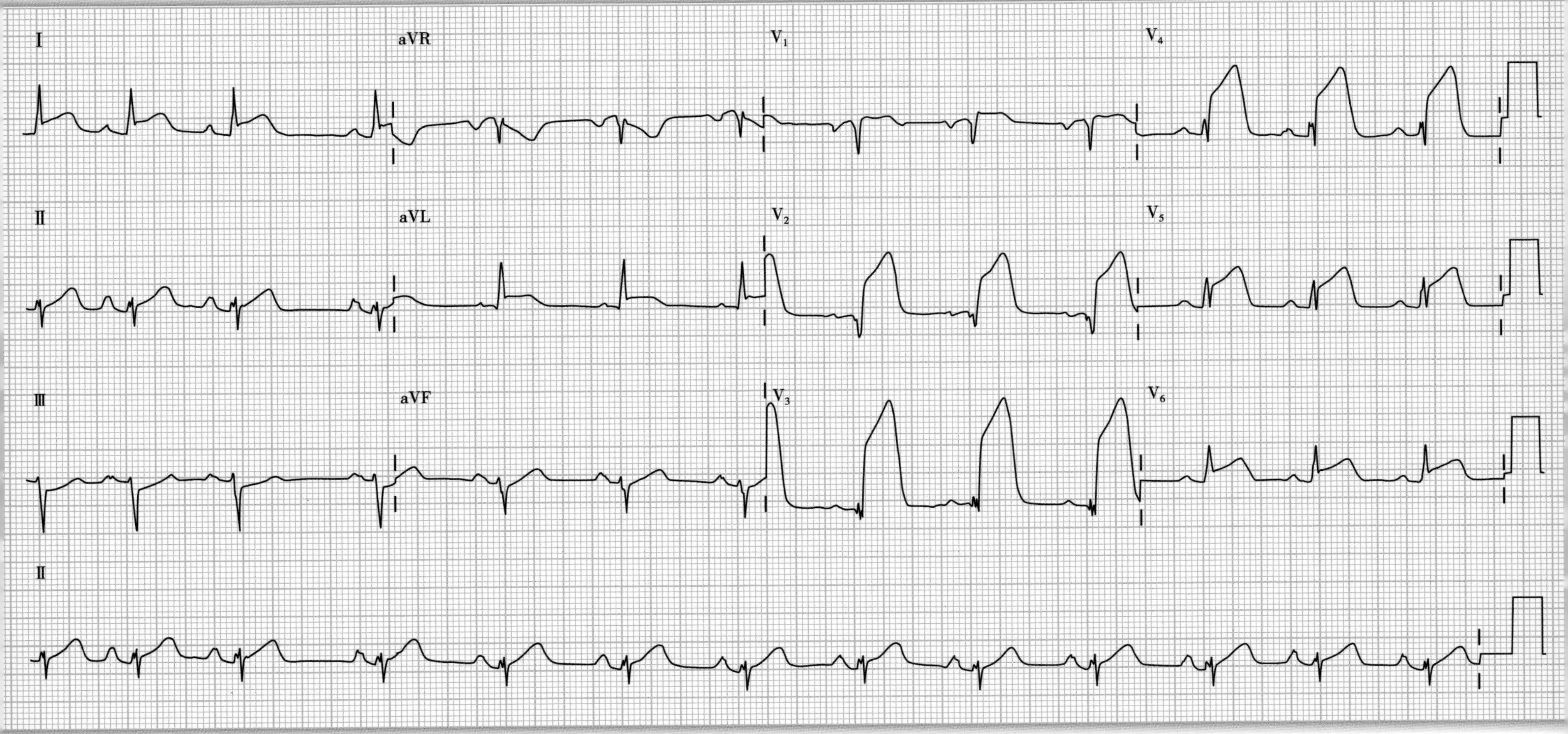


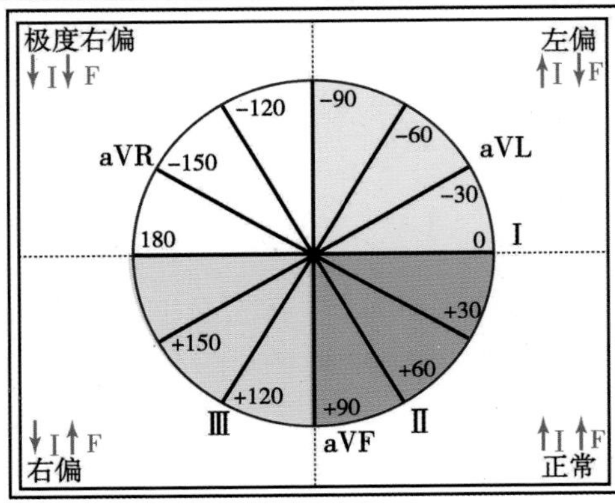


| | | |
|---|---|---|
| 1.整体印象： | 5.节律： | 9.鉴别诊断： |
| 2.是否有关键信息： | 6.电轴： | 10.总结： |
| 3.心率： | 7.房室肥大： | |
| 4.间期：<br>PR间期：<br>QRS时限：<br>QT间期： | 8.缺血或梗死： | |

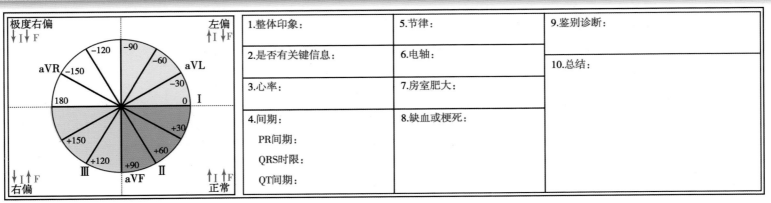

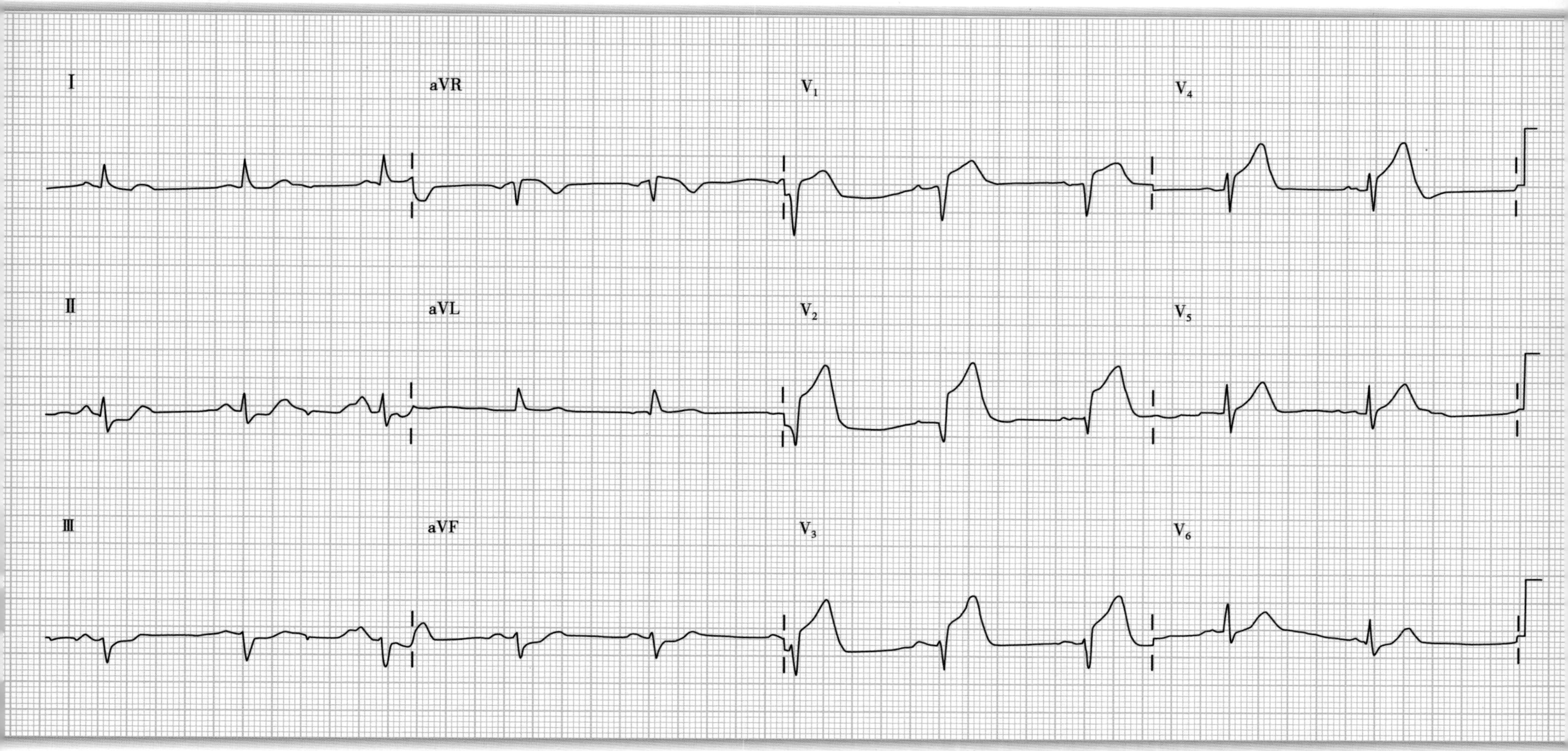


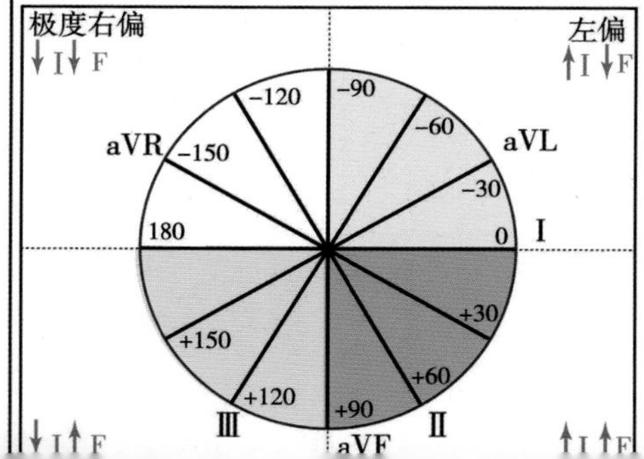


| | | |
|---|---|---|
| 1.整体印象： | 5.节律： | 9.鉴别诊断： |
| 2.是否有关键信息： | 6.电轴： | 10.总结： |
| 3.心率： | 7.房室肥大： | |
| 4.间期：<br>PR间期：<br>QRS时限：<br>QT间期 | 8.缺血或梗死： | |

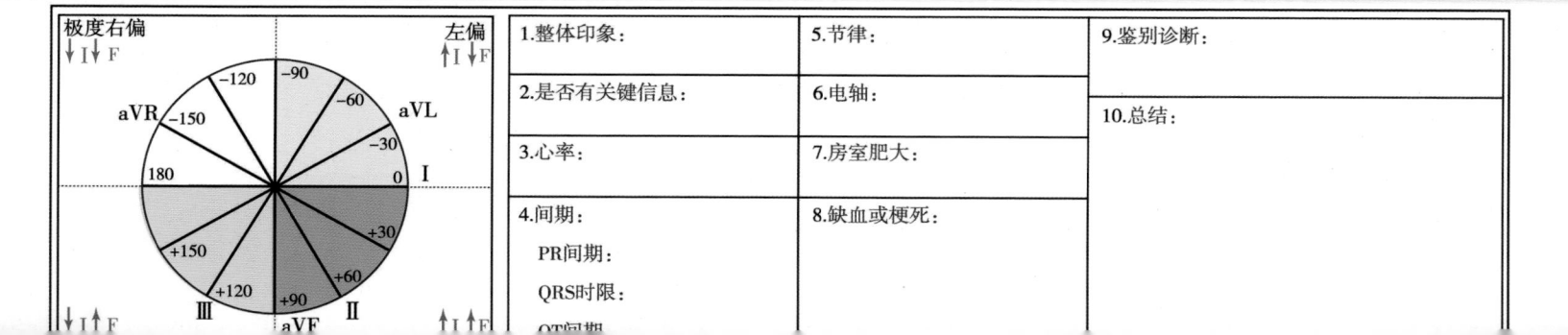

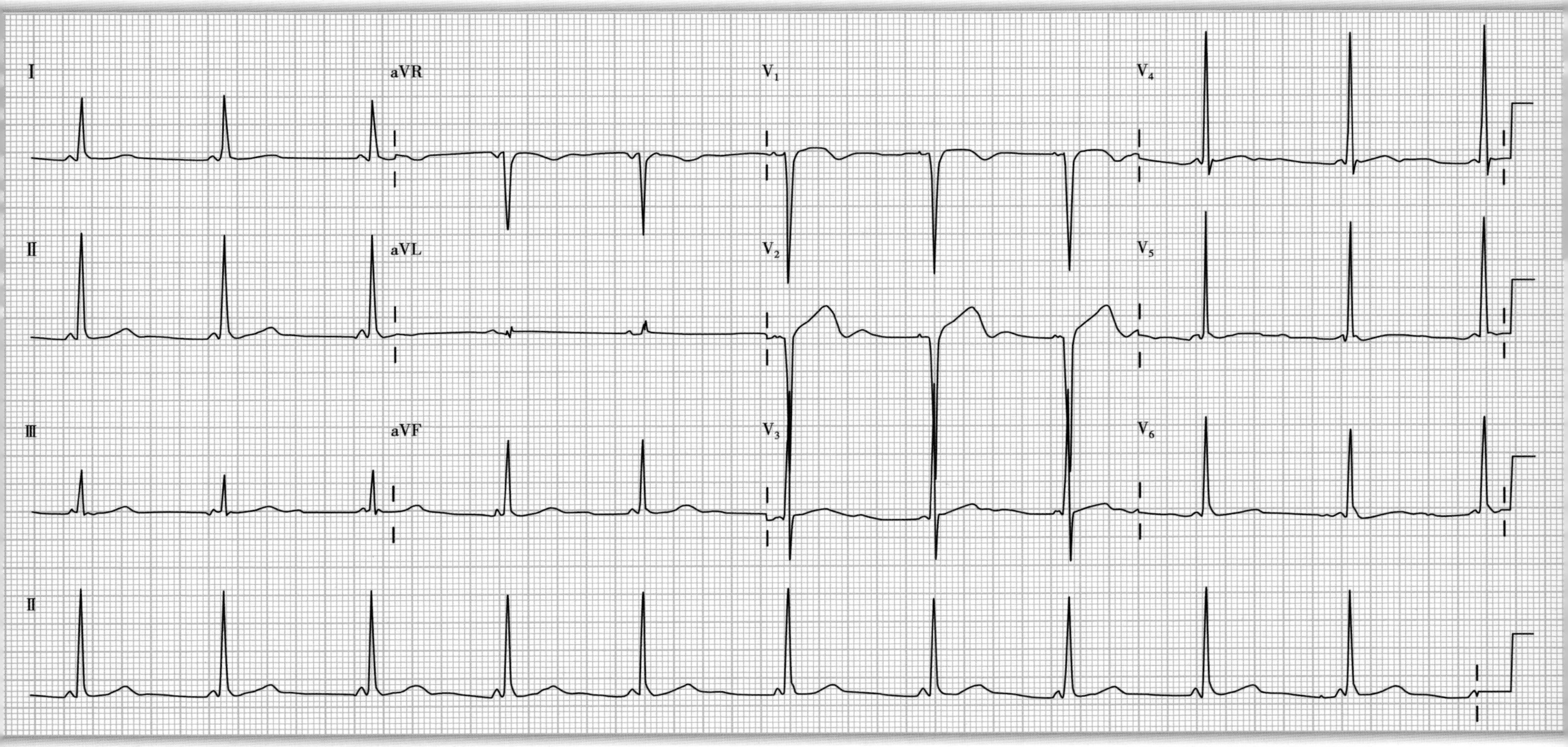


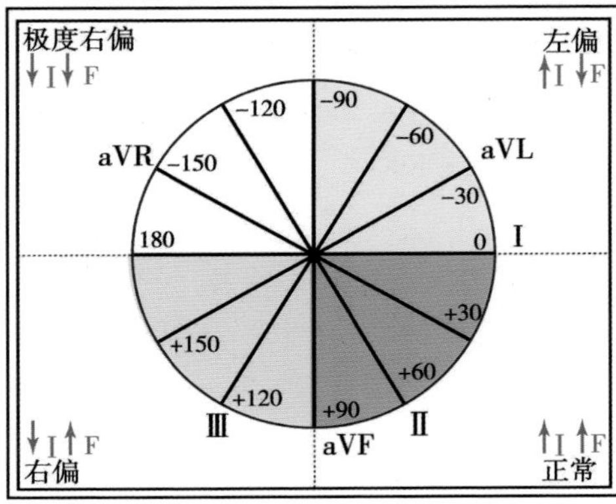


| | | |
|---|---|---|
| 1.整体印象： | 5.节律： | 9.鉴别诊断： |
| 2.是否有关键信息： | 6.电轴： | 10.总结： |
| 3.心率： | 7.房室肥大： | |
| 4.间期：<br>PR间期：<br>QRS时限：<br>QT间期： | 8.缺血或梗死： | |

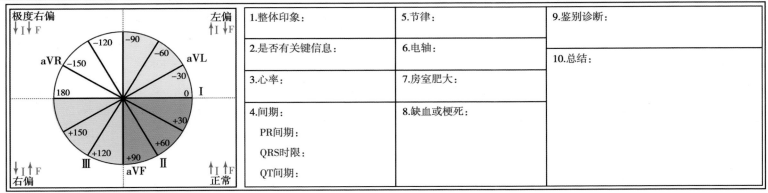

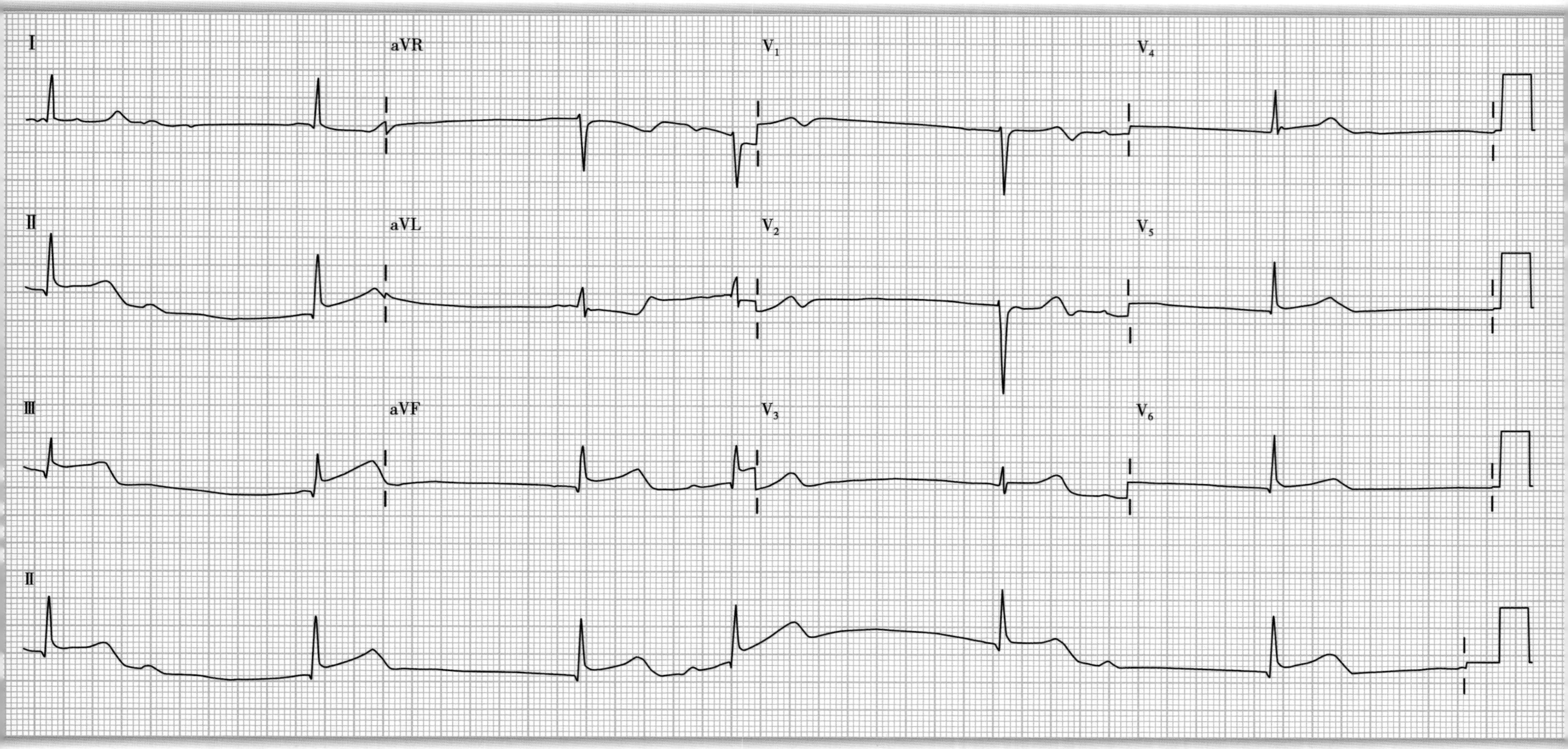


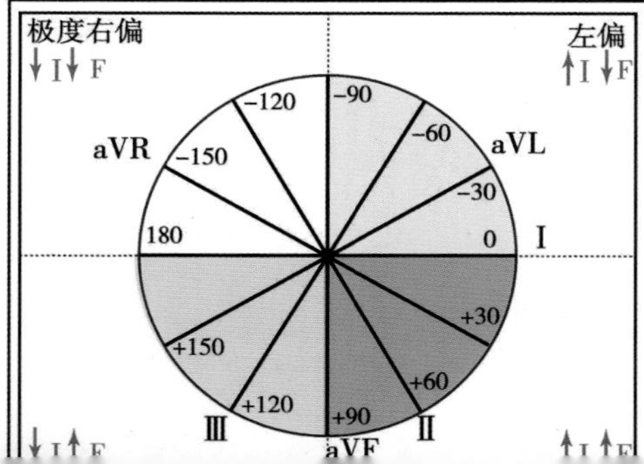


| | | |
|---|---|---|
| 1.整体印象： | 5.节律： | 9.鉴别诊断： |
| 2.是否有关键信息： | 6.电轴： | 10.总结： |
| 3.心率： | 7.房室肥大： | |
| 4.间期：<br>PR间期：<br>QRS时限：<br>QT间期： | 8.缺血或梗死： | |

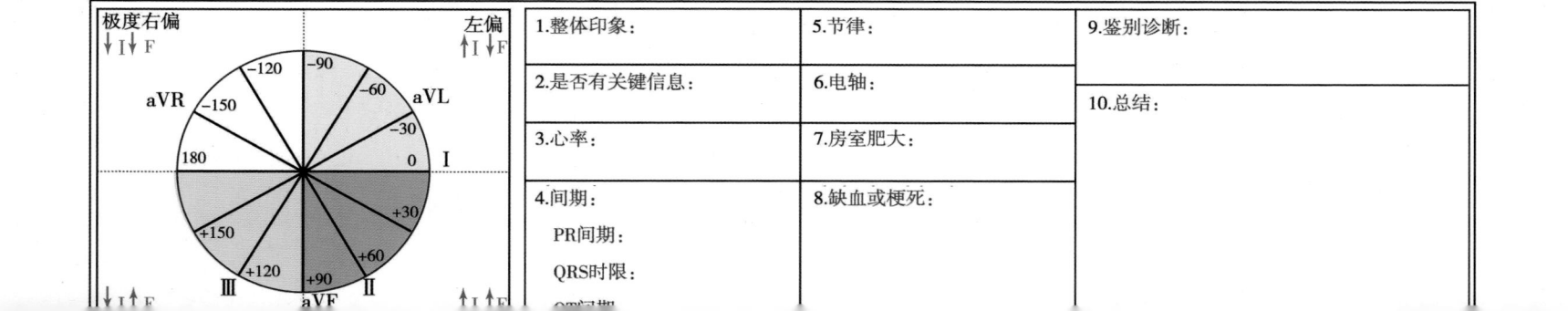

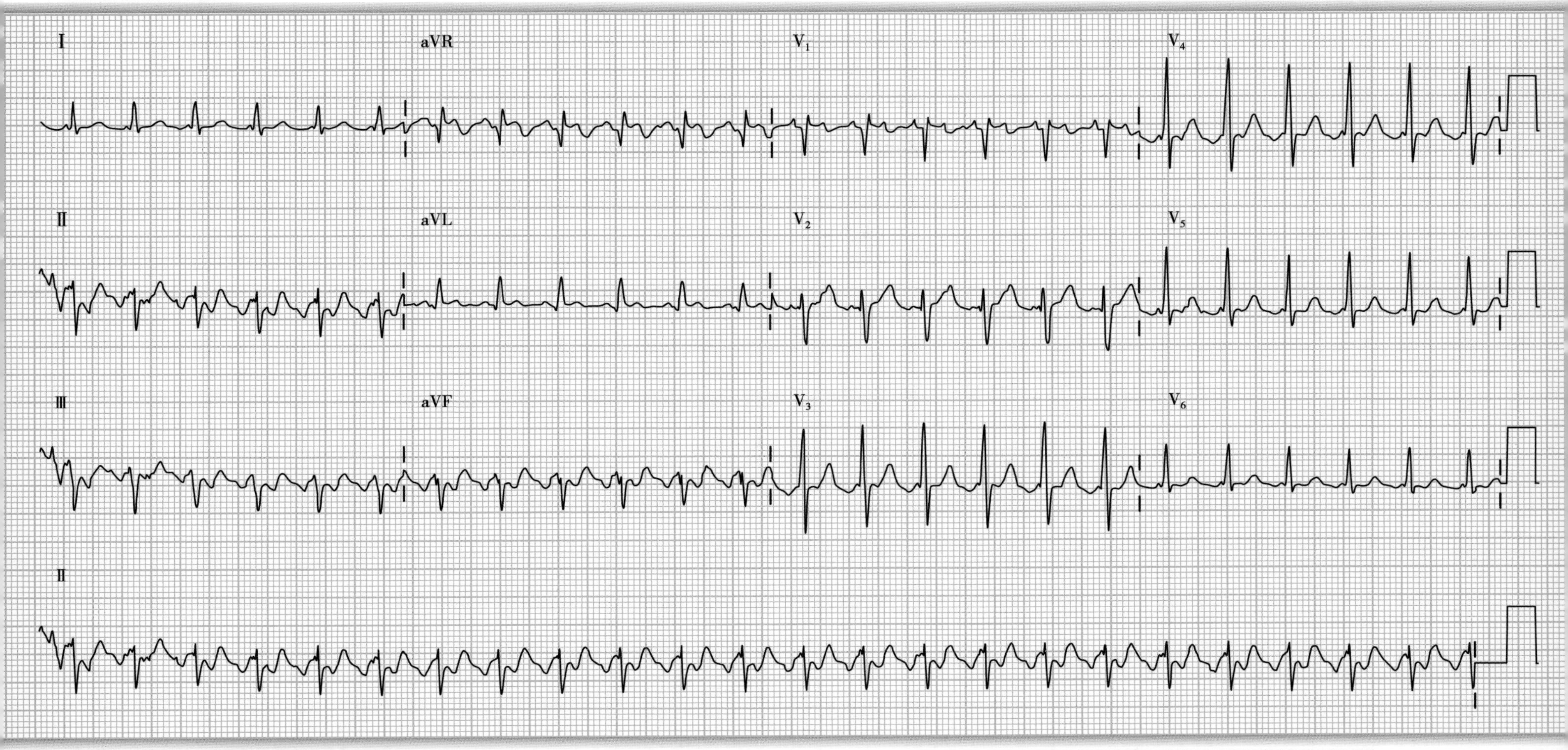


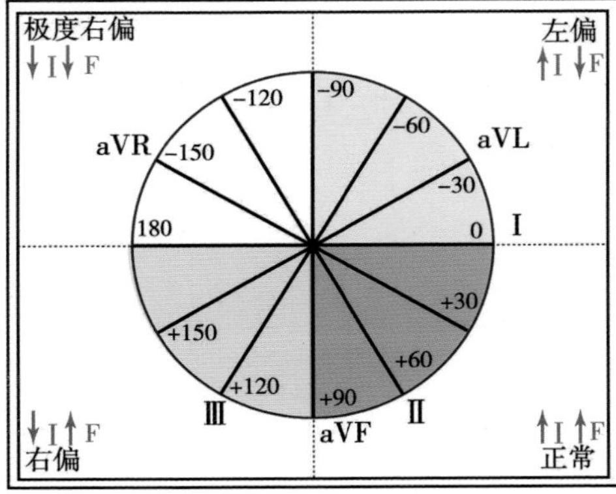


| | | |
|---|---|---|
| 1.整体印象： | 5.节律： | 9.鉴别诊断： |
| 2.是否有关键信息： | 6.电轴： | 10.总结： |
| 3.心率： | 7.房室肥大： | |
| 4.间期：<br>PR间期：<br>QRS时限：<br>QT间期： | 8.缺血或梗死： | |

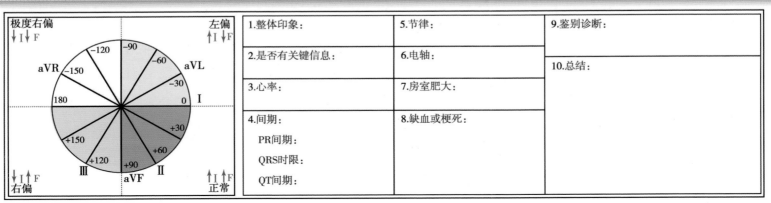

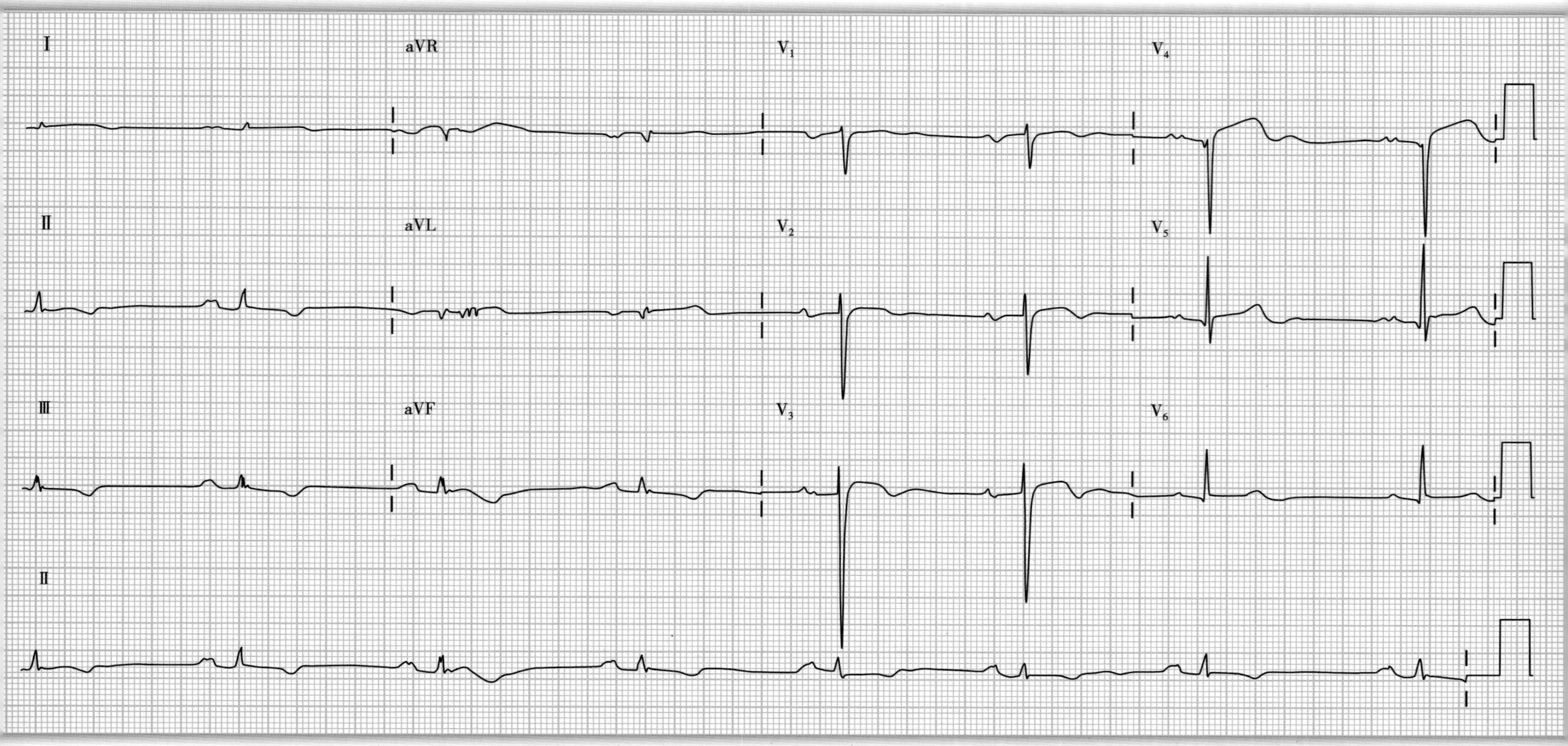


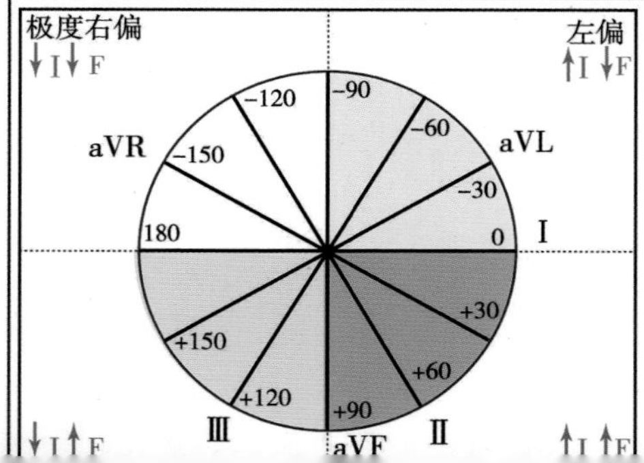


| | | |
|---|---|---|
| 1.整体印象： | 5.节律： | 9.鉴别诊断： |
| 2.是否有关键信息： | 6.电轴： | 10.总结： |
| 3.心率： | 7.房室肥大： | |
| 4.间期：<br>PR间期：<br>QRS时限：<br>QT间期 | 8.缺血或梗死： | |

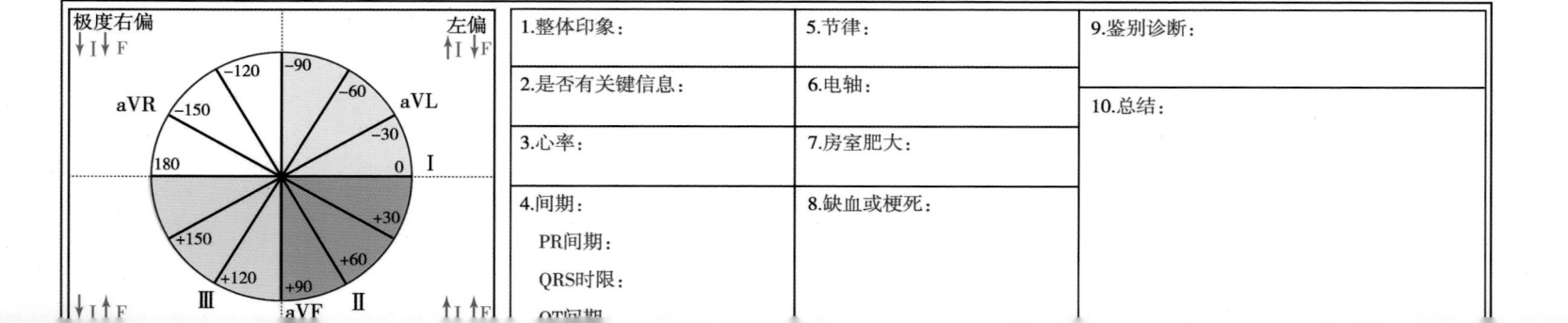

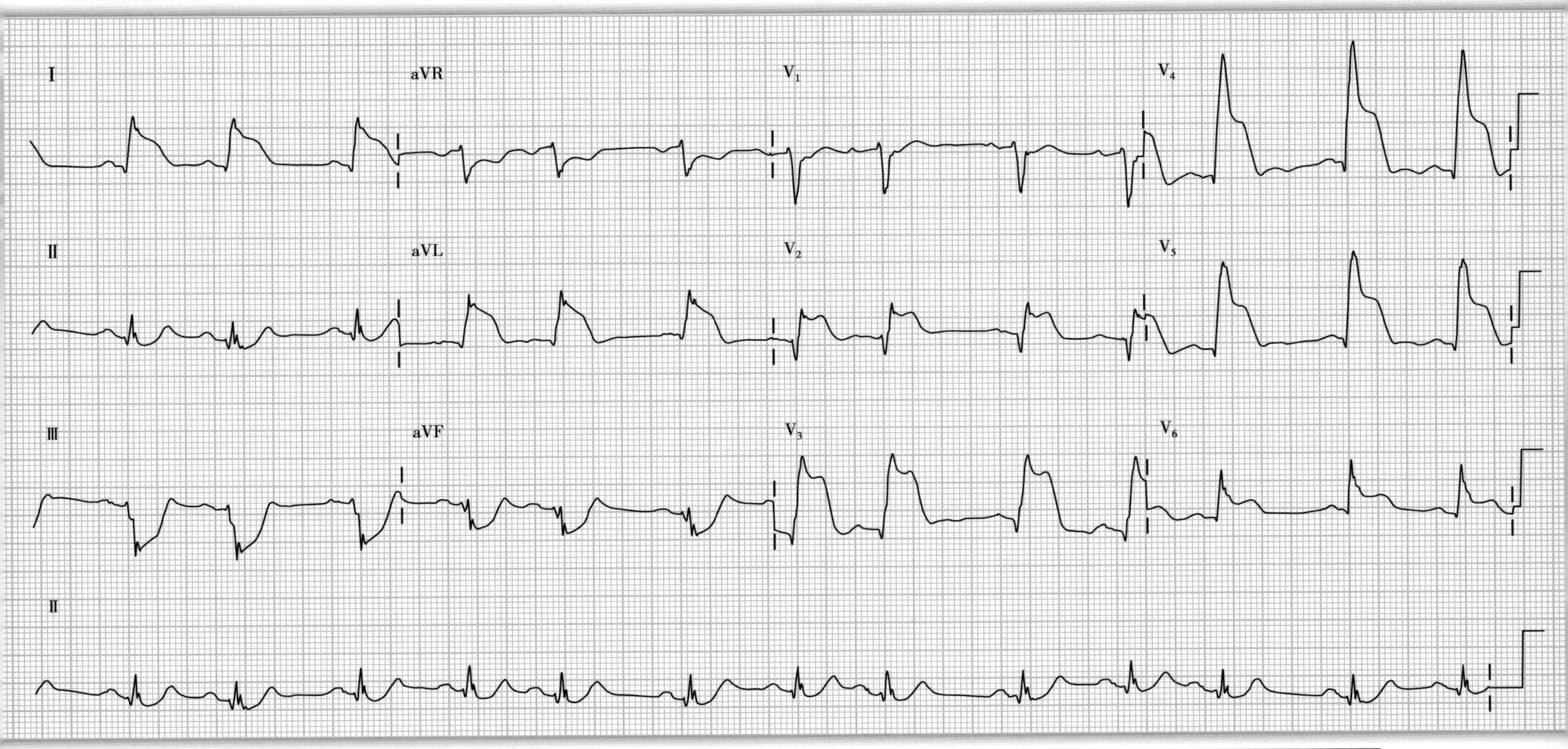


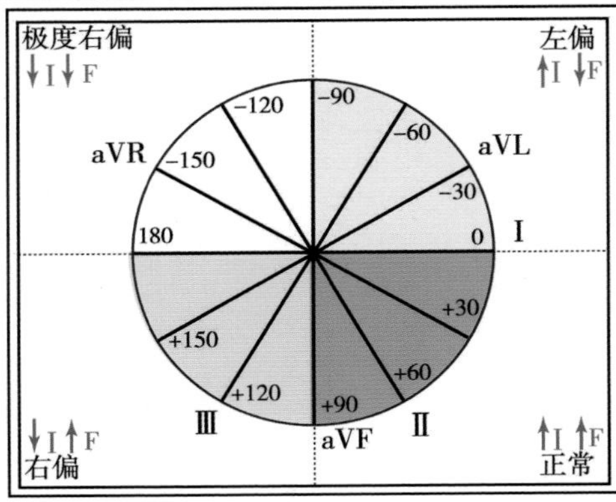


| | | |
|---|---|---|
| 1.整体印象： | 5.节律： | 9.鉴别诊断： |
| 2.是否有关键信息： | 6.电轴： | 10.总结： |
| 3.心率： | 7.房室肥大： | |
| 4.间期：<br>PR间期：<br>QRS时限：<br>QT间期： | 8.缺血或梗死： | |

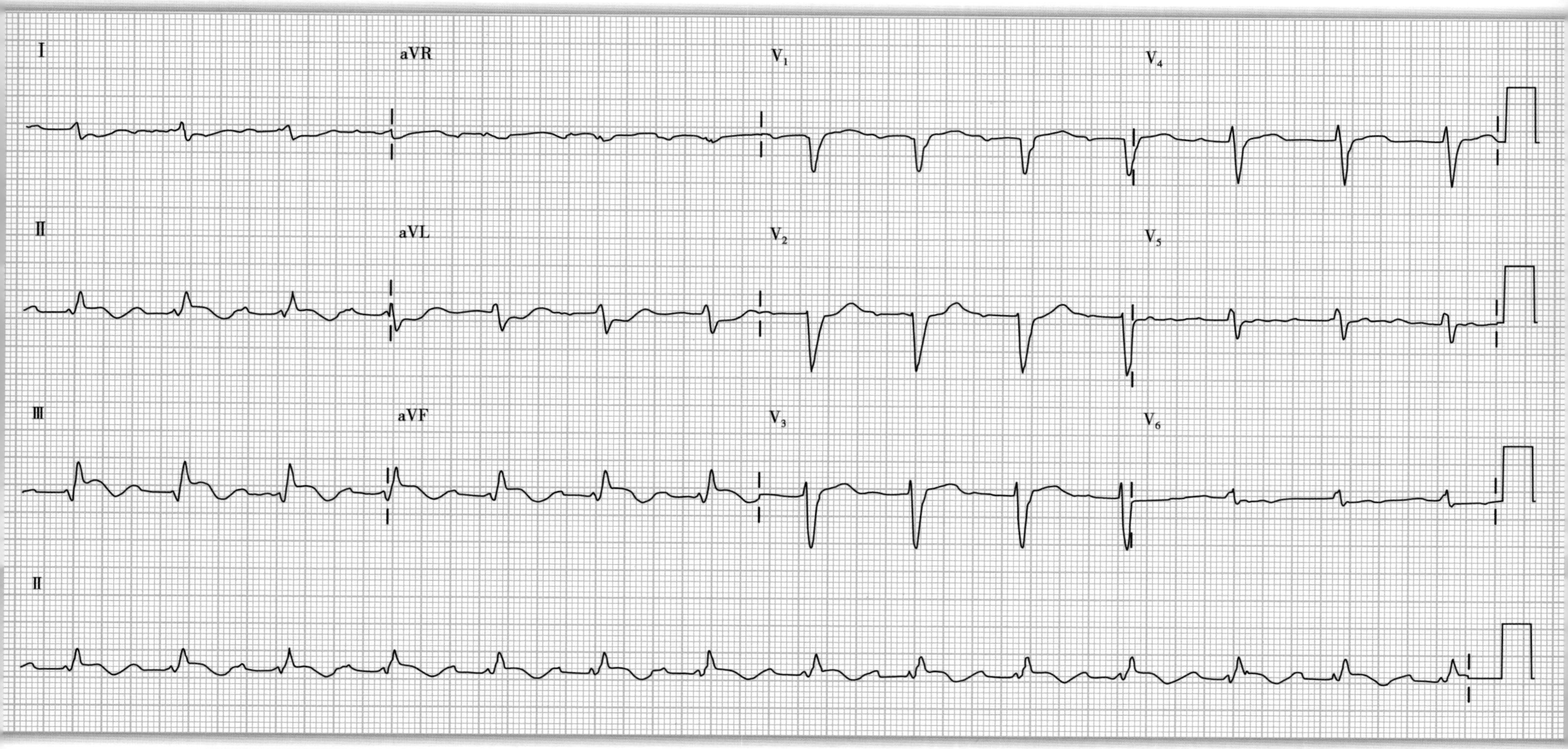


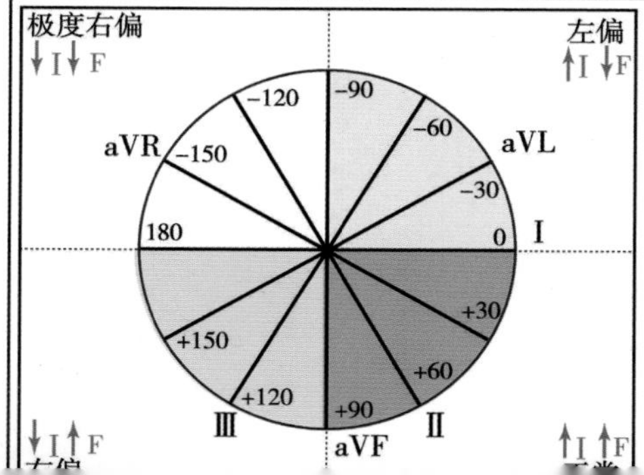


| | | |
|---|---|---|
| 1.整体印象： | 5.节律： | 9.鉴别诊断： |
| 2.是否有关键信息： | 6.电轴： | 10.总结： |
| 3.心率： | 7.房室肥大： | |
| 4.间期：<br>PR间期：<br>QRS时限：<br>QT间期： | 8.缺血或梗死： | |

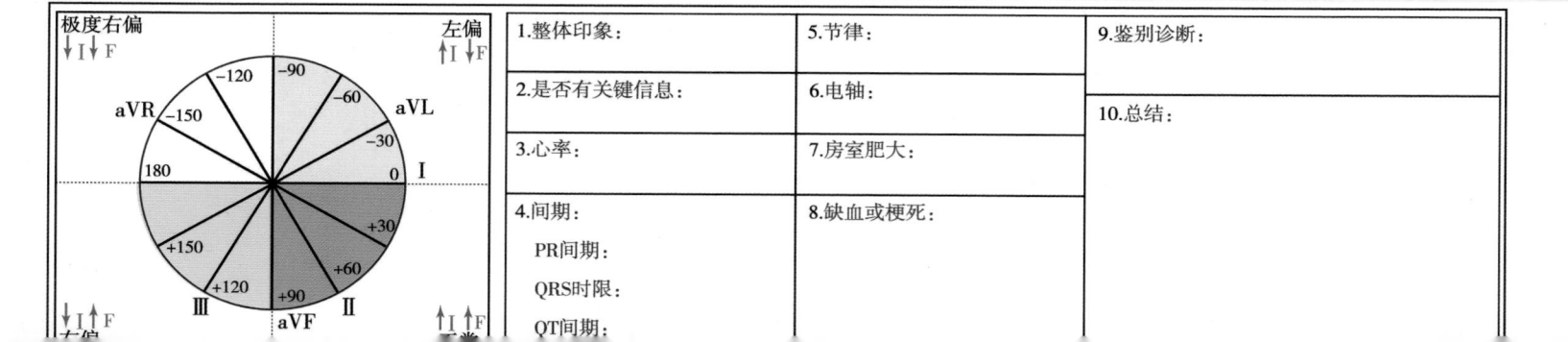

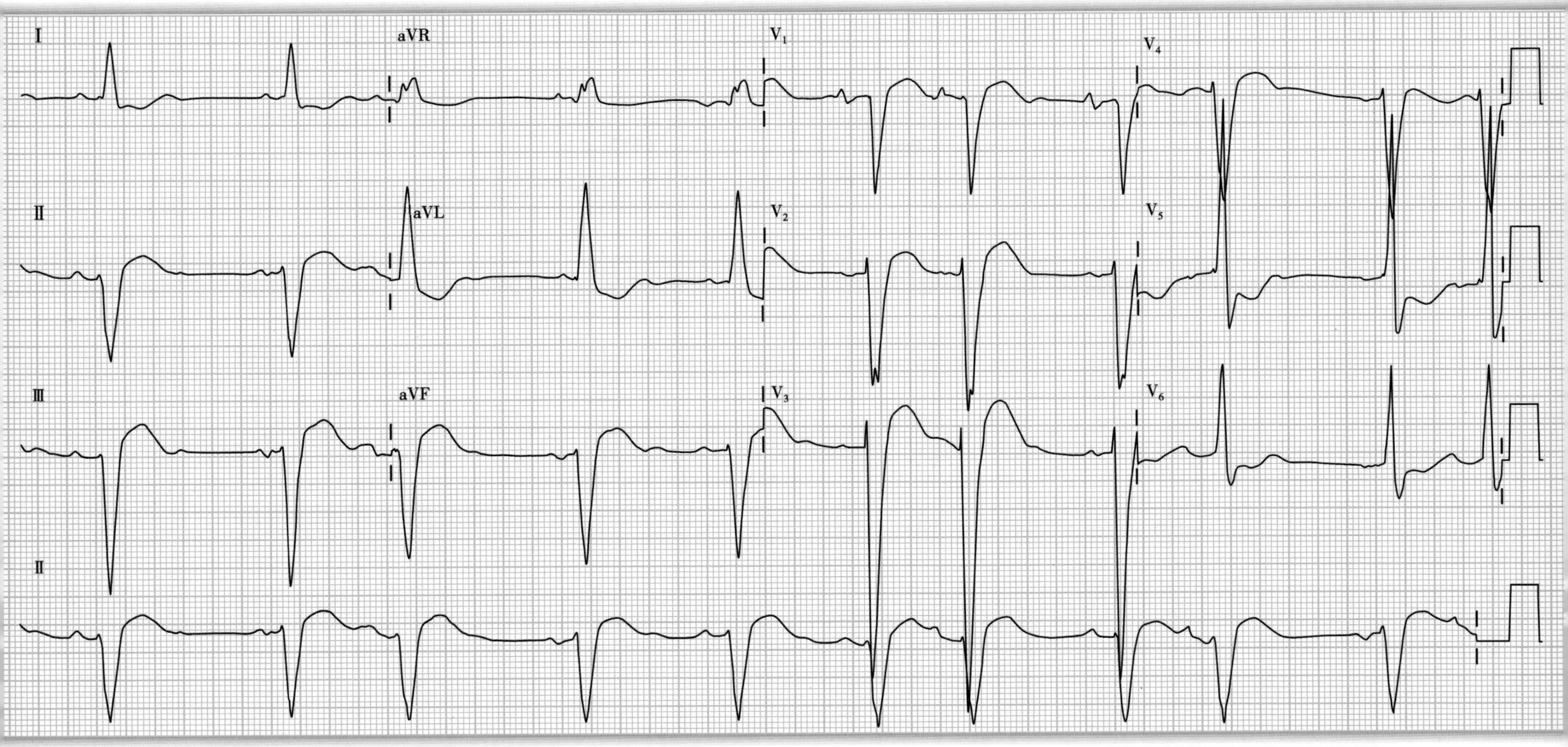


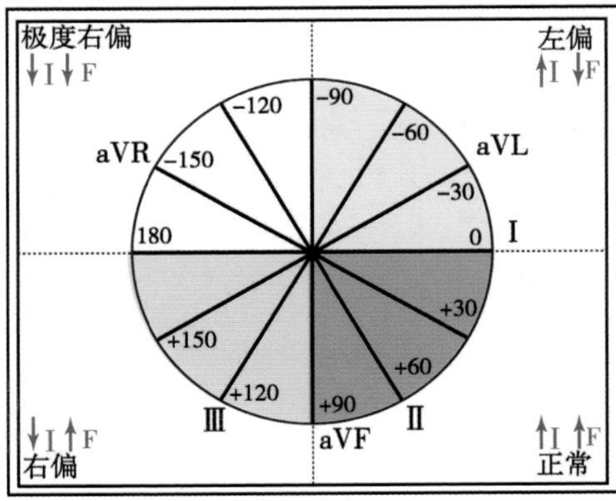


| | | |
|---|---|---|
| 1.整体印象： | 5.节律： | 9.鉴别诊断： |
| 2.是否有关键信息： | 6.电轴： | 10.总结： |
| 3.心率： | 7.房室肥大： | |
| 4.间期：<br>PR间期：<br>QRS时限：<br>QT间期： | 8.缺血或梗死： | |

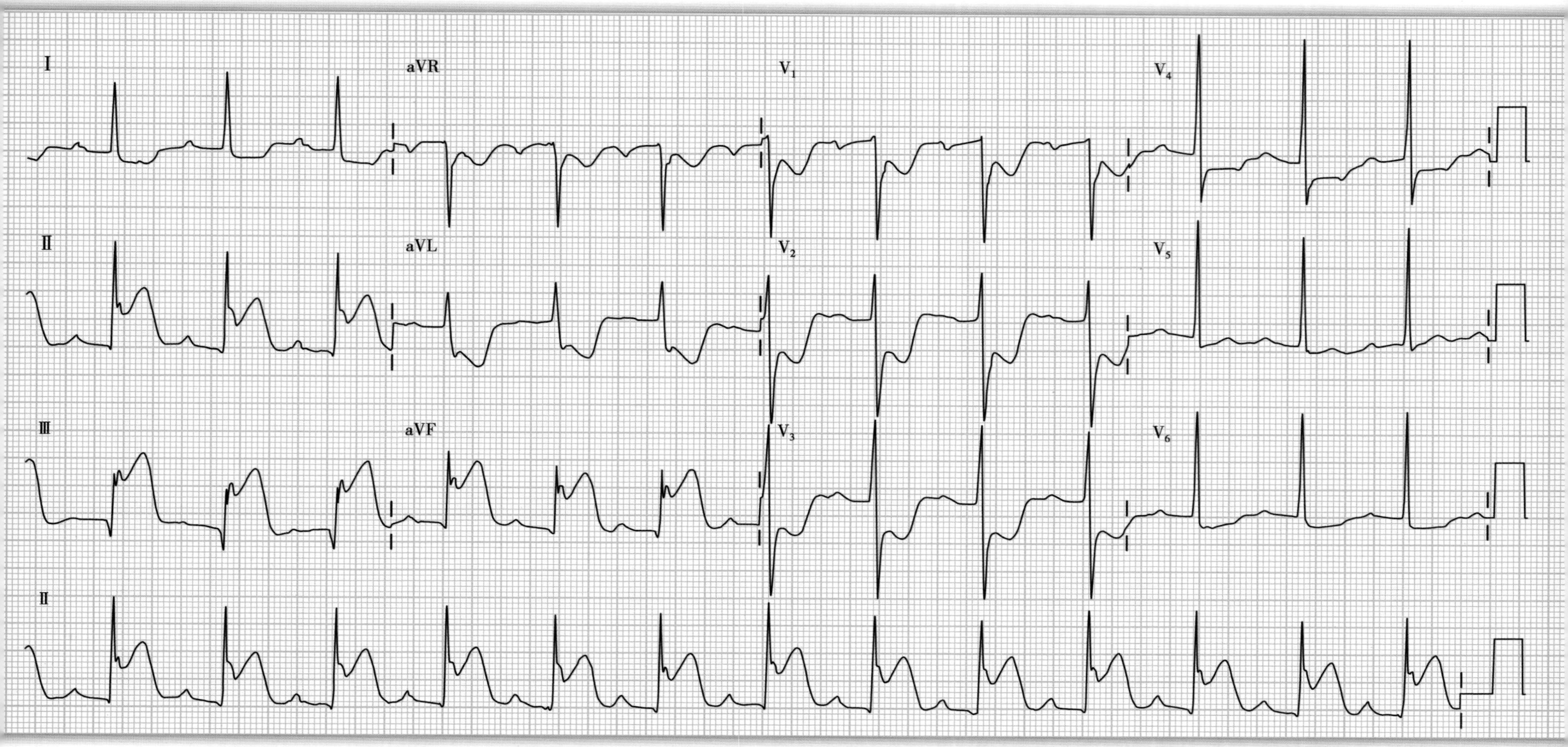


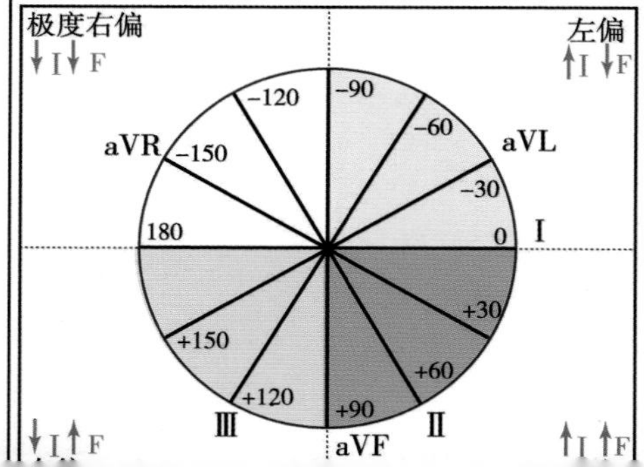


| | | |
|---|---|---|
| 1.整体印象： | 5.节律： | 9.鉴别诊断： |
| 2.是否有关键信息： | 6.电轴： | 10.总结： |
| 3.心率： | 7.房室肥大： | |
| 4.间期：<br>PR间期：<br>QRS时限：<br>QT间期： | 8.缺血或梗死： | |

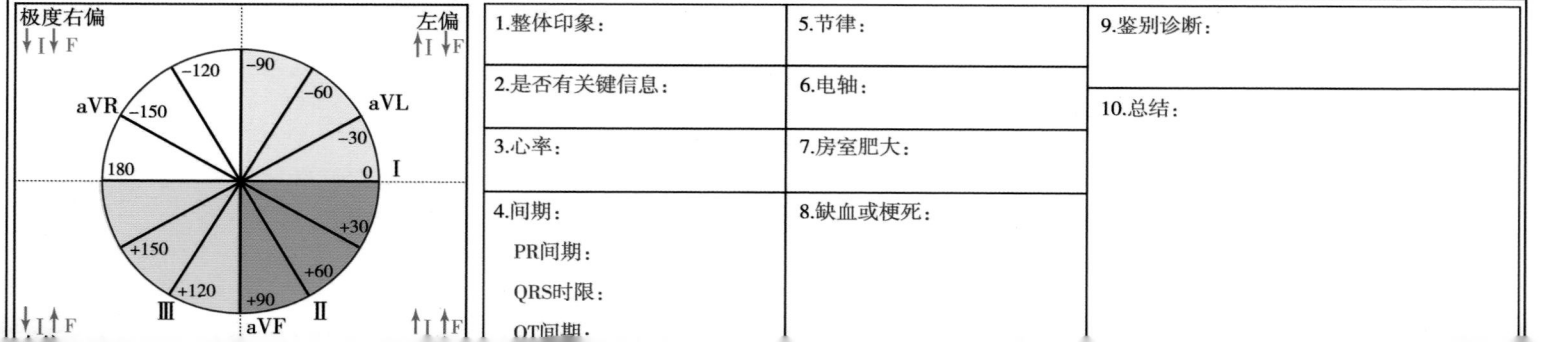

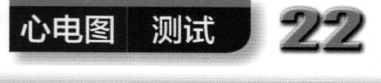

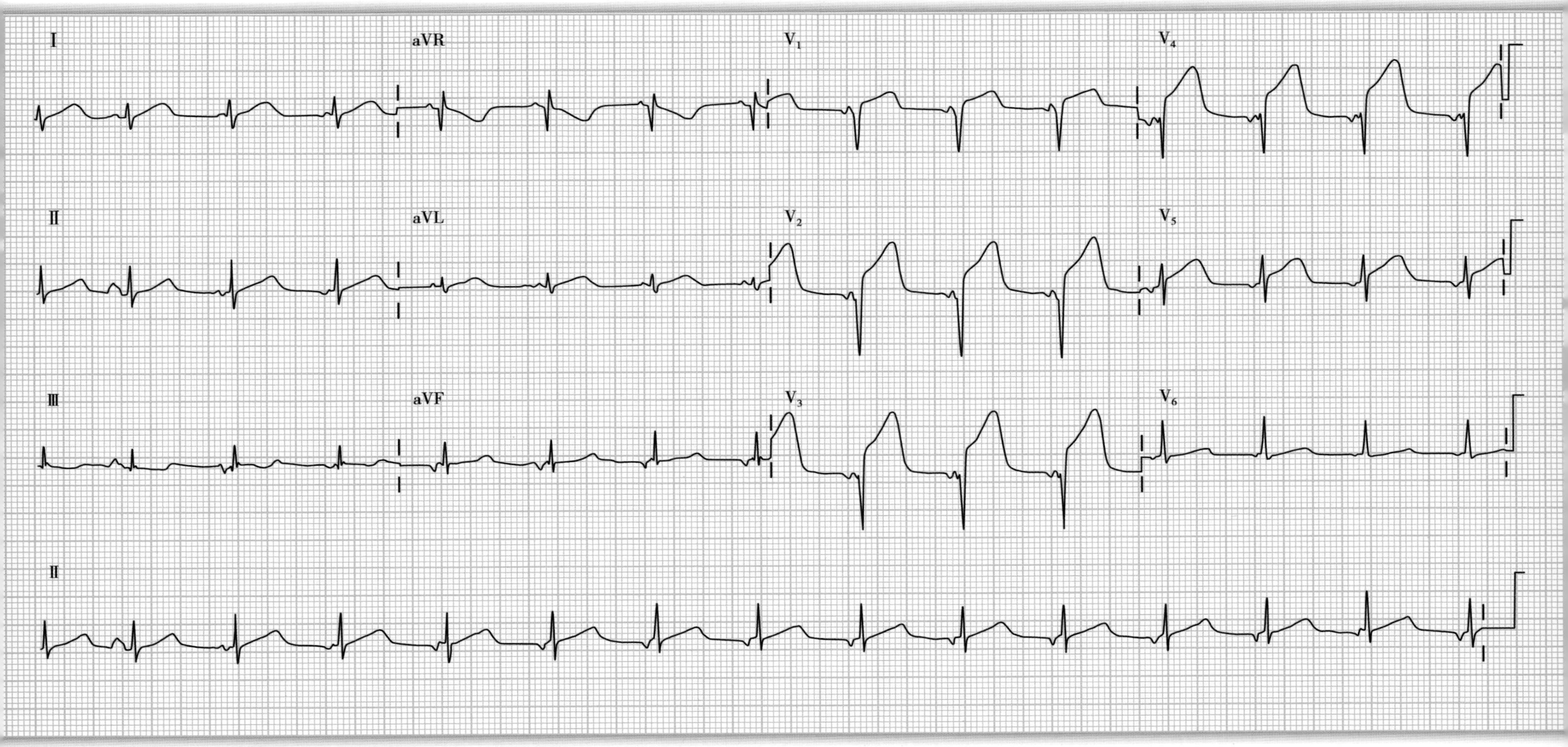


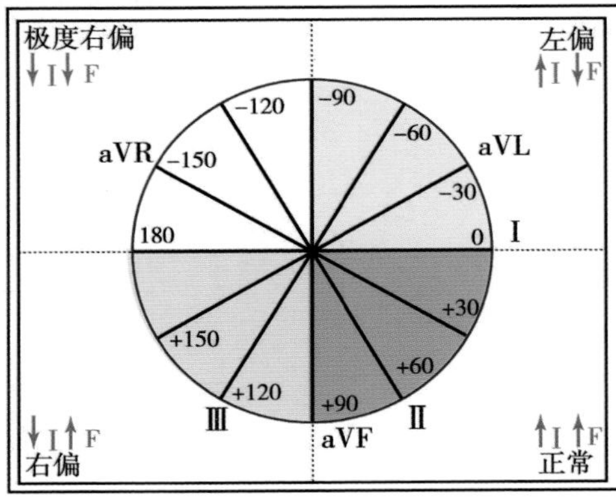


| | | |
|---|---|---|
| 1.整体印象： | 5.节律： | 9.鉴别诊断： |
| 2.是否有关键信息： | 6.电轴： | 10.总结： |
| 3.心率： | 7.房室肥大： | |
| 4.间期：<br>PR间期：<br>QRS时限：<br>QT间期： | 8.缺血或梗死： | |

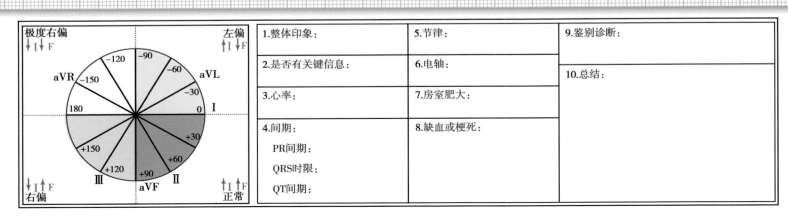

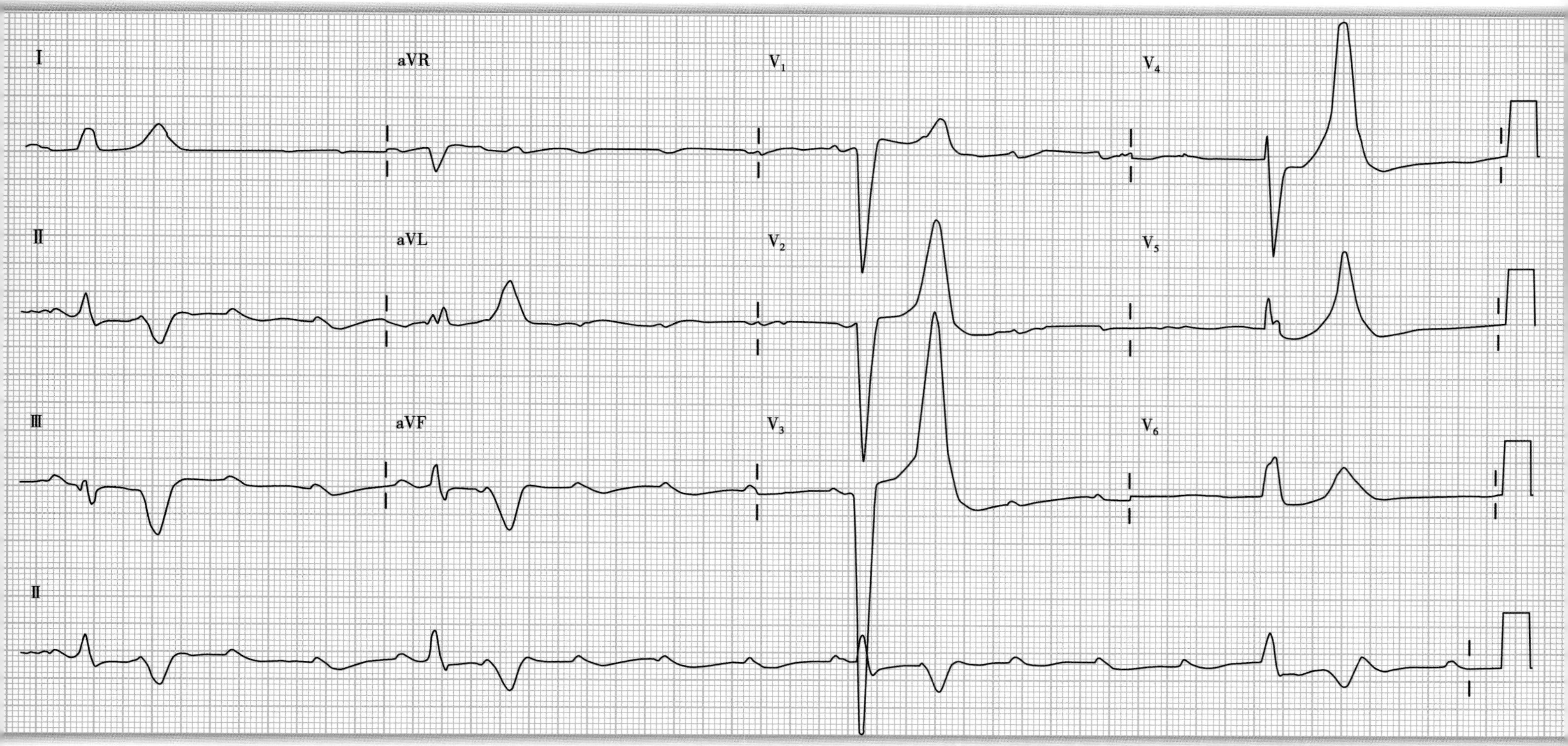


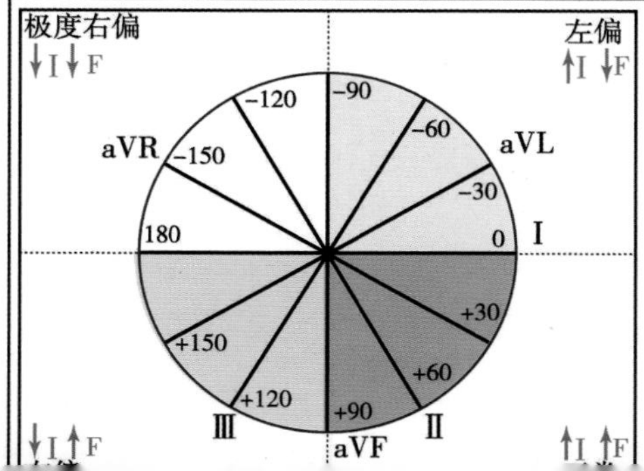


| | | |
|---|---|---|
| 1.整体印象： | 5.节律： | 9.鉴别诊断： |
| 2.是否有关键信息： | 6.电轴： | 10.总结： |
| 3.心率： | 7.房室肥大： | |
| 4.间期：<br>PR间期：<br>QRS时限：<br>QT间期： | 8.缺血或梗死： | |

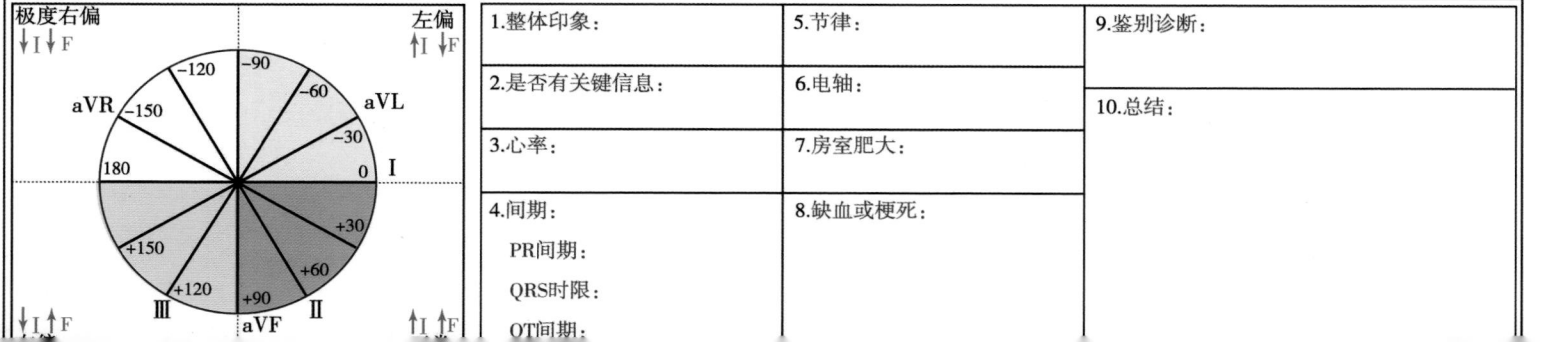

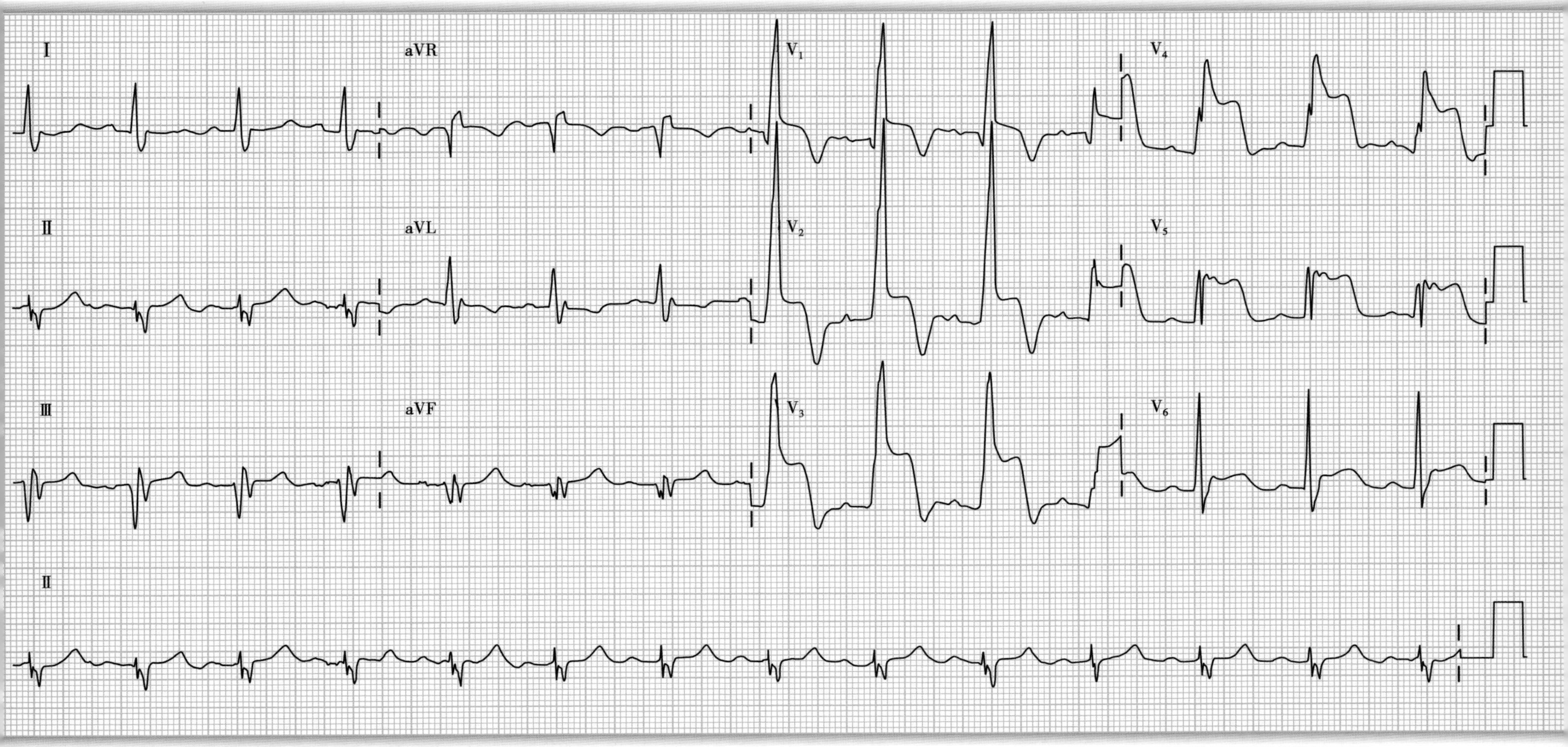


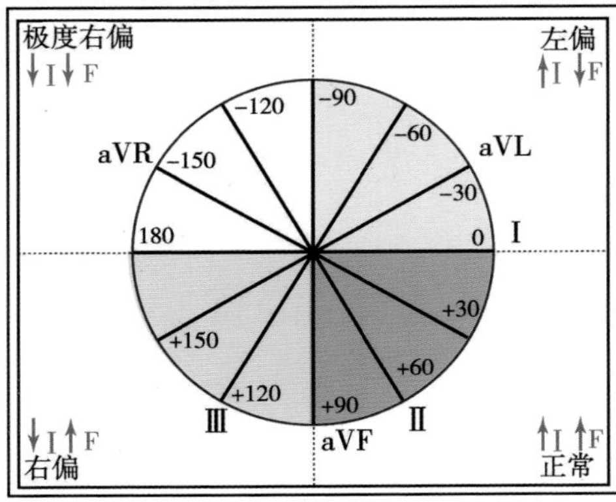


| | | |
|---|---|---|
| 1.整体印象： | 5.节律： | 9.鉴别诊断： |
| 2.是否有关键信息： | 6.电轴： | 10.总结： |
| 3.心率： | 7.房室肥大： | |
| 4.间期：<br>PR间期：<br>QRS时限：<br>QT间期： | 8.缺血或梗死： | |

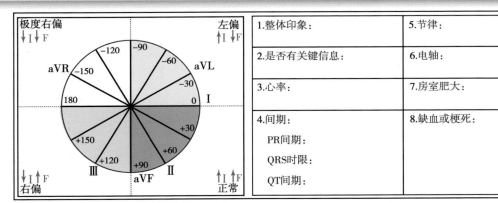

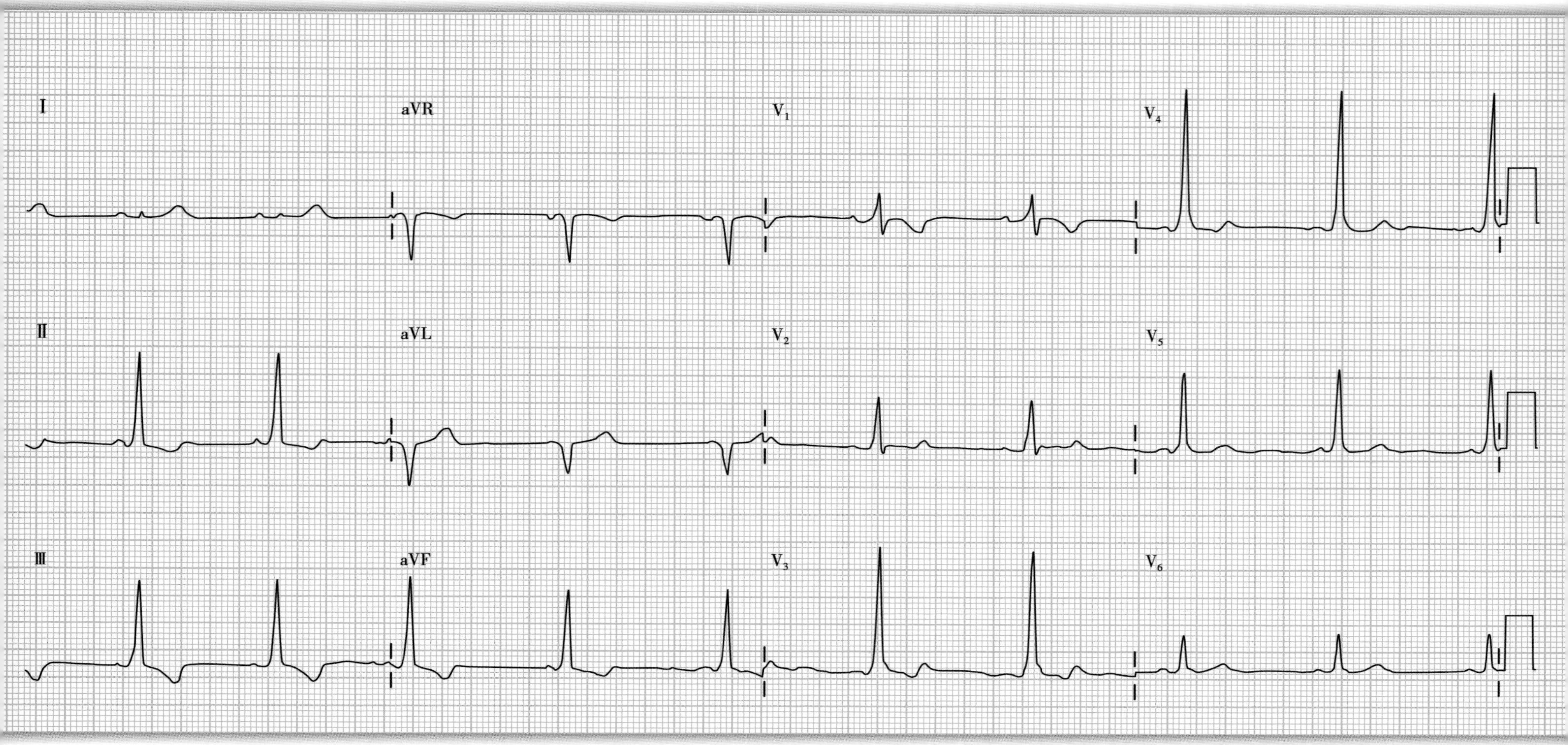


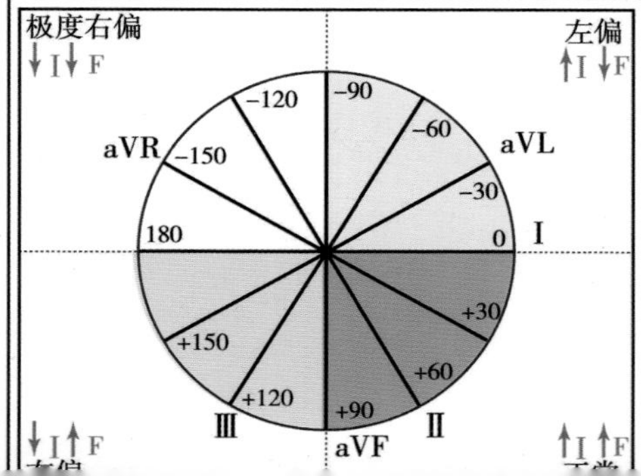


| | | |
|---|---|---|
| 1.整体印象： | 5.节律： | 9.鉴别诊断： |
| 2.是否有关键信息： | 6.电轴： | 10.总结： |
| 3.心率： | 7.房室肥大： | |
| 4.间期：<br>PR间期：<br>QRS时限：<br>QT间期： | 8.缺血或梗死： | |

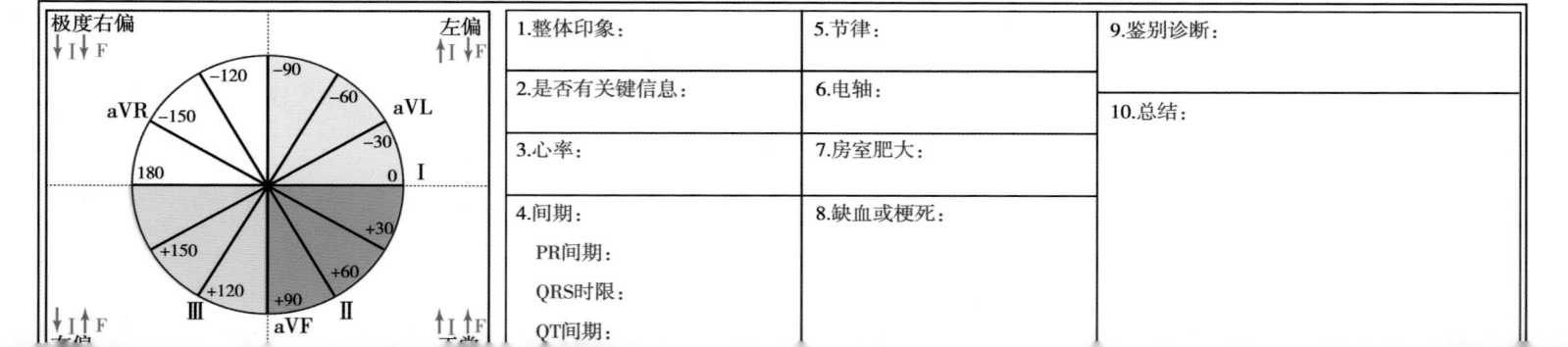

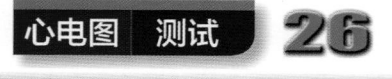

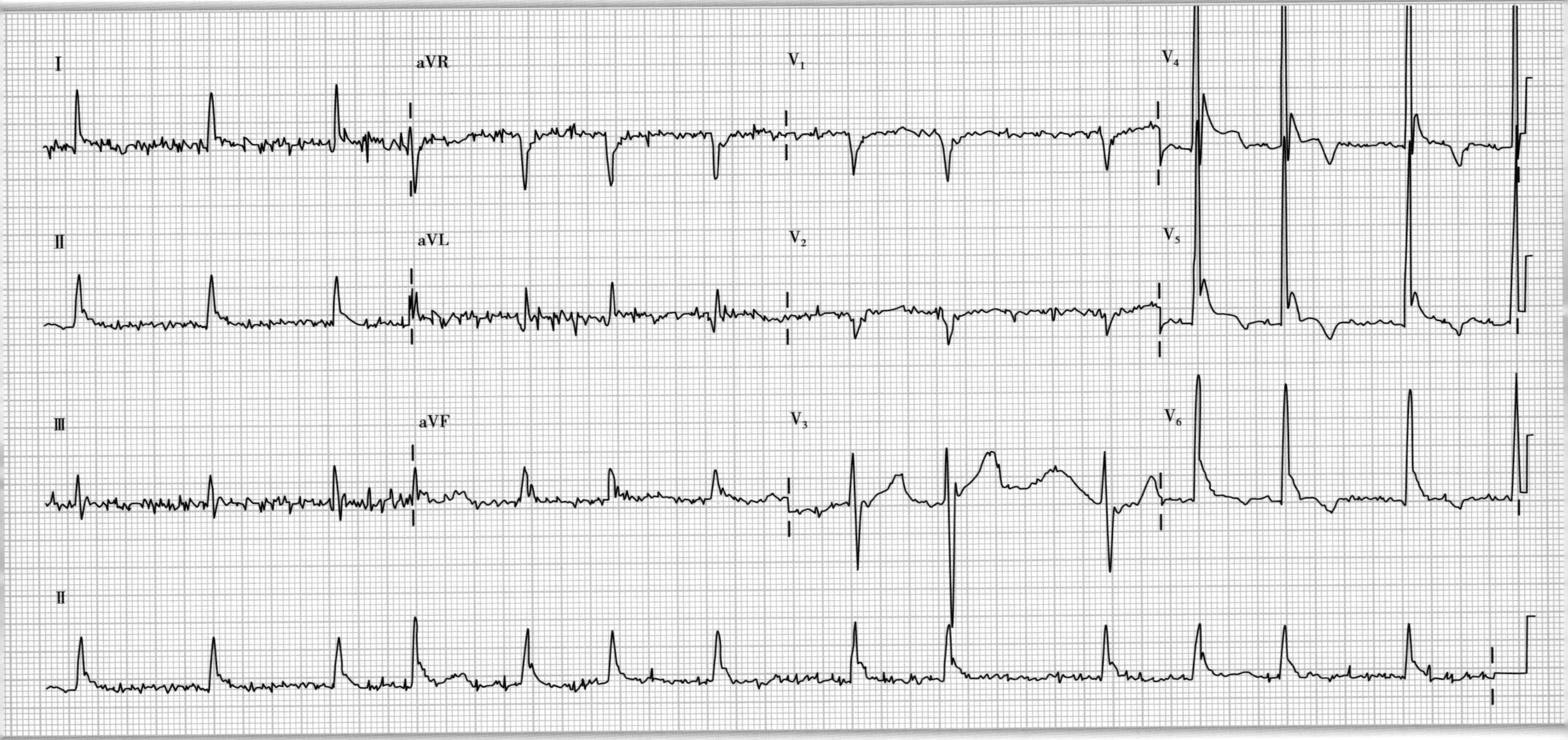


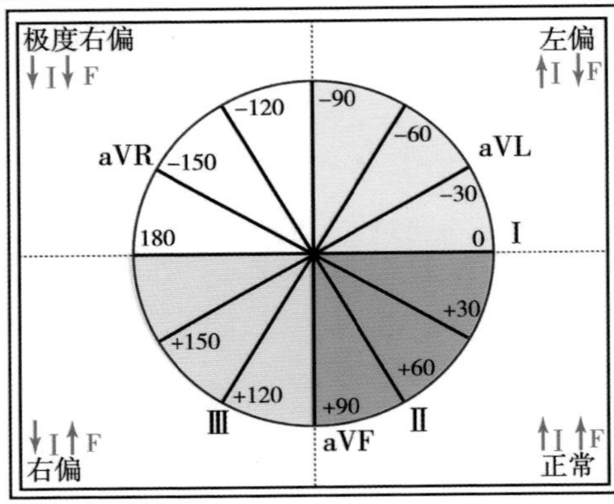


| | | |
|---|---|---|
| 1.整体印象： | 5.节律： | 9.鉴别诊断： |
| 2.是否有关键信息： | 6.电轴： | 10.总结： |
| 3.心率： | 7.房室肥大： | |
| 4.间期：<br>PR间期：<br>QRS时限：<br>QT间期： | 8.缺血或梗死： | |

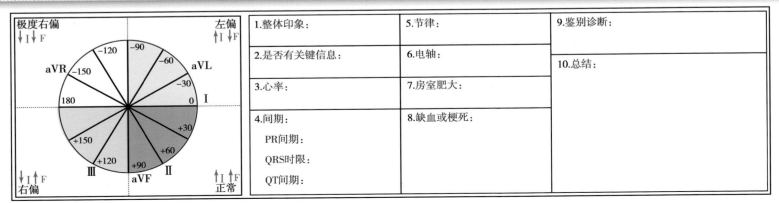

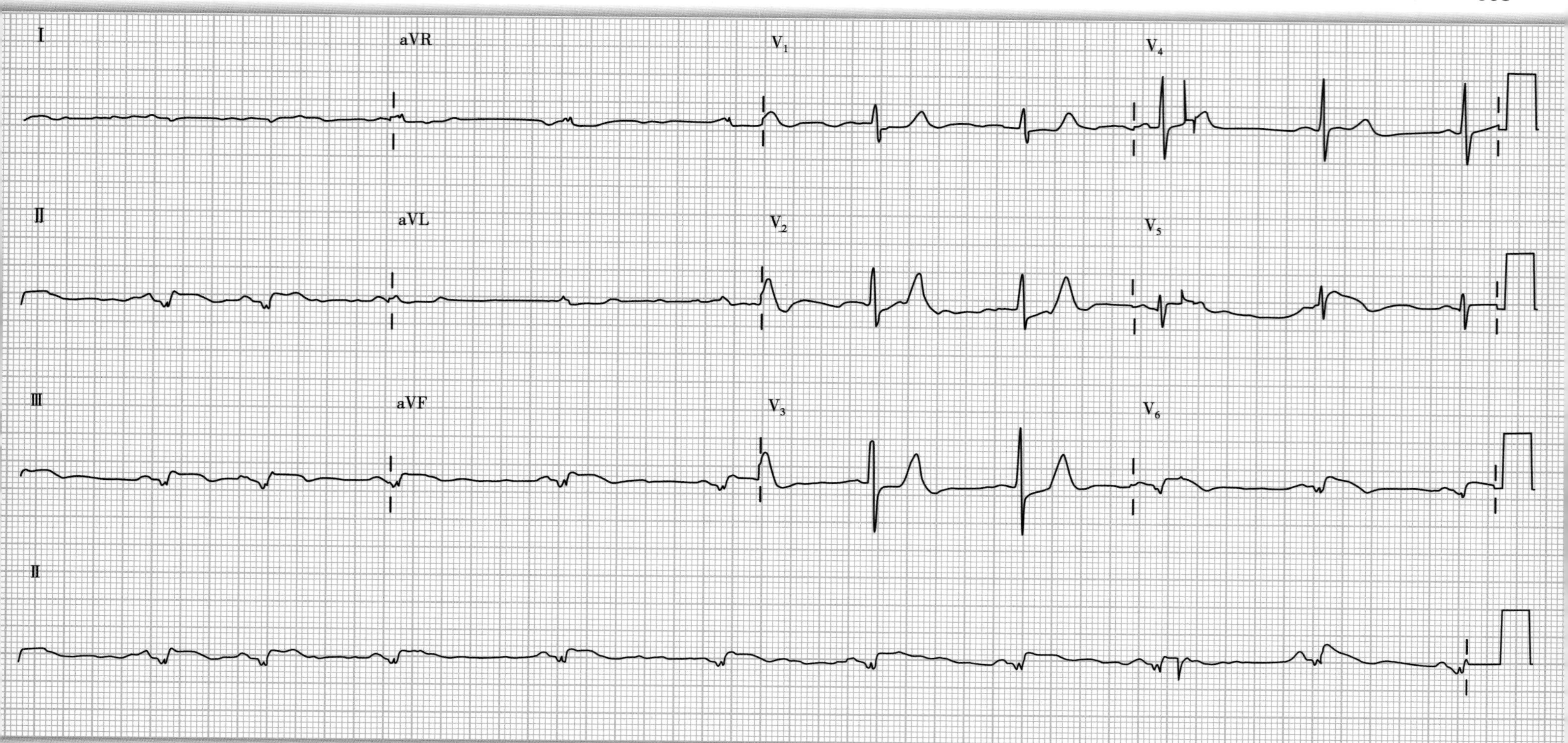


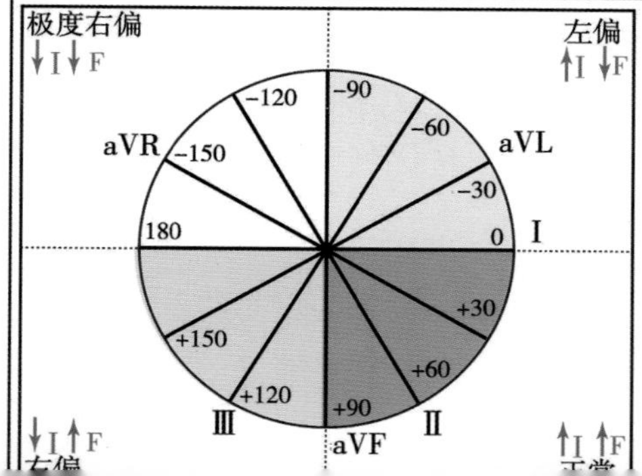


| | | |
|---|---|---|
| 1.整体印象： | 5.节律： | 9.鉴别诊断： |
| 2.是否有关键信息： | 6.电轴： | 10.总结： |
| 3.心率： | 7.房室肥大： | |
| 4.间期：<br>PR间期：<br>QRS时限：<br>QT间期： | 8.缺血或梗死： | |

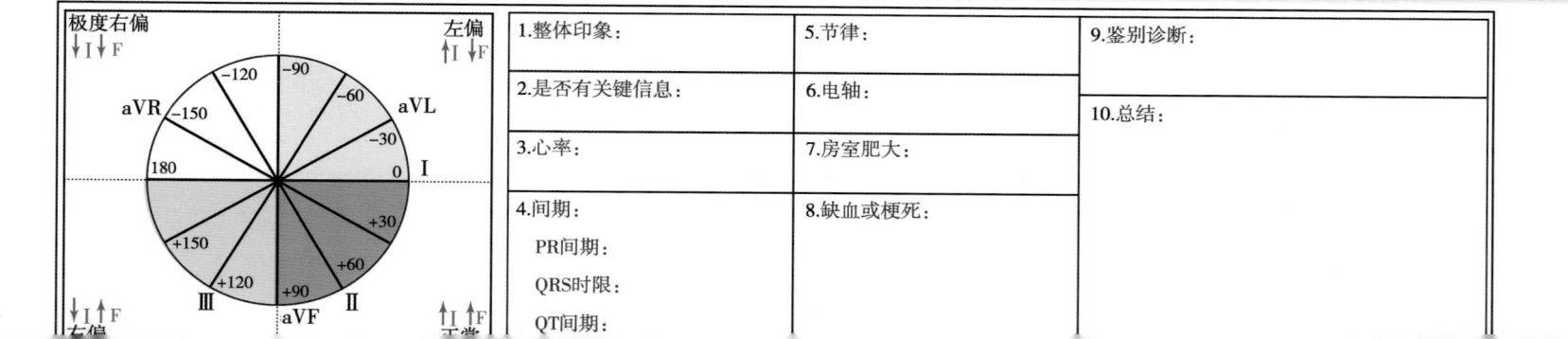

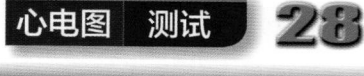

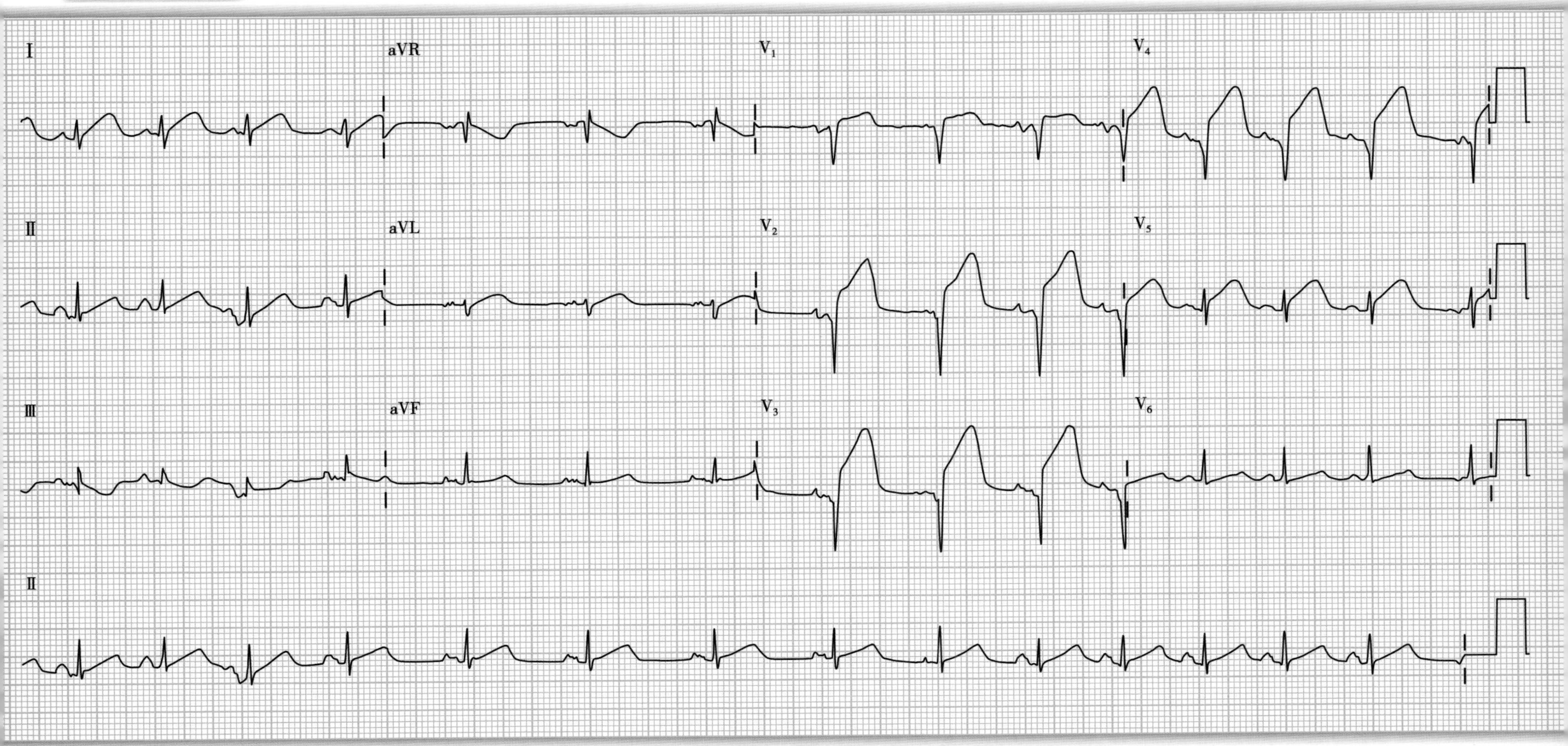


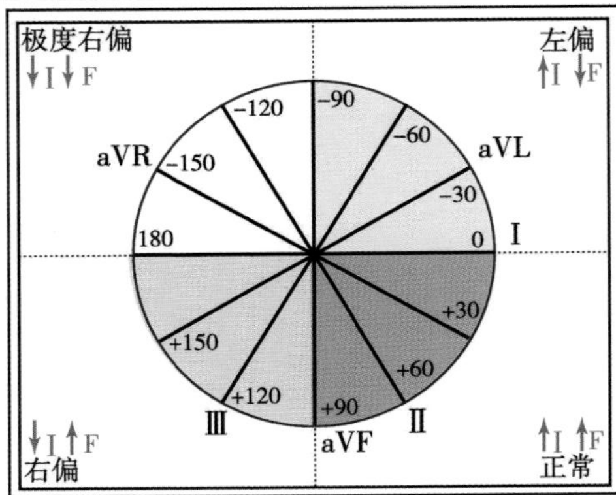

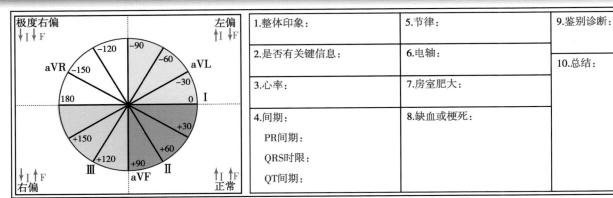

| | | |
|---|---|---|
| 1.整体印象： | 5.节律： | 9.鉴别诊断： |
| 2.是否有关键信息： | 6.电轴： | 10.总结： |
| 3.心率： | 7.房室肥大： | |
| 4.间期：<br>PR间期：<br>QRS时限：<br>QT间期： | 8.缺血或梗死： | |

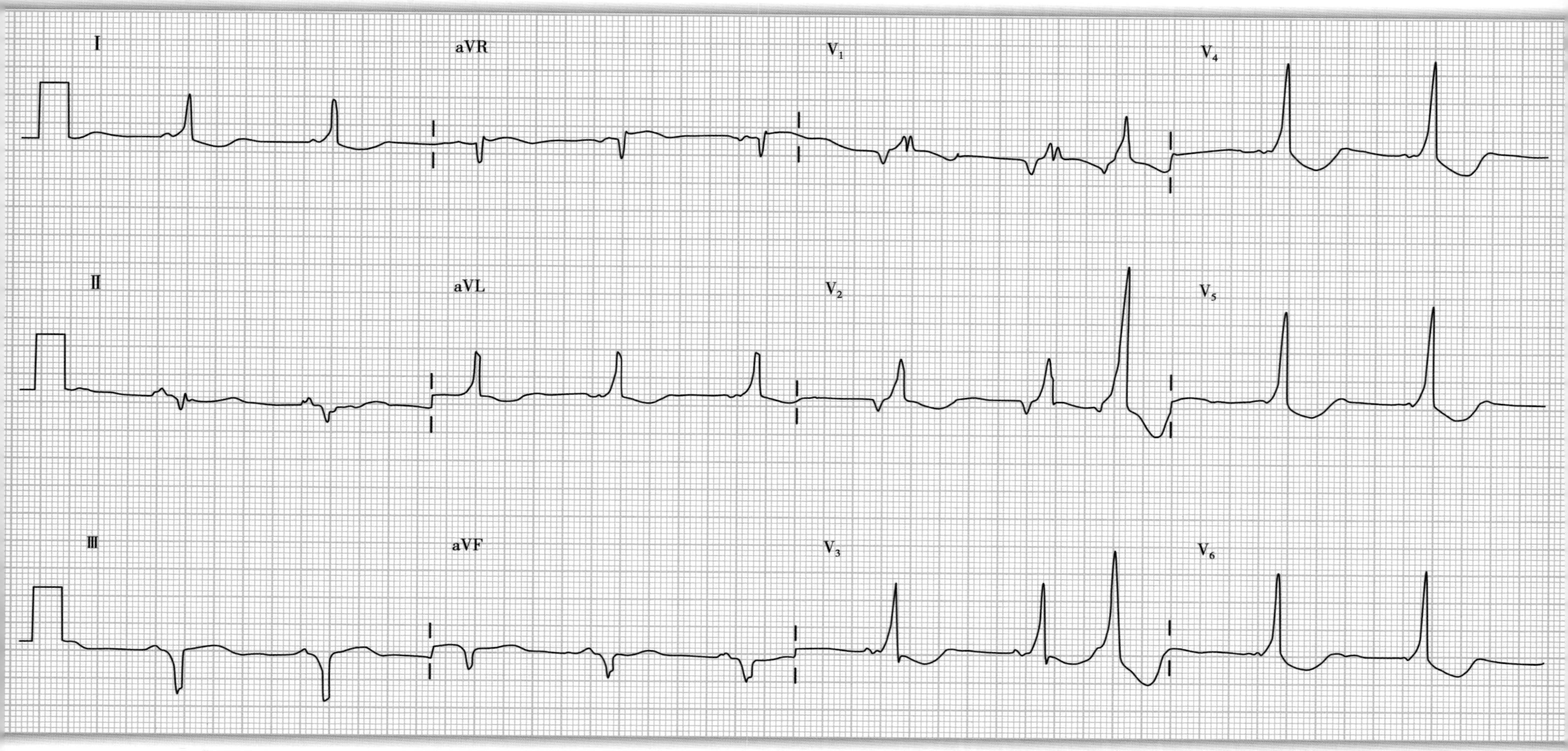


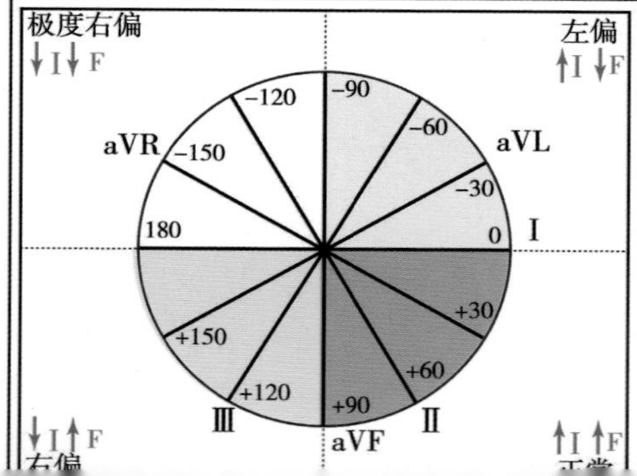


| | | |
|---|---|---|
| 1.整体印象： | 5.节律： | 9.鉴别诊断： |
| 2.是否有关键信息： | 6.电轴： | 10.总结： |
| 3.心率： | 7.房室肥大： | |
| 4.间期：<br>PR间期：<br>QRS时限：<br>QT间期： | 8.缺血或梗死： | |

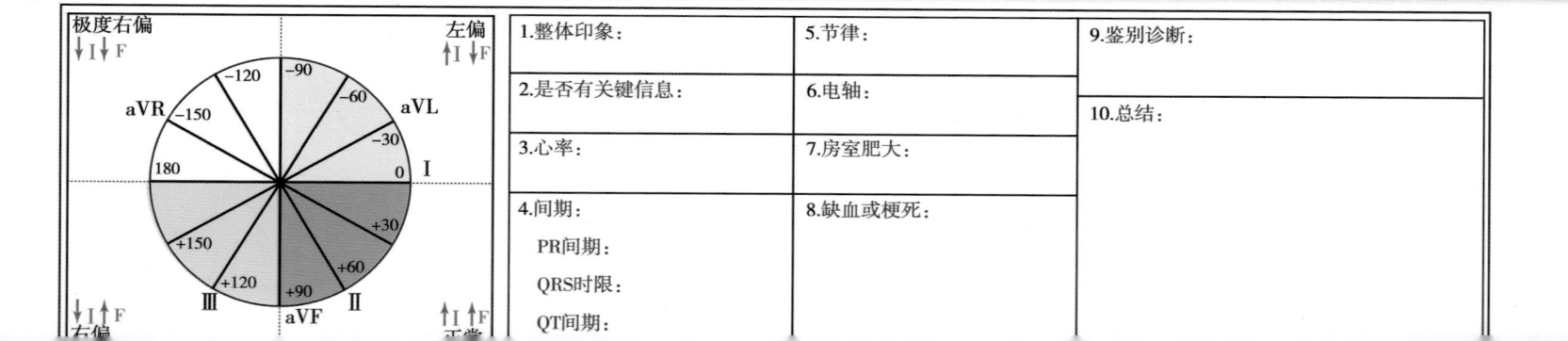

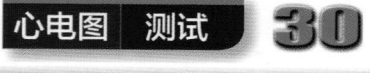

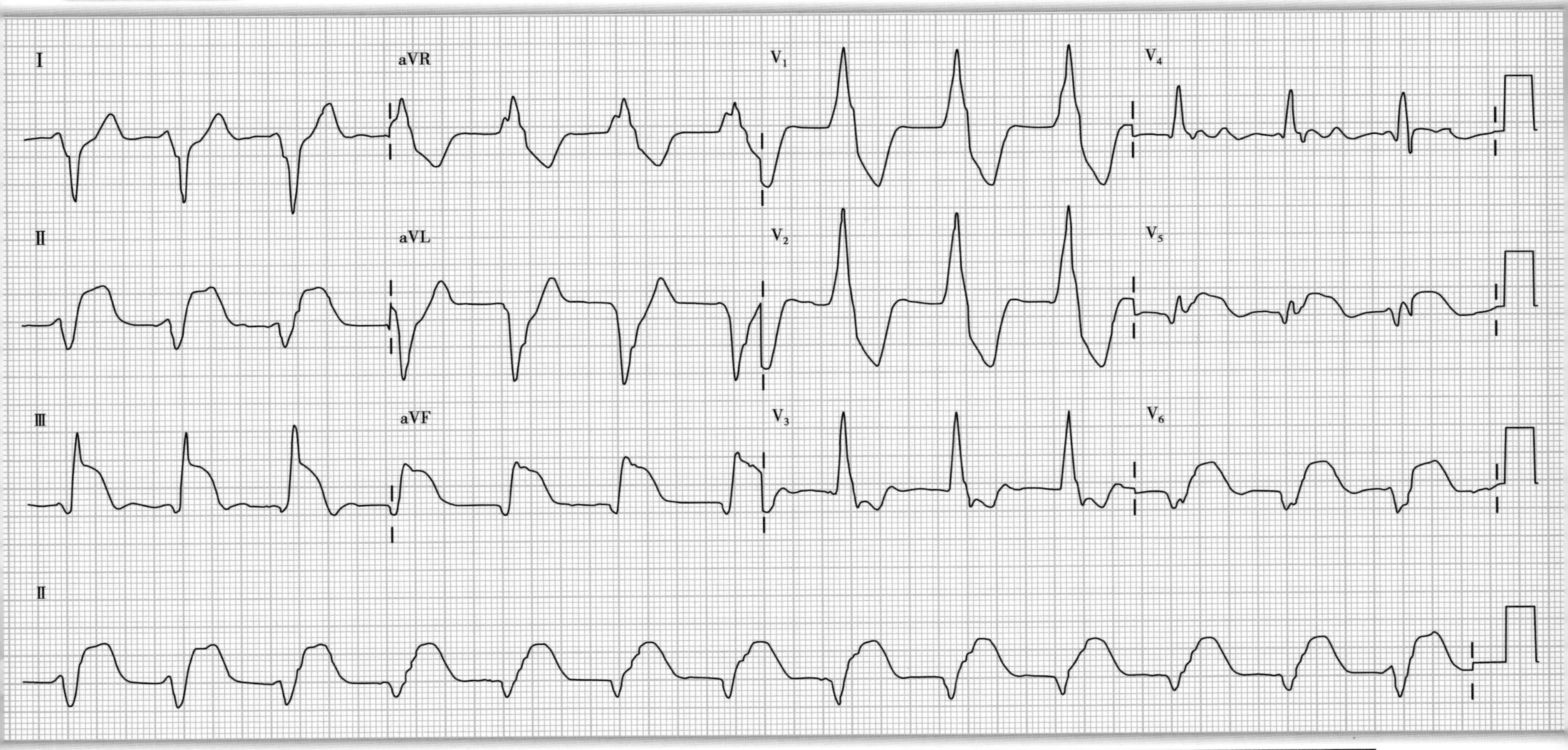


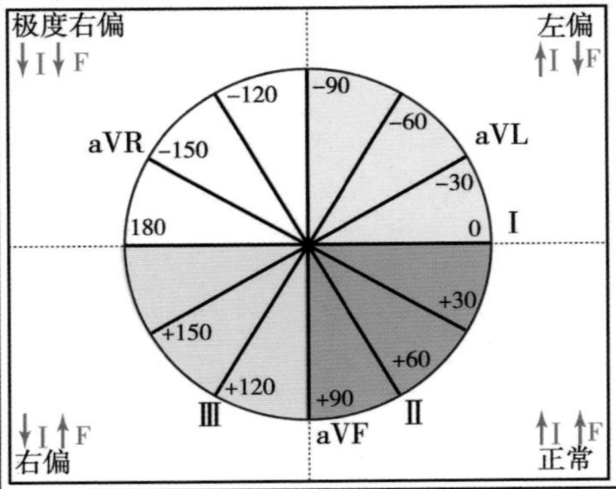

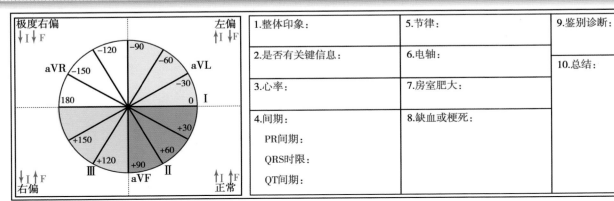


| | | |
|---|---|---|
| 1.整体印象： | 5.节律： | 9.鉴别诊断： |
| 2.是否有关键信息： | 6.电轴： | 10.总结： |
| 3.心率： | 7.房室肥大： | |
| 4.间期：<br>PR间期：<br>QRS时限：<br>QT间期： | 8.缺血或梗死： | |

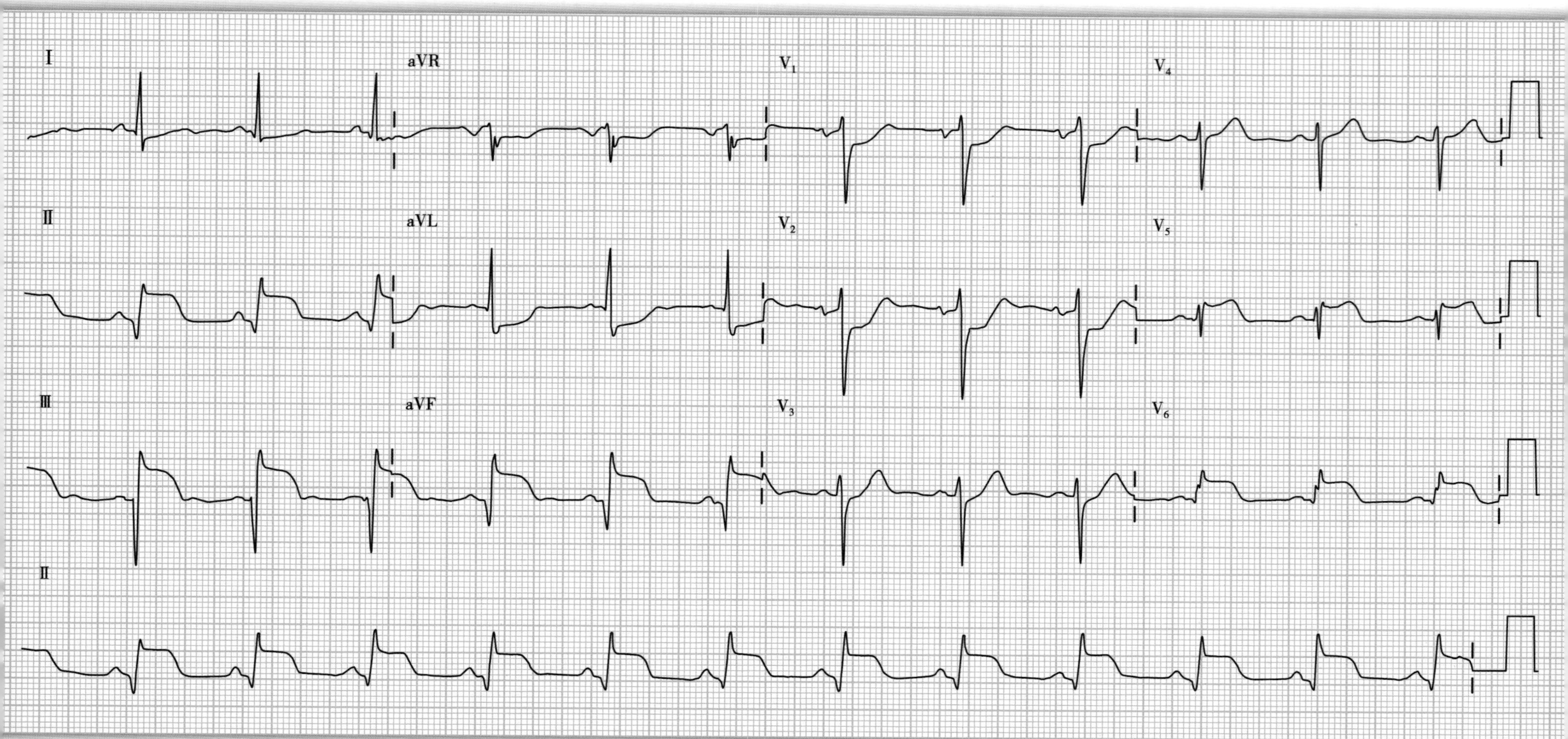


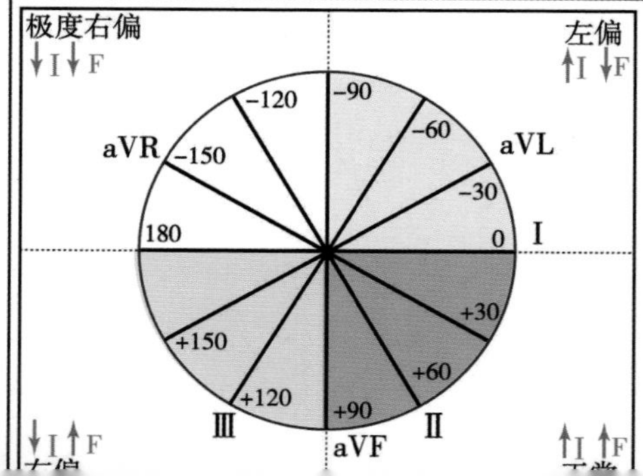

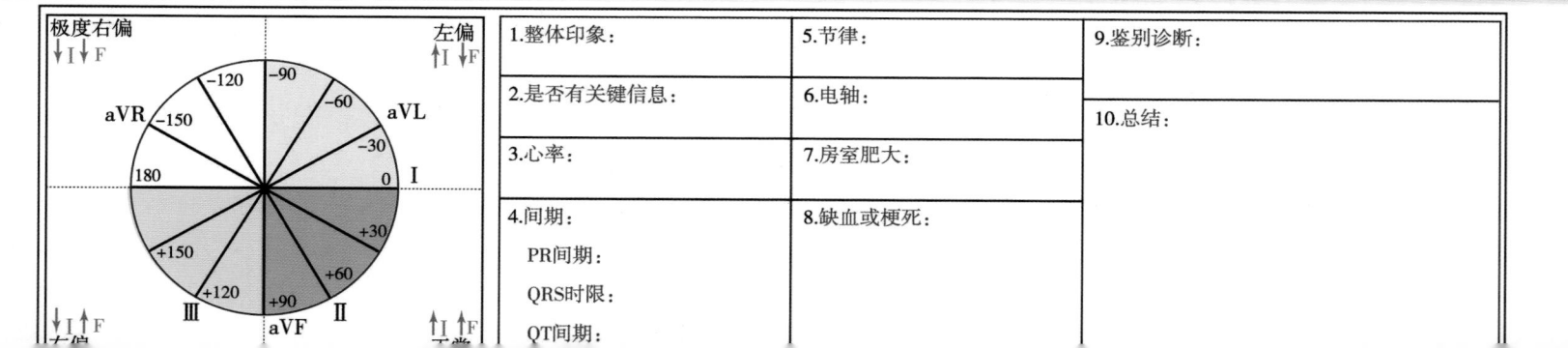

| | | |
|---|---|---|
| 1.整体印象： | 5.节律： | 9.鉴别诊断： |
| 2.是否有关键信息： | 6.电轴： | 10.总结： |
| 3.心率： | 7.房室肥大： | |
| 4.间期：<br>PR间期：<br>QRS时限：<br>QT间期： | 8.缺血或梗死： | |

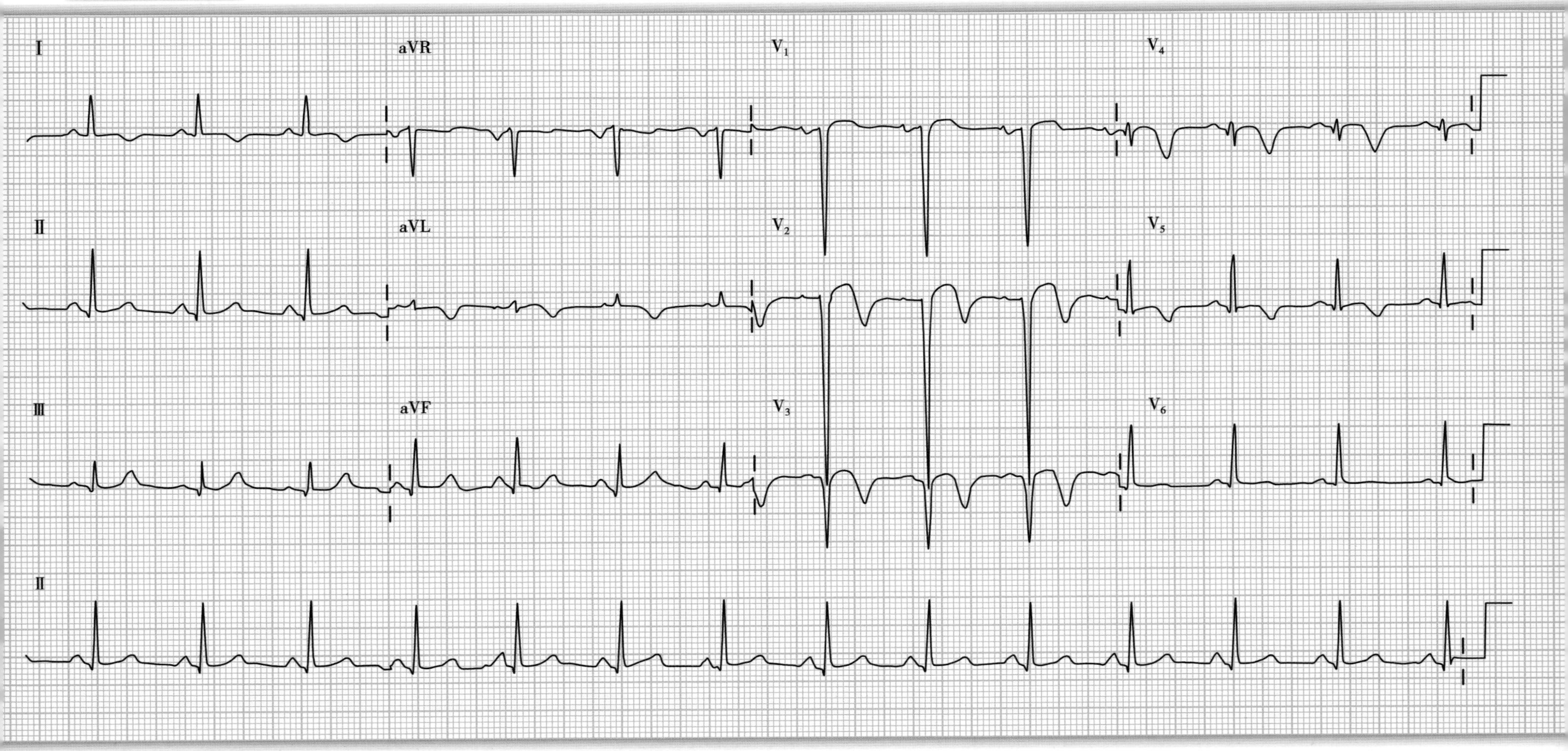


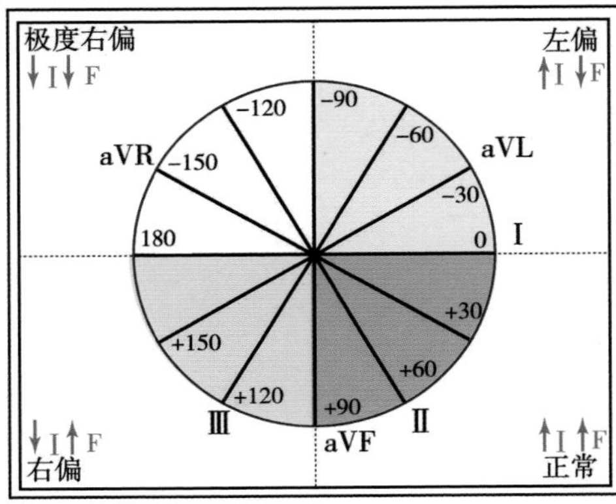


| | | |
|---|---|---|
| 1.整体印象： | 5.节律： | 9.鉴别诊断： |
| 2.是否有关键信息： | 6.电轴： | 10.总结： |
| 3.心率： | 7.房室肥大： | |
| 4.间期：<br>PR间期：<br>QRS时限：<br>QT间期： | 8.缺血或梗死： | |

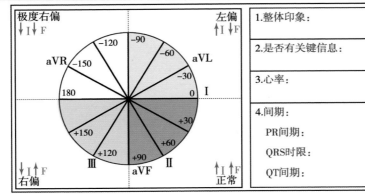

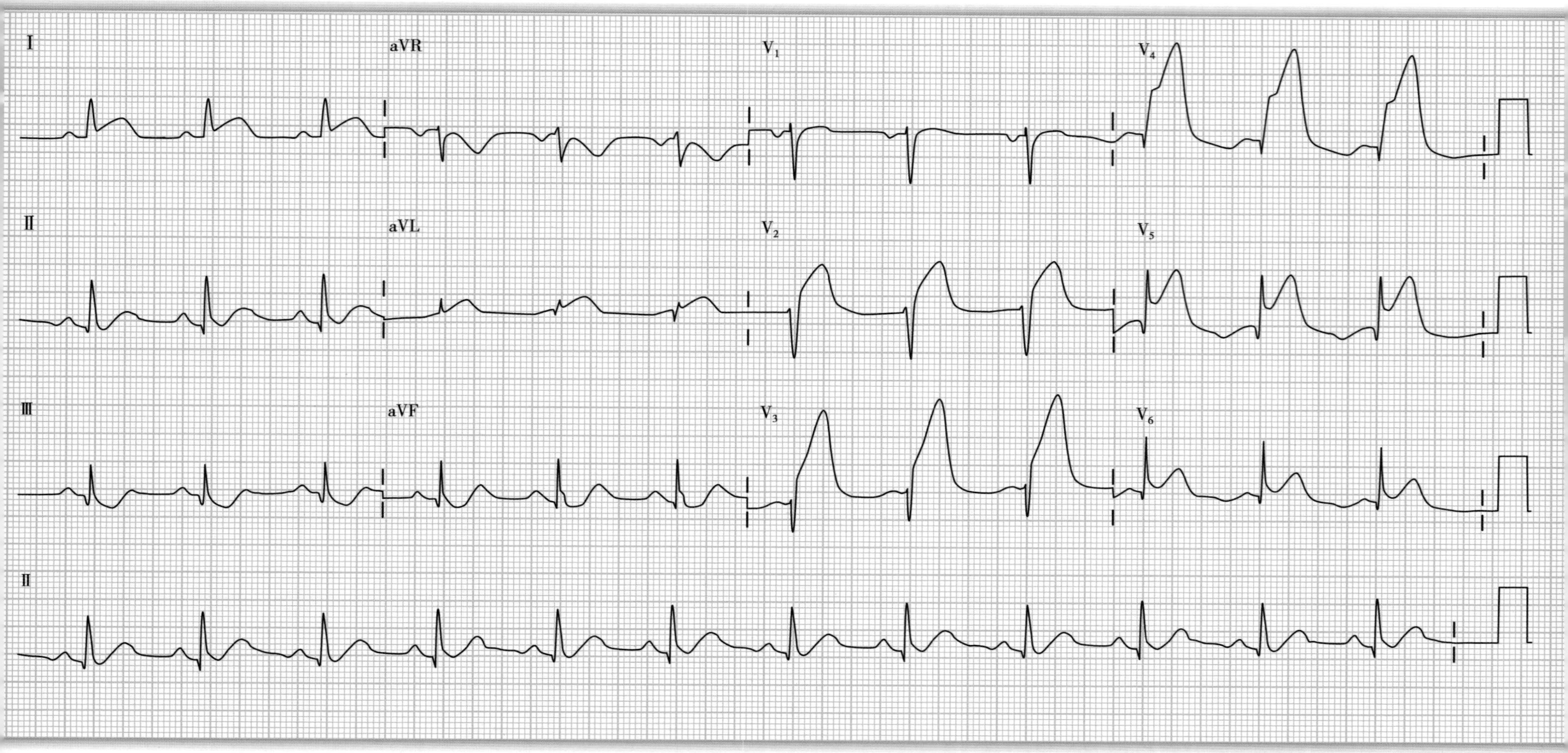


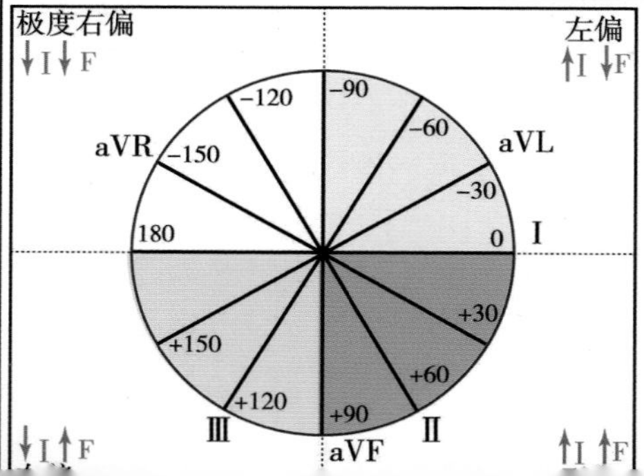


| | | |
|---|---|---|
| 1.整体印象： | 5.节律： | 9.鉴别诊断： |
| 2.是否有关键信息： | 6.电轴： | 10.总结： |
| 3.心率： | 7.房室肥大： | |
| 4.间期：<br>PR间期：<br>QRS时限：<br>QT间期： | 8.缺血或梗死： | |

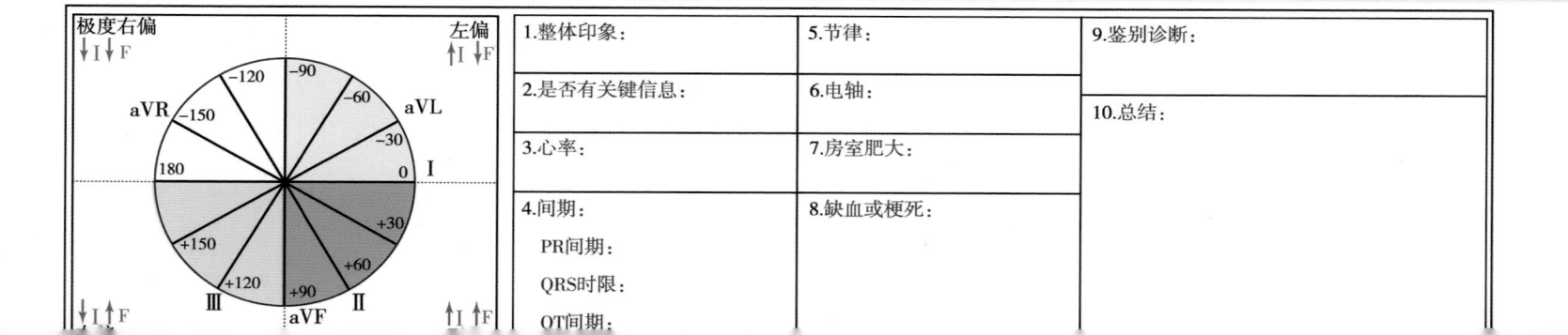

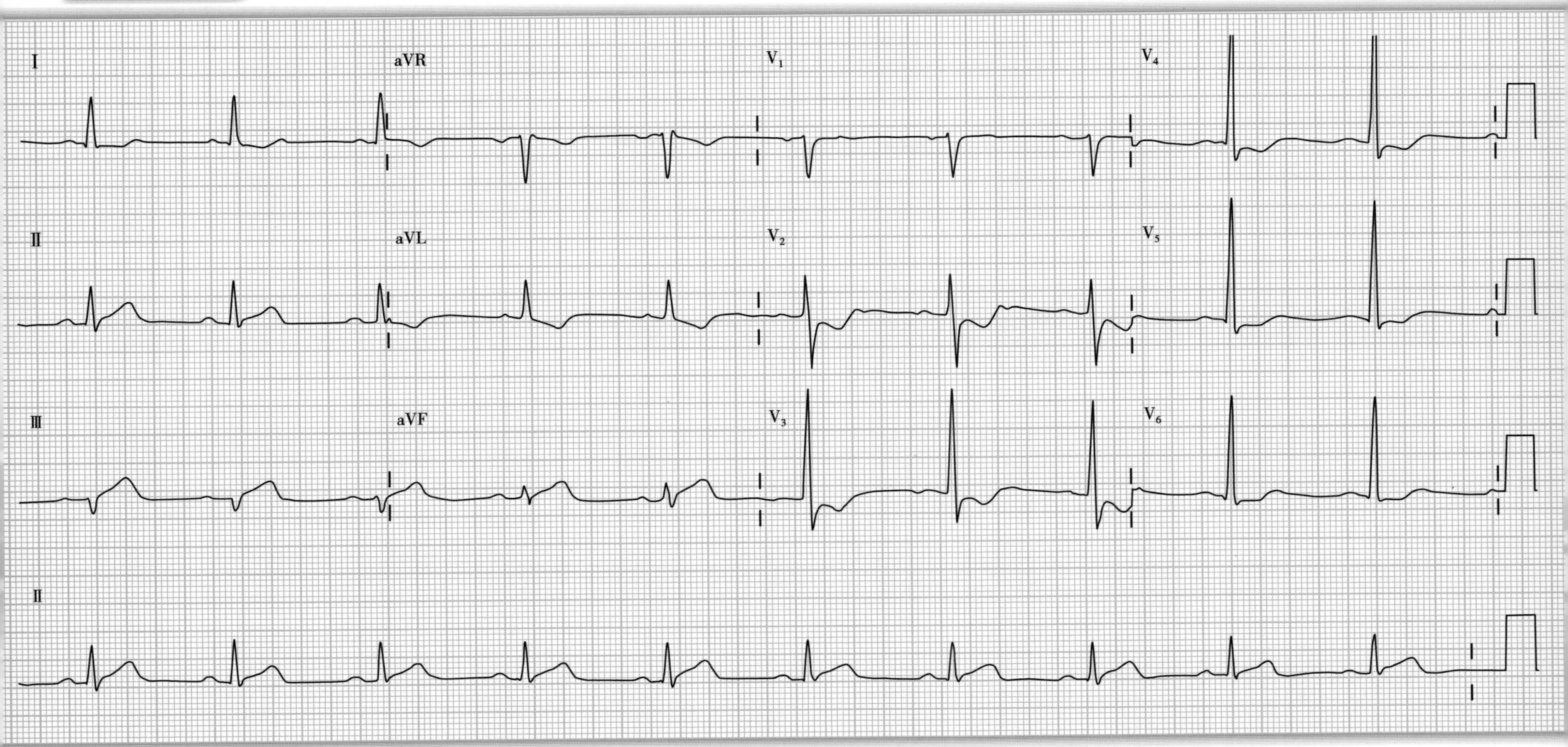


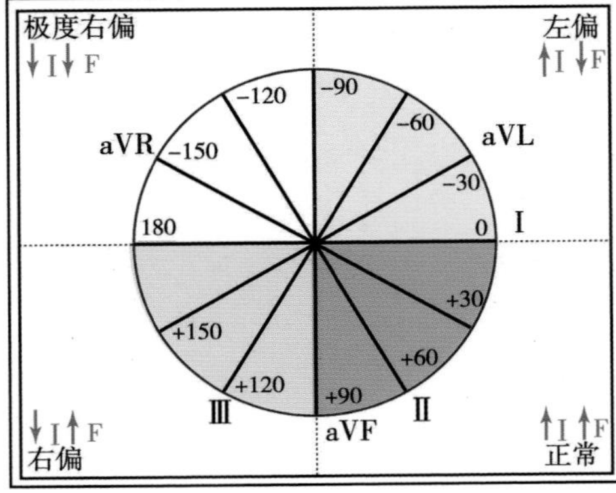

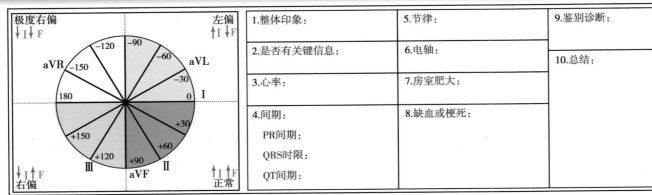


| | | |
|---|---|---|
| 1.整体印象： | 5.节律： | 9.鉴别诊断： |
| 2.是否有关键信息： | 6.电轴： | 10.总结： |
| 3.心率： | 7.房室肥大： | |
| 4.间期：<br>PR间期：<br>QRS时限：<br>QT间期： | 8.缺血或梗死： | |

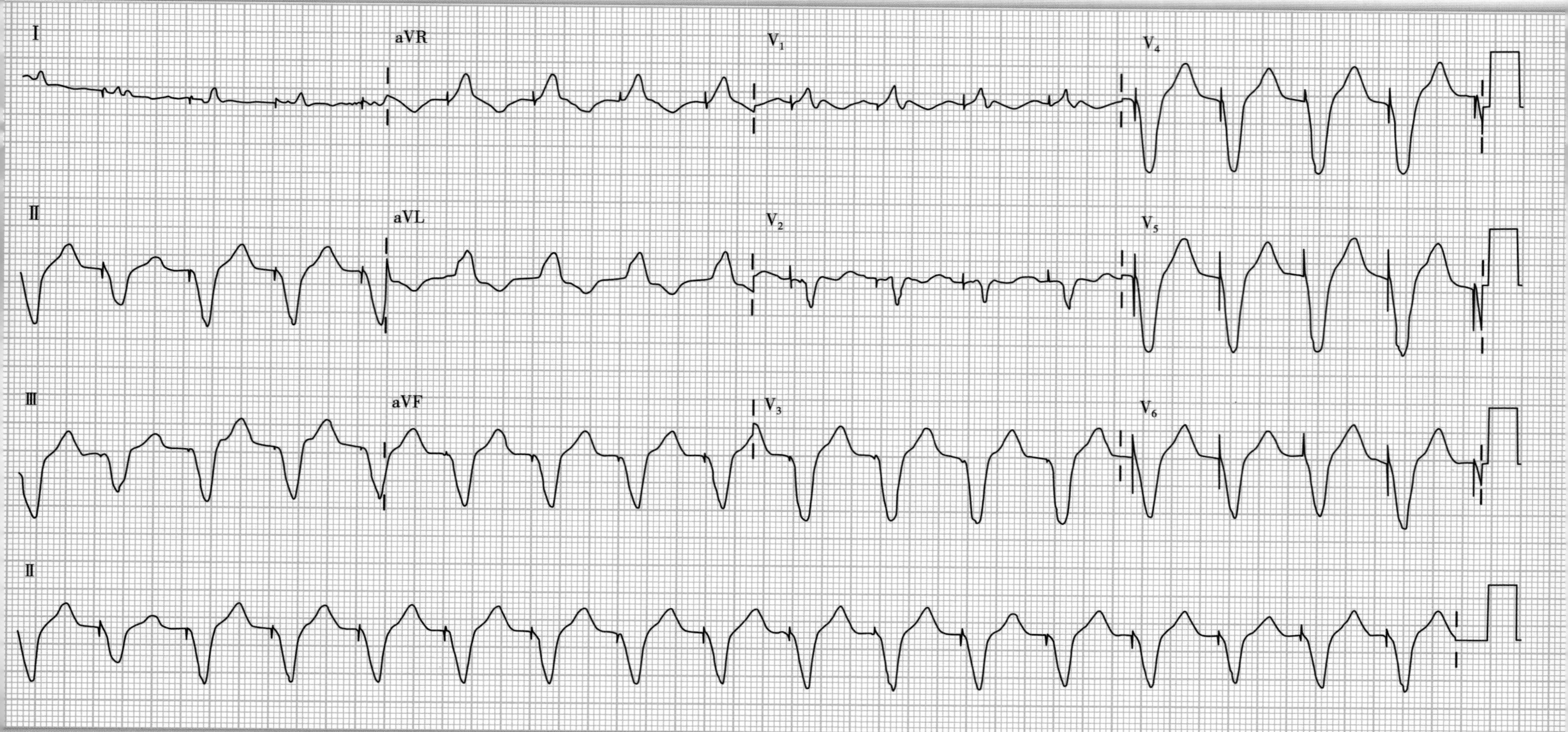


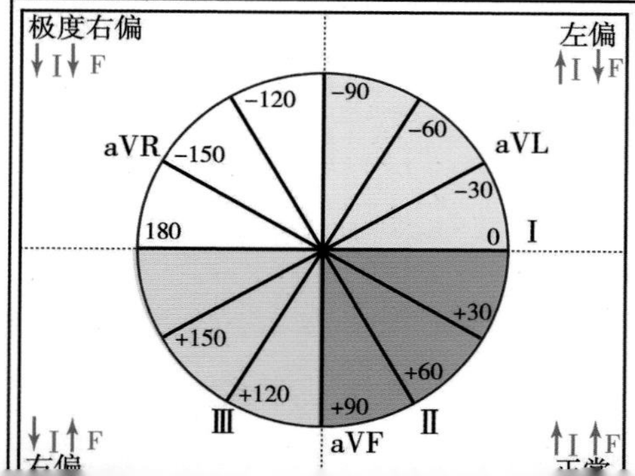


| | | |
|---|---|---|
| 1.整体印象： | 5.节律： | 9.鉴别诊断： |
| 2.是否有关键信息： | 6.电轴： | 10.总结： |
| 3.心率： | 7.房室肥大： | |
| 4.间期：<br>PR间期：<br>QRS时限：<br>QT间期： | 8.缺血或梗死： | |

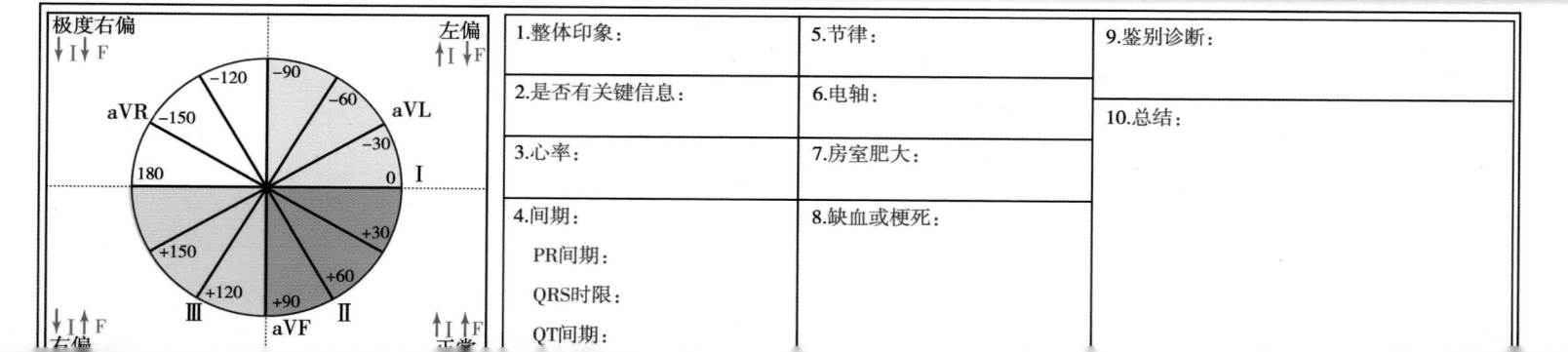

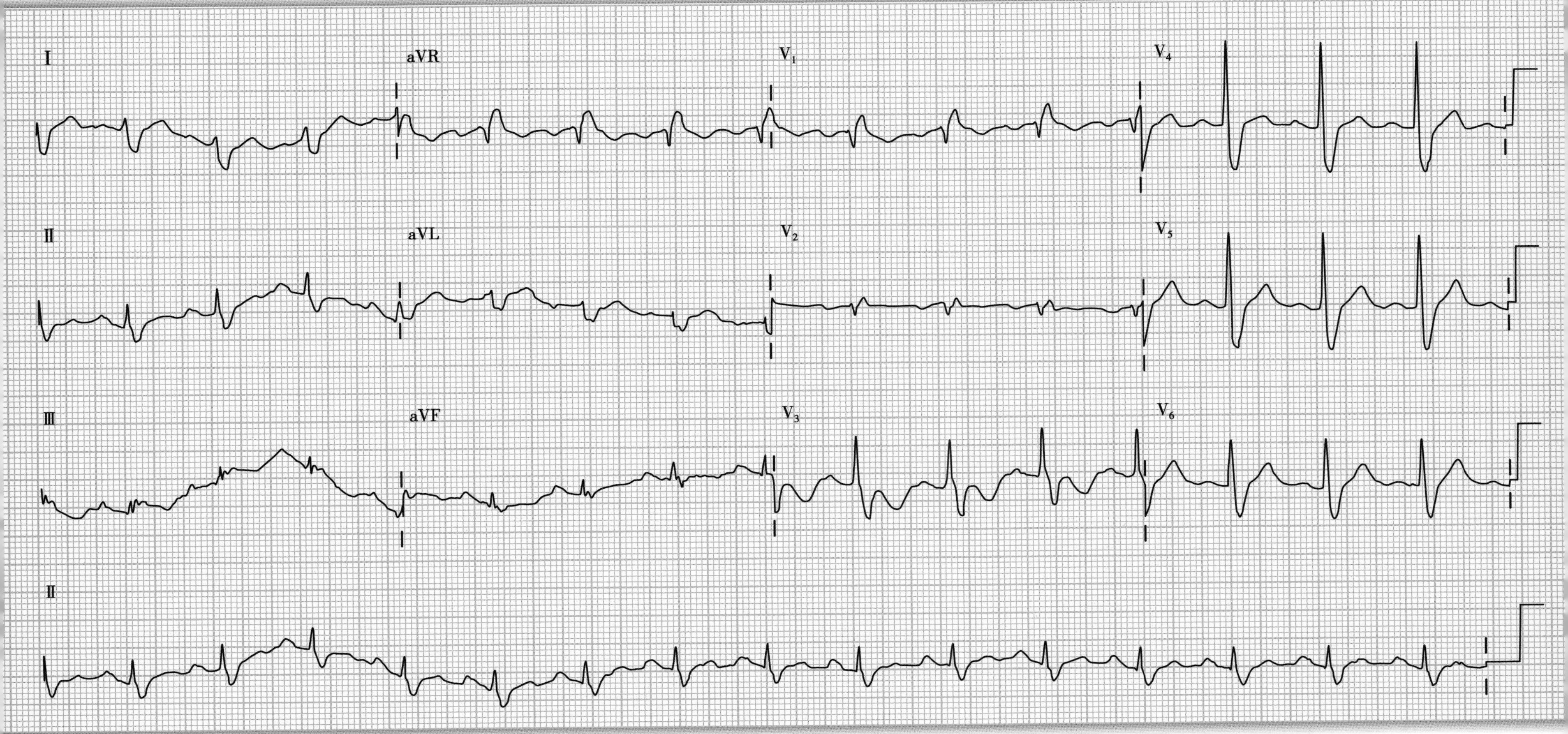


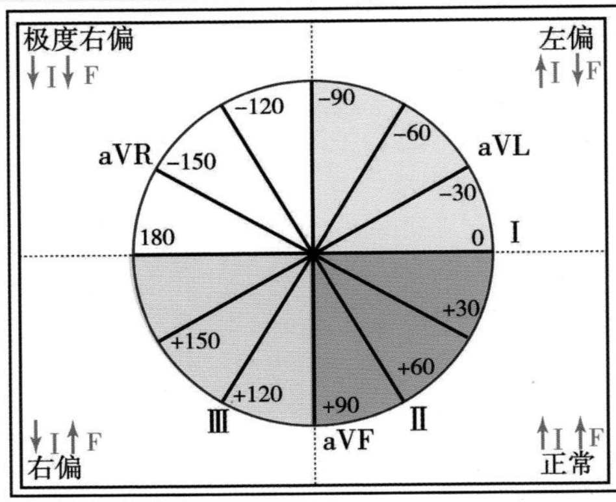


| | | |
|---|---|---|
| 1.整体印象： | 5.节律： | 9.鉴别诊断： |
| 2.是否有关键信息： | 6.电轴： | 10.总结： |
| 3.心率： | 7.房室肥大： | |
| 4.间期：<br>PR间期：<br>QRS时限：<br>QT间期： | 8.缺血或梗死： | |

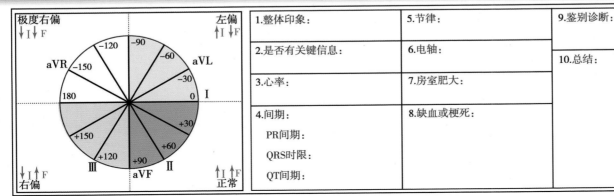

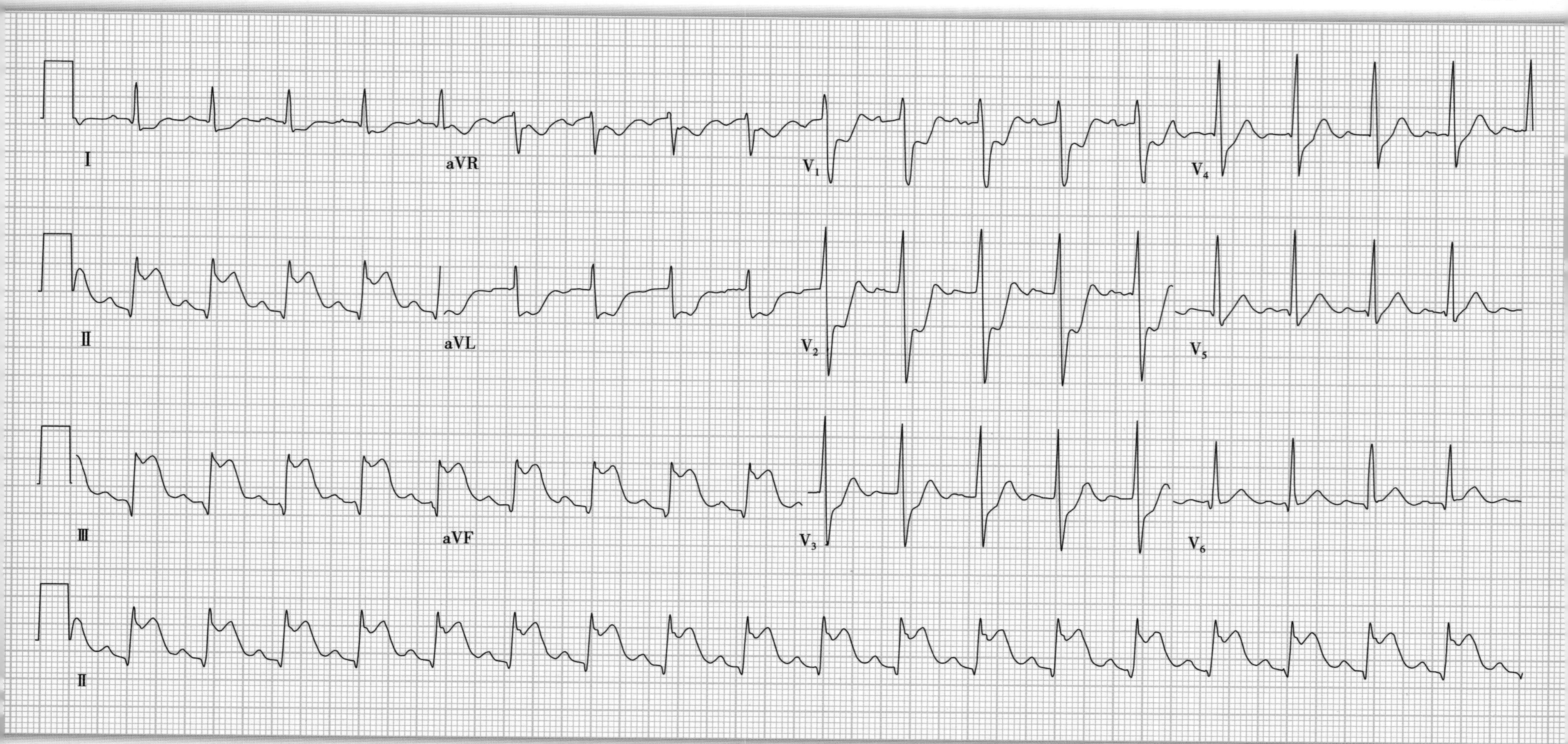


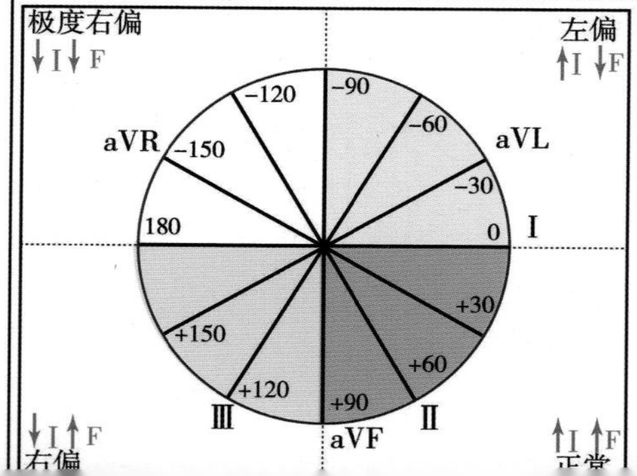


| | | |
|---|---|---|
| 1.整体印象： | 5.节律： | 9.鉴别诊断： |
| 2.是否有关键信息： | 6.电轴： | 10.总结： |
| 3.心率： | 7.房室肥大： | |
| 4.间期：<br>PR间期：<br>QRS时限：<br>QT间期： | 8.缺血或梗死： | |

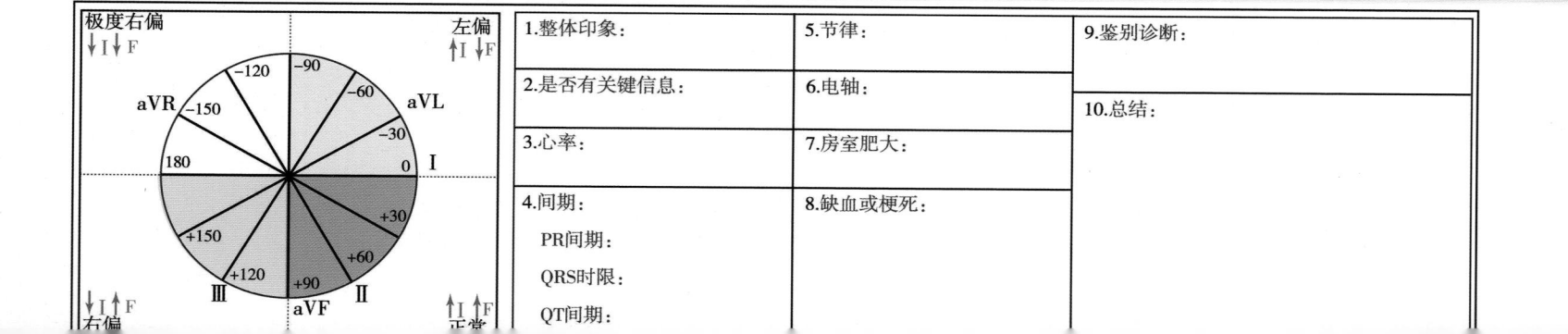

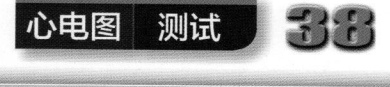

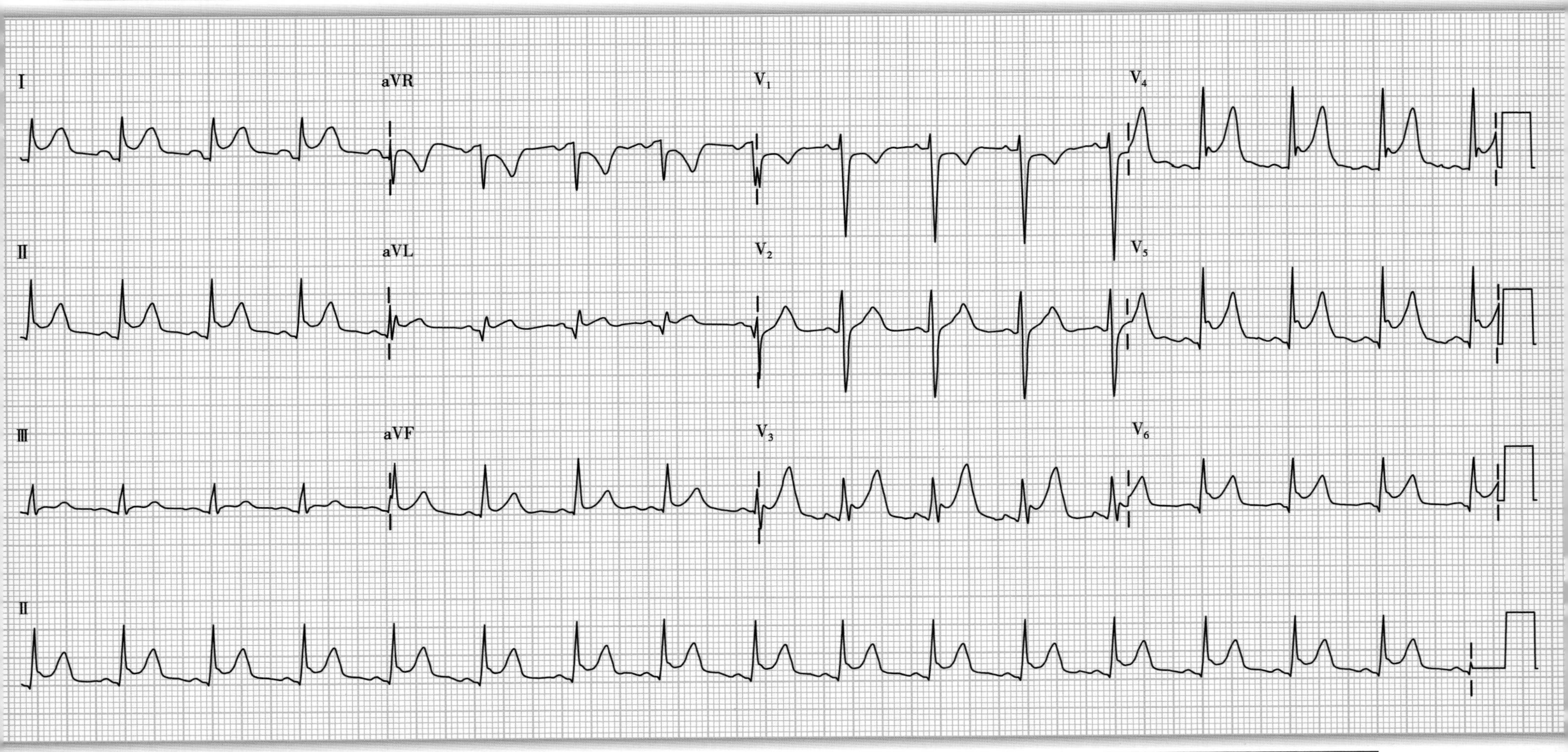


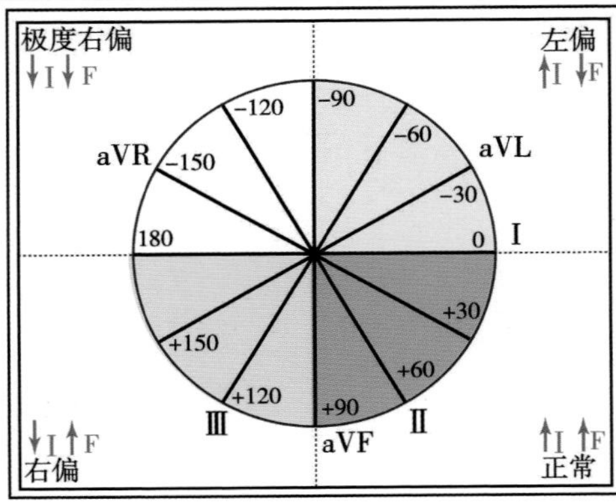


| | | |
|---|---|---|
| 1.整体印象： | 5.节律： | 9.鉴别诊断： |
| 2.是否有关键信息： | 6.电轴： | 10.总结： |
| 3.心率： | 7.房室肥大： | |
| 4.间期：<br>PR间期：<br>QRS时限：<br>QT间期： | 8.缺血或梗死： | |

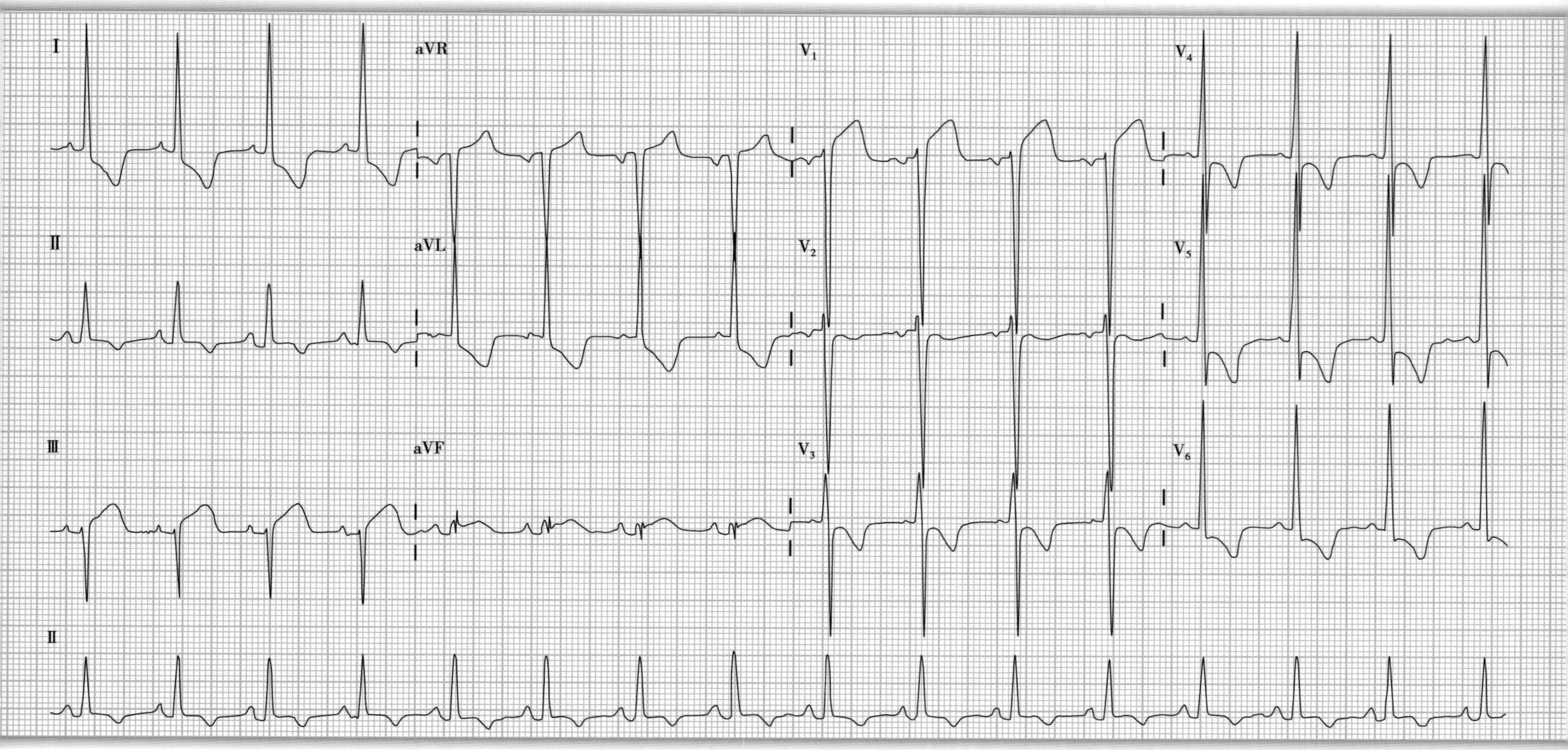


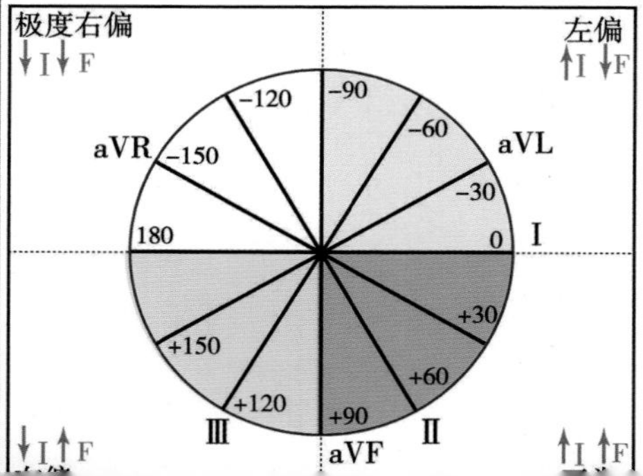


| | | |
|---|---|---|
| 1.整体印象： | 5.节律： | 9.鉴别诊断： |
| 2.是否有关键信息： | 6.电轴： | 10.总结： |
| 3.心率： | 7.房室肥大： | |
| 4.间期：<br>PR间期：<br>QRS时限：<br>QT间期： | 8.缺血或梗死： | |

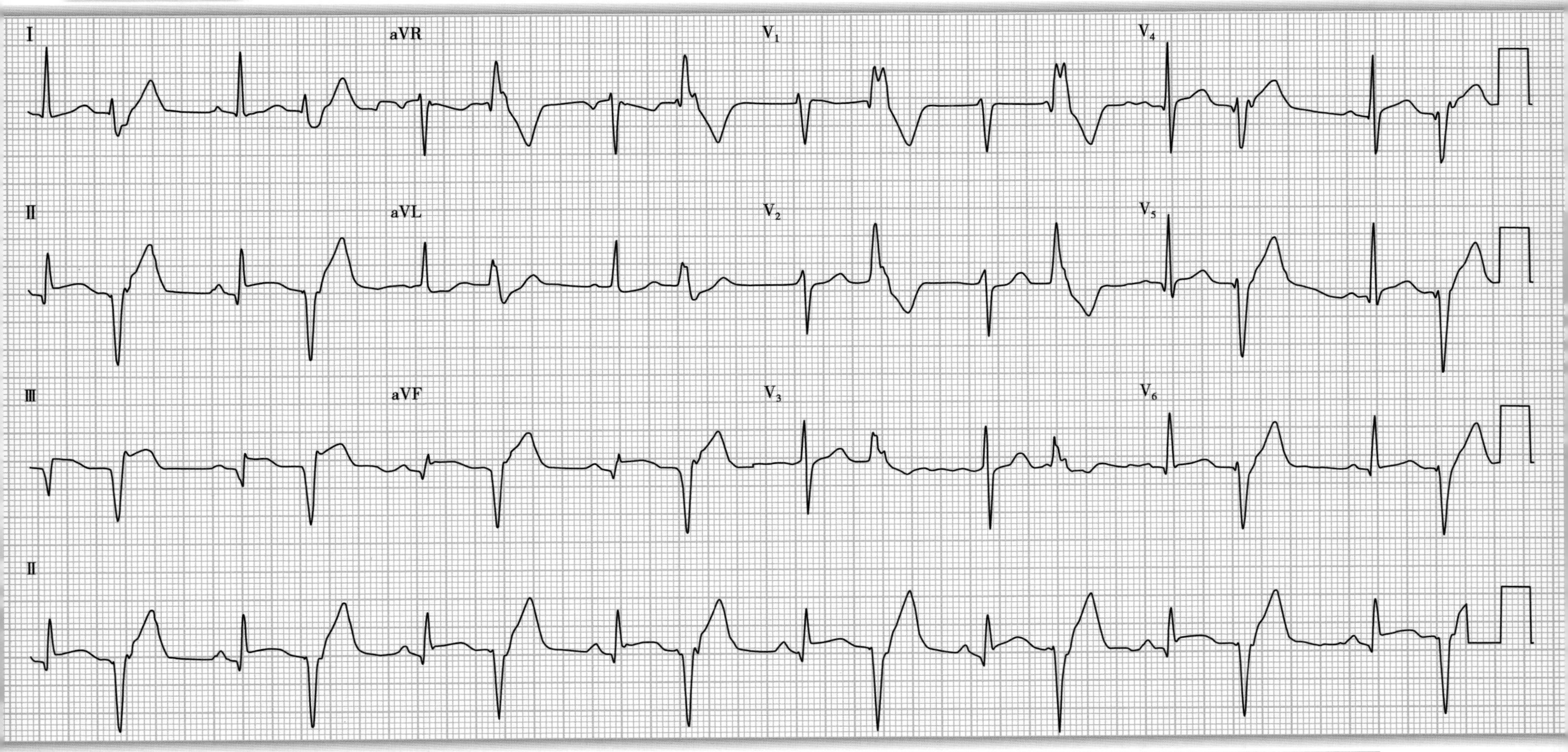


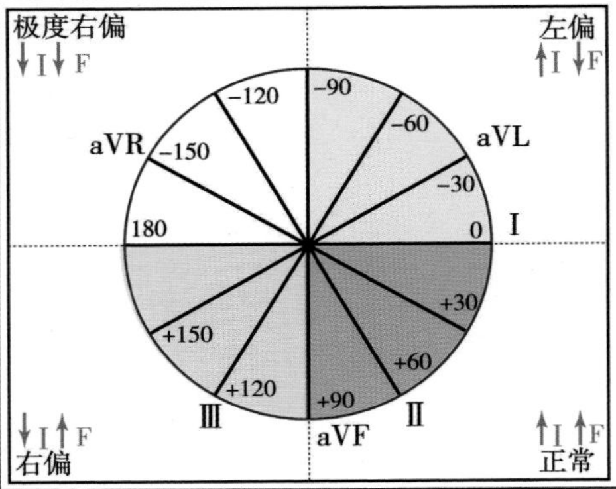


| | | |
|---|---|---|
| 1.整体印象： | 5.节律： | 9.鉴别诊断： |
| 2.是否有关键信息： | 6.电轴： | 10.总结： |
| 3.心率： | 7.房室肥大： | |
| 4.间期：<br>PR间期：<br>QRS时限：<br>QT间期： | 8.缺血或梗死： | |

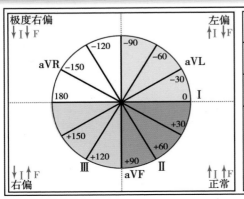

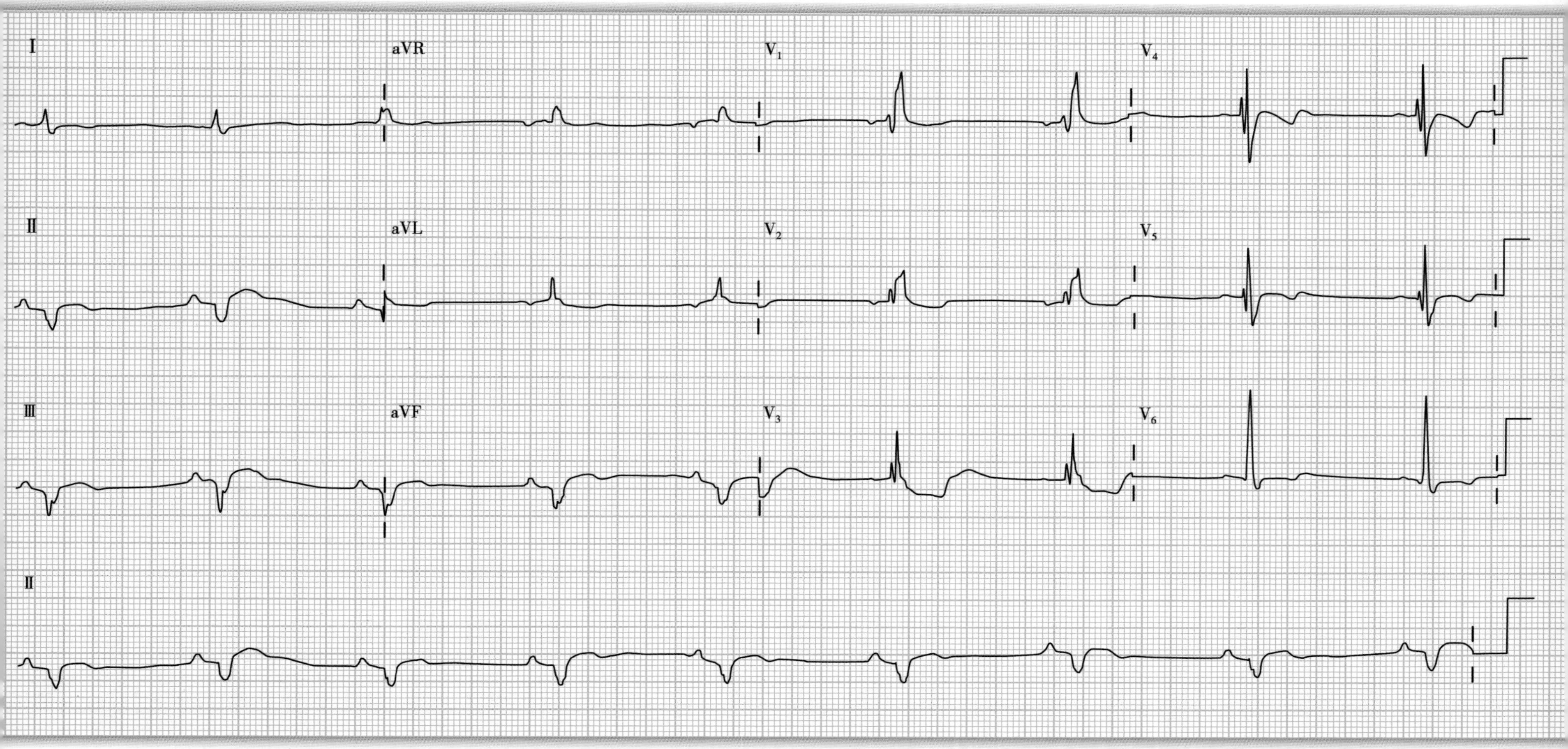


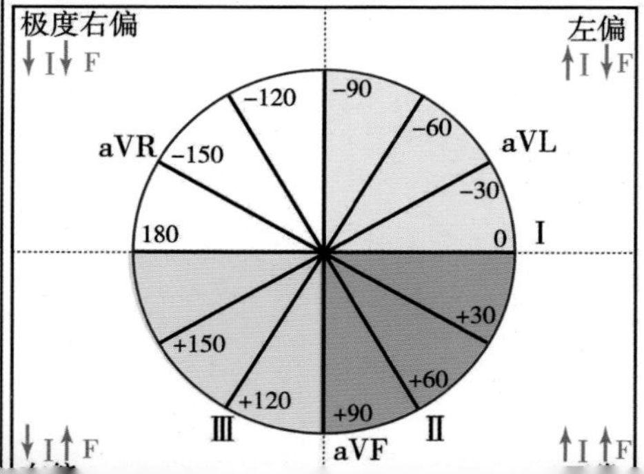


| | | |
|---|---|---|
| 1.整体印象： | 5.节律： | 9.鉴别诊断： |
| 2.是否有关键信息： | 6.电轴： | 10.总结： |
| 3.心率： | 7.房室肥大： | |
| 4.间期：<br>PR间期：<br>QRS时限：<br>QT间期： | 8.缺血或梗死： | |

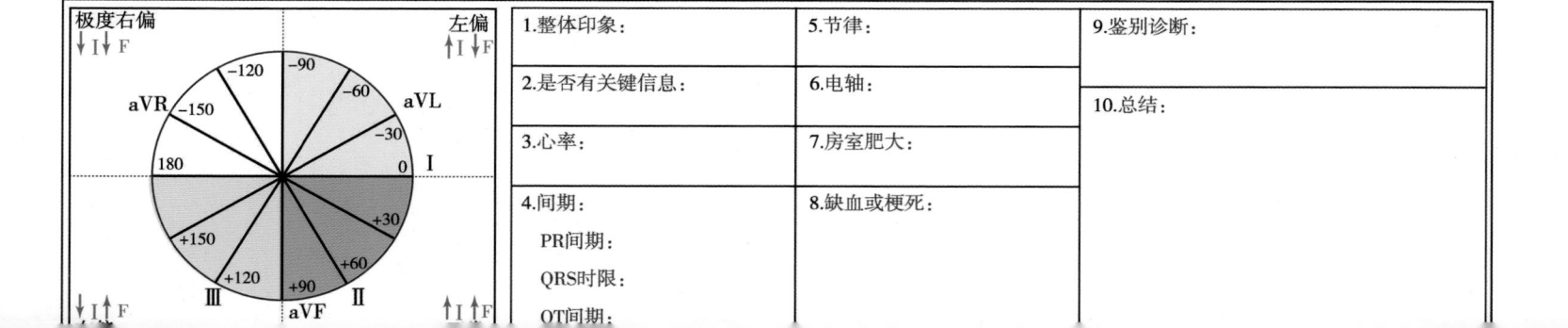

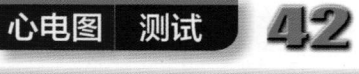

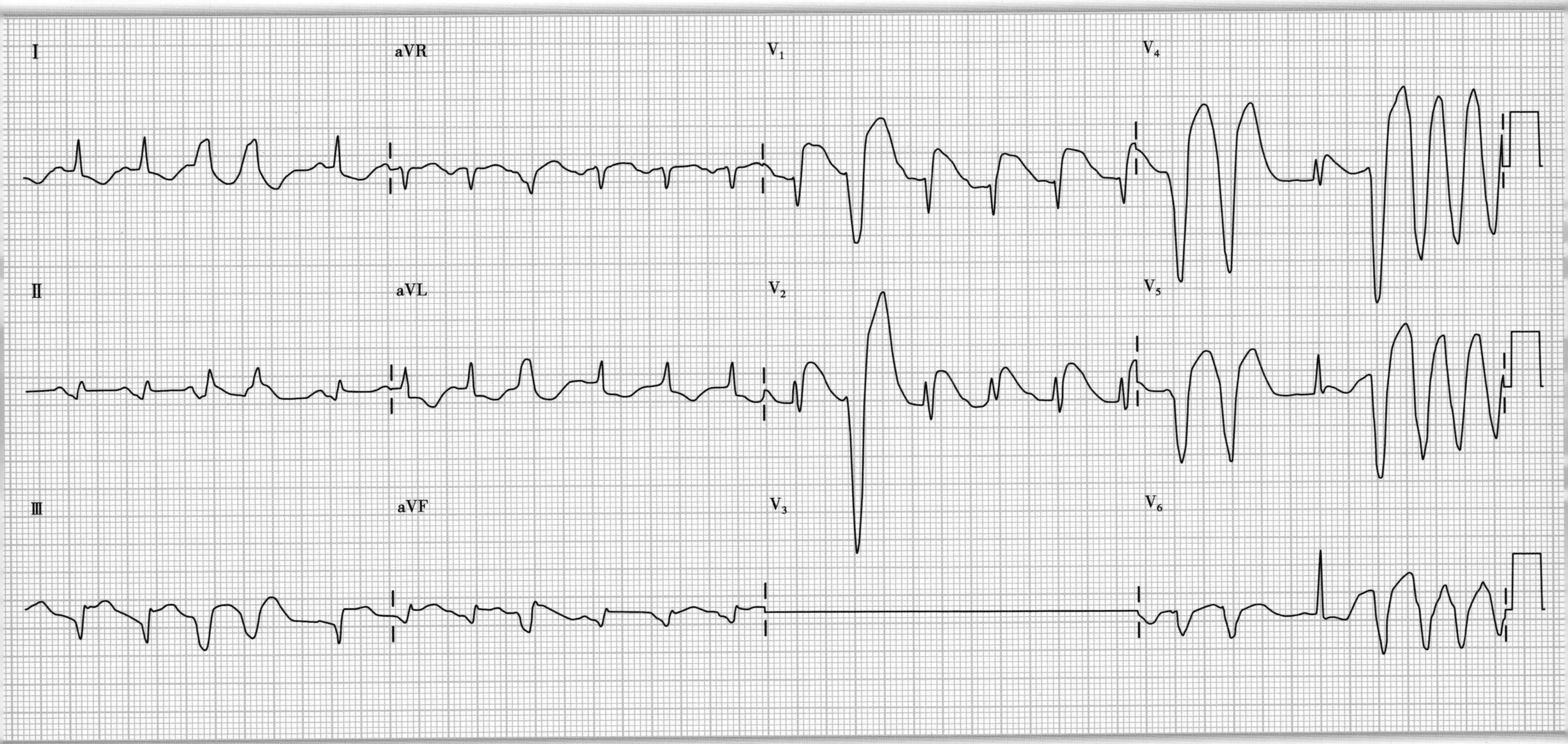


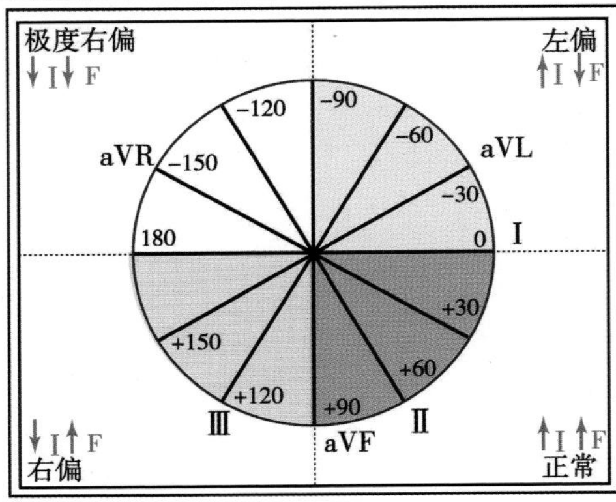


| | | |
|---|---|---|
| 1.整体印象： | 5.节律： | 9.鉴别诊断： |
| 2.是否有关键信息： | 6.电轴： | 10.总结： |
| 3.心率： | 7.房室肥大： | |
| 4.间期：<br>PR间期：<br>QRS时限：<br>QT间期： | 8.缺血或梗死： | |

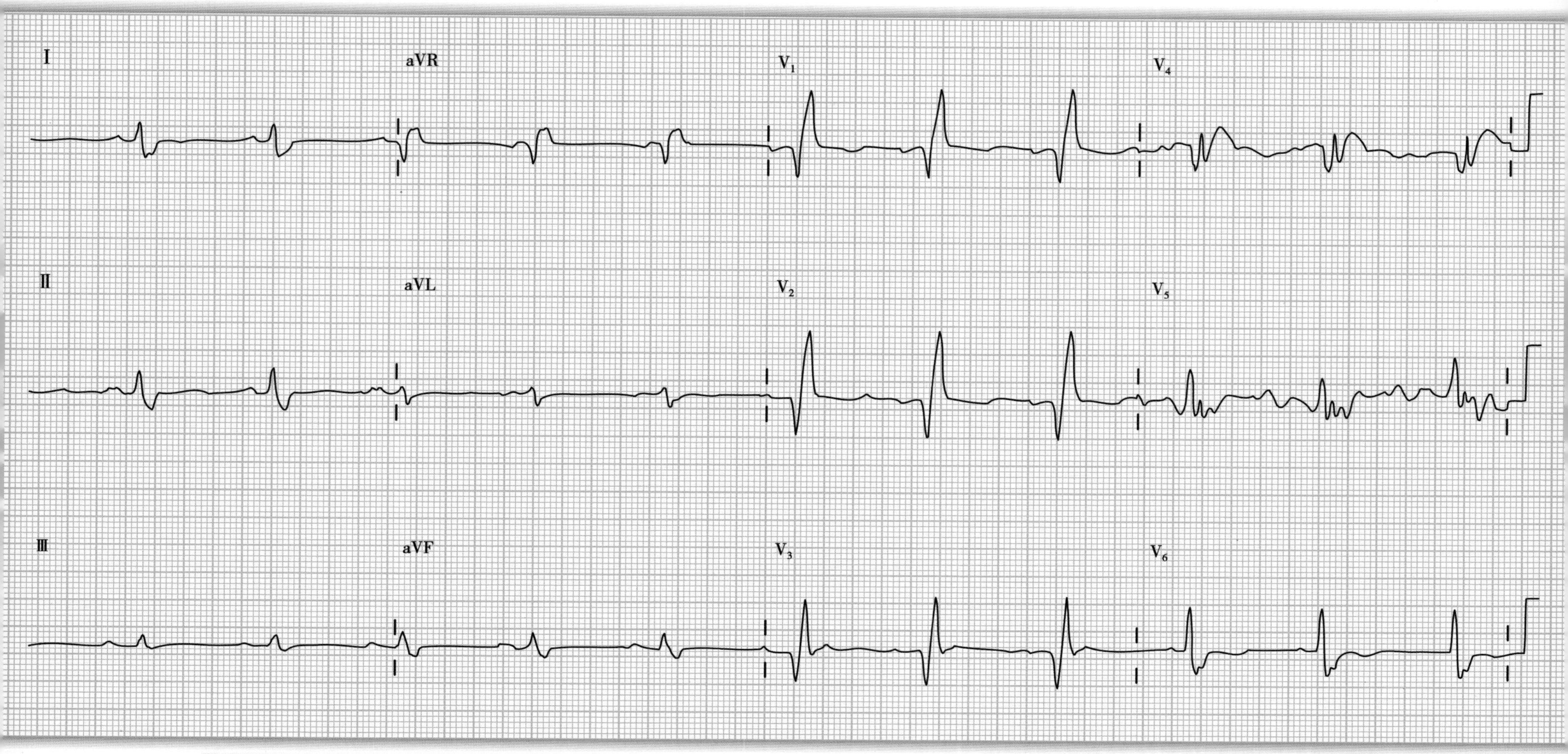


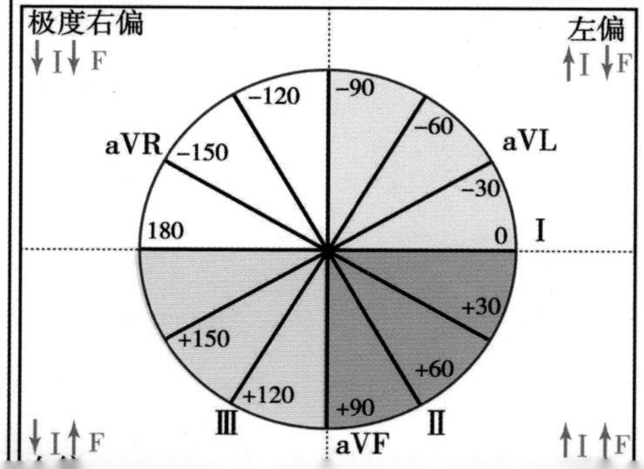


| | | |
|---|---|---|
| 1.整体印象： | 5.节律： | 9.鉴别诊断： |
| 2.是否有关键信息： | 6.电轴： | 10.总结： |
| 3.心率： | 7.房室肥大： | |
| 4.间期：<br>PR间期：<br>QRS时限：<br>QT间期： | 8.缺血或梗死： | |

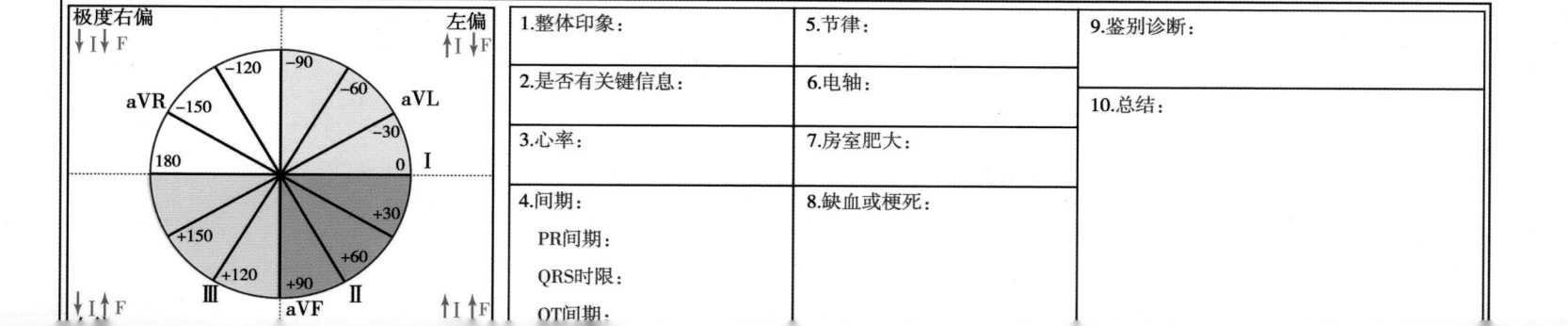

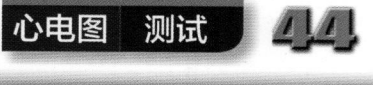

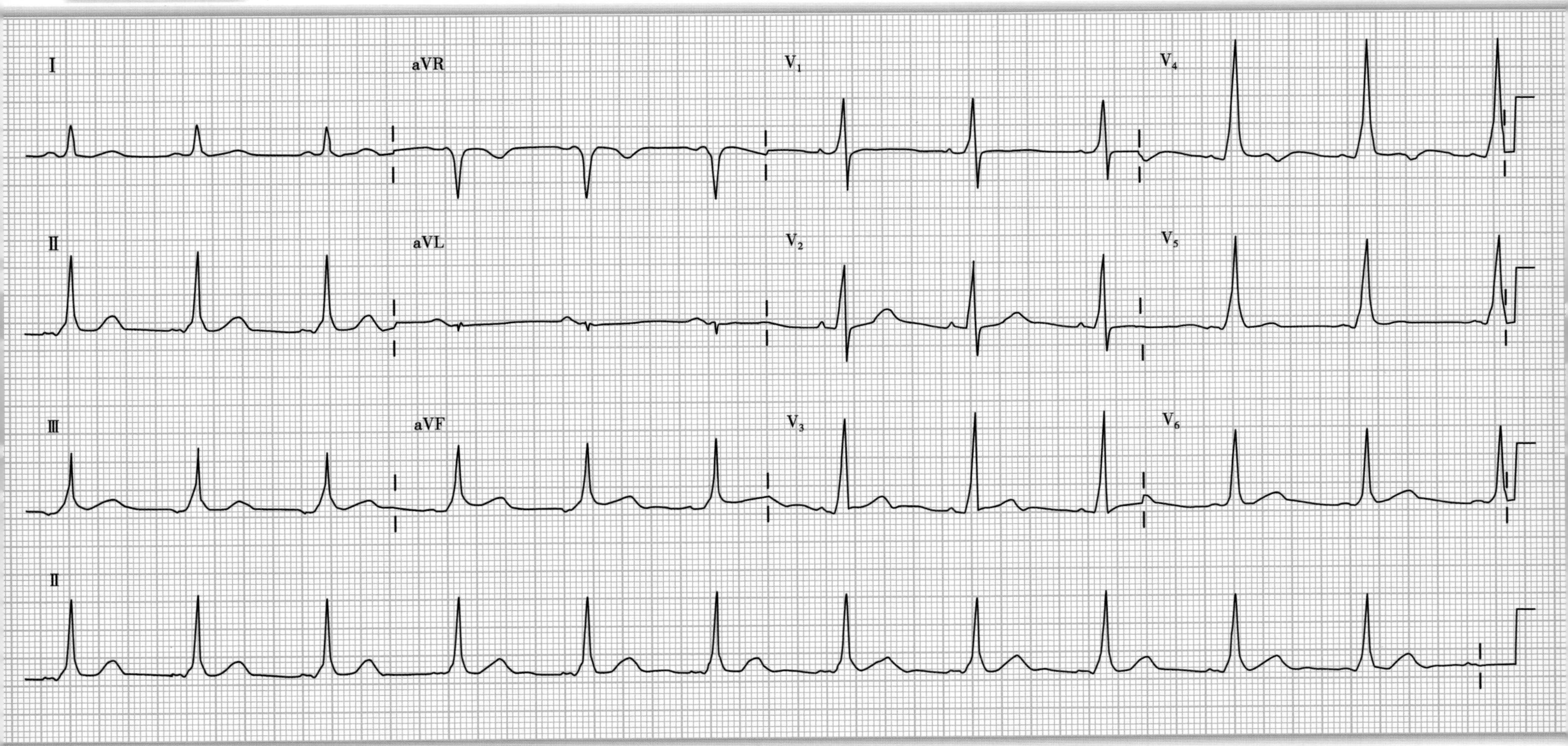


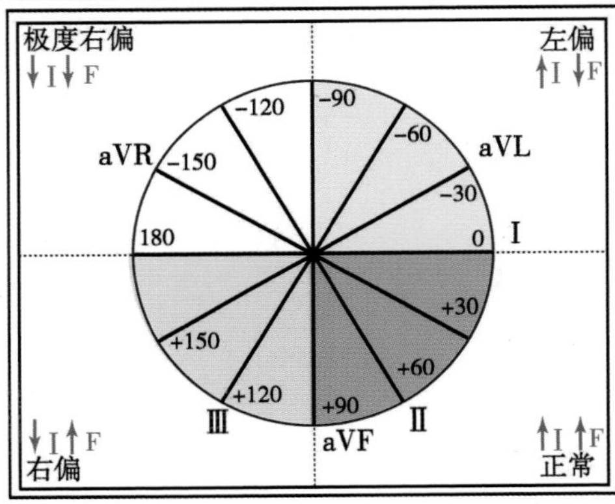


| | | |
|---|---|---|
| 1.整体印象： | 5.节律： | 9.鉴别诊断： |
| 2.是否有关键信息： | 6.电轴： | 10.总结： |
| 3.心率： | 7.房室肥大： | |
| 4.间期：<br>PR间期：<br>QRS时限：<br>QT间期： | 8.缺血或梗死： | |

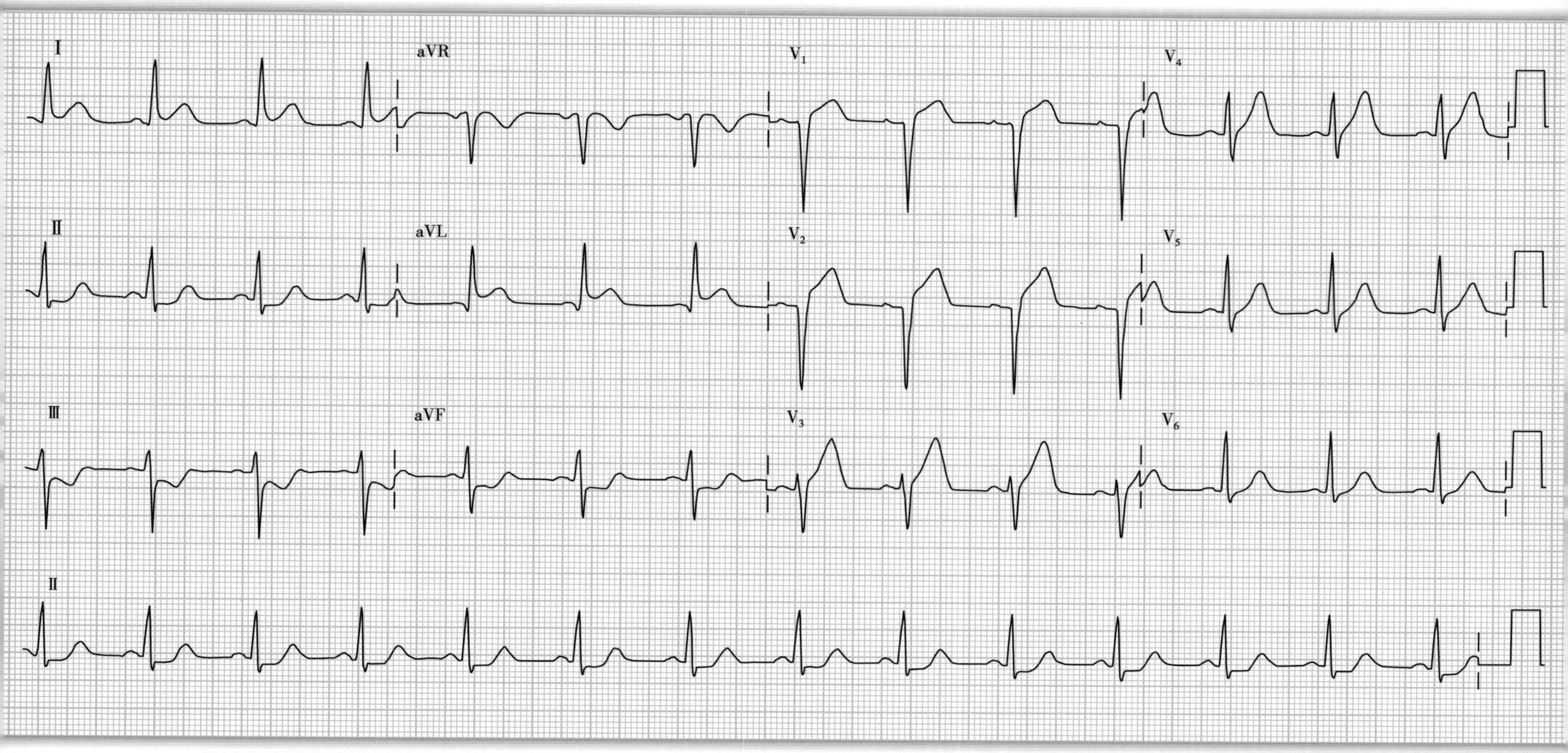


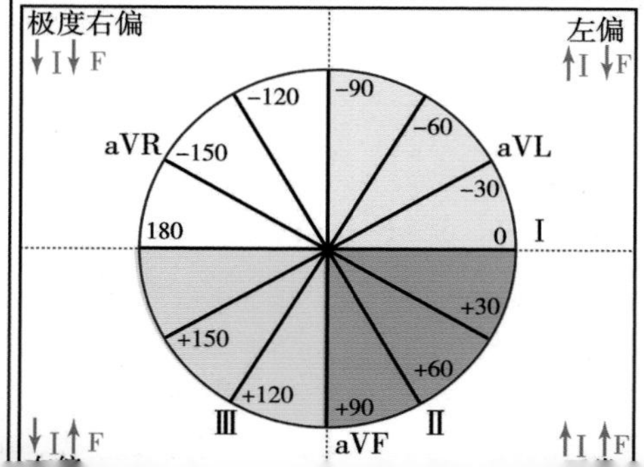


| | | |
|---|---|---|
| 1.整体印象： | 5.节律： | 9.鉴别诊断： |
| 2.是否有关键信息： | 6.电轴： | 10.总结： |
| 3.心率： | 7.房室肥大： | |
| 4.间期：<br>PR间期：<br>QRS时限：<br>QT间期： | 8.缺血或梗死： | |

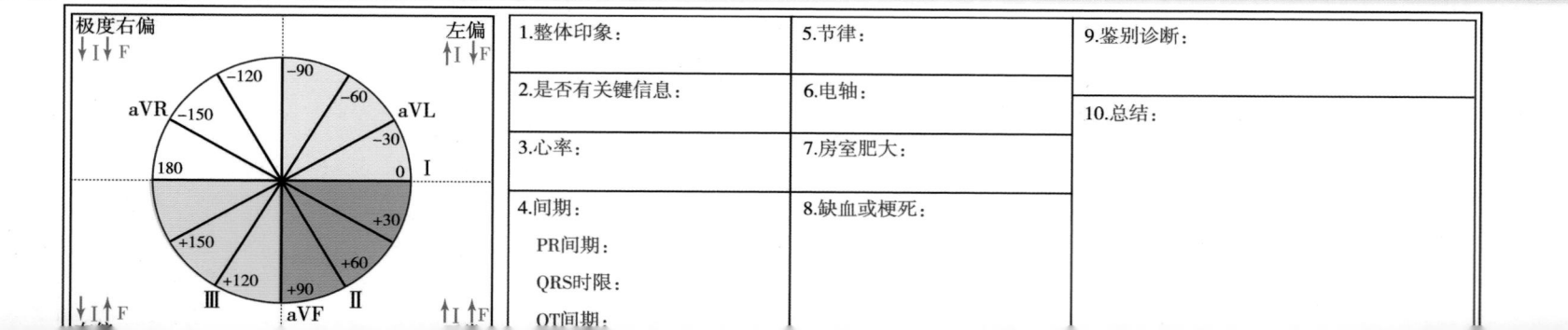

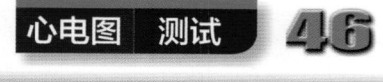

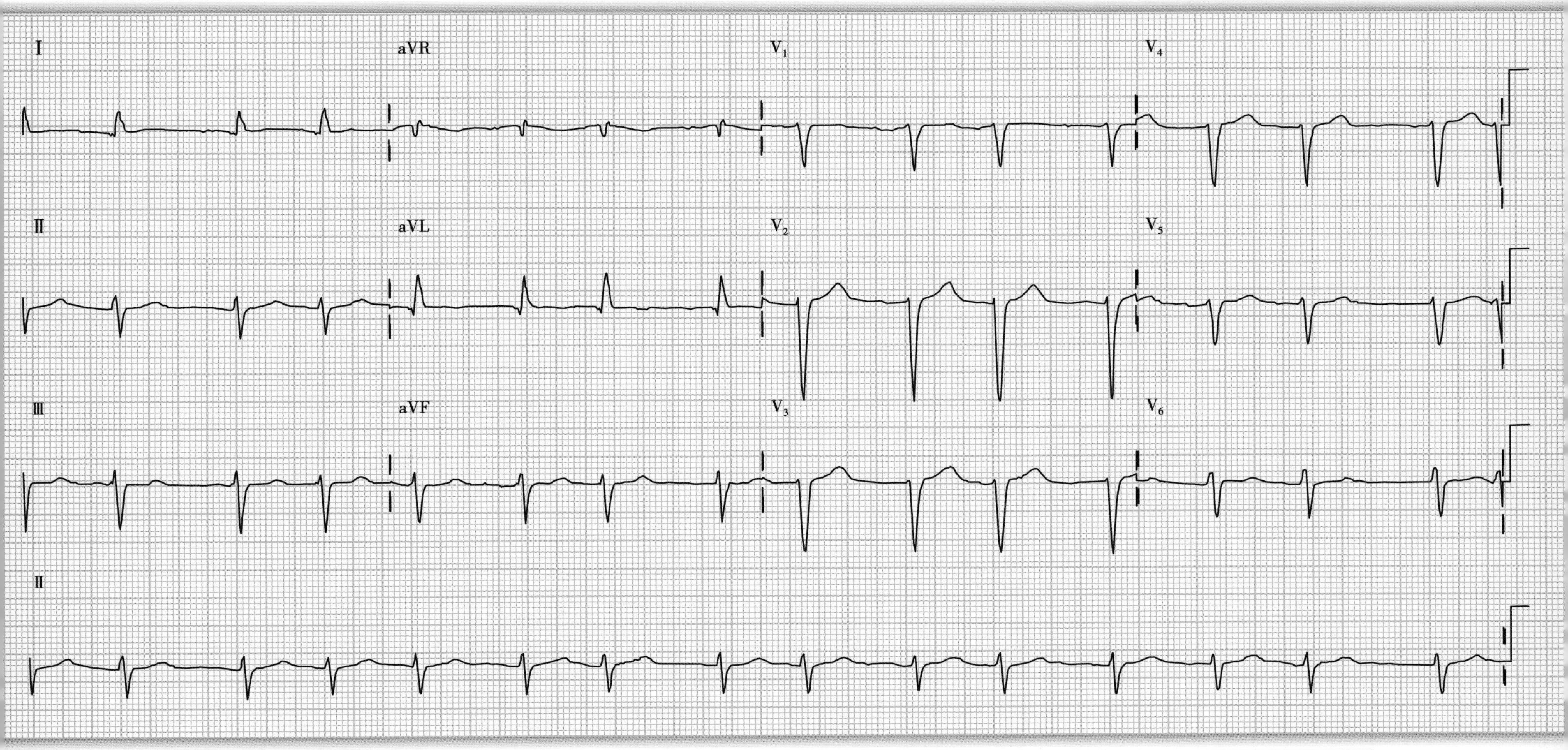


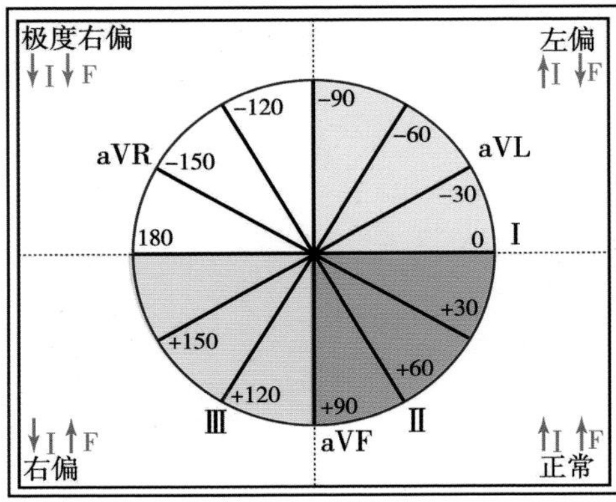

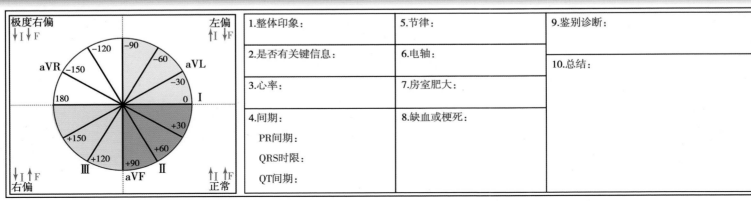


| | | |
|---|---|---|
| 1.整体印象： | 5.节律： | 9.鉴别诊断： |
| 2.是否有关键信息： | 6.电轴： | 10.总结： |
| 3.心率： | 7.房室肥大： | |
| 4.间期：<br>PR间期：<br>QRS时限：<br>QT间期： | 8.缺血或梗死： | |

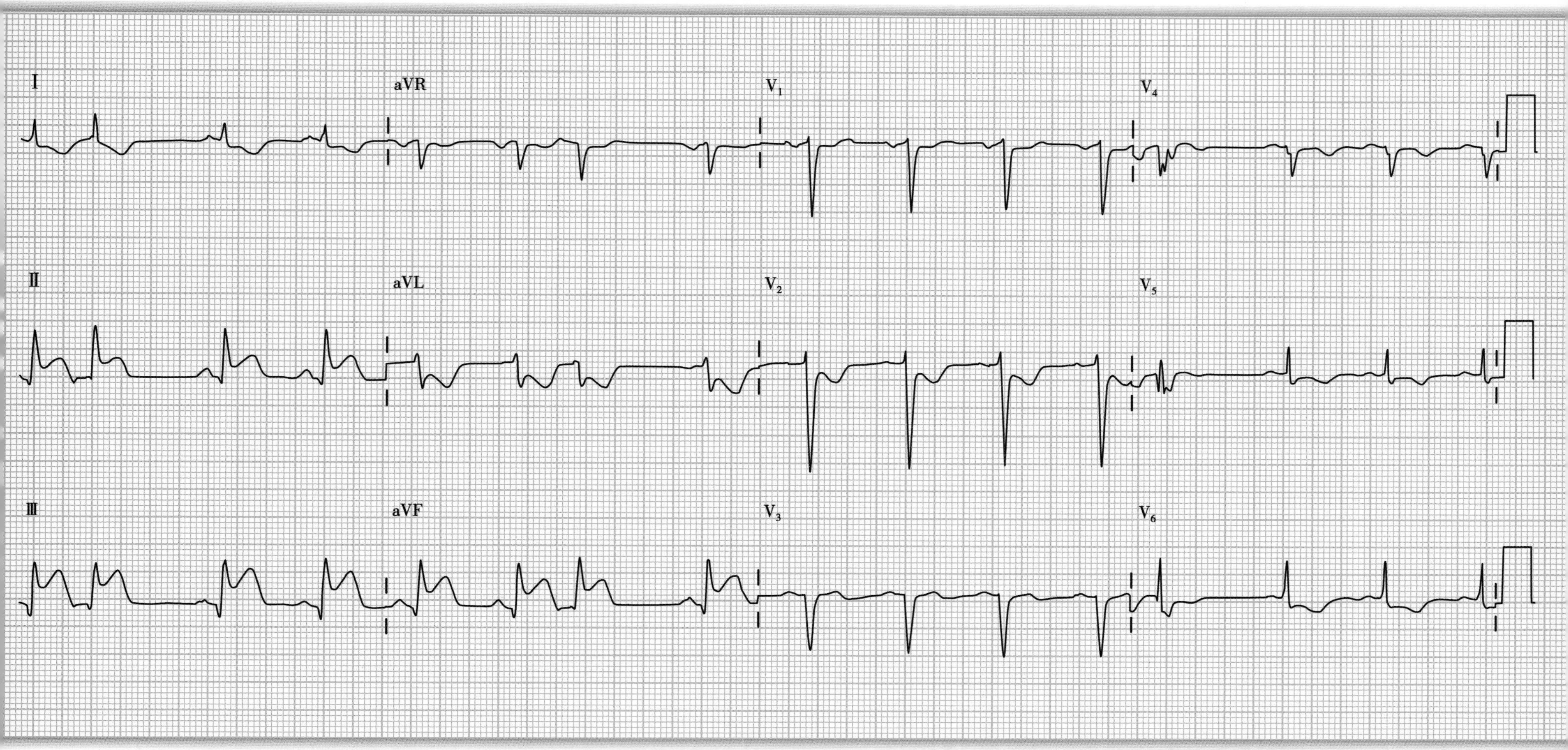


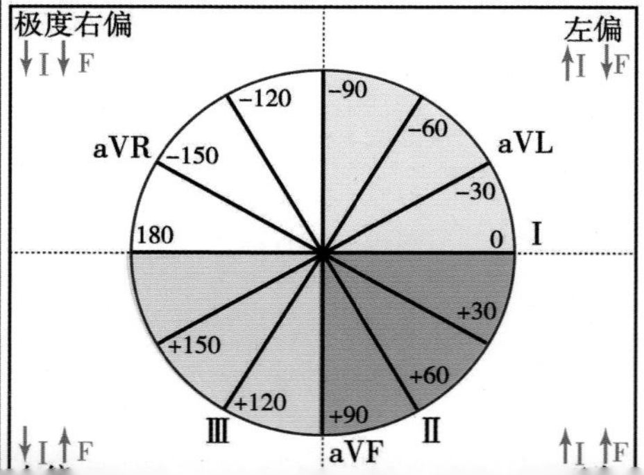


| | | |
|---|---|---|
| 1.整体印象： | 5.节律： | 9.鉴别诊断： |
| 2.是否有关键信息： | 6.电轴： | 10.总结： |
| 3.心率： | 7.房室肥大： | |
| 4.间期：<br>PR间期：<br>QRS时限：<br>QT间期： | 8.缺血或梗死： | |

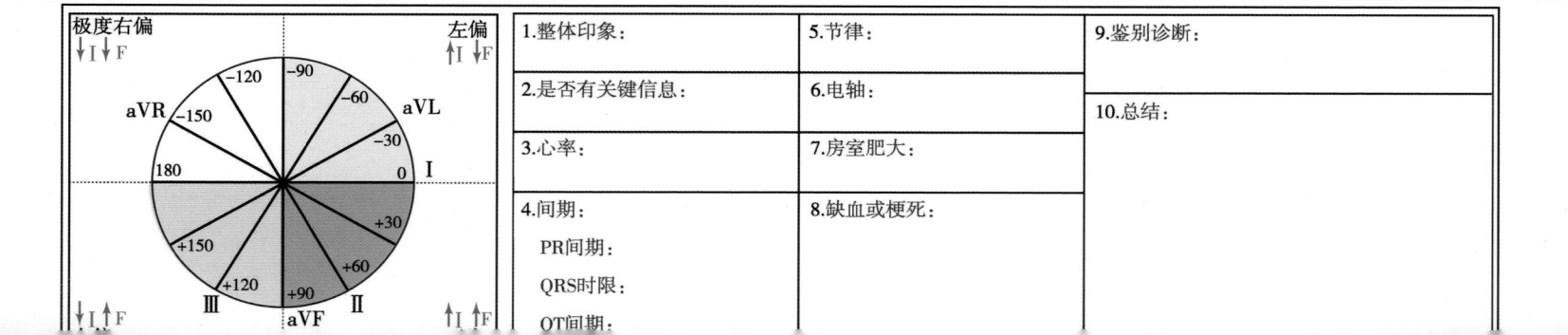

# 心电图 测试 49

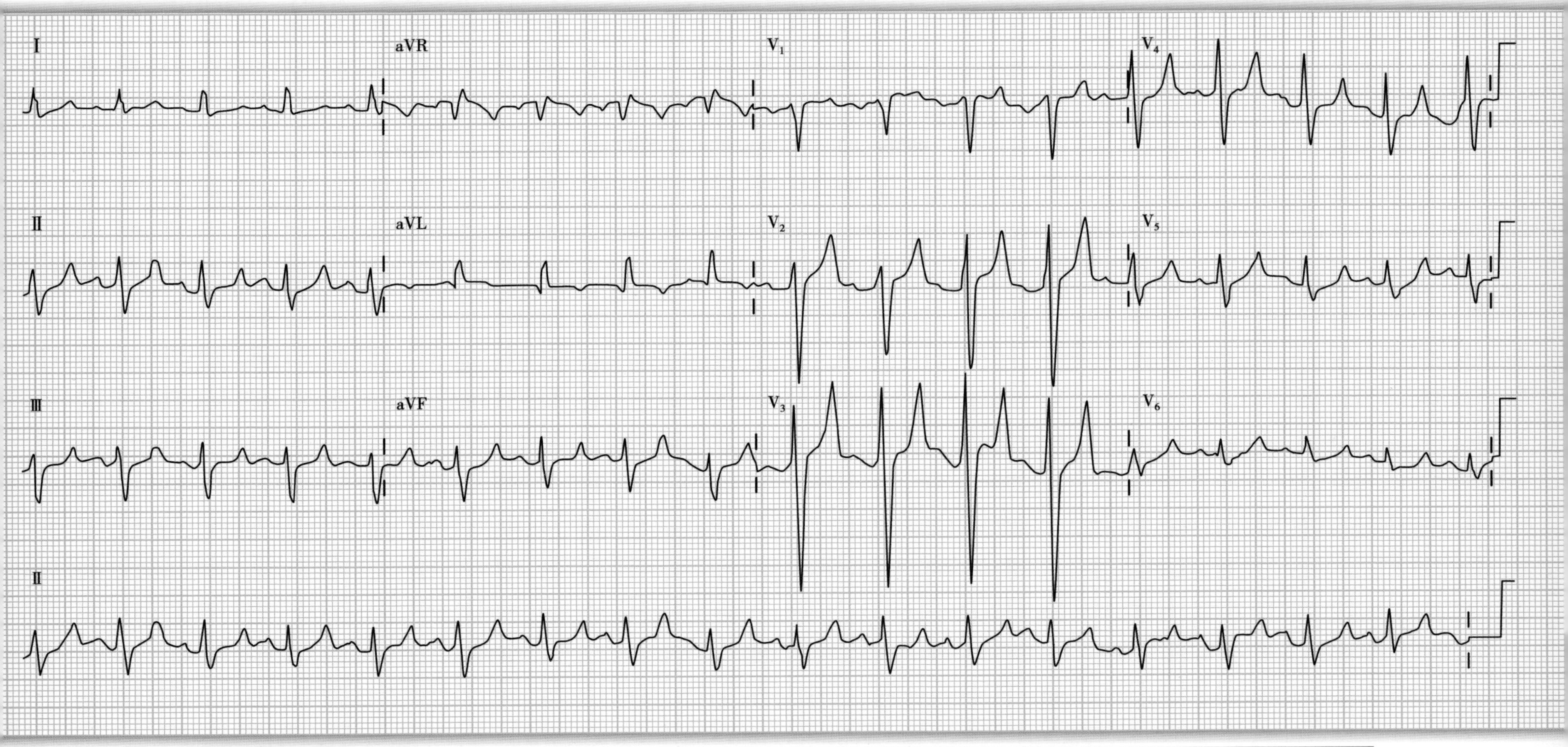


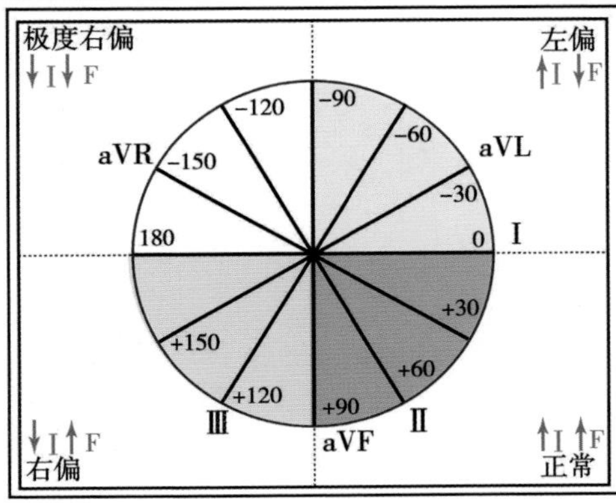


| | | |
|---|---|---|
| 1.整体印象： | 5.节律： | 9.鉴别诊断： |
| 2.是否有关键信息： | 6.电轴： | 10.总结： |
| 3.心率： | 7.房室肥大： | |
| 4.间期：<br>PR间期：<br>QRS时限：<br>QT间期： | 8.缺血或梗死： | |

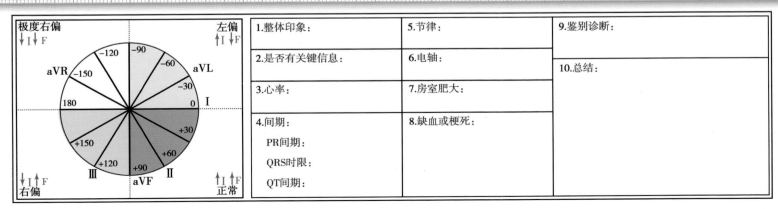

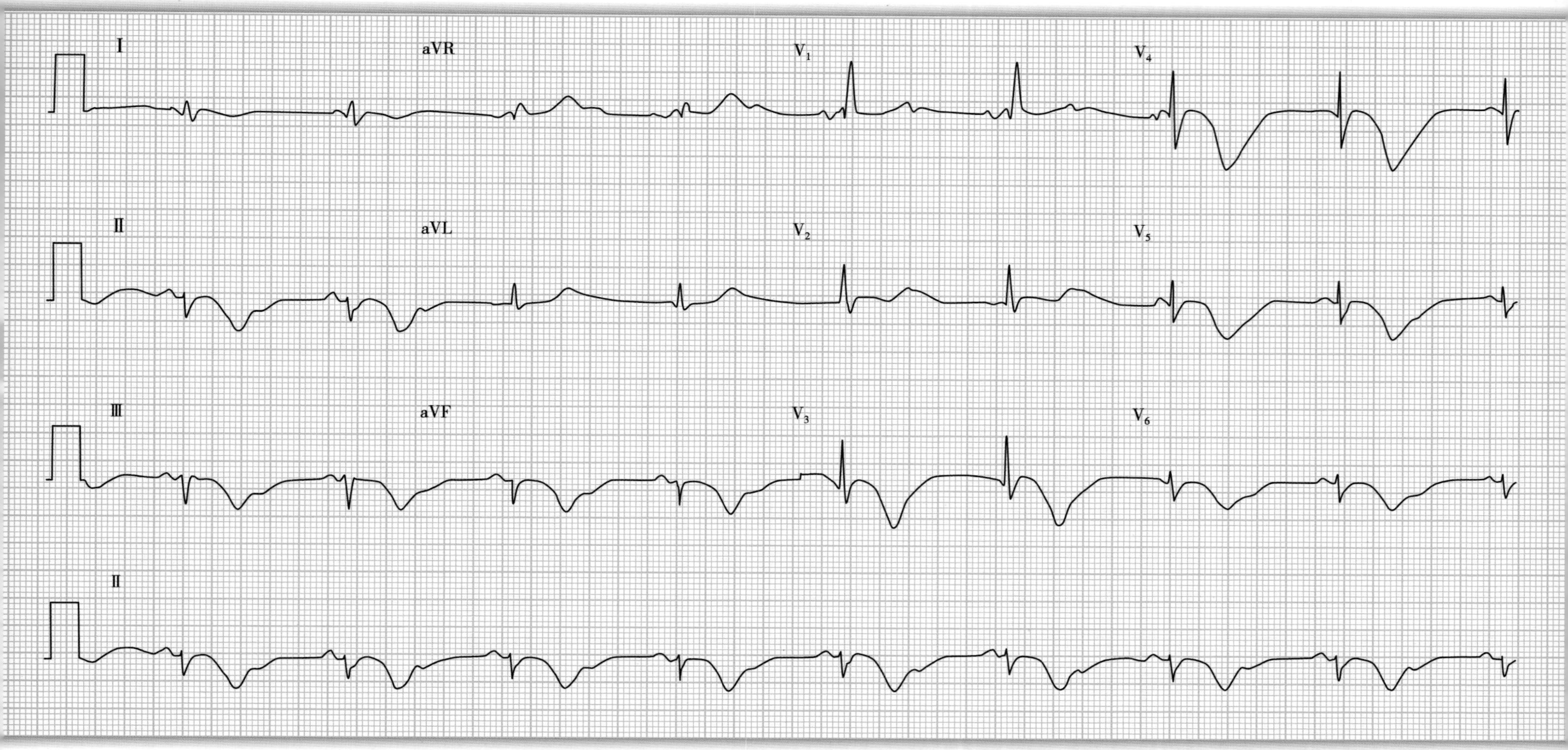


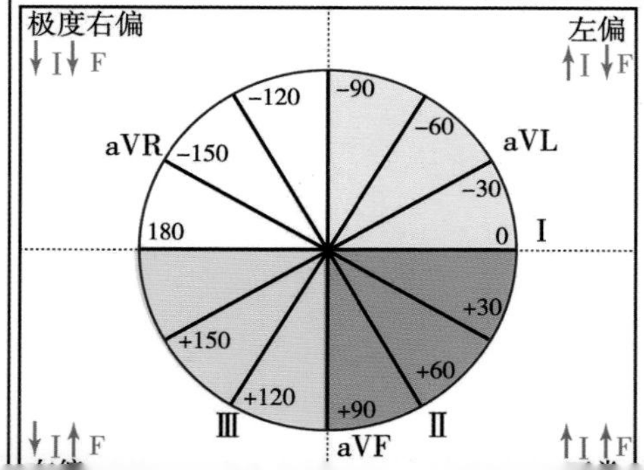

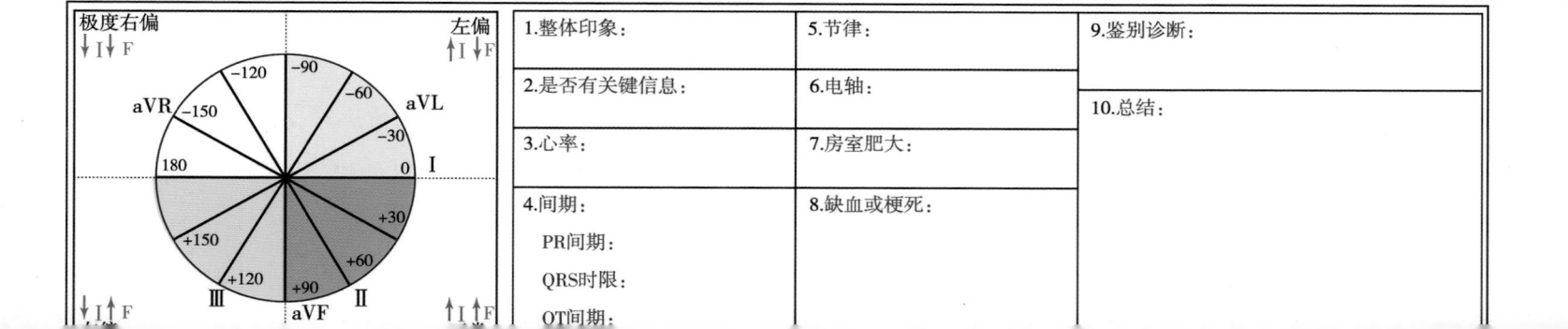

| | | |
|---|---|---|
| 1.整体印象： | 5.节律： | 9.鉴别诊断： |
| 2.是否有关键信息： | 6.电轴： | 10.总结： |
| 3.心率： | 7.房室肥大： | |
| 4.间期：<br>PR间期：<br>QRS时限：<br>QT间期： | 8.缺血或梗死： | |

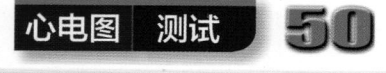

1. **整体印象：**左心室肥厚可能，心肌梗死

2. **关键信息：**注意 $V_1$~$V_3$ 导联 QRS 波群形态，ST 段水平型或凹面向下型抬高

3. **心率：**75 次/min

4. **间期：**

PR 间期：0.18 s

QRS 波群时限：0.10 s

QT 间期：0.52 s，QT 间期延长

5. **节律：**正常窦性心律

6. **电轴：**电轴左偏，左前分支阻滞，−50°

7. **房室肥大：**$S_{v1}+R_{v5}$=34 mm，故不能诊断左心室肥厚

8. **缺血或梗死：**可见 $V_1$~$V_5$ 导联 ST 段水平型或凹面向下型抬高；Ⅰ、Ⅱ、$V_2$~$V_6$ 导联 T 波倒置

9. **鉴别诊断：**左心室肥厚伴劳损和左心室室壁瘤。参见以下讨论

10. **总结：**

看图第一印象即可诊断为左心室肥厚伴劳损。这是一份急性心肌梗死被误诊的病例。请回顾左心室肥厚伴劳损的诊断标准（见 363 页）。这份图中唯一可能符合诊断标准的条件是：S（$V_1$或 $V_2$）+R（$V_5$或 $V_6$）≥ 35 mm。仔细测量，只有 34 mm，并不满足左心室肥厚的诊断标准。如果没有左心室肥厚，就没有左心室肥厚伴劳损的改变，故排除此项鉴别诊断。

此外，ST 段改变可能被误认为是左心室肥厚伴劳损，因为 QRS 波群振幅最大的导联，ST 段抬高最明显。然而，与左心室肥厚伴劳损的心电图相比，本图 J 点明显抬高，ST 段呈水平或凹面向下抬高，高度提示心肌梗死。$V_2$~$V_6$ 导联 T 波倒置，与缺血/梗死的心电图改变相一致。$V_1$~$V_5$ 导联 ST 段抬高，提示前间隔合并前侧壁 ST 段抬高型心肌梗死。同样，诊断需结合临床。

### 附加要点

Ⅰ、aVL、$V_5$ 导联 Q 波不明显。胸导联可见小 r 波，并不是 QS 波。图中可见Ⅰ、aVL 导联 ST 段抬高，下壁导联 ST 段对应性压低。然而，这些抬高与压低并没有明确的临床意义。反复或连续记录心电图，可能可以看到随着梗死病程的进展心电图呈动态改变。（临床心得：一份心电图只是持续数小时动态演变过程中的一个片段。尽可能多次、连续记录心电图。）

左前分支阻滞可能一直存在或是新出现的急性事件。最好能与患者既往心电图进行对比，问题就迎刃而解。如果没有其他图进行对比，须假设左前分支阻滞是新出现的。

最后，患者 QT 间期延长。导致 QT 间期延长最可能的原因是急性心肌梗死。该患者需要持续监测心电图，可以跟踪观察并予以相应的治疗。必须注意，这类患者用药需非常小心，部分药物会进一步延长 QT 间期。

### 最终诊断

1. ST 段抬高型心肌梗死，前间隔延至前侧壁
2. 电轴左偏/左前分支阻滞
3. QT 间期延长可能继发于心肌缺血/梗死

1. **整体印象：**左心室肥厚可能，完全性左束支阻滞可能

2. **关键信息：**

   $V_1$导联QS波较深

   $V_2$和$V_3$导联早移行

   Ⅰ、Ⅱ、aVL、aVF及$V_3$~$V_6$导联QRS波群有切迹

   T波对称

3. **心率：**85次/min

4. **间期：**

   **PR间期：**0.15 s

   **QRS波群时限：**0.13 s

   **QT间期：**0.46 s

5. **节律：**正常窦性心律

6. **电轴：**正常范围，+40°

7. **房室肥大：**$V_1$导联P波双向，房内传导延迟

8. **缺血或梗死：**参见以下讨论

9. **鉴别诊断：**完全性左束支阻滞，电解质异常，药物作用

10. **总结：**

从整体印象开始着手。这是左心室肥厚还是完全性左束支阻滞呢？当我们将$S_{V1}$与R（$V_5$或$V_6$）相加，左心室肥厚的诊断标准就很清楚了。另外，S波最深的导联ST段抬高最明显。J波在$V_1$导联钝圆，在$V_2$导联锐利、清晰可辨。然而，QRS波群时限增宽超过0.12 s，这不是左心室肥厚伴劳损的图形，而是某种类型的束支阻滞。回顾前述知识点，完全性左束支阻滞时，心电图上无法分辨有无左心室肥厚，因为完全性左束支阻滞会掩盖左心室肥厚的图形。

现在，请将注意力集中到完全性左束支阻滞图形上。如前所述，大多数导联QRS波群的宽度为0.13 s。有趣的是，$V_1$导联QRS波群的宽度为0.12 s。这有意义吗？并没有。回顾前述知识点，无论什么导联，测量真实的间期应选取最宽的那一个，因为等电位段可能会错误地将测量间期延长或缩短。最宽的间期是等电位段变化最小的区间。鉴于几乎所有导联QRS都≥0.12 s，我们可以肯定这是一个束支阻滞。为了进一步分辨束支阻滞类型，我们需要多问几个问题。Ⅰ、$V_6$导联有粗钝的S波吗？或者$V_1$导联可见完全性右束支阻滞RSR′的“兔耳征”吗？都不是。这不是完全性右束支阻滞。QRS波群在$V_1$导联主波向下，在Ⅰ和$V_6$导联主波向上吗？是的。根据定义，这应该是完全性左束支阻滞。

一旦确定了是左束支阻滞，接下来需要思考：QRS波群与ST-T方向是否一致？如果没有立即考虑这个问题，很可能会忘记而忽略这个重要的表现。本图中，Ⅱ、Ⅲ、aVF及$V_3$~$V_6$导联QRS波群与T波方向一致。

ST段或T波与QRS波群方向一致，提示束支阻滞患者伴有心肌缺血或梗死。需要结合临床和/或与既往心电图进行对比，进一步明确诊断，但是最好多考虑一下。如果患者的病史或临床表现与心肌缺血或梗死相符合，建议立即咨询心内科医生，例如接受经皮冠状动脉介入术（PCI）是这类患者的最佳适应证。

### 附加要点

患者QRS波群移行区出现在$V_2$与$V_3$之间。实际上，$V_3$导联主波向上。这不是典型的完全性左束支阻滞。心电图的另一个表现是，QRS波群在$V_3$和$V_6$之间没有太大变化，那么心电图电极的位置是否摆放准确值得怀疑。建议复查心电图，注意电极的摆放位置。

束支阻滞患者常伴QT间期延长。这是由于电激动必须经过异常的传导路径，才能完成心室的除极与复极。

完全性左束支阻滞时，在主波向上的QRS波群中常见切迹。与典型完全性右束支阻滞QRS波群呈RSR′型不同。请回顾束支阻滞与分支阻滞章节，再次浏览束支阻滞的内容。

### 最终诊断

1. 完全性左束支阻滞
2. 侧壁导联可见心肌缺血或梗死样T波改变
3. 左心房扩大可能
4. $V_2$和$V_3$导联早移行

1. **整体印象：**心肌梗死
2. **关键信息：**
   广泛导联ST段抬高
   T波对称
   肢体导联呈对应性改变
   Ⅱ导联P波高尖
   左心室肥厚
3. **心率：**88次/min
4. **间期：**
   **PR间期：**0.18 s
   **QRS波群时限：**0.08 s
   **QT间期：**0.40 s，符合心肌梗死所致QT间期轻度延长
5. **节律：**正常窦性心律
6. **电轴：**正常范围，+20°
7. **房室肥大：**肺型P波=右心房扩大，房内传导延迟
8. **缺血或梗死：**参见以下讨论
9. **鉴别诊断：**无
10. **总结：**

从变化最明显的导联开始。广泛导联ST段抬高，其中Ⅰ、aVL、$V_1$~$V_6$导联ST段呈水平型或者凹面向下型抬高。同时伴有T波对称。这是典型的前间隔ST段抬高型心肌梗死。

$V_1$导联呈rS型，即在深S波之前可见小r波。$V_2$、$V_3$导联r波丢失，呈急性心肌梗死样QS图形。$V_1$、$V_2$导联通常可表现为典型的QS型，但$V_1$导联不应该呈rS型，但本图$V_2$导联出现QS波甚至延伸至$V_3$导联。Ⅰ、aVL、$V_3$~$V_6$导联Q波的宽度没有超过0.03 s，深度没有超过R波的1/3，因此，此刻的Q波没有重要临床意义。（“此刻”是相对的，因为Q波会随着梗死的发展而变深加宽。）

再看肢体导联，可见典型的对应性改变。注意Ⅰ、aVL导联ST段抬高，Ⅱ、Ⅲ、aVF导联ST段压低呈对应性改变。对应性改变与急性期或者早期心肌梗死密切相关。事实上，对应性改变是很多急性心肌梗死患者最早出现的心电图变化。

这是一个精彩的病例，患者可明确诊断为ST段抬高型心肌梗死。鉴别诊断有10个，是急性心肌梗死，急性心肌梗死，急性心肌梗死，急性心肌梗死，急性心肌梗死，急性心肌梗死，急性心肌梗死，急性心肌梗死，急性心肌梗死，以及室壁瘤。可能由于忽视了肢体导联的对应性改变和$V_1$导联呈rS型，而误诊为慢性室壁瘤。这种心电图不需过多地思考。患者需立即进行积极有效的干预与治疗，以挽救更多的心肌细胞。

### 附加要点

Ⅱ导联P波的高度超过2.5 mm。符合肺型P波的诊断标准，是典型的右心房扩大。$V_1$导联P波双向，可能存在左心房扩大，但负向波无明显增宽，因此是房内传导延迟。

这例心电图中，aVL导联的R波为11 mm，$R_{V5}+S_{V1}=45$ mm，符合左心室肥厚的诊断标准。

### 最终诊断

1. ST段抬高型心肌梗死，急性前间隔
2. 右心房扩大，房内传导延迟，左心室肥厚
3. QT间期轻度延长

1. **整体印象：**极小范围的急性下壁心肌梗死

2. **关键信息：**Ⅲ、aVF导联ST段抬高，早期复极

3. **心率：**94次/min

4. **间期：**

 **PR间期：**0.22 s，一度房室传导阻滞

 **QRS波群时限：**0.10 s

 **QT间期：**0.38 s，轻度延长

5. **节律：**正常窦性心律

6. **电轴：**正常范围，+40°

7. **房室肥大：**房内传导延迟

8. **缺血或梗死：**参见以下讨论

9. **鉴别诊断：**肺栓塞，右心室肥厚

10. **总结：**

这份心电图很微妙，容易误诊，除非临床医生足够精明，能观察到明显的表现。让我们按照逻辑思维程序来分析这份心电图，看看它带我们去哪里。

首先看肢体导联，Ⅰ、aVL导联ST段呈水平型压低，在两个PR间期之间画一条直线，我们可以看到ST段压低1 mm。过去，这种程度的ST段压低甚至被一些非常优秀的临床医生忽视，而且可能会反复发生，但这是错误的。T波直立、增宽、对称，这样的ST-T改变是"红旗飘飘"样改变，而不是非特异性改变。无论何时，面对这样的ST-T改变，精明的临床医生会看到"隐藏的信息"，即从线索中寻找结论，并相互联系。肢体导联ST段抬高或压低，常见对应性改变。可见Ⅰ、aVL与Ⅱ、Ⅲ、aVF导联呈对应性改变。

Ⅱ导联看起来正常，ST段既没有压低也没有抬高。Ⅲ、aVF导联ST段轻度抬高，尤其是Ⅲ导联。Ⅲ导联ST段抬高约0.75 mm，并没有达到溶栓的标准，因此很多临床医生可能会忽略。（请记住：不能仅仅因为ST段抬高程度没有达到溶栓标准，而无视缺血或早期急性心肌梗死）。总的来说，下壁导联ST段抬高，Ⅲ导联抬高程度明显大于Ⅱ导联，与Ⅰ、aVL导联ST段压低有关。听起来熟悉吗？如果此时ST段抬高≥2 mm，大多数医生可以辨识下壁心肌梗死伴右心室受累。右胸导联（$V_4R$）可以证实我们的怀疑是否正确。

患者的临床表现至关重要。最初的症状是什么？是否与心肌缺血或梗死相一致？有无大汗、恶心、呕吐（下壁心肌梗死有关的症状）？有无低血压（右心室血管闭塞有关）？

本图还有一个非常重要的表现，肢体导联早复极。QRS波群的移行区在$V_1$与$V_2$之间。见534页，当$V_1$和/或$V_2$导联R∶S值大于1时，提示为以下五种情况之一：

1. 右束支阻滞
2. 右心室肥厚
3. 后壁心肌梗死
4. 预激综合征
5. 儿童或青少年患者

临床上，下壁、右心室与后壁由共同的血液供应，因而下壁心肌梗死

常伴有右心室和后壁心肌梗死。导致该患者早移行的原因，很显然是后壁心肌梗死。

现在，再次评估$V_2$导联。可见R波高大，ST段压低，T波直立。这是典型的后壁心肌梗死，呈“旋转木马”样心电图改变。加做后壁导联可以证实。心电图可见ST段改变累及$V_6$导联，提示侧壁受累。

### 附加要点

患者有一度房室传导阻滞，可能继发于慢性或急性心肌缺血。有既往心电图对比更好。

心电图表现为下壁心肌梗死伴典型的对应性改变时，可以排除急性肺栓塞或右心室肥厚伴劳损，并可以解释之前提到的心电图改变。$S_1Q_3T_3$并不明显，如果诊断为肺栓塞，并不一定要依据$S_1Q_3T_3$。另外，没有肺型P波或右心房扩大的证据，急性或慢性肺栓塞或右心室肥厚证据也不充分。电轴正常范围同样可以排除肺栓塞。

### 最终诊断

1. ST段抬高型心肌梗死，下壁、右心室及后壁
2. 一度房室传导阻滞
3. 心房内传导延迟
4. QT间期轻度延长

1. **整体印象**：QRS波群增宽，肢体导联早期移行，$V_1$导联R:S值增大，电轴左偏

2. **关键信息**：$V_1$导联形态

3. **心率**：102次/min

4. **间期**：

 **PR间期**：0.19 s

 **QRS波群时限**：0.13 s

 **QT间期**：0.38 s，QT间期延长

5. **节律**：窦性心动过速

6. **电轴**：电轴左偏，−60°

7. **房室肥大**：房内传导延迟

8. **缺血或梗死**：Ⅰ、aVL、$V_3$~$V_6$导联ST段压低

9. **鉴别诊断**：心肌缺血，电解质紊乱，药物作用

10. **总结**：

这份心电图看似有难度。我们从引起QRS波群增宽的原因开始着手。遇到宽QRS波群时，需考虑以下可能性：束支阻滞，电解质紊乱，药物作用与心律失常。电解质紊乱常常破坏除极化或复极化路径。高钾血症时，心电图从高耸、对称的T波逐渐演变为室内传导延迟。本图并没有高钾血症相关的心电图改变，因此该诊断应放在次要位置。同样，还应考虑药物作用的影响，本图并未显示药物过量的典型表现。既往病史和现病史也有助于鉴别上述情况。室性心律失常时呈宽QRS波群，但P波通常不规律，这种可能性也比较小。排除以上诊断后，结论指向了束支阻滞。

当遇到宽QRS波群心电图时，须问自己几个问题。Ⅰ、$V_6$导联有粗钝的S波吗？是的。$V_1$导联的主波向上吗？是的。如果以上两个问题的结论都是肯定的，那么这就是一个右束支阻滞。请注意，在此我们并没有问$V_1$导联是否呈RSR′型或兔耳征。因为兔耳征有很多形态，会混淆视觉。本图就是个典型例子，RSR′形态并不清晰。如果仔细观察，可见看见在S波前有一个非常小的r波。这个小r波说明QRS波群的起始并不是Q波，是rSR′型而不是qR′型，与RSR′型一样，代表完全性右束支阻滞。需强调一下，兔耳征可能并不能在诊断中起到一锤定音的作用。Ⅰ、$V_6$导联粗钝的S波，$V_1$导联呈RSR′型都支持完全性右束支阻滞的诊断。

当再次遇到束支阻滞的诊断时，应考虑以下问题：ST段变化是否与QRS波群一致？通常ST段方向与QRS波群方向不一致，若一致可能是正常，也可能是病理性的。本图中，Ⅰ、aVL、$V_4$~$V_6$导联ST段与QRS波群方向不一致，但单独出现在侧壁导联需警惕心肌缺血可能。结合临床同时对比既往心电图能够解释这个疑问。须保持高度怀疑，并予以相应的治疗。

最后来看电轴。本图电轴左偏，Ⅱ导联主波向下。提示左前分支阻滞。值得庆幸的是，完全性右束支阻滞和左前分支阻滞属于稳定型阻滞。请牢牢记住，任何事情发生之前应保持高度怀疑，并做好充分的准备，才能成为优秀的临床医生。由于心电图表现为心肌缺血相，因此在所有问题解决之前，需做好预防措施并备好起搏器。如果患者发生心律失常和心室停搏，没有起搏器作为保护，就晚了。

## 附加要点

$V_1$导联P波双向,诊断房内传导延迟。

QT间期延长,因为任何束支阻滞都伴有复极途径异常。但还需了解其他导致QT间期延长的原因。

## 最终诊断

1. 完全性右束支合并左前分支阻滞
2. 侧壁导联ST段压低
3. 心房内传导延迟
4. QT间期延长

1. **整体印象**：看起来心电图正常，胸导联早期移行

2. **关键信息**：窦性心动过缓和胸导联早期移行

3. **心率**：55次/min

4. **间期**：

   **PR间期**：0.18 s

   **QRS波群时限**：0.10 s

   **QT间期**：0.40 s

5. **节律**：正常窦性心律

6. **电轴**：正常范围，+50°

7. **房室肥大**：无

8. **缺血或梗死**：参见以下讨论

9. **鉴别诊断**：胸导联早期移行

10. **总结**：

希望你能对本图持谨慎态度，如果不仔细，这份图就能把你带进坑里。初看心电图似乎正常。下壁导联ST段轻度抬高，可能是早期复极，常见于年轻人。然而，图中的其他线索能迅速否定这个想法。早期复极应表现为全部导联J点上抬，而不是个别导联。另外，早期复极时T波不对称，但本图T波对称。这个线索可能引起“红旗飘飘”样的心电图改变，会让你立即考虑到心肌缺血或梗死。ST段呈对应性改变吗？是的。aVL导联ST段轻度压低。这是第二个危险信号。

$V_2$导联波形可疑。高大R波伴随ST段压低及T波直立、对称，这是后壁心肌梗死的心电图特征。本图呈典型的“旋转木马”样心电图改变，R波振幅远高于通常情况。患者应该立即加做后壁和右胸导联。

这例是典型的早期急性下壁、后壁心肌梗死心电图改变。迷走神经张力增高，表现为窦性心动过缓，这也是下壁心肌梗死的典型特征。同时，临床表现与心电图改变息息相关，此患者需谨慎处理。有些因素会干扰我们，从而忽视心电图中一些重要的信息，遇到这种情况，需保持警惕，不受影响。每当你疑惑时，要相信临床直觉，提醒自己，远离错误。

### 附加要点

分析节律条图时，可见RR间期相等。但P波形态稍有不同，也没有心率减慢导致房室传导阻滞的证据。心房游走性心律时可见RR间期不同。引起形态学变化的原因尚不清楚。观察Ⅱ和/或$V_1$导联的长节律条图能帮助我们识别轻微的变化。

### 最终诊断

1. 下壁、后壁急性心肌梗死
2. 窦性心动过缓

1. **整体印象**：大面积心肌梗死
2. **关键信息**：早期移行，胸导联ST段抬高，部分波群异常，宽QRS波群
3. **心率**：58次/min
4. **间期**：

   **PR间期**：前面四个心搏为0.13 s，其后PR间期发生变化

   **QRS波群时限**：0.12 s

   **QT间期**：0.44 s
5. **节律**：窦性心动过缓伴房性期前收缩，后半部分可能为心房游走性心律
6. **电轴**：正常范围，+60°
7. **房室肥大**：无
8. **缺血或梗死**：参见以下讨论
9. **鉴别诊断**：电解质紊乱
10. **总结**：

我们从鉴别宽QRS波群的病因着手。Ⅰ、$V_6$导联有粗钝的S波吗？是的。胸导联早期移行，$V_1$导联主波直立吗？是的。是右束支阻滞。ST-T是否与QRS波群方向一致？$V_1$~$V_5$导联ST段显著抬高。与心电图测试5相比较，$V_1$导联没有r波。$V_1$~$V_4$导联呈qR′型。这是一份前间隔、侧壁ST段抬高型心肌梗死合并完全性右束支阻滞的心电图。

经分规测量，为窦性心动过缓。请注意，前四个波形的P波形态基本相同，RR间期也一致。第5个波轻度提前，P波形态与前4个不同。其后P波形态也不同，节律变为无规律的不规则。

无规律的不规则节律有三种：心房颤动、心房游走性心律、多源性房性心动过速。心房颤动没有P波。本图有P波，故可以排除。多源性房性心动过速，顾名思义，是一种心动过速，也可以排除。那么只剩下一种可能性。心率58次/min，伴有无规律的不规则节律，至少有三种不同形态的P波，因此这是心房游走性心律。长节律条图能更好地协助鉴别诊断。

节律条图显示第8个波形与其他明显不同，可能是房性期前收缩。我们来看看是如何得出这个结论的。第7个搏动的T波与其他T波稍有不同，说明其中可能埋藏了一个P波。请注意，异位节律与正常节律在所有导联中的起始部方向是一致的。这种异位节律通常是房性或交界性期前收缩，而不是室性期前收缩。前一个T波形态轻度改变，其中埋藏了一个P波，提示房性期前收缩，而不是交界性期前收缩，因为交界性期前收缩通常为逆行P波，隐藏在QRS波群里面，不会影响T波形态。

### 附加要点

肢体导联QRS波群振幅接近或小于5 mm，符合肢体导联低电压的诊断标准。需要了解患者低电压的原因，评估是否有心包积液，可能是慢性或急性病变。慢性心包积液常表现为低电压，其特征是大量心包积液。慢性心包积液可见心包囊扩张。急性心包积液容易导

致心包填塞，引起患者死亡，因为心包囊无法急性扩张容纳多余的液体。大量心包积液会引起急性心包填塞，少量心包积液通常不会导致肢导低电压。心室破裂导致的急性心包填塞是急性心肌梗死罕见的并发症，须牢记，本例患者也可能发生。这类患者病情迅速恶化并死亡。

### 最终诊断

1. ST段抬高型心肌梗死，前间隔延至侧壁
2. 完全性右束支阻滞
3. 肢导低电压
4. 窦性心动过缓逐渐发展为心房游走性心律
5. 房性期前收缩

1. **整体印象：**急性心肌梗死

2. **关键信息：**$V_1$~$V_4$导联呈QS型，ST段抬高，T波对称、倒置

3. **心率：**66次/min

4. **间期：**

   **PR间期：**0.24 s

   **QRS波群时限：**0.10 s

   **QT间期：**0.40 s

5. **节律：**正常窦性心律

6. **电轴：**正常范围，+60°

7. **房室肥大：**无

8. **缺血或梗死：**参见以下讨论

9. **鉴别诊断：**室壁瘤

10. **总结：**

本图清晰地表现出心肌梗死的心电图改变，病变部位包括左心室前壁、间隔和侧壁。如果患者为男性，45岁，主诉胸痛，呼吸急促，左臂呈放射性疼痛，出现本图表现，你很清楚，必须当作急性心肌梗死来处理。还有另一种情况，一位脚部受伤的患者，常规心电图也同这份图。仅脚部伤势严重，没有其他不适症状，又如何考虑？

第一件事就是评估患者的病情。永远不要相信别人转述的病史，除非你很清楚病因，并非常信任转述者。这个心电图反映了真实的情况吗？答案必须绝对肯定。患者明显有过心肌梗死，但这个QS波太深了，尤其是ST段呈弓背型抬高，合并T波倒置的导联更明显，这可能与室壁瘤有关。不能确定心肌梗死的分期，但应该不是急性期。工作中需保持高度怀疑，警惕无症状性心肌缺血。

这种情况下，最好与既往心电图进行对比。即便如此，没有既往心电图，也不要漏掉任何细节。对患者进行快速检查可以鉴别是否为室壁瘤。将指腹放在患者左心前方，从胸部到锁骨逐个部位进行检查，看看是否能感觉到心室的搏动，这种感觉就像有一股柔软的力量来自胸壁里面轻轻向上推动你的手。心室收缩导致室壁瘤呈气球样扩张，能够在胸壁上感受到轻柔的敲击。一旦发现这种情况，需要通过其他检查来确诊，如超声心动图，必要时行导管介入术。门诊患者需住院完成检查，不可轻易让其离开。安全总比后悔好！心血管医师讨论后选择对患者进行抗凝治疗，以防止血栓形成，需评估患者病情，防止可能的栓塞。

## 附加要点

PR间期延长，为一度房室传导阻滞。QT间期明显延长。

请注意，Ⅰ、aVL导联的ST段与T波稍有变化。另外，下壁导联T波浅倒。这些改变称为非特异性ST-T改变，不属于正常范围，但也不太糟糕。建议与既往心电图进行对比。

最终诊断

1. $V_1$~$V_4$导联呈QS型，ST段呈弓背型抬高，T波对称、倒置。不能排除心肌梗死

2. 室壁瘤可能

3. 一度房室传导阻滞

4. QT间期延长

5. 非特异性ST-T改变

1. **整体印象**:心动过速伴多个导联T波高尖,多源室性期前收缩
2. **关键信息**:心动过速伴多个导联T波高尖,多源室性期前收缩
3. **心率**:134次/min
4. **间期**

   **PR间期**:不确定,一度房室传导阻滞,参见以下讨论

   **QRS波群时限**:0.08 s

   **QT间期**:0.28 s
5. **节律**:窦性心动过速,多源室性期前收缩
6. **电轴**:不确定
7. **房室肥大**:右心房扩大可能
8. **缺血或梗死**:Ⅲ、aVF导联可见Q波,$V_1$、$V_2$导联ST段抬高
9. **鉴别诊断**:急性心肌梗死,电解质紊乱,肺栓塞
10. **总结**:

这是所有章节中最难的心电图之一。至少,所有波群形态怪异,下壁导联看上去是QRS波群支撑在P波与T波之间。另外,还有心动过速和多源室性期前收缩,无论如何,我们得找出合适的解释。

我们通过鉴别诊断列表来解释心电图。$V_1$、$V_2$导联基线不稳,增加了测量难度,但是仍可见ST段明显抬高。是早期前间隔心肌梗死吗?有可能,我们可不想犯这种错误。多个导联直立、对称的T波有点棘手,不过,结合临床病史有助于分析心电图。

电解质异常,尤其是高钾血症,可以引起这样的心电图改变。当我们看到多个导联出现高尖、对称的T波,QT间期延长与一度房室传导阻滞时,可考虑高钾血症的心电图改变。重度肾衰竭患者,常伴高钾血症和低钙血症,表现为QT间期缩短而不是延长,但是也可能由于该患者肾脏损害较轻。然而,当出现间期延长时,你可能会认为所有的间期都会延长。但是本图QRS波群较窄且时限正常,并未出现我们所想象的QT间期延长。需要结合临床病史和血钾水平来协助诊断,但是仍然要保持高度怀疑。

上述所列出的鉴别诊断中最后一个是肺栓塞,典型的肺栓塞心电图表现包括心动过速、急性右心压力增加、低氧血症、过度通气和剧烈的胸痛。肺栓塞的内容超出了本书的学习范畴,故在此仅列出这些改变。这份心电图有肺栓塞改变的证据吗?有!心动过速,心率134次/min。当我们评估一份心电图有无肺栓塞可能性时,需考虑一个特别的心电现象,那就是$S_1Q_3T_3$。

$S_1Q_3T_3$是指Ⅰ导联有明显S波,Ⅲ导联有明显Q波同时伴有T波倒置。这份心电图满足了以上全部条件,同时表现为右心房扩大、右心室肥厚,都与右心压力明显增大有关。除了右心室肥厚,这例心电图还满足其他条件,诊断肺栓塞的可能性较大。因此,需要结合临床相关病史及既往心电图,并参考血气分析结果。这例心电图让我们记住了一个很好的临床要点:通过血气分析可以得到静态$K^+$水平,协助诊断高钾血症。血气分析检测的$K^+$水平没有常规检测方法那么准确,但是从非常高或正常突然变低,也有一定的临床意义。

请记住,鉴别诊断之间并不是完全独立的。例如,负荷过重或者低氧血症可引起急性心肌梗死,肺栓塞患者同样可以出现。另一方面,肾衰竭患者也会发展为肺栓塞。

临床证实患者发病急，表现为剧烈胸痛及呼吸急促。进一步检查，发现急性肺栓塞是引起这些临床表现的根本原因。很多人质疑患者做心电图的必要性，但是心电图作为一个床边检查项目，可以提供有价值的信息。每天急诊科有多少患者主诉剧烈胸痛和轻微呼吸急促？对于这个病例，精明的临床医生会依据病史和既往心电图做出准确的诊断，挽救了患者的生命。在此，我要感谢来自得克萨斯州休斯敦的Senthil Alagarsamy医生，他就是这样一位精明的临床医生。

### 附加要点

这份心电图电轴不确定，几乎所有波群都呈等电位导联，做出诊断有点困难。

异常的心搏是室性期前收缩。注意异常搏动的起始部与正常搏动的方向相反；另外，其后可见长代偿间期。这两点符合室性期前收缩，而不是房性期前收缩或者是交界性期前收缩。至少有三种不同形态的异位搏动，说明室性期前收缩的起源点不同。

一度房室传导阻滞，虽然测量PR间期仅0.19 s。但是P波的起始部被埋在前一个T波里，所以测量结果可能不准确，我们推断这之间至少还有0.01 mm，故可诊断为一度房室传导阻滞。

### 最终诊断

1. 窦性心动过速
2. $V_1$、$V_2$导联ST段抬高，不排除心肌缺血或心肌梗死
3. 不确定电轴
4. $S_1Q_3T_3$样改变
5. 右心房扩大
6. QT间期延长
7. 非特异性ST-T改变，不排除高钾血症
8. 多源室性期前收缩

1. **整体印象：**左心室肥厚，急性心肌梗死
2. **关键信息：**波群的大小，前间隔导联ST段抬高
3. **心率：**90次/min
4. **间期：**

   **PR间期：**0.16 s

   **QRS波群时限：**0.08 s

   **QT间期：**0.38 s，QT间期延长
5. **节律：**正常窦性心律
6. **电轴：**正常范围，+70°
7. **房室肥大：**房内传导延迟，左心室肥厚
8. **缺血或梗死：**参见以下讨论
9. **鉴别诊断：**急性心肌梗死
10. **总结：**

这份心电图表现符合左心室肥厚的诊断标准。$S_{V1}+R_{V5}=42.5\ mm$，满足左心室肥厚的诊断标准。其他标准都不符合，需要满足其中一个才能做出左心室肥厚的诊断。房内传导延迟表现为$V_1$导联P波呈正负双向。

本图没有劳损的表现。看看波形最深的导联，$V_1$导联可见ST段轻度抬高，J点明显，呈水平型抬高；$V_3$导联ST段继续抬高显得很难看，其ST段抬高超过1 mm，T波呈正负双向、表现为既丑又对称的负向波。这个导联呈心肌梗死图形表现，T波异常一直延续到$V_4$导联。

这份心电图可诊断为左心室肥厚伴前间隔ST段抬高型心肌梗死。需强调的是，必须非常清楚左心室肥厚伴劳损与左心室肥厚伴心肌梗死的差别。这些变化很细微，但是能够分辨这两者意味着生与死的区别。准备好你的钱，若判断错误就得交给律师了；判断正确夜间就可以安心入睡了。很戏剧性吧？是的，但这就是事实。

### 附加要点

QT间期延长。这个部分中几乎所有的心电图都有这些改变，因为这些改变都是病理性的。本图中，QT间期延长是左心室肥厚和急性心肌梗死所致。

### 最终诊断

1. 前间隔ST段抬高型心肌梗死
2. 左心室肥厚
3. 房内传导延迟
4. 非特异性ST-T改变

1. **整体印象：**完全性右束支阻滞，分期不确定的心肌梗死

2. **关键信息：**QRS 波群宽度，QS 型

3. **心率：**67 次/min

4. **间期：**

   **PR 间期：**0.22 s

   **QRS 波群时限：**0.16 s

   **QT 间期：**0.50 s

5. **节律：**正常窦性心律

6. **电轴：**不确定

7. **房室肥大：**左心房扩大

8. **缺血或梗死：**前间壁隔导联呈 QS 型

9. **鉴别诊断：**电解质相关改变

10. **总结：**

这份心电图首先要考虑的是宽 QRS 波群的诊断与鉴别诊断。典型束支阻滞图形时 QRS 波群时限一般为 0.12~0.14 s。QRS 波群时限变宽时，须考虑室性节律。然而，本图中每个 QRS 波群前均有 P 波，没有明显心室起源的证据，因此可以认为是少见的束支阻滞。

Ⅰ和 $V_6$ 导联有粗钝的 S 波吗？是的。$V_1$ 导联主波向上吗？是的。那就是右束支阻滞。有心肌缺血或梗死相对应的区域吗？$V_6$ 导联的 T 波与缺血相关，但是也是唯一孤立出现 T 波改变的导联，可能是偶然结果，不能提示为急性心肌缺血。

然而，$V_1$~$V_4$ 导联可见宽而深的 QS 波。提示为分期不确定的心肌梗死；换句话说，既往出现过心肌梗死。一般来说，患者右束支阻滞时比左束支阻滞更容易识别心肌缺血或梗死。因为左束支阻滞时 QRS 波群很宽而且形态怪异，很容易“掩盖”心肌缺血或梗死。因此，当遇到束支阻滞时，需要保持高度怀疑并找出与临床缺血或梗死相关的其他病理变化。

$V_5$ 导联由于电“不稳定”看起来干扰较大，可与其上或下方导联对齐作一垂直线，通过垂直线上其他导联的波和间期来辨识 $V_5$ 导联对应的波和间期。例如，请确定 $V_6$ 导联 P 波的起始部位。现在，先作一垂直线确定 $V_5$ 导联的 P 波位置，然后再来确认 $V_6$ 导联的 P 波就比较简单了。用同样的方法可以确定 T 波。

## 附加要点

PR 间期延长达 0.22 s，为一度房室传导阻滞。QT 间期显著延长达 0.50 s，可能同时伴有 QRS 波群增宽。

电轴不确定，再次强调，由于绝大多数肢体导联是等电位差，若没有明确的正向或负向导联，就无法得到准确的电轴结果。

Ⅱ导联 P 波增宽，呈双峰，二尖瓣型 P 波是左心房扩大的典型特征。P 波总宽度为 0.16 s，双峰间距 0.06 s。P 波双向，负向部分加深，提示左心房扩大。

最后，分析QRS波群增宽与QT间期延长的原因。高钾血症和某些药物可能会引起这种改变，需要排除。典型高钾血症时心电图表现为室内传导延迟，而本图并未出现这种改变，但不能排除高钾血症可能。从形态学上来看，所有心搏都没有高钾血症的表现。结合临床相关病史、体格检查（特别是分析左右心室分流），参考既往心电图结果会大有帮助。必须进行实验室检查，才能排除血钾异常或其他电解质紊乱。

### 最终诊断

1. 分期不确定的前间隔心肌梗死
2. 完全性右束支阻滞
3. 一度房室传导阻滞
4. 不确定性电轴
5. 二尖瓣肺型P波，左心房扩大
6. QT间期延长

1. **整体印象：**预激综合征，A 型

2. **关键信息：**δ 波，宽 QRS 波群，胸导联早期移行

3. **心率：**64 次/min

4. **间期**

   **PR 间期：**0.12 s

   **QRS 波群时限：**0.16 s

   **QT 间期：**0.34 s

5. **节律：**窦性心律不齐

6. **电轴：**正常范围，+80°

7. **房室肥大：**不能评估

8. **缺血或梗死：**无

9. **鉴别诊断：**无

10. **总结：**

看到这份心电图立即就能发现胸导联早期移行。任何情况下看到早期移行就要问问自己，最符合什么心电图诊断：右心室肥厚，完全性右束支阻滞，后壁心肌梗死，A 型预激综合征，还是年轻患者。以上各种可能性都应考虑，有诊断方向吗？当然。

根据宽 QRS 波群这一特征来缩小鉴别诊断范围；QRS 波群宽 0.16 s。QRS 波群增宽合并早期移行，可将范围缩小到右束支阻滞和 A 型预激综合征。Ⅰ与 $V_6$ 导联没有粗钝的 S 波，$V_1$ 导联不呈 RSR′ 型，可以排除右束支阻滞。就只剩下 A 型预激综合征了。

预激综合征的一个显著特点是 QRS 波群起始部位粗钝，有 δ 波。本图除了 aVL 导联，其他各导联均可见明显 δ 波，（如果不清楚 δ 波是什么或如何形成的，请复习 134 页。）本图 QRS 起始部 δ 波的宽度为 0.16 s。

预激综合征通常表现为 PR 间期缩短，小于 0.12 s。图中 PR 间期正好为 0.12 s，但需注意，在 P 波结束处可见粗钝的 S 波，导致测量不准确。很多预激综合征患者并不符合上述标准，本图 PR 间期也没有明显缩短。

可见 ST 段与 T 波呈非特异性改变。这种典型变化是由于复极方式变化而不是因为组织结构异常，通过房室结下传 ST–T 形态才会正常。两种复极方式不同，导致心电图波形改变。

### 附加要点

预激综合征常与心动过速相关。当患者诉有心律失常相关症状，同时心电图有上述表现时，应高度怀疑预激综合征。当患者出现不明原因晕厥时，不可忽视，否则就是一个“庸医”。

### 最终诊断

预激综合征，A 型

1. **整体印象:**大面积急性心肌梗死

2. **关键信息:**ST段抬高

3. **心率:**74次/min

4. **间期:**

   **PR间期:**0.18 s

   **QRS波群时限:**0.08 s

   **QT间期:**0.34 s

5. **节律:**参见以下讨论

6. **电轴:**左偏,−50°

7. **房室肥大:**房内传导延迟

8. **缺血或梗死:**参见以下讨论

9. **鉴别诊断:**无

10. **总结:**

可见Ⅰ、aVL、$V_1$~$V_6$导联ST段呈水平型抬高,其中$V_2$~$V_4$导联ST-T明显抬高,这并不常见。这种明显的ST-T抬高仅见于ST段抬高型心肌梗死的超急性期,此阶段在急性心肌梗死中很短暂,胸痛发作与采集心电图之间往往相隔了一段时间,因此心肌梗死超急性期心电图并不常见。

## 附加要点

判断节律有一定难度,因为本图处于心肌梗死早期改变,而且不清楚记录这份心电图之前发生了什么。第1、第2个P波与PR间期延长无关。前3个RR间期不等,然后是停搏。接下来,是心房逸搏,之后建立了一个新的节律。从第4到第13个波群是窦性心律不齐,RR间期稍有变化,P波形态一致,PR间期一致。

## 最终诊断

1. ST段抬高型心肌梗死,超急性期,前间隔延至侧壁
2. 窦性心律不齐+心房逸搏
3. 左前分支阻滞

1. **整体印象**:ST段抬高型心肌梗死

2. **关键信息**:ST段抬高,T波对称,低电压

3. **心率**:59次/min

4. **间期**:

 **PR间期**:0.16 s

 **QRS波群时限**:0.08 s

 **QT间期**:0.36 s

5. **节律**:窦性心动过缓

6. **电轴**:左偏,–20°

7. **房室肥大**:无

8. **缺血或梗死**:参见以下讨论

9. **鉴别诊断**:急性心肌梗死伴心包积液或电解质异常

10. **总结**:

可见$V_1$~$V_5$导联ST段抬高,Ⅱ、Ⅲ、aVF导联呈对应性改变。这也是一个前间隔延至侧壁的急性心肌梗死病例。

侧壁心肌缺血最早的征象是aVL导联ST段轻度抬高伴下壁导联对应性改变。本图可见下壁导联ST段压低,但是Ⅰ和aVL导联却没有对应性改变。这是因为电压改变和aVL导联ST段抬高都非常细微,心电图无法捕捉。ST段可能随着时间的推移进一步抬高,也可能维持不变。灌注前间隔与下壁导联的动脉同时缺血较罕见,尽管某些主要动脉系统病变可引起这种心电图改变,也不应将其视为ST段压低最可能的原因之一。

附加要点

肢体导联和胸前导联可见低电压。肢体导联振幅是5 mm或更小,胸导联振幅是10 mm或更小。还应考虑心包积液和其他原因引起的低电压。

另外,心电图还表现为窦性心动过缓、QT间期正常。低电压患者还可能由电压损耗导致部分QT间期丢失,电压改变也能导致本应延长的QT间期缩短。诊疗过程中应牢记,肾脏疾病或电解质异常患者常伴有心包积液。

有些读者可能注意到$V_1$、$V_2$导联有QS波。仔细查看,发现在$V_2$导联QRS波群起始部有正向波。$V_1$导联在QRS波群起始部也有正向波,部分被基线的波动所掩盖,但绝对不是平的。回顾前面所述,低电压可使任何小波变得更小,这不能代表真正的QS波。

第2个波结束之处有一个很小的偏转,可能是伪差或者导联移位。出现在第3个P波之中的第2个"波"也是这样。PR间期一致,QRS波群没有变化。Ⅰ导联是正常的,患者活动或导联移位引起Ⅱ、Ⅲ导联变化。更长的节律条图可以观察到这种异常是否再次出现,并可进一步评估异

常的波形和节律。

电轴左偏，但仍在正常范围之内，不是左前分支阻滞。QRS波群振幅稍有变化，绝大多数是因为患者呼吸引起水平电轴轻度移位。与既往心电图对比，需判定低电压是否之前就存在。若患者之前电压正常，那么现在的电轴会略有不同。

## 最终诊断

1. ST段抬高型心肌梗死，前间隔延至侧壁
2. 低电压
3. 窦性心动过缓

1. **整体印象：**左心室肥厚，短PR间期

2. **关键信息：**无δ波

3. **心率：**62次/min

4. **间期：**

   **PR间期：**0.08 s

   **QRS波群时限：**0.08 s

   **QT间期：**0.44 s

5. **节律：**正常窦性心律

6. **电轴：**正常范围，+50°

7. **房室肥大：**左心室肥厚，房内传导延迟

8. **缺血或梗死：**$V_1$~$V_3$导联ST段抬高，T波对称

9. **鉴别诊断：**预激综合征（B型），LGL综合征

10. **总结：**

心电图明显有左心室肥厚的表现，$S_{V2}+R_{V5}$=47 mm。$V_1$~$V_3$导联的ST-T改变不符合左心室肥厚的改变。$V_2$导联波幅最深，其J点钝圆，但是ST段明显抬高，T波很可疑，并延伸至$V_1$、$V_3$导联，不能排除心肌缺血或梗死。结合临床并对比既往心电图可协助诊断。

还有一些异常表现也需要注意。PR间期很短。只凭结论进行鉴别诊断很局限。我们只会考虑预激综合征和LGL综合征，这部分内容在132页有深入讲解。

许多线索并不支持预激综合征。移行介于$V_2$与$V_3$导联之间，支持诊断A型预激综合征。但$V_1$导联主波向下，并不支持A型预激综合征。另外，没有δ波，QRS波群时限正常，也不支持A型预激综合征。多个导联R波起始部有很小的顿挫，更倾向于是内在的偏移而不是δ波。

短PR间期，QRS波群时限正常，更支持LGL综合征诊断。这些心电图表现通常是良性的，没什么问题。

### 附加要点

房内传导延迟表现为$V_1$导联呈P波双向

### 最终诊断

1. 不排除前间隔心肌缺血/梗死
2. 左心室肥厚
3. LGL综合征
4. 心房内传导延迟

1. **整体印象：**急性下壁心肌梗死，三度房室传导阻滞可能
2. **关键信息：**节律不规则
3. **心率：**无法识别P波频率，QRS波群频率约30次/min，规律的不规则
4. **间期：**

   **PR间期：**无

   **QRS波群时限：**0.08 s

   **QT间期：**0.56 s
5. **节律：**参见以下讨论
6. **电轴：**正常范围，+40°
7. **房室肥大：**无
8. **缺血或梗死：**参见以下讨论
9. **鉴别诊断：**心肌缺血/梗死，药物作用或过量，电解质紊乱
10. **总结：**

看似简单的心电图布满了危险信号。让我们从容易识别的心肌梗死开始分析。Ⅱ、Ⅲ、aVF导联ST段抬高，aVL导联呈对应性改变。提示下壁ST段抬高型心肌梗死。下壁心肌梗死很少单独发生。因为同一支动脉供血，通常下壁心肌梗死会延伸至侧壁、右心室或后壁，$V_5$、$V_6$导联可见ST段轻度抬高，提示可能与延伸侧壁的早期心肌梗死相一致，是否为连锁反应并不确定。针对该患者，连续记录心电图，并与既往心电图进行对比会有较大帮助。

$V_2$、$V_3$导联之间可见早期移行，但是不能提示后壁心肌梗死。T波都是对称的，在$V_1$、$V_2$导联可见T波双向。这些都是典型缺血的常见表现。

现在，来看看有无节律异常。有P波吗？是的，有3个清晰可见的P波，第1个和第3个P波形态相似，第2个P波起始处基线波动，因此不能判断与另外两个P波形态是否一致。这些P波在时间上似乎并无规律可现，当你用分规测量时并不能发现P波的规律性；也没有证据表明隐藏P波的存在，因而不能表示潜在心房节律的存在。P波与QRS波群相距较远，提示可能为逆向传导。相反，三个波之间看起来并无关联，如果没有更合适的解释，就将它们标记为心房逸搏。

心室率固定吗？是的，第1与第2、第2与第3，还有第5与第6个QRS波群之间的RR间期相等。第3和第5个RR间期之间可见一个非代偿间歇。其QRS波群形态正常，不是心室起源的搏动。无相关性P波，QRS波群形态正常，时限正常，因此是交界性搏动。其心室率缓慢，提示为交界性逸搏心律，但是典型的交界性逸搏心率是40~60次/min，比本图的30次/min快一点。这是慢心室率心房颤动吗？显然不是，本图表现为规律的不规则，而不是无规律的不规则。

第4个QRS波群是房性期前收缩（伴PR间期明显延长）或者交界性期前收缩，区分两者并没有显著的临床意义。应该记录更长的节律条图，协助诊断异常节律。

下壁心肌梗死常合并房室传导阻滞。P波与QRS波群之间并没有传导关系。是三度房室传导阻滞吗？三度房室传导阻滞表现为房室分离。本图中，心房节律并不确定，不能妄下定论。

## 附加要点

这份心电图是否与药物作用或电解质异常有关？潜在的药物作用会抑制窦房结起搏及房室结传导。在此没有证据显示其ST段异常与地高辛有关，但要考虑这个可能性，注意结合用药史，时刻牢记地高辛或其他药物中毒。电解质异常也可引起节律紊乱。然而，QRS波群窄、P波形态正常否定了这一可能性。每个病例都需要谨慎进行实验室检查。

## 最终诊断

1. 下壁ST段抬高型心肌梗死
2. 交界性逸搏和期前收缩
3. 非特异性ST-T改变

1. **整体印象：**室上性心动过速

2. **关键信息：**锯齿状心房波

3. **心率：**150次/min

4. **间期：**

   **PR间期：**不可测量

   **QRS波群时限：**0.08 s

   **QT间期：**不可测量

5. **节律：**心房扑动(2:1下传)

6. **电轴：**参考以下讨论

7. **房室肥大：**无心室肥厚；心房扑动时不能评估心房扩大

8. **缺血或梗死：**无

9. **鉴别诊断：**其他类型室上性心动过速

10. **总结：**

洞察力强的医技人员一眼就能看出本例心电图是心房扑动(2:1下传)。未经过训练的医技人员只能看出本图是快速的室上性节律。对心律失常的训练超出了本书的学习范畴，请参考本书的姊妹篇《心律失常识别》。该书为大家提供了很多心律失常病例，学习后就会进行鉴别了。

现在，看看如何轻松得出诊断结论。这明显是心动过速，而且是窄QRS波群心动过速，提示为室上性心动过速。下一步，请看心室率为150次/min。任何时候看到窄QRS波群心动过速心室率为150次/min时，就要考虑是否为心房扑动。这是如何形成的呢？典型心房扑动时，F波频率为300次/min。房室结不允许这么快的频率下传，因此会阻滞其中一次扑动波通过房室结下传，就形成2:1阻滞，心室率正好为150次/min。

$V_1$导联扑动波清晰可辨，可用分规测量。在Ⅱ导联上，每隔一个扑动波就可以看到QRS波群之前的负向波。为了进一步识别并显露埋藏的扑动波，请拿起分规并将其两只尖脚分别置于两个相邻QRS波群前面的最低点，再将分规移至没有图形的地方，即空白部分，根据测量间距(小方格)计算其频率为150次/min。在心电图纸上相同的空白区域将测量间距减半。现在，将分规的第一个尖脚放在QRS波群前扑动波的最低点，可见分规另一只尖脚正好落在QRS波群之后负向波的位置上，这就是被埋藏的扑动波。

## 附加要点

心房扑动纠正之后，方可评估电轴、心房扩大或心肌缺血/梗死。快频率心房扑动可以掩盖很多异常情况，可能会漏掉一些严重的病理情况。

## 最终诊断

心房扑动(2:1下传)

1. **整体印象**：ST段抬高型急性心肌梗死，前间隔延至侧壁

2. **关键信息**：$V_1$~$V_5$导联ST段抬高

3. **心率**：43次/min

4. **间期**：

   **PR间期**：0.26 s

   **QRS波群时限**：0.08 s

   **QT间期**：0.46 s

5. **节律**：窦性心动过缓

6. **电轴**：正常范围，+60°

7. **房室肥大**：左心房扩大，二尖瓣型P波

8. **缺血或梗死**：$V_1$~$V_5$导联ST段抬高

9. **鉴别诊断**：无

10. **总结**：

这是典型的前间隔延至侧壁ST段抬高型急性心肌梗死心电图。可见$V_1$~$V_5$导联ST段呈水平型或凹面向下型抬高。$V_6$导联ST段轻度抬高。请注意肢体导联表现为低电压。

由于低电压，Ⅲ、aVF导联ST段稍压低，这比aVL导联ST段稍抬高意义更大，即使忽略了肢体导联的变化，仍然可以通过侧壁$V_5$~$V_6$导联做出诊断，不要漏掉任何信息。然而，应该力争从心电图上能看出所有的病理改变。

## 附加要点

Ⅱ导联可见明显二尖瓣型P波，P波宽度达0.14 s，双峰间距0.06 s，$V_1$导联P波呈正、负双向，表现为房内传导延迟，是明显的左心房扩大。

长节律条图可见窦性心动过缓伴呼吸性RR间期轻度不齐。提示节律先缓慢降低，然后增快，即窦性心律不齐。

肢体导联振幅均小于5 mm，提示低电压，其临床相关性已经证实。提到低电压，如果低电压被纠正，你认为前间隔导联的ST段抬高又会是什么样子呢？

## 最终诊断

1. ST段抬高型急性心肌梗死，前间隔延至侧壁
2. 低电压
3. 窦性心动过缓
4. 一度房室传导阻滞
5. 非特异性ST-T改变

1. **整体印象：**ST段抬高型急性心肌梗死，前间隔延至侧壁

2. **关键信息：**ST段呈水平型抬高

3. **心率：**78次/min

4. **间期：**

   **PR间期：**0.20 s，一度房室传导阻滞

   **QRS波群时限：**0.11 s

   **QT间期：**0.34 s

5. **节律：**正常窦性心律，室上性期前收缩三联律

6. **电轴：**左偏，-10°

7. **房室肥大：**房内传导延迟

8. **缺血或梗死：**参见以下讨论

9. **鉴别诊断：**电解质紊乱

10. **总结：**

看到这份心电图时，第一反应是："多丑的一张图！"是的，说得没错。对于"丑图"没有具体的处理方案，我们下面为大家解读这份心电图。

先从病变明显之处开始，Ⅰ、aVL和$V_2$~$V_6$导联可见ST段抬高，Ⅱ、Ⅲ、aVF导联ST段呈对应性压低，符合前间隔延至侧壁ST段抬高型急性心肌梗死诊断。

QRS波群增宽，在两个不同的导联上测量为0.11 s。疑似右束支阻滞，但是$V_2$导联主波向上，也无兔耳征。不符合左束支阻滞图形改变，可以排除该诊断。是否有束支阻滞必须要等到急性心肌梗死得到控制之后，再做心电图确认。临床上需警惕高钾血症，迅速进行化验检查，以明确诊断。

现在来看看节律。确实存在成组的波群，我们的第一个想法是假设它是二度莫氏Ⅰ型房室传导阻滞。临床经验提示：当波群成组出现时，需考虑房室传导阻滞。对本例图，我们最初的想法错了。

二度莫氏Ⅰ型房室传导阻滞表现为：PR间期逐渐延长，直到出现一个QRS波群脱落，RR间期逐渐缩短直到出现心搏脱落。一组波群最后有单个未下传的P波。观察长导联心电图，无PR间期延长，也没有未下传的P波。P波被藏起来了吗？看看前面的T波形态，并没有改变，因此没有被埋藏的P波。

二度莫氏Ⅱ型房室传导阻滞表现为：在未下传的P波之后脱落一个QRS波群，PR间期恒定，RR间期相等。本图没有脱落的QRS波群和未下传的P波，因此也不是二度莫氏Ⅱ型房室传导阻滞。

仔细观察各波形态，可见短RR间期之前的P波形态稍有不同，PR间期轻度缩短，这些细微变化的波形提示起搏点离窦房结很近，代偿间歇不完全，因此是房性期前收缩。重整窦房结节律之后产生不完全代偿间期。每三个窦性心搏出现一次房性期前收缩，称为室上性期前收缩三联律。这属于生理性节律，不必过于担心。分规可以帮助你分析长导联心电图，正如本例心电图，需多次测量进行对比。

## 附加要点

PR间期延长,0.20 s,一度房室传导阻滞。

$V_1$导联可见P波呈正、负双向,提示房内传导延迟。

## 最终诊断

1. ST段抬高型急性心肌梗死,前间隔延至侧壁
2. 室上性期前收缩三联律
3. 一度房室传导阻滞
4. 心房内传导延迟

## 20 答案

1. **整体印象**：下壁心肌梗死；畸形，宽QRS波群
2. **关键信息**：畸形，宽QRS波群；PR间期显著延长
3. **心率**：82次/min
4. **间期**：

   **PR间期**：0.32 s

   **QRS波群时限**：0.12 s

   **QT间期**：0.40 s
5. **节律**：窦性心律
6. **电轴**：右偏，+110°
7. **房室肥大**：室内传导延迟
8. **缺血或梗死**：参见以下讨论
9. **鉴别诊断**：高钾血症
10. **总结**：

这张图第一眼看上去很简单，但仔细观察并不简单。让我们先从最关键的问题心肌梗死开始。Ⅱ、Ⅲ、aVF导联可见ST段明显抬高，同时Ⅰ、aVL导联呈对应性改变。但侧壁或后壁并没有受累的表现。一般来说，下壁心肌梗死并不只局限于下壁，需考虑是否伴有右心室受累。仔细观察Ⅱ、Ⅲ导联，可见Ⅲ导联ST段抬高大于Ⅱ导联，提示右心室受累。加做右胸导联非常必要。

再来看看间期。QRS波群宽0.12 s。是束支阻滞吗？不，典型的右束支阻滞有粗钝的S波，而本图仅Ⅰ导联有，$V_6$导联有S波但并不粗钝。$V_1$导联主波向下，不是RSR′型，不能诊断为右束支阻滞。Ⅰ、aVL导联上有小S波，也不符合典型的左束支阻滞图形。我们联想到了高钾血症导致的室内传导延迟。

PR间期显著延长达0.32 s。P波距离QRS波群很远时，把分规打开分成两半来测量PP间期。将分规的一只脚放在明显的P波上，另一只脚就落在了QRS波群里面，这个QRS波群的形态有轻微的变化。观察胸前导联，注意到分规的第二只脚落在了$V_1$~$V_4$导联S波的凹陷上，是2:1房室传导阻滞吗？当然有可能。

以前，有人问我为什么这些T波并不像典型高钾血症患者的T波形态，答案并不简单。典型的高钾血症T波高尖，随着血钾浓度升高，T波形态随之改变。还记得"电解质与药物作用"一章中的类比线吗？我们拉一条类比线，发现T波变矮、变宽。本图是又宽又平T波的很好病例。需牢记T波从高尖到完全平坦的形态变化。

QT间期延长是由缺血或电解质紊乱引起的，包括高钾血症。

高钾血症有时可见ST段抬高，形成假性心肌梗死样图形，但是无对应性改变。

总之，本图忽视了高钾血症的一些心电图特点。包括：PR间期延长，QRS波群增宽，QT间期延长；室内传导延迟；2:1房室传导阻滞，都常见于高钾血症患者。患者的血钾水平、临床表现、病史也很重要。如果确诊为高钾血症，应立刻治疗，阻止病情恶化。需要药物治疗和安装起搏器，请密切关注突然出现的正弦波。

## 附加要点

持续监测，连续采集心电图。患者存在两个威胁生命的潜在问题：心肌梗死和高钾血症。两者都需要检查并进行相应的治疗。请注意，高钾血症患者对经皮或经静脉起搏治疗反应较差。然而，一旦开始治疗，患者病情可以迅速得到控制。如果你没有接受过经静脉植入起搏器的培训，请立刻打电话请求帮助。早做准备！

## 最终诊断

1. ST段抬高型心肌梗死可能，下壁、右心室
2. 心室内传导延迟
3. 高钾血症可能
4. 一度房室传导阻滞，2:1房室传导阻滞可能
5. QT间期延长
6. 电轴右偏

1. **整体印象**：左束支阻滞

2. **关键信息**：节律不整齐

3. **心率**：60次/min

4. **间期**：

   **PR间期**：不固定

   **QRS波群时限**：0.16 s

   **QT间期**：0.46 s

5. **节律**：参见以下讨论

6. **电轴**：左偏，-80°

7 **房室肥大**：无法准确评估

8. **缺血或梗死**：$V_5$与$V_6$导联ST段压低

9. **鉴别诊断**：电解质紊乱

10. **总结**：

这份心电图的首要问题是宽大的QRS波群。QRS波群宽0.16 s，是束支阻滞？异位心室搏动？还是室内传导延迟？Ⅰ、$V_6$导联无粗钝的波形。$V_6$导联无粗钝的S波。不符合典型的右束支阻滞图形。Ⅰ、$V_1$导联主波向下，$V_6$导联并不是典型的左束支阻滞图形，但这就是左束支阻滞。$V_6$导联QRS波群形态改变可能由导联移位或者心脏扩大转位引起。

典型左束支阻滞时，其QRS波群宽度一般介于0.12~0.14 s。异位心室搏动，如室性期前收缩，也呈宽QRS波形。图中可见每个QRS波群前都有相关P波，故不支持室性期前收缩。$V_6$导联的QRS波群形态为潜在性诊断室内传导延迟提供了一个很好的线索。应始终牢记，需结合临床并检测血钾水平。室内传导延迟不是放在第一位的鉴别诊断，Ⅰ与$V_6$导联的QRS波群形态完全不同，说明导联位置有问题。

明确诊断为左束支阻滞之后，需解答的下一个问题是一致性问题。左束支阻滞时，如果ST-T与QRS波群终末方向一样，则为一致。LBBB时，一致是心肌缺血的标志，本图中，$V_5$、$V_6$导联ST段压低与QRS波群终末方向一样，提示心肌缺血或梗死。再次强调，导联位置不正确，也可能引起这样的改变，尤其要注意导联的位置，然后复查心电图。心脏大小或导联位置不正确以及对比既往心电图都会有极大的帮助。

现在来看看节律。整齐吗？不。是有规律的不整齐还是无规律的不整齐？是无规律的不整齐。可将鉴别诊断范围缩小到3种节律：心房颤动、心房游走性心律、多源性房性心动过速。图中可见P波，可以排除心房颤动。有三种不同形态的P波吗？是的，因此应考虑心房游走性心律或多源性房性心动过速。心率60次/min，不是心动过速，因此诊断为心房游走性心律。

第一眼看上去，可能认为是二度莫氏Ⅰ型房室传导阻滞。有数个PR间期好像延长了，然后有代偿间歇。仔细观察P波，发现形态略有不同。回顾前面所学内容，异位心房节律点才会有不同形态与不同时限的P波，其PR间期也不相同。这个节律就是心房游走性心律。没有未下传的P波，也没有埋藏的P波，不支持房室传导阻滞的诊断。

### 附加要点

电轴左偏，-80°。本图不宜描述为左束支阻滞合并左前分支阻滞，因为左束支阻滞是指左束支完全阻断，所以“左束支阻滞合并左前分支阻滞”是多余的。电轴左偏有一定的临床价值，未合并左前分支阻滞的患者预后更好。

### 最终诊断

1. 左束支阻滞
2. 侧壁心肌缺血可能
3. 心房游走性心律
4. 电轴左偏

## 22 答案

1. **整体印象**:下壁ST段抬高型心肌梗死
2. **关键信息**: PR间期延长,ST段抬高
3. **心率**:80次/min
4. **间期**:

   **PR间期**:0.26 s, 一度房室传导阻滞

   **QRS波群时限**:0.03 s

   **QT间期**:0.36 s,轻度延长
5. **节律**:正常窦性心律
6. **电轴**:正常范围,+60°
7. **房室肥大**:左心室肥厚,房内传导延迟
8. **缺血或梗死**:参见以下讨论
9. **鉴别诊断**:无
10. **总结**:

下壁导联ST段抬高,Ⅰ、aVL导联呈对应性改变。诊断为下壁ST段抬高型心肌梗死。心脏其他部位是否受累? 是的。Ⅲ导联ST段抬高程度大于Ⅱ导联,提示右心室心肌梗死。虽然胸导联无早期移行,但呈明显的"旋转木马"样改变:R波高大,ST段压低,T波直立,提示后壁心肌梗死。最终诊断为下壁、后壁、右心室ST段抬高型心肌梗死。注意加做右心室及后壁导联。

### 附加要点

PR间期延长达0.26 s,为一度房室传导阻滞。之前提到过,当P波在两个R波正中时,需注意QRS波群里是否还埋藏着另一个P波,形成二度房室传导阻滞呈2:1下传。经测量,PP间期为18 mm或19 mm,测量值因起点确定不同而稍有不同。将所测PP间期除以2,再用分规比对,发现QRS波群形态并无变化,提示QRS波群里没有隐藏P波,因而不是房室传导阻滞。反复强调这一点,是为了养成良好的读图习惯。如果没有考虑这种可能性,就不可能做出正确诊断。

可见左心室肥厚心电图表现,Ⅰ导联R波振幅高达12.5 mm。其他诊断条件并不符合,不排除被急性心肌梗死图形所掩盖。无法测量$V_1$、$V_2$导联S波的深度,因为急性后壁心肌梗死改变了正常的除极。$V_1$导联P波正负双向,提示房内传导延迟。

### 最终诊断

1. ST段抬高型心肌梗死,下壁、后壁、右心室
2. 一度房室传导阻滞
3. 左心室肥厚
4. 心房内传导延迟

1. **整体印象：**ST段抬高型急性心肌梗死，前间隔延至侧壁

2. **关键信息：**ST段抬高，P波倒置

3. **心率：**82次/min

4. **间期：**

   **PR间期：**0.08 s

   **QRS波群时限：**0.08 s

   **QT间期：**0.36 s

5. **节律：**加速型交界性自主心律

6. **电轴：**正常范围，+80°

7. **房室肥大：**无

8. **缺血或梗死：**参见以下讨论

9. **鉴别诊断：**室壁瘤

10. **总结：**

Ⅰ、aVL、$V_1$~$V_5$导联ST段明显抬高，为前壁、间隔与侧壁ST段抬高型心肌梗死。PR间期缩短，P波倒置，无法确定QRS波群是呈rS型还是QS型。出现QS波提示为某一期心肌梗死或室壁瘤，在诊疗过程中需牢记结合临床，同时与既往心电图进行对比。请注意，虽然鉴别诊断需要考虑室壁瘤，但是ST段抬高型心肌梗死可危及生命，若没有明确证据证实为室壁瘤，则应诊断为心肌梗死。

Ⅰ、aVL导联ST段抬高不明显，变化不大，但是仍然有问题。按照一元论原则，时刻遵循“识图于其所友”原则（心电图不同表现之间有相关性）。ST段变化与侧壁缺血或梗死相关。但是，下壁导联并没出现对应性改变。这可能是因为心肌梗死演变过程已进入其对应性改变消失期。这个心电图提示心肌梗死发生在近期，不是急性期。需结合临床症状来进一步评估。

### 附加要点

仔细看看节律。首先，节律规则吗？有一段节律呈规律的不规则，因此节律是有规律的不规则。从第3个波群之后测量RR间期，其节律是整齐的。RR间期变化很小，小到没有什么临床价值。然而，第1、第2个RR间期与其他不同。第1个RR间期比其他的短，而且没有P波。第2个RR间期较长，P波直立。综上所述，即可见房性期前收缩，伴不完全代偿间歇。

再看看其他导联。Ⅱ、Ⅲ、aVF导联P波倒置。提示节律起源点离房室结很近或者是交界性融合波。短PR间期，可能是异位起源的电激动未通过房室结缓慢下传，通过房室结下传的PR间期较长。典型的交界性自主心律的心率范围是40~60次/min，这是房室结细胞的固有频率。本例患者心率为82次/min，比固有频率快，称为加速型交界性自主心律伴逆行P波。

### 最终诊断

1. ST段抬高型急性心肌梗死，前间隔延至侧壁
2. 加速型交界性自主心律
3. 房性期前收缩

## 24 答案

1. **整体印象**:三度房室传导阻滞,室性逸搏
2. **关键信息**:很多宽大QRS波群伴显著T波
3. **心率**:心房率为80次/min;心室率为20次/min
4. **间期**:

   **PR间期**:无法测量

   **QRS波群时限**:0.16 s

   **QT间期**:0.72 s
5. **节律**:三度房室传导阻滞,室性逸搏
6. **电轴**:无法测量
7. **房室肥大**:无法测量
8. **缺血或梗死**:无法评价
9. **鉴别诊断**:心肌病,心肌梗死,中枢神经系统事件,高钾血症
10. **总结**:

毫无疑问,这份心电图问题较多。判断一定要快速、果断。心房和心室没有明显关系,心房激动无法下传形成QRS波群。QRS波群宽大(0.16 s)、畸形,是室性逸搏。T波高而尖,QT间期显著延长。心电图表现为左束支阻滞图形,不是室内传导延迟。

这种形态的心电图可以列一个很短但是却致命的鉴别诊断清单。从心肌病开始着手,无论何种病因,心肌病都可出现明显宽大的QRS波群伴复极异常,如本图所示。这种心电图并不常见,但这种可能性应牢记在心,即使这种情况并不是本图最可能的诊断,但要注意鉴别。

我们看过很多心肌梗死心电图,典型的图形不是这样的,但是自然界一切皆有可能。大多数心肌梗死会引起三度房室传导阻滞伴室性逸搏。有些在正常传导途径中出现的问题,异位激动引起心室逸搏时却看不到。

中枢神经系统事件可以引起宽大、畸形的复极波,但QRS波群是窄的。这个诊断也与各种房室传导阻滞和心律失常改变了心电图图形有关。

宽QRS波群鉴别诊断的最后一项是高钾血症。高钾血症引起的心电改变可以解释本图的各种现象,与各种各样的阻滞有关(分支阻滞、束支阻滞和房室传导阻滞)。高钾血症时心电图可出现宽大畸形的QRS波群和复极异常,所有间期均增宽。高钾血症时可见P波变尖,如本图一样。典型的高钾血症可出现室内阻滞,也可能发生左束支和右束支阻滞。这是鉴别诊断列表中最符合本图的诊断了。

同样需要结合临床以及实验室检查结果。通过病史、体格及实验室检查评估患者肾衰竭或透析情况。保持谨慎,尽早治疗!

### 附加要点

一般来说,室性逸搏心律节律规则,频率约为20次/min,这与本图中可变的RR间期不一致。由于起源点相同,典型的心室逸搏心律是规律

的。但本例患者节律不规则，可能因为每个人默认了不同的起搏点，或者是高钾血症使去极化异常，改变传导路径引起。

最终诊断

1. 三度房室传导阻滞伴室性逸搏或室性逸搏心律
2. 高钾血症心电图改变可能

## 25 答案

1. **整体印象**：ST段抬高型心肌梗死，前间隔延至侧壁
2. **关键信息**：早期移行
3. **心率**：82 次/min
4. **间期**：

   **PR 间期**：0.20 s

   **QRS波群时限**：0.14 s

   **QT 间期**：0.46 s
5. **节律**：正常窦性心律
6. **电轴**：左偏，-40°
7. **房室肥大**：心房内传导延迟
8. **缺血或梗死**：参见以下讨论
9. **鉴别诊断**：电解质紊乱
10. **总结**：

$V_1$~$V_6$导联ST段呈水平型抬高，并与深倒、对称的T波同时出现。这是前间隔延至侧壁ST段抬高型心肌梗死的特征性心电图改变。还须考虑其他心电图改变。$V_1$导联主波向上，可见早期移行，这符合以下五种鉴别诊断中哪一种呢？右心室肥厚？右束支阻滞？正后壁心肌梗死？或预激综合征（A型）？或患者是儿童或青少年？QRS波群时限 0.14 s，可以把鉴别诊断缩小到束支阻滞或者心室预激。Ⅰ与$V_6$导联中可见粗钝的S波，$V_1$导联呈rsR′型，这是典型的右束支阻滞心电图表现，不像心室预激，不符合心室预激的任何一条诊断标准。因此诊断为右束支阻滞。

这是一例右束支阻滞心电图。我们来找找共性，所有胸导联均存在一致性，心电图表现与ST段抬高型心肌梗死早期诊断相一致。再看电轴左偏，准确测量为-40°，符合左前分支阻滞的诊断标准。请回顾一下快速诊断左前分支阻滞的方法，先看Ⅰ和aVF导联，是正向还是负向（Ⅰ导联正向波为主，aVF导联负向波为主）？是的。Ⅱ导联以负向波为主吗？是的。两者都符合快速诊断左前分支阻滞的标准。

本图最后诊断，前间隔延至侧壁ST段抬高型心肌梗死，完全性右束支阻滞，左前分支阻滞。

### 附加要点

PR间期0.20 s，符合一度房室传导阻滞诊断标准。

QT间期明显延长，约0.46 s。可能是由束支阻滞或ST段抬高型心肌梗死造成的。

$V_1$导联P波双向，提示房内传导延迟。最后可以看到Ⅱ和aVF导联中类似Q波的波形，如果是病理性Q波，应该既宽又深。真的是Q波吗？我们可以发现在QRS波群开始处有一个非常小的R波。S波才是深的负向波。结合临床，与既往心电图进行对比将有助于更全面地评估心电图。

### 最终诊断

1. ST段抬高型心肌梗死，前间隔延至侧壁
2. 完全性右束支阻滞
3. 左前分支阻滞
4. 一度房室传导阻滞
5. QT间期延长
6. 心房内传导延迟

1. **整体印象**：预激综合征

2. **关键信息**：宽 QRS 波群，δ 波

3. **心率**：64 次/min

4. **间期**：

   **PR 间期**：0.11 s

   **QRS 波群时限**：0.14 s

   **QT 间期**：0.46 s

5. **节律**：正常窦性心律

6. **电轴**：正常范围，+80°

7. **房室肥大**：未见明显特征

8. **缺血或梗死**：无

9. **鉴别诊断**：左心室肥厚的继发性改变

10. **总结**：

第一眼看这份心电图很容易产生错觉，会误诊为左心室肥厚伴继发性 ST-T 改变。让我们按照逻辑顺序来推导诊断结果。首先，该图没有左心室肥厚，因为心电图表现不符合左心室肥厚的诊断标准，首先应予以排除。

接下来，可见 QRS 波群增宽超过 0.12 s。是左束支阻滞或者左心室肥厚吗？ 不，$V_1$ 导联没有粗钝的 S 波，QRS 波群也不是 RSR′型。$V_1$ 导联 QRS 波群直立，并且早期移行，可以排除左束支阻滞。

胸导联早期移行的鉴别诊断包括右心室肥厚，正后壁心肌梗死，预激综合征（A 型）及年轻患者，除早期移行外，无右心室肥厚的其他证据（肺型 P 波，右心房扩大，$S_1Q_3T_3$ 改变），因此可以排除。单一后壁心肌梗死也有可能，但 QRS 波群形态不符合。结合临床及患者年龄，这种心电图与年轻患者中常见的心室早复极心电图改变不一致。

最后只剩下 A 型心室预激，让我们看看这份心电图是否符合。可见 QRS 波群早期移行，δ 波、QRS 波群增宽达 0.14 s 及非特异性 ST-T 改变。没有短 PR 间期。因为从 PR 段到 δ 波的过渡很模糊，对 PR 间期缩短可能存在争议。放置分规的位置不同，PR 间期可能会有所不同。

本图通过 $V_1$ 导联的特征性表现诊断为预激综合征 A 型。这才是最符合诊断标准的心电图改变，是最终的诊断。遵循逻辑推理和鉴别诊断流程通常可以得到正确的答案。在分析心电图时，不要忘了遵循逻辑顺序。

### 附加要点

除此之外，还要注意患者的病史，需高度怀疑与室上性心动过速相关的症状和体征。轻度头晕或晕厥也是常见的表现，然而观察力不强的临床医生可能会误诊。

### 最终诊断

预激综合征 A 型

1. **整体印象：**干扰大

2. **关键信息：**干扰可能是电干扰、颤动或持续运动所致。胸前导联QRS波群终末部

3. **心率：**78次/min

4. **间期：**

   **PR间期：**无法测量

   **QRS波群时限：**0.14 s

   **QT间期：**0.40 s

5. **节律：**参见以下讨论

6. **电轴：**正常范围，+40°

7. **房室肥大：**无

8. **缺血或梗死：**无

9. **鉴别诊断：**室内传导延迟

10. **总结：**

我们先从节律开始分析。规则还是不规则？测量发现不规则，或者说非常不规则。有三种心律失常节律非常不规则(包括心房游走性心律、多源性房性心动过速、心房颤动)。现在来找P波。没有P波，故诊断为心房颤动。

本图基线不稳，可能由震颤、颤抖、导联摆动、电干扰或心电图机故障引起。心房颤动可以解释这个干扰波吗？可以，心房颤动可以解释基线抖动，但是这种干扰波比我们想象的房颤波多了很多毛刺。当然，还有另一种可能，就是前面提到过的，也能解释这个现象——颤抖。回顾一下我们讨论的J波或Osborn波(从第226页开始)，一般出现在严重低温的患者身上。当我们观察其QRS波群终末部时，这类患者在胸前侧壁导联上可出现既大又宽的终末波，即Osborn波。Osborn波之后通常伴有ST-T改变，但并不能作为心肌缺血的证据。一般来说，患者的中枢体温越低，Osborn波就越明显。心电图上出现这种低温相关的Osborn波的临床意义主要是提高对患者病情严重性的认识，须立即估测患者的中枢体温。请注意，这里说的是“中枢体温”，而不是“口腔或鼓室温度”。严重性低温会导致心脏电活动不稳定，引起各种心律失常，包括室性心动过速、心室颤动，甚至心搏骤停和停搏。即使轻微的运动也可能非常危险。心电图表现可提示危及生命的征象，应采取适当的救治措施。并提醒护理人员，即使是一个良性的活动，比如更换担架也可能会要了患者的命。

### 附加要点

请记住，经常酗酒的患者容易体温过低。这些患者通常是好斗型和典型的焦虑型或精神病患者。患者自行脱衣(不顾寒冷的天气脱衣服)，通常由护理人员发现或来源于警察的报告。患者常被查出有冻伤和肢体冻僵，因为浸泡在冰冷的水中常出现这种情况。

提醒患者复测体温(本章不涉及体温过低的治疗)。

最后，如果患者心搏停止了，请记住除非身体已经冰冷，否则他/她仍然活着。起搏器和复苏药物对严重的低温患者可能无效。不要在药物

治疗后继续服用药物，除非你希望患者在他或她暖和时过量服药。快速复温是治疗这类患者最有效的方法。

最终诊断

1. 体温过低引起的Osborn波或J波
2. 由于颤抖引起的干扰
3. 非特异性ST-T改变
4. 继发性复极异常导致QT间期延长

## 心电图 测试 28 答案

1. **整体印象：** ST段抬高型心肌梗死，下后壁延至侧壁，低电压

2. **关键信息：** 肢体导联QRS波幅很小，下壁导联ST段抬高，$V_1$~$V_3$导联呈“旋转木马”样改变

3. **心率：**60 次/min

4. **间期：**

   **PR 间期：**变化的

   **QRS波群时限：**0.08 s

   **QT 间期：**0.42 s

5. **节律：**心房游走性心律

6. **电轴：**右偏，+100°

7. **房室肥大：**无

8. **缺血或梗死：**参见以下的讨论

9. **鉴别诊断：**高钾血症导致前壁导联T波高尖

10. **总结：**

这份心电图因低电压很容易忽视下壁导联ST段抬高。但是想象一下：如果QRS波群大小正常，那ST段得抬高多少呀？那就要抬高到连“盲人”心电图医师都能看见的程度了。请注意，Ⅲ导联ST段抬高程度大于Ⅱ导联，提示右心室受累。建议为患者加做右胸导联和后壁导联心电图。

从图上看后壁受累应该是相当明显了，典型高大R波早期移行和“旋转木马”样改变，ST段压低和T波直立。

侧壁受累表现为$V_4$至$V_5$及Ⅰ导联ST段抬高。

### 附加要点

aVL导联ST段轻度压低，提示对应性改变。再次强调，低电压导致ST段压低并不明显。

这份心电图的节律是什么？P波无规律性不规则。将鉴别诊断范围缩小到心房游走性心律或多源性房性心动过速。本图没有心动过速，心房游走性心律是正确的诊断。为了强化诊断，注意在整个条图中有多种不同形态的P波，至少有三种很明显。患者应该记录更长时间的节律图。

肢导低电压的标准是总计振幅小于5 mm。

### 最终诊断

1. ST段抬高型心肌梗死，下后壁延至侧壁
2. 心肌梗死可能累及右心室
3. 心房游走性心律
4. 肢体导联低电压

1. **整体印象**:ST段抬高型心肌梗死,前间隔延至侧壁

2. **关键信息**:ST段抬高,节律

3. **心率**:84 次/min

4. **间期**:

   **PR 间期**:变化的

   **QRS 波群时限**:0.08 s

   **QT 间期**:0.36 s

5. **节律**:心房游走性心律

6. **电轴**:正常范围, +70°

7. **房室肥大**:参见以下讨论

8. **缺血或梗死**:参见以下讨论

9. **鉴别诊断**:心尖部梗死

10. **总结**:

此图ST段抬高典型,为大面积前间隔累及侧壁ST段抬高型心肌梗死。$V_1$和$V_3$导联可见明显的QS波。心电图不能解释的部分是在下壁导联上ST段没有对应性改变,节律变化也需进一步分析。让我们仔细分析这份心电图的表现。

并没有证据表明多数侧壁心肌梗死患者的肢体导联应出现典型的对应性改变。事实上,此例心电图的Ⅱ导联甚至有轻度的ST段抬高。可能有两个因素。该患者可能为进展期心尖部心肌梗死伴有下壁Ⅱ导联的ST段抬高,或者这可能只是一个单纯的分期不确定的心肌梗死。诊断依据是我们之前提及的QS波正在形成之中。

请记住,心肌梗死的图形随着时间的推移而变化。这例患者的症状可能在你获取这份心电图之前几小时就已经发生了,因此当时采集到的这份心肌梗死心电图只能代表当时的病情。应该继续监测患者的心电图变化并结合临床病情才能解答其中的问题。

还应该考虑心包炎,但并没有出现所有导联的ST段抬高,此图的ST-T改变更符合心肌梗死的特点。室壁瘤通常也会出现T波倒置,应该考虑,需结合患者病史与既往心电图进一步评估。

现在让我们看看节律是否异常。节律似乎相当规律,但当我们用分规测量时会发现RR间期在缓慢、波动性地先延长而后缩短。这与窦性心律失常或心房游走性心律或呼吸胸腔运动的影响相一致。按照心房游走性心律的定义,我们看到随着周期性变化,P波形态也在逐渐变化。长时程心电图记录会极大地帮助你进一步评估节律。

## 附加要点

$V_1$导联P波双相可以判断房内传导延迟。然而,由于心房游走性心律时可以出现不同形态的P波,因此这个判断并不准确。如果游走性心律消退且P波形态稳定,复查心电图$V_1$导联P波仍为双相,则可以判断房内传导延迟的存在。当然,也可能不存在房内传导延迟。要谨慎做出诊断,否则由于心电图的短暂变化会影响患者将来身体情况的评估(例如保险评估)。

## 最终诊断

1. ST段抬高型心肌梗死,前间隔延至侧壁
2. 心房游走性心律
3. 非特异性ST-T改变
4. QT间期延长

1. **整体印象：**A 型预激综合征
2. **关键信息：**δ 波，心肌复极异常
3. **心率：**58 次/min
4. **间期：**

   **PR 间期：**0.14 s

   **QRS 波群时限：**0.12 s

   **QT 间期：**0.54 s
5. **节律：**窦性心动过缓，房性期前收缩
6. **电轴：**左偏，左前分支阻滞，−40°
7. **房室肥大：**左心房扩大，二尖瓣型 P 波
8. **缺血或梗死：**无
9. **鉴别诊断：**无
10. **总结：**

在宽 QRS 起始处有明显的 δ 波。PR 间期几乎完全由增宽的 P 波（0.14 s）覆盖，伴有 0.4 s 的凹陷，提示二尖瓣型 P 波、左心房扩大。有明显复极异常，呈勺状外观和 QT 间期延长。$V_1$ 导联 QRS 波群主波向上，因此最终诊断为 A 型预激综合征。

## 附加要点

第 8 个 QRS 波群提前出现，其 P 波形态不同于其他 P 波形态，代偿间期也不完整。QRS 波群形态也不同于其他的 QRS 波群形态，起源方向与其他 QRS 波群方向相同，但心室复极不同。这是一个房性期前收缩。

你可能会问，为什么有这么多的预激综合征病例，因为这个病例相当罕见。如果没有重点强调，遗漏了诊断，可能会给患者带来严重的后果。患者不仅仅从一个容易治疗的疾病转为致命性心律失常，且 WPW 综合征所产生的心理和社会压力会完全影响患者的生活质量。在本章测试部分，我们重点强调那些危及生命的心电图病例，你应该轻松学会识别那些心电图。理想情况下，当你通过了这个测试章节，你会信心倍增，练就火眼金睛。

## 最终诊断

1. A 型预激综合征
2. 偶发房性期前收缩

1. **整体印象**:ST段抬高型心肌梗死伴右束支阻滞、室性心律失常、高钾血症、药物过量

2. **关键信息**:宽大畸形的QRS波群

3. **心率**:80次/min

4. **间期**:

 **PR间期**:无法测量

 **QRS波群时限**:0.19 s

 **QT间期**:不适用

5. **节律**:参见以下讨论

6. **电轴**:参见以下讨论

7. **房室肥大**:不能充分评估

8. **缺血或梗死**:下壁导联ST段抬高

9. **鉴别诊断**:ST段抬高型心肌梗死伴右束支阻滞、室性心律失常、高钾血症、药物过量

10. **总结**:

这是一个非常棘手的心电图,但是如果你能准确地分析判断,整合信息,就能做出正确的诊断。首先,QRS波群增宽,经测量至少为0.19 s。宽QRS波群通常由室性心律失常、高钾血症或药物过量引起。

针对以上鉴别诊断,我们来看看心电图是否符合高钾血症。没有见到明显的P波,也许埋藏在QRS波群里。从以前的章节——“电解质与药物作用”的学习中,我们知道高钾血症能导致所有波群的间期延长,直到QRS波群消失,出现正弦波或心脏停搏。这份心电图中P波消失,QRS波群增宽。结合这份心电图的QRS波群时限、QT间期长度还没达到这种极端异常的范围。此外,这并不是室内阻滞图形,Ⅱ和$V_6$导联呈右束支阻滞图形,$V_1$导联却呈左束支阻滞图形。这可能是高钾血症吗?是的,有可能。如果真的倾向于高钾血症的诊断,那么最好立即去做实验室检查并备好治疗的药物。即便如此,高钾血症的可能性也是所有原因中较低的。

这是室性异位节律吗?如果是的话,是哪一种?这绝对是一个重要的鉴别诊断。P波消失支持室性异位节律。另外,此图中Ⅰ和$V_6$导联的粗钝S波和$V_1$导联的正向R波支持右束支阻滞的心电图诊断。接下来,我们回答下一个问题。此图中QRS波群只是宽大畸形并不同于阻滞图形,室性心律失常时异位激动起源于心室。如果激动来源于左心室,则QRS波群在外观上呈现右束支阻滞图形,正如本例图形。心率不快也不慢,因此是加速型室性自主心律(详细讨论内容见《心律失常识别》一书)。

加速型室性自主心律通常被视为再灌注治疗过程中发生的室性心律失常。此外,也可由心肌梗死和药物作用引起。临床相关分析提示排除了药物作用,实验室检查应该可以确定涉及哪些药物作用。这有可能是急性心肌梗死。之前,我们提到QRS波群的形态呈右束支阻滞图形。那么,我们是否看到了某些区域呈一致性改变?可能是室性异位节律吗?回答是,但不确定。我们的想法是,如果觉得它很可疑,你可以谈潜在的一致性,但并不能得到确定的答案,就像我们面对一个复杂的非心室起源心电图那样。这个病例中,相关的导联是Ⅲ和$V_5$,而Ⅱ、Ⅲ、aVF、

$V_5$和$V_6$导联提示缺血/梗死。

这种节律非常不稳定，很快就会演变成另一种节律。不过请注意，一旦看到类似心电图表现，请重复做心电图检查，与此同时，你可能得给介入心内科专家打急诊电话了。

### 附加要点

Ⅱ导联中第3、第4、第5和最后一个QRS波群的起始部位有一个明显的小凸起。可能是P波，心率波动会让P波埋藏在QRS波群中。脑海里要想到这种可能性。但这是一个题外话，需证据加以证实。更可能是，这个小凸起代表了心脏的一个小移动，因为心脏位于膈肌上，可随着呼吸运动轻微地上下移动。

### 最终诊断

1. 加速型室性自主心律
2. 可能存在下壁或侧壁心肌缺血/梗死

1. **整体印象**:ST段抬高型下壁、侧壁心肌梗死
2. **关键信息**:ST段抬高
3. **心率**:76 次/min
4. **间期**:

   **PR 间期**:0.16 s

   **QRS波群时限**:0.08 s

   **QT 间期**:0.36 s
5. **节律**:窦性心律失常
6. **电轴**:正常范围;参见以下讨论
7. **房室肥大**:房内传导延迟
8. **缺血或梗死**:参见以下讨论
9. **鉴别诊断**:无
10. **总结**:

这份心电图很简单,Ⅱ、Ⅲ、aVF、$V_5$和$V_6$导联ST段抬高。此外,Ⅰ和aVL导联ST段下移,这与下壁、侧壁导联ST段抬高型心肌梗死呈对应性改变。同时我们注意到Ⅲ导联ST段抬高幅度约为5 mm,Ⅱ导联ST段抬高幅度约为4 mm,提示病变累及右心室。最后,$V_1$和$V_2$导联ST段呈水平型压低,即使没有既往心电图进行对比,也提示缺血/梗死累及后壁。应该尽快加做右胸与后壁导联心电图,以进一步明确诊断。

### 附加要点

这是一例典型的ST段抬高型心肌梗死。还记得吗?在心电图测试31中,我们提到过需重复检查心电图并观察图形变化,就是这份心电图。我们猜对了,在这张奇怪的图形下隐藏着下壁、侧壁心肌缺血/梗死。

很多人会问,什么样的医生才是一个好的临床医生?答案很简单:一个真正关心患者的医生,掌握完整的理论知识和具备优良品德并一心为患者解除病痛的医生。临床医生应相信自己的天生直觉,不要介意偶尔出错,只要患者活着并痊愈就好。我们应该更加坚定不移地信任那些临床好医生,他们终日生活在学习研究和数据的精确统计之中,然后应用这些数据分析患者的鉴别诊断和治疗方法。医学是一门艺术,正如对心电图的解读也是一门艺术。统计是很重要,但知道什么时候参考这些数据,才是普通临床医生与伟大医生的区别。

在电影《点球成金》中,电影中的两个主角根据球员的统计数据创建了一个赢得棒球比赛的分析系统。当他们操作这个系统时,布拉德·皮特扮演的总经理因藐视统计概率而面对一连串失败的比赛,直到他在这个系统中加注了一点“技术”,他才看到了“赢”的转机,他应用自己的知识和天生的直觉,剔除糟粕,并用其他类似的统计数据取而代之,这个新组的团队最终取得了成功。在我们看来,仅仅依靠棒球技术并不能赢得比赛。同样地,单纯只有统计数据也不能赢得比赛。但是将两者有机地结合起来,你就不会输。

自从第一份心电图问世以来,人们已经知道这个令人惊异的床旁检查项目的敏感性比特异性要高得多。临床解析的关键是找到证据。既

往检查中依据心电图检查提高缺血或梗死诊断的准确性，会让你成为一些专科医生的笑柄，因为你敢于使用一个低特异性的诊断标准，比如解析室性异位节律中心肌梗死的诊断。如果你将一名选择了保守性治疗的医生从熟睡中叫醒，他会暴跳如雷。因为如果你错了，介入性治疗将是你应该承担的代价。然而，通过挽救濒死的心肌为患者做正确的事情是绝对值得的。除此之外，医生看到这些后续的心电图后，脸上浮现的表情将是那些寒冷阴雨天气中一次又一次的珍贵回忆。

### 最终诊断

1. ST段抬高型下壁、侧壁心肌梗死，可能累及后壁及右心室
2. 窦性心律失常
3. 心房内传导延迟

1. **整体印象：**急性心肌缺血与室壁瘤

2. **关键信息：**ST-T 改变

3. **心率：**84 次/min

4. **间期：**

   **PR 间期：**0.16 s

   **QRS 波群时限：**0.08 s

   **QT 间期：**0.38 s

5. **节律：**窦性心律

6. **电轴：**正常范围，-60°

7. **房室肥大：**左心室肥厚，房内传导延迟

8. **缺血或梗死：**参见以下讨论

9. **鉴别诊断：**急性心肌缺血，室壁瘤

10. **总结：**

请先看前间隔、胸导联 ST 段抬高及 T 波倒置。$V_1$、$V_2$ 导联 S 波明显，但请注意，它们并不是 QS 波，在 QRS 波群起始处有一个小 r 波。因此在鉴别诊断时，没有 QS 波基本上就可以排除室壁瘤。因此另一个需要进行鉴别诊断的可能就是分期不确定的急性心肌梗死了。

$V_1$~$V_4$ 导联 ST 段呈凹面向下型或水平型抬高。同时伴有 T 波深倒且对称。Ⅰ、Ⅱ和 $V_5$ 导联可见 T 波深倒、对称。这些心电图特点综合起来就形成了典型的急性心肌梗死图形。我们之所以说急性心肌梗死“分期不确定”，是因为不能确定梗死是否真的处于急性期。心电图不断在演变，提示心肌梗死可能已经发生了数小时或更久。此时，临床相关病史以及与既往心电图对比会提供较大的帮助。

### 附加要点

$S_{V2}+R_{V6}$=44 mm，远远超过 35 mm 的界限值，符合左心室肥厚的诊断标准。本图没有明显束支阻滞的证据。$V_1$ 导联 P 波双向提示房内传导延迟。

### 最终诊断

1. 时间不确定的急性心肌梗死，前壁、间隔、心前区
2. 不能排除 ST 段抬高型急性心肌梗死
3. 左心室肥厚
4. 房内传导延迟
5. 非特异性 ST-T 改变

## 心电图 测试 34 答案

1. **整体印象:**ST段抬高型心肌梗死,前间隔延至侧壁
2. **关键信息:**胸前导联ST段抬高
3. **心率:**78 次/min
4. **间期:**

   **PR间期:**0.16 s

   **QRS波群时限:**0.08 s

   **QT间期:**0.38 s
5. **节律:**窦性心律
6. **电轴:**正常象限,-60°
7. **房室肥大:**无
8. **缺血或梗死:**参见以下讨论
9. **鉴别诊断:**无
10. **总结:**

与测试3相比,这份心电图的表现比急性期心肌梗死更早。在Ⅰ、aVL和$V_1$~$V_6$导联可见ST段明显抬高且T波对称。这是典型的ST段抬高型急性前间隔延至侧壁心肌梗死的图形。

在Ⅱ、Ⅲ和aVF导联可见对应性ST段压低。同时伴有T波宽大、对称。下壁导联PR段轻度压低,可能没有意义,也可能是心肌缺血或者心包炎。

### 附加要点

请看aVL和aVF导联。从aVF导联T波的终末部向上画一条垂直线延伸至aVL导联。可以观察到aVL导联T波为明显的等电位区,这也是为何要测量心电图上最宽QT间期的原因之一。通过测量最长的QT间期,可以确保测量值更加准确,而不会因为某段与基线平齐导致测量过短。

还应注意,aVL导联中第1个QRS波群起始为正向波,第2个接近等电位线,第3个起始为负向波。这种变化是呼吸时膈肌运动引起的aVL导联电轴偏移。说明该电轴线恰好垂直于该导联,因此正好是-60°。

### 最终诊断

ST段抬高型心肌梗死,前间隔延至侧壁

1. **整体印象**：ST段抬高型下壁、后壁心肌梗死

2. **关键信息**：ST段抬高，早期移行，“旋转木马”样改变

3. **心率**：60次/min

4. **间期**：

   **PR间期**：0.14 s

   **QRS波群时限**：0.10 s

   **QT间期**：0.40 s

5. **节律**：窦性心律不齐

6. **电轴**：正常范围，−10°

7. **房室肥大**：无

8. **缺血或梗死**：参见以下讨论

9. **鉴别诊断**：无

10. **总结**：

这份心电图符合下壁、后壁ST段抬高型心肌梗死的诊断标准，这个结果有一点微妙。我们从肢体导联开始分析。请先看下壁导联，可见Ⅱ、Ⅲ和aVF导联ST段抬高。其中Ⅲ导联ST段抬高程度大于Ⅱ导联，提示右心室受累。加做右胸导联会有助于进一步评估其可能性。同时，Ⅰ和aVL导联呈对应性改变、可见对应性ST段压低。

胸导联早期移行与下壁、后壁受累相符合。再次强调，加做后壁导联有助于进一步评估这种可能性。本图中“旋转木马”样改变不算完美，$V_2$导联R波明显增大伴ST段压低，T波直立都是后壁梗死的典型对应性改变。

### 附加要点

$V_4$、$V_5$导联R波高耸，但并不符合左心室肥厚的诊断标准。

### 最终诊断

1. 下壁、后壁ST段抬高型急性心肌梗死
2. 右心室梗死可能

## 心电图 测试 36 答案

1. **整体印象：**参见以下讨论
2. **关键信息：**极其宽大的QRS波群
3. **心率：**100次/min
4. **间期：**

   **PR间期：**不宜测量

   **QRS波群时限：**0.20 s

   **QT间期：**0.48 s
5. **节律：**参见以下讨论
6. **电轴：**无法判断
7. **房室肥大：**无法判断
8. **缺血或梗死：**无法判断
9. **鉴别诊断：**无
10. **总结：**

这个心电图结论非常清楚，我们不想一开始就把答案摆在"整体印象"里。理想情况是，你可以自己得出正确的结论；万一不能，我们再从头开始分析。

图中没有肉眼可见的P波，意味着起搏点的位置可能低于房室结。QRS波群的宽度不支持交界性心律，通常情况下，交界性心律的QRS波群很窄。异常的加速型交界性心动过速也可算一种可能性，但其他方面的证据否定了这种可能性。稍后解释。

这是一个左束支阻滞图形吗？这份心电图的确符合束支阻滞图形的标准，但是对于典型的束支阻滞来说，其QRS波群过宽了点。可能是某个部位来源的室性异位节律，例如室性心动过速？确实有可能，但是图中其他证据否定了这一可能性。

我们已经为题外话浪费了点时间，现在来探讨这个图的核心问题。每个QRS波群之前都有一个又细又窄的波；当起搏器发放电脉冲完成一次起搏时就形成了这种波形。因此这是一个心室起搏心律。其实这种图形没有什么可解释的。如果你想要弄明白这种波的真实形态，需要在起搏器未工作时再做一份心电图。这里做一临床说明，心脏起搏器起搏之后，波群不规则的形态可能会持续一段时间。其真实图形可能在几小时内不为人所知，但是一般情况下，在心脏起搏后就立刻记录，通常可以获得一份相对完整的图形。

### 附加要点

单纯心室起搏频率100次/min并不常见。可能是起搏器故障，应向技术人员寻求帮助，确保起搏器功能正常。

### 最终结论

心室起搏心律

1. **整体印象**：右束支阻滞

2. **关键信息**：电轴右偏

3. **心率**：96 次/min

4. **间期**：

PR 间期：0.22 s

QRS 波群时限：0.14 s

QT 间期：0.38 s

5. **节律**：窦性心律

6. **电轴**：右偏，-170°

7. **房室肥大**：左心房扩大伴Ⅱ导联肺型P波

8. **缺血或梗死**：无

9. **鉴别诊断**：无

10. **总结**：

这份心电图显示宽QRS波群伴明显的右束支阻滞。Ⅰ和$V_6$导联S波顿挫明显，$V_1$导联呈rSR′型。这份心电图ST-T表现并不一致。

请看下面有趣的地方，患者电轴如何？可见Ⅰ导联主波向下，而aVF导联主波向上，电轴位于右偏象限。进一步计算为-170°。右偏象限的电轴无论如何都要考虑左后分支阻滞。如果没有立即想到这点，就可能会忽略并错过这个重要诊断。

要排除左后分支阻滞须先排除右心室肥厚。这份心电图有胸导联早期移行，但QRS波群形态符合右束支阻滞图形，况且也没有右心房扩大的证据，因而诊断右心室肥厚的可能性非常小。

左后分支阻滞还有其他标准吗？有，Ⅰ导联必须有S波，Ⅲ导联得有Q波。这份心电图符合Ⅰ导联S波的标准，但Ⅲ导联基线不稳，无法确定有无Q波。应该立即复查心电图，基线平稳后评估是否存在Q或q波。与此同时，假设存在Q/q波，则可能为左后分支阻滞。

左后分支阻滞有什么临床意义吗？是的。这种情况非常罕见，要么大量心肌在发育前坏死，或在左后分支的起源处发生梗死。无论哪种方式，其临床状况都非常不稳定，特别是当它合并右束支阻滞时，患者可能会出现左后分支阻滞和右束支阻滞同时并存的双分支阻滞，这是一种非常危险的临床情况。应复查心电图，验证诊断，或与既往心电图进行对比，立即进行心电监测。治疗方法超出了本书的范畴，但患者应做好准备在床旁预防性地经胸植入起搏器，以防发生严重的房室传导阻滞。

## 附加要点

如前所述，P波增宽为0.14 s，P波双峰，峰间距至少0.04 s。符合二尖瓣型P波图形改变。

## 最终诊断

1. 右束支阻滞
2. 左后分支阻滞可能
3. 双分支阻滞可能（右束支阻滞合并左后分支阻滞）
4. 左心房扩大伴二尖瓣型P波
5. 非特异性ST-T异常
6. 右束支阻滞伴继发性QT间期延长可能

## 心电图测试 38 答案

1. **整体印象：**下壁、后壁ST段抬高型心肌梗死
2. **关键信息：**ST段显著抬高，“旋转木马”样心电图改变
3. **心率：**114次/min
4. **间期：**

   **PR间期：**0.20 s

   **QRS波群时限：**0.10 s

   **QT间期：**0.30 s
5. **节律：**窦性心动过速
6. **电轴：**正常范围，-70°
7. **房室肥大：**无
8. **缺血或梗死：**参见以下讨论
9. **鉴别诊断：**无
10. **总结：**

这份心电图可见Ⅱ、Ⅲ和aVF导联ST段显著抬高。胸导联“旋转木马”样改变提示梗死同时累及后壁。Ⅰ和aVL导联可见对应性改变。另外，Ⅲ导联ST段抬高程度大于Ⅱ导联，提示右心室可能受累。请记住，当你怀疑这些区域心肌受累梗死时，请加做右胸和后壁导联。

### 附加要点

注意，“旋转木马”样心电图改变是本书作者自己发明的。不要在没有看过这本书的临床医生面前使用这个术语，不然别人会觉得你很奇怪。当你看到胸导联时能联想到“旋转木马”这个概念，或许更容易发现这种异常图形。我们看到许多著名的心电专家遗漏了后壁梗死，就是因为他们没联想到这些。向更多的人普及这种图形，或许可以帮助大家记住这个概念。

PR间期0.20 s，支持一度房室传导阻滞的诊断。

### 最终诊断

1. 下壁、后壁ST段抬高型心肌梗死
2. 右心室梗死可能
3. 一度房室传导阻滞
4. 非特异性ST-T改变

1. **整体印象：**广泛导联ST段抬高

2. **关键信息：**广泛导联ST段抬高

3. **心率：**96次/min

4. **间期：**

PR间期：0.16 s

QRS波群时限：0.10 s

QT间期：0.34 s

5. **节律：**窦性心律

6. **电轴：**正常范围，-60°

7. **房室肥大：**无

8. **缺血或梗死：**参见以下讨论

9. **鉴别诊断：**心尖部急性心肌梗死，主动脉夹层/动脉瘤，心包炎，早期复极

10. **总结：**

除$V_1$导联，其他导联ST段都有不同程度的抬高。T波始终对称、直立。这是大面积心肌梗死吗？让我们来看看各种可能情况并试着一一解读。开始解读之前我有一个建议：无论何时写诊断列表，始终把可能快速导致患者死亡的诊断放在第一位，接着再写经过一段时间可能致死的因素，然后写可能伤害到患者的因素，最后是其他。

当Ⅰ、Ⅱ导联ST段抬高时，还应考虑鉴别诊断列表中的其他病理性因素。心尖部心肌梗死是一个大面积心肌梗死，累及心脏的顶点及尖部。图中ST段呈典型的平台型或凹面向下型抬高，伴P波对称、深倒。我们看到心电图中的ST段形态并没有那么凶险，因此心尖部心肌梗死值得怀疑。临床相关资料并没有证实这种可能性。

主动脉夹层和动脉瘤有时可能发生在主动脉瓣之上、冠状动脉窦处而阻碍血流，心电图可呈典型的急性心肌梗死样图形改变。患者可能有背部撕裂样疼痛或急剧胸痛病史。这种疾病的诊断和治疗超出了本书的范畴，但你必须熟悉这种急危重症疾病的诊断。

心包炎可导致广泛导联ST段抬高，也可局限于部分导联。这种ST段抬高凹面向上呈勺形，常伴T波直立。通常情况下，QRS波群终末部出现切迹（如本图中$V_3$~$V_6$导联所见）。此外，PR段下移也较常见，特别是肢体导联。这份心电图是一个非常典型的心包炎病例，需结合病史和体检结果予以诊断。

结束上述心包炎的讨论，让我们考虑一下年轻人中经常能看到的早期复极。早期复极心电图改变同样可发生在其他人群中，临床相关的阴性病理结果或既往心电图有助于诊断。与早期复极相关的心电图改变在ST-T改变这一章节中曾经提到过，与本例图形相似，在此不再赘述。很多情况下，我们对患者ST段抬高的程度感到惊讶。无论何时，出现广泛导联ST段抬高且无心肌梗死的临床症状或体征，脑海里都应想到心包炎可能。

### 附加要点

心包炎时心率通常较快。例如这例患者就比较典型，心率为96次/min的窦性心律。窦性心动过速也很常见，除非常严重的血流动力学障碍外，一般不会出现恶性心动过速。

### 最终诊断

心包炎

1. **整体印象：**左心室肥厚伴劳损
2. **关键信息：**高大的QRS波群
3. **心率：**95 次/min
4. **间期：**

   **PR间期：**0.14 s

   **QRS波群时限：**0.10 s

   **QT间期：**0.34 s
5. **节律：**窦性心律
6. **电轴：**正常范围，0°
7. **房室肥大：**左心室肥厚伴劳损，房内传导延迟
8. **缺血或梗死：**参见以下讨论
9. **鉴别诊断：**缺血/心肌梗死
10. **总结：**

这份心电图的QRS波群高而窄，尤其是QRS波群振幅相当高，很明显符合左心室肥厚的诊断标准。Ⅰ、aVL、$V_5$和$V_6$导联明显表现为劳损样改变。还有其他改变吗？有，这些表现与缺血性心电图改变很相似。

请看Ⅱ、Ⅲ和aVF导联的ST-T，比其他导联的ST段下降更明显且伴T波对称。Ⅲ导联ST段抬高幅度最大，在下壁导联同样可见PR段下移。这些变化是否与左心室肥厚伴劳损或早期复极变化一致？不，并不完全一致。更符合心肌缺血或梗死性心电图改变。下壁导联中实际上是Ⅲ导联的ST段抬高幅度最大，提示下壁-右心室受累。加做右胸和后壁导联可以提供更加详细的信息。

高血压是心肌梗死的主要危险因素之一。请记住：当患者有左心室肥厚伴劳损时，有可能同时合并急性心肌梗死。若患者心电图不符合典型左心室肥厚伴劳损心电图改变需积极而详细地进一步检查。

### 附加要点

急性下壁心肌梗死通常可见对应导联呈镜像性ST段压低，但是本图不明显，很可能是Ⅰ和aVL导联中劳损的图形掩盖了ST段对应性改变。心电图中的大向量将综合并抵消小向量，本例图很可能就是这种情况。

$V_1$导联P波正、负双向，证实了房内传导延迟，左心室肥厚患者常伴有左前分支阻滞。

### 最终诊断

1. 右心室梗死可能
2. 左心室肥厚伴劳损
3. 房内传导延迟
4. QT间期长

1. **整体印象**：心律失常，ST段抬高型下壁心肌梗死

2. **关键信息**：每次正常心跳后均有一个室性期前收缩

3. **心率**：94 次/min

4. **间期(正常节律)**：

   PR间期：0.18 s

   QRS波群时限：0.10 s

   QT间期：0.36 s

5. **节律**：室性期前收缩二联律

6. **电轴**：正常象限 +10°

7. **房室肥大**：无

8. **缺血或梗死**：参见下文讨论

9. **鉴别诊断**：缺血/梗死，缺氧，药物，不明原因引起的血流动力学不稳定

10. **总结**：

此例心电图的节律是室性期前收缩二联律，其特点是每次正常心跳后都有一个室性期前收缩。这种情况需与室上性期前收缩伴差异性传导进行鉴别，这两种节律之间的差别是纯理论性的，两种均为稳定性节律。ST段上升支的切迹提示为逆传的心房波。

引起室性期前收缩二联律最主要的原因已经在鉴别诊断中提及。临床上，判断一次室性期前收缩能否引起机械性收缩波形非常重要，即是否为一次真正的机械搏动在临床上意义重大。值得注意的是，室性期前收缩的QRS波群也被纳入计算94次/min的心率中。如果室性期前收缩不能介导一次机械性搏动，那么实际的心搏频率只有94次/min的一半，即47次/min，偏慢。47次/min的心率所能提供的心排血量对大多数患者而言是不够的，而且这样的频率将严重影响血流动力学的稳定。因此，可能需采取心脏起搏或药物干预，从而使脉搏与心电活动保持一致。

仔细查看Ⅱ、Ⅲ、aVL和aVF导联，对于窦性心搏而言，Ⅱ、Ⅲ、aVF导联ST段抬高，Ⅲ导联ST段抬高更明显；相反地，aVL导联ST段压低。这对于诊断ST段抬高型下壁-右心室心肌梗死具有重要的意义，这可能是引起室性期前收缩二联律的主要原因。建议加做后壁和右胸导联心电图，并且对心肌缺血/梗死进行相应的治疗。如果条件允许，可咨询心导管介入医生，对ST段抬高型心肌梗死进行治疗。

### 附加要点

心律失常时应首先评估基础节律，异常节律可以推测，但这些都是推论。异常节律可能会使基础节律发生轻微的改变，但是这对判断心血管疾病仍能提供重要的信息。如果你不能确定某些异常情况，请一定要向经验丰富或更专业的临床医生寻求帮助。世界上最糟糕的一种感觉就是，因为不想打扰别人，而自以为是地做出了改变人生的错误决定。

### 最终诊断

1. ST段抬高型下壁心肌梗死
2. 可能累及右心室
3. 室性期前收缩二联律

## 42 答案

1. **整体印象：**心动过缓，右束支阻滞
2. **关键信息：**QRS波群低电压
3. **心率：**52次/min
4. **间期：**

 **PR间期：**0.20 s

 **QRS波群时限：**0.12 s

 **QT间期：**0.40 s

5. **节律：**窦性心动过缓
6. **电轴：**左偏 −60°
7. **房室肥大：**无
8. **缺血或梗死：**无
9. **鉴别诊断：**肥胖，心包积液，大胸
10. **总结：**

本图是一例宽QRS波群心电图，QRS波群宽0.12 s，Ⅰ和$V_6$导联可见明显粗钝的S波，$V_1$导联呈RSR′型，这些表现符合右束支阻滞心电图改变。且电轴左偏，Ⅱ导联以负向波为主，符合左前分支阻滞心电图特点。综上所述，这张心电图呈现的是一个双分支阻滞图形，包括右束支阻滞和左前分支阻滞。

$V_3$~$V_6$导联ST-T改变需引起注意，可能是缺血性改变，但是否缺血还需结合临床，并与既往心电图进行对比。

QRS波群振幅很小，但没有达到低电压的标准，即肢体导联小于5 mm、胸前导联小于10 mm。Ⅲ导联电压略大于5 mm，而前侧壁导联QRS波群振幅几乎可以达到14 mm。但仍需排查其可能的原因，从而确定这些诊断是否与患者的病情相符合。

### 附加要点

PR间期大于0.20 s，为一度房室传导阻滞。请记住，尽管房室传导阻滞和束支阻滞都包含了“阻滞”二字，但它们是两种不同的阻滞。如果不清楚两者的差别，可以返回之前的相关章节复习查阅。

### 最终诊断

1. 双分支阻滞：右束支和左前分支阻滞
2. $V_3$~$V_6$导联的T波一致性
3. 一度房室传导阻滞
4. 非特异性ST-T改变

1. **整体印象**:室性心律失常

2. **关键信息**:窄和宽的QRS波群

3. **心率**:130 次/min

4. **间期**:

 **PR间期**:无法测量

 **QRS波群时限**:无法测量

 **QT间期**:无法测量

5. **节律**:参见下文讨论

6. **电轴**:无法测量

7. **房室肥大**:无法测量

8. **缺血或梗死**:参见下文讨论

9. **鉴别诊断**:就实用性而言,无

10. **总结**:

此例心电图较难分析,因为我们不能从底部节律条图中确定其节律。但是,我们可以尝试汇总其片段信息。首先,若患者病情严重,存在血流动力学障碍,你需要尽快按室性心律失常进行治疗。我们如何判断这张图是否为室性节律呢?我们可以在1 min之后就其相关征象进行讨论,但现在请记住:除非你能证明本例宽QRS波群心动过速不是室性心动过速,否则就当作室性心动过速。此例心电图是心率为130 次/min的宽QRS波群心动过速。但请记住,此例心动过速的节律相对整齐,心电图某些区域心率远远快于130 次/min。实际上,此图最后几个QRS波群的频率略大于250 次/min。

对室性心动过速的完整探讨远远超出了本书的范畴,你需要通过《心律失常的鉴别:判读的原则》这本书或者其他关于心律失常的好书来复习此部分内容。当你面对类似节律时,我们可以给你提供几项要点仅供参考。

无论何时,在一串宽QRS波群中见到一个窄QRS波群,而且是看起来非常正常的QRS波群,那么其节律可能为室性心动过速,这是因为室速的典型特点是房室分离。无论何时,P波若刚好夺获了心室,就可以看到正常形态的QRS波群,这就是夺获波。其他QRS波群表现为既不同于夺获波,也不同于室性搏动波,这类波称为融合波,其形成原因是正常下传的窦性激动与室性激动相遇而形成了融合波。

例如,我们看$V_5$导联,这段图以两个宽QRS波群开始,随后第3个波在形态上表现得更窄,这段图最后以4个宽QRS波群结束,在外观上多变,但频率特别快,大约250 次/min,其中第3个波就是夺获波。

在Ⅱ导联中我们可以看到前3个QRS波群和最后一个QRS波群前均有相关联的P波,用分规标测出P波,发现PP间期相对恒定,但是P波位于QRS波群前后不同的间期内,前面两个P波可以正常传导,但第3个P波出现稍晚,而且在Ⅱ导联上这个QRS波群形态偏宽,第4个QRS波群位于P波顶部,形态更加宽大而且畸形,第5个QRS波群再次完全正常传导,其中,第3、第4个QRS波群在这个导联上表现为融合波。

对于自身节律的波群,我们注意到其ST段抬高。在下壁导联中,第1、第2和最后一个QRS波群在Ⅱ、Ⅲ导联表现为ST段抬高,在Ⅰ导联表现为对应性改变。对于下一组导联,唯一怪异的波群是第3个波形,仔细

查看aVL导联上其他正常的QRS波群,ST段是压低的,这与aVF导联上ST段抬高正好相反。而且,这种ST段的抬高在Ⅲ导联明显大于Ⅱ导联,这说明心肌梗死波及右心室。

可以看出胸前$V_1$~$V_2$导联ST段明显抬高及早期改变。回顾前面所学内容,右心室梗死与$V_1$导联ST段抬高是密切相关的,而且有时候这种抬高可能会波及其他胸导联,这也是我们在此份心电图中所看到的。自主节律的波形或近似自主节律的波形提示下壁-右心室心肌梗死。

## 附加要点

下壁-右心室心肌梗死的治疗远远超过本书范畴。然而,我们可以打破部分规则,给出几点提示,告诉你该做什么。这里提供的信息,不包含患者需要全部护理,但是回顾一下这种危及生命疾病的治疗原则是没有问题的。

此患者需要高度重视和紧急处理。第一步:采取相应的措施改善血流动力学状态。如果患者出现血流动力学障碍,需立刻行电复律和/或药物治疗。若时间允许,立即复查全导联心电图,同时长时程监测心电活动,包括右心和后壁导联心电图。请记住:右心室心肌梗死需要补充血容量,故应迅速补足血容量。治疗还包括尽可能要求介入医生快速进行PCI术,或者讨论该患者溶栓治疗的效果。

## 最终诊断

1. 室性心动过速
2. 下壁-右心室ST段抬高型心肌梗死

1. **整体印象：**右束支阻滞，陈旧性前间隔心肌梗死

2. **关键信息：**$V_1$~$V_4$导联中QRS波群或QS波群宽度

3. **心率：**66次/min

4. **间期：**

   **PR间期：**0.16 s

   **QRS波群时限：**0.16 s

   **QT间期：**0.50 s

5. **节律：**正常窦性心律

6. **电轴：**极度右偏，−140°

7. **房室肥大：**左心房扩大，二尖瓣型P波

8. **缺血或梗死：**无

9. **鉴别诊断：**无

10. **总结：**

心电图Ⅰ和$V_6$导联可见典型粗钝的S波，$V_1$导联QRS波群主波向上，起始处为深Q波，终末部为高大的R波。这是典型的QS波形，即典型的右束支阻滞合并陈旧性心肌梗死图形。

右束支阻滞时，是否有波形一致性的证据呢？$V_6$导联呈一致性，因为变化仅仅在$V_6$导联，提示不是局部缺血。

显然，此例心电图就是右束支阻滞，而不是双分支阻滞，但是T波很平。我们称之为非特异性改变，既不属于正常，也不是病理性改变。

### 附加要点

Ⅱ导联P波增宽、呈双峰，峰间距至少为0.04 s。这与左心房扩大、二尖瓣型P波形态相符合。$V_1$导联上P波双向，且负向波宽而深，符合左心房扩大的诊断标准。

### 最终诊断

1. 右束支阻滞
2. 分期不确定的前间隔心肌梗死
3. 左心房扩大，二尖瓣型P波
4. 非特异性ST−T改变
5. QT间期延长

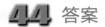

## 心电图测试 45 答案

1. **整体印象**：预激综合征

2. **关键信息**：预激综合征的δ波

3. **心率**：70 次/min

4. **间期**：

   **PR 间期**：0.12 s

   **QRS 波群时限**：0.14 s

   **QT 间期**：0.44 s

5. **节律**：正常窦性心律

6. **电轴**：正常电轴，+80°

7. **房室肥大**：不适用

8. **缺血或梗死**：无

9. **鉴别诊断**：$V_1$~$V_2$导联逆钟向转位鉴别诊断列表：右束支阻滞，后壁心肌梗死，右心室肥厚，A 型预激综合征，青春期或幼龄儿童心电图正常变异。

10. **总结**：

此例心电图在胸前导联上表现为早期移行，而且，QRS 波群时限为 0.14 s。临床上有五种情况需进行早期移行的鉴别诊断，有两种临床情况符合宽 QRS 波群伴早期移行的心电图改变：右束支阻滞和 A 型预激综合征。心电图每一个导联上均可见到明显的δ波，无右束支阻滞图形改变，因此，只有 A 型预激综合征符合诊断标准。

### 附加要点

此时，你应该经非常清楚这份心电图的诊断，因此只需花很少时间描述其心电图特征。从既往经验来看，图海战术效果很好。你解答的心电图愈多，愈能快速做出准确判断，请牢记预激综合征的诊断标准及其心电图特征。预激综合征的发生率较低，无论能否正确识别，你都可能会在临床执业生涯中经常见到。

### 最终诊断

预激综合征，A 型

1. **整体印象**:ST段抬高型急性心肌梗死,前间隔延至侧壁

2. **关键信息**:下壁导联呈对应性改变

3. **心率**:82 次/min

4. **间期**:

   **PR间期**:0.16 s

   **QRS波群时限**:0.08 s

   **QT间期**:0.40 s

5. **节律**:正常窦性心律

6. **电轴**:左偏,-10°(仍在正常范围)

7. **房室肥大**:无

8. **缺血或梗死**:参见下文讨论

9. **鉴别诊断**:无

10. **总结**:

对初学者而言,此例心电图有较大的挑战性。乍一看,最突出的是下壁导联ST段压低,aVL导联ST段抬高,Ⅰ导联ST段轻度抬高。aVL导联ST段凹面向上抬高1 mm,T波增宽、对称。肢体导联ST段抬高,在其对应导联出现对应性改变,明显提示心肌梗死,而非其他。

完成肢体导联评估后,再看胸导联。仔细观察,它们并不属于生理性改变。与正常相比,$V_1$~$V_4$导联ST段呈水平型抬高,T波宽大、对称。正常心电图可见单纯凹面向上的ST段抬高及非对称性T波,而此例心电图的改变明显不同,且更让人恐慌。T波变化也延续至$V_6$导联。

综合肢体导联对应性改变和胸导联ST段抬高的特点,可诊断为:ST段抬高型心肌梗死,前间隔延至侧壁。当然,还需结合临床,且与之前心电图进行比较。

### 附加要点

此图中QT间期也较为奇怪。初看,仿佛正常或轻度缩短。这是因为,我们没有找到正确的测量位置。通过$V_2$导联T波末端,将$V_1$至$V_3$导联T波末端与其下面的长条节律图Ⅱ导联对齐画一竖直线。可以看出,在胸前导联,T波末尾有一段等电位线。在Ⅱ导联上QT间期是0.38 s。但是,测量Ⅲ导联时,可以看到更长的QT间期,为0.40 s。使用分规仔细测量,可以看出QT间期是延长的,这可能是由急性心肌梗死引起的。

### 最终诊断

1. ST段抬高型急性心肌梗死,前间隔延至侧壁
2. QT间期轻度延长

## 心电图 测试 47 答案

1. **整体印象：**节律不整齐，胸前导联r波递增不良
2. **关键信息：**节律不整齐，胸前导联r波递增不良
3. **心率：**88 次/min
4. **间期：**

   **PR间期：**参见下文讨论

   **QRS波群时限：**0.10 s

   **QT间期：**0.36 s
5. **节律：**参见下文讨论
6. **电轴：**左偏，-60°
7. **房室肥大：**无
8. **缺血或梗死：**无
9. **鉴别诊断：**导联放置不当
10. **总结：**

此例心电图较难解释。首先，其节律不整齐，难以解释。当遇到这种复杂的心电图时，请记住，若患者病情稳定，则有充足的时间重新做一份心电图并明确其节律。其次，到患者旁边仔细确认导联放置位置。

此节律难以解释，因为大多数RR间期不等，但少数整齐。比如：第3与第4个QRS波群之间的RR间期及第6与第7个QRS波群之间的RR间期是一致的。第8与第9个QRS波群之间的RR间期以及第9与第10个QRS波群之间的RR间期也是相等的。其他RR间期之间微小的差距需要用分规仔细测量，如第4与第5个QRS波群之间的RR间期及第6与第7个QRS波群之间的RR间期。你可能会看到一些细小、低平、看起来像P波样的波群散在出现，但是它们既不连续，也不是在每一个导联出现。基线呈波浪样，且不存在真实可辨别或者重复出现的P波。根据此份心电图特点，由于其节律不齐以及P波缺失，我们认为其为心房颤动的可能性较大。但是，我们能完全确定么？不能。当不能确定时，就不能得出确切的结论，除非可以测出其规律，并且可以在合适的导联上找到更多的证据。结合临床并与之前的心电节律进行对比也可提供帮助。

胸导联如何解释呢？即使心前区有r波，可能也是非常小的r波。注意，我们用小写的“r”而不是大写的“R”，因为这些导联的r波振幅非常小。这种现象常见于初学者将胸部导联放错了位置，或者为避免女性胸部干扰而将电极放在了胸部以下的位置。因此，需要将导联放置在正确的位置，重做心电图。如果导联放置正确，那么此诊断可能是扩张型心肌病，同时也需要进一步检查明确诊断。

### 附加要点

并不是每一份心电图都能得到准确的答案，心电图检查也有其局限性，我们能做的是尽量从中获取最大信息。多数情况下，根据心电图的递增过程，可以发现问题所在，并且能简单、快捷地解决问题。本例为你提供了真实、现实版全导联心电图。快速浏览心电图后，你可以直接、全面地解读心电图，而不是局限于解释零碎的片段及理论上的图形改变而不得其解。

此份心电图电轴左偏，而且与左前分支阻滞图形一致。当然，肢体

导联不易连接错误,因此肢体导联图形是可信的。导联在上、下肢、躯体上的位置可以改变。可以将下肢导联放置于膝盖或者同侧肢体更低位置,而且不会影响图形的特征。肢体导联连接的常见错误是将肢体导联放置在错误的地方(例如:将左、右下肢导联接错),这种错误会改变电轴及心电图的形态。aVR 导联呈正向波是快速鉴别这种错误的方法。请记住,aVR 导联应该永远与其他导联呈对应性改变。如果出现任何你不能满意解释的现象,请重做心电图。

### 最终诊断

1. 心房颤动可能
2. 导联位置放置错误可能
3. 电轴左偏
4. 左前分支阻滞
5. 非特异性 ST-T 改变

# 48 答案

1. **整体印象**：下壁-右心室ST段抬高型心肌梗死
2. **关键信息**：下壁导联ST段抬高
3. **心率**：88 次/min
4. **间期**：

   PR间期：0.16 s

   QRS波群时限：0.08 s

   QT间期：0.28 s
5. **节律**：正常窦性心律，频发房性期前收缩
6. **电轴**：正常，+80°
7. **房室肥大**：房内传导延迟
8. **缺血或梗死**：参见下文讨论
9. **鉴别诊断**：房性期前收缩与交界性期前收缩进行鉴别
10. **总结**：

此例心电图中唯一使人困惑的地方可能是提前出现的QRS波群。除这些提前的QRS波群外，可以清楚看到下壁导联ST段上抬，并且对应导联呈对应性改变。Ⅲ与Ⅱ导联ST段抬高的程度与右心室梗死的改变是一致的。加做右心室及后壁心电图，并结合临床与既往心电图进行对比。侧壁导联表现出ST段压低和T波倒置，符合侧壁导联心肌缺血改变。

仔细分析后，可以知道提前的QRS波群为房性期前收缩。Ⅱ导联上，第2个QRS波群之前可以看到明显倒置的P波。同样地，aVF导联上可以看到第3个QRS波群前有倒置的P波，这些提前出现的QRS波群之后的代偿间期不完全，这些都符合房性期前收缩的特点。

## 附加要点

$V_1$导联P波双相提示可能存在房内传导延迟。

## 最终诊断

1. 下壁-右心室ST段抬高型心肌梗死
2. 侧壁心肌缺血
3. 频发房性期前收缩
4. 非特异性ST-T改变

1. **整体印象：**高耸的T波

2. **关键信息：**你肯定不想坐在这个高尖的T波上

3. **心率：**102 次/min

4. **间期：**

   **PR间期：**0.20 s

   **QRS波群时限：**0.12 s

   **QT间期：**0.34 s

5. **节律：**窦性心动过速

6. **电轴：**左偏，-40°

7. **房室肥大：**房内传导延迟

8. **缺血或梗死：**无

9. **鉴别诊断：**无

10. **总结：**

此图为典型的高钾血症心电图。首先，我们可以看到明显高尖的T波贯穿整张心电图，T波窄而尖，即类似尖刀样T波，这是高钾血症的典型心电图改变。

高钾血症还有其他线索，所有的间期都延长。首先，PR间期延长至0.20 s，但不能称之为一度房室传导阻滞，因为这并不属于传导阻滞，而是由高钾血症引起的激动传递延迟。QRS波群时限为0.12 s，尽管存在深幅的QRS波群，但并没发生逆钟向转位。因此，这属于室内传导延迟。而且，相对于心动过速的心率而言，QT间期相应地有所延长，这是因为高钾血症引起了心肌复极化异常。

高钾血症的治疗超出了本书的讨论范畴，但须注意，此例患者应引起重视。高钾血症患者的病情可能会在数秒钟之内恶化，因此需积极治疗，有效控制血钾。

### 附加要点

电轴-40°。再次强调，血钾水平可影响整个心电图变化。在血钾降至正常之前，不能得出束支阻滞的结论。

### 最终诊断

1. 高钾血症
2. 心室内传导延迟
3. 电轴左偏
4. 心房内传导延迟

1. **整体印象：**中枢神经系统事件
2. **关键信息：**极度增宽且深度倒置的T波
3. **心率：**53次/min
4. **间期：**

   **PR间期：**0.14 s

   **QRS波群时限：**0.10 s

   **QT间期：**0.68 s
5. **节律：**参见下文讨论
6. **电轴：**左偏，−80°
7. **房室肥大：**房内传导延迟
8. **缺血或梗死：**无
9. **鉴别诊断：**无
10. **总结：**

这是一例典型的神经系统严重受损患者的心电图。窄RS波，极度增宽且深度倒置的T波，伴随QT间期显著延长，可以确诊为严重的中枢神经系统事件。对于如此典型的心电图改变，甚至可以不用怀疑其他的可能性诊断。临床相关性单一：几乎所有案例中，患者都处于无意识或昏迷状态。

对此类图形做出判断，几乎是不假思索地，也不用考虑其他的任何描述。当看到这种心电图时，可迅速专注于中枢神经系统事件。如果怀疑患者有颅内出血，请行CT扫描，并立刻联系神经外科专家，听取会诊意见。患者可能存在颅内压增高，需尽可能采取有效的方法以缓解颅内高压。如果对颅内压增高的治疗不确定，可立刻花数分钟时间复习。

接下来我们讨论其节律。此心电图貌似一个单纯的窦性心动过缓，但事情并非想象中那么简单。注意看$V_1$导联T波终末部，将其与$V_2$导联T波凹陷处相比较，两者结束的位置并不一致。首先，用分规测其PP间期；随后将分规放置于一张空白心电图纸上，并取其一半间距；然后将分规一端作为起点置于P波顶峰明显处，另一端刚好落在T波凹陷处，此处即为隐藏的P波；最后查看其他部分心电图，可见这种凹陷波遍布于其他所有复合波群中，此节律为二度2:1房室传导阻滞。

这种2:1的房室传导阻滞并不能被确诊为莫氏Ⅰ型还是Ⅱ型，因为，并不能测量其PR间期是否延长，它可能为其中任何一种。因不能明确区分两者，因此称为二度2:1型房室传导阻滞。心电图出现这种异常表现的原因是中枢神经系统事件。中枢神经系统事件多伴随心律失常，而且是大多数病例中最常见的死亡原因。

## 附加要点

心房内传导延迟的表现是$V_1$导联P波双向。

符合低电压诊断标准，即肢体导联QRS波群电压幅度小于5 mm。

## 最终诊断

1. 与严重中枢神经系统事件相关的ST−T异常改变
2. 二度2:1型房室传导阻滞
3. 房内传导延迟
4. 肢体导联低电压

# 缩 略 语

ACLS：高级心脏生命支持
AFib：心房颤动
AMI：急性心肌梗死
ASMI：前间隔心肌梗死
BPM：每分钟心跳次数，用“次/min”表示
CAD：冠状动脉疾病
CHF：充血性心力衰竭
CNS：中枢神经系统
COPD：慢性阻塞性肺部疾病
DDx：鉴别诊断
DKA：糖尿病酮症酸中毒
ED：急诊科
ESRD：终末期肾病
HB：心脏传导阻滞
IACD：心房内传导延迟
IRBBB：不完全性右束支阻滞
IVCD：心室内传导延迟
IWMI：下壁心肌梗死
LA：左上肢（导联）
LAD：电轴左偏
LAE：左心房扩大
LAF：左前分支
LAH：左前分支阻滞
LBBB：左束支阻滞
LCx：左回旋支
LGL：短PR综合征
LL：左下肢（导联）
LPF：左后分支
LPFB：左后分支阻滞
LPH：左后分支阻滞
LVH：左心室肥厚
MAT：多源性房性心动过速
MI：心肌梗死
NSR：正常窦性心律
NSSTTWΔ：非特异性ST-T改变
NSTEMI：非ST段抬高型心肌梗死
PAC：房性期前收缩
PAT：阵发性房性心动过速
PJC：交界性期前收缩
PSVT：阵发性室上性心动过速
PVC：室性期前收缩
PWMI：后壁心肌梗死
RA：右上肢（导联）
RAD：电轴右偏
RAE：右心房扩大
RBBB：右束支阻滞
RCA：右冠状动脉
RL：右下肢（导联）
RVH：右心室肥厚
RVI：右心室心肌梗死
STEMI：ST段抬高型心肌梗死
UA：不稳定型心绞痛
VTachc：室性心动过速
WAP：心房游走性心律
WPW：预激综合征

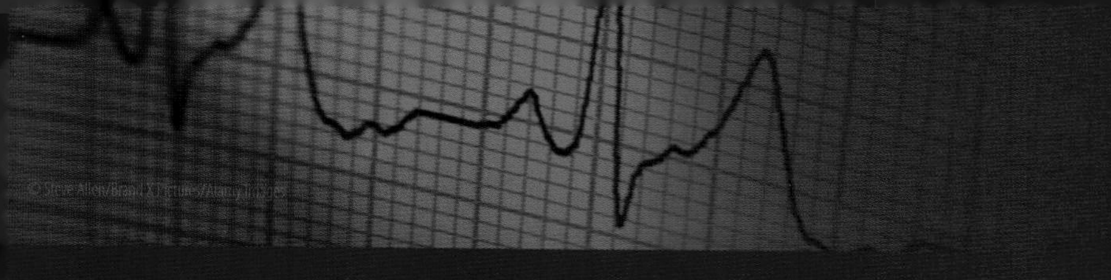


# 参考书籍

为了提高心电图解读水平，强烈推荐您阅读一些专业书籍。市面上有许多教材，但找到一本价值高且能够满足个人需求的参考书籍并不容易。因此，我们建议您阅读下列优秀的书籍：

***Chou's Electrocardiography in Clinical Practice***（《周氏心电图临床应用》），第6版，by Borys Surawicz, M.D., M.A.C.C., and Timothy Knilans, M.D., Saunders, 2008.

这是迄今为止最全面、最权威的心电图专业书籍，包含了您可能需要掌握的所有心电信息。然而，要完整地解读心电图，您需要广泛而扎实的心电图和医学知识。如果您需要一本权威性参考资料来帮助您更好地理解这方面的知识，请阅读这本书。

***Marriott's Practical Electrocardiography***（《万豪实用心电图》），第20版，by Galen S. Wagner, M.D., and David G. Strauss, M.D., Ph.D., Lippincott, Williams and Wilkins, 2013.

这是亨利·万豪博士撰写的最新版本的心电图优秀教科书。作为一本经典教材，如果您的心电图知识处于中级水平，应该很容易理解此书的内容。第8版是万豪博士本人撰写的最后一本书，如果您有机会购买到它，那么它绝对值得一读。

***Ventricular Electrocardiography***（《心室心电图》），by J. Willis Hurst, M.D., J.B. Lippincott, Philadelphia, 1991.

此书目前已经出版。您可以登录网站Medscape.com阅读第2版。书中提供了完整的病史信息和大量有关向量的信息，同时还解释了如何形成心电图。这些概念可能比较难以理解，但是您应该尽力弄明白它们。

***The Complete Guide to ECG: A Comprehensive Study Guide to Improve ECG Interpretation Skills***（《完整心电图指南：提高心电图解图技能的综合学习指南》），第3版，by James H. O'Keefe, Jr., M.D.,Stephen C. Hammill, M.D., Mark S. Freed, M.D., and Steven M. Pogwizd, M.D., Jones & Bartlett Publishers, 2008.

这是一本总结心电图相关知识的很好的书籍，适合中高级水平的学习者阅读。在阅读之前，需要掌握一定的心电图知识。书中的心电图病例和解析都非常精彩。

***Clinical Electrocardiographic Diagnosis: A Problem-Based Approach***（《临床心电图诊断：解答问题》），by Noble O. Fowler, M.D., Lippincott Williams and Wilkins, 2000.

此书也适合中高级水平的学习者学习心电图知识。阅读此书需要掌握一定的心电图知识，书中的病例很好，临床方法也很新颖。

***Advanced ECG: Boards and Beyond***（《心电图高级进阶：现状和超越》），第2版，by Brendan P. Phibbs, M.D., Saunders, 2005.

此书所涵盖的内容很好，专为中级实践者编写，易于阅读和理解。书中包含了许多临床心得，非常值得一读。

# 词汇表

## A

Aberrancy:差异性传导——通过心脏的异常传导。这种异常传导产生了宽QRS波群,在形态上与沿正常路径下传的电活动不同。

Absolute refractory period:绝对不应期——心肌细胞周期中的一段时间,在此期间无论施加多强的刺激,也不能使细胞再次兴奋。

Accelerated idioventricular rhythm:加速型室性自主心律——一种较快的室性自主心律,频率为40~100次/min。

Accelerated junctional rhythm:加速交界性心律——一种起源于房室结或其周围组织的异位节律,比预期的心率快或更快。心率为60~100次/min。

Accessory pathways:旁路——房室结以外的另一条通路,将电激动从心房传至心室。

Action potential:动作电位——肌细胞的电活动,导致收缩。分为四期。

Acute coronary syndrome(ACS):急性冠脉综合征——心肌缺血引起的一系列心脏疾病;主要包括不稳定型心绞痛、非ST段抬高型心肌梗死与ST段抬高型心肌梗死。

Amplitude:振幅——波或波群的总高度。

Antegrade conduction:顺向传导——电激动通过房室结从心房到心室正常传导。

Anterior wall:前壁——解剖上位于心脏前面的直立壁,即最接近前胸的心脏部位。

Anteroseptal:前间隔——解剖学上前间隔包括前壁和室间隔。

Antidromic conduction:逆向传导——在预激综合征患者中出现电激动的折返,其激动沿Kent束向下传至心室,然后通过房室结重新传入心房。

Arteries:动脉——循环系统的血管,将血液从心脏输出。

Atria:心脏中小而薄壁的腔室,它们充当心室的启动泵。有两个:左心房和右心房。

Atrial fibrillation(AF):心房颤动——很多心房起搏点随机、无序地产生电活动。没有明显的P波,QRS波群不规则。杂乱无章的电活动导致心房丧失机械收缩功能。

Atrial flutter(AFL):心房扑动——快速的心房节律(心房率通常为300次/min),可能由折返机制引起,这种机制使P波在心电图上呈锯齿状F波。心室率可变。

Atrioventricular(AV) node:房室结——电传导系统的一部分,其效应是减缓从心房到心室的传导速度,只要时间足够长就能发生心房收缩。这种减缓效应使心房"最大化充盈"心室,并有助于心排血量维持在最高水平。

Augmented limb leads:加压肢体导联——包含肢体导联aVR、aVL和aVF。

AV blocks:房室传导阻滞——由疾病、药物或迷走神经张力增高引起的房室结生理性和/或病理性阻滞,包括一度房室传导阻滞、二度莫氏Ⅰ型房室传导阻滞(文氏现象)、二度莫氏Ⅱ型房室传导阻滞和三度房室传导阻滞。

AV dissociation:房室分离——心房和心室各自独立发放激动。

AV node——见房室结。

Axis wheel:轴轮——计算心电轴的工具。

## B

Bachman bundles:Bachman束——传导系统的一部分,负责将电激动通过房间隔进行传导。

Biatrial enlargement:双心房扩大——两侧心房均扩大。

Bifascicular block:双分支阻滞——包含右束支阻滞和左束支一个分支阻滞,左前或左后分支。

Biphasic:双相——用于描述包含负向波与正向波成分的术语。通常用于描述P波和T波。

Bradycardia:心动过缓——频率较慢(小于60次/min)。

Brugada's sign——Brugada征,顾名思义,指从R波到S波底部间期异常延长≥0.10 s。如果存在Brugada波,将有助于鉴别宽QRS波群心动过速,即鉴别室性心动过速与室上性心动过速伴差异性传导。

Bundle branch:束支——心脏传导系统的一部分。包含左束支和右束支两个分支,都起源于希氏束,终止于浦肯野系统。

Bundle branch block(BBB):束支阻滞——传导系统中左、右束支的生理性或病理性阻滞。

Bundle of His:希氏束——心脏传导系统的一部分。起源于房室结,终止于束支。

## C

Calibration box:定标格——心电图基线所在的小方格或阶梯状格,用来确保心电图符合标准格式。标准小方格高10 mm,宽0.20 s。在评估幅度时,标准小方格也可以设置成半标准或双倍标准,或者在时限宽度上采用25 mm或

50 mm标准。

Calipers：分规——一种测量工具，有两支腿并且末端点可以用来评估距离。在心电图、建筑和导航领域中，分规是常用的测量工具。

Capture beats：夺获搏动——有时在房室分离中，P波在一段时间内能够支配心室。这些QRS波群较异位室性搏动更窄（与正常QRS波群的外观相同或接近），因为其激动沿正常路径传导。

Clockwise rotation：顺钟向转位——用于描述胸前导联晚移行的术语。

Compensatory pause：代偿间歇——提前出现的QRS波群之后的长间歇，它比正常窦性节律间期长。提前的QRS波群后窦性节律可以继续，但窦性周期长度不改变，本质上，代偿间歇补偿提前出现的QRS波群之前的短间期（联律间期），并允许窦率按固有频率进行。

Concordance：一致性——在束支阻滞中T波与QRS波群终末部方向相同的状态。在大多数情况下，这很可能是一种异常的复极途径。

Contiguous leads：相邻导联——解剖上彼此接近，并代表心电图上相同区域的导联。

Coronal plane：冠状面——解剖学术语，用来描述左到右的平面，将身体或器官分成前部和后部。

Counter-clockwise rotation：逆钟向转位——用来描述胸前导联早期移行的术语。

## D

Delta wave：δ波——预激综合征中QRS波群起始处上升支的一个顿挫波。

Depolarization：去极化——又称除极化。一般静息状态下，细胞膜内带负电，膜外具正电。当细胞膜受到刺激时，大量阳离子内流直至达到平衡状态，这种极性程度的减弱称为去极化。去极化发生在静息状态的后半部分，完成于动作电位激活期。

Discordance：不一致性——T波方向与束支阻滞中QRS波群终末部方向相反。在大多数情况下这是正常状态。

Distal：远端——解剖学上描述的偏离中心线的方向和相对距离，远端为远距中心的一端，而不是近端，如手远于肘部。

## E

ECG ruler：心电图尺——一种用于测量心电图的工具，它包含各种测量系统和标尺。

Ectopic atrial tachycardia：异位房性心动过速——心动过速的频率为100~180次/min，为心房异位激动所致。心动过速发作通常不会持续很长时间。

Electrical alternans：电交替——心电图波群的形态和/或电压或电轴呈交替性变化。通常与大量心包积液有关。

Electrical axis：电轴——所有心室肌细胞在除极过程中全部向量的总和。

Electrical conduction system：电传导系统——产生心脏生物电活动的特殊心肌细胞构成的专门集合，能够产生和传导电激动。参与协调心房和心室收缩的顺序，有效地泵血。

Electrical potential：电位——外部电荷与细胞膜内部电荷之间的差异。心肌细胞的静息电位通常为-70~-90 mV。

Electrodes：电极——放置在胸腔上的电传感器，用来记录心脏的生物电活动。

Endocardium：心内膜——心房和心室壁的内壁。覆盖在心房（心耳）和心室内表面的一层组织。

Escape beat：逸搏——正常起搏点无法触发后发生的异位节律。在此情况下，RR间期较长。

Extreme right quadrant：电轴极度右偏——六轴系统象限中代表-90°~-180°的区域。

## F

First-degree heart block（1°AVB）：一度房室传导阻滞——PR间期延长超过0.20 s，由房室结发生功能性阻滞引起。原因可能是药物、迷走神经张力增高、疾病等。

Fusion beats：融合波——当两个不同起搏点形成的QRS波群融合形成一个QRS时，形态不同于正常或异位QRS波群。常见于室性心动过速。

## H

Hemiblock：分支阻滞——左束支的一个分支阻滞，即左前或左后分支。

Hexaxial system：六轴系统——用于描述冠状（额）面的肢体导联（Ⅰ、Ⅱ、Ⅲ、aVR、aVL和aVF）而创建的系统。

Hyperacute infarct：超急性期心肌梗死——在急性心肌梗死早期出现的心电图改变，通常只发生在最初的15 min内。其特点是在受累的导联出现高尖的T波。

Hypercalcemia：高钙血症——血液中钙的水平异常升高。

Hyperkalemia：高钾血症——血液中钾的水平异常升高。

Hypocalcemia：低钙血症——血液中钙的水平异常降低。

Hypokalemia：低钾血症——血液中钾的水平异常降低。

## I

Idioventricular rhythm：室性自主心律——当心室作为心脏主要起搏点时

出现的节律。因为心室起源，故QRS波群宽大畸形。

Incomplete right bundle branch block (IRBBB)：不完全性右束支阻滞——$V_1$导联呈RSR′型，QRS间期正常，被认为是IRBBB。唯一的临床意义是，有时可以发展为完全性右束支阻滞。

Inferior wall (IW)：下壁心肌梗死——解剖上位于心脏的下壁，位于膈面上。

Innervation：神经支配——通过电脉冲激活心肌细胞。

Intraatrial conduction delay (IACD)：心房内传导延迟——常用术语，用来描述心房扩大，左心房或右心房。

Intraventricular conduction delay (IVCD)：心室内传导延迟——一个或两个孤立导联中QRS波群形态异常，或QRS波群非特异性增宽大于或等于0.12 s，既不符合LBBB也不符合RBBB诊断标准。

Internodal pathways：结间束——心房内传导系统中存在三条传导路径，将冲动从窦房结传至房室结。

Intrinsicoid deflection：类本位曲折——电激动从心内膜浦肯野系统传到心外膜面的时间。其测量从QRS波群起始到R波的下降肢，通常在没有Q波的导联中测量。

Ion：离子——溶液中带正电荷或带负电荷的离子。在体内，带正电的离子主要是钠($Na^+$)、钾($K^+$)和钙($Ca^{2+}$)。氯离子($Cl^-$)是主要带负电荷的离子。

Ischemia：缺血——心肌的灌注减少，无论是相对缺血还是绝对缺血，都会导致心肌供氧和营养素的减少。

Isoelectric lead：等电位导联——与心电轴成90°的导联。它通常是振幅最小且正负振幅相当的导联。

## J

J point：J点——QRS波群与ST段之间的连接点。

J wave：J波——在低温患者QRS波群末端出现的一个大的终末除极波(呈缺口或驼峰状)。J波也被称为Osborn波。

James fibers：James纤维——连接房室结上部和中心部分，绕过生理阻滞的一种旁路。在LGL综合征中发现了该旁路。

Josephson's sign：Josephson征——在S波低点附近出现的一个小顿挫，见于室性心动过速。

Junctional escape beat：交界性逸搏——起源于房室结交界区的逸搏。

Junctional rhythm：交界性逸搏心律——房室结以上的高位起搏点由于某些原因不能按时发放冲动。激动起源于房室结交界区且连续出现3次或3次以上则形成交界性逸搏心律，其频率通常在40~60次/min。

Junctional tachycardia：交界性心动过速——交界性心律，频率大于或等于100次/min。

## K

Kent bundle：Kent束——存在于预激综合征患者心房与心室间的旁路。

## L

Lateral wall：侧壁——心脏的侧壁，在心脏左侧。

Lead placement：电极放置——采集心电图时电极放置的确切位置。

Leads：导联——1. 用来检测心脏心电活动的电极或导体。2. 心脏电活动由于电极安放位置不同而呈现不同的表现，类似于相机角度。

Left anterior fascicle (LAF)：左前分支——传导系统的一部分。负责支配左心室前、上区域。它是一条终止于浦肯野细胞的单支传导束。

Left anterior hemiblock (LAH)：左前分支阻滞——左前分支受阻，电轴向左象限偏移。

Left atrial enlargement (LAE)：左心房扩大——由一些潜在的病理过程引起的左心房扩大。

Left axis deviation (LAD)：电轴左偏——心室电轴向左侧象限(−30°~−90°)的异常偏移。

Left bundle branch (LBB)：左束支——主要支配左心室传导系统的一部分。它起源于希氏束，并分为左前、左后束。

Left bundle branch block (LBBB)：左束支阻滞——是左束支的生理阻滞，导致QRS波群时限大于0.12 s，$V_1$导联呈单形S波，在Ⅰ和$V_6$导联出现单形R波。

Left posterior fascicle (LPF)：左后分支——心脏传导系统的一部分。主要支配左心室的后壁和下壁区域。呈扇形广泛分布，终止于浦肯野细胞。

Left posterior hemiblock (LPH)：左后分支阻滞——左后分支的阻滞，电轴右偏。

Left ventricular hypertrophy (LVH)：左心室肥厚——由一些潜在的病理过程引起左心室壁扩大。

Limb leads：肢体导联——构成六轴系统的导联，将心脏沿冠状面分为前后面。这些导联包括Ⅰ、Ⅱ、Ⅲ、aVR、aVL和aVF。

Lown-Ganong-Levine (LGL) syndrome：LGL综合征——以PR间期缩短和QRS波群正常为特征的一种综合征。

## M

Mahaim fibers：Mahaim纤维——连接低位房室结或希氏束与室间隔的旁路。

用于解释非典型预激综合征中出现的一些δ波。

Mobitz Ⅰ second-degree heart block (Mobitz Ⅰ 2°AVB)：二度Ⅰ型(莫氏Ⅰ型)房室传导阻滞——也称为文氏现象。其特征为PR间期逐渐延长直至传导中断。

Mobitz Ⅱ second-degree heart block (Mobitz Ⅱ 2°AVB)：二度Ⅱ型(莫氏Ⅱ型)房室传导阻滞——心律特征为部分激动传导中断不伴PR间期逐渐延长。由房室结器质性病变引起，是完全性房室传导阻滞的先兆。

Multifocal atrial tachycardia (MAT)：多源性房性心动过速——由多个心房兴奋灶激动产生的不规则心动过速。根据定义，至少有三种不同形态的P波，不同的PR间期。

Myocardial infarction (MI)：心肌梗死—— 可表现为急性心肌梗死或慢性心肌梗死病变，其特征是形成或存在坏死心肌组织。

Myocytes：心肌细胞——单个心肌细胞。

## N

Noncompensatory pause：不完全性代偿间歇——紧随期前收缩之后出现的长间歇。心脏节律发生改变，导致起搏点周期重整和周期长度变化。本质上是代偿间期没有补偿期前收缩之前的短联律间期，且在期前收缩之后 频率完全重置。

Non-Q wave infarction：非Q波梗死——小范围心肌梗死，急性期表现为ST段压低或非特异性改变。由实验室检测中发现心肌酶升高而诊断。

Non-ST-segment elevation myocardial infarction (NSTEMI)：非ST段抬高型心肌梗死——临床上以心肌梗死的症状和体征为特征的严重缺血状态，但心电图显示ST段压低或T波倒置；存在心肌细胞受损。

Normal quadrant：正常象限——在六轴系统象限里位于0°到90°。

Normal sinus rhythm (NSR)：正常窦性心律——心脏正常状态下，窦房结节起主导效应。间期应一致且在正常范围内。

## O

Osborn wave：Osborn波——在QRS波群末端出现的一个较大的终末后去极化波(呈顿挫或驼峰样)，常见于低温患者。Osborn波也称为J波。

Orthodromic conduction：顺向传导——预激综合征患者电激动的折返活动，其电激动通常从房室结向下传播，然后通过Kent束折返重新进入心房。

## P

P mitrale：二尖瓣型P波——双峰，M形，P波时限大于或等于0.12 s，峰间距大于或等于0.04 s；出现在肢体导联Ⅰ，Ⅱ，Ⅲ。代表左心房扩大。

P pulmonale：肺型P波——P波高尖大于或等于2.5 mm，见于肢体导联Ⅰ、Ⅱ和Ⅲ，代表右心房扩大。

P wave：P波——用于识别心房去极化。这是一个综合波或一次心搏的第一个波。

P-P interval：P-P间期——两个相邻P波之间的间期。

Pacemaker：起搏点——心脏起搏的起始位置，决定心脏搏动的频率。起搏功能通常由传导系统中的细胞来完成，尽管任何心肌细胞都可以执行这种功能。

Paroxysmal supraventricular tachycardia (PSVT)：阵发性室上性心动过速—— 室上性心动过速，突发突止。

Pericarditis：心包炎——一种累及心包的炎症病变。

Pericardium：心包——覆盖在心脏表面的膜性囊。

Polarization：极化——静息状态下，细胞膜外带正电荷，膜内带负电荷，为维持细胞内负外正的状态离子液向不平衡的方向移动、使细胞内变得更负的状态称为极化状态。极化发生在动作电位之后，并在静息动作状态早期继续。

Posterior wall (PW)：后壁——在垂直方向上最接近胸部或胸腔后壁的心脏解剖部位。

PR interval：PR间期——P波起点与QRS波群起始之间的时间间期。

PR segment：PR段——P波末端与QRS波群起始之间的时间间期。

Precordial leads：胸前导联——用于描述胸部导联的另一个术语。在心脏矢状面上从$V_1$标记到$V_6$。

Premature atrial contraction (PAC)：房性期前收缩——当心房异位起搏细胞以比窦房结节律点更快的频率发放激动时，房性期前收缩就会发生。即出现比预期早的波群。

Premature junctional contraction (PJC)：交界性期前收缩——在AV交界区中过早发生的搏动。心室激动发生在房室结远端的正常传导系统，因此QRS波群在外观上是窄的和正常的。

Premature ventricular contraction (PVC)：室性期前收缩——由心室细胞过早激动引起的异常复合波。

Proximal：近端——解剖学上相对于中心线的方向和相对距离。近端的物体比中、远端更接近中心，肘部相对于手而言为近端。

Pseudoinfarct：假性心肌梗死——A型预激综合征患者下壁导联中出现Q波，这种Q波形态并不是由真正的心肌梗死引起的。

Purkinje system：浦肯野系统——作为心脏传导系统最后径路上的特殊细胞。直接支配心室肌细胞。

## Q

Q wave：Q波——QRS波群的第一个负向波。

Q wave infarct：Q波梗死——心肌梗死急性期或慢性期出现的明显Q波。通常代表相邻区域梗死组织范围较大。

QR′wave：QR′波——$V_1$及前间壁导联出现类似RBBB和QRS波群。由于梗死而丢失的R波被Q波取代。

QRS complex：QRS波群——反映心室去极化电活动的复合波。可以由单个或多个连续波组成，可能出现Q波、R波和S波的任意组合。

QRS interval：QRS波群时限——QRS波群的时间间期。

QRS notching：QRS切迹——QRS波群末端出现的一个小隆起或凹口。通常由良性原因引起。

QS wave：QS波——根据定义，通常出现在$V_1$导联，没有R波，仅由负向波组成。

QT interval：QT间期——从QRS波群起始到T波终末，代表心室除极到复极的时间间期；可能随心率变化而变化。

QTc Interval：QTc间期——QT间期用数学方法校正心率所得。

Quadrants：象限——六轴系统可以分为四个象限：正常象限、左偏象限、右偏象限和极右偏象限。每一个象限代表六轴系统的90°。

## R

R wave：R波——是QRS波群的第一个正向波。

R-R interval：RR间期——两个连续波的R波之间时间间期。

Rabbit ears：兔耳征——QRS波群呈RSR′型的俚语，通常在RBBB时$V_1$导联呈RSR′型。

Rate：心率——每分钟心跳次数。

Relative refractory period：相对不应期——细胞除极周期中的一个时期，此期内，细胞可能很难再被另一个刺激激发而产生冲动，在相对不应期除极所产生的波形是不正常的。

Retrograde conduction：逆行传导——电激动通过房室结传至心室，再从心室或房室结逆向传至心房。

Right atrial enlargement (RAE)：右心房扩大——右心房壁扩大，由一些潜在的病变引起。

Right axis deviation (RAD)：电轴右偏——心电轴向右象限(90°~180°)偏移。

Right bundle branch block (RBBB)：右束支阻滞——右束支的一种生理性阻滞，引起QRS波群出现特征性心电图改变。心电图表现为：$V_1$呈RSR′型，QRS波群时限大于0.12 s，Ⅰ和$V_6$导联终末部可见粗钝的S波。

Right ventricular hypertrophy (RVH)：右心室肥厚——由一些潜在性病变引起的右心室壁肥厚、增大。

## S

S wave：S波——QRS波群中的第2个负向波。

$S_1Q_3T_3$ pattern：$S_1Q_3T_3$型——Ⅰ导联出现一个小S波，Ⅲ导联出现小Q波和T波倒置，通常是急性或慢性右心室负荷过重的标志。常见于肺栓塞。

Sagittal plane：矢状面——解剖学上，从前到后将身体或器官分成左右两部分的平面。

SA node——见窦房结。

Second marks：第2标记——心电图底部的小标记，代表时间间期。根据不同的系统，它们通常每间隔3~6 s就会被标记1次。按25 mm标准，5个大格子代表1 s。

Septal Q waves：间隔Q波——因为室间隔的神经支配而在Ⅰ和aVL导联出现的小而无临床意义的Q波。

Septum：间隔——解剖上，两个心房和两个心室之间的壁。

Sinoatrial block：窦房传导阻滞——在一段窦性心律中QRS波群间断性脱落。PP间期是正常窦性周期的整数倍。

Sinoatrial node (SA)：窦房结——是心脏的主要起搏点。

Sinus arrest：窦性停搏——窦房结较长时间停止起搏的一种心律失常，心电图表现为长PP间期与正常窦性周期不成倍数关系。没有严格的标准规定什么时候窦房结停顿变成窦性停搏。

Sinus arrhythmia：窦性心律失常——正常窦性心律的变化，包括呼吸周期引起心律的顺序加速和减速。呼气时节奏变慢，吸气后速度加快。

Sinus bradycardia：窦性心动过缓——起源于窦房结的慢节律(小于60 BPM)。

Sinus pause：窦性停搏——一段长间期中没有窦性心律。时间间期不是正常PP间期的整数倍。

Sinus tachycardia：窦性心动过速——一种起源于窦房结的快速节律(大于100 BPM)。

Slurred S wave：顿挫S波——在RBBB中注意到的Ⅰ和$V_6$导联S波上升缓慢形成顿挫的S波，可以有不同的形态。

ST segment：ST段——从QRS波群末端到T波起始处的一段时间。它反映了心室去极化和复极之间不活动的时期。机械上来说，它代表心肌维持收缩状态的时间。

**ST-segment elevation myocardial infarction (STEMI)**：ST段抬高型心肌梗死——ST段抬高与心肌缺血综合征有关，通常由透壁性缺血/梗死引起，并与冠状动脉闭塞有关；受影响的患者需要急诊行再灌注治疗。

**Strain pattern**：继发性改变——涉及ST段改变和T波倒置，非对称性T波与右心室或左心室肥厚有关。

**Supraventricular**：室上性——指起源于心室之上的冲动或节律。

## T

**T wave**：T波——代表心室快速复极的波。

**Tachycardia**：心动过速——快速的节律（大于或等于100次/min）。

**Third-degree heart block (3°AVB)**：三度房室传导阻滞——房室结完全阻滞，导致房室分离，心房和心室各自独立发放激动。三度房室传导阻滞时，心房率快于心室率。

**Threshold potential**：阈电位——触发动作电位的膜电位临界值

**Torsade de pointes**：尖端扭转型室性心动过速——一种如正弦波样起伏的节律，QRS波群电轴围绕等电位线由正向负（或相反）不断扭转其方向，并以一种杂乱无章的方式向后发展。

**TP segment**：TP段——T波末端与下一次P波开始之间的基线区域。连接一个TP段到其下一个后续QRS波群TP段的线是心电图的真正基线。

**Tp wave**：Tp波——代表心房复极的波。它通常表现为PR段或ST段压低，常见于非常快的心动过速。

**Transition zone**：移行区——在胸导联中，代表等电位的导联，即QRS波群主波由负向变为正向的胸前导联。

**Transmural**：透壁性——涉及心室壁的各层（心内膜、心肌和心包）；例如，透壁性急性心肌梗死。

## U

**U wave**：U波——有时在T波之后和下一个P波之前出现一个小而平坦的波，它可以代表心室后去极化和心内膜复极。

**Unstable angina (UA)**：不稳定型心绞痛——一种缺血综合征，患者在静息时或运动中，正在承受与心肌缺血有关的胸痛；心电图可以是正常的，也可以是ST段压低和/或T波倒置。缺血还没有发展至永久性的细胞损伤。

## V

**Vector**：向量——用来表示电激动的强度和方向的心电图术语。

**Veins**：静脉——循环系统的血管，将血液输送到心脏。

**Ventricles**：心室——心脏内大而厚的肌腔，是主要的泵血腔。有两个：左心室和右心室。

**Ventricular escape beats**：室性逸搏——起源于心室肌的逸搏。

**Ventricular fibrillation (V-fib)**：心室颤动——心室中许多起搏点以一种完全杂乱无章的方式进行放电。没有明显的QRS波群。混乱的放电导致心室丧失有效的机械收缩。

**Ventricular flutter**：心室扑动——心室发生的非常快的室性心动过速，心室率介于200~300次/min。QRS波群融合成正弦波。

**Ventricular tachycardia (VT)**：室性心动过速——心室起搏点的频率为100~200次/min的快速室性心律失常，有房室分离。

## W

**Wandering atrial pacemaker (WAP)**：心房游走性心律——由多个心房起搏点所产生的一种不规则的心律失常，其频率小于100次/min。每个起搏点以各自的频率发放电冲动。根据定义，至少有三种不同形态的P波和PR间期。

**Wave**：波——从基线向正方向或负方向的偏转，代表心动周期的电活动。

**Wenckebach**：文氏现象——也称为二度Ⅰ型（莫氏Ⅰ型）房室传导阻滞。这是一串成组的节律，其特征是PR间期逐渐延长直到一次心室搏动脱落。

**Wide-complex tachycardia**：宽QRS波群心动过速——QRS宽度大于0.12 s的心动过速。在没有排除宽QRS波群心动过速为室速之前。任何宽QRS波群心动过速都应该看作室性心动过速。

**Wolff-Parkinson-White (WPW) syndrome**：WPW综合征——又称典型预激综合征，以短PR间期、δ波、非特异性ST-T改变和阵发性心动过速发作为特征的综合征。

## Z

**Z axis**：Z轴——在心电轴系统中，增加了从三维层面的前后（横截面）方向来解释心电图。

# 心电图索引

## A



## B



## C



## D



## E



## F



## H

O



P



Q



R



S

T



U



V



W

# 索　引

**注**:页码后面的f表示图中的资料。

B

## E

J

## K



## L

## M



## N



## O

Q

## R

## T

U



V

## W



## X



## Z